心理督导师

张　侃　杜文东　杨艳洁◎顾　问

胡佩诚　洪　炜　吴任钢◎主　编

時　勘　黄文仁　李继凯◎副主编

北京师范大学出版集团
BEIJING NORMAL UNIVERSITY PUBLISHING GROUP
北京师范大学出版社

图书在版编目(CIP)数据

心理督导师/胡佩诚等主编. —北京：北京师范大学出版社，2022.10
ISBN 978-7-303-26516-9

Ⅰ.①心… Ⅱ.①胡… Ⅲ.①心理咨询－技术培训－教材 Ⅳ.①R395.6

中国版本图书馆 CIP 数据核字(2020)第 225876 号

图书意见反馈：gaozhifk@bnupg.com 010-58805079
营销中心电话：010-58802755 58800035
北师大出版社高等教育分社微信公众号 新外大街拾玖号

XINLI DUDAOSHI

出版发行：北京师范大学出版社 www.bnupg.com
　　　　　北京市西城区新街口外大街 12-3 号
　　　　　邮政编码：100088
印　　刷：北京溢漾印刷有限公司
经　　销：全国新华书店
开　　本：787 mm×1092 mm 1/16
印　　张：37
字　　数：1074 千字
版　　次：2020 年 10 月第 1 版
印　　次：2022 年 10 月第 1 次印刷
定　　价：129.00 元

策划编辑：何　琳　　　　责任编辑：王思琪
美术编辑：李向昕　　　　装帧设计：李向昕
责任校对：段立超　　　　责任印制：马　洁

编 委 会

前　言

《心理督导师》终于与大家见面了。几十位中青年作者，历时 8 年之久，耗时颇长，写作艰难，终成"正果"。特别要说的是，在当前中国与世界抗击"新冠肺炎"疫情之时，本书能修改完成，为战胜疫情，贡献力量，我们倍感责任重大。心理督导无可参考的现成著作，又有严格的职业要求，我们在不断的摸索中前行。愿为这一新生学科叫好，愿为目前急需发展、受到百姓信任的心理专业工作而贡献力量！

临床心理学在我国发展的时间并不长。现代心理学如果以 1917 年北京大学陈大齐教授建立第一个心理学实验室作为标志的话，大约为百年之久。其间断断续续，历经苦难与周折，心理学发展十分缓慢。中华人民共和国成立后，有所加快，但观念上阻力仍很大。改革开放以来，是我国发展临床心理学的黄金时期。一大批医生走进综合医院进行心理治疗。心理学专业的人才也大量进入心理咨询与治疗的第一线，从事临床心理学的工作。心理咨询师在我国的职业大典中诞生。心理治疗师的考试进入医院的职称系列。这些事业的推进，为我国的临床心理学注入了新的能量与活力。

《中华人民共和国精神卫生法》在 2013 年开始实施，提出了一系列新的要求，也对我国的临床心理学的发展提出了更高的期望。

2016 年，健康中国的号角吹响，心理健康也被迅速提上我国健康工作的日程。22个部委也都相继出台具体政策，要求把心理健康服务做到全中国的"全覆盖"。这将需要多少能为老百姓提供高质量专业服务的心理学专业人才啊？为适应社会发展的需求，培育心理健康服务的新职业已从"职业资格准入制"启动到初具规模。如何促进新时代人民对美好生活的向往目标的实现，如何对该领域的"职业化能力评估和提高"等进行规范化管理就成了问题的关键所在。

"心理督导师"是一个全新的概念，很多人刚刚听到此名词时，认为只是对心理咨询的督导，这是一个误解。因为这个新的职业，不是原有职业的简单提升，或只是高级心理咨询师，而是要有全新的特有工作目标，应该全面设计其功能——三级督导师各有其特有的工作对象、任务、技术与知识。之所以有这个考虑，是因为在设计心理干预行业过程中，太多的经验与教训表明，这样一个"陪伴人的生命与灵魂"的职业，必须要求要严、标准要全、理念要新、设计要细。非此，无法获得百姓的信赖，也无法使这个职业生存发展下去，只是一股风、一时时髦，岂不愧对时代与百姓？我们本着造就中国新一代的临床心理学家的目标，以岗位胜任力为方向，全方位打造一支高素质的临床心理的专业队伍。我们参考了医师的培养模式，内容上涵盖从基础知识到临床技能；知识掌握上要求从非病到病都应该了解；临床心理的重要评估手段上，要求从普通心理测评到投射测验方法都应掌握；心理督导的技术上，要求从语言与表情分析、逻辑学到哲学的思考，都应具备。这就是说，我们希望全方位培养心理督导师，让他们成为心理督导的科学家，成为为我国国民的心理健康服务的高手，成为老百姓信赖的"天使"；让他们真正具有承担各项心理督导的职业能力，成为社会心理服务工作的中坚，成为为我国国民的心理健康服务的一流能手，成为我国社会心理服务的"专业守门人"。

《心理督导师》的基础知识，采用"六元模式"，或者说是中国的崭新的督导模式，即"六模块整合模式"：从综合、方法、临床、技术、文化、社会六个模块展开。这六个模块是一组整合，是一个全新的思路，从六个方面去设计与探索，为心理督导这个行业的健康发展提供理论框架的基石。新时代对职业人才的要求越来越"苛刻"，即对职业人才的要求越来越全面。心理督导作为一个新的职业，必须适应这一新的特点。不是去打造"完人"，更不是简单地增加就业，而是要打造百姓需要的、在心理健康方面能帮得上他们的"领路人"。这个心理健康的引领者，要做好工作，因为其自身的状态与工作水平的高低，直接影响百姓心理健康的发展。因此我们的设计比较全面。心理督导的基础知识共18章的内容，为临床工作的操作打下良好的基础。临床操作部分采用"三元督导"，从三级、二级、一级的三个层级设计，每一层次从"专业、素质、研究"的三个角度培养，构架了一个完整的心理督导师的全面操作方向。同时本书设计了最基本的临床实习与见习的要求。在具体执行之时，时间、地点、方法还会做相应的调整，不是无限"拔高"要求，更不是无限"加长"时间，而应符合实际，达到职业的入门标准。但是，可以确定的是，没有临床实践的心理督导师是不能承担心理健康服务的重任的。

本书还有一个特殊之处，即三级临床操作中，还附有九个加强技术，实际是九个"突破"技术，希望从"三大评估测验、三大科技领域、三大实用方法"出发，找到九个创新突破点，为新领域的研究与发展开路。而且，三大评估测验（刘伟撰写的绘画投射测验、王旭撰写的罗夏墨迹测验、美国专家麦丰华撰写的神经心理学测验）均为编者自身一直在进行着的测验，他们对该方法非常熟悉。三大科技领域主要指大数据、机器人与虚拟现实技术，这些均为朝阳产业，可能在心理督导学科发展中带来大的突破。三大实用方法指漂浮、叙事与眼动疗法，这些是比较新、疗效好的心理治疗方法，在心理督导中，预计能够发挥更新更好的作用。

从全书看来，几十个技术（突出的有36个技术）与思路被介绍，为心理督导师的全面成长铺平了发展道路。诚然，以上的设计并未封顶或绝对化，还会根据实际情况与时代发展，对某些方向与技术进行添加或删减。

本项目与以往培养教程的一个显著不同的做法是，要求对心理督导师——注册，定向追踪，实行继续教育与终身教育，其中还特别要求对心理督导师执行"定时注册"制。

心理督导师培训后的去向也是本项目的一个关键的问题。从目前的形势分析可以看到，获得证书后，去到各级医院承担心理督导的任务，如参与到心身疾病的心理治疗、精神疾病的心理干预、健康管理，以及各级教育单位（大、中、小学校）、公安、部队的心理督导都是有可能的。此外，社区卫生的心理干预、漂浮治疗中心的高级漂浮师、EAP 项目中的心理学家、独立开业等，也会有较大的需要与就业可能。而且随着社会对人的劳动价值的重视与物价水平的调整，心理督导师的价值也必将会得到社会和百姓的充分肯定。

本书有幸邀请到张侃、杜文东、杨艳洁教授，作为本书的顾问，大大提高了本书的含金量。张侃先生是中国科学院心理研究所的前所长，第三世界科学院院士，在我国的心理学界德高望重。杜文东是南京中医药大学心理学院的原院长，杨艳洁是哈尔滨医科大学公共卫生学院的院长。时勘教授是本书第一副主编，是中国心理学会的监事长，在心理与管理专业等多个领域是个重量级人物。他们给予本书的肯定，极大鼓舞了作者们的信心。

此外，美国与澳大利亚的专家均参与了书稿撰写，并对本书的英文名词进行了钻研与校对。预计本书在国外的市场上也会大受欢迎。

本书的作者包含来自全国的教授、副教授、心理督导师、专业工作者等众多从业人员。例如，我们请了南方医科大学专门研究叙事疗法的赵静波教授、山东大学专门研究眼动疗法的张红静教授撰写相应内容。我们还请了专门在医院做声带康复的姜海玲撰写如何保护嗓音的内容。因为嗓子是我们心理督导师的职业工具，我们不能不会保护自己的嗓子。本书的作者们工作十分严谨，不仅将主要引用的文献与书目做了批注，做了全书盘重，从多个角度研究、发掘、整理资料，通过自己多年的思考、顿悟，终于完成了这本百万字的著作。

对于本书，我们还聘请了若干位业内知名的专家与学者进行审稿，他们分别来自北京大学、上海交通大学、吉林医药学院、广州市心理咨询师协会、哈尔滨医科大学等单位。

本书是中国的第一本心理督导师专著，是一本将东西方文化很好结合的著作，既注重了西方思想的引进，也重视东方的特色，如中国国学的介绍与本土化思维。本书出版得到了国家社会科学基金重点项目"核心胜任特征的成长评估模型研究"的支持。

愿心理督导师这支队伍能健康地成长起来，为中国以至世界的临床心理学的发展贡献我们的力量！

编者

2022 年 3 月于北京

目　录

上篇　基础篇——心理督导师的基础知识

模块一　综合

模块二　方法

模块三　临床

模块四　技术

模块五　文化

模块六　社会

下篇 临床篇——心理督导师的临床技能

第一部分 三级心理督导师的临床技能

第二部分 二级心理督导师的临床技能

扫码阅读本书习题集

上篇　基础篇
——心理督导师的基础知识

模块一　综合

心理督导之成功，在于心理督导师之成长！

第一章 心理督导师绪论

随着社会的不断进步与变革，新型职业的需求与日俱增。在"健康中国"的大战略中，心理健康相关的职业在迅速发展。当前，随着人工智能等高科技的飞速发展，某些职业趋于萎缩甚至消亡。但是人脑科学、思维性要求极强的语言心灵沟通性的职业——"心理督导师"悄然在我国兴起，经历了10年的发展，已成为一个热门职业。本项目改变以往"重理论轻实践"的做法，采取"素质为先，能力为重，课程为基，实践为重"的教育方针，打造一支最具潜力的能为百姓心理健康服务的高素质人才队伍——卓越的心理督导师队伍。同时，我们也在为进一步形成一支心理督导科学家的专业队伍，为我国在临床心理的专业化方向上进入世界一流行列而不懈努力。

第一节 心理督导师概论

一、心理督导师的职业概念

心理督导师是运用心理学的方法，对心理干预专业人员、心理干预相关人员、心理素质要求较高的职业人员进行心理工作能力提高、个人素质提升以及心理问题解决的专业工作者。

这里要说明的是，心理督导师工作的对象包括：（1）心理干预人员，指心理咨询师、心理治疗师、心理保健师等专业人员；（2）心理干预相关人员，指家庭婚姻咨询师、社会工作者、生殖健康咨询师、健康管理师等专业人员；（3）心理素质要求较高的职业人员，涉及医务、公安、新闻、部队、企业家、公务员等多种职业人员。

心理督导师是一个临床心理学方向，但是要求多学科交叉的职业。岗位胜任力上要求八大能力：健康的身心状态、敏锐的观察能力、深刻的思维能力、良好的人际沟通能力、语言分析与运用能力、熟悉相关伦理与法律、通达人文与社科理念、广博的文化知识。打造这样一支队伍，是我国"优质就业"战略的重要组成，也是适应当前中国民众对高质量的心理工作者的呼唤。这支队伍的出现，也将大大提高中国心理干预工作者的质量与水平。

本职业适宜设立三个等级，分别为：初级（国家职业资格三级）、中级（国家职业资格二级）、高级（国家职业资格一级）。

本书是一个全新的尝试，这本书中主要的概念是心理督导师与被督导者。在被督导者之中，有三个方面的对象，第一个对象，也是初级心理督导师要面对的工作对象，是心理咨询师、心理治疗师、心理保健师等心理干预的专业人员，为了便于称谓，也是目前我国心理学注册系统统一称谓的，我们在这本书中可能用"心理咨询师"。第二个对象，也是中级心理督导师工作的对象，是社会工作者、健康管理师、家庭婚姻咨询师、生殖健康咨询师等与心理相关的专业人员，为了称谓方便，我们在督导中有可能统称为"来访者"。第三个对象，也是高级心理督导师工作的对象，是心理素质要求较高的职业人员，涉及医护、公安、新闻、部队、企业家、公务员等多种职业人员目前中国抗击"新冠肺炎"疫情中冲在第一线的人们，就是最重要的被督导的需求人员，在这本书中，也用了"来访者"，或者具体说是哪类人群。

二、心理督导师队伍建立的意义

心理督导师队伍的建立在心理健康行业迅速发展的今天，具有十分重要的意义。诚然，随着心理督导师队伍的不断扩大与成熟，心理督导的制度也要更加完善与加强。在人员与制度均不断发展与健全的形势下，我国的心理健康服务水平将能更好地提升。心理督导师的工作将有助于以下功能的发展。

1. 促进被督导者的专业发展——专业督导

心理干预的施行要以理论与知识为基础，但其实际操作却要依靠专业的经验与技术。因此，学习心理咨询与治疗，必须由有经验和督导能力的督导师来指点。经过督导来学习和掌握临床心理干预工作的知识与技巧（技术督导），是十分必要与重要的。

在实际工作中，不只是年轻的心理咨询与治疗师需要资深心理督导师的临床经验性指导，就是工作多年的心理咨询与治疗师在继续提高专业水平的时候，也需要有经验和督导能力的督导师的督导。

罗根比尔（Loganbill）说，督导是"一个人被派来促进另一个人治疗能力的发展"。

哈特（Hart）说，督导是"一种正在进行的教育工作。在这一教育工作中，督导师通过对被督导者职业活动的检查，帮助被督导者获得正确的职业行为"。

因此，可以说，心理督导师的存在，是心理干预工作的必然需要。如同一个运动员上场比赛时，非常需要有教练员的指导。教练员的作用犹如一颗定心丸，对于运动员的技术发挥与战略战术的调整，具有不可比拟的作用。

此外，心理咨询师需要不断提高水平，创新与研究新的问题，也需要有督导师给予必要的帮助，我们称为研究督导。

2. 提升被督导者的个人素质——素质督导

心理干预的工作，大大不同于其他许多职业的工作，其中最大的不同在于，职业人本身的素质要求非常高。个人素质的提高、自身的努力诚然是重要的，但是督导的作用，毋庸置疑是非常必要的。心理干预工作者需要提高自身的能力，对于普通大众也一样，需要提高自身的水平。心理督导师对于被督导者来说，看其弱点会更清楚，发现问题更加明了，对于如何进行人生的努力会更有指导性。在中外的心理干预人员的培训中，心理督导是必需的内容与过程。

3. 为广大百姓的心理健康造福——问题督导

心理督导师的一个重要方向是面对要求高心理素质的职业人员，为其解决心理方面的各种压力与痛苦。如在新冠肺炎疫情中奋战的医生，极需心理健康的督导。作为在临床心理学界训练最为全面的心理督导师，他们将能够更好地解决一般职业人群的内心痛苦与精神障碍。心理督导师可以对各种心理问题解决得更为有效、更有经验、更会受到大众的欢迎与认可。

综上所述，心理督导师的存在，能够更好地促进临床心理行业的健康发展，指导心理咨询师与相关专业人员更好地工作，同时，可以避免有些心理咨询师发生对来访者造成伤害的情况。例如，有些年轻的心理咨询师，可能单纯从疾病的角度，先入为主，在未深入调查的情况下，判断来访者有精神病，马上建议来访者吃药，而放弃了更加有效的心理干预。如果诊断准确，应没有问题，但是在有些情况下，易把某些情绪反应诊断成抑郁症，因而在错误诊断的基础上忽略了心理干预，实际上对来访者造成了伤害。反过来的情况也大有人在。由于缺乏对于精神疾病的认识与了解，长期做心理治疗的来访者其实是精神病患者，贻误了用药的最佳良机，从而给来访者的健康带来不应有的损失。也就是说，有了心理督导师的存在，有了心理督导的制度要求，将能更好地指导年轻的心理咨询师，大大避免以上的误诊与漏诊的现象。高素质的心理学家，由于其系统的心理与精神方面的训练，可以较大幅度地提高我国临床心理工作的水平，从而更好地为我国"健康中国"的战略发展做出应有的贡献。

三、心理督导的历史

心理督导在世界的历史发展中，并未有很长的历史。在目前的多数国家临床心理的行业中，也还未有系统的要求与相应的理论与实践。

1. 心理督导的诞生

心理督导是伴随着临床心理分支的工作发展起来的。或者可以说，有了心理治疗、心理咨询，就有了培训、教育工作，督导的工作与概念也就随之而不断发展起来。在发展之初，对于督导的认识也是很粗浅的。有学者用国际象棋的开局、中局和残局来类比心理督导的三个步骤。他们认为心理督导可能经历三个阶段。

在第一阶段"开局"，心理咨询师和督导师互相观察，判断对手的专业水准及技术弱点。相互得到的信息，会影响到督导师的权威性和影响力的大小，为下一阶段的交流做准备。

到了"中局"，冲突开始展现，进攻，防守，刺探以及闪躲。这个阶段正是督导起作用的时候，督导师扮演着顾问和老师的角色，主导着督导过程的深入，挖掘被督导者的弱点并指导其改进。

等到了最后的"残局"阶段督导师发言减少，更多的是沉默，重心转为鼓励被督导者的独立性。诚然，尽管督导技术发展了很多，但这个多年前的比喻仍然有一定的意义。

2. 世界心理督导现状

健全的督导制度是心理干预行业高质量的一种保证。但是目前，世界大多数国家还未能有完善的心理督导制度与数量足够的心理督导师。在心理学发达的美欧国家，心理督导是有一定要求的。

(1)美国：美国心理学会(APA)规定取得心理学相关的博士学位后，必须具有至少 2年(3000 小时)的被督导的心理健康服务的经验，才能申请独立咨询的资格。即使在通过行业资格考试取得执照之后，也必须接受终身的专业督导。

(2)德国：心理学硕士毕业后，要经过一定学时的督导培训，其中规定是理论 600 小时，见习 600 小时，实习 1800 小时，个人成长 120 小时，论文 900 小时，总数达 4000小时。

从以上规定可以看出，西方心理督导的模式还是停留在仅仅针对心理咨询师的专业人员上。但是，也应看到，心理学发达的国家已经十分看重心理督导在当代临床心理工作中的作用。

3. 中国心理督导历史

现代心理咨询与治疗的方法在中国的应用开始于 20 世纪前半叶，当时仅限于精神病学领域，又由于主要沿用弗洛伊德的心理分析学派的理论与方法，脱离中国文化传统，效果不理想，影响较小。20 世纪 50 年代，中国的心理治疗工作者李心天等对神经衰弱的心理治疗进行了研究，创造了具有中国特色的"悟践心理疗法"。中国学者钟友彬结合中国实际创造了中国式的心理分析法，称"认识领悟疗法"，取得了很好的疗效。20 世纪 80 年代，西安医科大学附属医院的陈沛章教授，广州中山大学第三医院的赵耕源教授，北京医科大学附属人民医院的王效道、胡佩诚教授开创了中国综合医院心理门诊的先河。20 世纪 90 年代，北京医科大学成立了"卫生部心理治疗培训中心"，开展了 18 期国内外心理干预方法与督导的培训与传播工作，引进了像"眼动治疗""积极心理治疗"等国外先进的治疗方法。20 世纪末期，由美国万千图书公司与中国轻工业出版社联手，翻译打造了一大批国外最新的临床心理包括心理督导的书籍，为中国心理治疗事业灌注了"新鲜血液"。

中国心理学会于 2007 年 2 月通过并开始实施了临床与咨询心理学注册系统的标准与伦理守则。到目前为止，督导师大约数百人通过了注册。目前，也在开始进行一些督导注册工作的培训。

人社部的实验基地从 2011 年开始，进行了心理督导师的培训工作，目前也有数百人接受了培训。在"新冠肺炎"疫情流行之时，一大批心理督导师奋战在抗疫一线，为与病魔战斗的多个职业人群(也就是我们所说的第三类工作对象——心理素质要求高的医务、公安、军人、新闻等职业人群)送去人文关怀，送去督导的话语，制作多种心理督导的抗疫视频与出版物，收获了良好的口碑。

以上的研究与培训，基本上处于相对随意的状态，并未有统一严格的标准，也没有统一的教材。

本书的推出，将开创我国心理督导师培训之先河，建立一个样板与标准，这就是，我们推出的新理念，完全不拘泥在心理干预专业人员的督导上，我们已扩展到了更加广泛的结构人员，也将发挥更大的作用。在当前中国抗击"新冠肺炎"的战斗中，全国上下齐心合力。心理督导师们也在努力为医护、公安、新闻、部队、心理、社工等职业工作者提供心理督导工作，并取得一定的效果与口碑。中国的心理督导将结束一种临床心理学发展不确定的局面。

四、心理督导的模型

心理督导与临床工作之间关系密切，最早的临床督导是基于心理治疗方面的理论而来的，主要有精神分析模型、人本治疗模型、认知行为模型、系统家庭治疗模型等。但不管是哪种心理流派的督导，不管是什么样的案例，在咨询的开始阶段，都得强调具体化和共情等技术的督导原则。比如，来访者的睡眠问题跟家庭背景有关，对一些做系统家庭治疗还不到位的咨询师来说，他们可能一下就想插入家庭问题。如果这样，来访者就非常容易发生阻抗，"我到你这儿来是解决睡眠问题的，你跟我说过去，我不爱听"。

近年来，有些独立于心理治疗之外的特殊督导模式发展起来了。具代表性的有发展督导模型和社会角色督导模型。

创立于西方的发展督导模型[斯托尔腾博格(Cal Stoltenberg)]基于的设想是：在提高能力过程中，被督导者要先后经历一系列过程与内容不同的阶段；如果要使被督导者获得最好的专业与素质的成长，应该为被督导者经历的每个阶段提供不同性质与内容的督导。这一点，对于心理咨询师、社工师、医帅等职业人群均有着很重要的作用。

埃克斯坦(Ekstein)等人创立的社会角色督导模型认为：督导师在他们的职业实践中已经形成了一定的职业角色。这些角色也会成为督导师工作时的模板。督导师可以看成一种包含其他职业角色的更高层次的角色。因此，从这一点上看，对于心理督导师来说，要想做好督导对象的工作，个人素质的提高甚为关键。

心理督导是否应该创立中国特有的模型？本书中，我们提出六模块整合模式，即综合—方法—临床—技术—文化—社会六个模块组成中国式的心理督导。大家看了我们的论述之后，会有更为深刻的感受，我们将中国文化元素、新视角观点、新方法运用在心理督导过程中，从而能获得最大化的督导效果。

五、心理督导的几个关键点

1. 对于心理咨询师来讲

(1)心理咨询师有自由选择督导师的权利；

(2)督导是长期的，不能只靠突击。

2. 对于心理干预相关人员来讲

(1)督导是评价性的；

(2)心理督导师的介入有助于心理干预能力的提升。

3. 对于高心理素质要求的职业人员来讲

(1)督导具有促进健康的作用；

(2)心理督导师的工作是其应对心理压力的好帮手。

初、中级心理督导师有选择上级督导师的自由。

第二节　心理督导的主要类型

本节将从心理督导的四个方向来研究心理督导的主要类型。

一、专业督导

这部分将针对初级与中级心理督导师的工作方向。

（一）专业督导的必要性

在我国大力推进心理健康服务的当今，为什么说一定要发展心理督导师的职业呢？由于其工作对象主要是心理干预的工作者，因此，首先我们将重点从专业督导角度来分析其存在的必要性。

1. 心理干预的特点——复杂性

心理干预相对传统医学而言，具有其特殊性。心理治疗师所要面对的是世上最复杂、最难以把握的对象——人的心理，所以成为优秀治疗师的要求很高，除了要掌握心理学相关的学科知识、治疗师专业的职业理论和技巧，还需要接受很好的哲学、医学、教育学、社会学以及自然科学等学科的训练。目前我们国家的心理干预行业起步不久，2002 年心理咨询师被列入《国家职业大典》。因此，目前对心理治疗与心理咨询进行督导这项工作的开展，也就成为必然。

2. 心理干预的程序——规律性

我们知道，成熟的医疗技术服务都有着成熟的操作程序。同样，遵守心理干预的操作程序也是优质治疗的保证。有些程序操作步骤在初入这个行业的新手看起来有些"多余，太过形式化"，其实不然。举个简单的例子，治疗师对于某些敏感问题的咨询，病人问到保密与否时，保密声明就很重要。要搞清楚这些规律，心理督导必不可少。

3. 心理干预的性质——实践性

好的外科医生在扎实的理论和充分的动物、软件模拟手术基础上，开始在上级医生的指导下为病人做手术，而心理治疗师呢？有扎实的理论就够了吗？治疗师面对的是高智能的人类的心理现象——最难以解析的对象。心理治疗方法在目前看来，没有现成的模拟方法。当今社会人工智能还在起步阶段，机器人代替心理治疗师目前看还难以完全做到。所以心理治疗师的成长，应该是直接面对病人的治疗实践。有着更多经验的督导师，是促进心理治疗等干预工作发展的必要条件。

4. 心理干预的目标——明确性

心理干预是极其复杂的专业工作，需要长期、正规的院校教育、继续教育，以及持续不断的心理督导来保证和提高心理工作人员的专业水平。

目前的一般看法是，心理学的外行没有办法规范心理学的专职人员。这就使得心理督导在维持心理职业标准中具有非常重要的作用。由于心理健康的专业工作应该建立在特定的知识体系上，而学习该知识体系和接受实践训练的过程又很漫长，因此，在有一定基础水平上的职业知识学习和实践训练就显得非常必要。心理督导师的学习与训练，正是为中国的心理干预工作奠定了基础。

心理督导师的学习和训练可以达到以下目的：

（1）知识体系全面。心理督导师通过学习，更全面地掌握了心理干预的理论、观察与操作。

（2）操作能力优秀。心理督导师通过训练，将职业经验中产生的知识和相关技能加以结合，以使被督导者清楚地认识到是什么导致了不正确的反应或错误的判断。从另一个角度讲，如果一个督导师只能拿着书本对你进行督导，那他就还不能算一个真正的督导师。

（3）督导影响力大。当督导别人的时候，所有一切都变得清晰起来。就是说，当督导师作为一个旁观者的时候，其自身的许多能力在提高，其对被督导者的影响力也是巨大的。

在这样的督导师的影响下，心理干预工作将能赢得百姓的更大的信任。

（二）技术督导中评论的主要方面

在对专业人员的心理督导中，最重要的是进行技术督导。在对心理咨询师的技术督导中，应特别从以下几个方面给予观察。

1. 被督导者对来访者的理解程度——判断其观察力

这是督导评论的主要部分。这部分评论将会直接帮助心理咨询师更好地理解来访者或病人的行为、感受和想法。

2. 来访者相对被督导者的关系中——是否有移情

最常见的关系评论，是观察在心理干预中是否有移情的发生。这个方面的督导会帮助心理咨询师理解来访者如何看待心理干预，以及来访者对心理咨询师的看法。

3. 被督导者相对来访者的关系中——是否存在反移情

这方面内容，在心理干预中，一般说来相对发生较少，但是非常值得看重。这部分内容的督导，能够加深心理咨询师对自己在心理干预过程中角色的理解。这方面的评论，应该抓住心理咨询师深层次的弱点，使心理咨询师明白自己的缺陷，让其保持活力与工作动力，从而更好地完成心理干预。

二、研究督导

这部分针对初级与中级心理督导师的工作方向。

（一）心理评估水平的提高

在这个方面，关键是提高心理咨询师的心理评估能力，主要是使用问卷的能力，主要从以下方面进行考察：（1）测验工具的选择；（2）怎样解释结果，避免"标签"效应；（3）测验结果与实际情况背景环境的关系。

例如，某女生，连续多年被诊断为抑郁症。用抑郁自评量表（Self-rating depression scale）和汉密尔顿抑郁量表测量都够抑郁症的标准。但是，从心理干预的临床判断角度来说，可能不是抑郁症，只是个抑郁反应。该女生在与咨询师充分沟通后，把人际关系尤其是与父母的关系理顺后，明显改善了其人际态度和能力。她的父亲不再疏远她，她也不再怕父亲，她的男朋友懂得呵护她，抑郁症状大为好转。在这方面，有些心理咨询师和精神科大夫容易走偏，督导师一定要注意纠正。

（二）心理咨询师专业水平所处的阶段的判断

无论哪个学派，督导时都要注意心理咨询师的专业水平所处的阶段。对不同阶段的心理咨询师，督导的内容应有所不同。心理咨询师的专业水平阶段与其从业时间有一定关系。一般来说，从事咨询行业只有一两年的基本上属于初级阶段，但是，这并不意味着咨询师的从业时间越长，其专业水平就越高。心理咨询师从业时间长达十几年，而其专业水平还是处在第一阶段的情况并不少见。因为种种原因，个别心理咨询师的专业能力并未随着从业时间的延长而提高。

关于心理咨询师专业水平的阶段理论主要有以下几种。

1. 伯纳德（Bernard）三阶段理论

（1）初级阶段，就像一个带着别人的脑袋去做咨询的人：依赖、模仿、空洞和机械。出现"隧道视野"。

在这个阶段，心理咨询师仅仅是将来访者的问题按书本生搬硬套。如果是碰到一个做行为治疗的初级心理咨询师，他应该马上就会问失眠的来访者，"你怎么睡不好？一个星期几次睡不好？""你一天入睡时间多长？""入睡前情绪如何？怎么不好法？"等。接着就开始制订治疗方案，采取放松技术或其他行为技术等。也就是说，来访者的其他主诉，如"不想活了""从小就这样""被领养""家庭也不愉快"等内容，这位心理咨询师都不关心，不去思索，更不会去询问。他只关心跟行为治疗有关的症状，而不关心症状背后的原因、历史事件、来访者的感觉和认知等内容，也就是出现"隧道视野"。

遇到这样的心理咨询师，督导师问"你都了解了些什么信息"，他可能会说："我了解到这人睡不好觉以及由此衍射出来的躯体反应，其他就没了。"他不知道虽然每个理论流派有其不同观点和方法，但作为实战的心理咨询师，应综合各个流派来为来访者服务。

（2）阶段二，在独立与自主之间徘徊，分析与方法多元化，但缺乏对不同个案、不同问题背景做不同考虑的能力。无法说出/分辨出为什么、什么时候、什么问题类型使用什么理论与方法。表现出对某一理论方法的偏好。

比如，某32岁男性，有房有车，但是出现严重的人际交往问题。经询问发现，症状跟现实层面的问题有关，也跟家庭的问题有关。心理咨询师一看，觉得系统家庭疗法特别适用。可来访者却回答："父母都在老家江西，过来不现实。"

甚至有的案例，来访者的症状与其一直受到父母的影响有关。但当心理咨询师问："你现在还老跟父母吵架吗？"来访者却回答说："我父亲已经死了八年了。"这样还能用系统家庭理论吗？

这个时候就不能生搬硬套，而是要结合实际，灵活运用各种方法。任何一个理论，单讲都特别有道理。但放到一个一个具体独特的案例时，就未必每个都能有效了。

到了第二阶段的心理咨询师，比第一阶段的心理咨询师有很大的进步。他已经认识到单用某一种方法的局限性，了解具体的案例用特定的理论解释起来会牵强，但是不太熟悉怎么综合利用各种方法，怎么做到方法多元化。

（3）阶段三，不受单一理论的制约，灵活运用综合的策略、理论方法为来访者服务。在这里，需要特别强调的是这个阶段的心理咨询师已经完全掌握如何让理论和方法"为来访者服务"了。

2. 斯托尔腾博格（Stoltenberg）心理咨询师专业发展模式

心理咨询师专业特征有如下四个层次。

（1）第一层次：依赖、模仿，只关注技巧的获得；缺乏自我觉察，缺乏对他人的觉察；高自我关注，低他人关注；对理论与技术无法统合思考。所谓高自我关注，低他人关注，与伯纳德的第一阶段完全一致：都是不注意听来访者的主诉，在来访者开始述说的同时，头脑里就在谋划该怎么做了。来访者话还没说完，心理咨询师的方案就已经定了。然后就开始按某一理论的程序来处理，而不管来访者是否愿意、是否配合。也就是说，信息的采集等工作完全是为自我服务的。

（2）第二层次：在独立与自主之间徘徊，对自我和对方观察增加，渴望独立，不再死守程序，模仿性减少，有较多自信。这时的心理咨询师会疑惑：我采集的信息很标准，矫正方法做得也很标准，可为什么来访者不来了，怎么回事？对于这个问题，有句古话说得好，"知耻而后勇"。有个学生，只有中专学历，但在不断地努力后，做得很成功，因为他知耻而后勇。相反，有些学历很高的人老是让来访者"为我的理论服务"，其专业水平总得不到提高。

（3）第三层次：心理咨询师已经能深刻理解并运用各种心理干预方法，有很好的专业信念和判断能力，并对"自我"有很好的理解，但性质与第一层次的高自我关注有本质区别。在这个阶段出现的高自我关注是一个好现象，因为在这一阶段，对"自我"理解得越好，对来访者也变得越宽容，而第一层次的高自我关注只是沉浸在自己的世界里，不论来访者是谁，有什么特点，都得按我的方法走。

（4）第四层次：治疗的个性化，熟练的跨领域整合的能力。深知自己的优缺点，达到了中医古话中说的"同病异治，异病同治"的效果。

（三）影响心理干预效果的因素

影响心理干预效果的因素是多方面的。（1）个性的影响。（2）心理咨询师个人成长环境的不同。（3）不同性别、年龄的影响。（4）不同老师的影响。尤其是在老师说话太绝对、不够客观的情况下。比如，有的老师会说"心理咨询唯有精神分析是最好的"或"认知疗法治标，精神分析治本"等，限制了学生的发展思路，从而造成心理咨询师存在不足或偏差。（5）对来访者问题的体验和评估能力差异。（6）建立关系的能力差异。（7）对不同理论方法使用的偏好。（8）对不同治疗对象的偏好。

（四）对治疗目标的恰当理解

很多人对心理治疗有误解，认为心理治疗应该让症状完全消失。如果症状不能消失，心理咨询师就失去价值，特别焦虑。其实心理治疗的目标并非如此单一。恰恰相反，心理干预应避免将单一的改变症状性作为治疗目标，而应该考虑以下两个方面。

1. 促进心理成长

怎样体验认识问题或症状？建立健康的应对方式，认清问题、症状与生活的关系；促进动机的自主性。

2. 改善临床症状

比如强迫症患者洗手，一般来说，除了症状，还有认知上的问题。经过治疗，来访者对症状的认识改变了，也建立了自己的应对方式，虽然其应对方式与常人还是有差异（别人洗手洗一遍，他洗三遍），但这也是一种治疗效果。所以心理咨询师在跟来访者讨论目标的时候，应避免只建立单一的改变症状的治疗目标。

三、素质督导

这部分针对初级、中级与高级心理督导师的工作方向。

（一）素质督导的主要工作方向

1. 促进被督导者的个人成长

心理学界有个说法，你自己能走多远，才能引领你的病人走多远。心理咨询师个人的心理健康水平直接影响着心理治疗的效果。包括帮助心理咨询师释放心理压力。心理咨询师的工作压力大，经常接触不良情绪。作为一个普通人，在工作外也会有这样那样的心理问题出现。那么在心理咨询师本人出现心理问题时，有人能及时发现并帮助其恢复心理健康对其能更好地工作是相当重要的了。但是要注意督导师并不是心理咨询师的治疗师。督导师起的作用更多的是及时提醒，帮助心理咨询师释放心理压力。

2. 有效帮助被督导者的干预技能的提高

心理干预非常需要实践积累，很多干预技巧是基于经验的艺术，很难从书本上得到，其中的奥妙，很多都是心理咨询师在督导的互动中体现出来的。

3. 帮助心理咨询师调整治疗策略获得好的疗效

尤其是经验不足的新手，在心理督导师的帮助下，及时调整治疗策略。有不少心理咨询师在干预过程中，往往因为自身的经验等多方面原因，会遇到干预难以进行下去的困难。此时，如果心理督导师帮助其找到问题发生的原因，并及时修正其干预策略，将能够更好地帮助心理咨询师获得成长与改变，从而使心理干预获得成功。

（二）素质督导的主要观察方面

在素质督导的过程中，心理督导师需要从以下几个基本方面来观察被督导者。

1. 人格素质

众多学者都认为，人格素养是成为优秀的心理咨询师的最为重要因素之一，也是被督导者应当具备的各种素质中的首要素质。被督导者的人格素质是各项工作的核心理念，是影响工作效果最关键的因素之一。此次在抗役斗争中，医护人员、公安干警的人格素质，起到了关键的作用。如果一个被督导者不具备助人的人格条件，他学再多的知识和技术也难以发挥有效的作用，甚至可能起到反作用。被督导者如果仅仅具有理论知识和技巧，但是缺乏同情与乐于助人的品格，则难以赢得工作对象的信任。他很可能是一个失败的人。

2. 道德素质

这里说的道德包括两个方面，一方面是指一般人应该具有的社会方面的公共道德；另一方面是指进行工作应该具备的特殊的职业道德。无须赘言，如同绝大多数行业一样，没有社会公德心必定被行业剔除，被社会抛弃。心理干预行业人员更是要求拥有高尚的社会公德。从职业道德方面来说，心理咨询师不能因为任何因素而歧视来访者。建立干预关系之前，要让来访者清楚地了解心理干预工作的性质特点、优势和局限以及来访者拥有的权利和义务。干预时应与来访者对干预的重点进行讨论并达成一致。心理咨询师与来访者不得建立干预以外的任何关系。当心理咨询师认为自己不适合对某个来访者进行干预时，应明确表明并转介他人。严格遵守保密原则也非常重要。

3. 背景训练

专业背景训练主要包括：学习专业知识和技巧，运用心理学的原则与方法，建立良好的咨访关系，帮助来访者解决心理问题。在专业中暴露的问题，是心理督导师非常重要的督导方面，也是重点的内容与方向。这方面的督导是非常有效的。许多心理咨询师在接受了督导之后，能体会到有否督导是截然不同的。有些人也会感觉到，接受督导师的批评与建议，是其职业生涯的重大转变。

4. 是否存在枯竭

枯竭（burnout）是指在工作中，个体面对长期的情绪和人际关系紧张因而产生的一种反应。许多职业都可以出现枯竭现象，而心理干预作为一种较为特殊的服务工作，心理咨询师与许多职业，特别是当前在抗击疫情中的医护人员是枯竭的高发人群。因为许多工作需要真诚和耐心，在工作中要投入大量的情感，并承受多方面的压力，容易产生诸如恐惧、焦虑、精力不济、心理疲劳、情绪障碍、心身疾病、工作效率低下、职业倦怠等枯竭现象。

四、问题督导

这部分针对初级、中级与高级心理督导师的工作方向。

（一）问题督导的基本原则

问题督导工作中，需要遵循以下三个基本原则。

1. 知情同意

和其他许多工作一样，心理督导整个过程中也有被督导者的知情权。而这个度的把握是有一定难度的，特别是对于新手。实际操作中，督导师既要让来访者清楚地明白相关事宜，又不能过于加重来访者对治疗操作带来负面作用的担忧。

2. 理解原则

一方面，督导师要理解来访者求助的背景、原因，其各种可能的心理状态和可能的发展动向，这样才能很好地透过行为发掘出后台的心理结构及其潜在的问题，才能找到合适的处理方法。另一方面，督导师也要能包容理解来访者的文化、学识、工作、信仰等背景。

3. 关系原则

督导师的职业化要求督导师能将这种关系控制在正常的工作界限内。特别是对于有些来访者，更要注意保持合理的距离，这是职业化的表现。这一点对于没有足够经验的督导师尤其要重视。由于工作中经常要使用共情这一类情感共鸣性思考方法，督导师也是有感情的人，有些时候的确有自己失控的可能，这时就需要督导师在督导过程中及时发现来访者与督导师的关系的发展。

(二)问题督导的主要内容

问题督导内容是多方面的。以下是问题督导中最为主要的几个方面，值得关注。

1. 来访者是情感取向还是问题取向

对来访者情感的观察，应分清来访者是情感取向还是问题取向。

例如，有的来访者表现得很理性，他说："你看我现在总是跟领导搞不好关系，我现在面临一个升上去的机会，可是我遇到了一些人阻碍我，搞得我很烦，你觉得我该怎样跟这些人打交道？"这种人，他到你这里咨询，表现出的更多的是一种问题取向。

有的来访者表现得更多的是一种情感取向。在这个时候你要是帮他把问题讲清楚了，可能效果很小。我们可以设想，有些来访者来之前肯定进行过自我调节，只不过不管用。这样，在初次访谈的时候，我们的语言、我们的帮助重点就应该是满足其情感需求，对其进行共情。例如，用"老年痴呆①的确挺可怕的。我也有些恐惧。如果　个人患了老年痴呆，确实很麻烦，给自己、他人、社会都会造成不少痛苦"之类的话来表示我们对来访者情感的理解。咨询师："你丈夫拥抱你，你觉得这样的感情和呵护对你有没有什么作用？"她会说"起了很大的作用"，咨询师可以接着说："看来亲人对你的鼓励是能起到作用的，同样我作为一个心理咨询师，首先愿意对你的情感需求提供帮助和支持。"紧接着，你可以说："你不要害怕，你不是孤立的。你的害怕和担心，我虽然现在没有办法马上给你解决。但我要说，你的丈夫会帮助你。我，作为一个咨询师，也会努力帮助你的。"也就是说，我们对她的情感进行了解后，再进行鼓励、支持、理解，而不用急于跟她澄清问题："你怎么觉得你会得老年痴呆？你知道老年痴呆是怎么回事？……"这样就忽略了其情感取向，来访者就会觉得："哎哟，我就像个小丑，咨询师根本就是在嘲笑我愚蠢。嘲笑我有什么用？不能让我在情感上感到放松或压力减轻。"

所以，在督导的开始，我们需要督导师要有这方面的观察与体验。

2. 增强个案概念化能力，避免表面症状性

督导师应在督导中避免对来访者的问题作出错误判断。例如，来访者表面看有失眠症状，而被忽略了导致失眠的心理问题。

比如，有个女孩六七年前就被精神科诊断为抑郁症，抗抑郁药也吃了六七年，但效果不太好，她还是经常陷入抑郁状态。我就问她："你都什么时候抑郁？"她说："我主要是经常跟人搞不好人际关系。""你怎么搞不好？能不能举个例子？"她说："所有男人都欺负我。"这一下就反映出问题了。我问："怎么欺负你了？"她说："我刚辞掉一个工作，就是因为单位领导对我不怀好意。"我问："怎么不怀好意了？""我每天晚上下班，领导等着我，开车送我。""除了开车送你，还做什么进一步的猥亵行为吗？""那倒没有。""那你能把这个判断为不

---

① 即阿尔茨海默病。

怀好意吗？你是不是经常加班啊？""是，我经常加班，我加班的时候领导还给我买饭。我觉得这些都不怀好意。"也就是她对人的认知出现了问题，对于男人的认知出现了问题。后来我就觉得她不纯粹是个抑郁症，她经常陷入抑郁状态是因为她不断地跟所有人关系处不好，最主要的是跟她的男朋友，她换了很多个男朋友。接着督导师就感兴趣她为什么跟特定的男性群体搞不好关系。深入询问后发现，原来她的父亲心理就不健康，在她小时候，父亲就不断地强加给她一些"男人怎么做人"的概念，而她则把父亲的教导内容内化到自己内心，因此她跟外界打交道就会不断碰钉子、摔跟头。

3. 不以单个理论为依据加以判断

比如学精神分析的，认为来访者就有性压抑的问题；学认知心理学的，就看到来访者不合理信念的问题；学家庭心理学的则对性压抑和不合理信念一概视而不见，只看见他从小有个后爸或后妈，或从小父母老打架……这样的分析就太局限了。

督导师对一个案例进行概念化时，不但要善于从纵向（此时此刻到过去）做判断，还要善于综合判断：从动力角度看是什么问题？从认知的角度看是什么问题？从家庭的角度看又是什么问题？

在心理督导中，督导师只有学会更全面地观察与分析问题，才能在工作中立于"不败之地"，或者说才能赢得来访者的信任，取得良好的效果。

4. 从多个角度建立关系

和谐信任安全的治疗关系，应包括以下方面：

第一，人本主义的角度是：无条件地积极关注；尊重；真诚可信。

第二，对精神分析来说，建立关系本身就是一种主要的干预方法。建立关系，精神分析评价认为，得到多少指教不重要，重要的是情感得到满足。

事实上，精神分析建议的关系，可以用不同的亲子关系来比拟：(1)像"成熟的母亲或父亲"，他或她什么都听你的，你处处显得聪明和高明。(2)像"合作的母亲或父亲"，他或她跟你合作、商量，你也不想处处显得比他或她聪明和高明。(3)像"不能胜任的母亲或父亲"，你想扮演一个长者，但是他或她不认同。(4)像"遥不可及的理想对象"，比如一个年轻人跟你说他失恋了，而你就两性关系跟他展开讨论。你懂得很多，觉得他们幼稚，就把你知道的讲给他们听。可是你讲得再好，再有道理，来访者也不接受，认死理。就可能是因为来访者觉得你是遥不可及的理想对象，"你讲的很有道理，但从我个人经历上和感情上来说，我接受不了"。(5)像"贬值的对象"，比如，一对高学历夫妻结婚一年多，男人想离婚，可女人就是不同意，她认为这个男人是爱她的，要跟她离婚是因为有第三者。可丈夫表示第三者只是他想用来离婚的一个借口。我就跟她讲了很多两性的关系。可妻子依然认为，一直到结婚，对方都是非常爱她的，只是第三者出现把丈夫的心拐走了。可我说："据我了解，他结婚前就不是爱你，是看中了你别的东西。"她不同意。为什么她不接受？因为她的家庭、父母的影响。

第三，源于认知学派，它强调实用主义，强调建立老师、教练、哲学家的治疗关系——师生关系。它除了强调站在来访者的立场上考虑问题这一基本的共情能力外，更强调要帮助来访者抓住问题的核心、思辨能力、传递信心与分析问题的能力。

督导师对来访者的问题进行初步分析，然后把分析反馈给来访者，同样可以增加来访者的信任感。

比如在20世纪80年代，有一个小伙子，是某油田的技术工人，他的对象是一个农村姑娘。他挺喜欢对方，对对方的相貌、人品都挺满意，可是心里却有冲突，纠结于该不该结婚，症状就是痛苦、不能做决定、睡不着觉等，想结婚又觉得有些理由让他做不了决定。督导师并不能马上帮助他，但可以帮他抓住问题的核心。他说阻碍他跟她结婚的理由主要有：第一，他家是城里人、是石油工人，收入挺高的；女方家是农村的，且家里兄弟姐妹很多。结婚后他们将有经济负担(督导师：对，有道理)。第二，他是个石油工人，有技术，可是这个女孩就是个农村姑娘，什么也不会。就靠他一个人挣钱，将来的生活会比较窘迫(督导师：好，也有道理)。第三，这个女孩刚到城市时，为了生存，做过"三陪小姐"。他是个石油工人，不存在这样一个问题(督导师：也有道理)。第四，这个女孩不是处女了，他还是处男，家人会说"何必找这样一个人呢，你的条件也不错"。督导师问："那你是什么感觉?"他说觉得不公平。他又说出了一些理由，督导师都给予了一定程度的理解和认同。接下来，督导师问："给你带来的烦恼有五六个，现在我们来做个假设，假如你们去了深圳(深圳当时刚改革开放)，到了深圳谁也不知道您是个'高贵'的石油工人，而她是个农村姑娘，也远离双方的家庭，不会给你带来什么负担了。这个时候你会不会觉得心里放松了?你们俩到深圳后，其他所有理由我们都可以避开了，只有一个理由避不开，即，她做过'三陪小姐'，你在不在意?"小伙子脸红了。也就是说，他讲了一大堆痛苦、烦恼，却只有一个或很少有核心问题，大多数是衍生出来的表面问题。小伙子说："原来如此。"他感觉对自己认识得更清楚了，接着他就问："老师，接下来我该怎么办?"从这句话我们可看出，督导师和来访者的关系已经建立起来了。来访者觉得督导师能帮助自己。所以说，建立关系不只是共情。

建设性关系与治疗联盟的评价标准：(1)互相的信任感；(2)引发安慰效应；(3)扭转了来访者意志消沉的现状，还来访者以自尊、希望，消除无助感；(4)提高了治疗的适应性。

所谓治疗联盟，它应该能达到以上四个效果。换句话说，在督导师的努力下，与来访者建立起一种好的关系的时候，来访者会有这么一种感觉：找到了一点点信任、安慰和希望。如果咨询关系能更好一点，就能更好地提高来访者对干预的适应性。这个时候督导师就可以跟来访者说："我不可能一次让你变好，你需要来几次。我没有灵丹妙药，这个治疗得靠双方的努力。"这样来访者会变得有耐心了，更积极了，明白他自己也得努力，哪怕是在督导师的指导下。下次再来的时候他可能就会积极地思考，从而提高对督导的适应性。

5. 人际互动过程的加强

督导师是一个激励者的角色，他要鼓励被督导者，激发被督导者对于督导期间所有过程的意识。要激发被督导者在这些方面的意识，督导师需要对被督导者进行技巧性的提问。

下面列举了督导师常用的问句，以供参考。

第一，激发情感探索：你对那件事感受如何?比如你对睡不好觉感受如何?那件事使你对他或她有怎样的感受?你意识到自己的任何感受了吗?

第二，激励认知检查：你知道你当时想要做什么吗?你此次或下次计划会谈朝哪个方向进展?你还想说其他内容吗?

第三，激励感悟：当时你头脑中正在想什么?比如来访者哭声很凄厉，督导师问对这一现象的想法，其实就是看其体验和观察。有些督导师会想：作秀，又在作秀。有些督导师则认为这是一种情绪发泄，或者想："真可怜、真痛苦，可能发生了些什么事。"这是否提醒了你什么?

第四，激励来访者与督导师之间互相感知和期望：你认为他或她对你感觉如何?你认为他或她意识并领悟到你的思想了吗?你是否希望他或她说要做或者思考一些事情?你想给他或她传递什么信息?

心理督导是一项全新的工作，也是一个全新的尝试。我们要把握住科学、有效、创新的方向，去迎来中国心理服务战线的春天。

【胡佩诚、吴任钢】

第二章 心理督导的基本方法

XINLI DUDAO DE JIBEN FANGFA

心理督导对世界与中国来讲，都是一项崭新的工作。对于心理督导方法的研究，也需要更长时间的实践与理论的探索。在这里，我们给出一些基本的考虑与实践的尝试，以期引起更多更好的思考与推进。

第一节　个体督导

一、摘要式督导方法

（一）摘要式督导简介

摘要式督导是最基本的督导方法，由心理咨询师与来访者会谈后，把会谈内容进行摘要，向督导师汇报。督导师根据摘要内容进行提问或者就问题给予建议，并对心理咨询师的咨询或治疗过程提供评价。被督导者可以选择每次治疗后摘要重点内容给督导师马上督导，也可以经过几次会谈后，摘要问题内容一并进行督导。初学者用这个方法能够及时得到督导师的指导，以避免在咨询治疗中出现问题和纰漏。

（二）摘要式督导的长处

1. 节约时间

督导师可以根据被督导者的困惑和问题进行督导，避免浪费时间，督导内容也契合被督导者的需要。

2. 督导范围广

因为是案例摘要式督导，被督导者可以有机会把自己经手的所有案例中的重要问题摘录下来，请督导师一一指导。这样每个个案都能够得到监督与指导，避免任何个案发生过失，督导面比较广。

（三）摘要式督导的短处

1. 摘要内容主观性强，可能比较片面

受被督导者的经验以及专业知识和专业技术的局限，特别是被督导者本人感知敏感力的局限，可能被督导者摘要的内容不是咨询治疗过程中最需要解决的问题，而咨询治疗过程中的不当和需要解决的问题被督导者本人并没有意识到，督导师也无从给予准确的指导。

2. 受被督导者个人的局限

被督导者所摘要的内容也受到其本身心理因素的限制，受被督导者心理筛选作用的影响，所报告的内容会被选择，被督导者会有意或者无意地回避或隐藏一些内容，但也许恰恰这些内容是最需要督导的。

二、全程式督导方法

（一）全程式督导简介

被督导者就治疗的全过程对督导师进行报告，对整个个案的会谈过程进行详细说明，包括来访者谈话内容、被督导者与来访者的互动过程、被督导者对来访者的感受、干预方式和运用的理论，以及会谈中来访者的表情动作等，还有被督导者对来访者的心理诊断、治疗过程等都需要详细说明。由于报告详细个案要花费被督导者大量的时间去回忆与记录，所以被督导者可以选择那些在诊断上比较困难的或者在治疗方法与技术上比较困难的以及在咨询治疗关系上遇到阻碍的案例进行详细记录，把个案的全过程向督导师汇报，以便得到督导师全程仔细的指导。

（二）全程式督导的长处

1. 全面了解治疗者的问题

督导师可以全面了解被督导者与来访者之间会谈的全部内容以及整个咨询治疗过程，

能分析出被督导者对来访者的心理诊断是否准确，整个咨询治疗过程是否出现纰漏，如能否抓住来访者关键性的用语、话题态度以及语误、梦境等来分析来访者的问题，特别是能了解被督导者与来访者之间的咨询治疗关系，这一切的全面了解对指导被督导者对来访者进行心理咨询与治疗很有帮助。

2. 有效避免治疗者的主观选择性失误

由于被督导者对咨询治疗过程全程详细的报告，督导师能去发现被督导者未发现的对咨询治疗有帮助的细节与问题，特别是能挖掘出被督导者由于个人原因而向督导师隐瞒的问题，而这些问题恰恰是咨询治疗过程中需要避免和突破的问题。

（三）全程式督导的短处

1. 耗费时间

被督导者详细地回忆、记录整个咨询治疗过程，并向督导师全面报告整个治疗过程，需要花费的时间很长。这样督导的效率较低。因此，建议被督导者还是要选择性地针对有问题和困难的个案，进行全程报告。

2. 受主观判断局限

被督导者所详细报告的内容也是经过事后回忆整理的内容，这些内容已经经过头脑的加工和筛选，受主观因素的影响，有些内容可能被督导者所遗忘，有些内容可能是被忽略的，所以很难做到全面客观地呈现整个咨询治疗过程，这样也给督导工作造成困扰，会影响督导的效果。

三、录音式督导

1. 录音式督导简介

通过录音，督导师可以全面了解自己不在场情况下的会谈的全面内容。录音事先要经过来访者的同意。心理咨询师或治疗师需向来访者说明录音资料只用于专业需要而确保资料的安全和保密。

2. 录音资料的运用

对于刚刚建立督导关系的，督导师对被督导者还不太了解，所以可以全程听录音以便了解被督导者的治疗技术水平以及个人风格，对于已建立了比较紧密的关系的督导组合，督导师可以要求被督导者在督导前选取录音资料。可以选取录音资料中的以下部分：

（1）认为咨询会谈中最有效的部分；

（2）认为咨询会谈中最重要的部分；

（3）突出咨询中被督导者感到最困扰的部分；

（4）强调关于内容方面的问题，包括隐喻和重复出现的主题；

（5）咨询过程中让人感到困惑的内容，可能是辅导语言与内容相冲突。

总之，选取的录音内容应符合督导师的督导方向和督导师为被督导者所设计的发展规划。

3. 关于录音脚本

被督导者把咨询录音誊写出来，并附上分析内容交予督导师看，这样对被督导者有很大的帮助，但这样的方法也有很多不足，比如要花费被督导者很多时间；录音资料整理会忽视非语言线索，如来访者的表情态度等。但脚本比较容易收藏整理，也可以作为督导进程的参考和见证。

四、录像式督导("金鱼缸"训练)

(一)录像式督导简介

录像式督导，也称为金鱼缸训练，这是在心理督导中采用得最多的一种方法。之所以称为金鱼缸，是指心理咨询师与来访者的访谈过程被呈现在屏幕上，由同行及上级督导师观看，犹如观看一个金鱼缸中的两条金鱼一样。被督导者事先在征得来访者或者来访者的监护人的同意后，对整个会谈内容进行全程录像。事后督导师与被督导者一起观看录像，一边观看录像，一边分析整个咨询治疗过程，对咨询治疗的问题进行指导。

(二)录像式督导的实施

1. 录像式督导必须经过当事人的认可并签订保证文件

在录像前，心理咨询师或治疗师要向来访者说明录像只用于督导和教学，保证不作他用，负责保管好录像资料并保护好来访者的隐私，咨询师或治疗师与来访者签订同意书作为同意录像的保证。如果来访者是未成年人或者是没有民事行为能力者，可由其父母或监护人代签。如果来访者或其监护人又更改意见，不同意录像了，应尊重其意见，销毁录像。

2. 录像记录方式

可以对整个咨询治疗过程全程录像，也可以针对治疗者自己的判断对有难度的环节进行录像或者选择某次会谈录像，这样可以节省时间和精力。

3. 录像机的处理

录像机可以摆放在咨询室中，直接面对咨询师和来访者，也可以采用针孔录像设备，或者在咨询室隔壁设置录像设备，通过单向玻璃进行录像，这样可以减少来访者的紧张感，使来访者更加顺畅地透露内心的真实想法，以便治疗者进行深度治疗。

4. 督导师选择录像方式

督导师可以选择观看全程录像也可以选择录像片段观看，也可由被督导者自己节选录像呈现给督导师进行指导，督导师也可抽查录像，以便对被督导者的咨询治疗情况进行检查和监督，进而给予指导。

(三)录像式督导的长处

1. 全面性

督导师通过观看录像可以全面了解这个治疗过程，可以直观地观察到治疗者和来访者谈话的细节，包括表情、姿态、动作，捕捉来访者对话题的态度以及能表达其真实情感及潜意识的话语、词句、表情、动作等。录像可以提供极为丰富的信息，同时可以用来挖掘对治疗有价值的心理资料。

2. 评估治疗者的职业性

通过录像式督导能更直观了解被督导者的治疗技术以及与来访者的咨询治疗关系，无须依赖被督导者的自我评价和表述，这对督导师对被督导者进行指导是很有帮助的。

(四)录像式督导的短处

1. 耗时较长

督导师观看录像要花费很长时间，被督导者节选重点录像片段也要耗费大量的时间。

2. 开放性受到限制

录像可能会遭到来访者的拒绝，即使同意也可能受被录像的影响，由于内心怀有戒备，可能不能完全敞开心扉，同时被督导者本身也可能受到局限，不能顺畅自然地与来访者进行会谈。

3. 给心理咨询师或治疗师打击

由于录像的声音和图像毫无遮掩，这样面对录像，被督导者可能会感到尴尬，特别是自己的失误和来访者的不敬，更会挫伤被督导者的信心。

（五）录像式督导应遵循的原则

1. 确立录像督导的重点

将录像范围缩减到符合督导目标范围的内容上来，以减少信息承载量，这样能够使被督导者感到学习目标明确，对督导效果感到满意。

2. 录像选择被督导者需要改进的部分

录像选择被督导者认为在治疗技术方面进入瓶颈的部分，这样能大大推进督导进程。

3. 督导师对录像反应要适度

督导师在观看录像时要考虑被督导者的水平和技术，对其评价要适度，这样能促进被督导者的成长。

4. 录像技术越简单越好

督导师要求被督导者使用录像时技术越简单越好，尽量不使用所谓分镜头、图像重合技术等，太复杂的技术画面会分散注意力，破坏录像的逼真效果。总之，越简单单纯的画面越好。

（六）被督导者反省过程

督导师应在建立与被督导者的信任关系，有助于被督导者反省的背景和氛围的基础上提供以下促进被督导者反省的方法：

1. 苏格拉底式提问

督导师的任务是提出引导被督导者反思的重要问题，而不应该提供解决问题的答案。督导师多采用"怎么样"和"什么"提问方式来帮助被督导者开阔思维，扩展视野。

2. 日记法

督导师要求被督导者写日记。被督导者记录自己的咨询过程，并评价、反思整个咨询过程，特别是在咨询过程中的痛苦体验，也使被督导者思考自己的咨询模式。

3. 人际互动过程回顾（IPR）

人际互动过程回顾，就是督导师与被督导者一起回顾一段预先录好的咨询会谈过程。当被督导者一方认为，有地方有疑问需要指导或者督导师有需要质疑的问题，可以随时停止录像，双方讨论。此过程中，督导师应给被督导者一定思考探索的空间，使被督导者能够通过自我探寻来找到或领悟解决问题的办法。督导师只起到引导者的作用，IPR的目的就是给被督导者内心反应以安全保障。

五、示范式督导

1. 示范式督导的简介

对初学的咨询师或在治疗中遇到棘手问题的咨询师需要请督导师进行示范会谈。督导师示范咨询技术，来处理来访者的症结，排除咨询中的困难。心理咨询师通过观摩学习，模仿督导师来提高自己的专业水平。

2. 示范式督导的长处

通过督导师的示范会谈，使被督导者能直接感受会谈现场，鲜活地体验咨询氛围，领略督导师高超的咨询技术。

3. 示范式督导的短处

被督导者有可能一味地模仿，而不能根据自己的情况展示适合自己的风格。针对不同的来访者需要运用不同的技巧，僵化的模仿无助于解决问题。

六、合作式治疗的督导

1. 合作式治疗的督导简介

一般针对比较困难的个案或者夫妻家庭治疗，督导师和被督导者双方合作共同主持咨询会谈，同时可以采取一位为主，另一位辅助的方式；也可以两者轮流会谈，但要求被督导者和督导师之间合作互补，彼此不能矛盾，两者要互相配合，做好咨询计划。

2. 合作式治疗的督导的长处

督导师与被督导者合作治疗，比采取以上督导方式对个案会有更深刻的了解。督导师通过直接参与治疗能直接掌握被督导者个人治疗技术水平以及在治疗中需改进的地方，同时也起到示范作用。特别是共同治疗中，督导师可以及时消除被督导者的失误，化解尴尬，特别是由于被督导者自身经验不足而导致的问题可以当场解决或得到逆转。

3. 合作式治疗的督导的短处

督导师与被督导者合作治疗的方式是否能得到来访者的认可，还要看两者之间的个性是否契合，同时在治疗指导理论上不能矛盾，否则会影响治疗效果，对来访者不利。

七、群体轮流式治疗督导

1. 群体轮流式治疗督导简介

由一群咨询师或治疗师轮流咨询治疗同一来访者，会谈中其他咨询者或治疗者在一边观摩。会谈后，在场的观摩者可以向来访者简单问话，澄清一些没有弄清的话题，或者需要进一步了解的问题。当来访者离开咨询室后，诸咨询师或治疗师讨论咨询情况，由督导师进行指导。一般由3~6名咨询师或治疗师组成一个治疗小组，每一次咨询有一位负责主持会谈，在以后的咨询中其他咨询师或治疗师轮流主持。这样的咨询、治疗方式比较适合短程心理咨询。在会谈前一定要征得来访者的同意。

2. 群体轮流式治疗督导的长处

因为诸多被督导者和督导师均在场，大家都能直接了解每次咨询会谈情况，同时每次会谈前后大家一起讨论问题，共同决定咨询治疗的方向。这样可以避免走弯路，同时可以观摩到不同咨询师或治疗师咨询会谈的方式，彼此可以互相学习，收获较大。

3. 群体轮流式治疗督导的短处

首先，找到愿意接受群体治疗的来访者比较困难，需要短期咨询治疗的应激反应者更适合进行群体治疗；其次，受咨询者或治疗者经验、年龄等差异的影响，特别是难以保证这个咨询治疗过程步调一致。

据相关研究，如果被督导者在咨询结束后立即得到支持和强化，这样及时的督导反馈最有效，被督导者的满意度最高。

第二节 团体督导

一、团体督导简介

(一)团体督导的概念

团体督导是一个咨询师或治疗师团体在一名或几名指定的督导师指导监督下进行咨询和治疗工作,被督导者在其督导师的协助下,通过团体成员相互交流学习,达到咨询治疗目标,促进个人全方面的成长的督导方法。

(二)团体督导的分类

1. 根据督导目标分类

(1)个案督导:督导师就某一案例在咨询和治疗中产生的疑难问题进行指导,解决咨询师或治疗师在会谈中的困惑。

(2)成长督导:针对被督导者个人进行全方位指导,诸如治疗理论的掌握以及治疗技术的应用,还有被督导者本人心理成长。

(3)团体发展督导:促进团体中人际关系的成长,激发团体能量。

2. 根据团体专业水平分类

(1)初学者:对经验较少、刚刚入行的咨询师或治疗师来说,主要是对其自身职业能力的督导以及对案例进行分析和解决被督导者发展问题。

(2)有经验者:对有经验的被督导者进行分组,督导内容涉及工作管理技能、专业实践技能、影响他人技能以及学习技能等。

(三)团体督导的特征

1. 经济性

团体督导最大的优势是在时间和金钱方面非常节省,同时能经济地运用督导师,特别是在现实督导师匮乏的情况下,团体督导不失为很好的督导方法。

2. 时效性

团体督导能减少被督导者对督导师的依赖性,团体成员之间通过观察同伴的成功和失败的案例吸取经验与教训,能够迅速提高自我治疗效果。一个新手在观察同伴完成某项技能时,比那些观察专家使用这种技能的人,更能够表现出技能和自我效能感的提高。观察和讨论其他团体成员的经验和感受是促使团体内所有成员行为规范化的一种有效手段。

3. 广泛性

与个体督导相比,团体督导师通过团体成员的治疗报告能更广泛地从不同侧面了解来访者的情况,同时团体被督导者所反馈的信息也更广泛,由于被督导者的年龄、性别、民族、文化背景不同,他们所阐述的观点也更加丰富,有利于督导师综合这些资讯,提供全面有效的指导。

4. 综合性

在团体讨论案例中,督导师通过洞察不同成员在咨询治疗过程中显现的智慧,综合团体的精髓,使督导更具高质量和深意。同时每个团体成员也通过其他成员的反馈以及督导师指导,总结出对自我有效的提高专业技术的方法,对提高自己的专业能力起到促进作用。

综合性还体现在对每一个团体成员之间的综合作用，从多个同伴中得到对这些过程的反馈比单纯从督导师那里收到类似的反馈信息具有更大的影响力。

5. 应用性

团体督导是非常符合团体咨询和治疗的督导，治疗者可以把在被督导过程中所学习的内容运用到将来自己的团体咨询中去。

(四)团体督导的问题

1. 不能满足所有成员的需要

由于团体成员的技术专业水平不同以及经验不同，所以不能满足所有人的需要。

2. 保密问题

在团体督导中会涉及来访者的隐私和团体成员以及督导师的隐私，特别是有关治疗决策等问题不宜透露。团体督导应反复强调保密原则。

3. 公平问题

与个人督导相比，团体督导很难做到使所有成员都学到东西，这就需要平衡成员之间的关系。

二、团体督导工作要求

(一)团体督导的工作原则

1. 开放性原则

督导师劝说和鼓励被督导者挑战自我，尝试新的咨询治疗行为，以开放的心态接纳其新的尝试。

2. 支持性原则

督导者应营造一个安全的氛围，以支持的态度鼓励团体成员提问和发表意见，团体成员之间关系亲密，彼此也相互支持，能够尽情地分享恐惧、成功和疑问。

3. 理解性原则

督导师能理解成员所犯的错误，团体成员能感到自己被肯定，发现自己的体验与别人的是一样的，督导师在成长过程中也有同样的经历，更能增加团体成员探索的勇气。

(二)团体督导的工作任务

(1)给整个团体成员讲授干预方法。

(2)提供针对具体案例的信息、建议或者反馈。

(3)促进建设咨询师或治疗师与来访者的关系、督导师与团体成员的关系、团体成员之间的关系。

(4)有效地控制督导时间，平衡时间的分配，使团体成员都能得到帮助。

(5)尽量减少督导中的阻碍现象。

(6)促进团体的互动和发展，鼓励治疗者的开放探索。

三、团体督导的阶段

(一)准备阶段

1. 确定团体成员

督导师要筛选组成这个团体的成员。督导团体可以分为同质性团体和异质性团体。同质性团体在经验和水平方面比较相似，其成员更容易彼此产生共情和信任感，但太多的同质性可能会阻碍成员的自发性，也会减缓团体的成长。在异质性团体中，有经验的治疗者可以担当辅导者的角色，可以为经验较少者做示范带动其发展，但是也存在督导师的指导不能平衡不同背景人的需求的情况。按照何种情况组建团队，没有明确的方法，要看督导师本人的经验。资深的督导师可以驾驭异质的团体，而经验较少的督导师还是选择同质的团体较好。

2. 活动地点选择

团体活动地点可以选择某工作地点，且比较固定，能使大多数成员接受并利于提高团体凝聚力。

(二)形成阶段

在此阶段，团体成员之间建立融洽的关系。首先确立团体活动的保密原则和团体成员间的开放尊重原则，以避免成员受到同伴的压力及威胁。其次确立活动时间频率，团体每周活动一次，有利于促进团体的发展。最后要保证每次活动的出席率，这样能使成员体验团体的能量与活力，也能保障活动内容的连续性和提高效率。如果上次活动需要解决问题的人这次缺席，就打乱了活动秩序。最为重要的是每次活动个案的提交。下面是关于个案提交的指导原则：

(1)督导师应该首先提交一个案例；

(2)被督导者要有充足的时间准备提交案例；

(3)所提交的案例要有书面或者试听材料；

(4)案例的提交应该围绕要解答的问题；

(5)案例的提交过程应有良好的组织，并有针对性；

(6)案例提交应该实现从来访者的动力学过程到治疗者动力方面的转化。

(三)"风暴"阶段

在团体督导中，被督导者之间的竞争是不可避免的，督导师应能够做到控制和正确引导，避免成员之间的对抗，所以在此阶段督导师要确立团体规范。规范建立的目的是使团体成员感到安全，这样他们才能坦然地把自己的问题及自身的情况暴露给同伴。规范的建立是要根据团体的成长而不断完善的。应不断修正不合理的地方，使其更加有效地保证团体成员的利益。

(四)训练(操作)阶段

督导团体一般在活动了4～6次后开始进入模拟实战训练阶段。通过前面的活动，团体成员间建立了比较融洽的关系，彼此之间信任，团队的凝聚力增强。在此基础上，督导师由指导者的主角慢慢退到后台，与此同时，指导性的言语也越来越少，主要由团体成员进行操作，督导师主要起协调者的作用。特别是当团队发展出现停滞状态时，督导师要起到推动作用。

被督导者在操作过程中应完成以下任务：

(1)被督导者就咨询录像进行观察，观察咨询师咨询技能的运用情况及与来访者的关系；

(2)督导师要求被督导者扮演角色，被督导者根据督导师的指示和确定的任务扮演治疗师或者来访者，在角色扮演中反馈咨询信息；

(3)咨询理论取向讨论，可就某一咨询理论的应用情况进行反思，督导师帮助被督导者将理论与实践很好地结合，帮助他们针对问题提出理论运用的假设。

随着督导团体活动进入操作阶段，团体发生了变化，被督导者自身的独特性得以显现，每个成员能运用自己的独特方式提供解决问题的办法，每个成员都能形成自己的"文化"，督导师应促进本团队的文化建设，并促进团队成员之间的信任与支持。在操作阶段发生了一些戏剧性的变化，督导师的指导性语言越来越少，团体成员之间的交流越来越多。在团队督导的早期阶段，督导师必须提供"营养"能量。随后，当团体成员开始对团体和其他成员投入热情时，提供营养能量的责任，就应该从督导师转移到团体成员身上。这也就意味着团体已成熟了。

（五）结束阶段

1. 短程的团体督导

短程督导时间不等，有的几周，有的几个月或一年。短程团体督导要建立督导结构框架，要有周密的计划和可行性目标。这样，当团体目标达到时，也是督导团体要结束的时候，团体成员就有了学习的方向，避免了在结束时产生焦虑。同时督导师可以向团体提出今后的发展任务，也可向每个成员分别指出需要改进和努力的地方，这样会使团体成员感到充实，减少失落感。

2. 连续长程的团体督导

这种持续时间较长的团体督导要避免仓促结束，最好也要有一个结束计划，或者由督导师预设好一个结束时间。同时督导师要事先安排好结束前的评估和反馈，这样可以让被督导者有一种完整感，从情感和心理上能够接受这样的分离。督导师也可以每半年督导团体活动后，安排几周的间歇，这样可促进团体成员的独立，也适应了分离。团体督导结束期也可以团体成员协商确定，在达成共识时结束。在即将结束时，可以在督导师的引领下，大家一起总结、反思成员的发展与收获，评价自己为实现团体目标所做出的贡献，督导师评价督导任务完成的情况。这样可以使每个成员认识到结束的意义，同时也感到个人的价值得到了认可。

（六）评估阶段

在团体督导结束后，督导师对自己的工作也要得到更详细具体的反馈。目前有三种量表：第一种是怀特（White）和鲁道夫（Rudolph）编制的"团体督导行为量表"，该量表包括6个分量表（促进开放性气氛的建立，展示专业的理解能力，清晰的沟通，鼓励自我评价，有效和清晰的评价，行为的总质量水平）。第二种是阿西纽（Arcinue）制定的"团体督导量表"，包括三个量表：团体安全感、技能的发展和案例概括化能力。第三种是盖策蒙（Getzelmon）制定的"团体督导影响量表"，包括督导师、同伴、团体环境等因素评估。在团体的结束阶段督导师可以通过以上量表对自己的督导工作进行评估。

四、团体督导的其他形式

1. 动力团体督导

动力团体督导，是从心理动力学模型发展而来的针对新咨询师或治疗师，帮助其对来访者产生共情的一种团体督导方式。在美国这种形式广泛用于家庭治疗机构中，采取的形式主要是让新手自发地回忆自己咨询治疗的病例。督导师的目的是帮助被督导者解决职业角色的冲突。

2. 同伴团体督导

心理咨询师或治疗师在助人职业工作一段时间后，由于害怕孤独和职业枯竭，为了能使自己获得新的活力，所以同行间组成小组。他们在小组中，为问题案例寻求建议；讨论职业道德问题；分享信息；探讨有关来访者的问题；互相学习并掌握治疗技巧；寻求同行的支持；对抗孤独；防止职业枯竭；接触、了解治疗理论。

同伴团体督导可以从团体督导中发展起来，也可以一开始就组成同伴督导。同伴督导，每一次活动都有一位领导者，领导权可由成员轮流行使。领导者负责确定活动提交案例的筛选、与每一个成员的联络工作，以及对每次会谈进行记录、整理资料等。同伴团体督导工作可以满足彼此的主观愿望，可以提供团体过程发展的一些治疗性因素，包括安全感、被肯定和归属感，会谈气氛更自然轻松，由于是同伴间的交流反馈，而不是专家的意见，所以不会因为是权威人物的冲突而妥协。但由于经验与水平的局限，所以当面临疑难和危机时，团体成员不能从容应对。

第三节　现场督导

一、现场督导简介

现场督导早些年多运用在家庭治疗上，是指督导师和被督导者合作治疗的过程中，督导师指导和干预整个会谈过程。现场督导最早操作是与一个被督导者进行。近年来，现场督导在团队中大量运用。这样的方法使督导师与被督导者在现场能直接沟通，并能影响被督导者的工作，督导师既实现了对被督导者的训练，又控制了整个会谈过程和结果。这种方法是实地同步督导的延伸，范围、手段更为扩大的一种督导方法。

二、现场督导评价

1. 现场督导的长处

通过督导师的现场指导，咨询和治疗工作可以顺利地开展。由于咨询和治疗的有效性，被督导者学习到很多成功的经验，并在实战中学习，学习效果好。现场督导不仅有培训作用，还能最大限度地保护来访者的利益。督导师在现场帮助使被督导者工作更加大胆，能冒险采用一些技术去尝试，无形中推动了被督导者前进的步伐。现场督导的好处，还体现在督导师与被督导者的关系上，他们有一种协同作战的感觉。督导师因为要现场干预会谈，所以承担更大的责任，使其更要深入了解被督导者与来访者的情况，彼此关系更加紧密。

2. 现场督导的不足

首先，现场督导花费的时间太多，时间成本过高。在现场，督导师会不自觉地参与会谈和治疗过程，从而削弱了督导的职能，不自觉地干预过多。这样就削弱了被督导者的自主性，使其在咨询过程中主动性和创造性欠缺，阻碍了被督导者的进步。其次，督导师的过度干预打击了被督导者的自信，督导师自己的位置也出现了偏离。最后，要考虑到督导师与被督导者的一致性，如果出现矛盾，会给来访者造成困扰。

三、现场督导手段

1. 耳机

通过耳机或无线耳机，在与来访者会谈期间，被督导者把耳机放进耳朵里，督导师通过耳机指导被督导者，这样可以在不打断会谈的进程的前提下，督导师通过信息传递，在不留痕的情况下，特别是在来访者没有发觉的情况下，完成会谈任务，也保护了治疗关系。但是这种手段也存在很多问题，如导致被督导者分心，还有被督导者可能在没有完全理解督导师意图的情况下，生硬模仿督导师指令，同时也助长其依赖性。对于新手被督导者，督导师最好采用高频率、简短的指导，这样有利于被督导者在不断强化中学习受益。

2. 电话

就是被督导者暂停治疗或咨询过程，通过接听督导师的电话接受其指导，从而为会谈改变方向做准备。根据被督导者的水平，督导师对新手可以给予更具体的指导，对于经验丰富的督导师只要给予方向性指导就好。督导师打电话的时机要恰当，一般在被督导者会谈开始10分钟以后再进行，每次会谈最多打5个电话，每个电话的指导内容最好控制在两项以内。研究发现支持性电话内容对被督导者更有效。

3. 监视器

在治疗室内安放监视器。监视器就像电视台播音员使用的电视提词机。督导师在观察室中，通过键盘把提示内容打成文字显示在监控器上，这样被督导者可以自己控制时间，根据自己的需要来调整观看督导师发出的信息。发放监视器一方面就避免被督导者分心，另一方面会谈也会更顺畅一些。

四、现场督导的实施原则

现场督导应遵循以下几个原则。

(1)督导师和被督导者在事先达成协议，督导师在必要时，可以把被督导者叫出咨询室，被督导者需要帮助时也可以走出咨询室得到督导师的指导。

(2)在现场督导前，要明确双方的限制条件，在何种情况下，督导师才能对被督导者实施现场督导。

(3)督导师要给被督导者一定的空间，让其自由地操作和探索自己的方法。

(4)督导师应遵从被督导者的风格，保证督导工作顺利开展。

(5)对于初学者，督导师的干预应更加具体。

(6)督导师和被督导者应把来访者利益放在首位，不能因为一味沉浸在督导过程中，而忽略了来访者，或者偏离了整个会谈方向。

五、现场督导实施流程

1. 制订督导计划

为了确保现场督导更有效，在实施现场督导前必须做好计划，为开始的会谈工作做好准备。计划包括：被督导者想要在此次现场督导中学习的目标，确定会谈中可能使用的技术手段，明确会谈中的角色任务等。

2. 在咨询现场实施督导

可以运用以上介绍的现场督导手段开展现场督导，不同手段的应用要事先与被督导者进行沟通，避免现场被打断的感觉，同时督导师要控制好现场督导的频率和强度，双方保持"安全的距离"。不要过度干预以致被督导者丧失信心。要让被督导者体验到自己的能力得到发挥，自己的智慧得到了认可。

3. 督导结束后的总结

会谈后督导师和被督导者进行讨论总结，共同探讨会谈中发生的事情，双方分享各自的感想，对整个会谈过程进行反馈，发现会谈中的问题，协商解决办法，并制订下次会谈的计划，在下次会谈中改进或补救。会谈后的总结对被督导者是最好的成长机会。

4. 角色演练

在会谈总结后，督导师可以设计一个与个案有关的假想案例，让被督导者进行会谈设计，并进行角色扮演，督导师在一旁指导。这样通过练习，被督导者深化了督导师的指导内容，在演练过程中强化了要学习的内容，同时增加了个人体验，为下次会谈奠定了基础。

六、督导师与被督导者的关系

1. 磨合阶段

刚刚进入督导关系时，督导师与被督导者关系比较脆弱，处在敏感期，双方互相了解试探，被督导者感到焦虑。随着关系的深化，双方达到认同，找到切合点。

2. 依赖阶段

随着督导关系的深入，督导师投入的情感增强，对被督导者支持越来越多，批评渐少，被督导者对其依赖更强。

3. 分离阶段

随着指导频率降低，被督导者自主思考，开始独立完成治疗任务，督导师与被督导者进入了分离阶段。

【胡佩诚、吴红曼】

第三章 个人成长的心理督导

GEREN CHENGZHANG DE XINLI DUDAO

　　个人成长是每一个临床心理学工作者的必经之路，在心理督导师的工作中更是一个需要加强的方面。心理督导师需要具备的岗位能力有：健康的心理状态、敏锐的观察能力、深刻的思维能力、良好的人际沟通能力、精准的语言能力、熟悉相关伦理与法律、通达的人文与社科理念、广博的文化知识。这八大能力的培养与形成，需要心理督导师本人的不断个人成长来促进完成。同时，在心理督导师的职业工作中，促进被督导者的个人成长也是极其重要的内容。

第一节　个人心结的处理

一、心结的概念

心结是指来访者心中解不开的"结"，或者通俗说是"疙瘩"，是一个人心里放不下的事情，是其内心所受的一种压抑，也就是通常所说的一种心病。

在心理督导的职业工作中，帮助被督导者走出历史心结的阴影，是一项经常性的工作，也是心理督导师素质督导的重要内容。

二、心结产生的原因

1. 需求刺激

需求是人对生理和社会、躯体或精神的需要。其本身就形成了一定的刺激。对于需求的追求，也就形成了对于需求刺激满足的活动。

人为了求得个体和社会的生存，必然要求一定的事物，如食物、衣服、睡眠、劳动、交往、尊重等。这些需求反映在个人的脑中，就形成了他的总体需求。

需求是个体行为积极性的源泉与动力。人的各种需求推动人们在各个方面的积极工作与活动。需求越强烈，由此引起的活动也就越有力。它是个体活动的原动力。个体为了满足需要，从事一定的活动，要用一定的意志努力去克服困难。人在克服困难的过程中，锻炼了自己的意志，所以说，需求在个性中起重要作用，是个性倾向性的基础。自信心理的形成，就是在一定基础上由需求刺激形成。一个人的需求，如果无法得到满足，在很大程度上就会打击到自己的自信心，从而产生心结。

2. 动机刺激

所谓动机是人为实现一定的目标的内部动力。这种动力会产生机体与内外环境的变化，也就形成了刺激。人从事任何活动都会有一定的动力原因，这个动力就是指人内心的行为动机。个体在某一时刻有强烈的需要，并在有诱因的条件下，能产生强烈的动机。但如果此时动机遭到阻止，或无法成功完成，势必会对自己在心理上留下烙印，久而久之便会产生缺乏自信等不好的状态，即所谓的心结。

3. 未了情结

一个心理督导师说，她的一个高中男同学打电话给她，说他已癌症晚期，不久将离开人世，希望临终之前他曾经最好的 4 个同学来看看他。打电话时是元月，她说二月就要过年，等过年时约上这几个同学过去看他。谁知，那个男同学打电话不久之后离开人世。等他们二月回老家时，他已在坟墓里。这个心理督导师非常伤心，后悔不该等到春节才回去看他。

这件事发生后，对这个心理督导师打击很大。由于工作劳累等原因，她也病倒了，住进医院。医院担心她积忧成疾，会有生命危险。这时，她对丈夫说出她未了的心结。她的第一任男友考上中专后，那时他们已订婚，她在男友家尽起了准媳妇的责任，照顾未婚夫年迈的父母。可一天，她接到未婚夫的来信，向她提出分手。此后，她得知未婚夫和她一个最好的闺蜜在谈恋爱。那一瞬间，她感觉天都塌了。她不敢责问未婚夫和闺蜜为何这样对待她。愤怒之余，她发誓要考上最好的大学，让未婚夫后悔。功夫不负有心人，她如愿考上理想的大学，并相遇了现在的丈夫，婚姻和事业都很顺。但对未婚夫和闺蜜的愤怒和不解，一直成为她一个未了的心结。

所以，当得知自己的病情后，她告诉丈夫想找到曾经的未婚夫和闺蜜，想当面问问他们为什么要这样对待她。她以为这么多年失去联系，她也许无法找到未婚夫和闺蜜，但至少她努力过。可没想到，机缘巧合，她说出此事后，丈夫的一个好友在公安系统工作，通过查找公安系统的人口档案竟然找到了她的未婚夫和闺蜜。

他们到她的病床前看她。未婚夫告诉她，他并没有和她的闺蜜恋爱，只是他感到配不上她，也不希望她高考落榜后在农村照顾他的父母一辈子，所以他故意编造了一个理由，和她分手，刺激她去复读。他说和她的闺蜜没有任何关系，他们只是普通同学关系。如今他们都有各自的家庭，他们从来没有恋爱过。知道真相的她，放下了多年的愤怒和仇恨，也原谅了未婚夫和闺蜜。没想到，此事过后，她的病竟然奇迹般地好起来。直到现在，她的身体一直非常健康。

成长过程中遭遇的打击或不幸，如果一直未被处理，如被强奸的女性，如果一直没有对强奸的事件做过任何的处理，这个心结就会一直存在。在某些心理督导师的个案中，很多幼年被强奸的女性，从没有告诉过任何人关于她们被强奸的事实，但这个心结却一直存在，并对她们的生活产生不良的影响。

三、心结对个人的影响

心结会影响到一个人情绪和情感的变化。情绪和情感是人对客观事物的态度的体验，是人的需求是否获得满足的反映。情绪和情感有积极和消极之分，消极的情绪对个人有着不良的伤害。

1. 对生活和学习的影响

经常情绪不佳的人，总会把精力消耗在不必要的事情上，并为此感到焦虑和愤怒。其自身的学习与生活必然受到一定的影响。

2. 对人际关系的影响

人在发脾气时，对身边的多种事物会产生厌烦情绪，即所谓的对人对事"没好气"；而在暴怒时，则更需要寻找发泄对象，迁怒于人或器物。如一个 7 岁时失去了母亲的男人，从小经常被父亲责骂，脾气非常暴躁，生活中遇到事情就容易暴跳如雷，不能控制自己的情绪。结婚后，他因为开车撞人、打麻将输钱、被领导批评等事后，回家常常打骂妻儿，严重影响了家庭关系。

3. 对集体的影响

人们如果不能控制自己的不良情绪，不但影响自己的状态，还对自己所在的集体产生不利影响。例如，某人的不良情绪会影响其做事的效率，从而会导致集体利益受到一定的损害。

4. 对婚姻的影响

被强奸的女性如果没有对这个心结进行处理，很多时候会自卑，认为自己低人一等，过分迁就丈夫，因此常常会导致婚姻不幸。

5. 对健康的影响

"积郁成疾""打开心结治未病"，无论从中医还是西医的角度，我们都可以看到长期未经处理的心结，最终导致忧郁成疾。心病即为心结未得到妥善处理造成的。无论是精神分析，还是沙盘游戏督导等，都需要尽早处理个人的心结，否则，长期未经处理的心结最终可能导致疾病的产生，甚至癌症。某督导师曾讲述了这样的故事："我给学生上课时，说那些老好人长期满足他人，克制自己，最终得癌症的经常是这些老好人。于是一个女学生找到我，她说，她自幼被父母送到叔叔家生活，因为叔叔家庭条件很好。但叔叔对人非常苛刻。她长期在叔叔家做家务、弄饭菜，即使地上有一根头发丝，也会被叔叔责骂。一次她忘了炒洗好的芹菜，叔叔大发雷霆。虽然叔叔从未打过她，但长期被责骂，让她谨小慎微，非常恐惧和焦虑，总担心自己做得不好。而且，在叔叔家非常压抑，无法和他交流，婶婶也很恐惧叔叔，所以婶婶经常外出打麻将。她担心自己得癌症了。我说她还年轻，不一定会得癌症，需要医院诊断，但如果长期在叔叔家这样的环境下生活，而她又不善于调整自己，或改变自己的生活状态，那么长期的压抑，可能会诱发癌症。大学毕业后，她离开了叔叔所在的城市，不再受叔叔的苛责。我相信，生活环境的改变，将有利于她的健康。"

四、处理心结的方法

要解开自己的心结，以下几种方法最为常用。

1. 能量宣泄法

心结常常伴随多种不良情绪，因此调整不良情绪所产生的能量可以达到纾解心结的效果。可用各种办法予以调整与宣泄。例如，可以到空旷的地方去大喊；或者去参加一些体力劳动或体育活动，如跑跑圈，扔扔铅球，把心理的能量变为体力上的能量释放出去，气也就能顺些了，心结也就能解开了。

在因心结产生过度痛苦和悲伤时，哭，也不失为一种排解的有效办法。哭，可以释放能量，调整机体平衡。在亲人和挚友面前痛哭，是一种真实感情的爆发。大哭一场，痛苦和悲伤的情绪就会减少许多，心结也就会纾解很多。

2. 语言提示法

语言反映人类特有的高级心理活动。语言提示对人的心理乃至行为都有重要作用。当心结导致的不良情绪要爆发时，可以通过语言的提示作用，来调整和放松，使不良情绪得到缓解。林则徐把"制怒"写在墙上来提醒自己的情绪。人们也可以用语言来提示自己："别做蠢事！发怒是一个人无能的表现!"这样的自我提醒，可以使心情平静下来。

3. 叙事调节法

用书写叙事的方法，可取得奇特的心理效应。叙事疗法已在心理干预中，成为一个有效的应对方法，被广泛采用。一个遭遇强奸的女性，将自己被强奸的经历写成一本书，获得正性改变，并以此影响其他人，在社会产生了积极的作用，自身也获得了极大的提升。写日记给自己看，对于纾解心结也是良方。

4. 环境调节法

环境能改变人。优美的自然环境能够扩大人的胸襟、愉悦人的身心。对于长期处于紧张工作状态的人，定期到大自然中去放松身心，大有益处。郁闷不乐时，到空气宜人的花园郊外，甚至是田园小路上，去除烦恼，实为上策。

5. 社会支持法

人的心结造成压抑、苦恼时，应得到社会支持、旁观者的指点，可能会使人豁然开朗，茅塞顿开。找人倾诉，并得到对方的帮助，可以大大解开心结。

6. 自我激励法

自我激励也是保持心理健康的一种动力干预。启动自我思考来改变自己，参照伟人言行与哲理来激励自己，产生斗争的勇气和力量，往往可能会顿悟，从而战胜痛苦，走出困境。

7. 幽默欢乐法

幽默是驱除紧张痛苦情绪的良方。心绪不佳、烦恼苦闷的人，若是能笑出来，往往烦恼就会被丢到九霄云外了。用笑来创造欢乐，用欢乐来去处烦恼，不失为一种有效排除"心结"的良方。

8. 专业督导法

如果心结积郁成疾，通过自己的努力或身边亲友的帮助始终无法调节，最后的方法就是要寻求专业的心理督导师与精神科医师的帮助，通过药物与专业督导，帮助解开或彻底放下心结。

第二节　个人成长的督导

对于寻求个人成长的心理学工作者来讲，应熟悉人生成长与发展的基本理论。其中，最值得我们了解的，莫过于埃里克森(E. H. Erikson)的八阶段理论。

一、人生成长的八阶段理论

埃里克森认为人的自我意识发展持续一生，他把自我意识的形成和发展过程划分为八个阶段。这八个阶段的顺序是由遗传决定的。但是每一阶段能否顺利度过，却是由环境决定的。所以这个理论可称为"心理社会"阶段理论。每一个阶段都是不可忽视的。他的人格终生发展论，为不同年龄段的教育提供了理论依据和教育内容。任何年龄段的教育失误，都会给一个人的终生发展造成障碍。

1. 婴儿期(0～2岁)：基本信任和不信任的心理冲突

因为这期间孩子开始认识人了，当孩子哭或饿时，父母是否出现则是建立信任感的重要问题。因此，在婴儿期，父母应该尽量陪伴孩子，多与孩子相处。尤其现在年轻的父母，有些把孩子长期交给爷爷奶奶等带，导致孩子与父母之间不能建立良好的信任关系。如一些留守儿童，父母仅仅是逢年过节才与孩子相聚，往往导致他们与父母感情不佳，对父母也缺乏信任。

2. 幼儿期(2～4岁)：自主与害羞和怀疑的冲突

这一时期，儿童掌握了大量的技能，如爬、走、说话等。更重要的是他们学会了怎样坚持或放弃，也就是说儿童开始"有意志"地决定做什么或不做什么。这时候父母与子女的冲突很激烈，也就是第一个反抗期的出现。这时孩子会反复用"我""我们""不"来反抗外界控制。

在第一反抗期，父母的作用尤其重要。既不能放任孩子，也不能过于严厉、过度惩罚。这一时期，也是孩子形成社会化的第一阶段，因此，需要给孩子建立规则和规矩。什么事可以做，什么事不能做，一定要有规则意识和界限感，父母要懂得对孩子说不，否则不利于儿童的社会化。如社会上报道的各种熊孩子，就是父母过度放任和溺爱，无条件地满足孩子各种无理甚至破坏规则的要求，导致孩子不懂遵守规则，不懂界限。

但任何事都需要把握一个"度"。在这一时期，如果父母过分严厉，或对儿童的保护或惩罚不当，则会伤害儿童自主感和自我控制能力，并对自己的行为感到害羞或悲伤，导致孩子自我怀疑。因此，在这一时期，父母一定要把握住"适度"的原则，在爱与惩罚之间掌握一个平衡，这样才有利于在儿童人格内部形成意志品质。

3. 学龄初期(4～7岁)：主动与内疚的冲突

在这一时期如果幼儿表现出对外界的好奇、主动探索等行为，受到父母的鼓励和表扬，那么幼儿就更加容易形成主动性，未来也更加有可能成为一个有责任感、有创造力的人。

但如果在这一时期，父母或其他成年人对幼儿的独创行为和想象力进行讥笑、取笑等，那么幼儿的自信心就容易受到打击，因而不敢再去主动探索，从而导致他们不能学会主动创造，最终缺乏主动性。

4. 学龄期(7～12岁)：勤奋与自卑的冲突

这一阶段的儿童多处于小学阶段，是他们接受小学教育的最佳时期。学校是训练儿童适应社会、掌握今后生活所必需的知识和技能的地方。在这一时期，如果家长和老师积极鼓励和支持他们，让他们感受到学习的快乐，产生学习的动力，他们往往能顺利地完成学业，从而获得勤奋学习带来的满足感。这对他们未来独立生活极为有利。反之，如果家长或老师打击、责骂、讽刺，就会导致他们对学习失去信心，从而产生自卑心理。

5. 青春期(12～18岁)：自我同一性和角色混乱的冲突

这一时期，多数青少年处于初、高中阶段。一方面，他们受到性本能等冲动的影响，渴望爱情，期盼能与相爱的人在一起；另一方面，他们也将面临本能的冲动与社会约束之间的强烈冲突，并因此面对困扰和混乱。因为这一时期，性是一股巨大的能量，如果处理不好，将会对人的一生产生不良影响。所以，青少年期的主要任务是建立一个新的同一感，他们特别在意自己在别人眼中的形象，尤其是同龄人心中所占的位置。这一阶段的危机是角色混乱。

6. 成年早期(18～25岁)：亲密与孤独的冲突

这个阶段，他们已经成年。18岁是成年的一个标志。只有对自我同一性认可的青年人，才更加自信，大胆追求自己所爱的人，敢于与他人发生亲密关系。因为与他人发生亲密的关系，就是把自己的同一性与他人的同一性融合一体。这个时期，是个人和社会都认可的恋爱最佳时期，而善于建立良好的恋爱关系，需要懂得在满足自我和自我牺牲之间建立一种平衡关系，从而才能在恋爱中建立良好的关系，获得亲密感，否则，如果不善于处理与恋人之间的关系，不懂得协调自我和恋人之间的平衡，那么就可能无法与恋人相爱，最终产生孤独感。

7. 成年期(25～50岁)：生育对自我专注的冲突

当一个人顺利地度过了自我同一性时期，使恋爱关系顺利进入婚姻阶段，那么进入家庭之后，他将生儿育女，关心后代的繁殖和养育。埃里克森认为，生育感有生和育两层含义，一个人即使没生孩子，但如果他懂得关心、照顾、养育、教育孩子，也是具有生育感的人。而没有生育感的人，不懂得关心和照顾他人，只懂得自我关注。他们不会顾忌他人的利益和感受，而只考虑自己的需要和利益，对家人如孩子、老人、配偶都不会关心。这种人就是缺乏生育感的人，因此这一时期，突出的是生育和自我关注的矛盾和冲突，即是否懂得与配偶、孩子或其他家人和谐相处，是这一阶段的重要课题。

8. 成熟期(50岁以上)：自我调整与绝望期的冲突

这一时期，随着年龄的增长，人逐步走向衰老。这时人的体力、智力和身心健康都在走下坡路。因此，人必须做出相应的调整和适应，这种适应被称为自我调整对绝望感的心理冲突。因此，面对始终要到来的死亡，人们该如何对待？老年人对死亡的态度直接影响下一代儿童时期信任感的形成。因此，第8阶段和第1阶段首尾相连，构成一个循环或生命的周期。

一些老人在这一时期，能坦然面对疾病和死亡，接受走向衰老的自然现象。但有些老人对衰老和死亡不认可，甚至恐惧死亡。他们一旦发生疾病，有的无法承受打击，有的抑郁悲观，对子女和身边亲人求全责备。因此，老年人对于衰老和死亡的正确看待和自我调整，将更加有利于他们的身心健康。而对疾病和死亡的绝望，反而会加速死亡的发生。因此，对待疾病和死亡的态度，是老年人需要完成的重要课题。

埃里克森认为，在每一个心理社会发展阶段中，解决了核心问题之后所产生的人格特质，都包括了积极与消极两方面的品质。如果各个阶段都保持向积极品质发展，就算完成了该阶段的任务，逐渐实现了健全的人格，否则就会产生心理社会危机，出现情绪障碍，形成不健全的人格。

二、个人成长的三个层次

美国成功学家、教育学家柯维(S. R. Covey)把人生的成长分为三个层次，分别是依赖、独立、互赖。

(1)依赖：着眼于"你"——你照顾我，你为我的成败得失负责任，事情若有差错，我便怪罪于你。

(2)独立：着眼于"我"——我可以自立，我为自己负责，我可以自由选择。

(3)互赖：从"我们"的观念出发——我们可以自主、合作、集思广益，共同开创美好的人生。

第一层次的人依赖心重，靠别人来完成愿望；第二层次的人独立自主，自己打天下；第三层次是互赖的人，他们通过群策群力达到成功。

在依赖阶段，人假如生理上无法自立，如身体残缺，便需要别人的帮助；情感上不能独立，他的价值观和安全感建立在别人的评价上，一旦无法取悦别人，个人便失去价值；知识上无法独立，就要依赖别人代为思考，解决生活中的大小问题。

在独立阶段，生理上独立的人可以为所欲为；心智独立的人可以有自己的思想，具备抽象思考、创造分析、组织与表达能力；情感上独立的人能够肯定自我，不在乎外界的毁誉。

由此可见，独立比依赖成熟得多，拥有真正独立的人格，能够事事操之在我，不受制于人。这种境界的确值得追求。不过，独立还不是个人成长的最高境界。

只重独立，并不适合人与人息息相关的现代生活。一个人假如缺乏互赖观念，就难以与人相处共事，充其量只能是独善其身，无法成为出色的领袖或团队的一分子，也不会有美满的家庭、婚姻与团队生活。个人无法离群索居，想独自一人追求圆满人生，是不可能的。

互赖是一个相当成熟和进步的标志。生理上互赖的人，可以自给自足，但也了解互助合作能发挥更大的作用；情感上互赖的人完全肯定自己的价值，但也承认需要爱、关怀及付出；知识上互赖的人，截人所长，补己之短。

因此，一个处于互赖阶段的人能够与人分享内心真正的感受，做有意义的交流，也能共享别人的心得。必须强调，唯有独立的人才能达到互赖的境界，依赖的人还不具备足够的条件。因此，只有真正的独立，才是培养良好互赖关系的基础。

三、个人成长的督导

1. 个人成长的督导原则

个人成长的督导，需要遵循一定的原则，特别应考虑以下两个方面，同时也会进一步形成自己的个人督导风格。

(1)个性差异：督导师对督导方式的选择，受个性的影响非常大，正如各流派的理论与方法受它创始人的个性影响非常明显一样。督导师可以根据自己的个性特征选择适合自己的方式、风格，甚至求助者。

据不完全统计，目前已知的心理督导与治疗流派、方法有 500 余种，且不断有新的方法、流派被创立出来。每个人都可以根据自己的个性特点找到适合自己的方式，督导师在督导过程中，也应该根据自己的个性特点，选择、形成自己的方式、风格，形成具有自己独特个性的督导方法和技巧，甚至选择适合自己的求助者。

（2）价值导向：此处的价值导向，指的是督导师对人性、自愈力、督导原理等理念层面的个人信念。价值导向会影响督导师对整体督导方案的设计与风格。随着督导与学习经验的丰富，督导师对每一个流派的核心理念、人性观有了更深入的理解与思考。对人性、来访者的自愈力、督导的有效因素等有了更全面的感受与体悟，以此为基础，渐渐形成自己的督导与干预风格。

2. 个人成长的督导方向

个人成长，主要来自内在成长的动力，即个人主观真正投入和渴望成长的程度。个人成长包括心灵的成长和职业的发展。职业的发展可以从四个方面考虑，即从所学的专业方向考虑，从自己的性格的方向考虑，从自己的特长方向考虑，从当前就业现状来分析。职业发展方面的文章和书籍很多，而心理督导，需要关注的是心灵的成长，因为心灵的成长伴随人的一生。这也是心理督导的主要任务和目标之一，即促进被督导者心灵的成长。

（1）促进自我分析：心理督导师应帮助被督导者进行自我分析，了解自我，发现自我，才能更加有效地助人。"知己知彼，百战不殆。"知道自己的心结所在，遇到自己未处理的情结能及时觉察，并与被督导的心理咨询师进行探讨。如果有条件，也可以由被督导的心理咨询师对自己进行精神分析，处理成长过程中未了的心结，寻求督导师的帮助和督导。

（2）改变急进心理：刚入行的心理咨询师，往往渴望来访者尽快得到改变。但事实是，求助者改变的历程可能比较缓慢，这可能导致新入行的心理咨询师产生急进心理。这就需要督导师帮助心理咨询师进行自我调节。自我调节可以通过以下两个方面进行：一是通过学习、案例分析、自我觉察等方式加深对改变过程、改变条件的理解与体验，从而理解、接纳督导的"慢"进度；二是觉察自己的"助人欲望"，分析"希望来访者快速改变"动机的来源及影响，从而做出有意识的调整。

（3）调整表现欲望：每个人都有表现、自我实现的欲望，通过帮助来访者成功改变，可以满足心理咨询师的表现欲、自我实现需要，这是一种非常正常的情况。同时，督导师也需要在督导过程中对表现、自我实现欲望保持良好的觉察，否则容易导致心理咨询师的助人欲望大于来访者的求助欲望。出现这种情况时，督导师的干预更多是为了帮助心理咨询师的自我表现程度不要过度，否则会加入过多心理咨询师的个人因素，无法做到以来访者为中心，也无法真正帮助来访者。

出现以下类似情况，表明心理咨询师可能有过强的表现欲望：心理咨询师过早地给出解释、建议；尽管来访者表现出明显的抵抗，心理咨询师仍坚持自己的观点；来访者出现不断反驳、解释的情况；心理咨询师在分析、指导过程中出现"激动、情绪激昂"的情况。如果心理咨询师也有相似的心结未被解决，心理咨询师的心结很可能会影响咨询的顺利进行。这里又区分为三种情况：一是心理咨询师对自己的心结没有觉察；二是心理咨询师对自己的心结有觉察，也正在想办法处理，但还没有找到合适的方法；三是心理咨询师对自己的心结有很好的觉察，同时也通过自我分析找到了合适的方法，正在改变的路上。

第一种情况，心理咨询师应该多进行自我分析，对自己、对自己的问题有更全面的了解与觉察。同时在咨询过程中时刻保持觉察，发现"问题"时及时自我分析或求助督导。第二种情况，心理咨询师应该避免接有类似"心结"的个案，当心理咨询师对自己的心结尚未找到方法时，也无法协助来访者做出改变。第三种情况，在接类似个案时，心理咨询师可以将自己的情况告诉来访者，让来访者选择是否进行咨询。如果来访者选择继续，心理咨询师在咨询过程中需对影响保持觉察，同时也可以将自己的成长过程、改变方法作为一种资源与来访者分享。有时候，这种自我暴露是非常有效的。

（4）妥善进行移情处理："移情"不仅是精神分析理论与方法体系中非常重要的内容，同时也是所有咨询过程都可能发生的现象。来访者的很多问题与人际关系相关。咨询过程中，来访者会把生活中与特定人物的关系结构、沟通方式泛化到咨询过程中来，把对特定人物的情绪体验转移到心理咨询师身上，这就是"移情"。在督导过程中，移情是一种非常正常的现象，同时也是所有督导师需要特别觉察、关注的内容。合理地处理心理咨询师的移情是所有流派的督导都需要长期关注的一个课题。

3. 个人成长督导的内容

督导环境与生活环境有区别。在督导过程中，应以来访者为中心，心理咨询师的所作所为，都是以协助求助者改变为目的。但在生活中，心理咨询师更多是以自己为中心的。因此，在咨询环境与生活环境中，心理咨询师的表现会有所不同。所以，心理咨询师应合理看待自己在咨询情境、生活情境中的差异，通过各种途径不断自我成长，尤其在自我觉察、自我价值、自我接纳等核心方面。

（1）自我觉察。自我分析是心理咨询师自我成长的必要工具，而自我觉察是自我分析的前提条件。自我觉察同时也是咨询过程的必要条件。心理咨询师只有在咨询过程中对自己的心理过程、求助者的反应、咨询关系有很好的觉察，才会及时发现问题，并有意识调节；没有觉察，也就没有调节，咨询也无法顺利进行。心理咨询师提升自我觉察能力、水平可以通过在日常生活中、咨询过程中时刻保持觉察来实现。

（2）自我接纳。自我接纳是心理咨询师自我成长的目的，也是心理咨询师自我觉察、自我成长的前提。作为目的，心理咨询师只有接纳自己，才有可能真正接纳来访者；作为前提，在没有接纳的情况下，很多潜意识内容无法进入觉察范围，心理咨询师也就无从成长。在自我接纳既作为前提，又作为目的的情况下，心理咨询师应多进行自我接纳练习。通过自我接纳打开更多的觉察领域，同时在觉察到问题或成长过程中进一步自我接纳，接纳自己的问题及成长历程，减少成长压力与防御。

（3）自我价值。自我价值是心理咨询师需要实现成长的最主要课题之一。当自我价值不高时，我们很容易对自己、他人产生防御反应，把过多的精力放在自我保护而不是真正的自我提升上，也没有勇气去承担更多的责任与压力。心理咨询师提升自我价值，体现在以下两个方面：一是提高对自己的"依赖性"。自我价值有两个来源：通过自己或者通过他人的认可，每个人对这两方面的重视程度是不一样的。依赖性强的人更在乎他人评价，即使自己认可的事情，也一定要他人"表扬"之后心里才有底，而独立性强的人不太在乎他人的评价。

心理咨询师自我成长，一是需要向独立性方向发展，否则很难承受来访者的负面情绪，也容易被来访者的负面反馈所影响。二是需要提高自我价值水平，一方面需要通过各种学习、督导、自我分析提升专业自信，也即专业效能感，另一方面也需要提升整体的自我价值水平。

4. 个人成长督导的途径

每个人的需求不同，有的人可能愿意进行自我探索和分析，寻求自己成长，但有的人对此并不关心，不太关注个人成长之路。所以，寻求个人成长，首先是自我有这样的需求，然后才能进行此项工作。

对于这些人群，需要通过以下几个途径促进自我成长。

（1）阅读心理书籍。关注心理健康和心灵成长，是目前经济发展和寻求更高生活质量的人们普遍关心的问题。这些人首先会通过网络、媒体、电视等了解有关心理健康、心理督导的知识，然后主动购买有关的书籍。通过阅读有关的书籍，增加心理学的知识，关注自身的心理健康和心灵成长。

通过学习，增加对自己的了解；通过掌握心理学的理论，对自己和原生家庭进行分析。一个在司法局工作的女性，夫妻恩爱，亲子关系也很好，但她和原生家庭的关系不好，与父亲、哥哥关系十分恶劣。这导致她非常痛苦，性情也十分粗暴，有时因此经常莫名地对丈夫和儿子发脾气。她为此十分烦恼，所以看了很多心理学的书，并进行心理督导。她想弄明白为什么对父亲和哥哥如此愤怒。从小哥哥和父亲都看不起她，特别是哥哥，她十分恐惧和抗拒。通过学习，她努力寻找答案，进行自我分析，在自我成长中逐步有了变化。

（2）进成长工作坊。目前，在中国已出现了多种心理方面的工作坊。为了改善各种关系，如夫妻关系、工作关系、亲子关系等，来到个人成长工作坊，提升自己处理人际关系的能力，进行自我分析，改善生活质量，是一个不错的选择。

通过工作坊的学习，对自我进行分析，能够促进参与者更加了解自我，改善生活质量。例如，一位女性，40多岁，夫妻关系不好，丈夫在经济上对她没有帮助，夫妻之间也没有性生活，但丈夫对女儿非常好。处在离婚边缘的她走进个人成长工作坊，通过学习更加了解了自己和丈夫，调整了和丈夫之间的关系，从而也稳定了家庭。

（3）走进心理课堂。通过自学心理学的书籍，或参加心灵成长的工作坊，有些人从关注心理健康，到愿意更加深入地学习心理学的专业课程，甚至参加心理督导师、沙盘游戏心理督导师等专业课程的学习。虽然他们未来不一定从事心理督导这个行业的工作，但他们愿意更多地学习心理学的专业知识，通过掌握专业知识，促进自我成长，关注家人的心理健康，改善人际关系。

我们看到，在心理咨询师等考证的队伍中，很多人并不是考虑未来要走进心理咨询师的队伍，而是为了提升心理健康的水平。在这些专业课程的学习中，有些人是为了更好地开展工作。例如，一家外企组织了他们中层以上的领导，参加心理咨询师的学习。通过学习，团队合作意识加强了，工作效率提高了。再如，一些从事教育工作的人主动加入心理学专业学习，一方面，他们是为了了解和分析自我；另一方面，他们也是为了更好地了解学生和家长的心理，促进职业能力的提升。

因此，个人成长不仅仅是心理督导师的工作需要，也是各行各业的人提升自我心理健康的水平，提升工作能力，改善人际关系的需要。从埃里克森人生发展的八个阶段，我们可以看到不同的阶段，人生发展的目标不同，个人成长的内容也不一样。我们常常说适当的年龄做适当的事，就是说人生不同的阶段有不一样的成长目标。

从美国教育学家柯维说的人生成长的三个层次来看，我们从依靠他人走向独立，最终达到互相依赖这一目标。一个过度独立的人，也许就成了一个特立独行的人。他们难以较好地融入社会之中。如大龄未婚青年，其中一个主要原因就是他们独立到不能和另一个人共同生活。因为他们无法包容另一个人和自己不一样，从而，孤独也成了他们自己的选择，不愿意在生活上和另一个人互相依赖。

美国心理学家师路易斯·科佐林诺在《心理咨询师的14堂必修课》一书中写道："最好的临床心理学培训是一种内心成长的历程，推动我们进入对自己最有益处的职业。"[1]因此，深入了解自己，处理个人的心结、内省自己的行为，善待自己的需要，觉察自我，及时进

---

[1]　[美]路易斯·科佐林诺：《心理咨询师的14堂必修课》，159页，黄志强、张朝阳译，上海，华东师范大学出版社，2012。

行心理督导，促进自我成长，最终将提升自己生活的质量和幸福感。因为我们自己才是最重要的，我们需要照顾好自己。所以，花些时间让自己静下心来，关注自我的成长，是人生非常重要的一门课。同时，从过去的失败或伤痛的历程中成长，可以帮助我们了解自己，发掘自我，促进我们人格的健全成长，拓展自己的潜能，并发生积极的改变。

（4）学习公开演讲。演说能力是需要培养的。"一言之辩重于九鼎之宝"，善于演讲是心理督导师成功的一个重要方面。这里需要强调几点。①克服恐惧是演讲的开始。建立自信是走上讲台的一个前提。恐惧大多由于无把握、自卑、不熟悉内容等原因而产生。要克服恐惧，一要吃透内容，自己一定要真正理解自己要讲的内容，解决好自身的疑问，上了讲台就会不紧张，从而能正常发挥。②讲真话，动真情是演讲顺利的动力。也就是说，演讲与上课不能死记硬背，而要吃透讲课内容，真情发挥，才有魅力与吸引力。③练好嗓音。有一个动听的嗓音，是获得演讲成功的重要基础，也是在心理督导工作中与来访者交流的一个重要因素。这需要练习。心理督导师的训练中，我们特别安排了此项内容。诚然，它是个长期的过程，需要反复摸索，不断提高。

（5）增强自身体魄。心理督导师也是人，而且应是更健康的人。头脑健康，躯体也应保持一个良好的状态。除了注意学习饮食、行为习惯、保养、疾病预防与治疗基本原则的各种知识外，更要注意身体的锻炼。诚然，锻炼方法多如牛毛，均可以选择。这里，介绍一个非常好的方法，就是球类运动，特别是中国的国球——乒乓球。这是一个老少皆宜的运动。由于其是一项对体能与心理素质要求均较高的运动，对于我们心理督导师来讲，学习打乒乓球并将其作为自己终生的一项爱好，非常合适。打乒乓球不仅锻炼了身体，对我们自身心理素质的提高，也是极有帮助。

人一生都需要成长，因此，要善于觉察自我，不断反思和反省，寻求人生幸福的钥匙和主动权。我们都有能力生活得更好和更加幸福，其中最重要的能力就是善于学习和反思，寻求人生和人性的规律，从中获得幸福的能力。但我们也需要认识到，人生本来就是不完美的，因此，我们也要允许自己的脆弱，接受自我能力的受限，从而不再追求完美与极限。

第三节　应激与应对

一、应激与健康

（一）应激与应激源

1. 应激的概念

应激（stress），又称紧张性刺激、压力，是近年来不断发展着的概念。原指一个系统在外力作用下，对抗外力所出现的超负荷过程。加拿大生物学家和医学家赛里（H. Selye）在1936年首先提出这一概念，将其引入生物学和医学领域并做了奠基性的研究，认为应激是机体在各种内外环境因素及心理、社会因素刺激下所出现的全身性非特异性适应反应，包括警戒期、对抗期和衰竭期三个阶段。此后，这个问题就引起了医学、生物学、心理学、社会学及其他学科的广泛重视，但到目前为止，应激尚无统一的定义。有人定义为应激是对应激源做出反应的过程。由于应激是一种同人的身心健康密切相关的现象，因此它已成为现代医学研究的一个重要课题，尤其是随着最近二三十年有关心理病因学的深入研究，这一概念也在不断地扩展和完善。

赛里认为，在日常生活中，我们总会面临许多压力或紧张刺激，这些紧张性刺激既可以是生物的、物理的或化学的，也可以是精神的。在各种压力作用下，机体都会产生相应的生理反应，表现为心率加快、呼吸加快、血压上升、汗腺分泌增加、瞳孔扩大、血糖浓度上升等。赛里将这些生理反应统称为"一般适应综合征"（general adaptation syndrome，GAS），并将躯体对各种刺激的反应分为三个连续阶段：

（1）警戒（alarm）——机体防御系统迅速、灵活的一般唤醒。主要是引起自主神经系统（ANS）的防卫反应，为机体将要"打"或"跑"的行为做准备。即机体在受到刺激的初期首先出现休克时，有短暂的神经张力降低，肌张力降低，体温下降，心跳加快等；起床出现抗休克时，表现为血压和血糖升高，血容量恢复，体重回升，肾上腺素分泌增加等。

（2）抵抗（resistance）——对环境需求的最佳生物适应状态。此时期机体调动所有资源以应对刺激，这时个体表面上似乎没有异常，但内部已经发生变化。垂体促肾上腺皮质激素和肾上腺皮质激素分泌增加，合成代谢占优势，机体对各种刺激的抵抗力增加。

（3）衰竭（exhaustion）——在这一阶段，机体储备的能量已经耗尽，不能再抵抗刺激而出现衰竭现象。由于抵抗时间过长，机体出现各种营养不良与衰老过程，出现各种慢性疾病，严重消耗体内应激资源而最终导致死亡。这时机体将会出现明显的病理变化，如高血压、偏头痛、溃疡的出现。

2．应激源

应激源是个体感知到的并且经过认知评价认为对机体有威胁，并引起了机体的应激反应的事物或环境。简单地说就是引起应激反应的刺激称为应激源。应激源的研究在应激研究中有着重要的地位。首先，在应激研究中，它是环境因素中的重要组成部分；其次，由于只有通过个体评价，认为对自身构成威胁的事物才是应激源。因此，对应激源的研究也是体现个体差异的一个重要部分。应激源是应激研究的起点，是个体—环境体系中的启动因素。

赛里（1956）最早提出了应激源的概念。惠顿（Wheaton）进一步提出，应激源是指危险和内在结构缺陷（structural constraints），它们的存在会导致机体的完整性和平衡性遭到破坏。这一概念从另一个方面体现了应激源的评价中个体差异的因素。在惠顿所进行的一次预试调查中，他询问女性被试什么是她们的刺激源。一位妇女回答说与父母居住较远而感到应激，另一位妇女回答她与父母居住太近而感到应激。有趣的是，前一位妇女与父母住在同一个城市的不同的区，而后一位妇女住在与父母所在城市相距近一百英里[①]的另一个城市。受这一结果的启发，他认为结构缺陷是应激产生的一个重要原因。

有关应激源的研究多种多样，惠顿总结了以下几种：生活变迁情景、日常烦扰、角色紧张、困难、非情景、各种各样的儿童和成人的"创伤"以及有害物质（如有毒物质、噪声、过热或过冷、伤害和负重）。从以上所列的研究中可以看出，除了赛里所提出的应激源为外界物理刺激以外，其他的研究多集中于生活情境。事实上，还有相当一部分的应激源来自工作情境，称为工作应激源或工作紧张。

应激源根据其本身的性质，可以分为事件应激源（event stressor）和长期应激源（chronic stressor）。

事件应激源具有以下特征：它们通常是具体的、与重要的生活变迁有关的、可以观察的事件，通常有一个相对清晰的开始和终止，并且由一系列相对清楚的发展变化过程组成；中间经历一系列的心理过程，因此属于典型的生活事件。长期应激源则具有以下特征：一是它不一定要从一个情境开始，而是慢慢发展成为个体社会环境中或与个体角色有关的

———————————
① 1英里＝1.609344千米。

连续的问题状态；二是它通常比事件的长期应激源时间更长，中间会随着各种可能的变迁而发生变化；三是长期应激源与个体之间具有交互作用。例如，现代人的一个很重要的长期应激源就是工作过劳。一般来说，长期应激源是由过多的任务和角色要求以及过分的复杂性、不确定性、持续的冲突和限制等一系列问题积累而成。

根据应激源的时间长短，对各种应激源进行了排序。

(1)创伤性事件：创伤和其他的生活事件不同。首先，它的发生是不可预见的，因而无法事先预防；其次，它对身体和生理的损害有可能是极大的；再次，它的影响，尤其是童年的创伤经历对人格的形成以及以后的应激与应对会产生长远的影响。这方面的研究包括对战争应激、疫情(非典、新冠肺炎等)火灾、核事故、自然灾害以及性虐待等的研究。

(2)变迁性事件：典型的代表就是霍姆斯(Holmes)和雷赫(Rahe)的社会再适应评价量表(SRRC)中所研究的内容。其内容侧重于生活中的主要应激事件(非创伤性的)对个体健康的累积效果。

(3)系统性事件：如果说前面所列举的都是个体水平的事件的话，那么全社会层次上的诸如经济衰退、失业、离婚以及退学等应激源就是另一种应激源，称为系统应激源。系统应激源的存在时间可以长达几年，也可能只有几个月或几个星期。

(4)生活性事件：日常烦扰是重要性达不到生活变迁事件水平的生活事件。烦扰一般定义为恼怒、挫折以及伤痛等。它是个体与环境日常交换的主要内容。烦扰也具有一定的累积效果，并且一般只有通过累积才会达到引起注意程度的应激效果。日常烦扰一般是与居住环境、工作状况等具体条件相关联的生活中的小冲突，如噪声、小的争吵或是健忘等。它在时间上并不固定，可长可短。一般来说，它介于长期的系统应激源和短期的系统应激源之间。

(5)静止性事件：格斯腾(Gersten)等人根据唤醒理论提出了缺乏变化同样也是应激源。因此，他们提出了静止性事件的观念，认为该应激源是指"个体期待发生或是根据常理应该发生的情境长期没有发生"。

(6)长期性事件：长期应激源通常是指与个体的职位或是角色有关的应激源，比如角色冲突、工作的挑战和不良的工作、生活环境等。如婆媳冲突、代沟引发的家庭冲突等都属于长期应激源。这些职位和角色的长期性决定了这些应激源不可能一下子消除。

(二)应激导致的生理、心理变化

应激引起个体代偿机能失调，改变有机体的生理心理状态。这些影响的机制是多方面的，仅从以下两个方面便可略见一斑。

1. 由应激源导致的生理和心理紧张症状

对一家加拿大公司的2000名主要成员的调查研究发现，在公司经历了一场彻底的组织变革后，管理者、职员和操作员的紧张症状为情绪忧伤、心血管疾病、肠胃紊乱和呼吸道过敏。在紧张的体验上，三组人员存在差异。管理人员表现出很低的紧张发生率，而职员的心血管疾病和肠胃紊乱疾病的发生率最高，操作员的情绪低落忧伤、药物和呼吸道过敏症的发生率最高。产生这种差异的原因在于，管理人员更熟悉组织过程，对组织有更多的影响。一个人越有能力，他对意义不明确的事物的容忍度就越大。组织变革，角色不明确是一种紧张源。相比之下，职员和操作员感到缺乏力量去影响组织过程，并且他们的自尊心和自主权较低，也缺乏对角色不明确的容忍。另外，管理人员对客观的业绩评价也感到有较少的威胁，而职员和操作员对他们业绩的评价结果给予高度重视。他们对一定的职务是尽职认真的，但他们欠缺应对应该怎样实施这些职务的影响力。这很明显是一种充满紧张的情境。

另一项关于紧张的有害影响的调查是在英国对 136 名女性高级行政官员进行的。表 3-1 中列出了她们与紧张有关的身体和心理症状。从表中可以看出，身体上的健康问题，除偏头痛以外，没有高发生率的其他疾病。在这项调查中，与紧张有关的症状大部分是心理上的。

表 3-1　女性管理人员报告的紧张症状

身体上的症状	百分比/%	心理上的症状	百分比/%
周期性偏头痛	27.4	焦虑	64.4
高血压	9.6	烦躁	60.0
关节炎和/或风湿性关节炎	8.1	愤怒	35.6
湿疹	5.9	受挫	34.8
胃和/或十二指肠溃疡	4.4	不满	34.1
气喘病	2.2	自尊心低	26.9
		压抑	23.7

表 3-1 表明了紧张对管理人员的影响。下面我们来看一种由紧张引起的群体心因性疾病，或称为"装配线癔症"。这种疾病更影响女工。它是突然发生的，没有任何征兆，并且传播得非常快。在美国俄亥俄州的一家电子工厂，一天早上，一名在装配线上的女工开始感到头晕、头痛和恶心。她说她肌肉无力和呼吸困难。在几分钟内就有近 40 名工人患上同样的疾病，到工厂医务室治疗。疾病传开了，很快这家工厂关闭了。调查者认为，在空气中有一些物质：汽油、病毒和其他传染剂。但医学家、毒物学家和工业卫生学家都没有在工厂找到一种能解释这种疾病的起因。这种疾病就是装配线歇斯底里，一种群体心因性疾病。单调、重复的工作可能导致肌肉僵硬紧张、工作不满和压抑。一般来说，这种群体心因性疾病发生在增加生产、超时工作的压力下。管理人员和工人的关系不好也是一个因素。在所有被研究的事例中，工人和管理者之间都有摩擦。工人感到角色冲突，经常从管理者那里接到互相矛盾的指令。为什么这种疾病在女工中发生得比男工多呢？在同样物理和心理紧张条件下工作的男性不易患上这种疾病。一种解释是，一些妇女在工作和家庭的对抗性要求之间感到一种角色冲突。工作中的超时加班、压抑、不满和疲劳都可能与她们意识到的家庭责任感，如抚养孩子和家务活等相冲突。这种冲突可能产生一种内疚和挫败，这是一种紧张源，而大多数男性没有这个问题。

2. 由应激导致的"精疲力竭"症状

由于超时工作引起的工作紧张的影响，被称为"精疲力竭"。它的症状是，人们变得对工作缺乏旺盛的精力和兴趣，在情绪上是疲惫的、冷漠的、压抑的、烦躁易怒的、厌烦的，对工作中的任何事情都觉得失败，对同事的支持表现出负性反应。这样，工作质量下降了，更不用说数量了。这些"精疲力竭"的受害者还得努力去工作，但同时他们开始晚来早走，而且较长时间地休息。

"精疲力竭"的发展有三个阶段：第一阶段，情绪上的"精疲力竭"，有一种干枯和空虚的感觉；第二阶段，愤世嫉俗，且对其他人缺乏感情；第三阶段，有无效、无用感。感到个人所有的努力都是徒劳的，都是没有价值的。情绪上感到"精疲力竭"的频率和强度，女性明显比男性高。两种性别的单身和离异的人也比结婚的人高。有"精疲力竭"感的工人对工作较为呆板。他们只是盲目地、被迫地跟随规章和程序，同时体验到身体上的失调：腰痛和背痛。他们不论是上班还是下班，都远离其他人，变成社会性的孤立。这种远离社会支持的结果使他们更难应对紧张。同时，这种"精疲力竭"的受害者影响同事或部下的生产效率。当他是一名管理人员时，就可能影响整个部门或车间。

超负荷的积累性紧张引起"精疲力竭"。这种症状通常发生在那些最热衷工作的职工身上——那些加班最多，在办公室待到最晚，并把工作带回家去做的职工身上。"精疲力竭"的早期信号是这种人工作起来开始比以前更吃力，花费了更多的时间，但取得的成就却较少。"精疲力竭"受害者可能是一种无保障感的人。他们离开工作就缺乏尊严和承认。由于他们异乎寻常地努力工作，并对组织做出了卓有成效的贡献，他们可以受到尊敬、得到荣誉和奖赏。通过工作上的努力，他们认为工作是值得花精力的。这种人可以被称为"工作狂"。

健康的"工作狂"是真正喜欢他们的工作，并从中得到极大的满足。对这些人来说，工作不是一种有害的强制行为，而是他们生活的刺激中心和焦点，是一种充满乐趣的经验。他们是愉快的、健康的。健康的"工作狂"都有家庭的接纳和支持。在他们的工作中，他们有自主权。他们的技术和能力非常适合他们的工作任务，并且他们有良好的身体健康状况。

而另一种缺乏这些特点的"工作狂"，往往被焦虑和无保障感所驱使。他们倾向于对工作感到不满和不愉快。这种"工作狂"自己可能没有发现他们的工作充满紧张、使人衰弱并掠夺他们的能量。他们的家庭生活可能遇到困难。他们总是期望他们的部下也像他们一样对工作有较高的责任感，也在工作中花那么多的时间。所以，职员可能强迫性地努力地去跟随一个将对他们的提职、提薪做出评价的"工作狂"上司。

（三）应对与应激

1. 应对的概念及其模型

应对（coping）在人们的适应中起着关键作用。然而，一般意义上是指一个人处理应激性环境要求及其影响的过程，即个人对抗应激的策略称为应对。

应对与应激这两个概念总是联系在一起，对应激的研究兴趣的增长也带动了对应对的研究。现在人们一般认为，适应的结果可以是消极的，也可以是积极的。消极的结果包括机能受到损害以及陷入悲伤忧愁之中，积极的结果包括身体健康、充满信心和富有成就感。在应激不可避免的情况下，人们如何应对应激，就决定了适应的结果是积极的还是消极的。应对的模型主要有三种。

第一种模型（实验模型）是从驱力—强化的学习理论演化而来的。这种研究模型注重动物实验。根据它的观点，应对是由逃跑、回避等动作组成的。这些动作有效地控制厌恶性环境条件，从而降低所引起的心理生理困扰或不平衡水平。采取这种模型的人，其理论与研究的兴趣主要在于降低与应激有关的一系列变量，即探讨对环境的研究主要集中于客观的环境操作、可观察的应对结果的反馈信息。其中既包括自主神经系统的活动，也包括肾上腺髓质和肾上腺皮质的激素分泌。这些生理变化的解释，一般被认为与唤醒水平和自主性平衡有关。

第二种模型（自我模型）注重精神分析学派的自我心理学概念。他们把应对看作一系列的自我过程。它从婴儿时期开始发展，并且这种发展主要集中于自我与环境之间关系的思考上。生活的基本需要在于在人类社会环境中能生存并兴盛发展。这就需要在满足本能需要的同时，现实地处理来自社会的危险与限制。

这种模型的应对是层次性的。应对被看作最先进的或是最成熟的自我过程；紧张事件得到最符合实际的、灵活的处理和掌握，从而保持和增进了心身健康。

第三种模型（认知模型）应对模式强调认知评价过程，强调研究应对及其评价要用动态的、交互作用的方法，它们是一些以过程为中心的方法。应对被视为对情境变量、时间因素以及从影响适应结果的一系列事件中来的反馈的反应。因而可以给应对以如下定义：为了处理个人所受压力的需要或付出超过个人资源的需要而做出的努力。在这个定义中，"处理"一词意味着应对不仅包括对环境的驾驭，也包括忍受伤害和威胁，重新看待以往事件，接受现实，或从积极方面来运用情境，即掌握他自己的思想和情感以及运用环境和控制局面。这时，一个人就必须动员起来以对付新情况，调动平常不使用的资源和力量。因此应对与习惯性的自动化的适应过程不同，后者不需要做出很多努力，而只是一些现成的反应。应对有两种功能，即问题指向和情绪指向，后者代表应对的认知方式，其中包括传统的防御手段。

2. 应对与健康

在身体健康上，应激的损害常常来自多种事件，因而需要考虑哪种应对模式长期在很多应激事件和生活领域中起着作用。为了探讨应对如何影响健康，既要重视应对的长期效果，也要注意在整个特定的应激事件中的短期效果。不适当的应对如果反复、长时间地出现，并且可能经历很长的时期，才会引起疾病。因而可以做出这样的推断：许多轻微的身心不适，就是人们为了控制应激而长期过度动用能量所造成的组织失调。

应对经由三种途径对躯体健康造成危害。第一，影响神经生化应激反应的频率、强度、持续时间和形式。这种影响因素有以下三种或三者之一：①无法从环境中避免或改善有害的或破坏性条件；②遇到无法控制的伤害或威胁时，无力调节抑郁情绪；③生活风格和价值观的异常表达，它们总是不断地以有害方式做出动员。每种应对模式的结果都不是单一的。即都是某些方面具有积极性，而在另一方面具有消极性。对于研究者来说，必须广泛全面地看待问题，并且从多重结果和价值的观点出发，在复杂多样的情境中评价应对的结果。第二，如果个人采取的应对手段是运用伤害性物质，例如过度使用酒精、毒品和烟草，或者对身体构成高度危险的活动，那么应对就会给健康造成不良影响，就会增加发病率和死亡率。第三，指向情绪的应对模式也可能影响健康。例如，否认或回避思考那些具有伤害或威胁性的事件，虽然能够降低个人的抑郁情绪，但是同时也会阻止人们现实地思考问题和采取有效的行动。

目前，人们已经认识到应对是生活的基本组成部分，已有大量证据说明应对可以影响人们适应环境的好坏。需要进一步研究的问题是，某种类型的人在什么特定条件下，采取哪种应对模式会带来满意的结果，良好的应对结果如何产生，有什么机制等。

(四)社会支持对应激性疾病的调节作用

尽管我们描述了生活事件与疾病的发作有密切关系，但仍然存在着一些重要的问题。我们已经注意到相似性的生活经验对不同的人明显地具有不同的影响。这种情境提出这样的可能性，即其他变量调节着或改变了一般的应激与疾病关系。我们已经对应对这种重要的调节机制进行了讨论。我们看到，回避性应对方式的运用在情绪与身体效应两方面都增加了应激的可能性。另有一种可以减少应激效应的重要因素就是社会支持。

社会支持有两种不同类型——结构性社会支持与功能性社会支持。结构性社会支持是指个人基本的社会关系网络，如婚姻状况与朋友的数量。功能性社会支持更多地涉及个人关系的性质，如个人是否相信他在需要的时候能够得到朋友的帮助。开普兰(Kaplan)等人认为，结构性支持是一种已为人们接受的对失败率的预言者。朋友或亲属很少的人比起那些有着更高水平的结构性支持的人来，倾向于有一种更高的对失败的估计。在科恩(Cohen)的一项研究中发现，有着更多的不同社会网络的人尽管与某种病毒有所接触但很少感冒。西曼(Seemam)等人发现，较高水平的功能性支持与较低的动脉硬化发生率有关联，与妇女对慢性风湿性关节炎的调适能力有关联；阿尔费里(Alferi)等人发现较高水平的功能性支持也与妇女在乳腺癌手术后出现更少的忧愁和烦恼有关联。

社会支持是如何发挥其积极、有益的影响的呢？一种可能性就是那些有较高社会支持水平的人更为经常地从事积极健康的行为，例如吃健康食品、不吸烟、适度饮酒等。此外，社会支持(或者缺乏社会支持)可能直接对人的生物过程产生影响。例如，低水平的社会支持与消极情绪的增加有关系，而消极情绪的增加又会影响某些荷尔蒙水平以及免疫系统。

近年来，社会支持也在实验室中得到研究。通过实验室实验有关的因果关系与影响比起自然研究来，可以更为轻易地得到确定。卡马克(Kamarck)等人所做的一项研究中，将女大学生安排到高或低的应激条件下，并获得有或无朋友的体验。在研究中，就在实验者告诉实验的参加者要在一项富有挑战性的任务中改进她们的成绩时，实验者以其冷淡、无表情的行为引起应激状态。对每一个处于社会支持条件下的女大学生而言，一个亲密的朋友在无声地鼓励着她，并且紧靠着她坐着，将一只手放在她的手腕上。因变量是血压，在被试执行任务时测量之。正如预期的那样，高应激条件下导致了更高的血压水平。但是在高应激条件下对血压所产生的影响最初出现于那些孤独地体验到应激的女大学生身上。可见，研究表明，社会支持对某种生理过程而言具有一种因果效应。克里斯滕菲尔德(Christenfeld)等人进一步的实验研究指出，这种结果仅在支持来自朋友时产生，而当支持来自陌生人时却不会产生。然而，格林(Glynn)和克里斯滕菲尔德等人后来的研究又表明，无论对于男性还是女性，来自一个女性陌生人的支持事实上都会产生正常的血压，来自一个男性陌生人的支持却不会产生这种效果。

就社会支持的应激减退效应而言，加德(Garter)等人根据动物研究提出了一种可能的生物学机制。一种叫作催产素(Oxytocin)的激素在社会互动过程中得到释放。催产素降低了交感神经系统活动，促进了放松，并且借以减轻应激源的生理影响。无论雄性动物还是雌性动物，在应激出现期间催产素都得以释放，但是研究证据指出，这种反应在雌性动物中更大。对人类的研究指出，催产素抑制了诸如皮质醇等物质的释放，这提示催产素对于人类可能具有抵御应激的保护作用。

二、关于应激性疾病的理论

(一)生物学理论

人的心理是在一定的生物遗传的基础上发展起来的。遗传因素是个体心理发展的内部条件和自然前提，它为心理的发展提供了可能性，同时也给心理发展设置了内部限制，使人不可能任意向某个方向发展，而是使这种心理发展具有一定的内部倾向性。因此，虽然心身疾病强调心理因素对其发生、发展过程的影响，但是如果不考虑生物学即个体本身的因素，则很难解释为什么在同样的社会、心理条件下，有人患病，有人不患病；有人患高血压，有人患偏头痛。

1. 遗传倾向

从人们对各种与应激有关的疾病所做的原因分析可以看出，躯体障碍有一定的家族遗传史。这种家族性的遗传倾向在高血压、肥胖、哮喘等方面的表现尤为显著。从研究文献中可以知道，父母一方患有高血压，子女的应激性心血管反应性比那些无高血压家族史的人显著得多。同样的证据也可在双生子的研究中得到证明，同卵双生子之间的反应性要比异卵双生子的高出很多。此外，我们也了解到，A型性格的人易患心血管疾病。也就是说，具有A型性格的人有患同一型疾病的倾向。因此，根据个体患何种心身疾病具有一定的遗传倾向的假设，我们可以做到早期识别，在其还未发展成心理疾病时就及时对其进行治疗，这样可以有效地避免心身疾病给人带来的种种困扰。

2. 心理神经学和交互理论

最近，生物学研究不仅仅限于遗传倾向的探索，而且开始关注躯体的免疫系统，从而为探讨应激事件是如何导致心身疾病这一问题，提出了一种新的观点。该研究领域就是现代心理神经免疫学，主要研究心理应激、免疫系统与疾病之间的关系。心理神经免疫学的研究结果结合施瓦茨（Schwartz）、韦纳（Weiner）和拉扎勒斯（Lazarus）所提出的交合理论，基本上为我们研究应激和疾病的关系提出了一种新的发展方向。图 3-1 显示了压力与传染性疾病的关系。

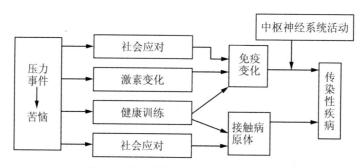

图 3-1　压力与传染性疾病的关系模型

图 3-2 显示压力与潜伏性病原体（如艾滋病病毒或疱疹病毒）复发的关系。确切地说，这两个图并没有标明反馈回路，但是它们仍可以清楚地表明躯体、行为、情绪因素在心身疾病中的交互作用。

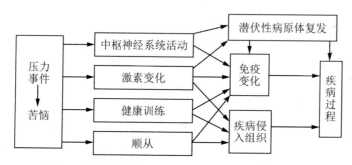

图 3-2　压力与潜伏性病原体复发及疾病进程的关系

（二）心理学理论

1. 精神分析理论

精神分析理论提出特殊的冲突及与之相联系的消极情绪状态导致了心理生理障碍。研究心理生理障碍的精神分析理论家亚历山大（F. Alexander）是把心理动力学作为心身疾病理论基础的代表者。他以精神分析学说为基础提出"冲突特异理论"，即只要根据个体心理冲突的性质，就可以预测这个人会患有何种心身疾病。他认为心身疾病的发生是心理矛盾冲突在幼儿期没有得到解决而被压抑到潜意识之中，在成年时被某些环境刺激因素再次激活起来的结果。这些重现的心理冲突如果仍然没有得到解决，就会找一个疏泄的途径。如果不是通过有意识的行为，就会无意识地通过过度活动的自主神经系统而发泄，从而引起自主神经系统的功能失调以及它所支配的器官的损伤，以致造成身心障碍。

2. 认知理论

显然，身体的威胁导致了应激。但是人们知觉到的东西往往比实际的身体威胁要更多。我们经常体验对过去与未来可能出现的失误的悔恨，所有这些知觉可能刺激交感神经系统的活动以及应激性激素的分泌。但是消极的情绪，诸如愤恨、悔恨、焦虑等不可能使人轻松地抵御或逃避外部的威胁，也不可能使个体顺利地渡过这种威胁。它们可能会使身体的生物系统保持警觉，并且使身体处于持续的紧急状态。有时持续时间甚至超过了身体能够承受的水平，因而使机体长时间地暴露于应激性激素，从而给机体带来损伤。高水平的认知在人类当中形成了一种可能，即通过评价也会导致产生痛苦的思想观念的可能性，进而带来机体的变化。

我们在对一般应激源的讨论中看到，对一个可能的应激的评价极大地影响着个人。那些不断将生活经验评价定为超越了其资源的人，可能会处于长期的应激状态，并且具有发展为心理、生理障碍的风险。

此外，认知派理论家认为，在应激反应中有两种认知变量特别重要，一是预见性，即人具有预见令人紧张的刺激的本领；二是对应激的控制，即人有控制刺激的感知能力。研究表明，可预见的刺激比不可预见的刺激引起的紧张要小得多。在第二次世界大战期间的伦敦，人们经常遭受有规律的空袭，因而只有少数人出现严重的应激反应。而在英国乡村，虽然人们很少遭受空袭，但轰炸是无法预见的，因而人们常常出现严重的应激反应。然而，比预见更为重要的似乎是对控制的感知。有人在研究中发现，那些被植入癌细胞、能够控制电击的白鼠较那些没有接受电击的白鼠更有可能排斥癌细胞，在对人类的研究中也表现出同样的情况。其要点不仅在于通过应对方式，我们能够解决应激所造成的问题，而且应对方式也影响我们对应激所做出的生理反应。研究者发现，邻苯二酚胺水平的降低与抑郁症有联系，也与对缺乏应对能力的主观判断有联系。而邻苯二酚胺水平的增加，也会使人们感觉到应对能力的增加。根据心理神经免疫学家凯寇尔特（Kiecolt）等人（1987）的观点，应对方式也影响着免疫系统。不良的应对方式会抑制免疫反应，而良好的应对方式则使免疫反应得到增强。所以有效的应对方式不但能使人们保持健康，或许也能使患者的病情得以好转。

3. 人格理论

每一个人都有自己独特的人格特点和行为类型。医学家对心身疾病案例所做的大量研究发现，疾病不会凭空发生和发展，而是和患者本身有着密切联系。杜巴尔（Dunbar）通过研究人格类型同心身疾病的特异关系，发现并提出了许多与躯体疾病相关的人格特质，如哮喘——依赖，高血压——愤怒、压抑、好高骛远，心脏病——忙碌、好争、急躁，偏头痛——死板、嫉妒，湿疹——自罚、欲求不满、渴望被爱，等等。杜巴尔认为，通过了解一个人的心理特征，可以预言如果这个人患有心理、生理失调的话，那么将会是哪一类型的心理、生理失调，因为患有同一疾病的人具有类似的人格特征。具有某些人格特征的人特别容易患心身疾病。亚历山大也指出，高血压患者常常压抑自己的攻击性情绪而不表现出来，这让他们变得易嫉妒、工作效率低且常常自我贬低。

让我们再看看所谓 A 型行为。弗里德曼（Friedman）和罗森曼（Rosenman）等人在研究心脏病时，把人的性格分为两种，即 A 型和 B 型。A 型的人动作快、急躁、没耐心、争强好胜、易激动、做事效率高、整天忙忙碌碌，常感到时间不够用；B 型的人刚好相反，他们悠闲自在、不好争强，总想在生活中过得舒服而不计较取得什么成就。在年龄、饮食、吸烟以及其他与健康有关的因素均相同的情况下，A 型人冠心病发病率显著高于 B 型人，而且容易复发，死亡率也远远高于 B 型。

个体的人格特征或行为类型，之所以对心身疾病产生明显影响，是因为患者的人格特征既是多年发病的基础，又可能改变疾病的进程，往往比引起该病的病原学性质更能决定疾病的表现。因为患者常常依照自己的人格特征来体验疾病并建立对心理应激的生理反应形式，具有不同人格特征和行为类型的人即使患了同一种病，他们的症状表现、病程发展和转归及预后也是大不相同的。在研究以及治疗、预防心身疾病时，应该对个体的人格特质加以重视，从而可以整体把握疾病的发生、发展过程中的影响因素。

【曾丽华】

第四节　职业枯竭的发现与处理

一、职业枯竭的概述

（一）职业枯竭的概念

职业枯竭又叫作职业倦怠，指行业内人员因为持续在高压力环境下工作，造成极度消极的情绪体验，以及身体和内心能量极大消耗的状态。职业枯竭表现为身体疲劳，伤病增加，情绪低落，创造力衰竭，自我评价偏低等。职业行为上主要表现为消极怠工，工作效率低下，心理承受能力降低，无法按时完成工作，最终导致职业分离的结果。职业枯竭主要以人际接触频繁的服务型职业和以身体健康资源严重消耗型职业为主。

（二）职业枯竭发展过程

职业枯竭不是突然产生的，而是随着工作时间的增加，个人状态、工作环境、行业环境、职业心理预期的下降等多个因素，逐渐积累而成的。以下根据个人心理发展需求阶段及价值观的体现，将职业枯竭过程分为 6 个阶段。

（1）尝试阶段：带有强烈的个人价值实现期望，精力充沛，工作热情很高，尝试融入新的工作环境，接受新的工作内容，学习新的知识，建立新的人际交往关系。

（2）适应阶段：明确接受正常的工作内容，拥有相应的角色体验，明确自身需求；个人价值体现、融入新的人际关系、知识的积累增长；适应频繁、重复的工作内容。

（3）发展阶段：随着个人价值的逐步体现，人际关系的完美融合，初期知识体系建立，整体工作能力提高，不满足已有的工作内容，角色体验完整，由此想要获得更高的个人实现价值。接受更加频繁的工作内容，以及创造性、挑战性工作，随着工作压力的增加，身心消耗加剧。这个时期，自我实现价值感远大于工作压力带来的负面情绪。

（4）厌倦阶段：自我价值实现已经完成一部分，人际关系稳定，知识的完全掌握，开始对稳定的工作方式、乏味的工作内容以及单调的工作环境产生轻微的职业倦怠。由于个人能力的施展趋于饱和，职位竞争机会的需要还在，没有完全丧失对工作的主动性。工作环境压力的承受能力趋于饱和，身心消耗严重加剧。通过一定方式的身心放松，力图降低环境压力，调节自身，继续提高自己的价值感。

（5）挫折阶段：自我价值感的增加需要趋近饱和，人际关系提升需要与获得的能力趋近饱和，知识体系完全建立，个人自信心受到威胁，工作环境稳定，工作热情、积极性、主动性、职业扩展能力逐步消减。随着身体的病痛增加，身心疲惫，出现身心失调的不健康状态。

（6）淡漠阶段：随着自信心的降低，工作热情、积极性、主动性、创造能力、职业扩展能力的耗竭，身心失调的不健康状态的延续、增加，造成个人无法继续工作，出现严重的心理能量衰竭的状态，对人际关系的变化、工作环境的变化、事态的发展表现出麻木不仁、冷漠的态度。对自身的发展失去方向，身心失调的不健康状态严重恶化，由对外界的关注转向对自身健康的关注，自我实现的需要进一步降低。

二、职业枯竭产生原因与分析

这里，从社会环境、行业竞争、企业内部、员工个人、员工社会支持系统等几个方面来阐述职业枯竭的原因。

1. 社会环境因素

职业枯竭是在特殊的环境氛围下产生并发展出来的，是社会高速发展过程中的一个必然结果。随着社会的高速发展，国际经济大环境的变化，国内行业间竞争的逐渐激烈，行业内人员的竞争频繁和压力，生活节奏的加快，生活成本的提高，生活压力的加大，是逐渐产生职业枯竭的重要原因。

随着中国与国际社会的接轨，国内的行业环境成为国际大环境的一部分。从国际大环境的角度看，2008年，美国的房地产引发的经济危机到现在并没有完全解决，使得国际经济进入一个增长缓慢的阶段。而国内的企业在国际大环境下，经济发展速度有更多的不确定因素，造成大量企、事业单位经济发展同步受到影响，全国行业增长率下滑。在这样的环境下，个别企、事业单位的发展也同步受到影响，企、事业的员工同样也受到制约。经济大环境不能得到很好的恢复，员工所承担的压力就从本身的生活压力，进一步增加到企业的生存压力，导致职业压力的增加，必然的直接后果就是导致职业枯竭的出现。国际大环境持续的低迷，导致国内员工始终在高压力的环境下求生存，职业枯竭的出现，持续的增长，导致企、事业单位的增长动能受到进一步的限制。大环境不改变，国内企、事业单位和员工之间的矛盾就始终处于一个不良循环中，相互制约，相互影响。不仅仅在中国，世界其他国家也出现了同样的问题。某国的研究人员在调查中发现，年增长率在18%以上的企业员工，长期因病不能参与工作的人员比例最高，女性员工数量大于男性员工数量。"狼来了"，"狼"不仅仅是真的来了，而且还带着它所生活的环境一起来了。我们不仅要生存在原先的环境中，还要生存在更加广阔的环境下。

2. 行业竞争因素

同行业之间，企业以法人为单位存在。同行业之间的竞争同样遵守达尔文的适者生存、优胜劣汰的自然法则。处于不同行业的同职业员工，或者同行业内不同企业的同职业员工，相互之间的竞争尤为激烈，同职业的员工相互存在着极强烈的危机感，职业内部压力巨大。这又是职业枯竭产生的原因之一。

而现今社会，大学生就业难的问题日益加剧，工作职位的稀缺，使职位竞争日益加大，各级员工对待工作的态度日益积极，对工作岗位越来越珍惜，对于知识的学习越加勤奋，对于技能的提高越加主动，对于人脉关系的建立与发展越加紧迫，从而使一些不能及时适应、危机感强烈的员工，容易产生并加剧职业枯竭。他们甚至以降低自我实现的期待值来适应公司职位的变化，使行业压迫感进一步增加。随着行业的"洗牌"，国家对行业控制越来越严格，各种法律条文的出台，给原本就不景气的各个行业，带来"当头一刀"的感觉，不符合社会发展规律的企业，不遵守行业规则的企事业单位被清除，对于整体的行业环境是重大利好，但是，对于相关行业的企事业单位及员工，是在承担压力的同时，敲响了一声震慑内心的警示，内心承担的压力无形中又增加一分。而因此缩减企业项目，是企业生存的必经之路，而项目的缩减必然带来赢利能力的降低，使得企业员工有"朝不保夕"的危机感。而这种危机感的不合理应对，必然会造成职业枯竭的结果，甚至于离职，丧失收入的来源。

行业瓶颈期：大多数行业在成长的初期阶段都会遇到行业瓶颈期，不同的行业在行业瓶颈期所遇到的瓶颈各不相同。以下就行业瓶颈期遇到的问题做简单描述。

(1)资源分散,行业赢利模式单一:行业所依赖的物质资源、人力资源、渠道资源、终端客户资源分散,甚至缺失,导致整体行业赢利模式单一,无法形成有效的整体赢利模式。

(2)单兵作战,运营成本居高不下:行业初期阶段,往往出现一家通吃的局面,从原材料资源的供应,到最终的客户开展,成一条龙服务,运营由于牵扯到方方面面,企业要做到面面俱到,成本居高不下,很难形成有效的赢利模式。

(3)获得客户,信息存在不对称:面对五花八门的宣传渠道,客户无从下手,行业网站又面临找不到客户的窘境,这种直接的信息不对称导致行业发展瓶颈。

(4)非现代化企业管理:过去的小农形式、家族形式管理模式,导致企业招聘、运营、结算等所有事务由家族或者一人管理,人力有穷时,管理的缺陷导致企业面临行业发展瓶颈。

(5)非标准产品企业化、标准化:行业产品的个性化输出到整体行业的企业化、标准化输出,要经历一个残酷的过程,产品的非标转型为具有相应的标准,经历普及、假冒、山寨等利益侵蚀,直接导致行业发展面临瓶颈。

(6)人才紧缺,流失:行业形成初期,相关人员的紧缺,造成行业内部人员的大量流动,关键性人员能不能及时到位,成为行业能不能持续发展的关键因素。人员的不稳定性,造成行业发展瓶颈。

(7)企业建设差,品牌意识弱:行业形成初期,企业力图极力扩张,重利益轻管理,不能形成理想的企业战略、品牌战略;等后面跟风而起的山寨公司成群的时候,企业的核心竞争力受到严重影响,失去行业发展的最佳机会,导致行业发展瓶颈。

(8)行业交流少,企业意识弱:行业形成初期,由于同行业企业少,又是以竞争关系存在,很多企业容易出现"闭门造车"的情况,行业交流基本是你等我突破,我等你的发展,借用对方的优势快速发展自己的格局,最终导致你看着我,我看着你,谁都没有发展成功,错失行业发展的黄金阶段,导致行业发展瓶颈。

以上为行业瓶颈的几个侧面,仅供参考。在行业瓶颈期,由于行业发展的不稳定,造成员工的大量流失,员工本身的自我实现期望无法得到满足,由此带来的心理压力无法直接解决,容易造成职业枯竭的产生。

3. 企业内部因素

每一个企事业单位都是独特的,有自己固有的文化、背景、特色。李瑞环在《辩证法随谈》中提出,普遍存在的问题要从方针政策上找原因,反复出现的问题要从发展规律上找原因。现有企业制度,一般情况是依据同行业的惯例、一般性规律来予以制定,在制定的过程中,忽略了企业的心理方面考虑,使职业枯竭的生长有了沃土。这也是职业枯竭产生的原因之一。在这里,我们从企业的工作制度、工作要求、企业文化、企业心理等几个方面来阐述。

(1)企业制度:企业制度的制定,是以内部信息稳定传达,力图企业长久的稳定与均衡,相对固定的生活模式,固定的定点坐班,稳定的工作量完成为考虑基础,达到企业稳定发展的目标;然而,企业又有尽快发展的需要,在稳定的基础上,要提高效率来促进企业的发展;这本身就是一个不可调和的矛盾。员工在企业的矛盾的制度下,只能通过提高工作效率、增加工作时间、僵化的工作模式来适应企业的要求。这样就导致企业高层与基层沟通不畅,关系相互分离严重,各种评估、考核机制的建立,使得高层与基层同步增加心理负担。员工在这样的环境下,容易对工作失去兴趣、晋升渠道模糊、只了解决策内容而不参与制定、福利待遇缺乏等,以至于产生工作枯燥、自我价值无法实现、升职无望、关系扩展不利等倦怠心理,心理负担急剧加重。

（2）企业要求：为了适应企业工作制度的要求，协调员工与企业之间的关系，企业员工不得不采用增加工作时间、提高工作效率、增加学习实践时间、快速扩展人际关系等方式，来适应竞争激烈的社会。企业之间的竞争日益加剧，以及企业自身的发展需求，造成企业对员工的数量要求精简，质量要求越来越严格。而员工的付出与获得不成比例，进一步造成心理压力的增加，职业枯竭的加剧。现在国内的一些企业内部，超长的工作时间、严重的工作负荷是产生职业枯竭的主要原因之一。

（3）企业文化：每一个企业在成立之初，都自发形成自己的企业文化，深入人心，现今很多企业在运作过程中都开始强调企业文化。对企业文化的需求，本应对企业起到凝聚员工、合力发展的作用。但是，以提高业绩为主体的企业文化，无节制地追求员工相互竞争，不合理地以简单的奖惩方式强调竞争，在无形中严重增加了员工的心理压力，顾此失彼。企业希望在强调文化的氛围下，提高企业的形象，增加员工凝聚力，调整企业内部的环境，增加企业竞争力。然而，员工在企业氛围的影响下，被动调整自我形象，为了增强个人竞争力，以提高自我实现预期为手段，提高自身的行动力。企业文化的行为结果，属于破坏性开发员工的潜在价值，直接导致员工的压力承受能力的快速见底，引发职业枯竭，导致企业员工流动性加大。而人员流动性的增加，会直接增加员工的心理压力，导致恶性循环。

（4）企业心理：现今的企业，在成立之初，都不考虑企业心理的建设，甚至可以说企业心理建设是企业的严重缺失，简单地把企业心理划归企业文化，使企业心理对于企业的保驾护航的作用被严重低估。企业心理的缺失，小到员工是否有心理问题无法确认，造成一个有问题的员工，影响一群正常员工的能力发展；大到企业心理对员工的调整协调功能缺失，随着企业的发展，所处的发展阶段不同，员工应适应环境的变化，协调自己的自我实现预期，适应企业的快速发展，本应达到自我实现的满足与企业竞争力的提高，但是最终导致员工不能适应企业的变化带来的结果，自身身心健康状态严重受损，迟滞企业发展，造成职业枯竭的严重后果。而现今很多所谓的EAP(employee assistance program，员工帮助计划)公司，针对企业的缺失，又拿不出合适的应对策略，使企业花了很多的钱，却得不到应有的调整，使企业的损失得不到弥补。企业在招聘新员工的时候，并不注重员工的心理适应能力，而单纯追求是否能适合于相应的岗位，是否拥有相对应的岗位能力及知识，力图达到员工入职就可以很好地应用；但是，很多符合企业要求的员工，在来到新的职位时，发生工作能力以外的问题，不能适应新的工作、人员环境，不能承受职位所带来的压力，造成职业枯竭快速产生。由此可以看出，企业心理工作的缺失，会严重导致员工的心理失衡、自我实现预期的不满足，造成工作热情下降，甚至离职。

4. 员工个人因素

职业枯竭的主体是员工个人，员工的个人心理承担压力的能力、自我协调的能力，在该过程中起到重要作用。同一个环境条件对于不同心理状况的人，结果也会完全不同。

（1）身心健康的资源："人是铁，饭是钢……"在职业发展的不同阶段，员工的身体、心理健康程度直接体现在员工承担压力的情况下的应对策略。身体上的疾病，会带给员工严重的焦虑情绪、不稳定的负性情绪的表现、较大的情绪波动等。而在职业压力的情况下，个人的焦虑等级被无形提高，人在高焦虑等级的情况下，很容易出现情绪失控的情况，而负面情绪及情绪失控严重影响到个人的评价，对自我评价的降低，直接引发职业枯竭。心理健康程度的高低，直接体现心理承受能力的强弱，严重的心理问题可以导致躯体症状。有身心问题的员工，本身关于压力的承受能力就有限，容易引发职业枯竭。

（2）自我实现的欲期与自身现实的差距："不管黑猫白猫，抓到老鼠就是好猫。"个人的能力、知识积累的水平、应急事件的承担能力与解决的能力本身就是心理压力承担能力的一部分，本身的能力水平越高，承担事件压力的能力越大，心理承担的能力也就越大。同理，在工作的过程中，提高自身的知识水平、心理水平、能力水平，本身就可以延缓职业枯竭的到来。每个员工在参与工作的同时，带着自己的自我实现预期。自我实现预期表现为金钱的获取，权力的获得，其他利益的获得，自身（财务、心理）自由的获得的感觉等。然而，自身自我实现的欲期与现实的获得会有差距。差距越大，心理压力越大。如果自我实现的欲期与现实获得的差距大于自我协调能力的承受范围，职业枯竭就会发生。同理，自身自我实现的欲期与现实所拥有的能力、知识体系有差距，差距大于自我协调能力所能承受的范围，由于能力的差距导致自我实现的欲期不能获得，职业枯竭也会发生。

（3）自我实现的预期与行业发展的差距：随着员工所在行业的发展，必然会遇到同行业竞争或者本行业的瓶颈期。这两个情况下，都会出现员工流动性大，行业竞争压力大，行业发展遇到困境等众多的行业、企业所面临的问题。而企业的员工在这个阶段，满怀自我实现的预期，参与企业的运作。但是，自己的预期眼看着不能得到行业、企业的支持，自我实现的心理预期就会发生急剧的降低或者扭曲，而这个差距，在自我协调能力不能满足的时候，职业枯竭就会产生。自我实现的预期远远大于行业发展的能力时，职业枯竭就会产生。同理，在行业快速发展的阶段，行业、企业的利益最大化，公司蒸蒸日上，身边的其他员工逐步得到高薪、升职，他们的朋友也获得极大的成功。再看自己，收入稳定在一个极低的层次，发展远远跟不上行业的发展，自我评价的降低，自信心的丧失都会导致职业枯竭的产生。现实中自我的状态，远远低于自我实现的预期，同时也远远低于行业发展的预期，容易引发职业枯竭。

（4）个人职业规划的错位："上错花轿嫁错郎"，很多应届的大学生，在大学毕业后第一次找工作的时候，往往不考虑是不是自己的专业，自己对这个工作是否有兴趣，而是片面地看待工作，认为首先要有收入，"骑驴找马"，或者先有一个工作，所谓的增加自己的"机会"，没有事先做一个职业规划，导致工作后很快发现，不是自己喜欢的工作，直接丧失工作热情与积极进取的主动性，导致职业枯竭的产生。

我们常听一个故事：如果你想钓鱼，首先要知道你想要钓的是什么鱼？这个鱼有什么特点，在哪里进食？吃的是什么食？生活环境是什么？哪里有你要的鱼？还要先有准备，准备好钓鱼的用具——鱼竿、鱼线、鱼钩、装鱼的桶，浮漂、坠子等硬件，还要学会钓鱼的技术，有了这些，还要知道什么时间去，在钓鱼的过程中，如果一时钓不上来，打算用多长时间来钓？如果发现选取的地方没有这种鱼，是否有其他的鱼作为备用，还是再换地方直到找到这种鱼？等等。以至于钓上来这种鱼后，打算怎么处理？

上面这个故事，就是说明在实际做事情之前，要先做好自己的规划。一个好的职业规划，可以为以后省下大量的时间及处理问题的精力。一旦"上错花轿嫁错郎"，将是一个很麻烦的事情，很可能直接导致职业枯竭。

5. 员工社会支持系统因素

每一个人都不是独立存在的，都是以家庭为单位生活在社会中。而员工的社会支持系统包括夫妻的支持系统，核心家庭的支持系统，原生家庭的支持系统，朋友的支持系统，同事的支持系统，社会的支持系统等。员工的心理健康程度，和以上所有支持系统有直接关系。同样的职业压力，如果以上支持系统健康、有效，员工可以很好地处理压力带来的心理瓶颈；如果以上支持系统不良，或者缺失，很容易使员工将注意力转向内在，看到自己的不好、自卑，引发负面的情绪，做出负面的评价，最终导致职业枯竭的产生。

社会支持系统指的是个人与个人之间的关系建立与维系，通过这些个人之间的接触、联系，个人的社会角色得以维持并且获得各种在情绪、物质和信息与服务等方面的支持。一个人所拥有的社会支持系统越完善，就越有机会充分承担、应对各种来自社会环境的压力。

每个人所拥有的资源包括个人资源和社会资源。个人资源包括个人的自我功能和应对能力。社会资源包括有形资源与无形资源两个方面。有形资源包括人力、物力、财力、场地空间等。无形资源包括知识、技术、组织、社会关系等。

(1)夫妻的支持系统：夫妻关系是人际关系中最为核心的支持系统。

支持源：夫妻双方，正面的支持成为推动被支持者的动力，负面的支持成为巨大的阻力。

支持行为：给予被支持者物质和精神方面支持，包括性行为的支持等。

支持系统评价：安全性支持、价值体系增值、工具性帮助、行为陪伴、情绪情感支持。

强度：通常是极强的支持。

冲突：通常是极弱的冲突。

满意度：通常是极强的满意程度。

关系重要性：通常是极强的关系。

(2)核心家庭的支持系统：以夫妻为核心的，包括子女及居住在一起的父母形成的核心家庭，所组成的支持系统。

支持源：夫妻双方之外的子女及父母，正面的支持成为推动被支持者的动力，负面的支持成为比较大的阻力。

支持行为：给予被支持者物质和精神方面的支持等。

支持系统评价：安全性支持、价值体系增值、工具性帮助、行为陪伴、情绪情感支持。

强度：通常是较强的支持。

冲突：通常是极弱的冲突。

满意度：通常是极强的满意程度。

关系重要性：通常是极强的关系。

(3)原生家庭的支持系统：被支持者及原生父母组成的支持系统。

支持源：原生父母，正面的支持成为推动被支持者的动力，负面的支持成为一定的阻力。

支持行为：给予被支持者物质和精神方面的支持等。

支持系统评价：安全性支持、价值体系增值、情绪情感支持。

强度：通常是中等的支持。

冲突：通常是极弱的冲突。

满意度：通常是较强的满意程度。

关系重要性：通常是极强的关系。

(4)朋友的支持系统：非血缘关系的同学、朋友组成的支持系统。

支持源：同学和朋友，正面的支持成为中等的推动被支持者的动力，负面的支持成为中等的阻力。

支持行为：给予被支持者有限的物质和精神方面的支持等。

支持系统评价：安全性支持、价值体系增值、有限的工具性帮助、有限的行为陪伴、情绪情感支持。

强度：通常是中等的支持。

冲突：通常是较弱的冲突。

满意度：通常是较强的满意程度。

关系重要性：通常是较强的关系。

(5)同事的支持系统：同企业或者同行业的同事组成的支持系统。

支持源：同事，正面的支持成为推动被支持者的动力，负面的支持成为中等的阻力。

支持行为：给予被支持者有限的物质和精神方面的支持等。

支持系统评价：价值体系增值、有限的工具性帮助、情绪情感支持。

强度：通常是中等的支持。

冲突：通常是中等的冲突。

满意度：通常是中等的满意程度。

关系重要性：通常是中等的关系。

(6)社会的支持系统：

支持源：社会其他人员，包括督导师、心理督导师、社工、医生等，正面的支持成为较弱的推动被支持者的动力，负面的支持成为较弱的阻力。

支持行为：给予被支持者精神方面的支持等。

支持系统评价：行为陪伴、情绪情感支持。

强度：通常是较弱的支持。

冲突：通常是中等的冲突。

满意度：通常是较弱的满意程度。

关系重要性：通常是较弱的关系。

安全性支持：可靠的同盟关系、亲密的行为等。

价值体系增值：双方价值评判接近，能够获得近似的价值评价体验。

工具性帮助：可以提供直接的情感、思维、行为、物资的帮助。

行为陪伴：有效的陪伴，可以提供情感、思维上的帮助。

情绪情感性支持：通过言语等行为表现为情感上的理解。

强度、冲突、满意度、关系重要性：分为极弱、较弱、中等、较强、极强五级。

以上的支持系统，按重要级别从重到轻为 1＞2＞3＞4＞5＞6。当前面的重要的支持系统缺失或者相反起到阻碍作用的时候，后一级的支持系统的支持作用将提高，取代前一级支持系统，成为被支持者的重要支持来源。

三、对职业枯竭问题的处理

对被督导者的职业枯竭问题的处理可以从以下几个方面进行。

1. 成长需求分析

充分地了解被督导者的成长经历，幼年、童年的经历、创伤的处理情况，是否有未完成事件，对现在的影响，对职业的选择和自身自我协调的能力。职业需求是最基本的需要，这个需求产生的原因和需求动力的大小，对职业的选择起到关键的作用。对于需求的分析，了解潜意识的需要，对于职业发展有根本的意义。全面的了解是所有步骤的第一步，是关键，也是后面所有的评估和支持的基础。

2. 分析其压力源

社会事件导致压力源，身心症状是应激反应的表现形式。社会事件通过个人的认知评价引起应激反应，同时有社会支持系统、个人的人格特征的参与，并以特定的应对方式表现出来；直接通过身体症状和心理承受能力等方面整体表现为应激反应。督导师应通过事件评估，压力源分析(职业、家庭、社会等)，做认知重构，并辅助以职业枯竭应对、社会支持体系的增强来予以解决。

3.重做职业规划

在充分了解被督导者的成长分析、职业动机与需求分析后，让其做职业规划。通过督导师问题引导的方式，被督导者自己设定符合自身的自我实现预期并制定职业规划。这是职业枯竭问题的解决方式之一。

4.利用社会支持

督导师帮助被督导者充分了解、分析其自身的社会支持系统，找到其中的缺陷或者缺失。帮助被督导者重新建立良好的社会支持系统来提高自身的心理承受能力，有效应对职业枯竭问题。

5.改变自身认知

督导师帮助被督导者在知识、能力等方面，在其自身能够主动参与的情况下，得到足够的提高。督导师的责任是帮助被督导者提高参与的主动性、能动性，建立安全感、自信心，强调被督导者的自我实现的预期，陪伴达成被督导者自己的预期，或者使达成预期的目的成为可能。

6.转化负面情绪

在面临突发事件的情况下，帮助被督导者通过一定的方式，达成压力调整、宣泄的目的，尽快地平复由压力带来的负面消极的情绪，通过适当的转换方式，将压力有效地转换为其对某些预期的追求动力，以快速脱离压力带来的负面影响，将被督导者的关注由内转外，由消极情绪转化为积极情绪。

7.寻找合适督导

如果督导师判断为人格结构造成职业枯竭，应及时予以调整督导目标或者转介其他的督导师或者心理督导师，就人格结构方面的问题予以深入了解并治疗。

【徐奕】

附：个人成长的十四个方向

个人成长的方向

成长取向的心理督导，无论是个人方式，或小组方式，目的都是提高人们的生命素质，使人们活得更活泼和更具生命力。在心理督导的工作中，我们很开心地看到不少人是真正在生活，活得精彩、充实与快乐。但与此同时，我们亦亲眼看到有些人自以为是地活着。事实上，在某种程度上，他们仅仅是"存在"于这个世界。若从心理健康的角度，更准确说，他们已经"死亡"。人们看到的，只是他们的躯体而已。

心理督导师的工作，是要帮助、促进、提高当事人的生命质量。以下的14项，可作为我们在反思个人生命时的一些极具挑战性的参考。

正面理解	负面状态
举例：我能活得活泼而有生命力，在于我……	虽然"存在"于这世界，但在某程度上其实我已经"死亡"。
(1)觉察。能清楚自我的需要，感受身体状况。愿意反思，亦具反思能力。	不再与真正的自我接触，不再认识真正的自我——自我疏离。
(2)接纳自己，自尊自信，与自己有良好的关系。因此能接纳、尊重和信赖别人。	不接纳自己，否定自己，自卑自怜，因此亦不接纳和信任人，悲观多疑、焦躁、不安。
(3)关心他人。能与一些人发展深入而亲密的关系。	以个人为中心，生活在单独监禁式的自建围墙世界中。
(4)爱。在关系中自然自发地关爱。以他人	操纵。寡情薄义，为自我中心的目的而进

为中心，照顾、体谅甚至付出自己。

行防御性的操控。

(5)真实可靠。开放、诚实、可信任与表里一致。具自我归属感。

不真实，隐藏自我。虚假而自我矛盾。戴上面具扮演不同的角色。

(6)享受。懂得独处，体验宁静致远之美与乐趣。又会与群体一同享乐、玩耍和庆祝生命。

人生路上步履艰难，在名利、权位中迷失了方向，在自己选择的无止境竞赛中彷徨痛苦。

(7)自然、自主与自发性。独立自主，能够自表，具个人内在控制点。不会轻易受外在评估与环境所影响。能自由地去体验和选择生活。

强迫性。生活程式化，被许多"必然"与"应该"所驱使。欠缺个人内在控制点，依赖外在的评估，受环境与他人影响与摆布。产生无能感，觉得被困、被束缚与受限制。

(8)创意与改革。有开放的心灵，具批判和创新能力。不拘泥于传统与建制，对事物有新鲜、天真、直接和独特的看法，亦做出适当的自表——因此促进与提升了个人与社群的素质。

生活因循苟且，劳碌愁烦，死板呆滞，单调乏味。随波逐流，只会怨天尤人。

(9)冒险。生活具创新冒险精神。有勇气去面对挑战，尝试新事物和面对新体验。不断开拓生命。

小心翼翼，步步为营。固守于无意义无价值的"稳定"与"习惯"。生活在自己的"盒子"中致力保持安全。

(10)活在此时此地，同时亦用自己的过去和对将来的展望令自己更趋实在与丰盛。

"存在"于回忆和对将来的幻想中，却没有此时此地的积极生活。

(11)负责任地面对和应付环境中的事物和挑战。

备受环境和事物的影响。遇事责备他人，推卸责任。

(12)与根源有接触。与大自然有接触——感应和体验亲和与协调。

孤立自己，感到自己是"宇宙中的孤儿"——无所归属。孤独、苍凉。

(13)重视与珍惜人生。认识人生是一个持续不断的过程。透过反思，发现自己，勇敢面对自己，有生活中的突破、改过、更新。

逃避与虚耗生命。怯懦无能，得过且过，浑噩拖延，不愿面对自己与人生。

(14)向更能善用自我潜能和个人统合的成长方向迈进。

不能运用和发展个人潜能——生命停滞不前，甚至出现倒退。

模块二　方法

方法很奇妙，但娴熟度与灵活性更重要！

第四章 人本疗法督导

RENBEN LIAOFA DUDAO

　　以人为中心的人本疗法是 20 世纪中期发展起来一种强大的心理治疗方法，可以与精神动力和行为治疗相提并论。此方法在 20 世纪中期并未引起中国人的关注。到 20 世纪后期，特别是 20 世纪 90 年代末期，中国人才开始普遍认识和体会到以人为中心治疗的魅力。

　　在心理督导工作中，学会进行人本疗法的督导，是督导工作最为首要的。人本疗法在心理干预工作中常用且有效。人本疗法的督导因此成为督导的基础训练。

第一节　人本治疗的基本理论

要想了解一种方法如何操作，并不是直接关注如何具体操作，而是应搞清楚该方法的思路，也就是其指导观点、核心要素，以及对人的分析是建立在怎样的哲学层面上，即其人性观是什么。

一、人本疗法的人性观

罗杰斯(C. Rogers)是 20 世纪最著名的心理学家，也是人本疗法的创建者[①]。他不同意心理分析学派对人消极的看法，对人有极大的信心，强调每个人的价值和尊严。

罗杰斯认为，人性的发展和生物进化一样，具有建设性的方向。他把这种倾向叫作"造型倾向"(Formative Tendency)。

人本主义疗法人性观的核心是：

(1)人是理性的，能够自立，对自己负责，有正面的人生取向；

(2)人有追求美好生活、为美好生活而奋斗的本性；

(3)人具有建设性和社会性，值得信赖，可以合作；

(4)人潜在的能力足以有效地解决生活问题；

(5)人有自我导引的能力，可以迈向自我实现。

二、人本疗法的基本特点

(1)以人为中心：在整个治疗中，关注的重点是人而不是问题。

(2)把治疗看成一个转变过程：在整个治疗中，来访者是一个学习的过程。

(3)非指令性技巧：在整个治疗中，并不给予"权威性"的指导。

三、人本疗法的基本原理

(一)基本假设

人在本质上是可信赖的，人有不需要治疗者直接干预就能了解自己及解决自己困扰的极大潜能，只要提供适宜的环境气氛，建立有治疗功能的良好关系，使当事人体验到那些被自己否定和扭曲的感觉，学习接纳自己，增进自我觉察，他们就能朝着自我导引的方向成长。

(二)治疗条件

治疗师的态度、个人特质、治疗关系的性质是治疗过程中首要决定因素。而治疗师的理论知识与技术则是第二位的。

治疗师的态度和治疗关系建立的核心条件主要有三条：真诚一致、无条件的积极关注和同感的了解。

1. 真诚一致

真诚一致是指真诚与真实，或治疗者自身的和谐一致。治疗师在与当事人沟通时，要

---

① ［美］罗杰斯：《当事人中心治疗：实践、运用与理论》，李孟潮、李迎潮译，北京，中国人民大学出版社，2004。

随自身内部的感受和态度开诚布公地表达和流露，使当事人感受到治疗师对自己的真诚态度，不怀疑治疗师有任何保留，并因此发生内在的改变，向建设性方向转化。

2. 无条件的积极关注

无条件的积极关注是指不带价值判断地表达对人的基本尊重，接纳人"有权产生自己的感受"的理念，对当事人的接纳与关怀是无条件的。由此创造一种有利于当事人转变自我概念的气氛，无论当事人当时的感受如何，治疗师都应予以理解，甚至是珍视。

3. 同感的了解

同感的了解是一种能深入主观世界了解其感受的能力。同感的了解开始于全神贯注的倾听。治疗师的倾听和日常生活中的听是不同的，有经验的治疗师能完全进入当事人的内心世界，不仅能理解当事人自己意识到的部分，甚至对当事人自己尚未察觉的潜意识层的意思也能觉察出来，并把这种理解传达给当事人本人。

（三）治疗目标

1. 除去防卫

当事人必须先除去在社会化过程中形成的防卫面具，从虚假的面具背后显现出一个不断实现的人，并且对经验开放、信任自己并愿意不断成长。

2. 建立关系

治疗的基本目的是建立安全与可信任的治疗关系，使当事人能减少防卫，真实地自我探索，进而察觉阻挠成长的各种障碍，从而变得更开放、更能信任自己、更愿意进步，以及更愿意按照内心的标准去生活。

3. 探索成长

个人中心治疗的目标不仅仅是解决问题，还要帮助当事人成长，这样他们就更能克服现在以及将来所要面对的困难。

（四）治疗结果

（1）实际：使当事人对自己有较实际的看法和积极的评价。

（2）自主：使当事人增加自信和变得较有能力自主、性格较健康。

（3）接纳：使当事人能够对自己和本身的感受以及对他人较为接纳。

（4）应对：使当事人较少对自己的经验进行压抑，较能克服压力。

（5）适应：使当事人行为上表现较成熟，适应能力增强。

四、人本疗法的自我理论

"自我"是罗杰斯人格理论的核心，也是他关于心理失调理论的基础。他认为人的行为是基于他对自己的看法而开展的。

（一）"自我"的结构与内容

（1）概念："自我"指对自己心理现象的知觉、理解和评价。以人为中心的"自我"是个人意识到的自我。

（2）实际：但一个人对"自我"的看法并不一定与自己的实际情况相符——低估自己会使人自卑，高估自己会使人自傲。

（3）差距："理想自我"和"现实自我"之间的差距能够作为评价一个人心理是否健康的指标。二者差距太大，会使人焦虑不安；二者差距缩小，会使人感到幸福和愉快。

（二）"自我"的形成

罗杰斯认为，自我概念是在个人与环境相互作用的过程中形成的。影响因素有以下三种。

(1)重要人物：个体通过与环境中所出现的生命中的重要人物交流，逐渐产生自我概念。

(2)童年关注：个体健康的自我概念的形成与其儿时能否得到积极的关注有关。关怀、爱抚、同情、认可、尊重、喜爱等态度会使儿童感到温暖和满足，儿童天真和真实的自我就能得到表现，健康的自我概念容易形成。

(3)价值条件：父母的关注往往是有条件的——儿童的行为只有符合父母的价值观念，才会得到肯定，否则就会受到批评、斥责，甚至惩罚。

五、人本疗法的理论特色

1. 对人性持正面而乐观的看法

人本疗法对人性持正面而乐观的看法，重视人的内在主观经验，强调当事人的积极主动的角色，以及自我负责与自我指导能力。

2. 注重人而不是人所呈现的问题

人本疗法注重人而不是人所呈现的问题，在治疗中当事人是核心。人本疗法强调治疗师对当事人内心世界的理解。治疗师应将自己的注意力集中于当事人的自我观念上，并设身处地地去理解他的内心世界，理解他内心深处的情感体验和愿望。

3. 治疗历程是关系导向，而非技术导向

人本疗法强调良好的治疗关系是使当事人积极改变自我，迈向成长的重要条件，关系本身就是一个成长的历程。

4. 重视治疗师的人格与态度

人本疗法强调的治疗师在治疗过程中的作风和态度是激发当事人积极性、促进当事人人格改变的关键因素。

六、人本疗法的基本技术

人本疗法使用的主要技巧就是倾听、开放式询问、情感反映、澄清、简洁、具体、同感地回应、接纳、对质、尊重、了解、分享、释意、鼓励、自我表露等。

1. 倾听

心理咨询师满怀热情投入地、认真地听，从来访者的角度理解他。心理咨询师必须能够辨别来访者的感受，准确地听懂他们所传递的信息，以及反身出他们所欲沟通的深层含义。主动倾听不仅能使听者真正理解一个人，而且对于倾诉者也有奇特的效果。当来访者发现自己真正被人理解时，他会出现一系列变化。

(1)首先，他觉得终于能被人理解，消除了个人的孤寂感并表现出内心的感激之情；然后，似乎是得到了一种解脱，他会谈出更多的心里话。这正是向康复转变的开始。

(2)诚然，倾听并不等于不说话。

下面是心理咨询师运用倾听技巧支持来访者进行情感探索的实例。

来访者：我很难去感受，有时候我搞不清楚我感到的是什么。

心理咨询师：你时常未曾意识到你心头流过的是什么情感？

来访者：是这样。我相当难以搞明白我感到什么，更不用说把那感受告诉别人了。

心理咨询师：所以，你也感到很难让别人懂得他们如何触动了你。

来访者：嗯，我总是把情感封闭起来，它们令人不安。

心理咨询师：你不清楚自己体验到什么情感，这令你不安，而假如你明白是什么情感，也令你不安？

来访者：有几分如此……在我小时候，如果我发脾气，就会受到处罚；如果我哭闹，大人就把我塞到我的房间里，并告诉我"不许哭"。我记得有时候只是高兴和嬉闹，也有人告诉我"别疯，安安静静的"。

心理咨询师：所以很小的时候你就懂得，你的情感会招来麻烦。

来访者：每当我刚刚开始要感受到什么的时候，就什么也没有，或者弄得像一团乱麻。就这样，我认为自己没有权利感到愤怒、欲望、欢乐、悲伤，或者随便什么。我只能做我自己的事，好好的，不要有抱怨。

心理咨询师：你仍然相信，把你的感受封闭起来，不表露它们，这样更明智一些。

来访者：对！尤其是对我的丈夫和孩子们。

心理咨询师：你的意思是说，你不让他们知道你内心的情况。

来访者：呃，我对他们会不会对我的情感有兴趣这一点，太没有把握了。

心理咨询师：好像他们的确不在乎你内心的感受。（此时当事人哭了）此刻你感到了某种东西。

（来访者继续哭，一段沉默。）

来访者：我感到好难过，好绝对。

心理咨询师：你看，现在你能够感受，也能向我谈论它。

在这段谈话中，来访者经历了从模糊地触及自己的感受，到体验它，并能向心理咨询师表达出来的过程，但接受治疗还要进一步去做。在治疗中，来访者常常习惯于谈事情，谈别人，谈"要是……就好了"，而有意无意地忽略自己的感受。心理咨询师则应力图注意其内心感受，使谈话集中在探索情感体验上。

2. 同感

同感的回应指心理咨询师对来访者的内心世界有准确的了解，如同感受自己一样，并将他感受、了解到的传达给对方。

要达到同感，心理咨询师必须放下自己个人的参照标准，设身处地地按来访者的参照标准感受事物，无条件接纳来访者的感情、态度，并且能够通过语言与非语言的形式表达出自己对来访者的了解。

下面是一个很好的同感的例子。

罗杰斯温和、无条件地积极关注一个年轻的病人，即下面引文中的一名抑郁病人。在会谈结束的时候，罗杰斯询问病人下周二是否想再见他，病人没回答，罗杰斯给了这种建议。

心理咨询师：我打算与你定个见面的时间，因为我很希望再见到你。

（写出约会的便条，沉默 50 秒。）

心理咨询师：我想说的另一件事是，如果事情继续令你这么难受，别犹豫，打电话告诉我。如果你决定离开，我非常尊重你的决定。如果你打电话告诉我——如同我最初认识你那样，我也不会阻止你，我正好想要见见你。

来访者：今天我可能会走，我不知道要去哪儿，但我不在乎这些。

心理咨询师：你只是决定要走，而不打算去任何地方。你只是——只是打算离开，是吗？

（来访者沉默 53 秒。）

来访者（沮丧地咕哝）：那就是为什么我要走，因为我并不关心会发生什么事情。

心理咨询师：噢？

来访者：那正是我为什么想走，因为我并不关心会发生什么事。

心理咨询师：噢，噢，那就是你为什么要走，因为你不是真的不关心自己，你只是不关心发生什么。但我想我正要说——我关心你，而且我关心发生什么。（来访者沉默 30 秒，突然流泪了，并令人难以理解地哭泣着。）

心理咨询师：（温和地）这就好啦，把所有感情发泄出来。（来访者沉默 32 秒。）

心理咨询师：你哭啊哭啊的，感到很难受。（来访者继续抽泣，然后吸着鼻子，喘息着。）

心理咨询师：我知道你心里很不好受，你在不断抽泣。（来访者把头靠在桌子边，突然又猛地哽咽起来。）

心理咨询师：我想你已把近几天压抑的感情都哭出来了。（来访者沉默 32 秒，然后继续抽泣。）

心理咨询师：这里有些纸巾，如果你想用的话。（同情地）你似乎感到心被揉碎了。（来访者沉默 1 分钟 56 秒。）

对来访者的关心和给他的温暖是明显的。心理咨询师的声音、措辞必须让来访者觉得是得到了心理咨询师的关注。罗杰斯通过表达自己对来访者的接受和关心，使来访者觉得他在努力减少彼此的隔膜。

3. 尊重

心理咨询师应从这几个方面来做：(1)无条件尊重；(2)非占有式关怀；(3)接纳为先决条件；(4)温暖的态度；(5)关注聆听与回应；(6)不等于观点一致。

第二节　人本疗法的督导

本节主要介绍的是运用人本主义的主导思维，来进行治疗技术过程的督导训练。请看下面的运用金鱼缸(视频录像)训练的督导案例。

一、"金鱼缸"训练督导案例之一

心理咨询师(以下简称为"咨询师")：请进，请坐，你好！欢迎来到咨询室，我希望知道你的名字，你能大概简单地介绍下你自己吗？

【督导反馈：说"你好"、握手之类常规问候不要做，以免使来访者觉得"我好还到你这里来干什么?"引起不必要的不和谐。直接说"请坐"，或问"我们今天谈点什么"。】

来访者：我姓王，王××。

咨询师：你希望我怎样称呼你好一些？

来访者：你称我老王就可以。

咨询师：在咨询开始之前我需要简单地介绍一下咨询的原则和相应的一些规则设置。你在这之前做过咨询吗？

来访者：规则设置我知道，做过一次。

咨询师：喔，做过一次。那他是怎样跟你说的呢？

来访者：嗯，第一个是资料收集，第二个是目的，第三个是咨询关系。

咨询师：那他有没有介绍保密原则呢？

来访者：讲过。

咨询师：喔，讲过。那我在这儿想讲一下我个人的一些想法。除了保密原则之外，来到咨询室的人，对我而言，你的问题没有正向、负向之分。在我看来，痛苦是一样的，烦恼是一样的。所以我希望我们开诚布公地谈得更多一些，深入一些，这样便于我们更好地解决问题。另外还要谈一下对咨询的理解。因为你以前已经做过一次咨询了，你觉得咨询是帮你解决问题还是和你一起发现问题？你是怎么看的？

来访者：发现问题我也需要，不过我更关心怎么解决问题。

咨询师：那也许我觉得这一点是有不同意见的，来到这里的人也许有很多不同的问题，我们需要做的是帮他深入地找出关键问题，然后再一起探索解决问题的方案，但是最后拿主意还是咨询者自己的事情。

【督导反馈：咨询师的语速过快。咨询师的体态、姿势、语速、语音、笑等浅层问题是需要关注的。刚开始不要做过多的专业方面的解释，尤其是开始就讲"不能替来访者解决问题"，会激起来访者的不理解，甚至是阻抗。】

来访者：我看也不用这么麻烦，你就直接告诉我怎么办就行。

咨询师：（笑）因为我对你各方面都不了解，给到你这些建议或办法，你觉得是负责任的吗？

来访者：试试吧。

咨询师：试试。

来访者：我知道你们这些都是收费的，你最好不要给我拖时间，你就告诉我怎么做就可以了。

【督导反馈：不要被来访者牵着鼻子走，来访者对时间规则阻抗。】

咨询师：（面带微笑）喔，是这个样子，那我在做咨询之前，想了解你在以前做咨询的效果怎样？

【督导反馈：不要在咨询开始时就笑，否则，来访者很难马上进入角色，谈出自己的问题与不良感受。】

来访者：不好！

咨询师：不好啊，你觉得不好在哪儿呢？

来访者：我也不太清楚，我要清楚就不来找你了。

咨询师：就是你感觉不好。

来访者：我觉得他水平不够，听说你水平够，就来找你看看了。

咨询师：喔，那么你今天来找我，想解决的问题是什么？

来访者：其实我也没什么大事，就是吧，现在我参加了一个课程，一个硕士研究生的课程进修班。今年为了参加这个课程吧，我耽误了很多事，当然我不是做心理咨询的，我是做企业的。为了这个学习，女儿女婿从上海回来，我都没见到他们，我从他们的这个语气当中，感觉到他们可能对我有意见，因为一年没见到。还有不知道为什么，我看到这些同学，岁数都比我年轻，我心里面就很纠结了。别的倒没什么了。

咨询师：喔，你觉得年轻？纠结的是什么？年龄的差距还是什么？

来访者：我就在想在亲情方面我也是很需要的。

咨询师：喔（点头）。

【督导反馈：若问纠结背后的感受，应更好些。】

来访者：一年了嘛，也没见个面，大老远的是吧。再看看同学们都那么年轻，我这么老，大家都会笑话我，是吧？

咨询师：喔（点头）。

来访者：他们会不会觉得这个人怪怪的，这么大了还来学习。

咨询师：喔（点头），现在孩子回上海了，是吗？

【督导反馈：不要太多关注来访者的故事，易走偏。】

来访者：嗯，昨天回上海的。

咨询师：喔，那么下一次见面是什么时候呢？

来访者：不知道（摸摸鼻子）。

咨询师：喔，她只是每年春节是固定时间，除此之外都是很机动的，不知道。

来访者：对。

咨询师：喔，这样子。平时电话联系多吗？

来访者：（咳嗽，在椅子上挪动身体）孩子也不是很孝顺，（咨询师点头表示理解）电话不是打得太多。

咨询师：都是她打给你，还是你给她打呢？

来访者：嗯……我很少给她打电话。

咨询师：（点头）其实你是很想她打给你的。

（来访者点头。）

咨询师：那你能跟我说说很少打电话的原因是什么吗？

来访者：当父母的得有点尊严，（咨询师微笑点头）不能惯孩子这个毛病，做孩子的，你应该主动打给我，而不是我来打给你。

咨询师：（点头）当你这样告诉我时，我的感觉是感受到了一定的气愤，你对孩子不打电话这种行为是有意见的，你跟她说过吗？

来访者：（长出一口气）说了也没用，她像没长大似的，老是这样。

咨询师：她有多少岁了？

来访者：26了。

咨询师：26了，说了也没用是指你说过了也没用，还是感觉说了也没用？

来访者：我感觉是说了也没用。

咨询师：就是你没有对她说过这些想法，她知道吗？

来访者：不知道。这么大的人了，她应该知道。

咨询师：（笑出声）你刚才也提到她像个没长大的孩子。

【督导反馈：反应过度，当看到来访者笑和改进时，咨询师的笑才有力量。笑声过大，反应过度，有可能给来访者带来负面影响，咨询师如果和来访者性格不同，手势表情会拉远与来访者的关系。】

来访者：嗯（头看地面，晃动双腿）。

咨询师：其实你也是有问号的，你也不确认她是知道还是不知道。

【督导反馈：给来访者下定义、贴标签、揣测来访者感受。】

来访者：嗯（点头）。

咨询师：又很希望她打电话给你。

来访者：（身体舒展了一下）是。

咨询师：那你觉得怎样来做比较合适？因为我也不知道啊，她到底是知道还是不知道，你想她打电话给你。

来访者：嗯。

咨询师：你觉得我们怎样做会好一些呢？

来访者：我不清楚，我清楚还来问你吗？

咨询师：（微笑）也就是说你觉得，根据我们谈话理解是这样，你希望她来给你打电话，但是你不愿意让她知道你的这种想念之情，觉得有伤你的尊严。

来访者：（沉默）是。

咨询师：因为中国人是羞于表达自己的内在感情的，这是中国的社会文化决定的。

来访者：你说这个我倒是有感觉（咨询师点头），好像我就是这样。

咨询师：那你觉得应怎样表达这个感情呢？

来访者：有些时候我也想着表达，把爱说出来。但是我又觉得一个老爷们，把这些说出来没面子。（咨询师微笑点头）她应该知道的，对不对？这么大小子。

咨询师：喔，这样子。他是个姑娘还是小伙？

来访者：是个姑娘。

咨询师：喔，她是个姑娘。

来访者：我前面不是说过了女儿女婿嘛？

咨询师：对不起，我没太听清楚。（等待了几秒）你觉得表达是件很丢脸的事情。那你跟你太太提过这个问题吗？

来访者：我太太也不满。

咨询师：那你太太跟她说过吗？

来访者：好像也没说，因为我们俩私下里嘀咕，这孩子怎么一年到头也不打个电话？给她打电话，有时候还爱接不接的。

咨询师：喔，这样子。

来访者：嗯。

咨询师：那妈妈相对来说和女儿更亲近一点，她没去跟女儿说，你觉得是什么原因？

来访者：（姿势松弛，斜靠在椅了上）不太清楚。

咨询师：喔，不太清楚。那以前女儿在家时，你们的沟通模式是怎样的？

【督导反馈：避免使用来访者听不懂的话，专业术语使用要谨慎。】

来访者：沟通模式……这是指什么东西？

咨询师：嗯，就是你刚才提到羞于表达自己的感情，那太太也不愿意来说"我想念你"的这种感情表达，她也不愿意这样来做。那女儿呢好像也不知道，我们现在不确认她是知道不知道，三者之间没有产生一种链接。那么在她去上海之前，应该是跟你们一起生活的。在一起生活时，你们是怎样来处理这种感情沟通问题的呢？

来访者：在我觉得这个孩子吧，特别拧。就是我们土话，特别的倔。嗯……也特别有主见那种。有些时候她也请教你。用她的话说就是请教之后，她说"爸爸，其实我知道怎么做"。（咨询师点头）我问你只是说说而已，所以这事也让我感觉到很不舒服。你不知道你问我，你知道你还来问我。是不是？问完了又告诉我，其实她知道该怎么做。

咨询师：你觉得她应该是到这来解决问题的，而不是寻求支持的。

来访者：她也不是解决问题，也不是寻求支持，她有自己的想法还来问我，这不是多此一举吗？

咨询师：那生活中你有没有遇到有个问题，你拿不定主意，想找个可信的人来说一说？说的时候觉得，心里面这个主意我是可以去做的，就已经拿定主意了。

来访者：嗯，有过。

咨询师：有过，那你觉得你女儿的那种想法和你是接近的还是不同的？

来访者：我觉得你说的好像是接近的。

咨询师：喔，也就是说你其实觉得你是被她信任的。

来访者：唉（叹一口气），我也拿不准，我觉得有时候她好像是很尊重我这个爸爸，有时候好像又不够尊重。

咨询师：喔（点头），你能举个具体的例子吗？

来访者：（略激动）就是我刚才说的。

咨询师：就是她来跟你说我已经知道了。

来访者：她这种沟通方式，已经不是一次了，（咨询师点头）她也是带领一个团队嘛（咨询师点头）。从一开始当小组长，重要的活动就给我打电话问我该怎么办？后来到主管又到总监。一直都是这样的，每次打电话，"爸爸"（像小孩子一样，童声），"我一会儿开晨会，我不知该怎么说，你告诉我该怎么说"。我就告诉她该这样说，这样说，这样说。（咨询师点头）这个时候我是挺自豪的。就好像我受到了尊重这种感觉，好像是这样吧。（咨询师点头）她紧接着会说，就是我前面说的那个话，爸爸我不一定听你的，（咨询师笑）我有我的想法，电话一下就挂了，连个再见都不说。有这些情况。

咨询师：喔，是这样子的。那——

来访者：（抢过话头）不止一次是这样。

咨询师：其实我从你这个话中听到好几个信息。第一个信息就是，你培养了一个很成功的女儿，这是你很有教育之道。第二个信息是，你们的感情是很深的。她作为一个老总，以撒娇的语气跟你说话，她其实是很爱你的。我的感觉是这样子。那么第三个呢，是她到你这来是寻求情感支持的。而你的层面是认为这个问题是"我应该给她方法"。

来访者：我觉得她不一定是爱我，她是没有这个能力。

咨询师：她没有这个能力，她又做到了老总，那么这个是？

来访者：我经验多丰富啊！她一个小毛孩子，她能有什么经验，她不问我能问谁？你说是不是？

咨询师：喔……

来访者：我觉得她认为用得着我？

咨询师：用得着你？

来访者：用得着我，利用我。

咨询师：你的意思是她听进去了，按你的方法去做，但是嘴上又不承认。

来访者：有这个可能。

咨询师：你觉得是这样吗？

来访者：有这个可能，或者她没在乎我的感受。

咨询师：喔，那么在利用你的方法和在乎你的感受当中，你觉得哪个更重要一些呢？

【督导反馈：封闭式问题太多。】

来访者：唉，我觉得能够有一些，有一些（眼光看大家），有一些情感上的交流。（咨询师点头）而不是你有事再找我。

咨询师：喔（点头），那么这当中我看到有好几个问题。第一个问题是平时不经常打电话，第二个问题是平时沟通也有问题，她不在乎你的感受。第三个问题是她知道了你的方法，却不屑于使用，你以往的经验对她来说没用。我看到好多信息，我就不知道这当中最重要、最让你难受的是哪个？

【督导反馈：总结得及时，但内容太多。】

来访者：这个我也理不大清楚，可能都有吧（意志略消沉）。

咨询师：那假如我们排个序呢？按一二三排下来呢？

来访者：这个我不太清楚。

咨询师：就是我刚才提到的这些方面的东西，第一个让你觉得不太舒服的是，不顾你的感受，没有建立情感连接。第二个是不听你的方法，不接受你的方法。第三个是利用你。好几个层面啊，我只是举个例子而已。

来访者：（身体前倾）其实我觉得，通过你刚才说的这些，我好像更在乎她对我的感情方面的。

咨询师：那你对你女儿撒娇地叫你爸爸，还是童音的那种，你的感觉是什么样子？

来访者：（身体继续前倾）感觉挺好的。

咨询师：感觉挺好的，对她后面的谈话你就不舒服了。

来访者：（身体靠回椅背）我最受不了的就是问完事后，电话"啪"地就挂了，这是我最受不了的。

咨询师：那你希望她怎样做你感觉会好一些？

来访者：不要让我感觉她用得着我就来找我，不用就不找。

咨询师：就是打完电话再聊聊天。

来访者：啊，问问我吃饱饭没有？我冷不冷、饿不饿、忙不忙呀？

咨询师：那你平时给孩子打过这样的电话吗？问她饿不饿、忙不忙呀？

来访者：没有。

咨询师：没有。因为我前面听你说大老爷们打电话表达情感是件很没面子的事情（来访者插话说"对"）那你觉得以父亲关心女儿的角度打电话，问她最近身体好不好，她工作很忙，有没有准点吃饭，最近有没有生病，这个你觉得能问得出口吗？

【督导反馈：有点紧逼来访者，应多建议而不是指导。】

来访者：我不能这样问，我们爷们都是管一些重要的事情，这些都是不值得问的事。

咨询师：但是你还是希望她来问你这些事。

来访者：她是女人嘛！

咨询师：（点头）女人。这样子，那你觉得打电话给女儿有什么是可以说的呢？

来访者：我一般没事也不给她打电话。

咨询师：不给她打电话。你提到爷们只有大事才打电话，那什么样的事才算大事呢？

来访者：工作啦、学习啦，就是这类。

咨询师：工作、学习？

来访者：挣钱啦。

咨询师：那你会打电话问工作、学习、挣钱的事吗？

来访者：不问。

咨询师：就是你觉得是大事的也不问？

来访者：她说给我听我就听，我在前面也说了，也不会打，除非有事（身体非常放松地坐在椅子上）。

咨询师：在你的心中她是孩子，就像前面提到的，父母要多宽容孩子，也许要做得多一些。

【督导反馈：没有和来访者共情，代入的是女儿的角色。】

来访者：这些我也知道。

咨询师：假定我们打个电话问问挣钱怎样？公司效益怎样？你觉得这个电话可以打吗？

【督导反馈：出主意太多，提不同意见，与来访者对立了。】

来访者：那不是我的性格。

咨询师：喔，不是你的性格，你不能打给她，得她打给你，是这样子吗？可以这样理解吗？

来访者：反正我觉得吧，她要多给我点关心，别的倒没什么。

咨询师：要是孩子想不到怎么办？

【督导反馈：应关注来访者本人的问题，而不是其他相关的人。】

来访者：想不到，我不知她为什么不能想到，她这么大的人了。

咨询师：因为前面提到你和太太都没有跟她谈过，也不能确认她知不知道，我们只能从自己这个层面来看这个问题了。那么假定她是没想到，你是否会觉得好一些？

【督导反馈：用词"假定没有想到"不妥，不要被问题本身牵着走。"你就这样一个女儿，你应该怎么办？"是可以讨论的。"你怎样去面对不符合你想法的外界？""你的情感反应是什么？"】

来访者：我会生气，那么大的孩子，还不知道孝敬父母。

咨询师：那她是工作忙碌忘记了呢？

【督导反馈：不要替来访者外的第三者找理由。关注问题现象，应有深度，要看到问题背后的东西。】

来访者：你再忙也有夜深人静的时候啊！

咨询师：你的父母不知是否还健在？

来访者：不在了。

咨询师：当他们还在的时候，联系多吗？

来访者：也很少联系。

咨询师：也很少联系，那你觉得你的父母会有像你这样的想法吗？

来访者：（沉思）反正我的父母对我是这种印象。我们兄妹五个，我是排行老三的，上面一个姐姐一个哥哥，当父母提起我，都说"这个老三"怎样怎样，别人问起"这个老三好不好"，他们摇头，说"横"！（咨询师笑）我不知道你能否听懂，横。

咨询师：是蛮横的横。

来访者：对，蛮横的横！但真有事了，有病有灾还得来找我。（咨询师点头）反正我孩子妻子也是这个感觉。

咨询师：都是有事了才来找你？

来访者：真正有了一些重要的事才来找我。

咨询师：那你对这个怎么看呢？

【督导反馈：扯太远了，心理咨询应有四个阶段。第一个阶段弄清来访者问题，一般用3～5分钟；第二个阶段找到问题相关原因等，可以用5～10分钟；第三阶段解决问题，一般用15～20分钟；第四阶段整理问题，一般用2～3分钟。】

来访者：有些时候也在想，我来自农村，农民的儿子，我们村里觉得喜欢一个人爱一个人，不用去说，说是"耍嘴子"，不要"耍嘴子"，关键是行动，我是这样的。

咨询师：那你觉得你女儿除了不爱打电话外，还有其他行动来表达爱吗？有吗？

【督导反馈：抓住这个谈，父母有了不听话的孩子怎么办？】

来访者：给我钱也不多（咨询师笑），电话没有，那我怎么知道她的爱？

咨询师：就说什么方面都没感受到。

来访者：没有感受到，所以我现在觉得再活一次，一定不要孩子，没意思。

咨询师：我们中国有个观念——养儿防老，我听到你前面说你在公司里，还是很成功的，那你是需要她来赡养你吗？

【督导反馈：应共情。】

来访者：希望是希望，但我觉得可能指望不上。我觉得她心里没我。

咨询师：那你觉得在经济上需要她的帮助吗？

来访者：不需要。

咨询师：不需要？

来访者：她不给我添麻烦就不错了。

咨询师：喔，这样子。经济上不需要，也就是回到原来那个起点上了。前面提到你孩子、妻子、父母、身边的人都是有重要的事情才来找你，平时好像都是联系比较少的。不知道你是怎样看待这个现象？一方面你是可以被信赖的，另一方面是其他的一些东西。

【督导反馈：不要去猜来访者在想什么。】

来访者：我的父母不来找我可能是觉得我这个儿子太不好接触了。（咨询师点头）我觉得是这样，我听我村里面的人讲，我刚参加工作那阵子，我参加工作很早，8岁就参加了，然后，我母亲每天都会跑到村头去哭，就是我走的那个方向。所以我知道他们是很渴望见到我的，但是我感觉我父母好像有点怕和不敢走近我。

咨询师：他们觉得对你有什么亏欠似的？

【督导反馈：共情不够，让他沉浸在自己情感中，而不是引走。】

来访者：亏欠倒没觉着怎么亏欠，反正有一次一件事对我触动很大。（挠头）就是我当记者搞新闻时，在老家海阳县出差，当时我收到一个电报，"母病危速归"。本来我第二天还有个活动，但我全部推掉了赶紧往家跑。回家去一看其实没什么事，我很愤怒，我母亲看到我这个样子，很不好意思，"都怨我，其实是我太想你了"怎么怎么的。现在想到这件事时，我很内疚这个事。所以后来母亲真正病危时家人就没敢给我发电报告诉我病危，只告诉我母亲病重，这是让我后悔一辈子的事情。（内疚）

咨询师：那你当时是回去了还是没回去呢？

来访者：回去了，但是隔了点时间回去时。回去时，母亲已经在门板上了。

咨询师：是已经去世了吗？

来访者：不过后来还是叫活了。

咨询师：就是还能见上最后一面。

来访者：我对这些什么东西也不太清楚，叫叫叫，就叫活了，又活了二十多天。

咨询师：就是你最后还是见了。那这件事情给你的感受是到现在你还是不能释怀吗？要是换一个方式，你回到孩子时，你会怎样对待你的母亲呢？

【督导反馈：太快了。】

来访者：现在能够重新活一次，我肯定会把我对父母的情感表达出来。我也不会去责怪他们把病重发成病危，是吧？但是有时候吧，自己还是习惯把这种爱和善意藏起来。我不知道这和我与我女儿的关系有什么关系？

咨询师：你觉得你女儿性格和你像吗？

来访者：有一点吧。

咨询师：有一点。她会像你这样把爱和善意藏起来吗？

来访者：她只有在唱歌时才能明白表现出来，唱一个爱你这么样的歌曲（来访者笑）。我记得有一年春节，我们一家到卡拉OK厅唱歌，她围着我唱了很多这样的歌曲，那个晚上我感觉很舒服。

咨询师：就是那一刻你相信你女儿是爱你的。

来访者：觉得是。

咨询师：那你觉得她会在平时像你一样，把爱和善意藏起来吗？

来访者：有可能。不过我觉得其实我女儿很会撒娇。以前她没进公司之前，她公司没有她这个类型的员工，就是一看像个小孩似的，特别幼稚，特别单纯。不知老板怎么想的，就招了她这么一个。后来从她以后才招了很多这种类型的员工，外表看上去很单纯、很幼稚的这种。

咨询师：就是你觉得你们性格不一样。

来访者：我也说不准。

咨询师：因为她看上去很单纯，但是性格的组成是很多方面的，我其实想问的是你女儿在情感的表达上是否和你相像，你的感觉是怎样的？

来访者：我觉得她比我会来事儿。

咨询师：（点头）会来事儿，所以你觉得她比你会表达情感。

来访者：对。

咨询师：那么当她在卡拉 OK 厅唱过很多表达爱的歌后，你们的关系是怎样的？

来访者：过了那阵后好像也没变化。

咨询师：也没有表达。那前面提到你如果再做一次孩子，会表达自己的感情。母亲去世之前，你有些行为做得不太好，但其实你是有爱和善意的，你爸妈能够理解到这一点吗？

来访者：我妈妈临死之前告诉我，我父亲也对我说，叫着我的小名，说"孩子呀，我没想到，你能对你妈妈这样"，就是表现得不像真实的我。就像前面提到的我愿意把爱和善意藏起来。

咨询师：那你觉得能站在这个角度去理解孩子吗？可以吗？

【督导反馈：咨询师在提要求。】

来访者：（挠头）她和我并不是很像，我觉得。她是那种很会来事的孩子。在我们这个家族和她妈妈那个家族，她是最受宠的孩子。男女老少都觉得这个孩子很会来事。

咨询师：前面提到她不爱打电话，那她对妈妈有善意和爱的流露吗？

来访者：她也不是不爱打电话，我觉得这个孩子，回过头来想一想，她只管自己，不太管我们。有一次我印象特别深，晚上我正做着梦呢，电话响了，她打电话过来，"爸爸"，我没反应过来，一看表，凌晨一点半。我就特别受不了这种感觉，我正做着梦呢，半夜来电话。我就问有事吗？她说"我在道上走着呢，现在几点了"，我听到这才感觉到她不知道时间。

咨询师：对。

来访者：所以我感觉她只管自己，不管爸爸妈妈忙不忙，在没在睡觉。她对我们吧，我感觉是，你们保密工作是有的吧？

咨询师：是的，不会说出去的。

来访者：我觉得她对别人比对我和她妈妈都好，我的感觉是这样的。

咨询师：她那天深更半夜打电话给你，有什么重要内容？

来访者：没事啊。这就是让我烦的地方。我问有事没事？她说没事。把我叫醒了她又说没事，她问我干吗呢，我说睡觉呢。"那你睡吧"，电话又挂了，结果我一晚上没睡。

咨询师：（笑）那你觉得你女儿打这个电话，除了没事还有其他感受没有？

来访者：我觉得她就是任性，不管我们。

督导咨询技术的总结分析：

(1)咨询师眨眼太多，感觉不淡定。

(2)问题方面转换得太多，抓不住重点与方向。

(3)咨询师随机应变能力欠缺。

(4)澄清问题，发问方向不够明确。

(5)对来访者需求意识不够，主要是澄清得不够。

(6)咨询师过于主观。

(7)没有掌握关键时机，不善于结束。

(8)倾听不够，切换到父母问题时，没有征求来访者的意见。

(9)咨询目标没有设定。

(10)要学会合理问话，"你觉得你和妈妈的关系与你和女儿的关系，有关系吗?""纠结是什么? 意义和影响是什么?""假如纠结不存在，对你的生活有什么影响?"

二、"金鱼缸"训练督导案例之二

背景：本咨询案例的主要问题——来访者的9岁外甥日常吃饭很少，身高体重均低于同龄儿童，来访者母亲担心影响外孙的身体发育，每天坚持亲自喂饭；来访者对母亲的做法持不同意见，多次争执不下，引起情绪不良，前来咨询。

咨询师：您好! 我姓钱，是一名心理咨询师，感谢你的信任，能把你的故事与我分享吗?

【督导反馈：开始打招呼最好不要说"您好"。】

来访者：老师您好! 是这样的，我姐家小不点儿(来访者的小外甥)，一直住在我家，由我妈看着他。他从小吃饭就很费劲，现在都9岁了，从早上起来到晚上，我妈天天都追着他喂饭。我劝他吃饭，我妈还怪我说，"别打扰他，你打扰他他就更不吃饭了，别影响他情绪"。我妈每次与我交流这事，我都觉得别扭。能不能就我家小不点儿不吃饭的事，帮我妈缓解一下；我觉得隔代疼孩子可以理解，但我妈有点过了。我觉得有点焦虑，一吃饭就得看着小不点儿吃。

咨询师：你姐姐的孩子不好好吃饭，弄得你妈妈很着急，9岁了还要你妈妈喂饭，你看不惯，也很不舒服。

【督导反馈：共情表达得不够充分。】

来访者：对啊，没必要老跟他较劲，人都有本能，饿他两天，自然会吃饭。老这么喂，他就有依赖，每次都跟玩儿似的，成习惯了，每次到吃饭时，不吃了我妈就喂，就这样不断地循环，时间长了，小不点儿对吃饭就有点反抗。

咨询师：你有没有设想过，小孩在不喂的情况下他自己能吃饭吗?

【督导反馈：来访者与母亲观念不一致时的不舒服和当时的表情变化要抓住。不要被来访者单个的信息牵着走，要看到问题的深层原因。】

来访者：没试过，只要他不好好吃，我妈就喂。我妈担心他吃不好饭，会影响发育。他现在已经比别的孩子个子矮了，而且还瘦。

咨询师：孩子不好好吃饭这样的事情，好多人家都会碰到，你是怎么想的?

来访者：孩子要是不吃饭，就不管他，两顿三顿不吃，等他饿了自然就会来吃。同时，把零食收起来，到正点开饭，该吃饭时不好好吃饭，平时也没有零食吃，慢慢地他就会好好吃饭。

咨询师：你有没有给你妈妈提出你的想法?

来访者：说过，我妈妈不听我的，照样每顿饭都得追着喂。

咨询师：对于这件事，你是怎么想的，对你有什么影响?

来访者：每次吃饭就像打架似的，弄得大家都很紧张。

咨询师：你受到什么影响?

来访者：他不吃饭，我就很生气，生气这点小事我妈还老管。

咨询师：你是否试想过，这件事你也可以不管。

（来访者沉默……）

咨询师：每个孩子成长需要一个过程。现在孩子需要大人喂，你有没有想过，这样喂饭会不会喂到十几岁或者二十岁？

【督导反馈：最好不用封闭式问题，可用开放式问题引导来访者自己思考。】

来访者：我想不会。半年或者一两年后，随着逐渐长大，他慢慢就不要大人喂饭了。

咨询师：也就是说，你自己是清楚的，目前这样的喂饭方式不会持续很久，这件事也不是解决不了的。

来访者：是的。

【督导反馈：应当让来访者充分体验这种不必要的焦虑情绪。】

咨询师：另外，你有没有想过，在你小时候，你妈妈是不是这样喂你的？

【督导反馈：可改为开放式提问。】

来访者：差不多也是这样。

咨询师：有没有设想一下，你小时候要是个子不如同学高，自己不好好吃饭，你妈妈也不督促你，不给你喂饭，错过了身体发育的最佳时机，发育受到影响，你会怎样想你父母。

【督导反馈：不要过多地纠缠于喂饭这件事情上，要更全面地看问题。】

（来访者边思考边点头。）

咨询师：帮孩子喂饭对孩子来说是好事，还是坏事？

【督导反馈：还是用了封闭式提问，可改为开放式提问。】

（来访者沉默。）

【督导反馈：来访者沉默有可能是因为提问不合适。】

咨询师：你妈妈喂你 9 岁外甥吃饭这件事情，你有什么感受？你认为是你不能理解你妈？还是你妈不能理解你？

来访者：是这样，从小我母亲就比较强势，我们沟通上也没有做得很好，我不同意她的做法，担心在表达上她不能接受，所以我们都没有把自己的真实想法说出来。以前我们交流时，大多是我妈妈说，我听着去服从。

咨询师：你从小受到的家庭教育，你妈妈说了，你就被动服从。

来访者：基本上是这样，其实现在也是这样。只不过现在我们长大了，有什么不同想法也不直接对她说，年龄大了，我也不想让她再生气，只要不是太过，尽量不和她争执。

咨询师：遇到和你妈有不同的想法时，憋着不说，你心里感受是怎样的？

来访者：很别扭。

【督导反馈：应及时问怎么不舒服，不舒服到什么程度，影响到哪些方面，详细收集相关信息。】

咨询师：心里感到很别扭！是不是这样，你心里不同意你妈妈的做法，但为了照顾你妈妈的情绪，为了不让她生气，表面上服从，如在喂小孩吃饭这件事情上，意见不一致？

来访者：是的，意见不一致。

咨询师：你们的意见不一致，就如何喂小孩吃饭这件事情上，是你对你妈妈坚持自己的观念持不同意见？还是认为你妈妈坚持喂饭的方式不合适？

来访者：对母亲坚持自己的方式不太认同。

咨询师：你提出你的想法，母亲不太同意。

【督导反馈：不要过多讨论第三方问题，要把话题引到来访者的身上。】

来访者：我认为母亲的方式不太合适，没有站在她的角度看问题，导致关系比较紧张，我回去后还要好好想想这方面的问题，尽量站在她的角度想问题，交流起来会更顺利一点。

咨询师：也就是说，你母亲喂你侄子吃饭这件事，也不一定是什么大事，只是你对这件事情的不同看法，与你母亲的沟通方面没有很好地处理到位，你的想法，你母亲不太认同，你母亲的做法，你认为不合适。你有你的想法，只是迫于压力，不希望为了这件事与你母亲过多地争吵。自己长大了，虽然有自己的想法，这么多年一直都是听你母亲的，自己的想法一直没有正式表达出来。关于孩子喂饭这件事，也是同样有自己的想法。

【督导反馈：咨询师此时说的太多，引导来访者思考的就少了。】

来访者：是的，这次咨询，我感受到，我得从不同的的角度想问题，多从母亲的角度考虑，缓解紧张的氛围。

咨询师：通过我们这次谈话，我也能了解，你跟你母亲的焦点不是如何看待喂你外甥吃饭这件事，还有长年积累的沟通问题，以后多注意沟通，情况可能会好一点。希望你以后会做得更好。

来访者：好的，谢谢您！

咨询师：不客气！

【督导反馈：整个咨询过程时间较短，现实中，来访者是付费前来咨询的，咨询尽量不要在很短的时间内结束。】

督导咨询技术的总结分析：

(1)咨询策略要特别关注。本次咨询过程中，听完来访者的叙述后，咨询师一开始想就来访者说的问题改变来访者认知观念，来达到缓解来访者的情绪的目的。随着咨询的进行，发现这种思路并不是很奏效；来访者的问题不仅仅停留在"喂不喂小孩吃饭"这件事上，可能有"与母亲沟通关系不良"的更深层原因，进而探寻来访者从小受母亲教育的经历，渐渐弄清来访者长大后一直对母亲强势的教育方式有抵触感，但一直没有机会，也没有很好的方式与母亲好好地沟通，埋藏的心结一直未能很好地解开，从而在日常事情上与母亲持不同意见时，容易导致自己情绪不良。

(2)咨询师对于来访者出现沉默的处理办法不多，不能提出让来访者主动思考的问题。

(3)咨询师主动说的多，容易造成来访者思考的少，过于被动。而且由于情况并不十分明晰，更容易在咨询中造成被动局面。人本疗法的关键是启发来访者的自我发现与自我成长。

(4)需要更好地掌控来访者对问题的反思以及对策的思考。

(5)共情表达少，沉默出现时，问题问得不合适，封闭式问题使用过多。

(6)当第三者不在场的情况下，应少谈第三者的问题，否则，成了对第三者的批判会，并不利于咨询的进行。

三、"金鱼缸"训练督导案例之三

背景：来访者小闫，女，30岁，苦恼于因为是否要孩子这个问题而产生的家庭矛盾，前来咨询。

咨询师：今天是怎么来的？

来访者：开车来的。

咨询师：楼下不好停车吧？

来访者：还好吧。

【督导反馈：开始时聊些轻松的话题，似乎为了减少来访者的紧张感。面对第一次的来访者不一定使用，他有可能认为你在闲扯，最好直接进入主题。】

咨询师：要喝水吗？

【督导反馈：可问可不问。】

咨询师：可以跟我谈谈你的问题吗？

【督导反馈：直接问"有什么问题？"有的来访者会感觉不安，因为其不认为自己是有病的人。这里也许可以换一种说法，"今天我们谈点什么？"中性一点更好。】

（来访者主诉，她与丈夫因为是否要孩子的问题出现分歧。因为感情问题前来咨询。公公与婆婆观念比较传统，对于要孙子的愿望非常强烈，而且表现出了明显的重男轻女的倾向，也曾给过暗示，如果第一胎是女孩，要再生第二胎。而她本人还没有计划生孩子，也比较反对传统。）

咨询师：你现在是因为在是否要孩子上与丈夫有分歧而来咨询？

来访者：不止现在，这个问题有一段时间了。

咨询师：有多久？

来访者：从结婚以后。

咨询师：你与你丈夫结婚多久了？

来访者：两年。

咨询师：也就是说从结婚以后你和你丈夫就在生孩子的事情上有分歧了。

来访者：是的。

咨询师：能具体说说吗？

来访者：我和丈夫生活在北京，而公公婆婆不在北京生活，有时候公公婆婆来北京或者我们回老家，在分别前都会开家庭会议，会议上会督促我们赶紧要孩子。公公婆婆观念比较传统，有一个亲戚带着六七岁的女儿到家里做客，公公明显表示出对女孩的不喜欢，对这个亲戚说建议他们生二胎，如果没有指标，可以帮他们要一个指标。我听到这些后觉得非常反感。

咨询师：你觉得这句话是说给你听的？

【督导反馈：这里用开放式的提问会更好，如"你为什么会反感？"让来访者自己描述出来，而不是咨询师去猜来访者的想法。】

来访者：他（公公）就是故意说给我听的。

咨询师：他是如何表达的？

来访者：……（重复了刚才她公公对亲戚说的话。）

【督导反馈：咨询师这样问，目的是想验证来访者是否对公公的表达加上了错误的定义。咨询师希望能够改变来访者对公公重男轻女的认知，让来访者觉得公公的话并不是针对她，也没有重男轻女。事实上，这并不是主要矛盾，就算来访者误解了公公的意思，也只是解决了表面上的问题，而并不是根本的关键问题，所以在这个细节上，并没有深究的必要。】

咨询师：当时你丈夫在场吗？

来访者：他不在。

咨询师：你们经常会开家庭会议讨论孩子的问题？

【督导反馈：这里咨询师又一次使用封闭式提问，而且错误地归纳了事件。】

来访者：不是经常，他爸妈不在北京，我们只有回家或者他爸妈来北京的时候才会开家庭会议，讨论这个事情。

咨询师：家庭会议每次都会讨论这个吗？

来访者：大部分。

咨询师：占多大比例？

来访者：七成。

咨询师：七成都是在讨论孩子？

来访者：也是部分，还会讨论其他问题。

咨询师：也就是七成的家庭会议都会提及孩子的问题。

【督导反馈：这里太过于细致了，实际没有必要。人本方法更多是倾听，要引导来访者谈他们的问题。】

咨询师：那每次讨论你丈夫的态度呢？

来访者：他没有明确的表态。

咨询师：能具体说说吗？举个例子。

来访者：他每次都不正面谈论，都会把话题引到其他地方。或者说这事不着急，可以暂时先放放。

咨询师：感觉你丈夫就暂时不要孩子这件事上，跟你的意见算是一致的。

来访者：算是一致，但也不一样。

咨询师：你是如何想的？

来访者：我现在没有怀孕的打算，而且六七成的可能是不想要孩子。

咨询师：你这个想法与你丈夫说过吗？

来访者：说过。

咨询师：你是如何表达的？

来访者：直接说。

咨询师：具体说一下吧，假如我是你丈夫，你会怎么跟我说。

【督导反馈：这里运用了空椅子技术，但是没有运用好。运用时间也不合适，太早了。】

来访者表达了不想要孩子的想法。

咨询师：那你丈夫如何回应你的？

【督导反馈：这里问得太细了，而且许多来访者想不起来当时第三者会说什么话，是可以忽略的细节。】

来访者：他说不清楚，也没准备好。

咨询师：你怎么解释你的六到七成不想要孩子。

来访者：我一直都想做个丁克族，结婚以后都没想着要孩子。我周围有很多朋友，26 到 30 岁的时候都是想做个丁克族，但是也有不少到了三十五六了又想要孩子了。我现在 30 岁了，不敢肯定自己到那个时候会不会改变主意。

咨询师：你不能确定自己是不是不想要孩子，是不是可以理解为现在还没准备好要孩子，你们两个的意见还是一致和谐的。

【督导反馈：这里带有咨询师的主观臆断以及猜想成分在里面，不应该替来访者来归纳总结。】

来访者：也不算一致，我丈夫的家庭非常传统，而我丈夫又是一个很孝顺的儿子，他不会违背他父母的意愿的。我不喜欢屈服于权威，会想挑战权威，越是逼着我越会对着干。我跟他说过，我不想要孩子，如果他想要孩子的话，离婚也可以。

【督导反馈：这里来访者提到挑战权威，这是一个关键点，咨询师没有把握住这个关键点来切入。而且最后用到一个很严重的词语"离婚"，这也是一个可以切入的地方。而咨询师错过了一个重要的机会。】

来访者：我跟公公婆婆的冲突比较强烈，丈夫不愿意违背父母的意思，而自己不愿屈服，家人给予的压力对我的生活状态产生了影响。

咨询师：每次你和你先生讨论这个问题时他总是逃避吗？

来访者：他总是表现出逃避的样子。

咨询师：能不能和你先生说出你的想法？你现在的困扰是你不知道你先生在想什么？

【督导反馈：这里不应该猜测来访者的心思。】

来访者：嗯。

咨询师：我建议把你的困扰说给你先生听。尝试让他不要回避问题。

来访者：可以试一下。

咨询到这里产生了中断，咨询陷入了一个死循环，无法继续进行下去了。

督导咨询技术的总结分析：

（1）首次咨询过程的阶段划分没有掌握好。一般首次咨询分为四个阶段：发现问题、分析问题、解决问题、整理问题。整个咨询每个阶段均不清。

（2）太过于细节化。很多无关的细节都被放大了，过于挑细节，而忽略了主要问题。

（3）对于治疗方法运用不熟练，本次咨询尝试使用空椅子技术，但是却没有运用到位。

（4）不要猜测来访者以及第三者的心里所想，可以尝试帮助来访者归纳、表达，但不能猜测，尤其是第三者的想法。

（5）要把握主要矛盾在哪里，抓住关键的切入点，而不要停留在表面的问题上面。例如，来访者提到自己"喜欢挑战权威"，这就是一个可以切入的地方，可以深入地和来访者讨论，她不想要孩子和这个挑战权威之间是否有关系；再如，来访者提到了"离婚"这个比较严重的词，这里也可以与来访者讨论，除了孩子问题之外，是否还存在其他的问题等。

（6）提问的方式需要更加科学。此次咨询中，开放式的提问比较少，而封闭式的提问占大部分，容易限制来访者的自我挖掘，让问题变得比较局限。

四、案例分析训练督导案例

督导时间：2013年3月10日下午。

督导师：胡医生。

学员：心理督导师第五期培训学员杨某；心理督导师第五期培训班学员参与。

督导案例：一例失眠患者咨询案例。

理论取向：人本主义。

督导过程：第一步，进行案例报告；第二步，报告完毕提出督导问题；第三步，参与学员提问和发言；第四步，督导师总结。

一例失眠患者咨询案例报告

1. 一般情况

小蓉，女，22岁，大学三年级学生，身高1.60米左右，无身体残缺，无重大疾病史。父母务农。家有一弟弟，21岁，现失学在外地打工。家中生活条件艰苦。父母无重大疾病，家族无精神病史。

2. 来访者自述

主述：持续失眠一周，晚上无法入睡，白天无法坚持学习；心情不好，烦躁，内心苦闷，觉得自己一无是处；身体僵硬、疼痛。

个人陈述：不知道为什么就是睡不着觉，一挨着床就清醒得很，满脑子胡思乱想，想制止都制止不了，一直要挨到凌晨四五点钟，迷迷糊糊又天亮了。白天没精神，听不进课，看不进书，想到要考六级了，自己却这个样子，急得不得了，越想越难受。我真是没有用，什么都做不好，别人怎么不像我这样啊？我想了好多办法，跑步、数数、喝牛奶，可是对我一点用处都没有，晚上同宿舍的人都睡得那么香，我一个人孤零零地在黑暗里醒着，这种滋味太难受了。我躺在床上，身体好像不是我自己的了，一点温暖的感觉都没有，根本感觉不到被褥的存在。现在我对床都产生恐惧了，一看到床就紧张，可是不睡觉怎么行啊！白天一点精神都没有，吃饭没有胃口，整天昏昏沉沉的，什么事情都没法做，更别说学习了。我觉得自己整个身体都是僵硬的，坐在这个椅子上都累得很，脖子痛，背也痛，到处都痛。老师，你说我现在该怎么办啊？

3．咨询师观察了解到的情况

(1)咨询师首次印象：来访者由其男朋友陪同来到咨询室，身穿灰白色休闲装，衣着整洁，愁眉苦脸，烦躁不安。与咨询师一见面就流泪哭泣，在叙述过程中不时用手敲打自己的肩背，强调自己身体多么难受。情绪激动，不回避咨询师的眼光，求助愿望非常迫切。

(2)男朋友反映：小蓉是个容易焦虑、情绪反复无常的女孩，想问题爱钻牛角尖，以前我经常开导她，这一次怎么开导也没有用了。她情绪很异常，说自己一直都失眠，所以我劝她来咨询室找老师。

(3)辅导员老师反映：来访者是个性格比较敏感、内向的女孩，学习成绩不错，一直保持在班级前10名内。但除了学习之外，她没有什么业余爱好和特长，很少参加文体娱乐活动，与其他同学的关系也不是十分融洽。

(4)咨询师在访谈中了解到的情况：

①自幼有良好的学习习惯，记忆力也很强，遵守纪律，尊敬师长，因而深受老师的器重。

②家境贫寒，父母在家务农，弟弟在外面打工，自己的学习生活资金全靠家里支持。家里人对自己很好，认为她是全家人的骄傲。

③高考失利，复读过一年，其间曾出现相同情况(失眠、紧张、焦虑)，但坚持下来了，后来第二次高考仍然发挥失常，勉强考入这个大学。

④大学一年级通过英语四级考试，各科考试成绩也不错，整个一年级过得很愉快。后来三次报考六级都未通过，越考越差，发挥越来越失常。每次考试前都会感到心慌、焦虑、难以入眠。加上宿舍里的室友每晚熄灯后都要海阔天空地聊天，而她却只有在关灯后尽快安静入睡才能睡得着，所以经常是半夜都睁着眼望着墙壁，无法入睡。如今第四次报了六级考试，一个月后考试。第四次报考六级后，她的神经就绷得更紧了，越紧张越难入睡。到了白天就神疲乏力，无法集中注意力听课，也难以静下心来复习。报名后制定了详细的复习备考计划，刚开始还能勉强进行，最近一周持续失眠，计划完全被打乱了。

⑤最近被是否要考研的问题困扰，认为自己学习成绩那么好，一定要考研，才能证明自己的能力；然而，对自己所学的生物专业一点也不感兴趣，尤其害怕做实验，对实验现场有莫名的恐惧感，担心自己被烫伤、划伤，想到还要继续学习下去就觉得痛苦万分；但认为考研还是应该选择该专业，考上的把握性才大。

⑥认为自己是个书呆子，是读书考试的机器，学了一大堆自己没有兴趣，也没有什么用处的课本知识，离开了考试，自己在生活中一无是处，笨得要命，什么都不会，感到前途一片渺茫。

⑦有一男友，已相处两年，关系稳定。不擅于处理人际关系，寝室关系也不太融洽，认为自己在寝室里总是被欺负。

4．来访者目前状态

精神状态：紧张不安、焦虑、抑郁。

躯体状态：头痛、疲劳、全身酸痛、睡眠障碍。

社会功能状况：学习效率下降。

5. 心理测试结果

SCL-90：

总 分：226		总均分：2.51	
阳性项目数：61		阳性项目均分：3.23	

因子名称 　　　　因子分

躯体化： 　　　　　3.08

强迫症状： 　　　　2.50

人际关系敏感： 　　2.89

抑 郁： 　　　　　2.92

焦 虑： 　　　　　3.20

敌 对： 　　　　　2.50

恐 怖： 　　　　　1.29

偏 执： 　　　　　1.50

精神病性： 　　　　1.60

附加项： 　　　　　2.71

SAS：68

SDS：59

EPQ：E 54 分；N 61 分；P 42 分

6. 心理诊断与评估

对该来访者的初步诊断为焦虑伴抑郁情绪引发睡眠障碍，属于一般心理问题，在心理咨询的范畴。

诊断依据：

(1)由于学习和人际压力以及对前途的茫然而产生内心冲突，并由此体验到不良情绪，如自责、紧张、焦虑、抑郁等。

(2)不良情绪持续满 1 个月不能自行化解，最近一周发生急剧恶化。

(3)不良情绪反应仍然在相当程度的理智控制下，始终能保持行为不失常态、基本维持正常生活、学习、社会交往，但效率有所下降。

(4)不良情绪的引发来自学习和人际上的受挫，情绪基本上无泛化。

鉴别诊断：

(1)与精神病相鉴别：根据病与非病的三原则，该来访者的知、情、意是统一、一致的，对自己的心理问题有自知力，有主动求治的行为，无逻辑思维的混乱，无感知觉异常，无幻觉、妄想等精神病性症状，可排除精神病。

(2)与抑郁症相鉴别：该来访者存在明显的抑郁情绪，情绪低落，意向下降，兴趣下降，有自我评价低的倾向。但皆因内心冲突引起，且程度不严重，也无自杀倾向，未严重影响社会功能和逻辑思维，因此可以排除抑郁症。

(3)与神经症相鉴别：该来访者虽然存在抑郁、焦虑、偏执等症状，但时间持续短，内容未充分泛化，未严重影响社会功能和逻辑思维，且其心理冲突带有明显的道德色彩，与神经症的心理冲突的变性不同，因此可以排除神经症。

7. 分析

小蓉因为失眠而来求助，实际上是由于学习及人际上的冲突、对未来的迷茫等问题引发内心的焦虑情绪，从而出现睡眠以及躯体方面的障碍。分析她出现上述心理问题的原因如下。

生理原因： 无明显生理原因。

社会原因：

(1)家境贫寒，给自己的社会交往蒙上一层阴影。

(2)负性事件的影响，三次考六级没有通过，使自己依靠学习成绩而建立起来的自信心大受打击。

(3)缺乏社会支持系统的帮助，未得到父母、老师和同学的理解和关注。

心理原因：

(1)小蓉性格较为偏激，情绪波动大，容易受暗示，受环境影响大。有轻微的强迫倾向，对自己苛刻，但内心的自卑感强烈。

(2)学习被动、茫然，存在认知错误，认为学习成绩是自己唯一的自信砝码，学习不好了，自己就一无是处，而且潜意识里认为弟弟是为她而失学，因此学习一旦受挫就产生强烈的自责感，感到自己对不起弟弟和父母亲。

(3)对自己的状态很疑惑，自我意识不够强大，对自己内心的真实感受理解不够，历年来一直按照别人的要求学习和生活，没有形成真实的自我。

(4)长期局限于学习书本知识，缺乏对社会的了解，因此对未来如何面对社会心怀恐惧。

根据小蓉的情况，拟从以下几方面对她进行帮助和指导：

(1)采用认知行为疗法和疏导方法，引导她消除对考试的重重顾虑。通过交谈摸准其"致病"根源。然后"对症下药"进行帮助指导。

(2)以多种方式改善其睡眠状况，如加强体育锻炼、运用松弛技术放松紧张情绪。

(3)帮助她分析其个性中的优缺点，使她正确认识自己，悦纳自己，充分发挥长处，弥补不足，从而培养出健康乐观的心理。

(4)运用来访者中心疗法，促进其自我成长。

8.咨询目标

根据以上的评估与诊断，同求助者协商，确定如下咨询目标。

近期目标：

(1)降低焦虑的整体水平。

(2)学会一些技术来重构和换角度思考焦虑产生源。

(3)减少躯体症状。

(4)减少焦虑给睡眠带来的影响。

长期目标：

(1)增强学习上的自信心、改善应试表现。

(2)消除过低的自我评价。

(3)在社交技能上发展自信。

(4)以开放的、与年龄相适应的方式表达情绪。

(5)发展面对压力情境的抗逆力，参与各种活动。

(6)完善其个性，增强其社会(人际)适应能力，建立良好的人际沟通模式，习得健康有效的人际交往技巧。

9.咨询方案与过程

(1)主要咨询方法与适用原理：认知行为治疗、来访者中心疗法。

来访者的心理问题主要表现在其自我概念模糊上，无论是学习和考试的焦虑，还是人际关系的紧张，都是因其不良的社会适应模式所直接导致的。而这一系列的不良行为模式，都是在其成长经历的背景下和个性特点的基础上，不断习得和形成的。这其中无论是情绪的变化，还是行为的异常，都同样存在着个体社会认知的偏差和不合理等因素。而行为的不断重复和强化，反过来又会加剧认知和个性的偏离，再加上教养方式和学校教育环境等不利因素的加重和催化，如果不及时采用操作性、目标性、时效性很强的认知行为治疗方法加以矫正，来访者将陷入恶性循环的怪圈。

另外，来访者目前的典型的心理和行为异常还没有达到较为严重的程度，还有她特定的年龄阶段，都比较适于采用如上咨询方法。

(2)咨询过程如下。

第一次咨询

①聆听、共情，以开放的态度促进良好咨访关系的建立。

②采用来访者中心疗法，让她在安全温暖的环境中充分宣泄情绪。

③运用具体化技术，帮助她体会和理解自己内心的不良情绪。

④帮助她分析引起失眠的多方面原因。

⑤针对她"害怕今天晚上还是会失眠"的强烈焦虑，教会她做自我放松训练，用于失眠时自我放松。

⑥预约每周定时规律地进行咨询。

分析：小蓉的失眠显然与其没有得到疏导的焦虑情绪紧密相关，因此，首要的任务是帮助她适当宣泄情绪，在情绪渐渐稳定后，协助她进行自我探索，找到症状背后的心理根源。

第二次咨询

自诉第一次咨询后失眠症状大为缓解，身体及精神状况改善很多。回去后思考了许多老师指出来的问题。例如，什么是自己需要的？自己喜欢什么？要选择什么？等等。并滔滔不绝地谈起自己的生活、学习、恋爱、为人处世等。

分析：由于首次情绪疏导成功，来访者的表面症状得到缓解。但由于未能建立强大的自我，故而总在为别人改变自己，不断受到环境的干扰，无法看清楚自己，并因此产生强烈的自卑。接下来需要帮助她进行自我探索，完善人格。因此，咨询老师布置给她一道调查作业——我是怎样一个人？①我自己对自己的评价；②同学对我的评价；③朋友对我的评价；④父母对我的评价。

第三次咨询

带来了上周布置的作业，在咨询老师的帮助下分析自己、同学、朋友以及家人对自己的评价，并在这个印象之网中寻找自我。谈到这一周与男朋友发生了冲突，这是以前不敢想象的事情。从前对待男朋友一直小心翼翼，害怕暴露自己的弱点，怕失去男友。而这次冲突让自己都感到吃惊，冲突后反而觉得心里很踏实。

分析：第二次咨询后小蓉对自我的思考深入许多，恋爱问题的出现反映出她自我意识的复苏，证明她已经开始敢于表达自己真实的感受和想法，不再无条件地压抑自我、迎合他人。

第四次咨询

这一次终于看到一个满面笑容的小蓉朝我走来。自述面对问题不再焦虑、不再失眠。这一次我们探讨了一些关于人生目标的问题，以及学习方法问题。

分析：小蓉具有很好的悟性，已经基本走出心灵的误区，目前已找到乐观、向上、朝气蓬勃的自己，对人生目标的制定已经懂得倾听自己的心声，能够快乐、健康地面对未来。

第五次咨询

这一次小蓉笑容满面，精神焕发，第一句话就是："我是来和你说再见的。"她说了许多感谢的话语，以及今后的打算，我们的咨访关系也顺利结束。

10. 咨询效果评估

(1)来访者的评价：

咨询中老师您的话很少，每次都是我在滔滔不绝地说，可是每次您说的话都仿佛击中我的要害，引起我很多思考。不知不觉我自己就变了，如今我无论面对什么问题，都没有原来那样的焦虑和失眠了，男朋友和同学都说我现在开朗多了。我想以后不管遇到什么困难和挫折，我也能够正确面对的……

(2)咨询师的评估：

五次咨询，小蓉的精神面貌一次比一次健康，从垂头丧气到朝气蓬勃，从烦躁无助到坚强自信，人格在咨询过程中不断成长。小蓉的焦虑情绪和失眠症状早已得到缓解，学会了以开放的、与年龄相适应的方式表达情绪，发展了面对压力情境的抗逆力，消除了过低的自我评价，恢复了自信与乐观。整个咨询达到了预期的目标。

11. 总结

小蓉失眠的问题实质上是自我成长过程中的问题，我在咨询中先采用认知行为疗法缓解其不良情绪，然后运用来访者中心疗法，充分相信和调动小蓉的自我治愈能力，促进她的人格成长。咨询结果证明，这样处理是合理和有效的。

12. 督导问题分析

督导师学员与被督导者(以上内容中的心理咨询师)对话如下。

学员1：失眠一周是否去看过医生，或服用安眠药品？

被督导者：到校医院看过，医生建议不吃药。

学员2：与来访者建立关系是咨询中重要的一环，在这个案例中是咨询师的稳定、清晰帮助了来访者。来访者自己已经挣扎了很久，当她看到一个稳定的咨询师的时候，自身会获得一种莫名其妙的力量。另外，22岁是一个很奇妙的年龄，青春后期，不稳定是这个时期的特点，全家的寄托会让她有什么样的感觉？这个个案的智商和悟性帮助了她，咨询师的稳定帮助了她的成长。

学员3：睡眠突然改善，咨询师做了什么？

被督导者：来访者是由于压力事件引发焦虑情绪而导致失眠，咨询师针对"我害怕今晚还是睡不着"，在咨询室进行放松训练，教会呼吸和肌肉放松技术；针对她对失眠的恐慌，进行普遍化教育，告诉她失眠的普遍性，以及睡眠对人的重要性并非人们所认为的那样，失眠并不是灾难。

学员4：第一次针对来访者一周失眠的巨大压力，肯定地告诉她说会好转，如果回去还是睡不着，那会怎样？失眠这么久，是否应该考虑用药？一周一次见面周期是否太长？有没有想过神奇效果的原因是什么？是技术？人格魅力？咨询中的包容接纳支持？好的关系？来访者本身具有的资源，咨询使之发挥了作用？在报告中分析得不太够。

被督导者：我本身的咨询特点就是包容、接纳，很容易与来访者建立关系，而这一点正好切合了她的需求，她本来就缺少人对她的关注，以她为焦点，考虑她的想法和感受，所以她会觉得特别受用，才激发了她的自信，使她成长。

学员5：她真的好了吗？怎么来评估？

学员6：你是否喜欢这个来访者？

被督导者：刚开始没觉得，只是一般的感觉，后来发现她的变化后真的开始喜欢她。

学员6：那么，我的解答是，这个效果这么神奇，其实是态度比任何技术都重要。这个女孩的人际一直是困扰她的很大的问题，但是在这里，没有困扰了。另外，她高考失利，又经历了数次考试失利，感觉有点重复，是否是一般心理问题值得商榷。

被督导者：是的，解决了她表层的问题，并没有去深挖她。

学员7：考试焦虑、人际关系问题做5次咨询确实是很快了，是否要考虑以下两点：①年龄特点；②个性特征。来访者是被父母所期待的，在咨询中与咨询师两个人共同达成了协议，可能帮助她很快稳定下来。但深层的问题是否解决了呢？

督导师总结

咨询师在完成一个案例时，可能自我感觉良好，但通过大家的讨论会发现还存在许多问题，这本身就是对咨询师的督导与提高。

（1）必须要弄清楚个案的诊断是什么，或者说弄清楚来访者的问题。作为咨询师一定要清楚精神诊断标准，对于没有达到诊断标准的来访者要斩钉截铁地告诉他没病，这样会看到来访者未来的潜力，而不是给他贴了疾病的标签而毁了他。正确的判断就会带来很好的效果。在这个案例中，咨询师对来访者的判断是很阳光的，而且注意到来访者抑郁、焦虑的程度并进行了鉴别诊断，排除抑郁症、焦虑症。怎么排除的？是否严格按照标准问诊了？对于抑郁症，咨询师需要非常清楚地掌握其诊断标准，有八条标准需要问，这样才不会漏诊：①兴趣减退（对一切事物）；②自觉疲乏，伴有失眠；③自卑、自我评价过低，自信心明显下降；④前途悲观；⑤不愿意见人，自我封闭；⑥自觉病重；⑦自杀观念，轻生念头；⑧两周以上。①、⑤、⑦三条都有，可以直接诊断抑郁症。这个案例中，咨询师漏问了，因此回答不出来怎么诊断的。此外，有一个问题是，来访者已服了药物，但未给予报告，某些症状的改善实际是药物已经在起了作用。

（2）需要聚焦处理方法的探讨，即在整个处理过程中方法是否得当，是否存在问题。治疗效果与这个处理方法其实很相关，也可以从治疗效果来看处理方法是否得当。失眠的病例是常见病例，是全世界都比较关注的问题，咨询师需要掌握一些国际上通用的比较有效的方法或心理处方。有两句话是给心理学家提供的建议，非常有效：①"床是为人睡觉用的"（睡不着觉不沾床，沾床就睡觉，在床与睡觉之间建立条件反射的关系），给失眠患者建议睡不着时起来做些枯燥的事情。②"只要在床上躺着，就会有益"。似乎与第①点有矛盾，其实是告诉患者，虽然没睡着，躺在床上全身也在休息。我个人经验还会与之讨论每个人对睡眠的需求是不一样的，而且差别很大。咨询师需要积累许多针对各种心理问题的常规处理的方法。

（3）关于治疗效果的问题。对来访者的心理治疗究竟需要多少次？来访者中真正需要长程治疗的不到15%，在一次治疗中让他得到最好的效果，不再复诊，这种比例也非常高。治疗效果评估涉及基本的心理治疗机制（对心理医生的信任、期待），我们的举止言谈和对病人的处理本身就在帮助病人，以及特殊的心理治疗机制（宣泄、各种技术）。这个案例中来访者是基本的心理治疗机制就可以有好的治疗效果呢，还是特殊的心理治疗机制起到了好的作用？咨询师需要做进一步的分析。

（4）怎样客观评价是否治愈？多数手段还是运用评估量表，包括患者的自我报告。

（5）这个案例的成功不能排除其他的影响因素，不知道五周里，患者是否有其他地方求助的经历，效果越好，越令人质疑。还可能患者会欺骗咨询师，报告自己好了。因此，疗效的分析需要上升到科学的高度。

第三节　人本疗法的督导原则

在进行人本疗法督导中，应特别关注下面的有关问题。

一、浅层次的问题

(1)治疗室的布置：简洁、舒适。

(2)见面问好：一般不必。

(3)坐姿舒适：不前倾，不后倒。

(4)表情适当：眼神适合，笑要得当。

(5)语言表达：清晰；声音柔和。

(6)躯体语言：适当；不过多，也不过少。

(7)身体接触：避免；必要时拍肩鼓励。

二、深层次的问题

(一)注意掌握

(1)咨询的四个阶段。

(2)形式服从于内容。

(3)知识与诊断要点清楚。

(二)特别原则

(1)选择无对错。

(2)该转介的转介。

(3)处理好多个来访者：①谁先谁后；②背对背；③面对面。

(三)善于使用

(1)普遍性原则。

(2)同感三要素：内容、感受、程度。

(3)从浅入深，逐步深入。

(四)一般避免

(1)不多放在第三个人身上。

(2)自我表露不能太多。

(3)不在一个问题上兜圈子。

(五)督导师的成长

(1)丰富人生的经历。

(2)了解各种不同的社会角色。

(3)治疗取向的整合。

(4)督导师的情绪控制、督导观成熟；督导类型有特点。

总之，经验大于理论！

【胡佩诚、吴红曼】

第五章 精神分析疗法督导

JINGSHEN FENXI LIAOFA DUDAO

精神分析理论是迄今为止关于人类心智理解的一个最复杂也是最深刻的体系。自从精神分析被弗洛伊德①创造之后，人们对人类精神世界的理解就打开了一扇新的大门，或者说精神分析拓宽了我们对人类心智的理解。

---

① ［奥］弗洛伊德：《精神分析引论》，高觉敷译，北京，商务印书馆，1986。

第一节 精神分析理论模型与案例

时至今天，精神分析历时上百年的发展，已经有了很大的不同。

一方面，对于构成障碍的理解，从传统到现在发生了很大的变化，从传统的性驱动的取向，到后来关系驱动的取向，人们对精神障碍的深层动力的材料内容的认识拓展了。

另一方面，今天大部分的精神分析取向的治疗师的工作方式和当初也有很大的不同。临床治疗师们尝试着在治疗过程中更主动地使用自己，让自己作为治疗的一部分推动治疗的进程以在更短的时间内为来访者的改变提供帮助。

之所以我们仍然把这一切都叫作精神分析，是因为当我们在谈论精神分析的时候，我们本身就不是简单地在谈论一个理论观点，而是在谈论一套精神世界中潜意识对我们的心智具有重要的影响，我们对潜意识的探索与觉察是个体走向自由的必经之路的理论模型。所以目前这套以精神分析为基础的心理治疗工作模型，也常常被叫作心理动力学模型，以区分于经典的精神分析工作模型。

一、关于人性的基本假设

1. 驱力理论的基础假设

自我保存的本能和繁衍的本能作为生本能、毁灭与破坏的本能作为死本能一起成为人类心智发展的驱动力量。生本能作为驱动力量也包含了人类对于权力、地位、金钱的追求。

2. 客体关系的基础假设

对关系的依赖和寻求是个体生命发展的重要动力。客体关系的基础假设认为真正影响一个人精神发展过程的是在出生早期婴儿和父母的关系。

3. 精神分析理论整体模型的基础假设

假设人类的意识并不真正掌控我们的生命，人类的精神世界被一些未知的力量也就是潜意识所影响和制约。潜意识既有遗传而来的心智，也包括了个体后天和环境交互中被压抑的部分。

二、精神分析疗法的基本概念

1. 心理地形学模型：意识与潜意识

目前把人类的心智世界划分为意识、前意识和潜意识三个部分已经被理论界广泛地接受。

意识是能够被我们所感知和觉察到的部分。也就是通常情况下我们自身所能够体验到的心理活动。是传统心理学或者以内省为主要特征的心理学所研究的主要对象。我们进行推理和判断，学习一个新的知识，回忆一段过往的经历，或者去商场购物等任何一个有目的的行为都可以看作有意识的参与，是意识生活的一部分。

前意识在弗洛伊德的地形学分区里扮演了一个重要的角色。被看作意识和潜意识之间的一个中间区域。是意识进入潜意识或者潜意识进入意识的一个通道。那些过往的经验，或者被压抑的欲望和冲动会在合适的情境下进入潜意识或者对意识产生影响。

潜意识则是不能被自我所感知和觉察的部分。这个部分却在对我们的精神生活产生影响。在我们进行意识活动的时候，无论是进行感知，还是推理和判断背后常常都有潜意识的影子，这也就是心理治疗师们经常会说的，我们常常不知道自己为什么会做某件事情。

2. 结构模型

后来弗洛伊德认为意识和潜意识之间的表达不足以真正清晰地阐述他对于性驱力模型下心理障碍的理解和理论上的建构。弗洛伊德在意识和潜意识分区的基础上提出了人格的结构模型。把人类的精神世界划分为本我、自我和超我。

本我代表着精神世界中本能的欲望和冲动。在弗洛伊德的假设里，这个本能的欲望和冲动主要由性的欲望和攻击的冲动构成。本我处在潜意识之中，是先天遗传而来的原始的本能的能量。也因此是心理发展的源泉，内驱力的基地。本我遵循着快乐—痛苦原则。趋乐而避苦。本我的运作方式是一种心智起作用的原始结构方式。不区分对象、不区分时间和空间，具有强制性特征。替代、凝缩、割裂、隐喻和象征是本我的基本运作方式。本我是婴幼儿心智中的主要构成部分，而对于成熟的个体则在潜意识之中运作。

自我是现实的我，是为了个人与能够真正满足他的需要的经验和对象进行联系，包括处理个体与环境的关系的心理功能。自我遵循着现实原则。自我是人类心智发展的产物，通常伴随着婴儿大脑的发育，让婴儿逐渐认识到个人和养育者之间并非一个整体，并让幼儿开始认识到作为主体的自己的存在。而在婴儿和外部世界的互动中，出于更好地满足本我欲望的需求，婴儿需要发展出更具有现实性的和外部世界建立关系的方式。自我的出现是脑神经的成熟、原型的驱动力、养育关系的协调与失衡之间的碰撞共同作用的结果。自我的出现伴随着对本能欲望和冲动的调节和压抑。延迟满足变得必要和成为可能。自我的能量同样来自本我，自我可以看作内驱力的执行者。自我的一个很重要的功能是现实检验能力，即区分自我与非我的界线，区别环境刺激与自我的愿望或想象的能力。协调本我与超我，处理个体与环境的关系。现实检验能力的起点——妈妈的乳房的出现是不受自己意志控制的，而吃手是受自我意志控制的。自我的心智运作主要遵循次级思维过程，所谓的次级思维过程可以指成熟的自我所特有的某一类型的思维，也可以指我们所认为的在成熟的自我中产生的心理能量的结合与动员过程。自我用来处理和环境之间的关系，同时也处理和本我的关系。主要的功能用来延迟释放能量，并与特定的对象相联系。自我大部分是意识的运作，能够将时间、空间、对象、目的、意义进行细致的区分。

超我是道德的维护者，是心灵的道德知觉和我们的理想抱负。是从儿童早期的奖赏和惩罚的内化模式中而来的，也包含了社会文化和文明的基本规则。超我遵循道德原则，是后天发展起来的。超我的产生是自我产生之后才有的，超我和俄狄浦斯期具有密切的关系。超我最重要的一个功能是引发个体的内疚感，让个体的行为遵循某种规则。一个健康的超我能够有助于个体更好地适应社会。如果对于个体而言本我力量比较强大，而自我和超我的力量比较弱，这个人往往更容易走上犯罪的道路。如果个体本我的力量比较强大，而超我力量比较弱，又有一个强大的自我，这个人有可能发展为一个反社会者。如果个体超我的力量比较强大，而不具有相应的强大的自我，那么本我就会被压抑，从而让个体丧失生机和活力。本我和超我的冲突常常是神经症的一个重要来源。超我有内化的潜意识的部分，也有一部分在意识范围内。那些所谓的苛刻的超我常常发生在潜意识之中。超我从某种意义上就是给我们的行为设置一道禁忌。禁忌一般的作用是禁止能量的流动，但是禁忌也常常会堆高能量流动的压力，带来能量的增强。所以，一个被禁止了的冲动，如果没有合适的表达途径，就会引发激烈的冲突，从而带来障碍。

3. 客体

相对于自体而言，客体是独立于主体我的存在。在经典精神分析里，客体是独立于主体之外的所有存在，包括物品。而在客体关系理论里，所谓的客体更多的是对应于主体的对象。当我们在谈论客体的时候，客体和自体之间是一个复杂的关系。

客体分为内在客体和外在客体。外在客体指的是和自体相关的一个外在的对象。可以是现在的也可以是过去的重要他人。

而内在客体则是内化了的个体生命早期的养育者的互动与人格的部分。内在客体也有可能通过当前与内在客体的互动而修改。

4. 自体

相对于客体而言的存在，关于主体我的所有的部分。包括意识的自我和潜意识的自我。自体首先是一个先天遗传的结构，然后整合了内在客体，并且包括通过情感绑在一起的客体和自我的某些部分。

5. 客体关系

客体关系是指人际关系以及塑造个体当前人际互动特征的既往人际关系在其内心世界的残迹。

客体关系理论是从精神分析的角度来研究人际关系以及内在的精神结构是如何从过去的人际关系中成长起来的一种理论。

三、心智化发展的基本规律

一个成熟的人是一个什么样的人，是我们在讨论心理发展的时候首先要考虑的一个问题。

对于精神分析背景下的人来说，一个成熟的个体具有清晰、一致和稳定的自我意识。有能力把他人看作一个独立于自我之外的存在来感知。

再具体一点来说，一个成熟的人生活的世界是鲜活的多元的，能够看到这个世界丰富的各种层次。而这个成熟的人内心是开放的，具有弹性的，在面对这个世界的时候既有一定的稳定性，又能够不断地更新自我和这个世界保持新的平衡。

成熟的人具有良好的处理个人情绪的能力，能够享受亲密也能够承受孤独，能够恰当地处理自我和他人的距离。从某种程度上，他具有建设性和创造性的能力。弗洛伊德把这个称之为爱和工作的能力。而一个不成熟的人，或者不健康的人，他的内心常常是僵化而又封闭的，整个外部世界都是为他自己提供布景和演员的舞台。

尽管关于发展，精神分析领域内也各有不同的看法，但都基本同意早期的经验，特别是与父母和其他重要的养育者的关系与孩子遗传的交互作用，最终构成了个体的人格。让孩子在发展过程中逐渐形成了关于自我和他人以及外部世界的感知。

一个正常发育的过程就是一个不断地发展出更好的处理自己的内在欲望和冲动、情绪和情感、自我和他人关系的过程。

接下来我们讨论一下精神分析常见的几个发展理论。

(一)经典精神分析与客体关系的理论模型

弗洛伊德以力比多的发展为主线，描述了生命早期的几个发展阶段。力比多是一种非特异的以躯体满足为目标的内在驱力。在生命发展的不同阶段，作用于身体的不同部位，从而构成了心理组织的形成和发展的基础。成人之后的力比多并没有消失，只是经过生命早期的互动之后，以变形或者升华的方式存在于正常成人的精神生活中和异常成人的变态行为里。

客体关系理论则是围绕着主体和客体之间的互动用来理解围绕着关系的建构，个体所内化的内在客体模型以及由此所生成的处理自我和他人、调节情绪和情感、建构自我和外部世界的关系的能力。

1. 口欲期

又被称为一的阶段。

之所以称之为一，是因为无论从驱力满足还是自体和客体的关系上，个体都处在未分化的状态里，是一个整体。

首先，欲望的满足方式是一。

新生儿刚刚出生，性欲的驱动力主要指向口唇和吮吸行为。这个本身是由遗传的生理和心理结构决定的。这个阶段，吮吸是新生儿和这个世界建立关系的第一个通道，也同时成了力比多的一个重要满足的对象。

从驱力的角度，正常情况下，如果婴儿通过吮吸能够满足自己的欲望，那么这个被满足了的欲望就会放松下来，从而让个体有机会向下一个阶段发展。

如果在这一时期，欲望没有得到满足，就会形成生命中最初的创伤，经典精神分析认为，这会带来能量的固着。口唇的欲望会成为一个重要的动力，在以后的精神生活中寻找满足的通道。

那么所有的行为都会围绕着口唇的欲望而构建。吃、占有、吞噬会成为生命中的重要动力。进食障碍、酒精和毒品成瘾包括一些撕咬和吞噬的变态行为背后都有口欲的影子。

口部欲望在成长之后也会变形为更复杂的形态，如占有的渴望。对金钱、物品的占有，对所爱对象的占有。这个占有不是通常成熟个体的所谓的对爱的需求，而是占有本身就是目的。

无论是这些原始的成瘾行为还是变形了之后的占有的渴望，都反映了口欲期不能被满足的固着。尽管最初弗洛伊德的描述来自临床观察，但是后来的实证研究也为之提供了一些有效的证据，人们发现那些在婴儿期就被送养没经过母乳喂养的孩子和有母乳喂养的孩子相比酗酒和吸毒的概率更高。

其次，自体和客体的关系是一。

从自体和客体关系的角度讲，新生儿首先处在自闭状态里，后来进入共生状态。无论是自闭还是共生，都意味着新生儿没有能力区分自我和他人，在新生儿的世界里，养育者和婴儿自己是一个整体。也称为自闭共生阶段。

吮吸即使一种内在的驱力满足的过程，吮吸行为本身也在让婴儿和自体以外的世界建立关系。所以这个阶段也和个体后来对他人和世界的安全感密切相关。

通常在一个正常的发展过程中，母婴互动能让孩子逐渐意识到母亲和自己并非一个整体，能够发现母亲和自己的界限在哪里。

如果这个发展没有得以保持，个体就会退回到原始的自闭状态，或者在自我和他人的关系中呈现出共生的特征。在这个过程里，个体试图追求和客体的融合，而无法完成和客体的分离。

研究显示，大部分的成瘾者都和自己的母亲生活在一起，或者很少超过一周不和母亲有电话或者其他形式的联系。

个体可以表现为自我和他人的界限不足，寻求自身和他人的融合。这大约类似于热恋中的双方融为一体的感觉。

严重情形下会呈现出精神病性的幻觉和妄想，模糊个人的主观世界和外部世界的界限。

最后，这个阶段只有本我，没有一个可以称之为自我的部分，来作为自体和外部世界的中介。这一时期的核心焦虑是客体丧失的焦虑。所以，这个一的状态，也被称之为精神病性人格状态。一的状态的核心特征是融合。

2. 肛欲期

可以称之为二的阶段。

在这个阶段，力比多满足的通道发生了转移，从单一的口欲满足，转换成了和排泄有关的行为，快感的来源从吃变成了排泄。

在这个阶段，排便行为从自发行为开始向受控制的行为转换。婴儿的自主性开始发展，母亲和婴儿之间的斗争开始变得频繁。婴儿说"不"的概率在提高。自我在这个阶段开始萌芽，但是还不具有足够的力量去整合自己的经验。

肛门括约肌的收缩训练逐渐地成为个体经验的一个部分。严格的自我控制和放纵的肆意排便成为其中的两个极端。

身体的矛盾反映在心智结构上，矛盾的人格特征也和这个时期密切相关。

整洁和肮脏、规则和混乱、吝啬与慷慨、收集与丢弃、守时和拖拉、自在与羞涩、控制与反控制，紧张与放松、施虐和受虐。

在原始的层面肛欲的能力直接表达为对脏乱的兴奋和兴趣，如施虐和受虐中的粪便有关的部分。盗窃成瘾者、贪食症和厌食症交替发作者、强迫症这些在控制和放纵、紧张和放松之间来回摇摆的精神障碍常显示这一阶段的特征。

自体和客体的关系也从一进入了二的阶段。

自体开始能够和客体相区分。从融合状态开始认识到另一个人的存在。好自体和坏自体，好客体和坏客体的分裂成为可能。

在这个时期，主体和客体的关系中会呈现出挑剔、指责和攻击性的动力。人们从融合的装填中退出来，能够接受这个世界上存在我之外的另一个人，但是还无法真正把对方当作一个独立的个体。

这一时期的主要焦虑为客体丧失的焦虑。

二的阶段的核心特征是矛盾。所以处于对立冲突中无法相融的部分可能都和二的时期所形成的心理组织密切相关。这一时期在精神分析诊断里常常被理解为边缘性的心理组织。

3. 前生殖器期（俄狄浦斯期）

这个阶段也可以被称之为三。

性驱力的通道拓展成了三，在这个时期，跨越了口欲和肛欲，个体的快感来源转向了生殖器官。之所以这个时期被称之为俄狄浦斯期，是因为弗洛伊德用神话里俄狄浦斯王的故事来为这一阶段命名。

在这一阶段里，儿童开始把性的对象指向异性父母，其实更准确地表达是开始指向异性。

男孩儿会亲近母亲而和父亲对抗，而女孩儿则也表达出对父亲的亲近行为。

俄狄浦斯的核心是三角关系：我、我爱的对象和竞争者。

竞争和对于被惩罚的焦虑成了这一时期的核心。

这个时期也是超我的起点，或者竞争以及被竞争者惩罚的焦虑可以看作最初超我的来源。这个被惩罚的焦虑一方面来自对真实的父亲和竞争的焦虑，另一方面也是一种原型式的焦虑，来自婴儿原始的内在幻想。

在一个正常的家庭里，孩子会在竞争中失败，也没有在现实中受到惩罚，这会让孩子转而认同同性父母从而顺利度过这个时期。

不仅仅如此，由于缺乏对同性父母的认同，无法发展出一个恰当的超我，这常常让孩子在成长过程中对于什么是恰当的行为内心充满了困惑和不确定性。所以父亲的缺席或者成为竞争中的失败者，在进入青少年时期之后，青少年更容易有酗酒、网络成瘾、同伴关系困难、规则感差等问题行为。

性驱力的指向和压抑最终构成了内心的冲突。冲突是神经症的一个核心要素。在这一时期，自我开始有了更好的发展，能够整合好客体与坏客体。哀悼能力也是这一时期需要发展出的重要能力。主要情感为内疚感。

4．潜伏期

潜伏期产生于口欲、肛欲和俄狄浦斯期之后。个体开始进入到了一个相对比较安静的阶段。性驱力不再是这个时期的重要驱动力量。

个体开始把好奇与兴趣转向了外部世界。对游戏和学习的兴趣成了这一时期的核心活动。

可以说对家庭中原始客体的性探索和兴趣，正在进入一个冬眠的阶段，其他的社会兴趣成了生命的重心。

5．生殖期

在这一时期，青少年的躯体开始发生剧烈的变化，精神也随之面临着更大的挑战。

性的发育和身体发育的进行，青少年从一个孩子开始向成人转变。这个转变会带来自己和父母及他人之间关系的转变。这个转变也带来很多未知的焦虑。

个体一方面要真正地从心理上打破对父母的依赖，而另一方面则要面对和同伴之间的亲密关系。对同伴的认同，以及同伴的存在对于帮助青少年降低不确定性，抵御性焦虑都起到了积极的作用。

个体最终建立自己的性别身份和社会身份，与文化和社会规范的同化与融合。

（二）客体关系与心理发展

客体关系理论认同婴儿的发展过程是从和母亲的共生开始而逐渐分离的过程。

1．第一阶段：母性分裂

分裂在生命最初的几天就开始了，这个过程开始于婴儿的原始分裂，即将世界分成是好的和坏的，充足是好的，空乏是坏的，温暖是好的，冷淡是坏的，被抱着是好的，不被碰触是坏的。

婴儿最初与部分客体相接触产生互动，主要是吃好乳房或坏乳房。

分裂是婴儿最原始的管理危险的一种方式。分裂才能让婴儿在和养育者互动的过程中感觉到是安全的，并可以对于坏的客体放心地去恨。

内摄和投射是心理发生和发展的一种原始机制。内摄大约相当于吃进去，投射相当于吐出来。

部分客体也会持续进入成年期，成年期的部分个体会对长发、眼神、乳房或者脚产生过度的兴趣。

儿童都希望有一个好母亲，然而大多数时候是不现实的。母亲作为一个活生生的个体会有自己的感受，所以有"足够好的母亲"这个说法。

但是如果坏母亲体验尤为令人沮丧，一场分裂就会发生。

分裂是前语言期的，所以很多体验是无法用语言来形容的。

这个阶段的分裂主要表现为好母亲和坏母亲。

2．第二阶段：想象分裂

由于婴儿对母亲的高度依赖，母亲的离去会带来强烈的沮丧感，婴儿会努力地应对这种沮丧感，如藏猫猫游戏。

但是游戏并不总是成功，所以儿童在内心发展出关于母亲的图画，试图建立内在母亲（皮亚杰关于客体恒定性的描述）。

过渡客体的存在是对母亲缺席的一种补偿性尝试。过渡客体也叫过渡关系物，大多数都是动物玩具，洋娃娃或毛毯。过渡客体随着年龄的增长会降低使用的频率，成年后仍然有部分使用，如流浪的人随身携带家乡的物品，宿舍的洋娃娃，最重要的是金钱。

这个阶段的分裂，主要是好母性映像和坏母性映像。

3. 第三阶段：自体分裂

语言的发展是儿童的一个巨大的进步。儿童学会与内心的母亲表象对话，随后扩展到其他的情景中。

随着我们不得不应对人际关系世界的丰富性和复杂性，因此儿童的内在表象经历了最后一次转变，转变为被称之为自体的东西，儿童期的母亲很大程度上被新陈代谢了，成为个体本身存在的一部分。自体出现的显著标志是"我"这个词的出现。

随着自体的成熟，自体的语言也不断发展，描述我爱自己还是我恨自己，自尊，自重，自我实现都和这个时期有关。

这个阶段的分裂主要是好我和坏我。

4. 第四阶段：认同分裂

开始于儿童期，并且扩展到成年，或许还伴随人的一生。

通过主我与宾我之间的互动，构成了自体的内在论坛

认同是更精确的说法，对职业的认同，性的认同，婚姻的认同，父母身份的认同。

(三)温尼科特对于发展的贡献

温尼科特(D. W. Winnicott)认为没有一个单独意义上的婴儿，当我们在谈论一个婴儿的时候总是伴随着一个母亲。

足够好的母亲是婴儿的心智能够发展的基础。一个足够好的母亲并不是完美无缺的母亲，她提供给孩子一个抱持性环境，通过镜映孩子的情感与行为而促进孩子心智的发展。

虚假自体的出现来自不够好的母亲。母亲不能回应婴儿表情，相反她给出自己的表情。婴儿通过顺从发展了虚假自体而与真实自体相隔离。这样既保护了真实自体，也起到了照料母亲，替代环境中缺失的护理功能。

温尼科特也指出，虚假自体具有不同的程度。

虚假自体的分类①

极端的：虚假自体像真的一样建立起来，而且旁观者认为它就是真实自体。但是在生活关系、工作关系与友谊关系中，虚假自体开始表现欠佳，在那些被期待的个人情境中，虚假自体有着本质的缺陷，在这一极端中，真实自体是被隐藏的。

不太极端的：虚假自体保护着真实自体，而真实自体被认为是一种潜能，并被允许有一种秘密生活。

趋向健康的：虚假自体有一个主要的关注点，就是寻找某种环境使真实自体成为可能。如果没有找到这种环境，那么个体肯定要重新组织一种新的防御，以防御真实自体的开发。如果不确定，那么临床的结果是自杀。自杀在这种情境中是毁灭整个自体，以避免被真实自体淹没。

接近健康的：虚假自体建立在认同的基础上，通过认同或模仿他人来保护真实自体不被冒犯、贬低。

健康的：虚假自体代表一种日常适应性的"社会礼节"。这是一种健康的对社会化礼节

---

① D. W. Winnicott, *New Light on Children's Thinking*，London，Karnac books，1989，p. 156.

的妥协，个体仍然是创造和自发的存在。

（四）鲍尔比与艾斯沃斯的依恋类型理论

鲍尔比（Bowlby）接受了进化心理学的假设，他认为婴儿天生具有依恋行为系统。他总结了婴儿的三种行为类型，作为婴儿对于威胁和不安全的反应是天生的的证据。

（1）寻求、检测并试图和提供保护的依恋对象——哪怕是一个微小的依恋对象层级中的一员——保持亲近，这个人通常是母亲。

（2）将依恋对象作为"安全基地"使用。

（3）将依恋对象作为"安全港"，在面对危险情境和受到惊吓的时候逃向此处。

艾斯沃斯（Ainsworth）将依恋类型划分为四类。

①安全型依恋：在感到安全的时候能自然地去探索，在受到威胁的时候可以自然地从链接中寻求安慰。所以是重聚而不是分离能够帮助我们了解婴儿是否是安全型依恋。

在3岁的时候被评估为安全型的幼儿常常在6岁的时候能够更清晰地表达自己的感受，也能够更好地理解他人的感受，在面对一个情境的时候能够更好地判断这个情境是否具有威胁性，并具有适度的情绪唤醒。

安全型的婴儿常常有一个敏感的、合作的、随机应变的母亲。她们能够及时、准确地对婴儿的行为做出回应，并善于调整自己不恰当的行为。

②回避型依恋：回避型依恋的婴儿在面对陌生情境和分离的时候都会显得漠不关心。但是事实上他们的心率和那些看上去很痛苦的安全的同龄人是一样的，都有明显的加快。在实验过程中回避型婴儿的皮质醇水平都明显高于安全型婴儿。

回避型的婴儿常常会有一个冷漠的母亲。

③矛盾型依恋：矛盾型依恋的婴儿可以分成两种。一种是很愤怒，另一种则很被动。这两种婴儿无论母亲在哪里都十分担忧，以至于无法自由地进行探索，对母亲离开的反应，也都表现出淹没性的悲伤，悲伤是如此的猛烈以至于常常让实验被迫中断。和母亲重聚后，会从挣脱母亲的怀抱到大发脾气。与此相反那些被动型婴儿则只能胆怯或者含蓄地向母亲寻求安慰。好像他们完全被无助、悲苦的状态所压倒，以至于完全无法接近母亲。最重要的是，和母亲之间不愉快的重聚，既不能缓解矛盾型婴儿的悲痛，也不能终止他们对母亲行踪的时刻担忧。这就好像他们一直在寻找一个缺失的母亲。

矛盾型婴儿常常有一个无法预测的母亲。

④混乱型依恋：混乱型依恋被发现得比较晚，因为混乱型依恋可能被归结为前三种依恋类型的任何一种。当依恋对象不仅仅被婴儿体验为安全港，与此同时也被体会为危险源时，就会导致混乱型依恋。混乱型依恋的婴儿处在接近和避开的两难境地。这对于无法离开父母的婴儿来说是一个很可怕的困境，这样的困境必然带来混乱和觅食。

在一个有关受虐婴儿的研究中，82%的婴儿被鉴定为混乱型，而对照组则只有18%.此外那些处于疲困、精神疾病、滥用药物等压力下的家庭中，混乱型婴儿的比例也高得惊人。不过也有另外一种情形，如果父母本身也处在恐惧之中，也会带来婴儿的混乱型依恋。

对于婴儿而言，天生需要去适应照顾者，并发展出和照顾者相适应的依恋策略。因为婴儿的弱势地位，让婴儿更多的是适应者的角色，而这个适应的内在动力来源于安全感的追求，是进化赋予的。所以无论是安全型的依恋还是不安全型的依恋，都可以看作婴儿发展出的一种生存策略。

在这样的情形下，照顾者所给出的情感调节方式，就成了婴儿心理命运的重要基础。因此塑造了婴儿的情感表达和情感调节方式、塑造了婴儿自我的方方面面。

四、心理病理学模型

如果我们把不健康假设为心智和环境之间的适应出现困难，那么我们就要了解一件事情，对于人类而言，没有一个健康的婴儿一出生心智就是和现实环境之间无法建立起正常的联系的。所以从这个意义上而言，所有的困难都可以看作是发展的困难，或者是发展带来的困难。目前我们要做的是把带来问题的发展方向做进一步的清晰化。

假设一：发展中的创伤与冲突会为成长中的个体带来焦虑。

假设二：对焦虑的容纳与防御的不同方式造成了个体发展的不同方向。

假设三：无法协调与适应内心与外在现实的防御方式构成了个体和现实无法适应的心智基础，最终构成了障碍。

假设四：也可以看作上述三个假设的一个共同基础，从最初焦虑的产生到后来防御的发展，通常是一个潜意识的过程。

精神分析在正常的发展与病理学之间架起桥梁的核心概念是焦虑。

1. 三种焦虑

现实焦虑：也可以看作自我焦虑。是自我和现实的冲突带来的。生存本身受到了威胁。

道德焦虑：也叫超我焦虑。来自本我和超我的冲突，个体的欲望和冲动激活了个体的内疚感。

神经症性焦虑：也可以看作本我焦虑。是本我可能会冲出自我束缚的焦虑。

后来的精神分析家把焦虑进行了拓展：超我焦虑；阉割焦虑；丧失爱的恐惧；分离焦虑；被害焦虑；崩溃瓦解的焦虑。

在前俄狄浦斯期的焦虑中，最早出现的是崩溃瓦解的焦虑和被害焦虑，被害焦虑的发现源自克莱因（Klein）的偏执-分离位假设（paranoid-schizoid position），这时的焦虑体现为害怕外来的迫害会从内侵害或消灭患者。

崩溃瓦解的焦虑源于：①害怕失去自我感；②害怕与他人融合后丧失自我界限；③害怕由于周围环境缺乏来自他人的理想回应或参照，自我会破碎或失去统一性。

接着出现的是分离焦虑和丧失爱的焦虑。分离焦虑是害怕失去客体（养育者）本身，而丧失爱的焦虑只是害怕失去来自养育者的爱和关怀。后者比前者成熟。俄狄浦斯期产生的是阉割焦虑，表现为对丧失生殖器的焦虑，阉割焦虑的形式还有担心自己的身体受伤或其他任何形式的物理伤害。其中最成熟的级别，是超我焦虑，它可以被理解为没有达到道德和良心的标准而感到的内疚，是后俄狄浦斯期产生的。

焦虑作为精神分析病理学的一个核心概念，是因为我们为了降低自身的焦虑而歪曲了自己的心智和行为，后来我们把这种对自己心智和行为的歪曲称之为防御。防御一旦变成了一个僵化的心智与行为模式，或者单一的一种防御机制被跨情境地使用，那么个体的心智和行为可能就出现了和环境之间的失衡。

2. 防御机制

防御机制就是个体因为无法承载的焦虑而无意识地发展出的一套降低或者排除焦虑的自我保护机制。常用的防御机制有以下几类。

（1）压抑/潜抑（Suppression/Repression）：是把无法接受的心理内容驱逐出意识之外的过程。

压抑在潜意识中的这些内容并未消失，而仍然存在，会无意识地影响人类的行为，以至于在日常生活中，我们可能做出一些自己也不明白的事情。"俄狄浦斯情结"是比较原始的压抑，或者可以看作压抑的开端。"口误、笔误"也可以看作压抑的内容冲破了自我的控制。被压抑的精神内容也可以常常出现在梦里。

压抑是人类文明发展的重要基础。对本能的欲望和冲动的抑制，让个体融入社会成为可能。文明发展的过程，是一个在表达欲望和抑制欲望之间不断寻找新的妥协点的过程。一个健康的社会在寻求一种不具有破坏性的欲望的满足。

（2）否认（Denial）：无意识地拒绝承认或接受某些不愉快的现实/事实，或者说对某种痛苦的现实无意识地加以否定。否定那些不愉快的事件，当作根本没发生，不承认不接受似乎就不会痛苦，从而缓解打击，获得心理上的安慰和平衡，以达到保护自我的目的。否认是一种原始又简单的自我防御机制。

（3）退行/退化情感（Regression/Regressive Emotionality）：当个体遭遇到挫折无法应付时，表现出与其年龄不相称的幼稚行为反应，这是一种反成熟的倒退现象，退回到更原始的状态。从意识状态退回到潜意识状态，从成熟状态退回到生命早期的状态，从理性状态退行到情感状态。

（4）转移/移情（Displacement/Transference）：将对某个对象的情感、欲望或态度转移到另一较为安全的对象上，而后者完全成为前者的替代物。通常是把对强者的情绪、欲望转移到弱者或者安全者身上。这些情感、欲望或态度，因某种原因（如不合社会规范、具有危险性或不为自我意识所允许等）无法向其对象直接表现，而把它转移到一个较安全、较为大家所接受的对象身上，以减轻自己心理上的焦虑。转移是一种初始过程，是升华、象征化的基础。

移情也可以看作转移的一种。

（5）投射（Projection）：将自己的某种冲动、欲望、自我内在客体的某些特征（如性格、情感、过错、挫折等）想象成在某人身上的客观事实（赋予他人或他物身上）。在精神病学上，投射也意味着将某种精神表象视为客观现实，如梦境、幻觉。弗洛伊德认为投射是否认的结果，用于对被害妄想的描述，即在这个过程中，那些被投射出去的特征被自我所否认了。

自我允许了本我的冲动，与超我形成对抗时，为了逃避超我的责难，又要满足自我的需要，就将自我的欲望投射到别人的身上，从而减轻罪恶感，得到一种解脱。投射能让别人作为自己的"代罪羔羊"，使我们逃避本该面对的责任。

（6）认同（Identification）：在精神分析中，认同作为一种防御机制是指无意识地取他人之长归为己有，并作为自己行动的一部分加以表达。个体无意识有选择性地吸收、模仿或顺从另外一个人（一般是自己敬爱、尊崇的人，或者归属、认同的团体）的态度或行为的倾向。

（7）投射性认同（Projective identification）：投射性认同是指个体将自我不能接受的部分分离出来，投射到一个幻想或真实的客体身上，然后，再将这个客体内化，这个过程就是投射性认同。投射性认同是婴儿正常发展的一个重要过程。

投射性认同的行为模式，是投射者诱导被投射者以一种投射者限定的方式来做出反应的模式。它源于一个人的内部关系模式，即当事人早年与重要抚养人之间的互动模式，这种模式的内化成为自体的一部分，并将之置于现实的人际关系的领域中。认同是投射的平台，也是投射的目的，而投射就是为了完成认同这个目的。投射性认同是唯一一个发生在两个人之间的防御机制。包括了投射和认同两个过程。

（8）隔离（Isolation）：将一些不愉快的事实、情景或情感分隔于意识之外，不让自己意识到，以免引起心理上的尴尬、不愉快或焦虑。在心理治疗过程中，治疗师对病人的反移情有时候是以情感隔离（Isolation of affect）的形式表现出来的，情感隔离机制与理智化关联密切。

两件事情，如果将之联系在一起，会得出令当事人感到不好的结论。为了不让自己感到不舒服，他有意隔离这两件事情，使自己内心平衡、安静。这是内容与内容的隔离。

（9）分裂（Dissociation）：有些人在生活中的行为表现，时常出现矛盾与不协调的情况。且有时在同一时期，在不同的环境或生活范畴，会有十分相反的行为出现。心理分析理论认为他们是将意识割裂为二，在采用分裂防御机制。分裂常常伴随有理想化和贬低。

在理想化过程中，当事人往往对某些人或某些事与物作了过高的评价。这种高估的态度，很容易将事实的真相扭曲和美化，以致脱离了现实。这是一个与分裂（Split）密切相关的概念。贬低则是一个与理想化相反的过程。

（10）理智化（Intellectualization）：是指在体验、评论冲突的话题时，就事论事，不带有相应的情感色彩，从而避免了由这些冲突引起的焦虑。理智化会过分使用抽象思维或概括化思维来处理个人情感上的苦恼或心理冲突，表面上看起来情绪稳定、情感不强烈或者表现出与事件不相应的情感，平淡地描述自己的欲望、动机或不愉快、痛苦的经历，好像是在说别人的事，愿望也不会付诸行动。理智化是与情感隔离有关的防御机制，是强迫症患者常用的防御机制。

合理化与理智化有某些相似之处，但并不相同，两者之间有过渡形式。理智化是将丰富的情感内容用抽象的逻辑推理或者科学的理论来表达。合理化指为自己所不能接受的观念和情欲找一种合理的解释。合理化所采用的"理"，属于常理或人之常情。例如，如果不是老师监考太严，我也不至于考试不及格。或者，我今天考试拉肚子了，所以没有考好。再或者，我只是犯了全天下男人都会犯的错误。

（11）补偿（Compensation）：当个体因本身生理或心理上的缺陷致使不能达成某种目标时，改以采取其他方式来弥补/代偿这些缺陷，以减轻其自卑感、不安全感，建立自尊，称为补偿。

（12）升华（Sublimation）：升华一词是弗洛伊德最早使用的，他认为将一些本能的行动如饥饿、性欲或攻击的内驱力转移到一些自己或社会所接纳的范围时，就是升华。升华是一种本能的力量以一种非本能的方式予以释放的过程。在这个过程中，将社会所不能接受的、指向原始的、生物学对象和行为的本能力量置换到较少本能色彩的、社会所能接受的对象和行为上；同时，与这些对象和行为相伴随的情感转换成去性的（desexualized）、去攻击性的（deaggressified）情感。

（13）幽默（Humor）：是指当事人面临困境时，并不转移在场其他人的注意力，而是以幽默的方式化解当事人自己的窘困出境。这也是最为积极、成熟的防御机制之一。

以幽默的语言或行为来应付紧张的情境或表达潜意识的欲望，以表面的开心欢乐来不知不觉化解挫折困境和尴尬场面及内心的失落。通过幽默来表达攻击性或性欲望，可以不必担心自我或超我的抵制，在人类的幽默表现（如笑话）中关于性爱、死亡、淘汰、攻击等话题是最受人欢迎的，它们包含着大量的受压抑的思想。当然，过度的幽默也是一种心理疾病的掩饰。常见于青春期，和一些生活中小丑式的人物。

（14）利他（Altruism）：建设性为他人服务，并且本能地使自己感到满足。个体通过自觉的不图回报的利他行为，获得社会赞赏和他人感激（无意识动机），最终获得自我的满足。

五、治疗假设

心理动力学治疗是建立在心理动力学关于对人类心智及其发展的基本认识的基础之上的。

回顾一下心理动力学的病理学假设，我们知道，心理动力学关于病理学的基本假设是：人类的心智深受潜意识的影响；发展带来的自我功能不足；协调本我和超我的关系引发了个体强烈的焦虑感；发展中的主客体之间的互动引发的创伤性经验让个体无法对当下的环境做出有效的适应。因此我们发展出的治疗假设以下三点。

1. 潜意识的意识化

鉴于潜意识运作的特征（不能够区分时间、空间和对象），个体常常被已经和现实失去了关联的焦虑所困扰。

对于一个成年的男人或者女人而言，失去一段恋情，所爱的人离自己而去，或者失去一份工作及一个升职的机会是常常可能会遇到的事情。这些事件里，固然会让我们感到悲伤，但是这个丧失在现实层面对我们的影响会产生在一定限度之内，或者会让我们失去一个人的陪伴，或者一个就业和得到更高地位的机会。但总之，这些东西并非不可替代，无法弥补。不过，还是有人在面临这样的情境的时候，会陷入深深的抑郁或者焦虑之中。这种抑郁和焦虑的程度明显和当前发生的事件难以相称。

如果我们对这些人群的精神世界做进一步的探讨，会发现他们的焦虑更像是一个婴儿面对妈妈离去的焦虑。那种丧失所带来的致命的感觉隐藏在潜意识之中，在面临一个相似的情境的时候便活跃起来让个体处在深深的焦虑之中。

潜意识的意识化意味着带来了一个机会，一个可以把这种深藏于黑暗中的恐惧拉进光明的机会。当个体能够看到那个黑暗中模糊的影子不是恶魔，而只是一个迷失的孩子，那么就可以给这个带来恐惧的影子一个合适的位置。这有助于有效地降低我们的恐惧。

另外潜意识进入意识之中意味着我们可以更好地区分时间、空间和对象。这就意味着我们可以更自由地去做真正符合我们利益的决定，能够区分什么是真正的威胁，什么是已经过时的幻想。

2. 支持薄弱的自我功能

支持薄弱的自我功能可以看作是经典精神分析关于人格结构中的自我的基本假设。我们假设在我们的精神世界里有一个称之为"自我"的东西在对我们的经验进行整合，帮助我们在过去、现在和未来之间建立联系，帮助我们处理本能的欲望、冲动和现实、道德之间的冲突。

这个过程中就要求这个自我的部分有能力去和现实之间建立关系，帮助主体的我去检验自己内在的幻想和现实之间的一致性。承受强烈的情感，控制我们的冲动，并启动防御机制帮助我们更好地应对自己的内心和外部世界。

而一旦这个自我功能不能执行自己的作用，或者变得衰弱，那么个体就会无法应对自己内在的痛苦，甚至无法有目的地支配自己的行为，从而让个体陷入麻烦之中。

3. 再现发展的生机

对于个体来讲，今天的经验无法和现实相匹配。常常意味着我们的精神世界无法和现实之间建立起有效的联系。通常而言大脑神经的异常，让我们无法对物理现实和社会现实进行有效的感知的时候容易出现这种情形。

而大多数情形下并不是我们的大脑受损，而是心智受损。所谓的心智受损，常常意味着我们的心智受困于过去的经验，或者被过去的经验强力地改变了我们的心智运作模式。当然在某些时候甚至可能还伴随着对大脑神经活动的改变。

如果做进一步具体的说明，那就是在发展过程中那些创伤性的经验，尤其是生命早期的创伤性经验，让我们的心智发展出了一种稳定的防御机制，以应对这些创伤。就像我们比较熟悉的，一个经历了比较多的挫折的人，会通过回避挫折情境从而让自己避免再次受伤的可能。同样的情形还会发生在避免亲密关系，抑制自己的情感，更严重的会失去对自己经验的管理能力，从而让个体无法继续在现实的世界中发展自己的心智，而是部分或者大部分地陷落在这些糟糕的经验中。

不过幸运的是，现有的研究发现，这些在发展中所形成的创伤以及伴随而来的防御都是可逆的，一个有价值的治疗环境会帮助来访者修复创伤，再现发展的生机。

六、治疗策略

心理动力学干预在今天可以分为三类：基础性干预、支持性干预和揭露性干预。

1. 基础性干预

（1）指导和心理教育：指导通常针对进入咨询工作初期的来访者，为来访者提供基本的结构和对治疗的使用，鼓励他们说出内心的感受和梦境，鼓励他们谈论对心理咨询和咨询师的看法和感受，并且提供对来访者的问题的一般理解和认识。

（2）提问：提问是一个重要的工作，在心理咨询中贯穿始终。一方面，提问帮助心理咨询师更好地了解来访者；另一方面，提问也可以成为一种帮助来访者了解自己的线索。所以，提问在有些时候具有非常强烈的干预性特征。在潜在意义上，提问还会让来访者感受到咨询师对自己的兴趣。

例如，在咨询过程中，一个婚姻关系糟糕的来访者讲述了自己还是一个孩子的时候，爸爸妈妈争吵的经验。

咨询师：刚才你提到了你目睹父母的争吵，关于父母之间的关系还有别的可以告诉我的吗？

（提问在这里指向了更多的信息的收集。）

咨询师：你讲了你爸妈争吵的故事，你能告诉我当时你的感受是怎样的吗？

（提问在这里帮助来访者把问题的关注点从外在转向了自身。）

咨询师：今天的你，可以做些什么从而让自己的婚姻和当初的父母有所不同吗？

（提问在这里指向了改变的可能。）

提问可以分为开放式提问和封闭式提问。封闭式提问通常帮助我们获得一个确定的答案，如时间、地点、某一个具体的内容存在与否。而开放式提问，常常没有一个固定的答案，可以帮助我们获得对来访者生命故事的更丰富的了解。

（3）提供信息：在治疗过程中我们需要向来访者提供多种信息，关于我们的时间，休假，收费设置，对来访者症状的理解，以及有哪些咨询意外的部分可以对改善来访者当前的心理状态有帮助。

（4）共情的话语：建立在个人的心智发展来源于被看到与被反馈的基础上。心理咨询师通过镜映来访者的情绪和心智的方式，让来访者发展出自己更好的心智化能力。

来访者：我不知道我会有什么样的感受。我只是莫名其妙地心情不好。心情不好就感觉好像没有任何的色彩，或者黑暗，就感觉自己仿佛身处黑暗之中。对，就是黑暗之中，一个人，一个孩子，黑暗里。

咨询师：听起来你好像非常孤独，内心弥漫着一种单调的情绪。

（5）要求联想：自由联想是指病人尝试着将脑海中所想到的任何事情脱口而出。联想由相互关联的思想、情感和记忆组成，引导我们通向先前处于意识之外的内容。示例如下。

咨询师：当我们开始时，试着不假思索地说出你脑海中的任何事情，当然，完全不对脑海中的事情进行编辑也是不可能的，但是如果你注意到了你在编辑，可以试着告诉我，看看是否可以让我们知道。或者，试着说出你脑海中的任何事情，特别要注意你有什么感受，你做过的任何梦，或者你对治疗的任何感想。

2. 支持性干预

支持性干预是为了支持有缺陷的或者薄弱的自我功能而设计的。有两种方式来支持自我功能：一是为来访者提供来访者当下无法提供给自己的东西；二是辅助病人试图利用他们自己薄弱的自我功能。

支持性干预分为：鼓励、命名、重新定向、强化与阻止、安抚、保护、劝告、结构、提供视角、提供治疗之外的实践支持。

(1)鼓励：为了拥有能量并完成事情，我们必须感觉到我们能够有成功的机会。

例如，"可以再努力一下，通常多尝试会提高成功的概率"。

(2)命名：能够把事情说出来，可以帮助病人理解他们的感受和体验。也能增强其自我觉察，还能帮助他们管理强烈的感情和焦虑的情绪。

例如，"当妈妈那样跟你说话的时候，你突然崩溃了，我猜当时你有一种不被看到的强烈的愤怒和绝望"。

(3)重新定向：通过干预帮助来访者远离不好的想法和行为。

例如，"你在为自己无法做决定而忧心忡忡，但是在我听来，你只是在谨慎地权衡你的选择"。

(4)强化与阻止：强化更具有适应性的行为，阻止不恰当的行为。

例如，"当你在教室的时候，你微笑着和你的同学打招呼，我想这样的表现会对你融入新环境很有帮助"。

(5)安抚：安抚来访者的情绪。

例如，"在你继续之前，我们不妨先放松几分钟，缓解一下你激动的情绪"。

(6)保护：在来访者失去控制和判断的时候，主动保护来访者。

例如，"根据我的经验在天黑之后独自在人迹稀少的公园散步真的很不安全"。

(7)劝告：在来访者自我功能不好的时候，需要给一些建议和劝告来帮助他们。

例如，"或许你可以试试当你想要砸东西的时候先离开当时的环境"。

(8)结构：帮助来访者组织他们的生活或者思想。

例如，"通常当人们可以把自己的房间和桌子整理得干净整齐，会对自己的生活有帮助"。

(9)提供视角：提供自己或他人视角下的事件。

例如，"你觉得宿舍所有人都讨厌你，但是很显然，你宿舍的同学蕾蕾和梅梅对你非常关心"。

(10)提供治疗之外的实践支持。

例如，"根据你当前的状况，开始进入工作状态或许会对你更有帮助"。

辅助性干预分为：示范、指导、合作。

①示范：向某一个人展示做某事的新方法。

例如，当孙先生不停地攻击治疗师的时候，治疗师没有生气，而是反馈了自己被攻击的感受。这样为孙先生树立了如何在亲密关系中面对攻击的榜样。

②指导：明确地教导来访者怎样做才能更好地帮助自己。

例如，"你可以在每天晚上睡觉前进行一次冥想。冥想的基本步骤是这样的……"

③合作：咨询师和来访者一起工作。

例如，"我们需要一起努力来为我们接下来的工作确定一个目标"。

3. 揭露性干预

揭露性干预分为面质、澄清与解释。

(1)面质：一种促进来访者自我觉察自我反思的方式。

例如，"我注意到你刚才说话的时候虽然面露微笑，但是眼角隐有泪光"。

(2)澄清：通过联系相似的现象，澄清有助于将无意识引入视线。

例如，"似乎你总是在谈论到你的父亲的时候，语言会变得很干涩"。

(3)解释：建立在因果论的基础上。能够把来访者的情绪情感、意识和无意识、过去和现在、防御和焦虑、移情与阻抗建立起联系的一种方式。

例如如下对话。

来访者：我非常愤怒，当我的母亲说我这样的表现很正常的时候，我说我要休假，她竟然说让我自己做主。

咨询师：似乎你因为母亲没能够看到你的痛苦而感到愤怒，而且当你说想要放弃的时候，她让你做主好像让你的挣扎显得没有意义，因为你这个时候非常希望能够让她看到你在面临糟糕的情境之下的痛苦和坚持。

七、督导案例

来访者一般资料：男性，大学一年级，19岁。家中的长子，有一个处于幼儿期的妹妹。来访者心目中自己的形象是阳光开朗，虽然成绩不是最优秀的，但是发展均衡，有领导才能，各方面的能力都非常优秀。

求助问题：来访者因为脑子里有一些强迫性的想法，无法集中注意力上课，前来求助。

来访者主诉：脑子里总是有一些莫名其妙的想法，好像总是和世界毁灭有关系。经常看到有什么行星撞地球，或者地球末日的新闻，就会去思考这些到底会不会发生，脑子中反复去考虑，还会上网去寻求证据，因此常常无法集中注意力去学习。上课的时候也经常会被类似的念头所困扰。

来访者是班级足球队主力，在一次足球比赛中，成绩不理想，因此非常沮丧。那次足球比赛之后，就开始注意力不集中，经常会想一些乱七八糟的事情。于是脑子中不受控制的想法就慢慢出现了。

个人成长史：来访者出生在一个知识分子家庭中。父亲和母亲都是老师，都比较严厉，有追求完美的倾向。

印象里很小的时候，母亲对自己要求非常严格，如果写字的时候有一个错误，母亲就会撕掉自己的作业本。所以自己从小就养成了反复检查作业的习惯。每次总是担心自己写的内容里有什么错误。

在自己的经验里，父母会逼迫自己上一些培训班，如果表现良好，就会非常高兴，如果表现不好，就会受到严厉的批评。

在中学的时候有一段时间，同学们喜欢玩游戏，自己为了和同学们建立关系，也去网吧玩游戏，后来被父母发现了，受到了严厉的惩罚，自己觉得很委屈，但是也没有能力反抗。

初中二年级的时候，开始喜欢历史，到现在历史和政治仍然是自己非常喜欢的科目。喜欢看名人传记。给同学们讲历史故事（母亲补充资料里说，同学们并不像他以为的那样喜欢他所讲述的故事）。

总之，在初中生活中，对自己还是有比较积极的感觉，有一种自己是优秀学生的觉悟。

到了高中，发现成绩不是非常理想。而且同学们参加的社团里，好像都没有自己的强项。于是就自己创了一个社团，自己担任社长，并且积极地组织活动。也很热心班级活动。

代表班级参加学校足球比赛失败之后，脑子中无法控制的念头就渐渐地出现了。刚开始，只是担心大家是否喜欢自己，后来就变成了担心世界末日的到来。

他遇到困难的时候，会喜欢向母亲倾诉，母亲比较能接纳自己的感受。有时候实在受不了的时候，会回家一段时间，待在家里的时候感觉会好一些。

有喜欢的女生，但是认为自己不会真的去表白，认为这个年龄段讨论爱情不合适。但是又说在高考结束的时候会向对方表白，至于对方接受与否也不重要。或者自己会在表白的时候提前告诉对方，不打算让对方接受自己。表白只是为了弥补中学生活没有恋爱的遗憾。

但是说真的，自己其实不太确定自己的感情。好像自己喜欢什么事情都放在自己的掌控之中。如果事情脱离自己的掌控，就会感觉到非常沮丧。

有些看不起那些只知道学习的同学，觉得他们不如自己。但是当发现考试成绩不理想的时候，自己也会非常沮丧，所以，自己对此有所不满。自己希望能够完全控制这些莫名其妙的想法，也买了和强迫症有关的书去读，并且照着书上的方法来帮助自己，但是好像并不理想。

在生活中感觉跟大家的关系都不错，但是又好像没有真正可以让自己放松的朋友。总之，感觉在自己的生活中，规矩、道理很重要。很不能容忍不讲道理的行为，所以和朋友在一起的时候又总感觉到没有真正意义上亲密的关系。

现在已经演变成不能集中精力写作业和考试。考试的时候会反复检查，所以强烈地希望能够解决当前的问题。觉得如果自己的强迫症状能够得到解决，自己完全可以上一个重点大学。

来访者在接受帮助的过程中读了大学。

个案概念化：在咨询过程中把动力学和积极心理治疗作为理解和帮助来访者的主要理论背景。

心理动力学：心理动力学的基本假设如下。

假设一：来访者并不清晰地了解自己当前的痛苦和症状，来访者内心的冲突一部分是意识的，更多是潜意识的。

假设二：来访者的早期经验对今天的生活和症状有着重要的影响。

假设三：来访者过去生命中的重要关系会重复出现在当前的关系里，移情的出现和处理对治疗工作具有重要意义。

心理动力学核心概念：本我、自我和超我；心理性欲发展；心理性欲与人格发展水平；客体与客体关系，依恋；移情和阻抗。

来访者的强迫症状发生在遭遇挫折之后。生命早期偶尔出现的一些类强迫行为也都和遇到挫折有关。

从来访者的强迫性思维和日常的行为理解来看，来访者情感的部分被抑制，来访者试图使用理智来掌控自己的生活。强迫性思维通过仪式化的方式让来访者防御了因挫折带来的愤怒和焦虑。

来访者对自己有很高的道德要求，非常在乎自己在别人心中的地位和形象。在学习和生活中追求完美，显示出来访者有一个强大的超我。结合来访者所描述的早期和父母的关系，或许来访者内化了严厉的父母形象，让来访者形成了一个苛刻的超我。

严厉的父母和苛刻的超我让来访者本我的部分被抑制了。那些欲望、愤怒试图寻求表达，但是又遭到了超我的抑制。这个时候自我无法去协调本我和超我的关系，所以会象征性地表达为对世界毁灭的恐惧。来访者在早期的强迫性思维中，主要表达为对世界末日的恐惧大约和这个有关系。

在冲突中，来访者的焦虑表现为对学习的追求，和追求学习的过程中遇到阻碍的焦虑。这个焦虑隐含了俄狄浦斯焦虑的基本特征。在情感状态中来访者也表现出了对不能够把自己的精力完全投到学习上的一种自责和内疚，由此可以了解来访者的心理发展水平在神经症水平上。

来访者有一对理智化程度比较高的父母，父亲和母亲都不善于表达情感，这让来访者一方面认为自己和父母关系良好，但是另一方面却又缺乏自己能够真实感受到的温暖和亲密。所以从依恋的角度讲来访者更倾向于回避型依恋。这表现在来访者在当前的人际关系中也很少和其他人建立起比较亲密的关系，更多的关系停留在理性的水平上，甚至表现为当他要向喜欢的女孩子表白时候的自我认知和行为。

来访者内化了严厉、苛刻规则的父母的形象，成了来访者内在自体的一个构成部分。这会让来访者在当前的客体关系中继续的寻求用这种沿着规则评价好坏的方式去建立关系。

在来访者的生活里更多地使用了压抑、投射、理智化、合理化、反向形成、分裂、理想化作为自己的主要防御机制。

积极心理治疗：核心假设是病人有生病的能力也有保持健康的能力，心理治疗的目的不仅是消除病人的问题，更重要的是帮助开发与促进其保持健康的能力。

核心概念：成长、资源取向。

来访者在发展过程中，更多地把目光聚焦在痛苦上，这让来访者看不到自己的力量和成长。

治疗计划：

利用真诚、共情和积极关注来和来访者建立起治疗同盟，深入了解来访者的困难和心智之间的联系。

通过良好的治疗同盟为来访者提供情感支持和应对机制。

围绕着来访者的强迫症状探讨症状背后的心理动力。通过共情和解释让来访者领悟症状背后的心理防御机制。

修通来访者的内心冲突和防御之间的关系。

解释咨询关系中的移情和反移情来帮助来访者修正自己的内在客体。

发现来访者的力量和资源，让来访者能够更好地面对生活。

咨询片段逐字稿节选

第二十次会谈

来访者：老师，我想给你讲一下最近发生的一个情况，就是有一次在上课的时候，忽然觉得不舒服，我就给我妈打了一个电话，我也不记得她说到哪一句的时候，我的头就像被雷击了一下。不过就是当时我刚开始的那一刻起，我就知道我的病会更坏的，我现在感觉我看书都有问题。我准备明天去医院，看医生怎么说这个事儿。因为我昨天看了一下那个思维强迫症的危害，好像是分四个阶段，感觉我现在已经达到第三阶段了，严重地影响工作和学习，如果到第四段，就会丧失工作和学习能力。我实在没办法了，然后我给家里打了个电话，说我明天再去趟医院。

咨询师：嗯，好像你刚才的意思就是说和你妈妈打了个电话以后，不知道她说到什么的时候，然后你突然有了一个变化是吧？是这个意思吗？

【督导反馈：咨询师通过重复来访者叙述的一个部分，来表达自己关注的兴趣。但是太陷入了对具体事件过程的关注，忽略了方向。】

来访者：我们俩聊的时候，我说我上课没法听讲。她说那是正常的，你上课听不了了，就自己在那儿学。然后我说，是这样，没错，但是，这两个区别是：一个是我不愿意听，第二个是我也想去听，但听不进去。这两个不一样，结果就是这个，我马上崩溃了，因为我现在正处于那种严重怀疑自己的阶段。高中上课我也是自己学自己的，都不听课，让我对我已经学到的知识产生了巨大的怀疑，结果导致全盘崩溃。我就一下子全都扛不住了，包括看汉语。

咨询师：嗯。

【督导反馈：咨询师鼓励来访者继续叙述自己的困难。如果太简单，难以让来访者更深入去挖掘。】

来访者：然后就是，极度糟糕。这是有史以来，让我感觉就是打击最大的，也可以说就是书上面写的第一个阶段我没有经历。直接到达第二阶段，常见的一些不由自主的思想和行为啊，就是一些很明显强迫性思维症状。我感觉我高二的时候就是会大爆发的，算是第三阶段，但是因为高三太忙了，没有人注意到我这个事儿，所以那时候应该算是二阶段向三阶段过渡的中间阶段。现在就是没有那么忙，这个问题马上就暴露了，现在已经完全进入第三阶段，已经严重影响生活和学习。所以明天我得去医院，看个医生，没办法，该去上课却听不了课，我说为啥我就不能专心致志听课，我也很难受。

咨询师：就是刚才你描述的时候，他说你上初中高中的时候也有这样的时候，你说的这个她，指的是你妈妈还是说你内在另外一个声音。

【督导反馈：咨询师澄清了自己一个没有准确理解的部分。如果该澄清并不重要，应考虑如何更有力回应。】

来访者：那就是我妈说的，说我初高中的时候都不好好听课。我说是因为我想听，但我听不了。就是产生的这个问题，马上就让我对自己学过的所有的东西产生怀疑。

咨询师：嗯，嗯，还有吗？

【督导反馈：咨询师通过问还有吗，希望把话语权继续交给来访者。但是过于简单时，谈话的深度是不够的。】

来访者：没有了。

【督导反馈：来访者停止了表达，似乎觉得以上部分的表达没有被看到与理解。】

咨询师：我想问你个问题，就是当你妈妈这样回应你的时候，你内在的这种情绪是什么样子的？

来访者：我很愤怒，因为我现在需要被当作一个病人对待。高中的时候，老师同学，如果能把我当病人对待，能够理解我一下；好，就算不能，我的意思就是说，你不要火上浇油。但是没有几个人，不是火上浇油。因为他们都不懂，那你不能强迫所有人都懂，是吧？因为我现在，在外面，我感觉除了强迫和焦虑，我还有神经紧张，感觉我确实是长期处于压力之下，这导致现在的我处在一个很糟糕的情况，就是到现在压力还是没有停。我感觉我应该活得开心，这个最普通的要求，我都没法满足。对老师，我不敢说我的病，感觉很愧疚。我给老师的印象不是一个不学习的人，所以我尽量学，即便我请假了，基本上每个下午每个晚上也在自习室，因为我认为假可以请，课不能停。经过昨天那场风波，我感觉我信心有点动摇，也可能是因为最近数学课和经济课的事，导致我感觉十分痛苦。

咨询师：我刚才听到你说这些的时候，我有两个想法吧，第一个想法，就是我希望你可以把你这个愤怒的感受呢，表达得更清晰一些，或者说更丰富一些。第二个想法，似乎你对现状好像感觉还可以，有一个很好的规划，但是眼下遇到了一些麻烦，然而这个麻烦和你刚才那个愤怒的情绪之间似乎是有一些联系的。

【督导反馈：来访者愤怒的地方，在于自己的障碍和痛苦没有被充分的看到，咨询师略

过了这个部分，是否有反移情要挖掘。回避了愤怒而去关注来访者的表现里积极的部分，是什么原因，也要挖一挖。】

来访者：对，有联系，但是只能说那个是个导火线，根本原因是，第一，离放假刚过了一个星期，它有一个逐渐适应放假的过程。第二，这个星期课程表变了，上个星期法语课比较多，上课的时候我大多数时间都在交流，强迫症比较少。这个星期大量的都是经济课和数学课，而且，这个周末简直都疯了，经济考试，周末一下午数学课，然后今天上午还有个数学课，压力多，经济、数学课使我压力大，压力陡增，也是一个重要的原因。我现在就是把我的愤怒清晰表述一下，就是我觉得，他们可以把我当成一个病人，我没法和其他正常的小孩儿比。我不是一个不想学习的人，可你们却这样认为是我懒，我不想学习的，我难受啊，这让我感到很无助，我以为，因为我没办法，我改变不了你们的态度，首先我改变不了她，对不对？我不能接受的是我家人和周围人的观点，但我说我有病的时候，他们说你有病的话，我们都该死了。我说你这样说我一点都不感到愤怒，为啥呢？我就是不能接受我妈妈，把我和一个正常的一个形象对比。我现在，越来越不能听，"你看人家小孩啊，怎么样怎么样"，这些话更加增加我的痛苦。你的目的不是为了增加我的痛苦，是想让我做出改变，但是我其实不是说我不想改变，想改变，但我没法。我希望我的亲人，我亲密的人，可以理解我。我的家人让我很痛苦，没有任何好处，我已经跟她说过很多回了，但是没办法，我爸就老样子十几年了，那他改不了，我都不说啥，我妈虽然说是学心理学的，她只是一个业余的，就是爱好者。

【督导反馈：这个部分来访者的愤怒仍然在继续，一种没有被看到的愤怒。】

咨询师：刚才你描述的感觉就是说，爸爸一直以来的态度都比较低调，你更多的希望是在妈妈身上，妈妈好像就承担了一个好的形象，你觉得，希望更多的温暖、支持。在爸爸没有理解支持的情况下，昨天你在妈妈的回应里面，本来希望她能比较专业地回应，就是按照咨询师的那种方式去理解你、体谅你。但是她的回应似乎又回到了原来的那个状态，这让你感觉不舒服，就是说你理想中的这个妈妈，要比昨天的那个妈妈要好一些。

来访者：嗯，已经完全不是。因为我给自己的压力，想要的努力，我想要的进步，我想的成功比他们要多得多，已经完全超出他们的可视范围啊，当我说我需要多多休息，她竟然说你自己看着办，我的感觉简直崩溃极了，我和她聊了半天，她的回应竟是"你看着办"。我当时急得眼泪都快出来了，我马上就崩溃了，实在不行我想休假。我给我爸说了我想休病假。我爸也是，语言里面充满了一种，对我休病假的担心。让我觉得我不能休病假啊，那还不如死了。但是我觉得他应该不懂我这个想法，而且仍然不想让我请病假，让我十分难受，特别愤怒，老师，说完了。

咨询师：嗯，是，还有吗？当你表达内心的委屈和不满后，有没有觉得舒服些？其实可以把愤怒表达出来。在愤怒的时候，不用太考虑他的感受呢，先把自己的感受去表达出来，其实我觉得你开始表达愤怒的时候，是一个好的方向。愤怒的话，就是说明你的力量开始向外走了，就是不再去把这个力量朝向自己，我这样说，说清楚了吗？

【督导反馈：来访者的愤怒在继续，这种不被理解里可能有对妈妈的，也有对咨询师的。这里，咨询师严重忽略了来访者的绝望(不如死了)。咨询师看到了来访者的愤怒，但没有能够真正和来访者站在一起，咨询师习惯性地想告诉来访者，这是积极的表现。】

来访者：但是似乎愤怒只能对爸爸。

【督导反馈：来访者使用了但是，表达对咨询师解释的不完全认同。】

咨询师：似乎你把不好的部分，就是说，自己内心不太存有希望那一部分给了爸爸，所以你对他愤怒。但是好像在妈妈这里，你希望还要得到一些温柔，你也需要温柔地去对她，而愤怒这一部分，就会被自己给控制了。

【督导反馈：咨询师使用了一个分裂的防御机制来解释来访者对父母态度的不同。但是应考虑合适否?】

来访者：对，是这样。

【督导反馈：来访者虽然接受了这个解释，但是并没有深入地探索，或许还停留在那个愤怒里。】

咨询师：你刚才说，希望爸爸妈妈把你当病人一样看待。我觉得，如果是我的话，他们不应把你当病人，而是把你当成一个完整的人。就是，我是一个完整的人，我的身上不是只有优点，我同时也有做不到的那一部分。还有就是你看父母不能够接受全部的，他们只能接受你好的，不能接受你不好的，知道你有一点不好的时候，他们就说，哎，你看人家的孩子，其实就是把你不好的这一部分和别人都是好的那一部分做了一个比较，这似乎就不公平。你们只爱我的一部分，然而又像拿了一个锯子一样，要把我那块不好的部分给我锯掉，这让我无语、悲伤。我去掉这一半怎么办？你看你这个强迫症里面，就是你似乎也在锯掉自己不好的那一部分，你要把它给锯掉，就像父母对你的爱，用他们对待你的样子去对待你自己。所以我觉得你现在还是在做一件事情就是，你努力地让父母满意。就是让自己很完美，就是希望父母爱上全部的你，而你自己努力地想让自己完美起来。

【督导反馈：咨询师给了一个比较长的解释，解释来访者对于没有被完整地看到的愤怒，来呼应刚才对于分裂的一个理解。这个解释偏离了来访者的感受，进入了理智化的层面。用理智化防御了自身对于愤怒的焦虑。咨询师似乎和来访者产生了互补投射性认同，成了孩子的母亲。这个层面的进入，要考虑是否妥当?】

来访者：是。

【督导反馈：对于咨询师冗长的解释，来访者只有一个简单的回应，似乎在说明，咨询师的解释并没有引发来访者更大的共鸣。】

咨询师：所以愤怒的时候，你不能接受自己，你现在也看到了父母他们身上有一些不成熟的部分，虽然他们已经快50岁了，但是实际年龄和心理年龄之间是有差距的。所以说，这个时候其实我们自己是在长大，而我们的父母呢，有的时候，他们年龄越大，可能越来越会像小孩儿一样，这是一个现实，或者说这是一个我们将来会遇到的一个现状。所以，我觉得我能接受全部的你，而且从今天的表述里，我深深地理解到了你的委屈。是啊，我觉得其实你已经很努力了，你刚才说的请假，其实并不是真的要请假，而是你要请假就是呈现你柔软的那一部分，然后让他们接受柔软时候的你，这就足够了。你不是说一定要柔软，而是说，他们愿意接受你就会好起来。嗯，我觉得你挺不容易的。我也挺心疼你的，我觉得你可以对你的妈妈去愤怒，就是不要让自己承受太多，你的愤怒可能会让他们清醒一下。我的意思不是说一定要恶意地去伤害他们，而是说不要让自己背负得太多。如果你实在忍不下心对他们愤怒的话，就是能把力量向外，把这种悲伤不再留给自己。你可以去表达吗？

【督导反馈：咨询师这次看到了来访者的愤怒和失望的感觉，但是咨询师又迅速地进入到了教导者的角色。】

来访者：我确实对他们挺失望的，其实我想我想要的是这些，但是他们给我的却是另外一部分。

咨询师：是啊，嗯，你可以把这种情绪变成语言，但是成年人，其实他们有的时候做事情的方法，也会有像小孩子一样有比较失误的地方。反过来吧，有的时候你可能会比他们更成人化。还有什么想说的？

来访者：没有了，就这么多。

【督导反馈：咨询师试图让来访者去理解自己的父母，只是咨询师可能还没有充分地理解来访者，所以来访者似乎失去了主动探索自己的愿望。】

咨询师：我希望说，你有的时候可以去表达，不一定是愤怒的方式，可以表达你对他们的需要，表达你的不满意，把这个东西给他们，把他们需要承担的这种，让他们自己去担起来。还有就是，既然父母就是他们这个样子，现在就是调整自己。当父母不能接受我们全部的时候，我们自己要有能力接受真实的自己。

其实你在我心里面已经好了许多，更多的就是开始尝试体验到这种生命的享受，生命的意义，体味生活了。你可以带着那种感觉，做自己想做的事情，这是一个好的开始。今天你的表达也很清晰，开始去尝试对你爸爸吼，这是你有力量的一个部分呈现。你越来越有力量去表达你想要什么，不想要什么，他们做了什么，让你不舒服就可以说出来。强迫症在表达愤怒的时候会有一些内疚感，所以我觉得你今天能表达愤怒，是一个好的表现。我相信你会越来越好的，哈哈，我会一直陪着你啊，相信你会越来越好的，那我们今天就先到这里，再见。

【督导反馈：咨询师做了一个小结，对来访者今天表达的部分进行了梳理，再次表达对来访者积极的预期，并且给出了一个保证式的承诺。是否能让来访者自己主动感受到变化呢？不由咨询师说，可能会更好。】

第二十五次会谈

来访者：老师好！那我先说吧，最近想到了一个办法对待我的强迫症，就是不去想它，让它顺其自然地消失掉。

咨询师：那就是说，我感觉到，你似乎比以前轻松了许多。除了这个事情以外，还有没有，比如说身边发生的其他的事情，带给你一些比较愉快的感受。

【督导反馈：咨询师直接把话题跳转到了其他愉快的事情上，缺乏对来访者刚刚表达的内容的跟进。】

来访者：有，比如说，从回北京开始，我每个星期天去民族文化宫、黄寺，我去那些地方，基本上是不可能有人陪我去，我一个人去感觉很好。因为假若带一个人去的话，他看不懂，他会一直问，我会很烦。我说过我是比较喜欢安静，可以让我思考。还有一个快乐的事情，就是最近因为我学的东西比较多，让我发现如果我重学一遍的话我会适当转移注意力。比如说我现在就是开始从小学开始学，我下了一个软件，从小学到托福的单词词汇。我就从小学开始学，适当地学一下英语，然后转移注意力。电脑的话我也在学，前一段时间我自己做了一个PPT，做得我自己都不敢相信自己了，但是我确实做出来了，这说明我最近学的东西都派上用场了，我也很为此感到开心。

咨询师：嗯，那我说一下，我听完你的这些感受的时候，我觉得我们之间，可以换一种角度，就是说，我们不再去关注那个带来困惑的小小麻烦先生。我们可以更多地去讨论一下，或者是描述一下，让自己感觉到不一样的体验的事情，比如说你去旅游的时候，感受到的更多是平静、轻松、愉快，就好像你的身体带着你的思想进入了这个空间，给你一种不一样的体会。

来访者：就是就是，对对。

咨询师：我们之间呢，似乎之前总是会讨论一个事情，就是如何面对强迫的这个事情。我们好像没有很多情感上的交流，比如我们的喜怒哀乐呀，或者一些美好的体会呀和情感方面流动的一些事情。我想如果我们可以更多地把这个视角或者注意力转移到情感的交流方面的话，可能有一些东西就在慢慢离我们远去。

还有就是我会觉得，似乎目前我只需要做一个倾听者。你自己就是对自己的现状，自己的位置，自己的想法，你都非常清楚。你也很明白自己，你想要做什么，怎么样去调整。

来访者：其实最幸福的时候并不是说能把我的病解决了，因为我到现在没有体会我的问题被解决了。我只希望我的病可以不要影响我学习啊。

【督导反馈：这个部分对来访者的并不乐观的反馈，或许显示了对咨询师过于乐观评价的一种回应。考虑此时咨询师是否有对自身胜任感焦虑的防御】

咨询师：好。

来访者：今天我去了黄寺旅游。我的感受就是我去的时候很激动，因为我对藏文化特别感兴趣。高一的时候，当我犯病特别特别难受的时候，我就想要不要换个方法，买了几本藏学的书，后来逐渐地了解了一些。今天去了黄寺，我终于见到了真正的藏文化。我又通过录像给我爸爸讲，他对这个也很感兴趣。当我看见那些唐卡，我仿佛就回到了这个所期待的灵魂深处，我想很可能我的灵魂就住在西藏。而且因为我高考的时候，我被录取的学校是青海大学，然后我就对青海省，有一种激动得热泪盈眶的感觉，我也不知道为什么，就看见来自青海省的东西，我都特别开心，特别兴奋。青海和西藏好像就已经住进我的内心。可能在我同学的眼中，他们认为就是一个破旧的寺院。不过黄寺让我失望的地方就是它太小了，没我想象的那么大，但是我又一想，在北京朝阳区中心的一个寺庙，也不能指望它有多大。

还有下个星期二、星期三中午我将会跟一个外国友人共进午餐，互相聊一聊，我很期待这个事情。我还给他准备了一个礼物，我准备了一副中国象棋。为了教他，我去把和国际象棋相关的所有法语的术语都学了一遍，学完以后我教他，我准备把这个国际象棋和中国象棋作为我将来去法国建立国际友情往来的一种方式，朋友间交往的一个重要途径。总之我现在最开心的事情就是上自习和出去旅游。玩游戏，我说句实话，它带来的不是真正的游戏的感觉。因为我打游戏是把它当成一个事业来做的。我玩的一款游戏已经玩了十年了。最近很流行一款游戏，第一次玩的时候我不熟悉里面的英雄，结果就叫他们里面有几个小兵给丢了，被人嘲笑，从此以后，我就努力玩，结果出人意料的是，两个星期我就达到了他们两年都达不到的程度，就是迅速地进步，然后让大家吃惊。

我很开心的是，我前几天微信上说，两个星期之前，我还是一个零头的玩家，两个星期之后我已经到了黄金级别了。我自己都不敢相信，今天大家也是很激动，我很吃惊，因为他们从来没有想过我会玩这个游戏，但是没有想到在我玩儿两个星期以后，我能玩到现在这样的高级别。

这就像我在学习，每个技能都认真看，先把它背下来，甚至去网上找一些攻略。我就是上网，自己去找那个相关的秘籍去看去背诵，到慢慢地掌握了一些东西以后，总结出来，什么时候容易"死"，什么时候不容易"死"之类的。

咨询师：好像你在打游戏的时候也是想尽了各种办法，把这个事情，包括打游戏也做得很完美。

【督导反馈：咨询师就来访者游戏的状态总结了来访者的一个思维模式。是否准确？应由来访者自己说出更好。】

来访者：嗯，应该是。我昨天晚上看电影，我看见一个小孩吃爆米花。我就在那想，我小时候看电影的时候，我从来都没有吃过爆米花呀。我同学都像看鬼一样看我，那你干啥呢？我就想了，我这么十几年来，一年看那么两三回电影，从来没有买过饮料喝，导致我现在的习惯。也是因为，不是我没需求，对，而是我根本都不知道需求是啥东西。所以，如果我将来有了孩子，我要满足他的愿望。我最近才发现自己的味觉多么差劲，一份咖喱鸡拌饭，我都吃了两个星期，手机看着柯南，我吃着拌饭，我都觉得自己活得太清静了，清心寡欲只看书。但我觉得一个男生懂得太多不是罪，关键不会调整自己的心态才是罪。

如果你有一个儿子的话，你希望不希望和我一样？

【督导反馈：来访者再次直接要求咨询师评论自己的行为，连续地出现对咨询师反馈的期望，似乎有移情的迹象了。】

督导小结：

(1)在咨询过程，咨询师应能够尽可能地捕捉到来访者的心理防御机制，如压抑或者分裂在个人生命中的使用。咨询师应通过共情和解释对来访者进行工作，并试图去修通来访者内在的冲突。

(2)咨询师要尽可能运用心理动力的策略去发现来访者的力量和资源。

(3)咨询师应能够准确地贴近来访者的感受。

(4)对移情和反移情的发生要有足够的觉察。

（案例提供与整理：张晴霞；督导师：卢卫斌）

第二节　心理动力学模型下的心理督导

心理动力学的理论假设是潜意识是心理咨询师的工作对象。这就意味着，心理动力学取向的心理咨询师，在工作过程中面临的工作情境更加复杂。也会让心理咨询师的很多意识层面的工作，因为失去了对潜意识的了解和觉察，从而让工作走入误区和困境。

所以心理动力学取向的心理咨询师进行治疗很多时候是在黑暗中摸索。

在历史上的督导取向中，比较强调对咨询技术的关注。也就是说在咨询过程中，督导师更多地会把自己对案例的理解和工作技巧传递给心理咨询师。到了 20 世纪后半期，关系取向逐渐占据了更主流的位置。

在本督导模型中，我们整合了技术和关系在督导中的运用。

一、技术督导

在督导过程中要关心咨询师是否良好地遵循了咨询设置。

咨询设置是心理动力学治疗中的一个非常重要的组成部分，来访者和咨询师的工作中，能否在咨询设置的框架下进行，既是咨询顺利进行的保障，又常常在显示咨询师和来访者之间复杂的动力。

咨询设置一般分为时间设置、收费设置、关系设置。

1.时间设置

时间设置是咨询工作中的基础设置，我们常常用时间设置来给来访者和咨询师之间的关系一个稳定的基础。也可以根据来访者对时间设置的态度来了解来访者进入一段稳定的规则的关系的能力。

案例一

来访者是一个 30 岁左右的女性，因无法适应工作的要求而辞职。后自己创业也不理想，于是不再坚持。因为在家庭和亲密关系中的困难前来咨询。

在咨询的过程中，来访者坚持自己因为自身精神状态，不能够和咨询师建立起规律的咨询时间。来访者希望自己可以在状态好的时候和咨询师约咨询。

咨询师不确定是否要接受来访者的要求，遂寻求督导的帮助。

【督导反馈：来访者在此前的关系中，表现出了无法遵守规则并对其个人生活产生影响，目前在工作中无法遵守时间设置，大约是在关系中遵守规则的问题的一个呈现，咨询师可以和来访者就这个问题开展一些工作。】

案例二

来访者是一个16岁的中学生，因为总是无法把握自己的内心冲突而前来求助。来访者一方面对自己有苛刻的道德标准，希望自己是一个优秀而强大的人，另一方面又为自己会像平常人一样，有对性和色情性内容的关注而羞耻。来访者担心被同学们发现自己对性的欲望而遭到同学们的拒绝和嘲笑。

在第一次面谈过后，约定了下次面谈的时间。但是在第一次面谈结束后，来访者就委托父亲给咨询师电话，要求马上再次和咨询师见面。

咨询师拒绝了来访者的要求，但是不确定处理是否恰当，遂寻求督导。

【督导反馈：来访者内心的冲突是欲望和规则之间的冲突。一方面内心充满了欲望，另一方面又因为自己苛刻的超我而对欲望感到羞耻，所以打破咨询的时间设置，或许象征性地表达了来访者本我欲望的即时性满足的要求，咨询师可以和来访者讨论来访者看待自己的欲望和规则之间的关系。】

2. 收费设置

收费设置是保障咨询师和来访者关系职业性的一个基础部分。除了在社会福利机构和政府提供的心理健康保障体系，职业的咨询师需要通过收费来为自己的工作和付出获得相应的回报。而收费设置也常常会成为咨询师自我价值感的一个重要呈现部分，在私人执业咨询师的工作中，收费高低，是否可以坦然地收费常常是心理咨询师自我价值感，自我效能感的一个重要表达。而来访者对于收费的态度，则常常反映其对咨询师的认可情况，以及对咨询师的一些非现实的幻想。

案例一

来访者前来向咨询师寻求咨询。来访者向咨询师坦言，目前因为工作情况不理想，所以收入很低，咨询师因此提议降低来访者的收费标准。来访者和咨询师工作一段时间后，来访者在咨询中的表现很好，对咨询师也很配合，但是来访者个人状况却没有什么进展。咨询师有点担心，而且在某次会谈中，来访者小心翼翼地问咨询师，为自己降低收费标准，是否给咨询师带来了困扰？咨询师坦言没有，但是他们感到不安，于是寻求督导。

【督导反馈：来访者问咨询师，降低收费标准是否带来了烦恼，或许在投射性地表达降低收费给来访者自身带来的困扰。案例中来访者表现得很配合，但是咨询没有进展，这个配合或许建立在咨询师降低咨费让来访者感觉到自己剥削了咨询师而产生的内疚感。这种内疚感或许阻碍了来访者更好地在咨询师面前呈现真实的自己，甚至可能阻碍了来访者对咨询师攻击性的表达，这让来访者通过被动的顺从来掩饰自己的焦虑。咨询师可以对来访者的问题进行进一步的讨论。】

案例二

来访者因为人际关系问题向咨询师寻求帮助。来访者抱怨在人际关系中对他人的目光恐惧，不能够正视别人的眼睛给自己的工作和生活带来了很多的困扰。来访者在中学的时候就开始感受到周围人对自己的敌意，感觉到有人想要伤害自己。来访者觉得自己的想法可能是不对的，但是无法控制自己受害的想象。

在和咨询师进行过两次工作之后，来访者追问咨询师，咨询师是否真心想帮助他，咨询师是否想多赚钱所以才不愿意快速地结束他的痛苦，来访者说，如果咨询师是因为钱的缘故的话，可以告诉来访者，他想从来访者这里赚到多少钱，这样自己可以一次性付清，只需要咨询师以最快的速度把自己从痛苦中解脱出来。

咨询师感到无法应对来访者的问题，遂寻求督导。

【督导反馈：在这个部分，来访者用收费作为一个载体来投射性地表达对咨询师的敌意。敌意是来访者人际关系中的一个重要部分。在当前的关系中，再次移情性地呈现到了和咨询师的关系中。来访者通过把咨询师置身于一个因为钱而不愿意帮助自己的位置上，获得了在关系中的一个无辜受害者的位置。咨询师需要能够有力量去承载来访者的敌意，并且和来访者一起去面对这种受害的感觉。】

3. 关系设置

关系设置是咨询伦理的一个基本要求，把来访者和咨询师之间的关系保持在工作状态而不是社交关系或者亲密关系，有助于减少咨询师和来访者之间动力的复杂性，也可以保护来访者降低被咨询师利用和剥削的可能。而对关系的突破和疏离，常常显示出了来访者在关系中的恐惧和不安全。

案例一

来访者因为社交焦虑而求助。在日常生活中会对和其他人交流充满了压力。在来访者和咨询师的工作中，来访者每次咨询都来得非常准时，即使来早了，也会在外面等待，而不会尝试着敲门询问。每次咨询快要结束的时候，来访者都会频频看表，问咨询师是否时间到了。咨询师告诉来访者不必着急，但是来访者还是会非常在意。咨询师希望能够理解来访者行为背后的动力是什么。

【督导反馈：来访者对待咨询时间的态度，常常象征性地表达对于咨询关系的看法。来访者频频地顾及咨询时间，是在对于占有咨询师时间的担忧，大约象征性地表达了对于侵占咨询师工作之外时间的一种忧虑。意味着来访者在咨询关系中，希望能够固守严格的边界，以给自己一些安全感。这常常多见于那些自我价值感比较低的来访者，担心自己给咨询师增添麻烦。所以，对结束时间的关注，常常意味着对在关系中被批评被指责的忧虑。】

案例二

来访者是一位20岁的大三女生。因为和男朋友的关系问题比较纠结，向咨询师寻求帮助。在咨询过程中，来访者表现出了对咨询师的依赖，希望咨询师能够帮助自己确定自己是否和男朋友继续交往。在接下来的工作中，又希望咨询师能够陪同自己一起给男朋友打电话，向男朋友说明两个人分手的事情。咨询师感觉到了压力，遂寻求督导。

【督导反馈：在本段咨询关系中，来访者试图让咨询师更多地参与到自己的日常决策中去。显示出来访者试图突破和咨询师之间的职业关系。而咨询师虽然感觉到了不妥，但是他可能还没有意识到，在这段工作中，咨询师的工作内容，已经从对来访者心理状况的探讨转向了帮助来访者处理她和男朋友之间关系的具体事件。咨询关系中有了更多的情感卷入。咨询师需要在这段关系中保持更高的警觉，并且能够和来访者就咨询的目标和关系的问题进行一些讨论。】

二、治疗同盟的建立

治疗同盟又称为工作同盟，常常被视为可以预测治疗结果的一个最佳指标。具体一点说，治疗同盟就是在治疗过程中，来访者建立起了对于咨询师的信任。这让来访者在面对困难的时候愿意冒险和咨询师继续进行下去，也让来访者更有勇气能够去进行那些对自己来说可能充满了痛苦的探索。咨询师需要知道自己的工作建立在良好的治疗同盟基础之上，对治疗同盟的建立和关系的判断常常是咨询师在咨询中需要去学习和掌握的重要能力。

案例一

新手咨询师寻求督导。咨询师发现自己的案例脱落率非常高。大部分来访者在一次或者两次的会谈之后就不来了，或者声称自己的问题得到了解决，但是咨询师并不确定是否真实。

督导师希望咨询师能够呈现一下咨询师在咨询中的工作。

咨询师汇报了一段在咨询中的逐字稿片段。

一个女性来访者，关于和另一半的关系问题进行咨询，这是双方的首次会谈进行到二十分钟左右的片段。

来访者：我就是不太能够忍受我和他的关系中的这个部分，他不能理解我的感受，而且还总是用他父母的观点来评判我，让我觉得很不舒服。

咨询师：听起来好像你希望知道该怎么改变你另一半的这种表现。

来访者：嗯，是的，我当然希望他能够有所变化，如果他能够更加关心我、理解我，我也不会让自己过得这么痛苦。

咨询师：似乎你觉得这一切的痛苦都是他的责任，一切都是他造成的。

来访者：当然了，难道还有别的解释吗？我觉得我们的关系就是一切痛苦的根源。

咨询师：你看到了在你们的关系中他做的事情，你愿意看一看，你自己在关系中做了什么吗？

来访者：什么意思，你是说，我也有做错的部分吗？

咨询师：嗯。

来访者：我觉得我是个受害者，我可以跟你讲一讲，他到底都是怎么对待我的，你听听到底是不是我的错。

咨询师：关系永远是两个人构成的，如果你不愿意看到自己的责任，那么你就不可能让你们的关系真正地发生变化。

来访者：好吧，那你说我该怎么办。

咨询师：夫妻双方对于关系的质量都起着重要的作用，你会看到他做了什么，你也要有力量看到你自己……

【督导反馈：在这段会谈中，咨询师在第一次会谈中，对来访者没有充分地倾听和理解的情况下，就开始了对来访者的干预。看起来把来访者的注意力引导到对自己内在心智状态的关注这件事儿本身是没有问题的，但是由于缺乏有效的工作同盟，让来访者没有力量去关注自己在关系中的表现。从某种意义上，咨询师在这个过程中和来访者的丈夫一样，都没能真正地理解和感受到来访者的痛苦，而是站在了理论层面急于想要去改变来访者。这让来访者在接下来的咨询中失去了继续探索的热情，可能也是咨询脱落的重要原因。】

案例二

来访者是一个17岁的中学男生。因为学习和人际关系问题前来咨询。经过了近十次左右的会谈。在过去的会谈中，来访者谈论了自己在学校生活中的困难，人际关系中对于被拒绝和被否认的忧虑。在交流的过程中来访者也谈到了和父母之间的关系。

心理咨询师感觉双方之间似乎很认真地在工作，但是来访者又似乎缺乏必要的进展。感觉讨论的问题很正常，但是又缺乏点什么。

咨询师寻求督导，督导师询问咨询师，在工作中有没有异乎寻常的部分。咨询师回应确实有个让自己感到不安的部分。来访者作为中学生，是被父母送来做咨询的，而来访者希望咨询师对咨询收费的信息进行保密，来访者的父母认为孩子可能无力承受咨询师是收费工作这一事实，如果咨询师公开和来访者讨论了收费的问题，来访者可能会因此拒绝进行咨询。咨询师答应了来访者的父母，但是因为要保守这个秘密，也有一些焦虑。

督导师希望咨询师冒险和来访者讨论一下收费的问题。有趣的是，来访者说他早就知道这一事实，但是仍然很感激咨询师的坦诚。作为回报，他愿意跟咨询师分享一个秘密。

双方的工作开始有了实质性的推进。

【督导反馈：在这个案例中，咨询师因为在和来访者的工作中保守了一个秘密，而这个秘密阻碍了咨询师和来访者之间真正地建立起治疗同盟。在这种情况下，来访者一方面希望获得帮助，但是另一方面又不能在咨询师面前真正地袒露自己的内心。直到咨询师开始有力量去冒险坦承自己不恰当的秘密守护，咨询中的工作同盟才真正得以建立起来。】

小结：治疗同盟的建立，常常取决于来访者是否感觉到了被咨询师充分地尊重、接纳和理解。这需要咨询师真诚地和来访者去建立关系，积极倾听来访者的感受，能够真正地共情来访者的情感和行为。

通常当咨询中双方的工作停滞不前，或者浮于表面，来访者有阻抗的表现的时候，作为咨询师就要警惕双方的治疗同盟是否受到了挑战，或者压根儿就没有真的建立起来。

三、关系督导

关系督导包括：咨询中的移情、反移情、阻抗的督导。

移情是个人生命中的一个常见心理动力。简单来理解就是来访者或者咨询师会把早期生命中重要他人的关系转移到当下的咨询关系中。一般根据移情中情绪的积极和消极可以分为正移情和负移情。而根据转移的内在关系模型中的原始客体的差异，又会分为母性移情和父性移情。咨询师觉察和理解来访者的移情，并且能够理解移情对咨询具有重要的意义。而心理督导师在很多时候是要帮助咨询师从移情的漩涡中摆脱出来，能够更清晰地看到来访者和自己在关系中的表现。

案例一　无法专注投入一段关系的来访者

咨询师寻求督导的点是，来访者在某次会谈中似乎有些无意地说，她还和她的上一任咨询师保持着联系。咨询师对此感到不舒适，但是不确定要怎样面对这样的工作。

督导师希望咨询师更多地去描述这个案例。来访者目前来访的困难就在于，无法专注地进入一段关系。和自己的伴侣在一起的时候，虽然感情也很和谐，但是无法做到只爱自己的伴侣一个人。在生命的不同阶段，总是会有一个伴侣之外的关系，作为自己关系的补充。

在职业中也面对这样的困境，除了正常的工作之外，又发展出了第二职业。一度第二职业的发展状况良好，当合作伙伴请求来访者放弃原有工作，完全投入第二职业的时候，来访者纠结很久，然后拒绝了，她害怕投入第二职业失败，让自己的职业受挫。

来访者是家中长女，后来妹妹出生，来访者主要是由祖母抚养。来访者在祖母和母亲之间辗转，童年的记忆里，祖母和母亲还经常会发生冲突。这让来访者时时面临着选择。需要在祖母这里保护自己的母亲，而在母亲那里保护自己的祖母。

【督导反馈：对于来访者来说，进入两个相似性质的关系，是生命早期经验的一个移情性反应。因为早期的重要客体，母亲和祖母之间的冲突性，内化成了自体内部有冲突的客体关系。在来访者的精神世界里，无法把这两个客体整合到一个客体上。所以要通过和不同的客体建立关系来保存内在的自体。进入咨询关系中，来访者移情性地呈现了自己内在的困难。当来访者看似无意识地向咨询师透露自己和前咨询师的联系的时候，事实上是试探咨询师是否可以允许另一部分客体的存在。】

案例二　关系中的冷漠和疏离

　　来访者最初因为和父母的关系求助。在处理和父母的关系过程中咨询目标逐渐明确为对自身亲密关系的分析与处理。来访者在中学和大学分别有过一段感情之后，就开始有进入一段关系的困难。在大学的那段恋爱结束之后，出现了一段时间的抑郁。

　　毕业之后回到家乡工作，就开始了和父母之间的纠缠，以及伴随而来的恋爱的困难。来访者感觉到父母不能理解自己，自己又没有能力对父母说不，所以有很多的纠缠和委屈。来访者一贯处理这些的策略是停止和父母有更深入的交流。父母催促自己相亲和结婚，自己和那些相亲的男孩儿之间根本无法真正地建立起关系。一旦要有一点两性之间的亲密，就会让自己非常难受。

　　后来咨询脱落了，当来访者再次出现在咨询师面前的时候，告诉咨询师，自己已经结婚了，但是仍然没法和丈夫有亲密行为，所以再次回到咨询中来。

　　咨询师的督导问题是：在这个过程中，来访者非常节制，在长达几年的咨询互动中，几乎没有表达过自己对咨询师的任何想象和情绪。咨询师困惑于移情是否产生。

　　【督导反馈：移情的核心概念是早期和重要他人的关系转移到当下的咨询关系中。那么这个早期的关系就是多样的。咨询师因为来访者的节制、疏离而困惑于移情是否发生，可能是对移情的一种错觉。把移情等同于正移情。在这段咨询关系中，尽管经历时间比较长，但是来访者在关系中的节制，以及咨询师由此产生的焦虑，恰恰证明移情在产生，来访者对待咨询师就像对待来访者的父母一样，保持距离，不进行更深入的交流。而咨询师也认同了这个部分，迫切地想要干预来访者，想要让来访者发生改变。】

【卢卫斌】

第六章　行为疗法督导

XINGWEI LIAOFA DUDAO

　　行为疗法是一种传统的心理治疗方法。其实质就是应用有关学习的原理，克服不良的行为，建立新的行为的过程，是当代心理治疗中影响较大的方法之一，也是在国内外很盛行的心理治疗方法。行为疗法以实践性著称，因其治疗方法规范且易于操作，已广泛地应用于中国的临床心理治疗，大量的文献报道证实行为治疗是切实有效的。

　　本章将讨论的问题是，行为治疗的基本理论的运用。但基本理论不能讲得过多，只能简要介绍，更重要的是如何应用，即在实际的案例中，对行为治疗的运用进行一定的分析督导①。

---

　　① ［美］Raymond G. Miltenberg：《行为矫正的原理与方法》，胡佩诚等译，北京，中国轻工业出版社，2000。

第一节　行为疗法的基本概念

在心理学的研究中，行为（behavior）常常被定义为个体在主客观因素的影响下产生的外部活动，即个体任何可观察到的并且可测量到的动作、反应及活动，包括个体外部的动作。扩展的认知行为治疗包括了人内心的心理活动。

一、人类行为的特征

人类行为是行为治疗的主体内容，具有如下基本特征：

（1）行为就是人们所说的和所做的；

（2）行为具有一种以上的测量尺度；

（3）行为可以被观察和记录；

（4）行为对外界环境产生影响；

（5）行为是受自然规律支配的。

二、行为治疗学派的人性观

在行为治疗者看来，人类具有如下的特征，其人性观不同于人本治疗的"性本善"，也不同于精神分析的"性本恶"，而是采取了不偏不倚的中性看法：

（1）人是被环境和遗传决定的反应或有机体；

（2）人既是生产者，也是环境的产物；

（3）人的行为是有规律的；

（4）人的行为具有可塑性；

（5）人的行为是通过学习获得的。

三、行为治疗方法的十大特点

根据米尔腾伯格尔（Miltenberger）提出的行为矫正的特点，将传统的行为治疗（不包括认知行为治疗）的特点归纳为如下的十个方面：

（1）研究集中于人的行为（即不研究认知）；

（2）以行为学原理为基础；

（3）强调当前环境事件（对个体的影响）；

（4）由日常生活的人们去实施；

（5）治疗程序可以精确描述（易操作）；

（6）强调行为改变的测量（变化非常重要）；

（7）强调自我管理技能；

（8）治疗程序具有弹性（并非一成不变）；

（9）不重视问题原因（不深挖其想法）；

（10）不对潜在动因进行假设（不纠童年创伤）。

第二节　行为治疗的基本理论

行为治疗的理论来源主要有三个方面：经典条件反射理论、操作性条件反射理论、社会学习理论。这三种理论的一个共同点就是学习，它们都是关于有机体的学习的发生机制和条件的理论。三种理论各说明一种学习形式。所以学习概念是行为疗法的核心。在行为主义者看来，除了遗传和成长的有限作用外，学习是获得行为和改变行为的主要途径。无论是好的行为还是不良的行为，都产生于学习。既然心理治疗就是消除和改变不良行为，获得适应的行为，学习就是实际治疗目标的主要手段。行为治疗技术实际上是一些获得、消除和改变不良行为的学习程序。

三种理论知识在这里仅简要介绍。

一、经典的条件反射理论

经典的条件反射（classic conditioning）又叫反应性条件反射。它是以无条件反射为基础而形成的。一个中性刺激通过与无条件刺激配对，最后能引起原来只有无条件刺激才能引起的反应，这就是初级条件反射的形成。在初级条件反射的基础上又可以引起一个新的中性刺激建立次级条件反射。由于人具有概念和语词能力，可以用概念和语词替代任何具体的刺激物，所以人能够以语词建立极其复杂的条件反射系统。

经典的条件反射的建立与消退如图 6-1 所示。

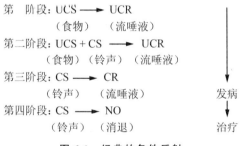

图 6-1　经典的条件反射

二、操作性条件反射理论

美国心理学家斯金纳（B. F. Skinner）进行了著名的操作性条件反射的实验。在一个后人以他的名字命名的斯金纳箱中，安放有一个食物盘。把一只饥饿的鸽子放入箱中，它在寻找食物时啄红灯的窗户就会获得食物。如果这种操作偶然重复几次，鸽子就会主动啄红灯的窗户。也就是说它学会了获得食物的行为。食物是对啄红灯的窗户的奖励。因此这也称为"奖励性的学习"。操作性条件反射的实验有力地说明，行为的后果直接影响该行为的增多或减少。

操作性条件反射（operant conditioning）又叫工具性条件反射（instrumental conditioning）。它的关键之处是有机体（动物或人）做出一个特定的行为反应，这个行为反应导致环境发生某种变化，即发生了一个由有机体引起的事件。这个事件对有机体可能是积极的，有适应价值的；也可能是消极的，有非适应价值的。不管是哪一种，这个事件都会对个体继后的反应有影响。如果事件具有积极价值的话，个体会更倾向于做出同样的行为。如果具有消极价值的话，则会抑制该行为。这自然是一种学习。通过这种过程，个体"知道"了行为与后效的关系，并能根据行为后效来调节自身的行为。

三、社会学习理论

社会学习理论提出了另一种学习形式，称作观察学习。社会学习理论家班杜拉（Albert Bandura）的观点认为，人类大量行为的获得不是通过条件作用的途径进行的，就像在生活中，我们观察到的现象是：没有哪位成年人去为一个孩子设计一套学骑自行车的强化训练程序，大多数孩子都是先观察别人如何骑车，并且请别人告知一些要领，然后自己进行模仿练习而学会骑车的。按社会学习理论的观点，构成人的模仿对象的范围极其多，不仅有别人的行为，而且像书籍、电影、小说、电视都是被模仿行为的来源。这就难怪他们要宣称模仿学习是人类学习特别是年轻人学习的主要途径了。

班杜拉指出观察学习包括四个具体过程。一是注意过程，其实应该叫知觉过程，即集中注意观察所要模仿的行为示范，这是后面过程的基础；二是保持过程，是指把观察得到的信息进行编码，并储存在记忆中的活动；三是再现过程，即通过自己的运用结合再现被模仿的行为；四是确立过程，这是使一项模仿实际实行与否的制约因素，这一过程会影响前面三种过程。多数有目的的模仿行为，都须有某种动机力量的支持。观察、记忆和重现，如果没有动机推动和支持，都有可能不发生。

第三节　行为治疗程序

行为治疗的方式方法很多，虽然每一种治疗方法具体的操作技术不同，但总体治疗程序是一致的。大体分为三个阶段：问题行为评估、治疗方案的制订与实施、治疗效果评估。

一、三阶段理论

（一）问题行为评估

在开展行为治疗前，对问题行为准确的评估是保证制订有效治疗方案的前提，是需要首先完成的重要程序。主要任务为行为功能分析及目标行为的观察和记录，目的是筛选并确定目标行为，并对目标行为进行细致的观察、测量和记录，为治疗方案的设计和实施打下基础。

1. 行为功能分析

行为功能分析（behavioral function analysis）指在行为治疗前对环境中和行为者本身的影响或控制问题行为的因素做一系统分析。行为治疗的目的在于消除当事人的问题行为本身。行为功能分析可以从以下几个方面来进行。

（1）对问题行为的刺激影响因素分析。

（2）对问题行为的反应的分析。

（3）对问题行为的后果分析。

2. 行为的观测和记录

（1）记录的准备工作：确认谁来观察和记录这个靶行为。可以是专业人员或助手，或与当事人具有固定关联的个体，如教师、父母、同事或主管。对行为的观察和记录要在自然环境或人为环境中进行。

（2）选择记录方法：①连续记录，记录一个观察阶段中每一次行为的出现，可以用来记录频率、持续时间、强度或潜伏期。②成果记录，记录行为发生带来的切实的结果或持久的成果。③间隔记录，在一个观察阶段里各连续的时间段中记录行为的出现或不出现。④时间样本记录，在一个观察阶段里，连续的时间间隔(时间样本)中记录行为的出现与不出现。

(3)选择记录工具：纸和笔是记录行为最常用的工具，设计不同类型的数据表可以对行为进行更有效的记录。除纸和笔，任何能用来记录行为发生的东西都可以作为行为记录工具，如计数器、秒表、硬币、步数器等。

(二)治疗方案的制订与实施

根据行为功能分析及观察获得的信息，治疗师与当事人一同确定治疗目标并设计针对性的具体的治疗方案，确定采用何种治疗形式、方法和治疗时间，双方协商确定后开始实施治疗。

治疗方案的实施是治疗程序的中心环节。实施方案必须严格按程序执行，治疗师严密操作，给予必要的指示、示范、刺激控制、强化及信息反馈，最终使当事人新的行为结果取代不良行为。如果当事人达到目标行为并一直持续下去，说明治疗方案得当。在治疗过程中，治疗师可以根据具体情况，适当调整治疗方案。例如，必要时也可降低目标行为的难度或数量，尽量使治疗方案更符合当事人的实际情况和具体特点。

(三)治疗效果评估

在行为治疗的过程中，随时监测当事人的靶行为，以评估治疗方案是否有效。随着治疗结束的到来，逐步使当事人掌握新的行为，并将治疗效果巩固下来，运用到日常生活中。治疗结束后，治疗师可以通过随访的形式，不定期地了解当事人的情况，评估治疗效果及在自然环境中新行为是否持续，如果出现偏差及时弥补，进一步巩固疗效。

二、行为治疗的七个步骤

(1)对靶行为进行功能性分析。进行这类分析时，特别注意靶行为经常发生和很少发生的情境。

(2)对靶行为严重程度的标定。

(3)靶行为矫正目标的制定。

(4)制订并实施干预计划。增加积极行为，减少消极行为。

(5)监测干预计划的实施并根据情况进行调整。

(6)结束阶段。一旦达到目标，即可逐步结束干预计划。

(7)检验阶段。如有靶行为复发，可给予辅助性处理。

第四节 行为疗法的基本技术

一、放松训练

放松训练(relaxation training)，又名松弛训练，它是按一定的练习程序，学习有意识地控制或调节自身的心理生理活动，以达到降低机体唤醒水平，调整那些因紧张刺激而紊乱了的功能。古今中外属于此类的方法很多，其共同特点是松、静、自然，主要用于治疗焦虑症状。以下仅就其中的两种进行介绍。

1. 渐进性放松(progressive relaxation)

本法又名渐进性的肌肉松弛疗法。这是美国生理学家雅各布森(Jacobson)于20世纪

20 年代根据在有意识地松弛肌肉的同时，情绪亦感轻松的心身整体反应现象，创立的一种通过对肌肉反复的紧-松循环练习，促进肌肉放松和大脑皮层唤醒水平下降的放松方法。具体措施如下：采取舒适的坐位或卧位，循着躯体从上到下的顺序，渐次对各部位的肌肉先收缩 5~10 秒，同时深吸气和体验紧张的感觉；再迅速地完全松弛 30~40 秒，同时深呼气和体验松弛的感觉。如此反复进行，也可只进行某一部位或是全身肌肉一致的紧松练习。练习时间从几分钟到 20 分钟，可根据训练肌群范围灵活运用。本疗法无禁忌症，老少皆宜，已广为应用。

2. 自主训练（autogenic training）

本法又译为自律、自生、自发训练。它是德国脑生理学家格特（Vogt）1890 年根据自我暗示可以得到类似催眠的放松而提出的。后经德国舒尔茨（Schultz）1905 年确立，加拿大卢兹（Luthe）1969 年修订，现已广为应用。

自主训练有 6 种标准程式：沉重感（伴随肌肉放松）；温暖感（伴随血管扩张）；缓慢地呼吸；心脏慢而有规律地跳动；腹部温暖感；额部清凉舒适感。训练时在指导语的暗示下，缓慢地呼吸，由头到足逐部位体验沉重、温暖的感觉，即可达到全身放松。也可根据病情选做某一部位及某一程式。例如，对高血压患者加前额清凉感训练；对心动过速者加心脏训练；胃肠不适者可加腹部温暖训练（溃疡病活动期例外）。

二、系统脱敏疗法

系统脱敏疗法（systematic desensitization）的发展是在 1947 年至 1948 年间，南非的精神科医生沃尔普（Wolpe）用猫进行了一系列实验。他发现，一个不良反应（如焦虑）通常是由某种特定的刺激引发的，如果设法用这一特定的刺激诱发出一个正常的反应，那么原来的不良反应就会被抑制，因为正常反应与不良反应是互不相容的，所以正常反应的生产和强化就会削弱这一特定刺激与不良反应之间的联结。沃尔普称之为"交互抑制"，后来他结合雅各布森（Jacobson）的肌肉松弛技术和想象暴露（imaginary exposure）的方法，总结出一个基本的治疗模式，称为系统脱敏疗法。这是第一个可供临床医生使用的并具有逻辑程序的行为疗法。这一疗法成为后来许多行为治疗实践的基础。

系统脱敏疗法的基本思想是：一个可引起微弱焦虑的刺激，由于在处于全身松弛状态下的患者面前暴露，因而逐渐失去了引起焦虑的作用，即肌肉松弛具有对抗焦虑的作用。

系统脱敏疗法分三个步骤：放松训练、焦虑等级评定、系统脱敏。

1. 放松训练

治疗师可用前面提到的放松训练法训练当事人，使其掌握放松的方法，同时布置作业反复练习，直至当事人在日常生活环境中可以随意放松，达到运用自如的程度。

2. 焦虑等级评定

将曾经引起当事人主观不适的各种刺激因素搜集并记录下来，并让当事人根据自己的实际感受评定主观不适单位（subjective unit of disturbance，简称 SUD）。通常以 5 分、10 分或百分制评定。以 5 分制为例，心情极度不适时评 5 分，平静没有不适时评 0 分，两者之间各种不同程度心情不适可以评为 4、3、2、1 分，然后按其分数高低将各种刺激因素排列成表。让当事人懂得这种评分标准，并学会按这种标准衡量自己的主观感觉，给自己不同情景中的心情一个较为适当的分数，并向医生示意或报告。

焦虑等级的评定可以由同一刺激源的不同程度构成，如考试恐怖症患者的不适层次表（见表 6-1）。

表 6-1 考试恐怖症患者的焦虑等级

刺激	SUD(5 分制)
考前 2 周	1
考前 1 周	2
考前 3 天	3
考前 1 天	4
进入考场	5

如果引起当事人主观不适的有多种因素，那么焦虑等级可以由各种刺激源组成。按其引起的 SUD 的高低依递增次序排列，如社交恐怖症患者的不适层次表设计如表 6-2。

表 6-2 社交恐怖症患者的焦虑等级

刺激	SUD(5 分制)
母亲	0
父亲	1
同事	2
上司	3
男朋友	4
男朋友的父母	5

焦虑等级根据当事人的病史、问卷检查结果及与患者的访谈评定。一般只列出当事人认为最重要、最常见的精神刺激，无须包罗求全。排列应由当事人完成或得到当事人认可。焦虑等级的评定关系着治疗的成败。关键是最低层次的精神刺激所引起的不适，应小到足以能被全身松弛所抑制的程度，而且各层次之间的级差要均匀适当。级差过小会拖延治疗过程，事倍功半；级差过大，欲速则不达，导致治疗失败。

3. 系统脱敏

以社交恐怖症患者为例。由最低层次开始脱敏，一个层次的紧张焦虑消失了，才能进入下一个层次，循序渐进。

治疗师指令：请闭眼想象你正面对着你父亲。

（当事人闭目想象，当想象中的表象逐渐清晰并开始身临其境后，以手势向治疗者示意已进入角色，治疗师计时 30 秒到 1 分钟，以下同）

治疗师问：请你告诉我你的感受如何？

（当事人以一个手指示意 SUD 为 1，表示有些紧张）

治疗师指令：抹掉头脑中的想象，放松全身肌肉。

（当事人停止想象，放慢呼吸依次放松全身肌肉。几分钟后病人示意 SUD 为 0，表示心情恢复平静。）

治疗师指令：再次想象你正面对着你的父亲。

（当事人闭目想象……）

经过想象，放松，再想象，再放松……如此重复多次以后，当事人在想象中面对父亲的紧张感觉逐渐减轻。直到当事人在想象中面对父亲已不再紧张时方算一级脱敏。然后想象与同事会面，与上司会面等，逐步升级，如法炮制。最后在置身于与男朋友的父亲相处的想象中时，仍无紧张的感觉即算脱敏完毕。

在脱敏之间或脱敏之后，将新建立的反应迁移到现实生活中，即现场脱敏，不断练习，巩固疗效。

系统脱敏疗法主要用于治疗恐怖症、焦虑症、强迫症，也可用于癔症、性功能障碍、痛经等心身疾病。脱敏过程需要 8～10 次，每日一次或隔日一次，每次 30～40 分钟。

三、冲击疗法

冲击疗法（flooding implosive therapy）又称为满灌疗法或暴露疗法，是让当事人持续暴露在现实的或想象的能够唤起强烈焦虑刺激情景中的治疗方法。冲击治疗的基本原则与系统脱敏法相反。治疗恐惧症，不是使当事人按轻重程度逐渐面对所惧怕的情况，而是让当事人暴露在最惧怕的情境中，甚至过分地与惧怕的情况接触。由于惧怕刺激的"泛滥性"的来临，当事人面对过分的惧怕刺激，恐惧反应逐渐减轻，甚至最终消失。即使没有放松的过程，没有交互抑制，只要持久地让当事人暴露在惊恐因子面前，惊恐反应也终究会自行耗尽（exhausts itself），这也被称为消退性抑制。例如，一个女青年来诊时，哪儿都不敢碰，怕把自己身上碰脏。她不敢坐，不敢碰周围的东西，碰就会全身不舒服。后来让她住院，护士一下子把她的衣服都换下来。住院的当天她就不怕碰周围的东西了。再如，治疗花圈恐惧症患者时，把治疗室的地上、桌椅上都摆满了花圈，将当事人带进治疗室后，关闭门窗。当事人突然置身于遍地花圈之中，紧张焦虑，四肢发抖，汗流浃背，说无法忍受，要求终止治疗。医生无视当事人强烈的情绪和生理反应，严格执行治疗协议，直到患者精疲力竭，坐卧在花圈中静息下来为止。

冲击治疗适用于恐惧症，如乘电梯、飞机、地铁恐惧，或动物恐惧，如恐蜘蛛、恐狗等，还有焦虑症、强迫症、创伤后应激障碍等。

冲击治疗不宜随便应用，应该是其他心理治疗方法失败之后才考虑的方法。应用时首先要选择身体健康的当事人，治疗前要求当事人进行必要的体检，排除心血管疾病、癫痫等重大躯体疾病。其次，应向患者认真地介绍这种治疗的原理与过程，如实地告诉患者在治疗中必须付出痛苦的代价，患者及家属同意，在治疗协议上签字方可执行。最后，要准备必要的急救药品以备一时之需。

四、厌恶疗法

厌恶疗法（aversion therapy）是一种治疗师通过给当事人施加一定程度的惩罚产生的不快来消除带来快感的不良行为的治疗方法。当事人某种适应不良行为即将出现或正在出现时，立即给予一定的痛苦刺激，如电击、针刺或催吐剂，使其产生厌恶的主观体验。经过反复实施，适应不良行为和厌恶体验就建立了条件联系，以后当欲实施一定行为时，便立刻产生了厌恶体验。为了避免这种厌恶体验，患者只有终止或放弃原有的适应不良行为。

这种治疗基本上是"处罚"消除法，即依据"负性条件"消除目标行为。所谓负性条件的范围很广，包括治疗者的皱眉、摇头不赞成，口头的训诫，在皮肤上的刺痛，给电的刺击，限制舒服行为的发生（如不准看电影、不准外出等）。负性的条件不能对当事人造成太大伤害，事先要取得当事人及其家属的同意，且需要有资格的医师进行操作。例如，对酒依赖患者的治疗可使用阿扑吗啡（去水吗啡）。这是一种催吐剂，通常在注射后几分钟便引起强烈的恶心呕吐体验。治疗时先注射阿扑吗啡，几分钟后让当事人饮酒，几乎在饮酒的同时当事人就会恶心、呕吐。反复几次之后当事人的饮酒行为与恶心呕吐形成了条件联系，于是只要饮酒便会恶心、呕吐。为了避免恶心难受，只好弃酒不饮了。治疗原理示意如图 6-2 所示。

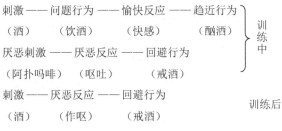

图 6-2　厌恶疗法治疗原理

厌恶疗法主要适用于酒依赖、吸毒、网络成瘾等成瘾性疾病，露阴癖、恋物癖等性心理障碍，强迫症等神经症等。

厌恶疗法应该在严格控制下使用，因为目前尚有两个争议的问题：一是技术方面的问题。从学习理论可知，惩罚是有危险的，如有露阴癖患者经电击治疗后而遗下阳痿。另一些当事人可因惩罚而增加焦虑。二是伦理问题。惩罚作为一种治疗手段，可能与医学宗旨违背。鉴于此考泰拉(Cautela)建议使用一种改良的厌恶疗法——内部致敏法(covert sensitization)，即让当事人自己想象被惩罚的情景，而不必由医生或其他治疗师真的实施厌恶刺激。但实践证明其效果甚微。因此，厌恶疗法最好是在其他干预措施无效，当事人愿意的情况下选用。

五、角色扮演

角色扮演是由来访者通过扮演角色来改变自己已有的行为或者学习新行为，促进产生相应的行为改变。

角色扮演的主要步骤：

(1)当事人描述问题时，从当事人的描述中，找出可以使用角色扮演技术的情境。

(2)确定可以使用角色扮演技术的情境后，请当事人重演事件经过，并且扮演不同的角色。

(3)当事人进入每一个角色的内在世界后，治疗师需要协助当事人体验该角色的感觉、想法与行为。

(4)如果当事人无法进入某一个角色时，咨询员应该先处理阻碍当事人进入该角色的障碍。障碍去除后，当事人再扮演该角色。

第五节　运用行为治疗技术的督导

在本节，我们呈现运用行为治疗技术的主导思维，来进行治疗过程的督导。

一、心理督导案例之一：行为放松训练

案例背景：来访者 24 岁，女性，已婚。从小被父母、爷爷奶奶照顾得很仔细，大学之前很少有人离开自己身旁。大学时在公共浴室场合，出现莫名的紧张、发抖、出汗、憋闷、窒息等症状，有一种快要死亡的感觉。之后，需要有人陪伴，症状才可以慢慢减退，呼吸才能缓过来。新婚后，丈夫因工作原因，不能在晚上陪伴自己，在家里需要母亲或闺蜜陪伴直至丈夫回来。最近在乘坐出租车时，出现了与大学时一样的症状，感觉特别害怕，到医院检查，并无器质性的病症。医生推荐她寻求心理咨询师的帮助。

咨询师(握手)：很高兴见到你，我是林某某，是一名心理咨询师。

【督导反馈：开始打招呼不要说"很高兴"之类的寒暄用语，不适合于心理咨询。也不要随便握手，只是保持着一个接纳、敞开的状态。】

来访者(犹豫是否回应握手，轻轻地碰了碰动作有些往后，声音比较弱)：老师您好！我最近总遇到让我感觉到害怕的情况。这种情况上大学时也出现过，已经好几年没有了，最近突然出现，感觉……嗯……

咨询师：什么情况让你感觉到害怕？

【督导反馈：这个部分应该让来访者诉说完自己的感觉，而不是打断她。观察来访者诉说的感觉、对事件描述时的情绪表现，有时候比事件本身发生的细节更重要。咨询师可以通过自己的观察，发现来访者描述的症状与实际之间有何差异。在此过程中才可能清楚需要关注和治疗的重点在哪里。】

来访者：不知道，就是感觉身体有些发抖，感觉莫名的恐惧，呼吸比较困难，你知道吗，就是那种，感觉自己好像要突然喘不过气来的时候。(表情紧张，手放在喉咙处)现在想起来，我感觉喉咙像有东西堵住。

咨询师(手放在自己的喉咙处)：有被东西堵着的感觉吗？

【督导反馈：咨询师在这里同步来访者的动作，是在有意识地用自己的身体语言对来访者作支持。但注意不要做得那么生硬，感觉像有意模仿对方，对方会不舒服的。尤其不要在她做的时候去模仿，而是在自己说话时，才去做这个动作，这样对方不会觉得突兀、奇怪，而是自然地感到咨询师在理解自己。】

来访者：嗯，有一点，刚才会感觉很明显。

咨询师：感觉像什么样的东西呢？

来访者：黑乎乎的一团，不知道是什么。

咨询师：如果能感觉下这个黑乎乎的一团的东西是什么，你会觉得它是什么材质的？

来访者(感觉一下喉咙)：感觉就像一根钢筋(用手比画)这么大。

咨询师(做了一个动作)：像根钢筋，这么大？

来访者(咳嗽一下，皱眉头，难受的表情)：嗯，难受。

咨询师：嗯，是的，一个这么大的东西堵在喉咙，确实是很难受(咳了一声)。

来访者(着急)：老师，您看我这种情况还有方法治好吗？老这么下去我快受不了了。

咨询师：可以的。

【督导反馈：来访者急于想解决问题，咨询师对她的情况了解得并不多，盲目答应对方可以的，在这里欠缺严谨与科学性。】

来访者：太好了老师，你快教教我，该怎么做，才可以不这么难受(咳嗽一声)。

咨询师(微笑)：我知道你很着急，但要真正好转，不是一天两天的事情。我们需要慢下来，学习一些方法，并且不断地练习，才可以有变化。

【督导反馈：咨询师这里的微笑，像是在让来访者放轻松些，但也要注意会否让来访者感觉到你对我的痛苦的不同理。如果咨询师做得更好，最好解释下自己刚才的微笑，是想让来访者看到从专业的角度，这是有方法可以解决的，是有希望的。】

来访者：好的老师，这些方法难吗？

咨询师：有些方法比较简单，有些相对有点难，但是大部分都比较简单。只要你每天坚持做一点点，就会一点点地发生改变与好转。

来访者：我会的，老师。

咨询师：好的，现在你的喉咙感觉如何了？

来访者(摸了一下喉咙)：感觉比刚才要轻一些了，但还是有点堵。

咨询师：我们现在来尝试一下去处理一下这个"堵"的感觉，好吗？

来访者：好。

【督导反馈：在这里，咨询师急于帮助来访者解决问题，初次访谈中，咨询师需要做的，是关于来访者更多信息的收集，也需要让来访者清晰，在咨询中，咨询师会采取什么方法，来访者需要学习哪些方法，如何练习，咨询的时间设置，以及需要来访者更进一步清晰自己在其中的责任，等等。】

咨询师：现在你回到自己感觉到"堵"的感觉，你可以闭上眼睛，也可以睁开眼睛。

来访者：嗯。

咨询师：感觉就像有一团"黑乎乎的钢筋"卡在喉咙。

来访者(闭着眼睛)：嗯。

咨询师：看着这团黑乎乎的钢筋。

来访者(睁开眼)：老师我看不到了，进不去刚才的感觉。

咨询师：……喔，那等下次有机会的时候我们再去处理。

来访者：好的老师。

【督导反馈：这个部分呈现的正是咨询师急于根据自己的想法帮助来访者解决问题，导致来访者产生阻抗的结果。在实施具体方法前，需要征得来访者的同意，她是否需要解决这个问题？咨询师会用什么方法？这个方法来访者此时是否需要？】

咨询师：下面我会先教你一种方法，用来帮助你学习放松，学会放松后，你可以在平时感觉到焦虑紧张的时候，学会调节自己。

来访者：这个方法只要学会了就能让我不会再出现之前的情况吗？

咨询师：不是学会了就不会出现，是学会了这种方法，持续练习，你就有方法应对这种紧张的情况出现了。

来访者：好的，我们需要怎么开始呢？

咨询师：你现在跟着我做就可以了。十指紧紧攥紧，紧到不能再紧时，突然松开，体会放松的感觉。

【督导反馈：这里咨询师需要清晰地介绍放松练习的基本原理，针对来访者的症状说明为什么要使用这种方法，并告诉来访者这种方法有什么效果，需要如何进行，有哪些注意事项。注意不能操之过急。】

心理督导技术的总结分析：

(1)初次访谈中，咨询师一方面要照顾来访者的感受，另一方面也需要先给来访者介绍咨询是怎么回事，对某些来访者可以讲清真实、保密原则。在咨询中，针对来访者情况及咨询目标，咨询师会用到什么方法，需要来访者如何做。这个部分也许在第一次访谈中不一定都能全部呈现，但是需要告知这个部分。

(2)在不了解来访者更多的信息的情况下，盲目答应来访者的问题可以解决，没有相关的科学依据，这是危险的行为。

(3)咨询师过于急着想要解决来访者的问题，急于展示可以帮助来访者放松、自我调节的方法。在初次访谈中，关系的建立、来访者对心理咨询的认知和自己是学习责任的主要承担者的意识应得到重视。

(4)引导放松的注意事项。放松训练作为对抗交感神经系统紧张反应、解除心理疲劳、恢复身心健康的一种自我调整训练技术，是医学界、心理学界正在兴起的身心并重的新疗法之一。在操作过程中，为了更好地对来访者发挥有效作用，帮助来访者建立自主练习的意识，需要让来访者清楚此法针对她的症状使用的好处，让她意识到练习的重要性，并确定每周练习时间、一开始练习的频度，时间可以从来访者最多可以接受的时间开始，比如五分钟、一天一次等，慢慢来，当来访者掌握了基本的方法，体会到放松训练给自己带来的好处，逐步增加练习时间和频次，使放松训练逐渐成为来访者的一种行为习惯。

二、心理督导案例之二：角色扮演法

案例背景：小语，17岁，高中生，养了8年的小狗毛毛突然生病走了，感觉特别伤心，吃不下饭，也睡不好觉，无心上学，请假在家。妈妈着急她的学习情况，前来咨询。

来访者（头低着，头发垂着，声音低低的）：老师。

咨询师：请坐，请喝水。

来访者：谢谢老师。

咨询师：不客气，（关心的）看起来你好像有些难受。

【督导反馈：咨询师对来访者的关心，从内而外一致地做到，可以让来访者感到支持。】

（来访者点头，眼泪唰唰地流下来）。

咨询师：嗯……（深呼吸）

【督导反馈：咨询师有意识地深呼吸，一方面为了缓解自己的焦虑，另一方面也在为来访者示范调整状态的方法之一。】

来访者：我的毛毛走了。

咨询师：哦，毛毛走了。

【督导反馈：咨询师不知道毛毛是谁，只是重复来访者的话，是为了鼓励她说下去。也可以使用问句，比如："哦，毛毛走了，毛毛是？"】

来访者：它是姥姥送给我的，我九岁的生日礼物，呜呜呜……

咨询师：哦，是姥姥送的生日礼物。

来访者：是，毛毛刚来家的时候，小小的，白白的，好可爱的。呜呜……

咨询师（递上纸巾）：毛毛走了，确实好让人难过。我知道你好伤心，不着急说话，啊！

（来访者哭声更大了。）

……

【督导反馈：递纸巾的时间，需要把握好。递上纸巾时间过早了会让来访者不由自主地控制情绪，有些甚至就完全把眼泪压抑下去。递纸巾过晚了，来访者有可能感觉到自己没有被及时支持、关注到。所以，需要根据来访者当时情况看，是情绪需要宣泄的时机还是需要调整情绪，回到理性状态的时机，来进行有效回应。】

（来访者止不住地哭泣，咨询师一直陪着来访者，纸巾不够就递上纸巾。）

来访者（终于抬起头）：毛毛好听话，我叫它干什么就干什么。有时候淘气，我叫一声毛毛，它马上就乖乖趴在我身边了。我的好朋友也有一只小狗，但没有毛毛那么听话，它特别懂事。

咨询师：嗯，看来你好幸运，有一个这么听话的毛毛。

来访者（点头）：她们都说我的毛毛太可爱了，晚上睡觉我还搂着它，它会乖乖地在被子外面，不洗澡它是不会跳上床的，特别爱干净。

咨询师（点头）：好懂事的毛毛。

来访者：我以为我们会一直在一起，前段时间它生病，我还给它买了红帽子，希望它快点好起来……

咨询师：喔，它生病了，你一定很着急，一定想了不少办法。

来访者：是的，爸爸妈妈都非常着急，我们找了最好的宠物医生，一定要让它好起来，那段时间我们都没心情吃饭。

咨询师：毛毛一定知道大家都很爱它。

【督导反馈：咨询师在帮着来访者解读她语言，透露出她跟毛毛关系给毛毛带来的感觉，好似在代替毛毛表达对来访者的情感，这个地方用问句的方式会更好，如"毛毛一定知道大家都很爱它吧？"。】

来访者：毛毛知道的，有一次去宠物医院看它，我感觉它的眼神里都是感谢，也有眼泪，看着它那样，我们都好心疼……

咨询师：最后医生怎么说它的病情？

来访者：医生说，它就是老了，身体器官衰竭了。

咨询师：喔，每种动物都有生老病死的自然规律，看来它是到了该离开这个世界的年龄了。

【督导反馈：咨询师想帮助来访者认识到生老病死是自然规律，需要面对这个现实。】

来访者：我知道，可是我就是舍不得它……（掉眼泪）

咨询师（递上纸巾）：毛毛一定也舍不得你，它走的时候你在身边吗？

来访者：毛毛走的时候，我在上学，没有看到它最后一眼，也没有……来得及说一句话……呜呜呜（抽泣）……还没等告别，毛毛就走了，它一定在等我，一定会怪我怎么没有在它身边……

【督导反馈：咨询师在开始有意识引导来访者与毛毛的对话，无论毛毛离开时来访者是否在现场，一般情况下，丧失后，活着的人都会有很多话要对离开的一方讲；"毛毛一定也舍不得你"，说成"我猜毛毛一定也会舍不得你的"，语言会更精准些。咨询师在语言上，要有意识地注重语言精准的重要性。】

咨询师：嗯，是好遗憾，毛毛走的时候，你因为要上学不能跟它道别。不过我猜，毛毛一定知道上学是你现在最重要的事情，你要知道它那个时候离开，一定会想办法它道别的。

来访者（点头）：嗯，我要知道它那个时候走，我一定会请假陪着它的，我会告诉老师送完毛毛我会把功课都补上的。

咨询师：嗯，你这么说，毛毛一定知道它在你心目中有多重要！

来访者：可是，我没有机会再重来了……

咨询师：嗯，假如现在可以跟毛毛说说话，你愿意跟毛毛说点什么吗？

【督导反馈：咨询师适时地提出角色扮演的尝试，这种邀请方式会有多种，不同的情况，对来访者提出角色扮演的邀请也不同。在这里，用"假如"很合适，"假如"在不少角色扮演的尝试中，都可以作为邀请来访者尝试的很适合的用词。"假如现在可以……""假如能够向对方做些什么……""假如它就在你面前……""假如你是他，你会怎么做……"等等。】

来访者：愿意，可是，可是毛毛已经不在了，对它说什么也没有用了。

咨询师：是的，毛毛已经不在了。但假如我们相信它真的在天有灵的话，它现在会想听你说说你没来得及跟它说的话吗？

来访者：它会的，它还没有等到在它离开这个世界的时候跟我告别，它一定有话要对我说的。

咨询师：喔，假如毛毛也有话要对你说，它会说什么呢？

来访者：毛毛一定会说，姐姐，我要走了，我知道你离不开我，就像我也离不开你一样。但是从我认识你的那一天起我就知道，我有一天是要离开你的。终于到了这一天，我设想过很多次跟你告别的方式，但是却没有想到是这样的方式。虽然你没有在，但是爸爸妈妈在我身边，他们也很爱我，离开时他们在我身边，我感觉很幸福。妈妈也给我解释了你在学校，有重要的功课，没有来送我，请我理解你。还说你没有来送我一定会感觉很遗憾，一定会伤心。

（来访者流泪、伤心。）

咨询师（递上纸巾）：是的，姐姐感觉很遗憾很伤心。

【督导反馈：这时候咨询师不宜用"假如"过多的语言。】

来访者（继续）：我不愿意你为了我的离开一直伤心、遗憾。在我心目中，你是最爱笑最可心的姐姐，我在你身边，我希望快乐，我不在你身边，更希望你快乐，我会永远记得我们在一起的每时每刻，我作为狗，有我的使命，就是做你的开心伙伴。

咨询师：喔，原来毛毛希望姐姐开心。

【督导反馈：咨询师通过毛毛的语言来引导来访者朝着调整自我状态的方向发展，是可以的。】

来访者：毛毛希望姐姐开开心心，毛毛最爱姐姐……姐姐也最爱毛毛。

咨询师：嗯，你们是永远相亲相爱的好伙伴。毛毛还有什么话要跟姐姐说吗？

来访者：姐姐，我也舍不得你。但是我必须要走了，我会有新的开始。在走之前，我想听到你笑着对我祝福，一切顺利！那样我也就没有任何遗憾了。

咨询师：毛毛一切顺利！

（来访者哭。）

咨询师：看来姐姐还在很伤心，但是姐姐也听到毛毛说的话了，姐姐笑着给毛毛祝福的话，毛毛会走得没有遗憾，会有新的开始。

【督导反馈：这里咨询师要求来访者"笑"着给毛毛祝福的话，需要谨慎。这里一定要根据来访者的情况来引导，对来访者来说，表达情感，平静地面对已经足够，"笑"对她来说，这个时刻还有些过于勉强，明显有咨询师自我的要求，尽量不用。】

来访者（想笑但很勉强）：毛毛一切顺利！

咨询师：这样说毛毛满意吗？

来访者：它需要我笑着祝福它。

咨询师：嗯。

（来访者停了一会儿，调整了好几种笑的样子，还是感觉笑不起来）。

【督导反馈：在这个部分，咨询师通过让来访者扮演毛毛，去感受毛毛对自己的情感、不舍以及想要对自己表达的声音，让来访者感受到自己与毛毛真实的情感连接，这就是角色扮演很重要的帮助来访者建立情感连接的作用。同时，咨询师在回应来访者扮演角色的过程中，充当了姐姐的角色和角色解读的部分，帮助来访者与毛毛分离后，用新的健康的方式来建立与毛毛的情感回应。】

咨询师：没关系，多试几次，毛毛一定会耐心等你。

来访者：我想多等一会儿，好吗……我还是舍不得毛毛走，以后我怎么办呢？

咨询师：你可以试试，问问毛毛，它走了以后你该怎么办呢？

来访者：毛毛，我真的很舍不得你走。虽然我也知道你要有个新的开始，你需要我的祝福，但是，我不知道你真的彻底走了，我再也见不到你，再也不能跟你说话了，我该怎么办？我已经习惯你在我身边了。我不想让你走，不想让你离开我（哭）。

咨询师：是的，姐姐很舍不得毛毛走，姐姐不知道该怎么办了。毛毛可以告诉姐姐，毛毛要走了，有什么好的办法让姐姐同意毛毛离开吗？

来访者：毛毛说，姐姐可以看照片，看视频，买一个像毛毛一样的玩具，睡觉的时候放在自己枕头边。

咨询师：喔，毛毛有那么多办法，姐姐说，可以吗？

来访者：嗯，我想毛毛的时候，就可以看毛毛的照片，我给毛毛拍的视频，我还可以买个像毛毛一样好玩的玩具，睡觉时抱着。

咨询师：这样可以吗，可以让毛毛离开了吗？

来访者：虽然会比之前好很多，可是，我还是觉得不够。

咨询师：还需要做些什么呢？

来访者：我想给毛毛立一个小纪念碑，上面写着毛毛的故事，毛毛是世界上最聪明最懂事最好的狗狗。

咨询师：嗯，毛毛知道了一定很开心的。你想把纪念碑放在哪里呢？

来访者：我还没有想好，可以先做好，放在我的书桌上，这样可以经常看见，感觉毛毛在另一个世界也能看到我对它的欣赏和想念。

咨询师：真好，如果做好纪念碑，就可以跟毛毛真正的告别，对毛毛说一句"一切顺利"吗？

来访者：做好纪念碑，我就可以真正跟毛毛告别了。毛毛，姐姐现在说不出来，我做好纪念碑，再跟你说好吗？

咨询师：嗯，毛毛同意吗？

来访者：毛毛同意了，（笑）它笑了。

咨询师（微笑）：嗯，姐姐知道了毛毛的心情，毛毛也懂了姐姐的需要。

【督导反馈：咨询师及时同步来访者与毛毛此刻的心情与感受，情景反应让来访者锚定在与毛毛的交流畅通和顺利的状态中，完成一个重要的告别仪式。这是角色扮演技术中很重要的抽离（能看到这次交流的品质并给予来访者回馈）与情感反应技术结合的方式。】

来访者：老师，我感觉心里轻松多了。

【督导反馈：咨询师在过程里不停地根据对话，充当来访者与毛毛之间的角色转换，也在以咨询师的角色，引导来访者朝着有建设性的方向进行。】

咨询师：好多了？等你稍微休息会儿，咱们讨论下下一步的咨询内容和练习，我们就结束今天的咨询，好不好？

来访者：好的。

心理督导技术的总结分析：

（1）需要进行行为疗法的行为分析，特别是了解来访者是否有躯体症状，了解其在丧失事件中，有哪些反应。

（2）这个部分只是帮助来访者处理未完事件中，疏解丧失悲痛的情绪，需更进一步了解来访者需要，其是否能够很快从悲伤中走出，适应新的没有毛毛的环境。

（3）需要帮助来访者整理，下一步如何去适应新环境？有没有开始养新宠物的打算？如果有，是否接受新宠物有一天也会离开的情况？

（4）如果来访者有进一步探索的需求，可以深入探索与行为认知相关的生死观，对分离的理解和应对，对伙伴关系的认识和相处方式、自我边界的建立。

（5）了解来访者在生活中的行为适应情况，评估咨询效果，是否还需要做其他补充？

（6）咨询师在本次咨询中运用到行为疗法中的角色扮演技术，咨询师在角色扮演过程中，将角色扮演技术与探问技术、具体化技术、情感反应等技术相结合，以帮助来访者去探索、思考，对事情进行新的认识。这个部分要求咨询师练就在情绪上收敛自如的能力。投入时用心、用情去感受，抽离时则运用理性去平静地做决定。这需要咨询师一方面能够投入地感受来访者以及扮演角色的感受，另一方面要有抽离地看到对话中需要建设的新的认知、新的表现的着眼点，及时给予有效回应，以帮助来访者在角色扮演过程中获得新的体验和认识。

【赵永辉】

第七章 催眠疗法督导

从远古埃及到古希腊，人类对催眠现象的认识已经有几千年了。18世纪欧洲催眠术的开山鼻祖麦斯麦（F. A. Mesmer），利用自然的物理力量帮助治疗疾病，发现了潜意识和心理动力的强大。现代催眠术之父布雷德（James Braid）1841年以古希腊的睡眠之神 Hypons 为催眠命名，19世纪的法国神经学家沙可（J. M. Charcot）、法国精神病学家李厄保（A. A. Liebeault）等也为催眠理论和实践做了巨大贡献。弗洛伊德则通过催眠状态下的自由联想，化解潜意识的冲突。艾瑞克森（M. H. Erickson）等人携海量个案的强势介入，神经程序语言等理论和操作化让催眠技术达到无与伦比的精纯和多样，催眠效果标准量化与科学评估也日臻完善，近年来东西方催眠文化的互补交融程度正在不断加深。

第一节 催眠治疗的理论与技术

一、催眠疗法的理论

（一）催眠疗法的概念

催眠疗法（Hypnotherapy）是当前常用的心理治疗方法之一，与其他大多在觉醒状态下实施的心理治疗方法不同，催眠疗法是一种较为特殊的心理治疗方法。特殊之处在于，催眠治疗师会引导当事人进入一种特殊的意识状态，并在这种特殊的意识状态下进行心理干预，这种特殊意识状态被称为催眠状态，也有人称之为恍惚状态。而对于催眠的定义，当前还没有统一的认识。一般认为，催眠（Hypnosis）是指通过一定的感知觉刺激，引导当事人进入一种注意力高度集中的、知觉范围窄化的特殊意识状态的过程。处于催眠状态的人与催眠治疗师保持密切的感应关系，比清醒状态下更容易接受催眠治疗师的暗示和引导。催眠术（Hypnotism）是指把人导入催眠状态的技术。而催眠疗法则是指利用催眠术把当事人导入催眠状态以实施心理干预的心理治疗方法。

催眠心理疗法可以用于认识自我、改变信念、改变行为模式、改变经验元素、疗愈创伤、消减疼痛、放松减压、美体塑身、戒除不良习惯、增强记忆、增加学习力、认识自我、助力考试、改善情感关系、改善人际关系、潜能开发等。

（二）催眠疗法的理论源流

催眠疗法在临床应用越来越广泛，也吸引了许多医学和心理学领域学者的关注，但是对于催眠的发生机制迄今为止尚无统一的结论。相关理论简要介绍如下。

1. 暗示感应说

暗示感应说在所有催眠学说中占有重要地位，也是迄今为止最有影响力的催眠理论之一。该学说的主要倡导者是法国的伯恩海姆（H. Bernheim）。暗示感应说认为催眠状态是一种暗示性睡眠，产生这种睡眠的基础是人类普遍存在的暗示性。伯恩海姆认为暗示性就是受暗示者把别人所暗示的观念接受过来，并在动作中加以实现。暗示性是一种观念活动的表现，也是催眠现象产生的关键，催眠是暗示的结果，没有暗示就没有催眠。

在催眠过程中，催眠治疗师用暗示诱导当事人进入催眠状态，又用暗示使其不知不觉中按催眠治疗师的指令表现出不同状态，如暗示眼睛不能睁开，肢体不能动，或者暗示当事人的病痛已减轻或痊愈等。这些都是暗示感应的效果，表明当事人接受了催眠治疗师的暗示，并在自己的意识和行动中体现出来。

2. 非常意识状态说

也有人认为催眠状态是一种非常意识状态（non-ordinary state of consciousness，NOSC）或变换意识状态（altered state of consciousness），是指一类与"正常的、理性的清醒意识状态"不同，具有短暂性和自愿性特征的意识状态，不包括睡眠和由疾病或反常社会处境所致的精神障碍。

路德维希（A. M. Ludwig）1966年提出，NOSC有下列10条共同特征。

（1）思维改变：原始思维占优势；不能进行有指向性的注意。

（2）时间知觉改变：加速、减慢或停滞（无时间感）。

（3）丧失自我控制感。

（4）随着（3）的出现，出现强烈情绪。可从幸福、狂喜、销魂直至恐惧或深度忧郁。

(5)躯体感觉、形体感改变：身体与外界的界限消失。身体的各部分变形、消融，身体提升、移位、化解，可引起强烈恐惧。

(6)感知觉变化：视觉系统较明显，如幻觉、错觉、假性幻觉、联觉现象。

(7)"意义"体验改变：正常清醒状态下很少或根本不会察觉的事物或关系，会被赋予重大的意义；"顿悟"体验。

(8)对各种强烈体验有"不可言说""不可名状"感。

(9)再生或脱胎换骨体验。

(10)高度暗示性：由于失去习惯了的恒常性，出现不确定感，似乎能起支撑、稳定作用的体验或信息特别容易乘虚而入。

3. 神经心理综合性理论

当前对催眠的研究趋向综合性的解释模式。催眠术所能诱发的催眠状态及其在治疗中所产生的作用是一个复杂的生理、心理活动过程。心理暗示通过感受器接收信息，经由大脑加以分析、综合，产生相应的生理、心理学变化。这一综合性理论，又称为"二层次学说"。第一层次，心理功能，即心理暗示作用于脑神经，诱导意识活动的改变；第二层次，脑神经功能，脑神经接受心理暗示后，进行储存、分析后通过神经生物学的变化，影响生理功能，植物神经系统和内分泌系统等发生相应的变化，进入催眠状态。在催眠状态下更容易接受暗示性指令。

4. 条件反射说

巴甫洛夫曾对催眠现象进行了广泛而深入的研究，在动物实验的基础上，提出了条件反射理论。他认为条件反射是催眠现象的生理基础。具体来说，催眠是一种一般化的条件作用，把人引入催眠状态的刺激性语言看成是一种条件刺激。他发现在实验室里对狗进行单调重复的刺激，狗也会渐渐入睡或出现四肢僵直。对人而言，催眠词也是一种与睡眠有关的条件刺激，能使大脑皮层产生选择性抑制，也就是从睡眠到清醒的中间阶段或过渡阶段，即进入催眠状态。所以，巴甫洛夫还认为催眠是不完全的、带有部分觉醒的睡眠。在催眠状态下，大脑皮层并非完全抑制，其中一部分仍然在活动着和觉醒着，这也是当事人与催眠治疗师可以保持单线联系的生理基础。

(三)催眠程度的区分

催眠的程度，因人而异。既有快速进入深催眠状态的人，也有始终无法进入催眠状态的人。催眠治疗师须准确把握当事人是否进入催眠状态及其程度，才能更好地实施干预。测定催眠程度一般是以催眠中所产生的现象作为标准。目前大多数学者把催眠状态分为浅、中、深三个层次，具体如下。

(1)浅度：意识清晰度下降，呈嗜睡样，肌肉微松弛，感到疲劳无力，眼微闭，保持着认识和判断能力。在浅催眠状态下，催眠治疗师的暗示应恰如其分，否则会遭到当事人的抵抗或否定。醒来后，对于催眠状态中的暗示内容及周围情况的变化能回忆，甚至认为根本未睡，只感迷迷糊糊，疲乏无力，不想动。一般来说，浅度当事人醒后，同样会感到轻松。

(2)中度：意识呈恍惚状态，意识范围缩小，肌肉明显松弛，对于相似或近似事物辨别能力减退，而对有鲜明差异的事物能识别。常见失去自主能力，在催眠治疗师的指令下，可睁眼、起坐、书写，能叙述发病经过和内心痛苦的体验，有时也会出现抵抗。只能听从催眠治疗师的指令，与其他人不能建立起联系，周围声音的干扰也不起作用。清醒后，当事人对催眠状态下的情况部分能回忆，而对周围发生的情况则模糊不清。

（3）深度：这时意识范围明显缩小，当事人只能与催眠治疗师保持联系，对外周其他刺激毫无知觉，面部表情呆滞，绝对服从催眠治疗师的指令，有一种明显的依顺现象，丧失分辨能力。在暗示下针刺无疼痛的感觉。能毫无顾虑地陈述心中的隐秘，甚至埋藏已久而被"遗忘"的逸事也能回忆起来。唤醒后当事人记不起催眠过程中的情况，呈完全性遗忘。

施行催眠治疗时，会发生一个奇妙的现象，随着催眠治疗的实施，当事人的暗示性会有所提高，即第一次只能进入浅度催眠状态，第三、四次就能进入中度或深度催眠状态了。因此，催眠治疗师可充分利用这种时间优势，耐心施术，使来访者受益。

（四）催眠术的分类

催眠术实施的方法很多，迄今尚无统一的分类法。为了便于理解和掌握，现按不同的属性分类如下。

1. 按言语性暗示配合不同的感官刺激分类

（1）言语暗示加视觉刺激：离当事人眼睛约30厘米处，催眠治疗师手持一发亮物体，令当事人双眼集中注视数分钟，然后用言语暗示。

（2）言语暗示加听觉刺激：在言语暗示的同时，让当事人听节拍器或感应器发出的单调的声音或滴水声。在暗示时还可以加上数数字。

（3）言语暗示加皮肤感受刺激：使用轻微的皮肤感受刺激作为诱导催眠的方法。催眠治疗师可用温暖的手作同一方向、缓慢均匀地按摩其面部、双颊到双手的皮肤，同时使用言语暗示。

（4）言语暗示加穴位刺激：通过离抚或推压穴位刺激作为诱导催眠的方法。催眠治疗师可用手推压人体穴位，如百会穴、中府穴等，同时使用言语暗示。

2. 按人数分类

（1）个别催眠：催眠治疗师对当事人单独进行催眠。

（2）集体催眠：催眠治疗师对一组当事人同时进行催眠。

3. 按意识状态进行分类

（1）觉醒催眠：在意识清晰状态下对当事人施行催眠。

（2）睡眠催眠：对一些暗示性不强或7岁以下的儿童或不合作者，利用夜间熟睡之际进行催眠。

（3）麻醉药物催眠：对一些不易进入催眠状态的当事人，给其使用适量的镇静或催眠药物后，再进行催眠。

（4）按照技术维度和呈现方式，又可分为描述性催眠与分析性催眠。

（5）按照场域氛围又可分为治疗室内催眠和开放式公共空间催眠。

（6）按照专业目标维度，又可分为治疗催眠和表演型催眠。

（7）按照效率维度，又可分为稳定化长时催眠和快速催眠。

（8）按照主题维度，又可分为梦的催眠、文化的催眠等。

（五）催眠治疗的适应症与禁忌症

1. 适应症

（1）焦虑障碍、疑病障碍、强迫障碍、神经衰弱、应激相关障碍以及躯体形式障碍。

（2）心境（情感）障碍，如抑郁症。

（3）伴有生理紊乱及躯体因素的行为综合征，如进食障碍、睡眠障碍、性功能障碍等。

（4）儿童与青少年的行为与情绪障碍。

（5）心身疾病，如原发性高血压、消化性溃疡、癌症、痛经、盆底肌松弛、经前期紧张症及更年期综合征等。

(6)培养学习兴趣，增强记忆力、注意力，提高学习效率。

(7)减肥、戒烟、戒酒、潜能开发等。

2．禁忌症

(1)精神病性障碍急性期来访者，伴有兴奋、冲动及其他严重的意识障碍、认知损害和情绪紊乱等症状，无法配合治疗。

(2)患有严重躯体疾病、无法配合治疗者。

(3)对催眠有严重的恐惧心理，经解释后仍持怀疑者。

二、催眠疗法的实施过程

催眠疗法是一个关系联盟建立、专业催眠引导、效果呈现与整合、和缓解除催眠、正向信念巩固的实施过程，而环境设置和伦理设置贯穿于整个过程始终。

(一)治疗前准备

1．环境设置

催眠室的布置尽可能简洁，避免无关刺激物，需注意隔音、光线与室内温度。催眠室内应保持安静，光线要柔和，室温不宜过热过冷。室内设备要有施术用的床或沙发，还要准备茶几以及沙发或椅子。

2．伦理设置

无论当事人是自愿还是被动接受催眠，实施催眠前催眠治疗师都要对其进行访谈，根据其文化程度、社会背景、催眠感受性的强弱，进行必要的准备工作，并遵守催眠治疗师的基本伦理道德规范，具体如下。

(1)需先让当事人充分了解催眠的原理与实施的方法和过程。要向当事人说明什么是催眠治疗，消除当事人对催眠治疗的疑虑，从科学上解释催眠的本质。同时，催眠治疗师要给当事人一个稳重的和可以信赖的印象，保证对当事人所表达的一切内容进行保密。

(2)催眠治疗师应了解当事人接受催眠疗法的动机、目的和迫切性，以及当事人对催眠疗法的认识程度，还要了解当事人的个性特征及其对自己心理障碍了解的程度。然后通过催眠感受性测试了解来访者的感受性高低，并根据不同的个体、不同的疾病、疾病进程的不同阶段，选择适当的催眠方法、催眠指导语，制订周密的方案，不可千篇一律。

(3)催眠治疗师要与当事人建立良好的关系。无论采取哪一种形式的心理治疗，都必须通过催眠治疗师与当事人双方的交往而完成，因而这一关系具有桥梁作用。催眠治疗更是如此。催眠治疗师要与当事人建立良好的精神接触。应以关心体贴的态度，倾听当事人诉说的一切，了解并询问当事人的病史，这有利于建立良好的关系，取得当事人的信任，相互信任的关系能明显减少当事人的焦虑，增强当事人的信心，使其更易进入催眠状态。

(4)由于催眠疗法是在当事人被催眠治疗师控制之下进行的，因此催眠治疗师的职业道德和心理素养更具有重要意义。催眠治疗师必须具有较好的耐心和容忍力，倾听当事人的诉说，不论内容如何，都不能漫不经心。催眠治疗师还必须具有对当事人深切的同情心和责任感，设身处地把当事人的痛苦当作自己的痛苦。特别是对敏感焦虑的当事人，更要妥善处理。要善于适应和处理各种复杂情况，在当事人面前表现出充分的信心，使当事人感到催眠治疗师热情而又严肃，亲切而又稳重。以良好的情感状态影响当事人，从精神上给予当事人有力的支持。

(5)要尊重当事人的权利，严守当事人秘密。即使在催眠状态下，也应尊重当事人，不能做当事人不愿接受的事，更不允许使用催眠术来戏弄、欺骗当事人，或施以不礼貌的行为。不经当事人及其家属允许，不能录音、摄像。在催眠状态下得知的当事人隐私，不能泄露给任何人，包括青少年的父母或当事人配偶。如若有些问题需与家长沟通，最好事先征得当事人同意。当事人的病情记录也必须保密。

（二）催眠导入和深化

导入：将当事人从正常的清醒状态诱导到催眠状态的过程。这也是催眠疗法最重要的步骤，如果不能把当事人导入催眠状态，也就无法进行催眠治疗。催眠导入的方法多种多样，催眠治疗师可根据当事人的催眠感受性特点采用不同的导入技术。

深化：对于大多数当事人，单纯的导入一般可使其进入浅度催眠状态，但对于某些心理障碍或身体疾病的治疗，需要达到中度甚至深度催眠状态才能取得较好的效果，此时需要通过继续引导加深当事人的催眠程度，也就是采用催眠深化技术。

（三）实施治疗

对于当事人的心理问题、心理障碍或躯体疾病，大多数情况下，仅把当事人诱导进入催眠状态并不能解决所有问题，因此，催眠术需要与其他心理治疗的方法和技术手段相结合，才能取得良好的治疗效果。也就是说，催眠疗法并不是单纯使用催眠术进行治疗就可以的。对于其他心理干预方法的使用，催眠治疗师可根据自己掌握的熟练程度以及当事人的问题，采用不同的干预措施。

（四）催眠觉醒

治疗完成后，需解除当事人的催眠效应，使其恢复清醒状态。清醒的主要指标是恢复完整的时间、地点和人物定向力。唤醒时不宜操之过急，否则有时当事人醒来后会感觉不适，如乏力、头痛、眩晕和心悸等。在唤醒之前，应做结束的准备，如暗示当事人感觉良好，精神愉悦和自信。然后通过催眠唤醒技术慢慢让当事人恢复清醒状态，这样当事人醒来后会自我感觉良好。此外，还需要注意的是，唤醒前必须把所有在催眠过程中下达的可能对当事人造成不良影响的暗示解除，否则可能会产生不良后果，如手臂不能活动的暗示等。

（五）解释与指导

当事人清醒后，催眠治疗师应对其进行必要的解释和指导，如当事人对催眠体验的疑问、治疗的进展、后续的治疗流程及方案等。一般情况下，一次催眠治疗不足以解决当事人的问题，大都需要进行多次治疗。让当事人对治疗过程有清楚的认识，可避免其产生急躁情绪。此外，治疗结束后催眠治疗师还需要注意消除当事人在治疗过程中产生的移情倾向。

三、催眠治疗的基本技术

（一）催眠感受性测查技术

催眠感受性，是指当事人对催眠暗示的敏感程度，或者进入催眠状态的难易程度。容易进入催眠状态者，其催眠感受性强，反之则低。掌握当事人的催眠感受性是催眠治疗师成功的主要前提，也只有在施术前了解影响催眠感受性的各种因素，才能因人施治。

测查当事人催眠感受性有很多方法，下面举一些常用的方法。

（1）注视转睛法：令当事人凝视催眠治疗师上下、左右移动着的手指。如能专注凝视者则具有高度感受性；如偶有目光游离则评为中度；经常目光游离不能集中注意则为低度。

（2）闭眼法：令当事人闭上双眼。若持久微闭，无眨眼且无眼球转动感受性高；微闭眼，但眼球频频转动者为中度；闭眼不自然，且经常眨动或时有睁眼动作则感受性低。

（3）手臂升降法：让当事人自然站立，手臂向前平伸，左手掌心向上，右手掌心向下，同时暗示："你的左手上绑了一个大大的氢气球……右手上放了一个大大的铅球……"如果当事人的左手上移，右手下移，两手分开的距离越大说明其感受性越高，反之，感受性越低。

(4)躯体摇摆法：令当事人双脚并立，微闭双眼，催眠治疗师扶其双臂左右摆动躯体。如无抵抗，逐渐自行摆动为高度感受性；若无抵抗，但无自行摆动为中度；有抵抗者为低度。

(5)后倒法：当事人站立，告之不要怕，尽量后倒。催眠治疗师轻扶其头部令后倒，如毫无顾虑往后倒为高度感受性；慢慢后倒者为中度；不敢后倒或倾斜在催眠治疗师身上或脚步先移动再后倒者为低度。注意此测试需保护好当事人，避免受伤。

(6)躯体放松法：令当事人平卧，全身放松，然后分别测试身体的放松程度。肢体全部放松毫无抵抗者为高度感受性；偶有抵抗为中度；如有抵抗再嘱放松仍不能放松者为低度。

(二)催眠导入技术

1.两种类型引导法

(1)权威式——(父系式)语言快速强力，命令式的。

(2)许可式——(母系式)话语轻柔和缓，渐进，非命令的，且有说服力的。

催眠心理疗法中绝大多数使用的引导法都是许可式的。

2.躯体放松法

躯体放松法除可用来进行感受性测查，还可以用来进行催眠导入，也是一种应用较多的催眠导入方法。当事人坐在舒适的椅子上或躺在床上，催眠治疗师通过语言引导其放松，导入催眠状态。

躯体放松法的指导语举例："现在放松身体，先开始做深呼吸，放松地深呼吸，有规律地深呼吸。从鼻子慢慢地吸进来，再从嘴巴慢慢地吐出去。现在开始……吸——呼，吸——呼，吸——呼，吸——呼，吸——呼。每当你吸气的时候，把自然界的清气和平静的力量吸进去；每次呼气的时候，把身体内的浊气和紧张、不适全部呼出来。放松，放松。你觉得很宁静，你觉得很放松，你觉得越来越放松，越来越放松。你现在很放松，头部放松……面部放松……你的眼皮放松了……下巴放松了……颈部放松……肩部放松……手臂放松了……双手放松了……胸部放松……腹部放松……大腿放松……小腿放松……双脚放松……你的整个身体都觉得平静、舒适、放松。你的呼吸越来越慢，越来越深，你的全身肌肉都放松了，不想再动了，一点力气都没有了，不能动了，你的眼皮感到越来越沉重，怎么也睁不开了，你已经入睡了。现在你的心情非常平静，已经感觉不到周围的一切，你已经进入催眠状态了，你会越睡越深，等你睡深时，我再与你联系，只有我的声音你才能听到。睡吧，深深地睡吧，睡吧，深深地睡吧！"

3.凝视法

这是最古老的也是最有效的催眠诱导术之一。使用这种方法时，让当事人的目光固定于某一物体或催眠治疗师的眼睛上，同时用言语来暗示催眠。

当事人取坐位或仰卧位，催眠治疗师站在或坐在来访者的一侧，拿一物体，如水晶球，放在当事人眼前约30厘米的地方，令当事人集中注意力于物体上的某一点上，并逐渐向眼和眼下方移动，数分钟后，催眠治疗师用单调、柔和、低沉的语调说："你觉得很安静，你觉得很放松，你觉得越来越放松，越来越放松，你的眼皮开始疲倦起来了，眼皮重了，眼皮重了，眼皮重了。你的眼皮感到越来越沉重了，你的头脑有些模糊不清了，越来越模糊了，更模糊了。你的眼皮变得更加沉重了，眼皮紧紧地粘在一起，怎么也睁不开了，怎么也睁不开了，你没有力气抬眼皮了。周围渐渐地寂静无声，越来越安静，越来越幽暗。你感到舒适的疲倦，全身不想动了，一点力气也没有了，也动不起来了。睡吧，睡得越来越深，睡吧，睡吧，深深地睡吧……"

4. 言语结合听觉法

单调的刺激对大脑产生的负性诱导有使人入睡的作用，如蒸汽火车的行进声、室内的通风声、时钟嘀嗒声、落在器皿上的水滴声、感应器单调的嗡嗡声，都可用来引起催眠状态。在临床实践中，催眠治疗师常常用一种发出单调声音的装置，以帮助当事人进入催眠状态。这种发出单调声音的装置就叫作节拍器。

在催眠室里放置一个节拍器，令当事人躺下。打开装置，等 5 分钟，让当事人适应这种声音。然后，让当事人闭眼，并细听这种声音，过一段时间后，开始语言暗示："节拍器的每一记响声都使你舒服得想睡觉，你的瞌睡来了，你现在已经不会听到其他的声音了，只能听到我的说话和节拍器的声音。你现在感到全身舒服而沉重……你不想动了，不想动了，一点力气也没有了，一点力气也没有了，你的眼皮变重了，眼皮变得很重了，眼皮越来越重了，眼睛睁不开了，现在越来越安静，越来越黑暗，你没有力气抬眼皮了。现在我从 1 数到 10，随着计数，你的睡眠就会加深，当我数到 10 时，你就会睡得又香又甜。1……你全身舒服极了……2……头脑有些模糊不清了，越来越模糊了，更模糊了……3……越来越安静了，我的声音和节拍器的声音使你非常安静，使你入睡……4……睡吧，睡吧，深深地睡吧……5……你更想睡了，你坚持不下去了……6……你睡得越来越深了……7……你已经睡得很香很甜了……8……熟睡吧，再熟睡一点……9……我的每一句话和节拍器的每一记响声，使你睡得更熟更深……10……你已经进入甜蜜的梦乡了。睡吧，睡吧，深深地睡吧。"

5. 手触法

先告诉当事人该法需全神贯注于催眠治疗师手指，并体验手指触及之处会有一种特殊的沉重感，肌肉会突然松弛无力。当当事人完全领悟，就开始施术。

方法举例：请当事人轻轻闭上眼睛，静下心来，摒除脑中一切杂念，什么事情都不要去想，不论是愉快的事，还是不愉快的事，把它们统统忘掉，让你的头脑一片空白。

催眠治疗师："现在我们开始做松静气功，请跟着我做深呼吸，吸气的时候心里想着'静'；呼气的时候心里想着'松'，放松。开始：吸——呼——，吸——呼——，吸——呼——，吸——呼——，吸——呼——，你安静地、均匀地深深呼吸吧！"

"你觉得很安静，很放松，现在你的呼吸越来越均匀了，越来越深了，呼吸越来越深了。现在你的眼皮重了，很重了，很重了，越来越重了，越来越重了，眼睛睁不开了，眼睛完全睁不开了，一点也睁不开了。瞌睡来临了，瞌睡来临了，你要睡觉了，你要睡觉了，没有什么来干扰你，睡吧！睡吧！深深地睡吧！深深地睡吧！睡吧！睡吧！深深地睡吧！深深地睡吧！"当发现当事人已沉静，呼吸平稳，脉搏频率微有下降，上肢肌肉松弛时，就开始用拇指和食指轻轻压在其眼睑上，使眼闭合，暗示："你的眼皮感到很沉重，眼球也有一种重压感，不能转动。"如果手指感到眼球不频频转动就抬起手指，并暗示："你的眼皮已很沉重，睁不开了，越来越沉重，睁不开了……""你试试确实睁不开了，你睁睁看。"如果眼皮不能睁开，就意味着当事人已接受暗示。再用手指轻轻触及双肩和上肢同时暗示："你的肩部也感到沉重了吧！沉重了，肩也无力了。上肢也沉重无力了，抬不起来了，你体验一下这种沉重而轻松的感觉。"当事人若抬不起上肢后就继续轻触下肢，并暗示："下肢也感到沉重无力了，也不能动了，体验一下，确实不能动了。"试探脚也不能动时就暗示："你全身完全不能动了，也动不起来了，你已沉睡无力，舒服极了……你已经进入催眠状态了。"

6．快速催眠法

即瞬间进入催眠状态的催眠法。对于暗示性较强，或经其他催眠法取得成功后的当事人，易于施行。

方法举例：施术时使来访者坐在床上或立于沙发前，告之："一旦催眠后会很安全地倒在床上或坐在沙发上熟睡，进入催眠状态。"

施术方法是催眠治疗师用手心压在当事人头后部，嘱："全身肌肉放松，听口令。"全神贯注于催眠师的言语，告之："手突然从你的头部撤去，你立即就进入很深的催眠，并向后倒睡在床上。现在开始无力了……头昏了……注意！我准备松手，你就会立即熟睡……"如果发现当事人身体摇晃，就提示已接受暗示，乘机突然地把手撤掉，用响亮的、坚定的口气说："睡吧！熟睡了……"这样，当事人会迅速进入催眠状态。如果发现当事人催眠不成功或不深也不必紧张，可以再施以其他催眠法。

7．经络催眠法

是催眠与传统中医的经络学说相结合形成的一种催眠引导方法。通过离扶或推压来访者的穴位引导其进入催眠状态。例如，"当我的手心搭在你的百会穴上的时候，你会感觉头顶有一种温暖的感觉，会感到脖子很松软……身体越来越放松……越来越放松……慢慢进入催眠状态了……"

8．集体催眠法

同时对多人进行催眠的方法。具体引导可采用躯体放松法等。在集体催眠中，每个人进入催眠状态的时间是不一致的。可以暗示："现在已有人进入催眠状态了，其他人会马上进入愉悦的催眠状态。"如仍有少数未进入催眠状态，就个别加强催眠暗示。一般来说，施行集体催眠时被试者能相互影响、相互促进，更易进入催眠状态。

（三）催眠深化技术

1．倒数法

当当事人已进入浅催眠状态后，催眠治疗师继续向其下达指令，如"你已进入催眠状态，但催眠程度还不够深，为了治疗效果更好，下面我开始数数字，从10数到0，随着我的数数，你的气力会逐渐消失，眼皮会完全不能睁开，外面的声音也会完全听不见，只有我的声音会非常清晰……"。反复暗示数次后开始数数字，一般来说，当事人的催眠程度都会有不同程度加深。在数数的过程中结合"你会越来越放松""你会睡得越来越深"等类似的引导语，效果会更好。

2．正数法

与倒数法相似，区别在于数数是从0到10，而不是从10到0。此外，数字数目的大小催眠治疗师可根据情况自行确定，如从0到20等。

3．下楼梯或电梯法

引导当事人想象他们自己站在一段楼梯上面，或者在一个电梯里。让他们想象"慢慢往下走，一次下一级台阶，可以进入更深的催眠状态中""当你乘着电梯慢慢下降，每下一层，你会体验到自己越来越放松，进入更深的催眠状态中"。通过这种方法，当事人往往也会进入更深的催眠状态。

4．渐进性肌肉放松法

渐进性放松训练是常用的、简单易学的一种放松训练方法，特点是通过循环交替收缩或舒张身体的肌肉群，如手臂、双手等，使自己在内心自觉体验个人肌肉的松紧程度，以调节植物神经系统的兴奋性，进而调节自己的心理状态，当前也常用来进行催眠加深。

5. 穴位加深法

通过离扶或推压穴位加深，如"当我推你的中府穴的时候，你会感觉四肢松软，整个身体越来越放松……"，进入更深的催眠状态。

(四)催眠后暗示技术

1. 直接暗示法

所谓直接暗示，是指将当事人导入催眠状态后，催眠治疗师用坚决果断的语言直接暗示当事人，如某些症状已经消除并且不会再出现、期望的行为会出现或越来越自信等。需注意，暗示用语需针对当事人的问题或疾病的特点来拟定，表达应清晰、坚定有力。对于催眠感受性高的人，催眠暗示见效快，疗效好。

2. 模拟想象法

当事人在催眠状态下，根据催眠治疗师的引导语，有目的地想象某种情境，并且有一种身临其境的感觉。这种想象训练可以模拟当事人害怕、担心的人、物或情境消除其恐惧，可以帮助当事人放松减压，提高当事人的适应能力等。这种模拟想象的催眠疗法在临床上应用广泛，收效甚著。

3. 情绪宣泄法

引导当事人在催眠状态下宣泄压抑在潜意识中的负性情绪，如愤怒、焦虑、担忧、悲伤等。这种强烈的负性情绪在清醒状态时，当事人往往因为种种原因难以表达，而在催眠状态下，当事人可以打开防卫的大门，毫无顾忌地倾诉出来，术后当事人往往会有如释重负的感觉。这也是当前催眠治疗师常用的心理治疗手段。

4. 系统脱敏法

系统脱敏法是行为治疗常用的治疗方法之一，在催眠状态下进行系统脱敏治疗，效果往往会更好。此外，冲击疗法等也可以结合催眠术治疗恐惧障碍等。

5. 认知矫正法

当事人的问题或症状有时与不合理的认知有关，在催眠状态下通过训练和指导来纠正其不合理认知，建立新的更理性、更现实的认知方式，可以消除症状、改善情绪和行为，促进康复。

6. 后催眠暗示法

在催眠状态下施以暗示，让当事人在醒后某时执行某种行动，当事人清醒后往往会按指令执行。这一方法可以帮助当事人改变某些不良行为及习惯。

(五)催眠唤醒技术

常用的唤醒方法有以下几种。

1. 数数法

正数倒数均可，如"现在我会把你唤醒，我会从3数到0，当我数到0的时候，你就会睁开眼睛醒过来，醒来后觉得很舒适、很愉快。我开始数了，3……2……1……0，头脑清醒了，完全清醒了，非常舒服"。

2. 拍手法

用拍手为唤醒指令来暗示："当我拍三下手时你会迅速醒来，注意我拍手的声音。"连拍三下，当事人立即会醒来。

3. 定时法

可以施加如下暗示："从现在起再过10分钟你自然会醒来，醒来后全身舒适，心情愉快。"当事人一般能在指令规定的时间前后醒来。

四、催眠疗法督导

(一)催眠疗法的注意事项

1. 催眠疗法的疗程

催眠疗法根据当事人问题或疾病的严重程度不同,治疗次数会有较大差别。一般简单的问题或疾病可能会通过一次或两次催眠治疗而明显好转甚至痊愈,而严重的心理问题或疾病则可能需要数十次的催眠治疗才会有改善。

催眠门诊治疗疗程通常需每天一次连续一周,来访者如有改善可调整为间隔 2~3 天一次,然后每周一次,每两周一次,最后每月一次。这种安排可以逐渐减轻当事人对催眠师的依赖心理,能够帮助其尽快康复回归社会。

2. 催眠感受性的影响因素

当事人的催眠感受性受多种因素的影响,如年龄、性别、个性特征、身心状态等。一般认为,青少年比老年人催眠感受性更高,婴幼儿不容易被催眠。女性比男性催眠感受性高。个性随和的人比偏执的人催眠感受性高。身心疲惫和过度兴奋都会降低来访者的感受性。此外需要注意的是,催眠师本身的形象、个性特征也会影响来访者的催眠感受性,所以催眠师与来访者之间也存在是否匹配的问题。

(二)临床应用举例

以幽闭恐惧症的治疗为例。来访者为中年女性,自诉不能乘坐封闭的交通工具出行 5 年,每当乘坐火车、汽车、飞机等出行时,都会出现出冷汗、心慌、胸闷、气短,情绪也会变得焦虑紧张、坐立不安,途中一直有脱离这个环境的冲动。详细询问后发现除了交通工具外,在密闭的房间,特别是没有窗户的屋子也会出现同样的症状。

治疗过程如下:通过感受性测试,了解来访者的感受性,发现她的感受性很好。通过渐进性放松引导其进入催眠状态,并通过数数字继续深化导入中度催眠状态后,采用系统脱敏治疗逐渐消除其对交通工具和密闭环境的恐惧心理。唤醒前给予催眠后暗示,暗示其以后再处在上述环境中时能够很轻松地面对。通过 7 次催眠治疗后来访者就能够独自乘坐交通工具出行,而且再没有出现上述症状。

第二节　运用催眠疗法技术的督导

我们主要对精神分析与催眠疗法相结合进行催眠治疗的督导训练。

一、心理督导案例一

案例背景:本咨询案例的主要问题为,"新冠肺炎"疫情期间,男性研究生来访者,因为紧张和某些躯体化表现来做心理咨询。连续咨询四次,主诉虽有改变,但第四次咨询后没有先兆地脱落了。

第一次咨询

咨询师(看到这位研究生很高大,但脸色阴郁,非常紧张):您好!请问有什么可以帮您?

【督导反馈:比较正式,有隔离感。我们一般建议咨询师先不要着急表达,落座后观察一下再说。】

来访者(抬头,看到咨询师的目光,又低下头):您真的可以帮我吗?我现在出不去了!

咨询师：当然，否则我怎么能坐在这里？

【督导反馈：咨询师要更多关注对方所说的是现实层面的"出不去"，还是潜意识层面的"出不去"？另外，不要着急表现自己的能力，这种自恋可能被来访者内心视为一种炫耀性的攻击。】

来访者(看到咨询师不说话，来访者有些紧张，暂时无话)：您两分钟没有说话了，总要说些什么吧？

(咨询师仍然没有作声；正襟危坐，体态未变。)

【督导反馈：咨询师暂时沉默是可以的，这样即便来访者可能存在某些攻击性，如果咨询师不仓促表达，这种攻击性可能反噬于来访者自己，并促进他的创伤自然涌现。但是，咨询师一味沉默，没有通过鼓舞的体态，如欠身倾向来访者、点头或感兴趣的关注眼神，也可能影响到来访者的创伤涌现效果。】

来访者：我觉得我很敏感，别人开门的声音都能惊到我。

咨询师(刻意拉长自己的声音，深深地吸气和呼气，引发来访者的无意识模仿)：您的问题……我倒觉得不是问题。

来访者：为什么我听着您的声音有点儿困呢？耳边还有个声音(某某街，某某街)。

【督导反馈：这种隐藏的催眠暗示很好。绵长地吸气和呼气，可以增加血氧量，加快放松心身的步伐。但是咨询师要注意，今天咨询的主题是分析还是放松压力？如果还想分析对方的深层问题，未必一定要让对方进入催眠状态，而可以采用自由联想等办法。】

来访者：我现在胸闷得很，您能不能给我做做催眠？

咨询师：好的。您对催眠的效果有什么期望吗？或者说，您是怎么理解催眠的？

来访者：催眠嘛，听说很神奇。甚至于还能知道别人的来世今生！

咨询师：算命的事儿我不会。但是催眠的确可能通过潜意识的工作方式，帮您看到一些您内心深处另一个真实的自己。

【督导反馈：与来访者商谈咨访目标是正确的，可以把握咨询节奏，建立咨访联盟。但是咨询师对于来访者胸闷背后的"躯体化"或心身症状的可能性并没有及时回应。应建议对方及时到医院就诊，排除生理疾病后再考虑。本小节咨询师的最后一句话有些过于正式，可以再弹性一些。比如，"我们可以一起看看，我们内心里面是不是藏着一些从来不知道的东西。说不定，胸闷和这个有关系呢"！】

咨询师：我们先来做个小游戏吧。我这里有 5 个化学试管，有两个试管里面放了酸性物质，您闻一闻。哪两个试管里放了，这个酸性物质是什么？

来访者(仔细闻了闻，煞有介事地指出放了酸性物质的试管，易感性比较强的催眠体验者容易接受暗示，将根本没有放置酸性物质的试管认定为有酸性物质，这样的人适合进入更深层次的催眠)：就这两个吧？

咨询师：您确定？

来访者：确定。

【督导反馈：咨询师提到"做个小游戏"时还是有些突兀，可以用话语过渡一下，"您感觉自己非常敏感，那您能不能闻到别人闻不到的味道？您对什么味道比较反感？"，接下来再引出小游戏会更好。不过，至少这种催眠暗示测试说明来访者的催眠易感性比较强，比较适用催眠技术。】

咨询师：现在我们一起做放松，随着绵长地吸气和呼气，放松的感觉慢慢从头流到脚！不要执着于放松的效果和放松的目标，而是让这样一种放松的感觉在你心里自然地流淌，慢慢地从头流到脚。随着绵长地吸气和呼气，身体慢慢地放松，慢慢地放松，慢慢地放松。

【督导反馈：随着绵长地吸气和呼气，血液中的血氧量会不断增加，进而有利于肾上腺素的正常分泌。随着绵长地吸气和呼气，会逐渐降低中枢神经系统、中央处理器的紧张状况；不断调动副交感神经系统潜意识中的放松资源。导语要语调平和，有远近的拉伸感，声音绵软厚重，不强迫。】

来访者(3～5分钟之内，来访者的神色有些恍惚，慢慢闭上眼睛，眼皮开始跳动。突然，他睁开眼，略显疲惫，靠在沙发靠背上)：我对催眠的心态比较矛盾。一方面觉得它很神秘，另一方面又怕您通过催眠控制我。

咨询师：那您觉得通过催眠，我能控制您做什么事吗？

来访者(突然苦笑了一下)：细细想想，我也没什么钱，您知道我银行密码也没有什么用。

咨询师：您一直对外界这么警觉吗？催眠时，如果催眠师试图诱导您伤害自己或他人，您的潜意识会提醒您醒过来的，这个无须担心。

来访者：我想，现在一直能活着，说明我的防备心还是有道理的。

咨询师：您感觉抑郁吗？

来访者：有时。因为我现在出不去了。

咨询师：好，那我们现在再开始。

【督导反馈：咨询师对来访者可能存在的抑郁状态警觉是专业能力的体现。至于来访者的突然醒来，是否与这种三明治式的"催眠＋心理分析"心理咨询模式有关？是不是分析加大了来访者的防御？而催眠是潜意识的工作模式，分析和催眠两者正是意识和潜意识两个不同层面的碰撞，阻抗发生也是正常的。此时咨询师不要气馁，可以继续抓住"现在出不去了"这句耐人寻味的话，持续进行催眠暗示。】

咨询师：现在继续绵长地吸气和呼气。好，现在听清我说的话，复述我说的数字"654321"。对，对，"654321"，"654321"。对，"65431"，对，"65421"。

来访者：654321，654321，654321，654321。

咨询师：很好，继续。

【督导反馈：咨询师的处置还是比较合理的，若想进一步增加催眠深度，我们还可以在6个数字中去掉一个数字，比如说去掉3，改成了65421来看看对方的复述反应。已经向深度催眠发展者有可能仍然复述为6个数字，654321，而没有意识到缺少了3这个数字，这是比较好的一种验证和加深催眠效果的方式。】

咨询师：你说出不去？是因为"新冠肺炎"出不去？还是因为什么？

来访者(朦胧状态中开始回答问题)：我在校外有一位长程心理治疗师，现在出不去，做不了心理治疗了。

咨询师：你随便讲，我听着。

来访者：电影院、电影院、电影院。

咨询师：电影院是什么意思？

来访者：爸爸和妈妈。

咨询师：不要急，继续绵长地吸气和呼气，随着绵长地呼气，放松的感觉慢慢从头流到脚。(多次暗示引导)

【督导反馈：咨询师前面的提问有些急，毕竟是在催眠的自由联想状态下，如果问得过频，分析味道太浓，容易激活对方的理性状态。好在咨询师后来放弃了对"电影院""爸爸和妈妈"这些象征的提问，回归到潜意识的工作方式。】

来访者(催眠结束后)：我刚才说了什么？

咨询师：电影院，爸爸，妈妈。

来访者：嗯，我居然想到了这些！

（咨询师没有说话，关注和等待。）

【督导反馈：咨询师可以不必马上回答来访者的问题，而是让他尝试自己回忆一下，这样利于来访者对自己的潜意识路径有所觉察。来访者提到催眠中的某些象征化客体时，咨询师的沉默却关注的态度有助于来访者的创伤呈现。】

来访者：那是个老式电影院，我独自一人看电影。我竟然不知道还有那种陪看的女性，收费，有很多肢体接触的那种。

咨询师：有发生性关系吗？

来访者：达不到那个程度。

咨询师：说到这些，你身体有什么感觉？

来访者：突然又感觉到胸闷。

咨询师：你尝试一下，绵长吸气和呼气，想象所有紧张的力量都传到左手。对，配合呼吸。慢慢左手攥成拳头，攥得越来越紧，越来越紧。当攥到最紧的时候，轻轻舒展开拳头，压力就从这只手流走了（时间长度 5 分钟）。

（来访者进入了催眠状态）

（咨询师没有唤醒，因为单元咨询时间快到了。嘱咐助理，对方自然醒后自行离开就好）

【督导反馈：(1)咨询师此时的催眠虽然效果很好，但并不必要；单元咨询时间不够，就不要催眠了；时间不够也没有咨询师希望引导和既定的效果。(2)此时正可通过分析、互动解读来访者的象征化客体。(3)让对方醒后自行离开不合适，最好是唤醒后离开或是同性别助理陪伴醒来后离开。(4)这样，来访者下次咨询的动力或许会更足一些。】

第二次咨询

（咨询师等待来访者坐下，关注，不语。）

来访者：催眠真是太神奇了，感觉压力小多了，太感谢了！

咨询师：是吗？

来访者：是啊！以后多做几次怎么样？

咨询师：好的。

【督导反馈：咨询师虽然与其探讨咨访目标的做法值得肯定，但是不要被来访者主导咨询设置。这里对应的催眠虽然效果很好，但并不必要。此时正可通过分析、互动解读来访者的象征化客体。】

来访者：我还是担心被人控制。

咨询师：被谁控制呢？父母？师长？还是其他权威？

来访者：为什么一定是别人呢？

咨询师：说的也对，自己控制自己也可以。

【督导反馈：咨询师对于节奏的把控还可以，尤其对于来访者关于控制源的回应比较及时。至于是不是自己控制自己，这个答案倒未必一定要说明，或者让来访者自己说出会更好些。】

来访者：紧张是我的常态，而且多梦。

咨询师：常梦见什么呢？随便说说。

来访者：一个模糊的影子，神秘，又沉重，有点儿像某个暗夜的精灵。

咨询师：性别呢？

来访者：不清楚。

咨询师：要想搞清楚它是什么，也好办。我们再玩儿个游戏。

来访者：看来您真把我当孩子了。

咨询师：敢于坚持幼稚难道不是另一种成熟吗？

（来访者沉默。）

咨询师：现在，您想象着自己是一个雕像，大理石什么都行。您的左前臂是雕像的一部分，可不可以？

来访者：可以。

咨询师：现在，您盯住左前臂，盯住。

（来访者盯住左前臂。）

咨询师（轻轻拉动来访者的左前臂，并轻轻敲击）：深吸一口气，慢慢呼出。继续盯住自己的左前臂，想象它是雕像的一部分。现在我说一、二、三，当说到三的时候，你深吸一口气，迅速闭眼，继续体会左前臂的感觉。好吗？

来访者：好。

咨询师：一、二、三，迅速闭眼（咨询师突然迅速拉动来访者的前臂向咨询师方向，语言依然略微急促连贯地说），对，非常好，迅速闭眼，慢慢吐气，继续体会左前臂的感觉（来访者顺着咨询师手拉的方向迅速倾倒，咨询师托住来访者的手臂，慢慢将来访者的身体放倒在沙发上，嘴里继续说，非常好，非常好，继续，深深地吸气和呼气。继续体会左前臂雕像的感觉，再过约三分钟（来访者的呼吸越来越粗重，开始出现快速眼动）。

【督导反馈：(1)咨询师此时做的雕像快速催眠法比较顺利，也可节约个体咨询单元时间；而且这种催眠方法暗含着自体客体与部分客体的关系。(2)咨询师应是感觉到了来访者的创伤或许源自某种共生关系。(3)催眠要征得来访者的同意，要对来访者介绍对方可能进入的深度催眠甚至某种解离状态，也会把对方在催眠状态中的表述内容转述给来访者，并承诺保密；催眠不是让来访者进入自己都不知道自己说了什么，也不知道自己被做了什么的状态；这是社会上对催眠的误解，以为催眠就是这个样子，以为催眠很可怕。(4)如果来访者是异性，那不宜直接做这样的深度催眠，一定要有同性助理陪伴。(5)同时，通过对方叙述梦来进行催眠也是很好的一个专业视角，我们做催眠，如果是做这种催眠的话，第一要征得来访者的同意的是，进入深度催眠可能会躺下。】

咨询师：（催眠状态下，面对来访者开始对来访者提出问题）好的！现在能看到您的父母吗？

来访者（迟疑了一下）：嗯，看不清，但是能感觉到。

（咨询师沉默。）

来访者：我一直很羡慕他（她）的和谐关系，我就没有，很羡慕。

咨询师：还看到了什么？

来访者：模糊的黑影，只是一闪而过。

咨询师：如果再看到，哪怕一闪而过，也要盯住它看。

来访者：好。

【督导反馈：心理学家弗洛伊德在《癔症研究》中给患者做催眠式的自由联想时，往往坐在患者的身后，这样，患者的压力感会进一步降低。本次咨询中，咨询师直接面对进入催眠状态的来访者提出问题，可能会让催眠回答的防御性有所增强，可能增加了来访者退行或脱落的风险。而咨询师对来访者捕捉闪回黑影的建议很有必要，所谓捕捉梦中黑影，要么是在视觉上，要么是在心理上，都可能帮助来访者的创伤从潜意识上升到意识层面。创伤无论如何闪回，只要思考过，创伤或许会更容易自动沉积下来，而不会随意流走。】

咨询师：时间快到了，那以后就再多做两次长程催眠，巩固一下效果。

来访者：好的。对了，原来我在外面约的那位心理治疗师我不打算再见了。

咨询师：为什么？

来访者：这位心理治疗师每次都是给我一种高高在上，非常威严，不可触摸的样子。

咨询师：嗯，我也是这个样子吗？

来访者：不，至少现在不会。以后两次做催眠，挺好的。再见。

咨询师：再见。

来访者：再见。

（以后两次长程催眠，最后一次催眠结束后，他说那个黑影有可能是某个亲近的人。第四次咨询后，来访者脱落了。助理曾打电话询问，对方说在外地工作了。）

【督导反馈：咨询师的前两次咨询把精神分析、催眠等方法相结合，已经触碰到了来访者的创伤心理，包括可能已经触及了原生家庭的问题，但是为什么还会脱落？有多种可能。

（1）由于大学里的咨询不收费，当来访者触碰到核心心理问题时，如果没有收费设置，脱落的概率可能高些，当然收费原因也不是绝对的。

（2）对方或许已经通过投射和移情方式表达了对咨询师未来角色的担心——"至少现在不会"变成那个高高在上的校外心理治疗师，也为防止那天的到来提前逃离了与咨询师的第五次咨询。

（3）潜意识中或许已经表达出来对之后两次咨询只是长程催眠的不满，虽然表面上觉得很放松，也可能激起来访者放弃咨询的想法。

（4）来访者与咨询师的分离，通过谈论校外那位心理治疗师结束关系的事，已经投射性地表达了也会与咨询师结束咨访关系。

所以，这未必是真正的脱落，因为有潜意识的告别在里面。】

督导咨询技术的总结分析：

（1）咨询师在催眠时只提问题，不要分析过多，如果来访者理性和意识状态被激活，容易从潜意识状态出离。

（2）开始时急于商讨咨询目标，给来访者创伤自然涌现的时间不够。

（3）对于精神分析学派的传统催眠技术了解要深入。例如，经典催眠与自由联想法结合时，咨询师不要坐在来访者的对面而应坐在后面，这样可以降低来访者防御。

（4）关于催眠伦理，咨询师对来访者解读得不够。

（5）不要单纯地咨询单元全程催眠，最好以简快催眠为主，催眠后与来访者有个分析互动。来访者第四次咨询脱落，其中的一种可能是，全程催眠次数过多，分析互动整理得不够。

（6）咨访目标确定得不够，效果会打折扣。

（7）挖掘到来访者内心创伤后，稳定化要跟上。

（8）对于来访者提出多做催眠的要求要理性对待，可以适当考虑，但不能影响咨询师的整体咨询设置。

（9）催眠技术的导入和分析能力要精准。充分使用试管暗示性测试法、梦的叙述催眠法、握拳减压法、雕像快速减压法等催眠技巧，对咨访关系的结束状态及隐含的分离投射要增加敏感性。

二、心理督导案例二

这是一个关于研究生师生关系的咨询案例。咨询师通过一次咨询，使用多种技术，运用成熟的经验，快速有效地完成了个案咨询。师生关系通过情绪释放技术处理情绪，通过催眠方法、潜意识对话、意象对话、认知疗法等技术，完成了个案。此次咨询，仿佛是咨询师与来访者一场酣畅淋漓的对话，整个过程如行云流水，处理得当，快速有效。

案例背景：来访者是硕士研究生，希望改善与导师的关系。他对导师有意见，负面情绪严重困扰着他。通过心理咨询，仅仅一次，情绪得到消解，师生矛盾化解，建立感恩之心，心灵得到成长，圆满完成了咨询目标。

来访者一般情况：小门（化名），男，研一，第一次咨询，师姐介绍，自己电话预约来的。独生子，童年父亲管教严格，常与父亲冲突。母子关系尚好。

来访者主诉：希望改善与导师的关系，对导师有意见。得不到承认，干活多，没我名分，挨批评。曾想过退学，换导师。

情绪评估：焦躁压力8分，愤怒4～5分，最愤怒时7～8分。

鉴别诊断和初步诊断：一般心理问题（鉴于篇幅所限，鉴别诊断和初步诊断过程略去）。

咨询目标：情绪得到消解，化解师生矛盾，建立感恩之心，心灵得到成长。

个案咨询过程记录

咨询师：请坐！

来访者：老师，我今天来是因为我最近情绪很焦躁，原因是我跟导师的关系不好，我很愤怒。我在实验室干活多，却得不到导师承认，好多事情我都参与了，却没我名分，还挨批评。我曾想过退学算了，要么就换导师。

咨询师：好，我了解了。我看到你的情绪很焦躁，现在，请你慢慢地感受一下自己的情绪。（咨询师把眼睛先闭上了，来访者也跟随咨询师闭上眼睛）感受你都有什么情绪？焦虑？担心？恐惧？……

来访者：是，焦躁、压力。

咨询师：看看还有其他的情绪吗？

来访者：愤怒。

咨询师：如果最焦躁压力是10分满分，不焦躁压力是0分，你是几分？

来访者：8分。

【督导反馈：对个案不同情绪应该逐一进行评估，不能两个合并成一个评估分数。】

咨询师：愤怒呢？

来访者：现在5～6分。

咨询师：回到最愤怒的场景，几分？

来访者：8分。

咨询师：好，现在我运用能量心理学的方法帮你处理一下情绪好吗？

来访者：好的。

咨询师：我们先处理情绪，后处理事情。假如事情还在那里，而你已经没有情绪了，觉得很淡然、无所谓，那你已经走出情绪困扰了是吗？

来访者：是。

【督导反馈：(1)摄入性谈话，建立咨访关系。(2)个案自己预约咨询，主观意愿较强，咨询师简单的互动，处理得当。(3)闭上眼睛容易出来潜意识层的感受。(4)根据自己感受做情绪评估，与后来的咨询方法匹配。(5)根据来访者的困惑设计直接的咨询目标。】

咨询师：（为来访者讲解潜意识冰山理论、潜意识对人的影响、潜意识能量在身体中的储存位置，以及能量心理学的原理和处理方法。原对话较长，在此省略。）

【督导反馈：(1)咨询师在运用技术处理之前对来访者先进行心理教育，有助于来访者

从理论上认同，实践上依从，很必要。(2)讲解咨询方法的原理，有利于来访者的接纳信任和配合，有利于咨询效果的产生。】

咨询师：现在请你慢慢地做三次深呼吸，让自己完全地放松下来。

咨询师：请你先喝点水。现在我们使用能量心理学的情绪放松技术的八点法，用手指敲击眉头、眼尾、眼下、人中、口下、锁骨下、腋下、百会穴、手刀点，敲击的同时说出你的情绪名称，咨询师也同步敲击。

(3分钟后，评估情绪。)

咨询师：你现在的情绪怎么样？

来访者：所有情绪都降至0分了，太神奇了。

咨询师：现在请你再慢慢地做三次深深地呼吸，鼻孔吸气，嘴巴吐气，你可以选择轻轻地闭上眼睛，让自己从头到脚都完全放松下来，每一次吐气都让自己越来越放松……好，想象老师的一个画面在面前。

【督导反馈：情绪释放疗法的敲击和指引有些仓促，很难想象达到"神奇"效果；咨询师的催眠引导要跟上。】

来访者：嗯，看到了他的画面。他在办公室，在玩手机，我进去了，他让我坐在沙发上，讨论问题。

咨询师：他什么表情？

来访者：笑着。

咨询师：老师笑着你的感觉是什么？

来访者：我很放松，舒服。

→讨论问题，我回答老师："嗯，明白了，老师。"感觉我心里认同的不认同的，嘴上都认同。

→老师继续说着，正常表情。

→我在汇报，老师表情很正常，笑着。

【督导反馈：强化、发掘老师"笑"的正向情绪，促进师生的关系转化。】

咨询师：把所有想跟老师说的话都说出来吧。

【督导反馈：咨询师让来访者宣泄心中的情绪。】

咨询师引导来访者对老师说："老师，我想跟您说说心里话……"

【督导反馈：咨询师说一句，来访者重复这句话，有助于快速进入咨询节奏】

来访者：老师，我想跟您说说心里话……您常批评我、委屈我，我比别人做得好还表扬别人批评我，你不要把我的功绩抹杀了。我做了很多申请项目的工作，别的同学不干活出去实习，我都没时间去……

咨询师：老师是什么表情？

来访者：有点惊讶。又是一笑。可能老师平时喜欢开玩笑。

咨询师引导来访者对老师说：老师您笑是什么意思啊？

【督导反馈：咨询师及时挖掘"笑的正向意义"。】

来访者：老师您笑是什么意思啊？

→老师说："小门啊，你做的事情其实我是知道的，我也不会亏待你的。"

→我要跟老师争论一下："师兄这个人这么孤傲，有时也很拖拉……你却很少批评他……"

→老师看着我，眼神惊讶，不解的样子。

→我还要说，"我……你却……我很气愤"。

→老师一笑，好像是缓解尴尬的笑容。

→我还要尽情地倾诉："上次我去北京为了搞项目，熬了整个通宵做出来了，你却还是批评我。我想换老师，我跟您聊天不舒服。"

→但也跟您学了不少东西。可能是星座的原因，你是白羊座，我是摩羯座，水火不容。

→我还要继续说："我……你却……"

→照往常，他听我说这些早发怒了，可今天他没有啊！

→我好好学习，是为了找个好工作，让爸爸妈妈不再过苦日子(难过的神情)。

【督导反馈：宣泄，沟通。】

咨询师：找好工作有什么要求？

【督导反馈：孝顺父母，想找个好工作，咨询师以"找工作"为契机，引出"工作要求"的问题，来链接这段师生经历在找工作中的正向意义：跟导师做的工作＝为自己累积了阅历，引发来访者对老师的正向感觉和感恩之情。】

来访者：履历丰富啊！我这两年跟老师做了很多项目相关的工作，做课题申报，各种各类的项目。没有问题，我的履历够丰富了，比他们出去实习的同学强多了。

→老师做宏观指导是非常棒了，具体做就不行了，还是我们做……(表现出自信)。

→一句话，打铁还需自身硬。空谈误国，实干兴邦。还得自己踏实肯干，有能力。(自信心更强了)

咨询师：太棒了！"打铁还需自身硬"，太棒了。你从来读研之前到现在这个过程可以比作什么？

来访者：来读研之前像个"蚕"，读研到现在"破茧而出"了。

咨询师：为什么要"破茧而出"？

来访者：这么多挫折再不破茧而出就太对不起这几年的经历了。感谢把我带进研究生学习的老师(不是导师)，感谢这个城市，我比较喜欢这个城市，还是要感谢我的导师吧，在各方面不是同一个维度，说不定我下一个领导也像他一样，我就知道如何应付了。

咨询师：研究生阶段是学校和社会的引桥，会使你更有准备适应社会。

来访者：是啊，我喜欢听北大的讲座，海闻、冯仑……他们真有才能，真有料。

咨询师：他们的才能和料是哪里来的？

来访者：也一定是经历过很多磨难。看来我今天经历的磨难将来也是财富呢。

咨询师：你现在有哪些经历是将来的财富？

来访者：我会申请项目，会改项目策划，做简历，指导同学面试。

咨询师：这些能力是从哪来的？

来访者：这两年跟老师学习呀！宝剑锋从磨砺出，梅花香自苦寒来。

【督导反馈：咨询师的导向很成功，来访者自己已经有所领悟，不知不觉进入对这段经历的正向感受中。自强自立，破茧而出。"负面"事件转化成正面意义。磨难，成为有料的资源。】

咨询师：宇宙的本质是爱，只是爱的表达方式不同。学生和导师是一体的，无论何时，无论走到哪，你都是他的学生，他都是你的老师。将来你答辩的时候如果非常差，他会觉得很丢人，不好意思见同行、同事和领导。你是他的脸，也在他的心里。如果你非常出色，尤其是未来取得了成就，他一定是自豪的。无论如何，从根本上说，他都会希望你好，这是他的使命和价值，这样他会感到欣慰。

【督导反馈：咨询师道出师生关系的本质，是来访者在更高层次来领悟，强化对这段经历的正向感受和理解。】

咨询师：老师给你的磨砺，好比你人生中的陪练、梯子、台阶。如果你是拳击运动员，没有陪练、没有对手，你无法成为拳王；如果你是刘翔，要是没有阻碍他的栏架，他无法成为世界跨栏冠军；如果你是跳高运动员，如果没有足够高的栏杆，你也无法取得冠军的成绩。

这就是为什么说要感谢给我们带来磨难的人。

来访者：是啊。

【督导反馈：学生走上社会的时候，总会遇到各种磨炼，尤其是不被承认，受委屈，都要去成长和积极面对。】

咨询师：师徒如父子，在学校，老师是你的根，你是那树梢，树枝。是一体的啊。现在你还想对老师说点什么？

来访者：老师，感谢您给我这么多的经历，或许是您对我特别的照顾，我将成为浴火凤凰。感谢您让我得到锻炼，让我比其他同学有更多的成长，我的抗挫折能力增强。

咨询师：老师有站在你面前吗？

来访者：在我面前，双手拍拍我的肩膀，笑笑。

咨询师：你想对老师再做点什么，行个礼还是什么？

来访者：鞠个躬吧（想象给老师深深鞠躬）。

【督导反馈：在潜意识层面，化愤怒为感恩，同时学到了为自己负责任，建立独立的人格和自信心。】

咨询师：好，深吸一口气，调整呼吸，回来睁开眼睛。

你喝点水吧。

【督导反馈：打破状态用调整呼吸、喝水，把来访者从催眠状态带回到当下来。】

咨询师：你对老师这份感谢会有巨大的能量回馈到你身上，这是你之前想不到的。你为根浇水，树枝才能有养分，才能枝繁叶茂，开花结果。对老师的尊重，受益的是你自己。

【督导反馈：回到意识状态，咨询师讲解师生一体的关系，师生关系深情的天然联结和爱的本质，强化感恩的力量。种下感谢师恩、感恩一切的种子。师生矛盾得到一定程度的化解，来访者在潜意识和意识层面，同时得到成长，师生关系的问题咨询结束。】

咨询师：感受这些经历，从中得到学习，让生命更有价值，使心灵得到提升。感受一下人生这些过程。感受一下大自然，感受那份宁静，那份美。

来访者：老师，我喜欢宁静。

【督导反馈：引导学生心灵进入美好境界，正向情绪。】

咨询师：好啊！今天我给你留的第一个作业就是，从我这个房间走出去，遇到任何东西你都可以用心去看看它们，也可以跟它们打打招呼。哪怕是电梯、大楼，你有多久没有看它们一眼了？它们终日稳稳地、静静地在那里为我们服务，从不动摇，从不懈怠。再看看路边的小草、小花、大树、那河、那桥、那喷泉、那路，你有多久没有好好看它们一眼？慢下来，静静地感受它，跟它们打打招呼，跟它们在一起，去感受那份无限的静美，可以吗？

来访者：可以，可以。

咨询师：第二个作业是，如果你愿意，可以写个咨询反馈，发到邮箱……把今天咨询这个过程给你带来的感受和领悟写出来。这是一个梳理、整理、提炼、升华的过程，也是巩固咨询效果的过程。是电脑打字之后的存盘。

【督导反馈：用作业的形式巩固成果，同时让生命升华。】

咨询师：好，今天就到这里了。

【督导反馈：完美收官】

心灵成长中心咨询反馈

对此次咨询的满意程度：

A. 很满意√　　B. 比较满意　　C. 说不清楚　　D. 不太满意　　E. 很不满意

咨询的感受与收获

一场进入梦境的奇幻之旅

说实话以前从来没有想过我居然也会来到心理健康中心咨询心理问题，我一直是一个心理状态极好、自我调整能力很强的人。去咨询的前一天下午，我心里特别烦躁，那种感觉是我以前从来没有过的。我那一瞬间才意识到，读研之后老师和师兄对我的摧残有多大。遇到一个和自己没有共同语言的老师其实是很悲哀的，我的理想和抱负在他的手下基本没有施展的可能。在这里待了一年后，巨大的落差感让我的心里更多地浮现出的是"退学""研究生还不如不读""找个工作得了"的想法，这一年我没有认真地开心过一次。

然后我就来中心咨询了，遇到了孙老师，第一眼看到孙老师就觉得特别亲切，没有抗拒的感觉，刚见面的第一眼我就决定打开心扉了，没有任何的保留和顾忌，因为孙老师给我的感觉是让我很信任。随着孙老师的引导，我慢慢地进入了她的节奏，跟随着她一步步地引导自己进入设想的那个空间和场景，我一吐心中的不快，结束之后的感觉，就是一种浑身轻松，昨天那种焦躁的情绪全都消失了。我在这一个多小时彻底发泄，我说出了压抑很久的话，我的郁闷，我的不快，在潜意识中释放了自己的负面情绪。我很享受这样的咨询过程，也很感谢孙老师为我带来的一场愉悦的奇幻之旅，其实心理咨询是一个很好的去释放自己的途径，并不是我以前认为的，有心理疾病才去治疗。这样的体验其实更多的是给予自己一种慰藉和希冀，让我认识到这个世界还是很美好的，心里不要有那么多的阴暗面。咨询完成之后，我对她的感谢逐渐增多了。我这些天的生活基本没有太多情绪变化，没有焦躁和压抑，感觉很好。

【郝树伟　孙雅洁　裴秋宇】

第八章　婚姻与家庭干预督导

HUNYIN YU JIATING GANYU DUDAO

　　婚姻与家庭是人类生命中最重要的部分，随着社会的发展与进步，越来越多的人，对婚姻的要求变高，不再仅仅以组成家庭，生儿育女为结婚目的，而是追求婚姻中是否有真正的爱情、是否幸福、是否匹配、是否有性快感等。婚姻与性作为一种非常特殊的亲密关系，在个体与他人的连接中极易出现各种问题，婚姻与家庭干预是心理干预工作的重要部分。除了干预技术外，心理咨询师的咨询经验也十分重要。在中国心理干预工作发展的几十年里，专业人员和大众都对婚姻与家庭干预是隐晦的，但是随着人们对心理健康问题越来越关注，对心理干预接受的程度也逐步提高。因此，从这个意义出发，对心理咨询师进行婚姻与家庭干预的专业督导显得尤为必要。

　　通常人们会认为，婚姻与家庭干预的对象主要是已婚人士。但随着时代的发展和文明的进步，心理咨询师们也经常会接待各种对婚姻情感和家庭问题有困惑的未婚人士以及青少年。如果按照咨询对象来区分，针对婚姻关系中的双方进行的咨询方法是婚姻疗法（夫妻疗法），针对家庭关系中因婚姻和血缘而连接的多方进行的是家庭治疗，针对计划进入或尚未进入婚姻关系中的未婚人士进行的是情感咨询。

　　接下来，我们将对婚姻与家庭干预的各种知识和技术结构进行梳理和了解，以在对心理咨询师开展婚姻与家庭方面干预工作进行督导时更清晰、更有条理；并通过呈现多个婚姻与家庭的案例，来帮助看到心理咨询师干预婚姻或家庭心理问题的来访者时容易出现的失误和不足。

第一节　婚姻疗法

婚姻疗法(marital therapy)，又称夫妻疗法，是指一对夫妻就他们的关系及婚姻问题为主要焦点而进行的治疗方法。

婚姻问题包罗万象，其来源与性质也错综复杂。比如，有的夫妻结成婚姻的动机并不是由于两人相爱，而是为了某种不寻常的目的；有的夫妻最初了解不够，而在婚姻生活中逐渐发现彼此的性格冲突；有的夫妻对夫妻角色有固定期待，不能在生活事件应对中灵活调整而闹出矛盾；有的夫妻虽然生理成熟，心理却不够成熟，双方父母过分介入小家庭生活，婚姻关系变得错综复杂；有的夫妻缺乏生活的情调，不能在婚姻生活的小事中培养共同的兴趣爱好，虽然看似亲密，却同床异梦，逐渐变成冷漠麻木的婚姻状态等。

心理咨询师进行婚姻咨询时，必须从心理学的角度充分了解夫妻关系的真相，清楚了解并能辨认功能性与非功能性的夫妻关系，发现导致夫妻问题的根源，才能确立咨询辅导的方向，帮助夫妻消除病态的关系，建立健康的婚姻关系。

一、婚姻咨询中对夫妻关系的分析

1．夫妻间的情感问题

心理健康的夫妻，善于彼此称赞，让对方知道自己的喜好；懂得如何避免伤害感情的行为；随时注意培养相互的情感。有问题的夫妻，习惯于彼此讽刺、责怪，并表达厌恶的感觉，难于培养、维持彼此的感情。

2．夫妻间的关系问题

夫妻所建立的关系，是一种特殊的人际关系，本质上是私人性的、长久性的、进展性的、契约性的关系。就夫妻关系而言，夫妻一方面要建立起牢固的夫妻联盟，形成亲密的夫妻关系，另一方面让彼此保持适当的个人空间和私人界限。

3．夫妻间的角色问题

由于社会文化环境的不同，每种环境对夫妻关系及应扮演的夫妻角色，都持有不同的看法和期待。现代社会的夫妻，趋向于夫妻的地位与关系要相互平等。应当注意，夫妻平等指的是观念上的平等，强调夫妻彼此要尊敬对方的需要与权利，而并非指夫妻两人在各方面都要一样。健全成熟的夫妻关系，比较清楚不同条件下彼此要扮演的角色，而且能随情况的需要，作伸缩性的适应、调整与变化，这样能获得适应生活的效果。反之，心理不健全或不成熟的夫妻，有的对自己所扮演的角色不清楚，有的夫妻不能配合，或固执而不包容，以致产生夫妻冲突，无法适应生活。

4．夫妻间的沟通

建立密切的夫妻关系，需要彼此有效地沟通，通过言语和表情交流思想，使双方了解彼此的想法、感受，增加亲密相处、共同生活的默契。从经验来看，夫妻间最常见的沟通问题是，常假设对方会理解自己，而不须开口说明、解释，而实际上常导致对方猜测，引起误会。也有人认为夫妻之间，只要感情存在即可，不用口头表明，沟通是可有可无的。

5．夫妻间的性关系

夫妻除了人际关系之外，还有躯体上亲昵的生理关系。一般说来，夫妻性生活有问题，常是夫妻情感有问题的表现，只要夫妻的关系与情感有所改善，其性关系也随之改进。假如一对夫妻能适当地享受他们的性关系，也可以促进、增加夫妻彼此的感情。

二、婚姻咨询的目标

一对夫妻从结婚，开始婚姻生活以后，一般会出现五个发展阶段，即蜜月期（和谐、隐藏）——矛盾期（暴露、争执）——转移期（兴奋点转向孩子）——负债期（经济压力增大）——深沉期（稳定下来）。某些夫妻在面对不同的婚姻发展阶段，会出现困难，这也是婚姻咨询最应考虑的问题。

婚姻咨询应从强度、期望、责任、认同、沟通、包容六个方面去达到有效的治疗效果。

1. 强度：改进夫妻"适应问题"

夫妻之间在家庭中的强度，即"谁说了算"的问题上，常会争论不休。往往双方均为强人时，矛盾易难以协调。夫妻双方遇到困难时，解决困难的方式有所不同，运用的策略也不同。遇到困难立刻紧张，相互责备，这对问题的解决不但无济于事，还会伤害彼此的感情。婚姻咨询时，对于非功能性适应导致的夫妻感情不协调的情况，应帮助他们去改善适应问题的方式，以应对当下面对的困难。所以，婚姻咨询的目标，在于让夫妻彼此理解，鼓励夫妻双方以退让体贴的方式来解决分歧和家庭矛盾，改进彼此适应问题。

2. 期望：促进"配偶感情"

在夫妻关系中，人们往往对于对方的期望值过高，而忽略了两个人的情感。夫妻如何培养彼此的感情，最应注意的是指导夫妻养成彼此夸奖、鼓励对方的习惯，保持相互体贴，培养"配偶感情"。

3. 责任：矫正夫妻"职责分配"

在夫妻关系中，双方对于家庭的投入大小往往是争执的焦点。婚姻咨询的目标就是分析、调整夫妻在婚姻中所扮演的角色，以便改善夫妻"责任"。传统上人们认同"男主外，女主内"的分工模式，由此形成的观念也深入人心。但随着传统分工架构逐渐被打破，夫妻在家庭中的角色也面临变化，但是观念并没有随之改变。当一方分工重、责任大、权利小，付出总是和获得不对等，出现不满时，夫妻关系就会失衡。婚姻咨询就是帮助夫妻看到自身角色调整的灵活性，根据双方意愿和实际分工，随时做出调整，接受内部变化，从而平衡夫妻关系。

4. 认同：促进建立"夫妻认同感"

在夫妻关系中，最常见的问题是对于同一问题的观点差异太大。夫妻认同感的加强就成了最为突出的问题。所谓"夫妻认同感"，是指通过婚姻结为夫妻以后，逐渐把两人视为一体，在情感与行为上表现出高度的"同一性"。一般来说，健康的婚姻，其婚姻时间越久，彼此间的认同感也越牢固。从婚姻心理发展的角度来说，夫妻无法适时地建立起"夫妻认同感"就意味着两人婚姻关系尚未稳固，容易产生婚姻困境；而且夫妻间没有认同感，也难于共同处理他们面对的问题。因此，婚姻咨询的基础，是了解"夫妻认同感"的建立情况。若夫妻缺乏彼此认同感，不利于发挥夫妻联盟的作用，则须矫正弥补。

5. 沟通：增进夫妻之间的"交流"

夫妻缺少沟通的原因，除了缺乏有效的沟通模式之外，最主要的仍是态度问题。另一个原因，与夫妻本身的性格有关。有的人喜欢表达，性格开朗；有的人性格深沉、稳重，生性好思考，不喜欢表达。可见，假如一对夫妻有沟通上的缺陷，咨询的目标应在于帮助夫妻建立起彼此沟通的条件，使双方向对方表明自己的想法和情感，学习如何适当地鼓励对方表达，用心倾听对方的讲述，并适当地给予反应。希望夫妻能讲也能听，经过一听一讲，促进两人的情感交流，建立良好的夫妻关系。

6．包容：建立和谐的"婚姻生活"

在夫妻生活中，双方都会有自身的缺点与问题，如何能有效地发现自身的问题，特别是改变自己不良的生活方式，是夫妻关系改变的重要前提。有的夫妻把工作看得很重要，忘我地工作，很少有夫妻两人共有的生活；有的夫妻虽然天天在一起，却各怀心事……这些在对方看来，就成为矛盾的焦点，也成了争执的发泄点。能否包容彼此的差异也就成了夫妻能否继续生活的关键。要学会有效地经营夫妻的婚姻生活，以便能适应彼此的需要。能把握工作、休息、娱乐所需，满足精神上的追求，符合感情生活上的需要，是婚姻生活的艺术。所以，婚姻咨询的一个关键目标，就是协助夫妻包容对方，反思他们所持的生活方式，分析其利弊，共同建立健康良好的婚姻生活。

三、婚姻咨询的原则

婚姻咨询中，要特别注意以下原则的使用。

1．主动积极的原则

面对关系不顺畅的夫妻，咨询师要采取主动和积极的方式处理问题。在夫妻咨询的会谈中会产生"群体心理效应"，即彼此相互影响。所以咨询师要注意观察，并即刻反应处理；避免会谈气氛冷淡，或产生情绪激动的场面；要打破僵局，同时随时阻止恶性反应，并及时提议处理的方向等。

2．兼顾平衡的原则

咨询婚姻问题时，咨询师需要注意兼顾夫妻双方平衡问题，双方都要参与，听取双方的意见，让其各抒己见，争取彼此认同，让夫妻感觉到他们是一对搭档，共同生活。避免只针对一个人，而忽略了另一个人。例如，在咨询过程中发现只有配偶一方滔滔不绝地讲话，很少有机会让另一方讲话，咨询师可以很客气、有技巧地偶尔打断，说明要听另一方的想法，让另一方也能参与进来。又如，咨询师想发表意见，赞同配偶一方时，要同时兼顾另一方的立场，使另一方也有表示意见的机会，并得到咨询师的支持。最后，还要注意夫妻两人的好转、进步和满意，也要相平衡。

3．保持中立的原则

夫妻咨询时，咨询师要保持中立的立场，避免被卷入夫妻两者的关系里，偏袒一方，甚至演变成三角关系的争执与冲突。由于咨询师性别的关系，有时会在不知不觉中较同情男方或女方，而引起另一方的情绪反应，以致无法进行督导和咨询。有时遇到一些本来就有争执倾向的夫妻，喜欢利用第三方意见来攻击对方，对这样的夫妻须特别谨慎，尽量保持中立。

4．重在调适的原则

在婚姻咨询过程中，应尽量强调"调整、改善、适应"，少谈"病理、问题"。在可能的情况下，咨询师应尽量避免夫妻彼此批评指责，以免夫妻感情更加恶化。咨询师在解释夫妻的问题与病理时，尽量以适当的语句说明夫妻所需协调的方面，或应纠正的关系；以积极视角，把"负性"现象调整为需要协调的"正性"问题。

5．非包办的原则

咨询师还应注意，不能替夫妻作重大决定，如是否继续保持婚姻关系，或分居；是否牺牲婚姻，来求得工作上的成就；或放弃事业发展机会，来照顾、维持婚姻等。这些至关人生、命运的大事，应由当事人自行决定，咨询师只能帮助当事人分析各种情况的得失、利弊，协助夫妻做有关其婚姻大事的决定，不能代替他们作决定。当然，并非不能提建议，一些观念上的不同是可以交流的。

四、婚姻咨询的技术要求

婚姻咨询首先面对的就是如何帮助夫妻关系转负为正，更改气氛与取向。当一对夫妻发生矛盾，或者难于相处，而寻求帮助时，两人之间已充满怨气和不满。两人不是批评，便是责怪对方；或者不愿开口解释，使二人关系僵化，无法相互协调去解决他们之间的问题。因此，要尽早去化解此类不悦、不满、怨恨的负性气氛，是婚姻咨询的第一课题。为化解情感负性的僵局，咨询师常常需要运用一些技术，力图转负为正，使夫妻二人能彼此消气、解怨，尽快恢复原有的正性感情，促使其充满希望，合力解决两人的问题。咨询的顺序，建议采用：先分别进行谈话，了解双方存在的不同看法与要求；再进行双方在场的谈话，很可能对于情况能更好地把控；如有必要，还可以再分别谈，一般说来，必要性较小。在咨询中，使用的主要技术有以下几种。

1. 提示夫妻相互夸奖

为了表扬对方可问他们当初认识时为什么喜欢对方，述说当时的丈夫或妻子的好处。例如，咨询师为了解其婚姻史，可以顺理成章地问："先生，当初认识你太太时，发现她有什么优点，为什么选择她呢？"针对这样的问题，先生一般会说出许多夸奖、赞美妻子的话，在场的妻子听了，对丈夫的怨气消去大部分。同样的问题，也可以问妻子，让丈夫听了之后恢复自己的信心，挽回夫妻之间的感情。这样，咨询师以听取夫妻婚姻史为理由，询问当初如何相互喜爱而决定结婚。而事实上则给配偶机会互说对方的好处，以转换负性的情绪为正性的情感，为出现转机做准备。

2. 适当地"改观重组"

每件事情可由不同的观念去认识，人们的感觉也就不同。在婚姻咨询时，帮助配偶彼此去改变观念，使其对事情往好的一面解释，通过"改观重组"的操作，帮助夫妻能感谢对方的用意，接受对方的好处。例如，妻子埋怨丈夫一天到晚工作，太少理会家务、不关心家人时，咨询师则可把此事"改观重组"为"丈夫很负责家庭的收入，勤奋工作，为维持家计，而没有时间跟家人亲近"。假如丈夫怨恨妻子太啰唆，整天都要管丈夫的事。咨询师便可改观而解释为"妻子对丈夫很关心，所以每时每刻都想先生的事，无法放下心"。由于任何事都可从不同的角度去解释，夫妻间的事，样样改观为正性的角度去说明，就能得到正性的情感。当然，这种"改观重组"的办法，使用要适可而止，尽量在紧要的关头，针对关键的事情而动用。

3. 替其中一方传话

有些人很不会讲话，在沟通交流方面，吃不少亏；有些配偶，内心善良老实，但表达能力欠佳，特别遇到尴尬的事，或有关情感问题时常呆板，不会表达心意。对此，在咨询过程中咨询师可趁机替他们传递彼此的心意，使夫妻双方能够理解对方的真情实感，尤其是理解对方的表达弱势。但是这一技术也需要谨慎使用，切忌替代夫妻双方的沟通模式，变成夫妻间的"传声筒"，否则会切割夫妻沟通功能，也会破坏咨访关系。

4. 提出改善关系的具体要求

当一对夫妻生气吵架时，常因情感的剧烈作用，停滞于相互责骂、推卸责任或哭泣、埋怨。咨询师对此可要求夫妻彼此提出改善关系的具体要求，建设性地解决婚姻问题。彼此提出改善的方法：首先，以建议自己要改什么代替要求对方改什么，这是很重要的妥协要诀。所提出的要求，不再针对对方，而是针对自己。妥协的要领是强调双方都要更改，并对自己提出更改的要求，让对方有意调整自己，且开始认真想自己需要改什么，这样不仅能找出妥协的可能性，还能让两人停止责怪对方，转而检讨自己。其次，鼓励双方提出合理、可行的具体愿望或条件。也就是说，在具体的同时务必注意可行性。例如，要求配偶重新开始爱自己是合理的希望，但却是抽象的要求，往往使对方不知如何去做，因而没有实效。但假如说，希望自己的配偶关心婚姻，保证每周至少一次促膝谈心，共同关心家事，这样的要求就较为具体，也较容易去实行。

5. 督促观察、发现、纠正"关系问题"

婚姻咨询的主要内容和目的，是协助夫妻去观察他们之间的各种关系，一旦发现问题所在，就要想办法纠正和改善。

首先，促进改善夫妻沟通的技巧与习惯。夫妻间的交流，从其本质与目的来说，可划分为三种：一是相互传递信息与资料的沟通，通过这种沟通使夫妻二人知道如何去面对所遇到的情况，同时也能彼此共享生活上所发生的事情，而感到夫妻一体；二是争取向对方表达意见，以促进沟通，必要时还可以相互妥协，以便找到处理问题的方法，即通过夫妻沟通，共同决策；三是让配偶知晓自己对他（她）的感情，表白自己的喜爱与专一。如此夫妻间便能体会到彼此的情感，也更能维持和巩固。

其次，学会换位思考，通过实际演练、改善相互扮演的角色。有时夫妻关系的主要问题，在于丈夫与妻子二人如何适当扮演相互的角色。假如他们所扮演的角色不像夫妻，则要着重纠正和更改。常见的角色问题是角色混乱不清。特别是结婚不久的夫妻，不清楚彼此应如何扮演角色，而带来困难与不悦。也有夫妻之间不能平等相待，以长幼的上下姿态相处，如丈夫常像父亲对待女儿似的对待自己的妻子，不是过分保护，便是不尊重妻子的意见。相反，有时妻子常以老大姐的身份，管束自己的丈夫，使自己的丈夫扮演小弟弟的角色。这种不适当的角色扮演，也是需要督导和纠正的。进行婚姻咨询时，若发现夫妻所扮演的角色有出入，且需要更改，咨询师可选择适当时机，让夫妻当场演示他们日常的行为反应，并予以纠正。

6. 督促"夫妻联盟"与"婚姻认同"的形成

"夫妻联盟"是反映一对夫妻在心理上要建立一种关系状态，认为夫妻属于一个整体。而"婚姻认同"是指心理上能建立起一种观念、态度，在自己的婚姻之上，建立"我们"夫妻的取向，不会只顾自己，以我或你的个人取向来营造两人的婚姻生活。当咨询师发现夫妻二人所形成的"夫妻联盟"尚不牢固和健全，缺少"婚姻认同"时，咨询重点应放在督促夫妻联盟和婚姻认同上。假如朋友来，丈夫只替自己的朋友着想而轻视妻子的意见，宁可让妻子生气，也不愿意得罪朋友，则可称为婚姻认同不够强烈。而假如一对夫妻缺乏婚姻认同，在谈话当中常听到他们说自己、你、我的称呼，只谈个人的事，而很少听到"我们"的称呼，很少关心共同一体的生活。对这种情况的咨询、辅导，通常首先要让他们了解婚姻心理上的缺陷，并指导其改善，逐步建立起婚姻为主、以夫妻两人为上的观念与态度。

7. 促进彼此相让，协调解决争执

夫妻之间假如有不同的看法、态度或者价值观时，要帮助他们了解彼此的差异，以取得妥协或解决的办法。否则，两人互不相让，坚持己见，就会造成婚姻困难。夫妻之间对人、对事的看法或价值观念的偏差，可能源于不同的性格、不同的个人背景、不同的社会文化环境，无所谓对不对，而只是相不相同而已。如何使双方持有的不同看法与态度求得协调，并和睦相处，是婚姻咨询的课题之一。

总之，婚姻咨询是一种新兴的心理咨询模式。其主要特点是把焦点放在夫妻身上，从人际关系的观点来了解夫妻的心理与行为，解释他们的婚姻行为问题，并协助他们去改善非功能性的关系与适应方式解决婚姻问题，并无专门而系统的理论与方法。目前常用的主要行为疗法、认知疗法及心理分析疗法的有关知识与技术，辅之以以往婚姻疗法的临床经验，而建立一套以人际关系为着眼点，以夫妻为对象的咨询原则和技巧。督导师对咨询师进行督导时，应提示咨询师：婚姻咨询的对象并非单个人，咨询的目标是改善夫妻关系，咨询师需要抛弃个人心理咨询的习惯，而动用与个人心理咨询不同的观念和方式来进行婚姻问题的咨询工作。

第二节　家庭治疗

婚姻是家庭的基础和标志，家庭由婚姻关系、血缘关系等构成。婚姻与家庭密不可分，许多婚姻问题使整个家庭处于危机之中，所以，家庭治疗是必不可少的部分。家庭治疗是以家庭为对象而施行的心理治疗方法，其目的是协调家庭各成员间的人际关系，通过交流，扮演角色，建立联盟，达到认同等方式，运用家庭各成员之间的个性、行为模式相互影响，互为连锁的效应，改进家庭心理功能，促进家庭成员的心理健康。家庭治疗的特点是把焦点放在家庭各成员之间的人际关系上。

一、家庭治疗的基本观点

1. 家庭的性质

家庭治疗的主要观点认为，家庭是一个私人性的特殊群体，需从组织结构、沟通、扮演角色、联盟与关系等观念和看法出发，依据系统论的观点来分析此群体内所发生的各种现象。在家庭系统内，任何成员所表现的行为，都会受其他成员的影响，个人的行为影响系统，而系统也影响其成员。这种系统相关的连锁反应，可导致许多所谓病态的家庭现象；而一个人的病态行为，也常因配合其他成员和心理需要而被维持。通常情况下，一个家庭中被影响而产生病态行为的都是相对弱小的一方，即婚姻关系的产物——孩子。

家庭是社会的基本组成单位。家庭关系不和睦，成员间时常争吵、打闹，甚至反目，常会成为个体的沉重的心理压力，致使心理问题发生，对心理问题的好转也有不良影响。有些心理问题来访者，一离开家庭氛围就缓解，回到家里症状就反复出现，完全能说明这些来访者与居住的环境、人际关系不相适应。因此，家庭治疗就是要改变家庭模式中病态的现象或行为，通过疏通家庭关系，指导生活模式，对家庭成员进行心理干预，以改善家庭成员的生活环境，减少负性影响，促进家庭关系良性循环，从而改善婚姻状况。

2. 家庭治疗的目标

家庭治疗的目标，在于协助一个家庭消除异常的情况，以便执行健全的家庭功能，包括婚姻和亲子关系的多重功能。健全的家庭功能应有健全的"家庭结构"，是在其生活中能有适当的家庭仪式与规则，也有家人共同生活的重心与方向。

家庭治疗的目的在于，通过了解家庭环境及家庭成员间的人际关系，让来访者及其家庭成员展开讨论，找出矛盾的焦点，指导他们如何正确对待和处理，以建立一个良好的、利于"缩影病人"恢复正常功能的家庭环境。

3. 家庭治疗的适应性

从理论上来说，假如一个家庭在家庭结构、组织、沟通、情感表现、角色扮演、联盟关系或家庭认同等方面存在非功能性的现象，并影响其家庭成员的心理状态，而且难以由家人自行改善或纠正时，宜由专业人员协助督导，通过家庭治疗来改善其家庭心理功能。从临床的角度来说，假如我们发觉一家人常不和谐、父母教育子女有困难、兄弟姐妹难以相处、夫妻感情不佳，影响夫妻婚姻关系和全家的日常生活，也可考虑采用家庭治疗。还有，在一对夫妻从结婚成家到生育子女、养育子女、子女长大并离开家庭，一直到夫妻年老、丧偶、去世为止的"家庭发展"的各个阶段，会遭遇各种不同的心理问题，这也需要通过家庭治疗来解决。

二、家庭治疗中的病理关系

进行家庭治疗前，心理咨询师要了解个人与家庭之间的各种病理关系，即个人症状与家庭成员的心理精神问题之间的相互关系。

1. 家庭问题往往是某一成员个人心理障碍的反映

全家人的心理问题，源于家庭成员的心理问题，从而影响了整个家庭生活。比如，一个人心情烦闷，或脾气暴躁，极易导致全家人受其情绪感染，无法安稳，从而恶性循环。出现这种情况，咨询的方向在于帮助其及时得到适当的调整，及时控制情绪，减少心理负担。

2. 个人心理问题的形成源——原生家庭问题

虽然目前个人的家庭生活已稳定下来，但家庭成员仍继续受其原生家庭的影响，导致出现心理或行为问题。例如，幼小时父母关系不和谐，常常闹矛盾，以致情绪极不稳定的孩童，长大后情绪仍不稳定，时常表现得战战兢兢，唯恐父母冲突。又如，婚后常对配偶缺乏信任，或担心有不贞行为，可能与其小时候父母常吵闹甚至互相背叛有关。

3. 个人心理问题是其家庭问题的反映

许多研究发现，个人的心理或行为问题不单单是个人本身的问题，而是家庭关系问题的反映。比如说，妻子抱怨身体不适，可能因子女的管教问题而与丈夫争执过；或妻子闷闷不乐，心情很忧郁，因她最近发觉丈夫有婚外情，正面临婚姻的危机。这些情况显示，治疗不能就事论事，处理个体的忧郁与沮丧，须与婚姻关系或家庭关系相联系，否则只是治标不治本。

4. 个人心理问题与家庭问题同时共存

个人的问题与家庭问题，往往是并存的。进行家庭治疗时应双管齐下，兼顾双方，不可厚此薄彼。例如，父亲下岗，家庭经济困难，子女高考落榜而情绪低落。对此，我们应以全面的目光，仔细分析个人心理问题与家庭心理问题到底有何关系。正确认识并诊断后，才能进一步决定如何处理个人与家庭的心理问题。心理督导师应注意的是：所谓个人心理问题所表现的症状，实际是源于家庭内的人际关系问题。家庭问题，要依靠家庭治疗的方法，才能解决家庭成员每个人的心理问题。

三、家庭治疗模式

根据家庭出现的不同心理问题，可采用不同的家庭治疗模式。一般说来，家庭治疗模式有以下四种。

1. 行为性家庭治疗模式

该治疗模式重点在观察家庭成员间的行为表现上，即需要建立具体的行为改善目标，充分运用学习的原理，给予适当的嘉奖与惩罚，促进家庭行为关系的改善。

2. 结构性家庭治疗模式

该治疗模式重点在家庭的组织、关系、角色与权利的执行等结构上。使用不同的具体方法纠正家庭结构上的问题，促进家庭功能与关系的改善。成员间的沟通方式、权利的分配与执行、情感上的亲近与否，都是家庭结构上的问题，也是使用该方法促进家庭功能改善的要点。

3. 策略性家庭治疗模式

该模式的重点在于，对家庭问题的本质进行动态的了解，以系统的眼光建立一套行之有效的治疗策略，并更改家庭关系认知上的基本问题，以求有层次地、按部就班地解决家庭问题。

4. 分析性家庭治疗模式

该模式是以心理分析来了解家庭各成员的深层心理与行为动机，以及亲子关系的发展，了解且改善家庭成员在情感上的表达、满足与欲望的处理方式，促进家庭成员的心理成长。

家庭治疗多采取支持性的方法去辅导，供给支持与协助。遇到严重家庭问题时，等问题缓解后，以认知行为取向的方法去辅导家庭成员解决所发觉的心理及行为上的问题。对于不容易改善的问题，要以结构性的眼光重估情况，采用各种技巧来督促家庭结构与功能的改善，以策略性家庭治疗的方法，合理选择辅导的顺序和工作重点。万一问题仍无法解决，就要用分析性的家庭治疗方法研究和分析家庭的情结，从根本上纠正。总之，治疗时要根据家庭需要，灵活采取合适的治疗策略与方法。

四、家庭治疗步骤

不管运用上述的哪一种治疗模式，家庭治疗都需要按下列步骤进行。

(1)开始：在治疗之初，心理咨询师宜将家庭治疗的性质作一简要的解释，说明互相要遵守的原则，以口头或书面形式商定家庭治疗协议，制定具体可行的治疗方案，以便咨询工作顺利进行。心理咨询师在家庭治疗早期，要用心让患者家人接纳自己，并共同寻找问题的所在及改善的方向。

(2)进行中：此阶段中，心理咨询师需要运用各种具体方法，协助家人练习改善个人及彼此之间的关系。其中，最重要的是要处理家庭对行为关系改变所产生的阻力，适当地调整家庭系统的平衡变化与发展，以避免一些成员变好时，另一些成员却变得更坏。

(3)结束：处在病理格局中的家人，要养成自行审查、改进家庭病理行为的能力与习惯，维持已纠正的行为。心理咨询师宜逐渐将领导权归还给来访者家庭，恢复家庭的自然秩序，以便在咨询结束后，家庭仍能维持良好的功能，并继续发展与成熟。

五、家庭治疗的原则

家庭治疗的特点，在于将着眼点放在全家人身上，注重家人的相互往来、人际关系及家庭机能的执行情况，以改善家庭成员的心理与行为问题。因此家庭治疗应坚持以下原则。

1. 以家庭整体为重点

家庭治疗的一个基本观点是，脱离只对某个人关心的立场，而把注意力转移到家庭这个整体上，并以家庭的结构、组织、功能、人际关系或家庭认同等来探讨家庭问题，而少以"个人"的内心状况，如思维、动机、欲望、心理症结等来分析心理与行为。

2. 采用系统的观点与看法

系统论认为，世界上所有现象都可划分为大小不同、层次各异的种种系统，而每个系统之间又保持着密切的联系，彼此相互影响，改变其平衡状态。家庭治疗必须采用系统论的观点。比如，个人的心理状态，会影响夫妻的关系。而夫妻的关系，会影响到全家人的行为与家庭气氛。反之，全家人的行为，会影响夫妻的情绪，而夫妻的情绪，会改变个人的心理状况。所以进行家庭治疗宜运用系统的观点，注意个人、兄妹、夫妻、家庭与大家庭各系统的相互关系与影响。要了解夫妻两人或一家人的因果动态关系，并且考虑整体结果、意义与效果。

3．以人际关系分析成员间的相互行为

注重人际关系，以相互间的人际反应来了解家人的心理行为。家庭中所呈现出来的夫妻、亲子、同胞关系均属于一种特殊的、私人性质的人际关系。各个家庭成员间所发生的行为，要从人际关系的角度去体会、了解其性质。再者，所有人的反应，都是相互影响而产生的结果，都是人际关系的总体现，应持这种观点来对待。

4．以群体的观念了解全体家庭成员的行为

从心理咨询师的角度来说，家庭是一个小群体。群体是多数个体经某种目的而相处在一起，形成某种关系，包括组织、领导、维持沟通，产生关系与感情。家庭这个小群体，是由婚姻关系及有血亲关系的人员所组成，通常由父母及不同年龄的子女所构成，是私人性、长久性、发展性的小群体。因此要用群体的组织、权力分配、领导角色、沟通、情感与关系诸多观念来把握其团体的心理与行为，同时要以"家庭发展"的眼光来了解家庭的心理与行为的发展，即随婚姻的关系及子女的出生、成长与分离而经历各个不同的发展阶段分而治之。

由于家庭是由一群有特殊关系的成员所组成，有特别的感情，而且长久生活在一起，其心理治疗与一般心理治疗有所不同，需要注意以下的治疗原则。

1．淡化"理由与道理"，注重"感情与行为"

由于家庭成员关系是一种特殊的人际关系，处理问题时，不能单靠简单说理来追究原因与责任，也不能依靠处罚来解决问题。而要考虑"情"的一面，要让对方有诚恳、关心、被爱的感觉，家庭问题常会很快解决。所以抓住情感与行为，有利于问题的解决。

2．抛弃过去，关心现在

虽然来访者的早期经验及经历可以帮助我们深入地了解其行为的来龙去脉，但从家庭治疗的立场来说，需要注重的是家人目前所遭遇的困难与问题，以及如何调整、改善，适应现在他们所面对的情况。由此才能把握治疗动机，才能继续治疗过程。

3．忽视缺点，强调优点

家庭成员心情不好、情绪恶劣时，所想、所讲的基本都是关注对方的负面而忽视正面积极的部分，关系越发容易恶化。所以，心理咨询师可用"改观重组"的技巧，帮助家人将同样的事情，换一个观点或立场，往好的方向去解释，帮助他们从负转正、由短转长。咨询师帮助被情感所影响的夫妻或家人，能体会配偶的良苦用心、家人的长处，以此协助他们恢复正向的情感。

4．不能代替家庭成员作重大决定

进行家庭治疗的过程中，心理咨询师只提供协助，提供参考意见，协助家庭成员自己分析解决问题。

家庭因婚姻关系而形成，又在婚姻关系的基础上叠加了亲子关系和更多样化的社会关系。婚姻与家庭密不可分，家庭的危机可能影响婚姻关系，婚姻关系的破裂势必会影响家庭关系。心理督导师在督导心理咨询师以家庭为整体干预对象进行家庭治疗的咨询个案时，应注意以整体化视角来理解来访者信息，帮助心理咨询师厘清来访者家庭的整体格局，制订全面客观的咨询计划，并且提示心理咨询师在协调家庭各成员间的人际关系过程中，要随时调整角色，根据需要与不同的家庭成员建立联盟，以促进家庭各成员之间相互影响，形成良性的家庭互动模式，从而建立健康美好的家庭关系。

第三节　婚姻与家庭问题的案例督导

　　根据来访者的婚恋状态的不同，我们总结出了不同的咨询方式来应对不同的对象，使心理督导师对心理咨询师进行督导工作时，针对婚姻与家庭主题的案例可以更清晰和条理化。接下来，我们通过呈现三位不同的心理咨询师的婚姻与家庭问题的咨询案例，来帮助心理咨询师看到面对婚姻或家庭问题的来访者时容易出现哪些失误和不足，以及以后可以如何更好地帮助来访者。

一、一般情绪问题的婚姻家庭个案督导

　　个案基本资料：中年女性，某大学行政工作人员，因家庭问题到本大学的心理咨询中心咨询。

　　来访者：老师你看我漂不漂亮？

　　（来访者在咨询室门口急切地问。）

　　咨询师：请问您是？

　　来访者：老师，我是上午预约的刘×，对不起，我有点着急了。

　　咨询师：请坐，您看您坐在哪里更方便些？

　　来访者：坐这吧！

　　咨询师：好的。小刘，发生了什么事情让你这么着急？

　　【督导反馈：心理咨询工作要求咨询师在咨询过程中严格遵照设置，包括咨询地点、咨询时间、咨询间隔，这些设置既用于保护来访者，也用于帮助咨询师建立与来访者之间的规则感。本案例的咨询师在首次咨询开始阶段，被来访者直接带进咨询环节，忽略了咨询的常规设置，没有询问来访者咨询经历并告知其咨询设置，也没有收集基本信息，如夫妻双方的职业、年龄、身体状况等，而是被来访者直接带入对方想表述的内容。这是一般新手咨询师们比较容易出现的问题。】

　　来访者：我和老公的感情越来越疏远，他每天下班回到家在电脑前浏览，经常会看一些美女的照片，每当看到他看美女照，我都要气死了。

　　咨询师：噢，你知不知道他为什么看？

　　来访者：不知道。

　　咨询师：他是从什么时候开始看的？

　　来访者：大约一个多月了。

　　咨询师：在这之前发生了什么？

　　来访者：没什么。可能是因为他在家什么活都不干，我抱怨过他吧？

　　咨询师：再回忆一下还有其他什么事吗？

　　来访者：没什么别的事了，因为他不干家务活，我差不多每天都会抱怨他。难道会是因为这个？

　　咨询师：你是如何面对的？是否沟通过？

　　来访者：没与他沟通过，每次发现他看美女照，我的气就不打一处来，直接说，"看，看，看，跟她们过日子去吧"。也有时候去拔掉电脑的电源。有一次，我拔掉电源，他又插上，我又拔掉，他又插上，后来被儿子看见了我们才停止。

　　咨询师：这件事你与他沟通过没有？

来访者：没什么好沟通的。家里一大堆活都干不过来呢！

【督导反馈：咨询师在咨询中循着来访者回答的细节整理出线索，进行追问，从而帮助来访者看清自己带来的问题，这种技术在咨询中称为"澄清"，提问的过程称为"具体化"。"澄清"有助于来访者厘清自己面对的问题；"具体化"则能帮助来访者将问题事件具体到细节。】

咨询师：说说你们家的生活模式，老公从事什么工作？

来访者：有什么好说的？人家（老公）现在是博士生导师，在大学工作，整天忙乎他那点事。

咨询师：忙什么事？

来访者：什么科研项目，带博士、硕士生，经常出差，我家就像他的旅店一样，回来吃饭、睡觉，家里的事一概不管，孩子都 9 岁了，上学放学都是我接送，辅导学习，课外班等。再说啦，我也上班，又不是全职太太，整天忙乎着可辛苦。结婚十年了，孩子上三年级，你问他儿子在哪个学校、几班，他都不知道。

咨询师：哈哈哈，不至于吧？不过，我听了你诉说这些，感觉你很自豪，看起来你老公很优秀，不过你也很了不起，承担了全部家务，包括孩子的养育。我认为他为国家培养人才，你为自家培养下一代，你们是很完美的结合。

【督导反馈：咨询师对来访者带有情绪的表述及时反馈，提示妻子看到夫妻双方的优点，并且给予了支持和肯定，是咨询师做得较好的部分。】

来访者：老师，你真会开玩笑。

咨询师：说真的，我想知道你当初选择他为伴侣，你看中他什么？

来访者：他读博士时认识的，我觉得他学历高，有文化呀！另外，他比我大 6 岁，很成熟，相貌也可以。

咨询师：就这些？

来访者：他勤奋、刻苦，在学校的外号是拼命三郎，在同事和学生中的口碑很好，就是在家不干活。

咨询师：外界（亲朋好友、同学）对你的婚姻是如何评价的？

来访者：老师，你问这些有用吗？这都是别人的看法。

咨询师：你认为有没有用？你的婚姻在他人眼中是什么样的？

来访者：（低头不语大约 30 秒后笑了）我是大专毕业，学艺术的，同学们都说我长得漂亮。聚会时，同学们话里话外都很羡慕我，说我有本事有福气，找了一个高才生。同学中我是第一个购房购车的，孩子上小学保上名校（享受人才子女待遇）。当我在聚会时，抱怨老公啥也不干，有人开我玩笑说我不知足，否则和我调换老公。

咨询师：时间的关系，今天的咨询快结束了，你还有什么想说的？

【督导反馈：咨询师在咨询中能够及时把控时间，是咨询师做得较好的部分。来访者对咨询师的提问给予了详尽的回答，但是咨询师并没有对来访者给予任何反馈和回应，就匆匆进入结束阶段。我们在结束阶段一般会进行一个小的回顾，帮助来访者了解本次咨询中我们了解到的问题是什么，咨询师看到了什么，从而使来访者对咨询师强化信任感，有助于咨访关系的进一步建立。正是源于咨询师缺少这一部分，导致来访者接下来直接询问咨询师自己该怎么做。】

来访者：老师，我回去该怎么做？

咨询师：他这么优秀，你说怎么做？

【督导反馈：咨询师对丈夫的个人价值观评价，打破了咨询师必须保持的"中立"立场。】

来访者：我想听听您的建议。

咨询师："抱怨"改变为"关心"。

来访者：具体点，怎么关心？

咨询师：他下班回家去问一声"今天累不累？要不要先喝一杯水？"语调亲切、真诚。"稍等一下，我马上烧菜去"等。

来访者（大笑）：哈哈，平时我都是抱怨，突然这么做，他会认为我是精神病患者。

咨询师：没关系呀，你可以与他沟通，直接向他说找心理咨询师了。

【督导反馈：本案例中咨询师在来访者的提问下，直接给出了具体建议，且这一建议在目前阶段并不为来访者自身接受，对于来访者咨询结束后在真实生活中实施会产生困难，难以生效，也会影响来访者对咨询师的信任，可能不利于咨访关系的建立。】

督导师对本案例督导点评：

从本案例的整体咨询情况来看，我们能初步评估这是一个一般家庭问题的咨询案例，来访者带着对夫妻关系的情绪来到咨询室，咨询师倾听、澄清、具体化，给予了即时反馈，一定程度上缓解了来访者的负性情绪。从咨询过程来看，咨询师有做得专业的部分，也有亟待改善的地方。事实上，这是一位刚刚进入实习阶段的新手咨询师，我们能从这位咨询师在本案例中的表现看到许多新手咨询师容易出现的问题，如对案例的把控不足，导致咨询过程被来访者的情绪和描述的事件带着走，放弃"中立"立场出现个人化的评价，对来访者给出的线索没有及时抓住进行进一步的探索，按照来访者的要求给出具体建议等。婚姻家庭问题的咨询本身就融合了家庭角色中的多人，问题相较个人心理问题来说会相对复杂，咨询师容易出现的这些问题，都需要在及时进行案例督导和不断地练习中慢慢改善。

二、情绪管理问题影响婚姻关系的案例

背景资料：L，女，42岁，自由职业者（为保护来访者隐私，已隐去真实信息）。

诉求：夫妻感情不和，已分居数日，在考虑孩子上大学后是否离婚。

说明：个案共咨询五次结束。下面节选部分使用婚姻治疗方法片段。咨询师在结束后13个月时，来访者有简短反馈，孩子已经考上大学，夫妻间的感情逐渐恢复中，但是时常还是会有矛盾冲突。

第一次咨询

咨询师：请先填写一份《来访者登记表》。

（来访者迅速填完信息表中全部内容。）

咨询师：我们今天想谈谈哪方面的内容？

【督导反馈：心理咨询工作有其严格设置，包括咨询时长、咨询地点、咨询间隔，尤其是咨询基本原则，应在询问来访者是否首次接受心理咨询后根据需要向其介绍。当进行基本信息表收集信息时，可向来访者说明填写表格的作用，是用于初步了解来访者的背景，以便在评估来访者的问题时更具体更客观。本案例中，尽管咨询师在一开始没有介绍设置，来访者仍有较高配合度，表明来访者前来求询的愿望强烈，内部改变的动机较强，对于建立良好的咨访关系将很有帮助，这些信息需要咨询师注意观察收集。】

来访者：说说我和老公的感情问题，我们结婚18年了，孩子都17岁了，明年考大学啦，以前一家人很和谐，孩子也省心，学习好，我们不操心。怎么说呢？

咨询师：来到咨询室，想怎么说就怎么说，让自己放松下来，我们这里是安全的，会保护所有来访者的隐私。

来访者：好，我说。十几年前，我和老公先后分别辞去打工的职业，开起了自家的小公司。起初，大形势好，我们也算年轻，有闯劲，没日没夜地拼搏，经营的产品销量很好，效益也不错，可以说，一顺百顺。那时我们夫妻的感情很和谐。这两年，大形势不太好，企业间的竞争很激烈，公司效益不好，我们都很着急，开始讨论一些如何办好公司的话题，可是，一讨论就会有分歧，尤其是经营理念、方式、方法都会产生严重的分歧。我的性格急躁，有时说着说着，有员工进来，情绪激动停不下来，被员工看到，场面也非常尴尬。尤其近几个月，当着员工的面吵架时有发生。有一天，他（老公）说，"你每天来公司就吵架，明天开始在家待着，公司的事我一个人负责"。我想想也是，不去就不去，在家待着更好，看你能有什么好的起色。

有一天，我突然发现他竟然背着我贷款 100 万元去炒股票。这么大的事敢不和我商量。当时我就质问他，他说不用我管，我非常生气，顺手摔碎了一件他非常喜欢的工艺品。这下把他气坏了，要打我但是没打，骂我是泼妇，并且说，"公司的员工都说你不好"。听了这话，我就更生气了，就问他是哪个员工说的，他不肯告诉我。从那开始，我觉得我不去公司不行，他和员工都干些啥我都不知道，于是，开始胡思乱想了。他是否有外遇了，与谁好了……

这样的生活我太累了，睡眠又不好，这怎么继续往下过呢？思来想去，内心矛盾冲突越发激烈。

有时想，矛盾冲突主要是生意上的事引起的，他是否有外遇只是我的猜测，没有什么证据，背着我贷款也是为公司着想，炒股票有赔有挣，也是常态。但是又一想，前些年生意好时的状态是，我说啥他都信，也去执行，现在效益不好，我说啥他都不听，喜欢听其他朋友的。其实，我是学经济学的，他是后改行的，生意上的事，我比他更懂（更专业），可是他不服你，不知道为什么？

还有，近两年，我们之间根本建立不起来亲密关系，我觉得他也没有爱的能力，有时我和女儿说起这些事，女儿都说，"妈妈要是感觉痛苦就与爸爸离婚吧，也别太委屈自己啦"。

还有，还有，就是我们员工（个别人）参与到我们俩的争吵中，有的员工非常明显替他说话，当然也有员工替我说话，员工之间互相透露公司的信息，结果，导致我现在无法去公司工作（停顿开始喝水）。

咨询师（记录在本子上）：听了来访者的陈述，我（咨询师）的感觉和印象是来访者直率、真诚、善于表达，更急于表达，所以只能陪伴、倾听、共情，让她压抑许久的话宣泄出来。因为没有采集既往病史、家族史和其他必要的信息，只做初步评估——情绪障碍导致婚姻出现裂痕。

咨询方案与策略：根据个案的问题，咨询师采用婚姻治疗方法，相信来访者有能力（很大的潜能理解自己）去解决自身的问题。

咨询的策略：咨询师以真诚的态度去感受和接纳来访者，无条件地尊重和倾听，耐心陪伴，使其感受到她的激动情绪被咨询师理解，最终使来访者达到自我觉察理解、自我指导、缓解负面情绪。

【督导反馈：本次咨询是一个连续五次的咨询中的初始访谈（第一次咨询），按照心理咨询的阶段划分的观点，初始访谈主要用于收集来访者的基本资料和相关信息，有时个案的前二、三次咨询都在收集信息阶段，以便咨询师对来访者的评估更全面更贴近来访者。本案例咨询师在初步评估来访者的问题时表示"没有采集既往病史、家族史和其他必要的信息"，只依靠来访者首次来到咨询室后描述的部分情况做出的评估意味着其有可能具有极大的片面性。但是我们依然可以看出来访者有强烈倾诉的欲望和自我改变的动机。咨询师做出的策略决定是围绕着来访者需求的，这一点应该被看到。】

咨询师：你认为你们的孩子学习生活都很自立，不用你们操心，家庭生活、夫妻感情也很好，只是近两年因经营上的分歧，感情越来越疏远，造成你情绪激动、经常发脾气，是这样吗？

来访者：是的，另外还有就是老公经常在员工面前训斥我，他对员工比对我还好。甚至现在下班他不愿意回家，在公司与员工喝茶聊天。

咨询师：噢，你老公在员工面前训斥你，使你没面子，这种情况是从什么时候开始的，至今发生过多少次？

【督导反馈：咨询师通过"……是这样吗？""这种情况是从什么时候开始的？至今发生过多少次？"等提问方式，帮助来访者澄清问题和将问题具体化，都属于婚姻疗法的基本技术。但是很关键的一个问题是，在来访者婚姻关系出现裂痕时，应对家庭中的强度、责任、期望等六因素进行分析与状况评估。】

来访者：想一想（停顿5秒），大概有三四个月了。最初一次是因为一个前台员工在工作时间玩手机没注意到有顾客进来，被我发现就批评了那个员工。当天晚上回家，他就说我不考虑员工的面子，当众批评有损员工的自尊心。我一听这话就火了，心想，你对员工比对我还好，当晚就和他吵得很凶。从那开始，公司经常会有员工在工作时间玩手机上的游戏（生意不好、顾客少、员工没事干）。他也不管，公司像一盘散沙、人心涣散、没干劲，公司开始裁员，员工少了，人气也减，这公司不是快完蛋了吗？我急于挽救公司这种状况，与他商量如何面对，他却说，"大形势不好，谁也扭转不了，等等看"，再说，不用我管，就这样，每天大吵小吵时有发生（停下不语，大约5秒后），其实，这样吵下去啥问题也解决不了，而且显得我们无能，这样不仅是我没面子，他也没面子呀，哎呀！（叹气）。这其间，有的员工与我关系走得很近，她告诉我说，"姐，你和姐夫这么吵下去，有人在看笑话，不能再继续吵了"（长时间不语）。

咨询师：是啊！看起来你似乎觉察到了，也有朋友提示你，有人会看你笑话，吵的内容都是公司生意的事，目标是一致的，是不是这样？

来访者：是呀！目标是一致的，都是为公司发展好一些而吵的。

咨询师：你回忆一下初期创办公司时的情景。

【督导反馈：咨询师通过"……是不是这样？"的提问继续帮助来访者澄清事件，再进一步通过开放式提问"你回忆一下初期创办公司时的情景"帮助来访者回溯早期情境，与当下形成对比，使来访者自己觉察到其中的差别，从而完成学习和转变的过程。】

来访者：那时候，我们年轻、有热情、没经验、互相尊重，我说什么他都听进去并照办，他说什么我也能顺从，很和谐。

咨询师：就是说，两人和谐、互相尊重对方，和气生财呀！

来访者：前些年大环境也好，现在竞争太激烈，生意不好做。

咨询师：你说现在竞争激烈，是的，我能理解你的心情，可是，吵架……

来访者：（沉思30秒）是呀！我的妈妈和我的姐姐都说过我，"你哪个方面都好，聪明、肯干、对人真诚、心直口快，但是，情绪容易激动，不考虑他人的感受，再能干也是吃力不讨好"。

咨询师：你妈妈和你姐姐是这么评价你的？你对她们的评价是怎么看的？

来访者：她们说得对，我有些像我的爸爸，我自己也知道，但是很难改（笑了）。

咨询师：没有完美之人，每个人的成长都是一生要做的功课，既然自己也认识到问题出现在哪儿了，就尝试去做这个功课好不好？

【督导反馈：咨询师在这里对来访者的反馈"既然自己也认识到问题出现在哪儿了"，一定程度上反映出咨询师对来访者的自我评价的认同。婚姻的观点认为在整个咨询中，关注的重点是人而不是问题。如果咨询师能接住来访者的自我评价，对来访者在这个过程中的自我觉察和自我成长能力进行积极反馈，能更好地促进咨访关系，也能引导来访者看到自身的能力，给予来访者更有力的支持。】

来访者：好吧！谢谢老师。

咨询师：今天你谈到的问题，自家公司经营不佳引发你们夫妻间出现分歧和矛盾冲突，冲突中由于情绪激动，控制不好矛盾进一步激化，以至于使你对婚姻是否能维持提出质疑。是这样的吧？

来访者：我这个人心里装不住事，有话就想说，可是这几个月没地方说，都闷死我了，现在感觉轻松多了。

【督导反馈：咨询师在咨询结束时对本次咨询进行小结反馈，以帮助来访者进一步澄清其描述的问题和事件，也能帮助咨询师自己厘清来访者的问题，有助于进行评估诊断；通过对来访者在咨询中成长变化的观察进行反馈，这本身就已对来访者具有治疗意义。本案例初始访谈结束时，咨询师虽然对来访者带来的问题进行了反馈小结，却只集中在问题本身，而忽略了来访者具有的较强的自我成长能力，这与婚姻治疗的基本特点相悖。】

督导师对本案例督导点评：

从本案例的整体咨询情况来看，我们初步评估这是一个由于情绪管理问题影响婚姻关系的咨询案例。来访者有强烈的求询动机，倾诉的欲望强烈，咨询师使用了倾听、开放式询问、封闭式提问、具体化、对质等技术，初步收集了本案例的具体资料。从咨询过程来看，咨询师的倾听和提问帮助来访者陈述了自己的具体问题，建立了初步的咨访关系。总体来说，咨询师能做到将咨询技术灵活运用，但是依然不能将婚姻疗法的观点贯穿整个咨询始终，过度关注问题而不是人本身。这可能与心理咨询工作要求咨询师始终保持"中立"立场，因而咨询师容易"只关心客观问题而忽略感性个体"有关。事实上，这二者并不矛盾，"保持中立"是基于不对来访者带来的问题进行任何价值观取向的评价，"关注个体而不是问题"则是基于认同人在问题面前具有自我改变和自我成长的能力。二者都是对人这一客体本身的尊重。

三、性生活不和谐导致婚姻出现裂痕的案例

背景资料：来访者，女，29 岁，技术人员。

来访者的诉求：不能满足丈夫的性生活需求，婚姻出现问题。

第一次咨询

咨询师：根据咨询的设置请填写这个表(来访登记表)。

来访者：可不可以不填？

咨询师：尽量填吧。

来访者：这些都要填吗？(指表中空格)

咨询师：表格中内容可以有选择地填，这个表格有专人保管，不会泄露，这是我们的保密原则。

(来访者只填了一个名字和性别。)

来访者：这种事(指性生活)不想说，真是难以启齿(低头不语，大约 30 秒后)，但是，太痛苦了……(停下来不语)

咨询师：噢！结婚多久了？

【督导反馈：咨询师的共情是咨访关系建立的核心条件。共情开始于全神贯注地倾听。本案例的来访者一开始谈到自己的问题时已经流露出强烈的情绪，当来访者对自身带进咨询室的问题充满情绪困扰，没有足够勇气表达时，咨询师却对来访者抛出的情绪没有进行任何反馈，直接生硬地转入下一个话题，缺乏共情，让来访者意识不到自己是否被倾听。经验丰富的咨询师能够在一开始抓住来访者的情绪表达，找到来访者陈述问题的切入点，从而在最早阶段就为建立良好的咨访关系打好基础。】

来访者：快一年了。

咨询师：恋爱的经历可以说说吗？

来访者（抬头笑了）：一年半以前，我们在图书馆看书认识的。当时，我第一眼见到他在书架前翻书，高高的个子，很帅气，面貌又温文尔雅的样子，我就主动上前搭讪（低头笑了），很奇怪，这是我有生以来第一次向异性主动搭讪。落座交流几句互留了联系方式……当时，我有一见钟情的感觉。因为接下来他主动联系我，一起去图书馆看书，一起去饭堂吃饭，因为双方都老大不小了，半年后就结婚了。

咨询师：相处半年就结婚了，说说婚后的情况。

来访者：婚后我们俩都面临着博士毕业，忙着写论文、答辩的事，各自忙各自的事，专业上讨论问题什么的还能互相得到启发，但是性生活有些不适应（不语）。

咨询师：新婚夫妇都会有不适应。

【督导反馈："中立"原则是重要的。本案例中，当来访者谈到自己的问题时，咨询师很快就打破了"中立"，表达了个人化的评判，而不是帮助来访者进一步具体化问题后，再加以一定的分析，即不要过快地反应。】

来访者：我也是这么想的，但是他（指丈夫）非常不爽（不语）。

咨询师：他不爽，你有没有与他沟通交流？

来访者：没有，无法沟通，他很急又很猛，不像我刚认识他那时的印象。哎呀，不知道该怎么说（眉头紧锁）。

咨询师：既然有勇气来这里咨询，想怎么说就怎么说吧。这里是安全的，不会泄密。

【督导反馈：在这里我们看到，咨询师忽略了咨询设置后带来的问题，一是来访者信任感不足而没有足够勇气说出具体情况，二是导致咨询师不得不在咨询过程中重复强调各项设置和原则。另外，咨询师一直忽略的一点是，"性"问题在中国社会一直是非常隐晦的话题，对大多数普通人来说，要在陌生人面前谈出夫妻的性问题本身就是非常困难的，即便是在咨询室这种相对隐秘的环境下。本案来访者在咨询开始反复强调自己"难以启齿""不知道怎么说"，其潜台词是"我还没有准备好说出我的这个问题"，但是咨询师并没有足够的共情，来访者感受不到情感支持，也就很难有足够的勇气准备好。】

来访者：不知道其他男士是不是这样？

（咨询师看着来访者，不语。）

来访者：他不考虑我的感受，只顾他自己（不语）。

（咨询师继续看着来访者，等待来访者说，大约50秒。）

【督导反馈：倾听是心理咨询的基本技术，咨询师认真的倾听能够帮助自己尽快辨别来访者的感受，准确地听懂他们所传递的信息，以及反馈出他们想要沟通的深层含义。使用倾听技术，及时进行反馈，能够很好地帮助来访者进行情感探索。咨询中"有意义的沉默"是必需的，让来访者有时间自己进行整理，帮助自己做好准备。但是本案例中咨询师在倾听中过多的沉默，既没有任何反馈，也缺乏共情。倾听并非什么都不说，而是应有一定的

回应。特别把听到的内容，用咨询师的话表达出来，而且应到达一定的高度。】

来访者：他哪方面都好，勤奋，毕业后去了一个科研单位，工作能力很强，适应新环境很快，对我也非常好。就是到晚上不爽（停顿一下）。他要求做爱的频率太高，我很受不了，不知道是他的问题，还是我的问题。

咨询师：你们看看有关夫妻性生活的书。

【督导反馈：咨询师给出的建议，并未能马上解决来访者的问题，而是推了出去。这个做法并不能奏效。】

来访者：看过，书上写的没有感受，也理解不了。为什么一个正常的男人夜里与猛兽一样，我说他有问题，他说我性冷淡，有一天他竟说出了再满足不了他的性需求就分开（离婚），他还说"性生活一直没爽过"（不语）。

咨询师：你看过书，对照你自己觉察一下，你是否性冷淡？

【督导反馈：咨询师缺乏共情，并且在咨询中并不关注来访者的感受，而集中在她表达的问题上，甚至带有倾向性地引导来访者去验证自己的问题，十分影响咨访关系的建立。婚姻疗法认为在咨询中关注的重点是人而不是问题。】

来访者：我对他非常好，一般情况下从未拒绝过他，但是……受不了呀！

咨询师：再进一步去了解男性与女性的需求差别，可能会好一些。

来访者：老师，他很特殊，还有一件事是我俩分歧最大的。（停顿，大约30秒后）最让我受不了的一次，也是我这次来找你咨询的原因（我俩有离婚的思考），上周，我们俩安排去旅游，玩得很高兴，又谈到了想要一个孩子的事，走着走着，他带着我往一片树林走去，我问他往那儿走干吗，他突然就抱住我说"好好配合我一下（指做爱）"。当时我就蒙了，这光天化日之下怎么可以呢，我坚决不从，并且给他讲道理，"这是旅游区，暂时没人，一会儿来人多尴尬，再说地上不卫生……"他当时气急败坏地一边拽我，一边说，"行也得行，不行也得行"。我都吓哭了，他也没原谅我，那一刻我觉得他道德有问题，他说，"我没问题，我们是夫妻，我想怎么着就怎么着，你是我老婆，随从我是必须的……"这之后我对他的感觉是恐惧的，也想分开，但是他其他方面都好，又有些舍不得，怎么办？真的不知道性生活不和谐还能出现婚姻危机。

咨询师：不要急于决定分开，进一步磨合，你先对照自己检查一下，性生活中是否像他说的"性冷淡"。因为我们没有更深地探讨细节，我很难评估你是否有问题。但是，有一点，人和人之间是有差别的，男人和女人的差别就更明显了。咨询已经超时了（70分钟），我们的会谈就到这里，今天你谈的主要问题是夫妻性生活不和谐，婚姻是否能维系，其他方面都还好。建议，（1）再选择一些有关夫妻性生活出现问题如何处理方面的书学习一下；（2）你们应该自我觉察各自一方出现了什么问题；（3）心理咨询还有其他技术也可以继续寻求帮助。

来访者：好的。

【督导反馈：咨询师在初次咨询的结束阶段仍然让来访者去验证自己的问题，并且使用了"我很难评估你是否有问题"。此时，适当地肯定其丈夫的性要求的合理性，以及方式的欠妥性是必要的。咨询师做得好的地方是，在结束时对本次咨询中看到的问题进行了小结式反馈，有助于来访者重新审视自己描述的问题。】

督导师对本案例督导点评：

从本案例的整体咨询情况来看，我们能初步评估这是一个由于性观念不一致导致的婚姻问题的咨询案例，来访者在咨询室中反复表现出自己对"性"话题的隐晦，咨询师使用了倾听、开放式询问等技术，初步收集了本案例的具体资料。从咨询过程来看，咨询师的提问帮助来访者陈述了自己的具体问题，建立了初步的咨访关系，但是当中让我们看到了较多问题。一是这位咨询师看起来是一位"冷酷型"选手，在咨询过程中较缺乏共情，没有情感支持，来访者流露出的各种情绪并没有被咨询师接住，导致了收集信息的不顺畅，也就很难在初次咨询中看到来访者的真实意图；二是咨询师有个人化的价值评判倾向；三是咨询师对咨询设置把握不严格，在咨询开始时没有说明设置，咨询又超时；四是咨询中和咨询结束时，关注来访者的自主性成长不够。

以上三个不同的案例，呈现出三位水平各异的心理咨询师的咨询过程。因为受训背景、案例情况和个人经验的不同，导致了督导中我们会看到咨询师们出现的各种各样的优势和不足。另外，因为传统文化背景的原因，"性"话题对于国人来说一向讳莫如深，不管是来访者还是咨询师，接触这一问题时都会觉得尴尬，甚至会无意识地出现羞耻感，这和我们在成长中情感和性教育的缺失有关。这种带有个人情感色彩的感受在咨询时也会影响心理咨询师把握自己的立场，需要心理咨询师在不断学习和实践中强化自身的专业修养，时刻保持一定的"中立"。此外，也还要更好地了解性的基本知识与内容，在心理督导中，并非不讲应该讲的知识。夫妻也还会有许多非常具体的问题，是可以给予帮助与咨询的。

【于晓玉　徐银芳】

模块三　临床

不深谙精神医学，难以驾驭心理督导！

第九章 精神障碍督导

　　心理督导是一个新型的职业，其所涵盖的功能与内容是　个挑战。心理督导师应不应该了解精神障碍的内容？如何回答这个问题，尽管还没有最后的结论，但是事物发展的趋势已经越来越表明，不懂精神障碍的心理干预工作者是无法做好本职工作的。随着某些国家给予临床心理学工作者处方权政策的推进，这个问题也已经有了答案。在本书中，我们也将讨论这个问题，与大家共享。

一、精神障碍

精神障碍(mental disorders)是大脑机能活动紊乱而出现的一类具有诊断意义的精神方面的问题，其特征为认知、情感、行为和意志活动等方面的改变，可能伴有痛苦体验以及功能损害。这方面的问题已经普遍存在于社会，也越来越为大众所关注。例如，老年痴呆，即阿尔茨海默病，其病人就在我们身边。他们具有典型的认知方面的损害，尤其是记忆力；抑郁症患者更多是具有明显病态的抑郁情感体验；而多动症，即儿童注意缺陷障碍也困扰着许多家庭，其主要特征是儿童活动增多。这些认知、情绪、意志行为的改变，使得患者感到痛苦、社会功能受损，增加患者致死、致残的风险。也是众多的心理干预工作者与相关专业人员必须面对而且应该懂得的问题。

国内外大量研究表明，在急诊患者中 25%～30% 是由于精神方面的障碍而就诊；以美国为例，平均约每 10 个人中就有 1 人在其一生中的某个时段住过精神病院，正常人群中 1/4～1/3 的人曾因精神或心理健康问题寻求过专业人员的帮助。

综上可见，心理健康与精神障碍绝非对立的两极，而是一个动态的移行谱(continuum)。而心理健康与躯体健康具有同等的重要性，良好的精神状态能产生积极的建设性活动、维持融洽的人际关系、保证稳定的环境适应性。总之，精神健康是个人安康、事业成功、家庭幸福、社会关系稳定的基础。

因此，在对于精神疾病的诊断、治疗、研究过程中，正确判断和认识异常的精神活动，就成为精神科医生以及心理学从业人员极其重要的工作。

通常异常的精神活动是可通过人的外在行为，如言谈、表情、动作行为等表现出来的，即通常所说的精神症状，而研究精神症状及其产生机理的学科，总称为精神障碍的症状学，又称精神病理学(psychopathology)。

二、精神活动的病态标准

为了判定某一种精神活动属于病态或者正常范围，一般应该从如下三个方面进行对比分析：

①纵向比较，即与患者过去较为稳定的一贯表现相比较，看精神状态的改变是否明显；

②横向比较，即与类似患者生活背景、所受教育的正常人群相比较，看患者是否存在明显差别，症状持续时间是否超出了一般限度；

③恰当地结合患者的心理背景和当时的处境进行具体分析和判断。

在观察患者的精神状态时，不但要观察精神症状的存在与否，还要观察其出现频度、持续时间以及严重程度。

相对其他活动而言，人类的精神活动是一个极其复杂的、既相互联系又相互制约的过程。同理异常的精神活动也是一个极其复杂的过程，而且人与人之间均存在很大的差异。

因此，精神症状的表现受到如下两个因素的影响：

①个体因素，如年龄、性别、文化程度、躯体情况以及人格特征等均可能导致某一种症状有不同表现形式；

②环境因素，如个人的生活经历、所受教育背景、目前的社会地位等都有可能影响到患者的症状表现。

因此，在检查、判断和分析症状时，必须考虑上述因素的影响，以便于检查者对具体情况作出具体分析。

人类的正常精神活动按心理学可划分为：感知觉、思维活动、情感活动和意志行为等过程。为了便于对精神症状的描述，以下将按照如上所述的心理活动过程分别进行叙述。

第一节　常见精神症状

一、感知觉障碍

感觉(sensation)是客观刺激作用于对应的感觉器官后所产生的对事物个别属性的反映，如颜色、大小、形状、气味和重量等。知觉(perception)是一个具体事物的各种不同属性反映到大脑中进行综合，并通过以往的经验，在脑中形成的一个整体的印象。通常情况下感知觉与外界客观事物可保持相对一致性。

(一)感觉障碍(disorders of sensation)：较多见于神经系统疾病和癔症

1. 感觉过敏(hyperesthesia)

感觉过敏是指对于外界一般强度的刺激感受性增高，如感到声音特别刺耳，光线特别刺眼，轻微触碰后感到难以忍受的疼痛等。多见于神经症障碍、围绝经期综合征等。

案例

女性，60岁，围绝经期综合征。

患者经常感觉胸闷、气短，好像胸口压着东西。她曾对医生描述："我经常坐着睡觉，不然就无法呼吸，更没法盖被子，不然我就感觉到被子压在胸口如同千斤巨石，压得我呼吸困难，根本无法入睡。"

2. 感觉减退(hypoesthesia)

感觉减退是指对外界一般刺激的感受性减低，患者感觉阈值增高，对强烈的刺激感觉轻微，严重者完全不能感知，称为感觉缺失(anesthesia)。表现为意识障碍、抑郁发作、木僵状态等。感觉缺失常见于转换障碍，如癔症性失明、失聪等。

3. 内感性不适，又称体感异常(senestopathia)

内感性不适是指躯体内部产生的各种不舒适感以及难以忍受的异样感觉，如挤压、牵拉、游走、电流感、蚁爬感等。通常性质难以描述，亦没有明确的定位。多见于神经症障碍、精神分裂症、抑郁发作、躯体症状障碍等。

案例

男性，30岁，精神分裂症。

患者常对医生讲："我感觉到我的肚子里像有什么东西塞着，涨得我不舒服，全身到处都难受，有时像是小虫子爬，有时像过电的感觉，没有固定的位置，就是全身到处都不舒服。"

(二)知觉障碍(disturbance of perception)

1. 错觉(illusion)

错觉是指对客观事物歪曲的知觉。通常正常人在特殊情况下，如环境光线暗淡，出现恐惧、紧张等心理状态时，均可能产生错觉，但经验证后可以认识并纠正。临床上多见错视和错听。例如，将晾晒的衣物看成一个躲藏的人。病理性错觉常出现在意识障碍时，通常带有恐怖色彩，多见于谵妄状态。例如，谵妄的患者把工作人员手中的注射器看成一把刀。

2. 幻觉(hallucination)

幻觉是指虽然没有现实刺激作用于感觉器官，大脑却出现的知觉体验，是一种虚幻的知觉。幻觉是临床上最常见的精神病性症状，常常与妄想合并存在。

根据其所涉及的感官分为幻听、幻视、幻嗅、幻味、幻触、内脏性幻觉。

（1）幻听（auditory hallucination）

幻听最为常见，患者既可听到单调的声音，也可听到复杂的声音。例如：非言语性幻听的患者可出现听到鸟叫声、机器的轰鸣声、流水声等，多由于脑局灶性病变。而言语性幻听最为常见，并具有诊断意义。内容通常是对患者的赞扬、辱骂、斥责或命令，患者因此而感觉苦恼和不安，甚至出现拒食、自伤或伤人等冲动行为。幻听对思维活动、情感活动和意志行为均有影响。幻听可见于多种精神障碍，其中评论性幻听、议论性幻听和命令性幻听是诊断精神分裂症的重要症状。

案例

男性，36 岁，精神分裂症。

患者常对医生讲他听到有人在背后说他的坏话、污蔑他，甚至命令他做事情，而周围却找不到人，声音常说："你是罪犯，你犯的罪死有余辜。去把某人杀了，是他导致你犯罪的。"

（2）幻视（visual hallucination）

幻视是常见的幻觉形式。内容多样，既有可能出现单调的光、色，也有各种形象的人物、场景、画面等。在意识障碍时，幻视多为生动鲜明的形象，通常多为恐怖性内容，多见于谵妄状态。在意识清晰时出现的幻视见于精神分裂症。例如，一位精神病患者说，看到自己家门外站着一个男人，天上有直升机在盘旋，家中墙壁有监视器的红光射出……

（3）幻嗅（olfactory hallucination）

幻嗅患者在无客观刺激的情况下，闻到一些刺激性的气味，如浓烈刺鼻的药味、腐败尸体的气味、焦味以及自身体内发出的气味等，患者常因此感觉不快，该症状通常与其他幻觉和妄想混杂在一起。

（4）幻味（gustatory hallucination）

幻味患者能尝到食物内某种特殊的奇怪味道，因而出现拒食。常继发于被害妄想。

（5）幻触（tactile hallucination）

幻触也称皮肤黏膜幻觉。患者感到皮肤或黏膜上有某种异常的感觉，如电流感、虫爬感、针刺感等，也可有性接触感。可见于器质性精神病或精神分裂症。

（6）内脏性幻觉（visceral hallucination）

内脏性幻觉是患者对自身躯体内某一部位或某一脏器的一种异常知觉体验，如感到肺扇动、肠扭转、胃痉挛、肝破裂、心脏穿孔、腹腔内有虫爬行等，常常与疑病妄想、被害妄想等伴随出现，多见于精神分裂症及抑郁症。

按幻觉体验的来源分为真性幻觉和假性幻觉。

（1）真性幻觉（genuine hallucination）

真性幻觉患者体验到的幻觉形象具体而鲜明，与外界客观事物一致，存在于外部客观空间，且是通过自身感觉器官获得。病人常叙述这是他亲耳听到、亲眼看到的。患者对此常常坚信不疑，并做出相应的情感与行为反应。

（2）假性幻觉（pseudo hallucination）

假性幻觉幻觉形象不够具体、鲜明生动，产生于患者的主观空间，如体内、脑内。幻觉也不是通过感觉器官获得，如感到腹内有说话的声音、不用眼睛就能看到脑子里有模糊人像。

按幻觉产生的条件可分为功能性幻觉、反射性幻觉、入睡前幻觉和心因性幻觉。

（1）功能性幻觉（functional hallucination）

功能性幻觉是指伴随现实刺激而出现的一种幻觉。即当患者自身某种感觉器官处于功能活动状态的同时，出现涉及该器官的幻觉，正常的知觉与幻觉同时存在。功能性幻听较为常见。例如，患者在听到音乐声的同时听到有人议论自己的声音。多见于精神分裂症或心因性精神病等。

（2）反射性幻觉（reflex hallucination）

反射性幻觉是指当患者某一感官处于功能活动状态的同时，另一感觉器官出现幻觉。例如：听到脚步声的同时就看到陌生的男人站在自己面前等。多见于精神分裂症。

（3）入睡前幻觉（hypnagogic hallucination）

入睡前幻觉出现在入睡前，患者闭上眼睛就能感受到幻觉形象，通常多为视幻觉，与睡梦时的体验相类似。

（4）心因性幻觉（psychogenic hallucination）

心因性幻觉是在强烈心理因素刺激下出现的幻觉，幻觉内容与心理因素有着密切联系，见于心因性精神障碍、分离性障碍等。

（三）感知综合障碍（psychosensory disturbance）

感知综合障碍指患者对客观事物能正常感知，但对其某些个别属性，如形状、颜色、大小、距离、空间位置等产生错误的感知，多见于癫痫患者。常分为以下几种。

（1）视物变形症（metamorphopsia）：患者感到周围的人、物在大小、体积、形状等方面发生了变化，如看到的形象比实际增大称作视物显大症（macropsia）；看到的形象比实际缩小称为视物显小症（micropsia）。

（2）空间知觉障碍：患者感到周围事物之间的距离发生改变，如地铁已驶进站台，患者却仍感觉到列车离自己很远。

（3）时间感知综合障碍：患者对时间流逝的速度出现不正确的知觉体验，如感到时间飞逝，自身似乎处于"时空隧道"之中，外界事物出现异乎寻常快的变化；反之可感到时间凝固不动，外界一切事物均停滞不前。

（4）非真实感（derealization）：患者感到周围环境和人物发生了变化，变得不再真实，看起来如同隔一层帷幔，周围的一切像是一个舞台布景，树木、房屋等像是道具板制成的；周围人好似没有生命的木偶等。患者对此常具有自知力。可见于抑郁发作、神经症障碍和精神分裂症。

二、思维障碍

思维（thinking）是人类大脑对客观事物间接概括的反映，也是人类认识活动的最高形式。由感知器官所获得的基础材料，经过大脑的综合、比较、分析、抽象和概括而形成概念（conception），在概念的基础上进行推理和判断的过程称为思维。

思维是通过文字或语言来表达的，正常人的思维有如下几个特征：①目的性，思维指向一定的目的，解决某一问题；②连贯性，思维过程中的概念是前后衔接、相互联系、不可分割的；③逻辑性，思维活动过程符合逻辑规律，具有一定的道理；④实践性，正确的思维是能够通过客观实践进行检验的。

思维障碍临床表现多种多样，主要包括思维形式障碍和思维内容障碍。

（一）思维形式障碍（disorders of the thinking form）

思维形式障碍包括联想障碍以及思维逻辑障碍，常见的症状如下。

1. 思维奔逸(flight of thought)

思维奔逸是指联想速度加快、数量增多、内容丰富生动。患者常表现为健谈，说话口若悬河、滔滔不绝、出口成章，患者自觉脑子反应快，思维敏捷，特别灵活，好像加了"润滑油"，脑子里概念一个接一个地不断涌现出来。语量增多，语速加快，但说话的主题极易随环境而改变(随境转移)，也有可能随音韵联想(音联)，或字意联想(意联)。多见于躁狂发作。

案例

男性，40岁，双相情感障碍躁狂发作。

医生请患者朗读报纸，标题是：朝着光明的道路前进。患者则开始解释："朝即是朝廷的朝，革命不是改朝换代，我家大门是坐北朝南的，我家大门常打开，欢迎你们来。朝字上下两个十字，中间一个日字，子曰学而时习之，朝字左半有日字，右半有月字，两个字合起来念明，屋子里太黑了，我去把灯打开吧。(医生催他念报)朝字中间方、四方形、三角形、几何面、方的、圆的，不以规矩不成方圆……"此时，进来一位医生，患者马上站起来让座，并夸赞医生。

2. 思维迟缓(inhibition of thought)

思维迟缓即联想抑制，联想时速度减慢、数量减少甚至困难。患者表现为语量减少、语速缓慢，语调低沉，反应迟缓。患者常感觉自己反应慢，脑子变笨，思考问题困难，多见于抑郁发作。

3. 思维贫乏(poverty of thought)

思维贫乏是指联想数量减少，词汇贫乏、概念缺失。患者常体验到脑子空洞无物，什么也想不出来。常表现为沉默少语，言语空洞单调，回答简单。严重的患者对一切问题均以"不知道"回答。见于精神分裂症、脑器质性精神障碍及精神发育迟滞。

4. 思维散漫(looseness of thought)

思维散漫是指思维的连贯性、目的性和逻辑性出现障碍。患者的思维活动表现出联想松弛，内容散漫，缺乏主题，思维内容之间缺乏联系。回答问题不切题，交谈困难，谈话没有主题，表现得东拉西扯，让人无法明白患者要阐述的主题思想是什么。

5. 思维破裂(splitting of thought)

思维破裂是指概念之间联想的断裂，建立联想的各种概念内容之间缺乏内在联系。具体表现为患者在言谈或书写时，虽然有结构完整的句子，但各句之间含意互不相关，变成一种语句的堆积，内容令人无法理解。症状严重时出现语词杂拌(word salad)，表现为：言语支离破碎，个别词句之间缺乏联系。多见于精神分裂症，如患者存在意识障碍而出现语词杂拌，则称之为思维不连贯(incoherence of thought)。例如，"有人在说话，月亮，旧衣服，保养身体，我姓高……"

案例

男性，30岁，精神分裂症。

医生问："你感觉怎么样?"患者回答："这是多余的问题，我不是坏人，阳光照到玻璃上了，跟着我不能解决任何问题，马马虎虎。"问："你家在哪里?"答："我想回家，计算机中病毒了，家中没有房产。"问："你吃饭了吗?"答："吃饭? 走路小心汽车，天冷了加衣服。"

6. 病理性赘述(circumstantiality)

病理性赘述是指思维活动迂回曲折、停滞不前，联想枝节过多，常做不必要、过分详尽的累赘的描述，患者无法扼要重点，并且一定要按原来的方式讲完。见于器质性精神障碍、癫痫及老年性精神障碍。

案例

男性，40岁，癫痫所致精神障碍。

当医生问："你们单位几点上班?"患者答："我需要每天六点起床，漱口，洗脸，到家对面的小吃店买早餐，那里的老板是个大哥，六十多岁，他家孙子2岁了，他的老伴负责在家带孙子。我吃完早饭就得赶公车上班，车子会停很多站，每一站都有人上车、下车，我到单位不到八点，然后就开始工作了……"

7. 思维中断(blocking of thought)

思维中断又称为思维阻滞。是指患者在不存在意识障碍，又无外界干扰等原因的情况下，出现思维过程的突然中断。表现为患者正说话时突然停顿，片刻之后又开始重新说话，但内容已经不是原来的话题。某些患者会出现感觉当时的思维被某种外力撤走，称之为思维被夺(thought deprivation)。以上两组症状均是诊断精神分裂症的重要症状。

8. 思维插入(thought insertion)和强制性思维(forced thinking)

思维插入是指患者感到有某种思想是不属于自己的，不受个人的意志支配，是其他人强行塞入脑中的。部分患者体验到一种无法控制的、强制性地涌现大量无现实意义的联想，则称之为强制性思维。以上两组症状往往突然出现，又迅速消失，对于精神分裂症的诊断有重要意义。

9. 思维化声(thought hearing)

思维化声是指患者进行思考时感觉自己的思想同时变成了声音，自己和周围人均能听到。常见于精神分裂症。

10. 思维扩散(diffusion of thought)和思维被广播(thought broadcasting)

思维扩散患者感到自己所想的内容，在未说出的情况下，周围人都能知道，自己的思想与他人共享，毫无隐私而言，称之为思维扩散。如果患者感到自己的思想通过广播被扩散出去，则称为思维被广播。此两组症状为诊断精神分裂症的重要症状。

11. 病理性象征性思维(symbolic thinking)

病理性象征性思维属于典型的概念转换，患者常以具体的、无关的概念代替某一抽象概念，不经患者解释，旁人无法理解。但该症状中具体概念和抽象概念间仍有表面上的联系，如字形、字音、形体或意义等。

案例

男性，30岁，精神分裂症。

患者经常挥舞双臂，有时双手捧腹或抱头，周围人无法理解患者上述行为。后经患者自己解释：挥舞双臂代表发挥群众的积极性，双手捧腹代表要保护人民群众，双手抱头表示要紧密围绕党中央。

12. 语词新作(neologism)

语词新作是指概念的融合、浓缩以及无关概念的拼凑。患者自创一些新的图形、文字、符号或语言并赋予特殊的概念。例如，用"男/女"代表离婚，在正方形中加入一个心形表示自己有颗中国心。此组症状是精神分裂症的特征性症状之一。

13. 逻辑倒错性思维(paralogism thinking)

逻辑倒错性思维以思维推理缺乏逻辑性为特点。表现为推理结论既无前提也无根据，或因果倒置，令人觉得离奇古怪，不可理解。例如，一患者认为自己属牛，牛吃草，所以自己也该吃生菜和青草。

案例

女性，28岁，精神分裂症。

患者大学毕业后不参加工作，长期待在家中。半年来与母亲关系紧张，认为母亲对自己有事隐瞒。患者称："我与母亲同性相吸，异性相斥，而且最近一年地球的磁场发生变化，这种变化影响到我妈妈，导致妈妈对我态度发生改变。"

14. 强迫思维（compulsive thought）

强迫思维是指脑中反复出现的某一概念或同一内容的思维，自己明知没有必要，但又无法摆脱，并因此苦恼。其内容和形式多种多样。如患者脑中出现某一概念便立刻联想到另一概念，称为强迫性联想。若总是对自己的思想和言行产生怀疑，称为强迫性怀疑。若是对一些简单问题反复思考，追根究底，如反复思考小鸟为什么会飞，羊为什么吃草等，称为强迫性穷思竭虑。若联想的概念与原来的概念意义相反，如想到安全马上联想到危险，称为强迫性对立思维。不能自已地反复回忆经历过的事情，称为强迫性回忆。不由自主反复计数，称为强迫性计数。见于强迫障碍。与强制性思维不同在于，前者明确是自己的思想，患者不感到陌生，因反复出现，患者想摆脱却无能为力，因此感到痛苦不安；而后者体验到思维是异己的，患者自身有时愿意沉溺于其中，没有要摆脱的愿望，一般也不伴有痛苦不安的情绪体验。

（二）思维内容障碍

妄想是指在病态的推论和判断的基础上所形成的牢固的信念，其具有以下特征：①妄想的内容与事实不符，缺乏客观现实基础，甚至存在相反证据，但患者仍坚信不疑；②妄想内容均涉及患者本人，且与个人利害有关；③妄想内容是个体的心理现象，具有个人独特性，但文化背景和个人经历对妄想内容的表达有所影响。

妄想按其起源与其他心理活动的关系可分为原发性妄想（primary delusion）和继发性妄想（secondary delusion）。原发性妄想直接产生于大脑的某种病理改变，突然出现，无法用心理学的原因解释，与既往经历和当前现实处境无关。包括妄想知觉（患者突然毫无理由地给某种一般的知觉赋以妄想性意义）；妄想心境（患者突然毫无理由地感到某种邪恶的事件即将发生）。一般认为，原发性妄想是精神分裂症的特征性症状之一，对诊断分裂症具有重要价值。继发性妄想是指继发于其他异常心理过程中的妄想，是对其他原发性障碍的解释和推理。

按照妄想的结构可分为系统性妄想和非系统性妄想。系统性妄想的内容前后相互联系、结构严密、逻辑性较强，而非系统性妄想结构松散，内容单一、多变甚至片段零乱，缺乏严密的逻辑性。

临床上按妄想的主要内容大致分类如下。

（1）被害妄想（delusion of persecution）：最常见的妄想，既往曾称为牵引观念或援引观念。患者将周围发生的一些与其无关的事件或现象均认为与其相关，如坚信被跟踪、被监视、被诽谤、被隔离等。例如，某精神分裂症患者认为饭菜中有毒，饮用水中也有毒，是邻居故意要害他，周围人的眼神和行为都不怀好意。主要见于精神分裂症。

案例

男性，40岁，精神分裂症。

患者近半年来，觉得走在路上有人跟踪自己，周围人都对他怀有敌意，自称："我乘车他们就跟着上车，我换乘地铁，他们也换，我故意提前下车，他们也跟下车……"并认为这些人在自己家中装有微型摄像机监视自己行动，导致其根本不敢出门。

（2）关系妄想（delusion of reference）：患者将所处环境中与其无关的事物认为是与他相

关的。如认为周围交谈的人是在议论他，别人咳嗽、吐痰是在蔑视他，甚至周围人的一举一动都与他有一定关系。常常与被害妄想伴随出现，常见于精神分裂症。

案例

女性，20岁，精神分裂症。

患者一年来常闷闷不乐，不愿去上学，说："学校里同学说话故意针对我，有人看到我就咳嗽，甚至吐痰；有人看到我冷笑，含沙射影地说我；其他班的同学都躲着我，见到我就绕道而行。网上也开始出现我的信息，报道我的事情。"

（3）影响妄想（delusion of physical influence）：又称物理影响妄想或被控制感。患者坚信自己的思想、情感和意志行为都受到外界某种力量或仪器的控制，如受到电波、声波、超自然力量等控制，导致自己无法控制自身的心理活动或行为。患者存在强烈的被动性和不自主性，往往继发于其他被动体验或与其合并出现。此症状是精神分裂症的特征性症状之一。

案例

男性，40岁，精神分裂症。

患者三年来始终感到脑子里被偷偷植入了一个芯片，有人用一种特殊的仪器通过脑子里的芯片控制自己的思想、语言、行为甚至大小便，感觉自己处于完全失控状态。而且受到控制时，感到非常难受、头部有紧束感、反应迟钝；四肢抽痛，肩背发热，甚至早晨无法起床，也无法料理个人卫生。只有仪器未开启时，自己才处于自由状态。

（4）夸大妄想（grandiose delusion）：患者毫无事实根据地认为自己拥有超凡的才智、无上的权力、显赫的地位以及大量的财富和发明创造，或是认为自己是名人的后裔。可见于躁狂发作和精神分裂症及某些器质性精神病。

案例

男性，36岁，双相情感障碍。

患者近两个月来心情特别好，胡乱花钱，到处和别人说自己能力强，赚到大钱了，甚至中央已经知道自己的能力，未来不久会有人接他去中央工作，自己会担任国家领导人的职务，甚至"联合国主席"也能担任。

（5）罪恶妄想（delusion of guilt）：又称自罪妄想。患者毫无事实根据地坚信自己犯了严重错误、不可饶恕的罪恶，理应受严厉的惩罚，甚至认为自己罪大恶极死有余辜，以致出现拒食、自杀行为。主要见于抑郁发作，也可见于精神分裂症。

（6）疑病妄想（hypochondriacal delusion）：患者毫无事实根据地坚信自己患了某种严重躯体疾病，因而四处求医问药，当经过一系列详细检查和反复多次的医学验证后，患者都不能纠正观念，仍坚持认为自己得了不治之症。严重时部分患者认为"自己内脏腐烂了""脑子变空了""血液停滞了"，则称之为虚无妄想（delusion of negation）。多见于精神分裂症和抑郁障碍。

（7）钟情妄想（delusion of love）：患者毫无事实依据地坚信自己被异性钟情。因此采取相应的行为去追求对方，即便遭到对方严词拒绝，仍毫不置疑，反而认为对方是在考验自己对爱情的忠诚，仍反复纠缠对方。主要见于精神分裂症。

案例

男性，20岁，精神分裂症。

患者为大二学生，半年来常去图书馆，认为某一女同学对自己有好感，主动写信表示自己爱慕之心，遭到拒绝。患者仍坚信对方是在考验自己，故又多次写信给该女生，并反复纠缠对方，女方虽多次拒绝患者，但患者认为对方已默认。即使有同学告诉患者对方有男朋友，不喜欢他，但患者仍不能相信，认为目前的相处方式是他们独特的恋爱方式。

(8)嫉妒妄想(delusion of jealousy)：患者在毫无事实根据的情况下，坚信自己的配偶对自己不忠实，另有外遇。为此患者常跟踪监视配偶的日常活动或偷阅配偶的手机信息，检查配偶的衣服、电脑等日常生活及办公用品，以寻觅私通情人的证据。可见于精神分裂症和偏执性障碍。

案例

男性，43岁，精神分裂症。

患者近两年来坚信妻子有外遇，认为妻子和单位的男同事有染，经常打电话了解妻子是否上班，有时到妻子单位，在窗外张望，看到妻子和男同事说话，回家就要盘问妻子，并让妻子交代，有时仔细检查妻子内裤。患者弟弟劝告患者不要多疑，患者便怀疑弟弟和妻子有"暧昧"关系。妻子和男性邻居打招呼，患者便认为妻子和异性眉来眼去，肯定有不正当关系。

(9)被洞悉感(experience of being revealed)：又称内心被揭露。患者认为自己是个"透明人"，其内心所想的事，未经语言文字表达就被别人知道了，但是通过什么方式被人知道的则不一定能描述清楚。该症状对诊断精神分裂症具有重要意义。

案例

男性，28岁，精神分裂症。

患者坚信有人偷偷在其身上安装了特殊装置，把自己头脑中想的事告诉给周围人。患者称："我想去单位，出门就看到一辆出租车停在路边等我；我在饭馆想要吃什么，服务员就送到我桌上；我在家想听歌，电视上就开始放我想听的歌曲……我的事你们都知道。"

(三)超价观念(overvalued idea)

超价观念是指在个体心理活动中一段时间内占主导地位的一种观念，具有强烈的情感色彩，表现为偏激、偏恨、偏爱，明显影响个体心理活动和行为，它的形成有一定的性格基础和现实基础，没有逻辑推理错误。超价观念与妄想的区别在于其形成有一定的性格基础与现实基础，内容比较符合客观实际，伴有强烈的情绪体验。多见于人格障碍和心因性障碍。

三、注意障碍

注意(attention)是指个体的精神活动集中地指向一定对象的心理现象。注意不是独立的心理过程，与感知觉、记忆、思维和意识等活动密切相关。注意可以使心理活动具有方向性和选择性，使个体能更清晰地感知和认识其所集中的对象，而忽视或降低周围无关刺激的干扰，保证精神活动的准确和效率。

注意分为被动注意和主动注意。主动注意又可称为随意注意，是由外界刺激引起的定向反射；主动注意是对既定目标的注意，与个人的兴趣、思想、情感和既往体验有关。被动注意也称不随意注意，是由外界刺激被动引发的注意，不存在自觉的目标，不需任何主观努力就能实现。

通常所谓注意是指主动注意而言。注意障碍通常有以下表现。

(1)注意增强(hyperprosexia)：指主动注意的增强。例如，被害妄想的患者，可能对环境保持高度的警惕，过分地注意他人的举动；疑病观念的患者注意增强，指向自身机体的各种细微变化，过分地注意自身的健康状态。见于躯体化障碍、偏执型精神分裂症等。

(2)注意涣散(aprosexia)：表现为主动注意的不易集中，注意稳定性的降低。多见于神经衰弱、精神分裂症和注意缺陷与多动障碍等。

（3）注意减弱（hypoprosexia）：又称注意迟钝，是指主动及被动注意兴奋性减弱。表现为注意的广度缩小，注意的稳定性显著下降。多见于躯体虚弱状态、脑器质性精神障碍及伴有意识障碍时。

（4）随境转移（transference of attention）：主要表现为被动注意增强，主动注意不能持久，注意稳定性差，很容易受外界刺激影响，而不断转换注意的对象。可见于躁狂发作。

（5）注意狭窄（narrowing of attention）：指注意范围的显著缩小，主动注意明显减弱。当患者注意集中于某一事物时，不能再注意与之有关的其他事物。见于意识蒙眬状态和严重痴呆患者。

四、记忆障碍

记忆（memory）是指既往经验在脑中的重现，是在感知觉和思维基础上建立起来的精神活动。主要包括识记、保持、再认（或回忆）三个基本过程。识记是当时的事物或经验在脑子里留下痕迹的过程，是反复感知的过程；保持则是使这些痕迹免于消失的过程；而再认是现实刺激与以往痕迹的联系过程；回忆是痕迹的重新活跃。

识记是记忆保存的前提，再认和回忆是某种客观事物在记忆中保存下来的结果和显现。而对于既往感知的事物不能回忆则称作遗忘。作为常人，人们感知的事物不可能都能回忆起来，所以正常人也存在遗忘。根据里伯特定律（Ribot's law），越是新近识记的事物越是遗忘得快，遗忘的发展总是由近事记忆逐渐发展到远事记忆。

临床上常见的记忆障碍如下。

（1）记忆增强（hypermnesia）：通常指病态的记忆增强，即对病前不能够且不重要的事都能回忆起来。主要见于躁狂发作和偏执性障碍。

（2）记忆减退（hypomnesia）：是指记忆的三个基本过程均可出现减退。轻者表现为回忆减弱，如记不住刚见过面的人、刚吃过的饭等。严重者远记忆力出现减退，如回忆不起以往的个人经历等。常见于痴呆、神经衰弱，也可见于正常老年人。

（3）遗忘（amnesia）：是指部分或全部地不能回忆以往的经验。如果一段时间内的全部经历均丧失称作完全性遗忘，而仅是对部分经历或事件不能回忆则称作部分性遗忘。顺行性遗忘（anterograde amnesia）指紧接着疾病发生之后一段时间内的经历不能回忆，而遗忘的产生是由于意识障碍所导致不能感知当时外界事物和经历，如脑震荡、脑挫伤的患者回忆不起受伤后一段时间内的事。逆行性遗忘（retrograde amnesia）是指回忆不起疾病发生之前某一阶段内的事件，多见于脑外伤、脑卒中发作后，遗忘阶段的长短与外伤、疾病的严重程度及意识障碍的持续时间长短有关。界限性遗忘（circumscribed amnesia）是指对生活中某一特定时段的经历完全遗忘，通常在这一阶段发生过不愉快事件。见于分离性障碍，曾称为癔症性遗忘。

（4）错构（paramnesia）：是记忆的错误，指对过去曾经历过的事件，在细节方面如发生的地点、情节特别是在时间上出现错误回忆，但自身仍坚信不疑，多见于老年性、动脉硬化性、脑外伤性痴呆以及酒精中毒性精神障碍。

（5）虚构（confabulation）：指由于遗忘，患者以想象的、未曾亲身经历过的事件来填补自身经历的记忆缺损。而虚构患者通常伴有严重的记忆障碍，因而虚构的内容常常自己不能再记住，其叙述的内容多有变化，容易受到暗示。多见于各种原因引起的痴呆。当虚构与近事遗忘、定向障碍同时出现时称作柯萨可夫综合征（Korsakov syndrome），即遗忘综合征。多见于慢性酒精中毒者、颅脑外伤后所致精神障碍等。

五、智能障碍

智能(intelligence)是人类复杂的、综合性的精神活动，智能的不同直接反映出个体在认识活动方面的差异，是人类对既往获得的知识、经验的综合运用，并以此来解决新的问题、形成新的概念。智能涉及多方面的能力，包括观察力、注意力、记忆力、想象力、综合判断能力等。它与感知觉、思维内容、记忆力、注意力等一系列认知过程密不可分。

智力水平的高低可以通过个人解决实际问题的能力来判断，通常通过一些简单的问答与操作，检查者便可以对患者的一般常识、判断力、计算力、记忆力、理解力、分析能力、综合概括能力等得出初步的认识，并以此为依据对患者智能是否有损害进行初步判断，也可对损害程度做出粗略估计。

智能障碍可分为精神发育迟滞和痴呆两大类型。

(一)精神发育迟滞(mental retardation)

精神发育迟滞指的是先天或围生期或在生长发育成熟以前(18 岁以前)，大脑的发育受到某种致病因素的影响。例如，先天遗传、微生物感染、颅脑外伤、中毒、内分泌异常或严重缺氧等因素，导致大脑发育受阻，智能发育停留在某一特定阶段，而随着年龄增长患者智能增长与其年龄不符，智力水平显著低于正常的同龄人。

(二)痴呆(dementia)

痴呆是后天获得的智能、记忆和人格的全面受损，是一种综合状态。患者一般没有意识障碍。痴呆的发生具有脑器质性病变基础。临床主要表现出创造性思维受损，理解、抽象思维、判断推理能力下降，记忆力、计算力受损，工作和学习能力下降甚至丧失，严重时生活不能自理，可伴有精神病性症状，如怪异思维内容、情感淡漠、行为障碍等。临床上通常根据大脑病理变化的性质和功能受损所涉及的范围大小，分为全面性痴呆及部分性痴呆。

1. 全面性痴呆

大脑的病变主要表现为弥散性的器质性损害，智能活动全方面受到损害，从而对患者全部精神活动产生影响，常表现出人格改变、定向力障碍及自知力的缺乏。常见于阿尔茨海默病性痴呆、麻痹性痴呆等。

2. 部分性痴呆

大脑的病变只累及局部位置，如大脑某处血管的周围组织等，患者可出现记忆力减退，理解力减弱，综合分析困难等，但其人格仍相对保持良好，定向力完整，可具有一定的自知力，通常见于脑外伤后以及血管性痴呆的早期。但当病情恶化时，临床上很难将其与全面性痴呆加以区分。

此外在某些强烈的精神创伤后，患者可表现出一种类似痴呆的状态，但其大脑并无任何器质性损害，故称之为假性痴呆。可见于分离性障碍以及急性创伤后应激障碍(PTSD)。

(1)甘瑟综合征(Ganser syndrome)：即心因性假性痴呆，患者对简单问题常给予近似而错误的回答，给人感觉其故意而为。例如，问患者一年有多少天，答"30 天"，对简单计算常做出近似而错误的回答。患者表现出能理解问题的含义，但作答时内容不正确。有时行为也可出现异常，如倒过来读书等，而对某些较为复杂的问题，患者反而能做出正确解决，如能打牌、下棋、使用手机等。

(2)童样痴呆(puerilism)：表现为行为幼稚、模拟幼儿的言语和行为。即成年患者表现出类似儿童般稚气的样子，声调、语气、行为举止均表现出儿童的样子，如有的患者称自己才 6 岁，称呼周围人为阿姨、叔叔等。

（3）抑郁性假性痴呆（depressive pseudodementia）：指严重的抑郁发作患者，在其精神运动性抑制的情况下，出现认知能力的障碍，表现出痴呆早期的症状，如计算障碍、记忆力下降、理解判断能力不良等。但患者存在明显的抑郁的体验，抑郁症状消失后智能可完全恢复。

六、定向力障碍

定向力（orientation）是指个人对于时间、地点、人物以及自我状态的认识能力。前三者称为对环境的定向力，后者则称为自我定向力。时间定向包括对患者当时所在的时间，如白天或晚上、上午或下午的认识，以及对年份、季节、月份、日期的认识；地点定向是指对患者所处具体地点的认识，包括所处场所、具体街道名称等；人物定向是患者辨别周围环境中具体人物的身份及其与患者关系的能力；自我定向包括对自己的姓名、性别、年龄及职业状况等的认识能力。上述任何能力的丧失或认识错误均称之为定向力障碍（disorientation）。常见于器质性精神病伴有意识障碍时。定向力障碍是意识障碍的重要标志，但定向力障碍的患者不一定出现意识障碍，例如慢性酒精中毒性脑病患者可以出现定向力障碍，但并没有意识障碍。

七、情感障碍

情感（affection）和情绪（emotion）在精神医学中常作为同义词使用，是指个体对客观事物所保持的态度和因此而产生出的相应的内心体验。而心境（mood）是指个体在较长时间内存在的一种较微弱但持续性的情绪状态。情感障碍必定涉及情绪和心境的改变。通常精神疾病中，情感障碍表现出三种形式：情感性质的改变、情感波动性的改变及情感协调性的改变。

（一）情感性质的改变

情感性质的改变即表现出躁狂、抑郁、焦虑和恐惧等。正常人在特定的处境下也能表现出上述情感反应，因此只有当此种反应与患者所处环境及自身心境不一致时方可作为精神症状。

1. 情感高涨（elation）

情感高涨即情感活动明显增强，表现为不同程度的病态喜悦，患者通常自我感觉良好，有着与其所处环境不相符的过分的愉快、欢乐表现。患者语音高亢，喜笑颜开，表情丰富。且情绪带有感染性，易引起周围人的共鸣，见于躁狂症。

2. 情感低落（depression）

情感低落患者表情愁苦、整日唉声叹气、心境苦闷，觉得自己一无是处，对不起家人、朋友，前途黯淡无光，严重者因过分悲观绝望而出现自杀观念及行为。可伴有思维迟缓、少语少动及某些生理功能的抑制，如食欲减退、闭经等。情感低落是抑郁发作的主要症状。

3. 焦虑（anxiety）

焦虑是指患者在缺乏相应的客观因素情况下，表现出过分的担心，常忧心忡忡、紧张不安，整日似有大祸临头，常伴有心悸、多汗、手抖、尿频等自主神经功能紊乱的症状。严重的急性焦虑发作，称为惊恐发作（panic attack），患者常出现濒死感、失控感，伴有明显的呼吸困难、心跳加剧、大汗淋漓等自主神经功能紊乱症状，一般发作时间较短，通常持续数分钟至十数分钟不等。多见于焦虑障碍。

4. 恐惧（phobia）

恐惧是指个体面临不利的或危险处境时出现的情绪反应。常表现为害怕、紧张、提心吊胆，可伴有明显的自主神经功能紊乱症状，如呼吸急促、四肢发抖、心悸、出汗、大小便失禁等。恐惧常导致逃避行为。常见于恐怖症、儿童情绪障碍等。

(二)情感波动性的改变

1. 情感不稳

表现为情绪容易波动，喜、怒、哀、愁等极易变化，从一个极端波动至另一极端，显得喜怒无常。情绪的变化可无明显原因或仅有轻微诱因，常见于脑器质性精神障碍。

2. 情感淡漠(apathy)

对外界刺激缺乏相应的情感反应，属于情感反应的降低，表现为对亲友冷淡，对周围发生的事漠不关心，即使发生与自身利益相关的事情，患者仍缺乏相应的内心体验和面部表情。多见于精神分裂症。

3. 易激惹性(irritability)

易激惹性是指一般性刺激即可引起较强烈而不愉快的情感反应，但持续时间一般较短暂。常见于躁狂状态、脑和躯体疾病所致精神障碍及神经症。

(三)情感协调性的改变

1. 情感倒错(parathymia)

情感倒错是指情感反应的表达正好与外界刺激的性质相反，如面对令人高兴的事时，表现得伤感；或在描述自己遭受迫害时，却流露出喜悦、愉快的表情。见于精神分裂症。

2. 情感幼稚

情感幼稚指成人的情感退化到儿童期水平，变得幼稚，容易受直觉和本能需求影响，反应迅速而强烈，缺乏理性控制，没有节制和遮掩。见于分离性障碍、精神发育迟滞或痴呆患者。

八、意志障碍

意志(will)是指个体在生活和社会实践中自觉地确定目的，并根据目的调整自己的行为，克服困难以达到预定目标的心理活动。意志与认识、情感及行为既紧密相连又相互影响。认识过程是意志活动的基础，而情感活动则对意志活动具有积极和消极的作用。反之，意志活动也会影响和调节认知和情感活动。

常见的意志障碍有以下几种。

(1)意志增强(hyperbulia)：是指在病态动机和目的支配下，出现意志活动增多和意志力的增强。为达到病态目的，患者可以不顾一切持续坚持某些行为，表现出极大的顽固性。例如，有嫉妒妄想的患者长期对配偶进行跟踪、监视、检查；有疑病妄想的患者四处求医、反复就诊；主要见于躁狂发作、妄想性障碍，也可见于精神分裂症。

(2)意志减弱(hypobulia)：指意志活动的减少和意志力量的普遍减弱。表现为动力不足，目的不明，自制力下降等，对周围一切事物无兴趣以致意志消沉，不愿活动，严重时日常生活都懒于料理。工作学习感到非常吃力，做事也不能坚持到底，甚至不能工作。此症状常与情感淡漠、思维贫乏和社交退缩等症状共存。常见于抑郁症及慢性精神分裂症。

(3)意志缺乏(abulia)：指意志活动的缺乏或意志力量的极度减退。患者常表现为对任何活动都缺乏动机，行为目的性不足，生活处于被动状态，需要他人督促和管理。甚至本能的要求也没有，行为孤僻、退缩。多见于精神分裂症晚期和严重痴呆患者。

(4)矛盾意向(ambitendency)：表现为个体对同一事物，同时出现两种截然相反、相互矛盾的意志活动。患者对这种矛盾现象无法察觉，也不会出现相应的痛苦体验。见于精神分裂症。

九、动作与行为障碍

一般定义简单的随意和不随意行动为动作。而因特定目的和动机而进行的复杂随意运动称之为行为。因动作行为出现障碍则称为精神运动性障碍。精神疾病患者由于病态认知及情感的障碍，常出现动作及行为的异常。

常见的动作与行为障碍如下。

（一）精神运动性兴奋（psychomotor excitement）

动作和言语、行为的显著增加。可分为如下两类：

1. 协调性精神运动兴奋

言语、动作和行为普遍增多，且与思维、情感活动协调一致，并且能和环境密切配合，能引起旁人共鸣。患者的行为有目的，可被理解，与外界环境基本协调，多见于躁狂症。

2. 不协调性精神运动兴奋

不协调性精神运动兴奋是指患者的言语、动作均增多，但单调杂乱，缺少目的性和指向性，使人难以理解，且与思维及情感不相协调，与外界环境也是不相称的。例如，青春型精神分裂症的行为异常、紧张型精神分裂症的兴奋以及谵妄明显的不协调性行为均属此种。

（二）精神运动性抑制（psychomotor inhibition）

精神运动性抑制是指言语、行为活动的减少。临床上可分为木僵、蜡样屈曲、缄默症和违拗症。

1. 木僵（stupor）

木僵指动作行为和言语活动的普遍减少或完全抑制。患者长时间保持一种固定姿势，不语不动、拒绝进食，对外界刺激缺乏反应。症状较轻时称作亚木僵状态，表现为对问话不答、不语少动、表情固定，但间断能自主进食、大小便等。严重的木僵常见于精神分裂症，称为紧张性木僵（catatonic stupor）。较轻的木僵一般见于重度抑郁发作、创伤后应激障碍及分离转换性障碍。

2. 蜡样屈曲（waxy flexibility）

蜡样屈曲是患者在严重木僵的基础上出现，常表现为肢体任人摆布，即使是不舒服的姿势，也能较长时间维持不动，患者一般意识清楚，病好后能回忆。见于精神分裂症紧张型。

3. 缄默症（mutism）

缄默症患者缄默不语，对问题不予回答，有时可以手示意。见于分离转换性障碍及精神分裂症紧张型。

4. 违拗症（negativism）

违拗症患者对于他人提出的要求没有相应的行为反应，而且表现出不自主的、无意的对抗。若患者的行为反应与医生的要求完全相反时称作主动违拗（active negativism）。若患者对医生的要求都拒绝做出反应，称作被动违拗（passive negativism）。多见于精神分裂症紧张型。

（三）刻板动作（stereotyped act）

刻板动作指患者机械性、刻板地反复重复某一单调和无意义的动作，常伴有刻板言语。多见于精神分裂症紧张型。

（四）模仿动作（echopraxia）

模仿动作是指患者毫无目的地模仿他人的动作，常与模仿言语同时存在，可见于精神分裂症紧张型。

（五）作态（mannerism）

作态指患者的行为举止矫揉造作，幼稚可笑，给人以装相做作之感，但并不离奇古怪。主要见于精神分裂症青春型。

十、意识障碍

在临床精神病学领域，意识（consciousness）是指患者对客观环境和自身状态的认识和反应能力。当意识障碍时精神活动出现普遍的抑制，可表现为：①感知觉清晰度降低、反应迟钝、感觉的阈值升高；②注意难集中，记忆减退，甚至出现遗忘或部分性遗忘；③思维迟钝、不连贯；④理解力下降，判断能力减弱；⑤情感反应迟钝，表现出茫然状；⑥动作迟钝，行为缺乏目的性和指向性；⑦出现对时间、地点、人物的定向障碍，甚至严重时出现自我定向障碍，如姓名、年龄、职业等无法辨识。定向障碍是意识障碍的重要标志。

意识障碍可表现为意识清晰度降低，意识范围狭小及意识内容的改变。临床上常见的意识障碍包括：以意识清晰度降低为主，如嗜睡、意识混浊、昏睡、昏迷；其他的有意识范围缩小或意识内容改变等。

（1）嗜睡（drowsiness）：患者意识清晰度水平降低，但较轻微。在安静环境下常处于睡眠状态，但受一定刺激后可以立即醒转，并能进行简单而正常的交谈，一旦刺激源消失患者可再次入睡。多见于脑器质性障碍。

（2）意识混浊（confusion）：意识清晰度轻度受损，患者表现出思维缓慢、反应迟钝，注意分散、记忆下降、理解困难，可存在对周围环境的定向障碍。对于简单问题能回答，但复杂问题则常茫然不知所措。吞咽、角膜、对光反射一般仍存在。多见于躯体疾病所致精神障碍。

（3）昏睡（sopor）：意识清晰度水平明显下降，环境定向及自我定向丧失。无主动言语，对一般性刺激无反应，强烈刺激才引起患者防御性反射，如压眶可引起面肌防御反射。患者此时角膜、睫毛等反射减弱，对光反射及吞咽反射仍存在，深反射亢进，病理反射阳性。可伴发不自主运动及震颤。

（4）昏迷（coma）：意识的完全丧失，常以对疼痛的反应和随意运动消失为特征。外界任何刺激均不能引起患者的相应反应，防御、吞咽甚至对光反射均消失，可引出病理反射。多见于严重的脑部疾病及躯体疾病的垂危期。

（5）朦胧状态（twilight state）：指患者的意识范围狭窄，并伴有意识清晰度不同程度的降低。在狭窄的意识范围内，患者可存在相对正常的感知觉，以及较为协调、连贯的行为，但在此范围以外的事物，患者均不能正确感知判断。常表现出表情呆板或茫然，也可表现为焦虑或欣快，常有联想困难、定向障碍以及片段的幻觉、错觉、妄想以及行为异常。通常此种意识障碍发生突然，又会突然中止，常呈反复发作趋势，持续时间从数分钟至数小时不等，事后可遗忘或部分遗忘。多见于癫痫性精神障碍和分离性障碍。

（6）谵妄状态（delirium）：是指患者在意识清晰度降低的同时，对周围环境的认识和反应出现障碍。常伴有大量的错觉、幻觉，其中以幻视最为多见，内容多生动而鲜明，有时具有恐怖性，因此患者常产生紧张、恐惧情绪，出现不协调性精神运动性兴奋。患者思维不连贯，言语能力下降，理解困难，有时可出现片段的妄想内容。患者的定向力部分或全部丧失。谵妄状态往往在夜间加重，呈现昼轻夜重的规律。常可持续数小时至数日不等，当患者意识恢复后可有部分或全部遗忘。常见于多种疾病导致的急性脑损害或脑代谢异常。

十一、自知力

自知力(insight)在临床上是指患者对自己所患疾病的认识和判断能力。

精神障碍患者一般均有不同程度的自知力缺失，患者常常不认为自身患有精神疾病，因而抗拒治疗，自知力缺乏是精神障碍特有的表现。临床上通常以有无自知力以及自知力恢复的程度，来作为判定病情轻重和疾病恢复程度的重要指标。自知力恢复完整是精神病临床痊愈的重要指标之一。

第二节　常见精神疾病诊断

一、精神分裂症

精神分裂症(schizophrenia)是一组病因未明的精神障碍，患者通常具有思维、情感、行为等多方面的障碍，并以精神活动和环境不协调为特征。而患者无明显意识障碍，智能保持较为良好，但部分病人可出现认知功能损害。该疾病多起于青壮年，起病较缓慢，病程多迁延，呈现慢性化及衰退倾向，但部分病人可保持临床痊愈或基本痊愈状态。

精神分裂症可见于不同社会文化和各个社会阶层中。成年人口中终生患病率在1%左右。精神分裂症的发病高峰多集中在成年早期阶段：男性通常为15～25岁，女性可稍晚。精神分裂症的慢性病程特点可导致患者逐渐脱离正常的生活轨道，个人生活陷入痛苦和混乱局面。精神分裂症患者存在自杀倾向，同时遭受意外伤害的概率也高于常人。

1993年我国流调资料显示精神分裂症的终生患病率为6.55‰，女性患病率高于男性，其中性别差异在35岁以上年龄组较明显；城市患病率高于农村。同时发现精神分裂症的患病率与家庭经济水平呈负相关。

迄今为止精神分裂症的确切病因和发病机制仍未明了。目前大多数学者倾向于其是一种受多因素影响的疾病。

(1)遗传因素：多种研究表明遗传因素对精神分裂症的发生起着重要的作用。近代的分子遗传学研究证明，精神分裂症患者亲属中精神疾病的患病率是普通人群的6.2倍，且血缘关系越近患病率越高。目前经研究已发现人类第5、11号染色体上存在与精神分裂症相关联的基因位点。

(2)神经生化：近年来的神经生化研究表明，中枢神经系统中的单胺类递质在精神分裂症的发生中起着极其重要的作用，因此科学家们提出了各种假说，主要包括多巴胺(DA)活动过度假说、5-HT和NE神经通路障碍假说、兴奋性氨基酸假说及神经肽假说。其中以DA假说最受关注，而近年来5-HT的异常也越来越受到人们的重视。

(3)脑结构异常：现代放射学及影像学研究发现，部分精神分裂症患者存在脑室扩大或其他脑结构异常，且脑结构异常的部位、程度与阴性症状、认知功能障碍存在相关性。新近的PET研究还发现精神分裂症患者脑组织的细胞结构存在异常。

(4)神经发育异常：大量研究表明精神分裂症患者的大脑存在轻微的弥漫性或多灶性的解剖变异，且上述此种变异早在发病以前便已存在。此外，一些研究还表明患者存在神经通路的遗传性缺陷。这些发现均强烈支持精神分裂症与神经发育异常相关。目前普遍认为神经发育异常的主要原因为产科并发症、胚胎期的病毒感染等。

(5)精神生理改变：精神分裂症患者听觉和视觉事件相关电位(P300)的潜伏期较正常人

群更长，这也从一定程度上反映出患者存在的认知功能障碍。精神分裂症患者还在平稳眼追踪运动(smooth pursuit eye movement，SPEM)中存在异常表现，说明患者存在大脑皮质的功能改变。

(6)社会心理因素：多项研究表明精神分裂症多发生在经济水平、社会地位较低的人群。寄养子研究也表明，患者幼年的家庭环境，与该疾病的发生有关。而不良的病前个性及生活事件均也证明与精神分裂症发生有关。

对精神分裂症做出明确的诊断绝非易事，其复杂而多变的临床相，迁延起伏的病程，以及各种社会、心理因素，加上病史来源的不可靠性，均造成了诊断上的困难。

1. 在精神分裂症诊断中必须考虑如下因素

(1)大多数精神分裂症患者初次发病的年龄通常在青春期至 30 岁之间。起病多较为隐袭，急性病程病者较少见。

(2)前驱期症状常常出现在典型的精神分裂症症状之前。患者常常出现不寻常的行为方式和态度的变化。但由于这种变化过程缓慢，因此可能持续几个月甚至数年，甚至某些变化不太引人注目，并未被及时发现是病态的变化，而是直到回溯病史时才被发现。

常见的前驱期症状包括：神经衰弱症状如失眠、非特异性疼痛、孤僻、胆怯、执拗、回避社交、敏感多疑、难于接近、敌意增强、与亲人关系疏远等，有些患者会出现让人无法理解的行为和习惯的改变，如一位年轻的大学生，近半年来每天 5 点起床，紧贴墙壁站立 1 个小时，认为这样可以纠正自己的驼背；另一位患者发病 1 年前出现古怪的行为，如将单位所有的文具用品编上号，使用时针对不同工作内容使用不同编号用品，绝对不能出现差错。

(3)精神分裂症因症状多变，部分症状的临床诊断一致性不高，故针对精神分裂症的"一级症状"的识别，能有效提高精神分裂症的确诊率。因此，无论是美国的精神障碍诊断标准、国际疾病分类诊断标准，还是我国的精神障碍诊断标准，都将精神分裂症的"一级症状"作为症状学标准的基本框架。

精神分裂症的"一级症状"包括：①争论性幻听；②评论性幻听；③思维鸣响或思维回响；④思维被扩散；⑤思维被撤走；⑥思维阻塞；⑦思维插入；⑧躯体被动体验；⑨情感被动体验；⑩冲动被动体验及妄想知觉。但需注意的是，"一级症状"并非精神分裂症的特异性症状，其他一些精神障碍如双相情感障碍、脑器质性精神障碍中也可出现。

2. 中国精神障碍诊断标准(CCMD-3)中精神分裂症诊断标准

(1)症状标准：至少有下列 2 项，并非继发于意识障碍、智能障碍、情感高涨或低落，单纯型精神分裂症另规定。

①反复出现的言语性幻听。

②明显的思维松弛、思维破裂、言语不连贯，或思维贫乏或思维内容贫乏。

③思想被插入、被撤走、被播散、思维中断，或强制性思维。

④被动、被控制，或被洞悉体验。

⑤原发性妄想(包括妄想知觉，妄想心境)或其他荒谬的妄想。

⑥思维逻辑倒错、病理性象征性思维，或语词新作。

⑦情感倒错，或明显的情感淡漠。

⑧紧张综合征、怪异行为，或愚蠢行为。

⑨明显的意志减退或缺乏。

(2)严重标准：自知力障碍，并有社会功能严重受损或无法进行有效交谈。

(3)病程标准：

①符合症状标准和严重标准至少已持续1个月，单纯型另有规定。

②若同时符合精神分裂症和心境障碍的症状标准，当情感症状减轻到不能满足心境障碍症状标准时，分裂症状需继续满足精神分裂症的症状标准至少2周以上，方可诊断为精神分裂症。

(4)排除标准：排除器质性精神障碍及精神活性物质和非成瘾物质所致精神障碍。尚未缓解的精神分裂症病人，若又罹患本项中前述两类疾病，应并列诊断。

二、抑郁障碍

抑郁(depression)是最常见的精神障碍，是一类以心境低落为主要表现的疾病总称，常伴有不同程度的认知和行为改变，也可伴有精神病性症状，如幻觉、妄想等。部分患者存在自伤、自杀行为。

抑郁作为一种情绪在正常人群中和医疗门诊中比较常见。目前，从正常的抑郁情绪到病理性的抑郁发作仍存在不同的观点。部分学者认为从正常抑郁过渡到病理性抑郁是一个从量变到质变的连续过程，称为"连续谱"；而精神病学则认为，正常的抑郁与病理性抑郁是两种断然不同的情绪状态，二者不是一个连续过程。但不论争论如何，对病理性抑郁的判定却非常重要。判断病理性抑郁常使用的标准是症状标准、严重程度标准和病程标准。病理性抑郁往往具有情绪低落，兴趣、精力减退和愉快感丧失3个核心症状中的2个，同时患者个人的社会功能也受到影响或给本人造成痛苦或不良后果，且症状持续时间需达到2周以上。病理性抑郁多见于抑郁发作患者。

1. 发病原因

普遍的观点是：遗传因素或早年不良的生活经历，如童年丧亲、父母关系不良均使抑郁障碍患者自身产生一种易感因素，导致在一定环境因素下的促发疾病。

(1)生物学因素：大量研究发现本病具有家族遗传倾向，且血缘关系越近患病率越高；某些研究提示抑郁患者脑内的多巴胺功能低下，而乙酰胆碱能神经元过度活跃，部分自杀者的脑脊液中5-羟色胺代谢产物5-HIAA含量降低等。

(2)生活事件与环境应激事件：如亲友亡故、意外灾害、严重经济损失等负性生活事件往往构成抑郁障碍的致病因素。

(3)心理学理论：精神分析理论强调早年生活经历对成年期情绪表达存在影响，通常将抑郁障碍看作是对亲密者的攻击，以及无法摆脱的童年压抑的体验。

另一些精神分析家则认为抑郁障碍是自我与超我之间的矛盾。学习理论则采用"获得性无助"来解释抑郁障碍的发生。认知理论认为，抑郁障碍病人存在一些认知上的误区，如悲观无助、过低的自我评价、对生活经历的消极的扭曲体验等。

2. 临床表现

既往将抑郁障碍的表现概括为"三低症状"，即情绪低落、思维迟缓、意志减退，但并非所有抑郁障碍患者均同时出现。目前将抑郁障碍的表现归纳为核心症状、心理症状群、躯体症状群三个方面。

(1)核心症状：包括情绪低落、兴趣下降、乐趣缺失，精力减退。情绪低落可以从闷闷不乐到悲痛欲绝，悲观、对前途失望甚至绝望，丧失自信或自尊，无价值感和无助感，十分消极；兴趣缺失为对以前喜欢的活动都失去兴趣，丧失享乐能力；精力不足表现为过度疲乏，打不起精神、行动费力、语调低沉、行动迟缓，严重者可能卧床不起。

(2)心理症状群主要有：焦虑、自罪自责、精神病性症状如幻觉和妄想，认知症状如认知扭曲、注意力和记忆力下降等；精神运动迟缓，面部表情贫乏或缺乏表情，或激越，无目的的失控行为增多；自知力受损；自杀方面，有自杀观念和行为的占50%以上，有10%~15%的病人最终死于自杀。

（3）躯体症状群有：睡眠紊乱，如不易入睡、睡眠浅、早醒，早醒是特征性症状；食欲紊乱和胃肠功能紊乱，如食欲下降、胃痛胃胀；慢性疼痛，为不明原因的头疼和全身疼痛；性功能减退、性欲下降；其他非特异性症状如头昏脑胀、周身不适、肢体沉重、心慌气短等。抑郁症状常表现为晨重暮轻。

三、躁狂症

躁狂症（Mania）在CCMD-3中，作为心境（情感）障碍（Mood disorders）的一独立单元与双相障碍并列。其以情感高涨或易激惹为主要临床相，伴随言语增多、活动增多、精力旺盛，严重时可伴有幻觉、妄想、紧张症状等精神病性症状。躁狂发作病程需持续一周以上，一般呈发作性病程，每次发作后可进入精神状态正常的间歇缓解期，大多数病人具有反复发作的趋势。

在对心境障碍患者长期观察后发现，始终仅有躁狂或轻躁狂发作者较为罕见，并且这些患者的家族史、病前个性、生物学特征、治疗原则及预后等与双相障碍患者类似。因此，在精神疾病的国际分类法系统（ICD-10）和美国分类法系统（DSM-Ⅳ）中已将其列为双相障碍的一种。

1. 发病原因

（1）生物学因素：①神经生化。精神药理学研究和神经递质代谢研究证实，躁狂患者存在中枢神经递质代谢异常和相应受体功能改变。5-羟色胺（5-HT）功能活动缺乏可能是双相障碍的基础；而去甲肾上腺素（NE）功能活动降低可能与抑郁发作有关，去甲肾上腺素功能活动增强可能与躁狂发作有关；多巴胺（DA）功能活动异常；γ-氨基丁酸（GABA）是中枢神经系统抑制性神经递质，也可能存在功能活动异常。②第二信使平衡失调。第二信使是细胞外信息与细胞内效应之间不可缺少的中介物，情感障碍患者常出现平衡失调情况。③神经内分泌功能失调。主要累及下丘脑—垂体—肾上腺皮质轴和下丘脑—垂体—甲状腺轴的功能。

（2）遗传学因素：通过大量家系调查发现：双相Ⅰ型障碍先证者的一级亲属中双相障碍的发病率，较正常人的一级亲属中发病率高数倍，血缘关系越近，患病率越高。分子遗传学方面，不少学者探讨了与双相障碍可能有关的标记基因，但尚无确切可重复验证的结果，双相障碍的易感基因尚需进一步研究。目前，有关双相障碍遗传方式倾向为多基因遗传。

（3）心理社会因素：不良的生活事件和环境应激事件均可能诱发情感障碍的发作，如失业、失恋、家庭关系不和睦、长期处于高度紧张的生活状态等。

2. 临床表现

典型的躁狂发作以情绪高涨、思维奔逸和意志活动增强"三高"症状为特征，属于精神运动性兴奋状态。当患者内心体验和行为与外界环境一致，称为协调性兴奋；反之，称为不协调性兴奋。

（1）情绪高涨。情绪高涨是躁狂发作的原发的、最主要的症状。病人常表现为异乎寻常的开心，轻松愉快，笑容满面，无忧无虑（情绪高涨），部分患者表现为因一点小事或稍不随意就大发脾气（易激惹），严重时可能出现冲动行为。

（2）思维奔逸。思维奔逸是指病人思维联想速度显著加快，语量增多，一句接一句，无法被打断，常出口成章，滔滔不绝，内容丰富，诙谐幽默（思维奔逸）；患者自身亦感到脑子变得非常灵敏、聪明、反应迅速；自我感觉良好，过高估计自身的能力、财力、地位，坚信可以做大事、挣大钱(夸大妄想)。

(3)意志行为增强。躁狂发作时患者表现为活动多，好与人结交，爱管闲事，整日不停忙碌(意志行为增强)。精力旺盛，不知疲倦，睡眠需要减少，但做事有头无尾，易被周围发生的事吸引而转移注意力(随境转移)，对结局过于乐观、行为草率、不顾后果。消费无节制，追求享乐，随意挥霍。且易与周围发生冲突，产生冲动行为。

(4)伴随症状。患者的外观常表现为面色红润，两眼有神，少有躯体不适主诉。瞳孔轻度扩大，心率加快。常感精力充沛，睡眠需要减少，没有疲倦感。性欲增强、性行为轻率。因病人活动增多，入量不足，体力过度消耗，可以出现体重下降，导致虚脱、衰竭。通常患者对疾病没有认识，缺乏自知力。

四、焦虑症

焦虑症(anxiety neurosis)是一种以焦虑情绪为主要表现的神经症，以广泛和持久的焦虑或反复发作的惊恐不安为主要特征，常伴有自主神经系统紊乱、肌肉紧张与运动性不安，临床可分为广泛性焦虑障碍(GAD)与惊恐障碍(panic disorder)两种主要形式。焦虑症曾被称为心脏神经官能症、神经循环衰弱、自主神经功能紊乱等各种名称，其患病率为1.48‰(中国，1982)，女性多于男性，约为2∶1。美国(1994)的资料显示，广泛性焦虑症患病率男性为2%，女性为4.3%；惊恐发作的患病率男性为1.3%，女性为3.2%。广泛性焦虑症大多起病于20~40岁，而惊恐发作多发生于青春后期或成年早期。

焦虑症的预后在很大程度上与个体素质有关，如处理得当，大多数患者能在短期内好转。一般来说，病程短、症状较轻、病前社会适应能力完好、病前个性缺陷不显著者预后较好。

1. 发病原因

(1)遗传因素：已有的资料支持遗传因素在焦虑障碍的发生中起一定作用，但因多数群体研究未能区分GAD和其他形式的焦虑障碍，故所得出结论仍有待证实。其中某些研究表明，遗传倾向主要见于惊恐障碍，而在GAD患者中并不明显。

(2)生化因素：

①乳酸盐假说。惊恐发作是能够通过实验诱发的少数几种精神障碍之一。通过给焦虑症病人注射乳酸钠，可诱发多数病人的惊恐发作，但这一现象的发生机制至今尚不清楚。

②去甲肾上腺素(NE)。焦虑症患者有NE能活动的增强。支持的证据有：蓝斑含有整个中枢神经系统50%以上的NE神经元，NE水平由蓝斑核的胞体及α_2自受体调节。动物实验表明，电刺激蓝斑可引起明显的恐惧和焦虑反应；焦虑状态时，脑脊液中NE的代谢产物增加；儿茶酚胺(肾上腺素和NE)能诱发焦虑，并能使有惊恐发作史的病人诱发惊恐发作。

③5-羟色胺。临床上许多主要影响中枢5-HT的药物对改善焦虑症状有效，表明5-HT参与了焦虑的发生，但确切机制尚不清楚。

此外，有关多巴胺、γ-氨基丁酸、苯二氮卓受体等与焦虑的关系的研究众多，不过尚难有一致性的结论。

(3)心理因素：行为主义理论认为，焦虑是对某些环境刺激的恐惧而形成的一种条件反射。心理动力学理论认为，焦虑源于内在的心理冲突，是童年或少年期被压抑在潜意识中的冲突在成年后被激活，从而形成焦虑。

2. 临床表现

(1)广泛性焦虑症：又称慢性焦虑症，是焦虑症最常见的表现形式。常缓慢起病，以经常或持续存在的焦虑为主要临床相。具有以下表现。

①精神上的过度担心是精神焦虑症状的核心。表现为对未来可能发生的、难以预料的某种危险或不幸事件的经常担心。有的患者不能明确意识到他担心的对象或内容，而只是一种提心吊胆、惶恐不安的强烈的内心体验，称为自由浮动性焦虑（freefloating anxiety）。有的患者担心的也许是现实生活中可能发生的事情，但其担心、焦虑和烦恼的程度与现实很不相称，称为预期焦虑（apprehensive expectation）。患者常有恐慌的预感，终日心烦意乱、忧心忡忡，坐卧不宁，似有大祸临头之感。

②躯体焦虑表现为运动不安与多种躯体症状。运动不安：可表现搓手顿足，不能静坐，不停地来回走动，无目的的小动作增多。有的病人表现舌、唇、指肌的震颤或肢体震颤。躯体症状：胸骨后的压缩感是焦虑的一个常见表现，常伴有气短。肌肉紧张：表现为主观上的一组或多组肌肉不舒服的紧张感，严重时有肌肉酸痛，多见于胸部、颈部及肩背部肌肉，紧张性头痛也很常见。自主神经功能紊乱：表现为心动过速、皮肤潮红或苍白，口干，便秘或腹泻，出汗，尿意频繁等症状。有的患者可出现早泄、阳痿、月经紊乱等症状。

③觉醒度提高表现为过分的警觉，对外界刺激敏感，易于出现惊跳反应；注意力难于集中，易受干扰；难以入睡、睡中易惊醒；情绪易激惹；感觉过敏，有的病人能体会到自身肌肉的跳动、血管的搏动、胃肠道的蠕动等。

④其他症状广泛性焦虑障碍患者常合并疲劳、抑郁、强迫、恐惧、惊恐发作及人格解体等症状，但这些症状常不是疾病的主要临床相。

（2）惊恐障碍（panic disorder）：又称急性焦虑障碍。其特点是发作的突然性和不可预测性，通常反应程度强烈，患者常体会到濒临灾难性结局的害怕和恐惧，而此过程终止亦很迅速。

患者常在无特殊的恐惧性处境时，突然感到一种突如其来的惊恐体验，伴濒死感或失控感以及严重的自主神经功能紊乱症状。患者感觉死亡将至、大难临头，四处呼救，坐立难安，常伴胸闷、心动过速、心跳不规则、呼吸困难或过度换气、头痛、头昏、四肢麻木和感觉异常、出汗、全身发抖或全身无力等自主神经症状。惊恐发作通常起病急骤，终止也迅速，一般历时5～20分钟，很少超过1小时，但不久又可突然再发。发作期间始终意识清晰，高度警觉，发作后仍心有余悸，担心再发，不过此时焦虑的体验不再突出，而代之以虚弱无力，需数小时到数天才能恢复。部分的患者由于担心发病时得不到帮助而产生回避行为，如不敢单独出门，不敢到人多热闹的场所，发展为场所恐惧症。

3.CCMD-3关于广泛性焦虑与惊恐发作的诊断标准

（1）广泛性焦虑。

①符合神经症的诊断标准。

②以持续性的原发性焦虑症状为主，并符合以下两项：一是经常或持续的无明确对象和固定内容的恐惧或提心吊胆；二是伴有自主神经症状和运动性不安。

③社会功能受损，病人因难以忍受却又无法解脱而感到痛苦。

④符合症状标准至少6个月。

⑤排除：甲状腺机能亢进、高血压、冠心病等躯体疾病继发的焦虑；兴奋药物过量和药物依赖戒断后伴发的焦虑；其他类型精神疾病或神经症伴发的焦虑。

（2）惊恐障碍。

①符合神经症的诊断标准。

②惊恐发作需符合以下四项：发作无明显诱因、无相关的特定情境，发作不可预测；在发作间歇期，除害怕再发作外，无明显症状；发作时表现强烈的恐惧、焦虑及明显的自

主神经症状，并常有人格解体、现实解体、濒死恐惧，或失控感等痛苦体验；发作突然，迅速达到高峰，发作时意识清晰，事后能回忆。

③病人因难以忍受却又无法解脱，因而感到痛苦。

④一个月内至少有 3 次惊恐发作，或首次发作后继发害怕再发的焦虑持续 1 个月。

⑤排除：其他精神障碍继发的惊恐发作；躯体疾病如癫痫、心脏病发作、嗜铬细胞瘤、甲亢或自发性低血糖等继发的惊恐发作。

五、恐惧症

恐惧症（phobia）是指一种过分和不合理地惧怕外界某种客观事物或情境的神经症。患者明知这种恐惧反应是过分的、不合理的，但在相同场合下仍反复出现，难以自控。发作时常常伴有明显的焦虑和自主神经症状。病人常常极力回避恐惧的客观事物或情境，或是带着畏惧去忍受，因而影响其正常生活、工作。

恐惧症多数患者病程迁延，具有慢性化发展的倾向，病程越长预后越差。儿童期起病者、单一恐惧者预后较好，而广泛性的恐惧症预后较差。

1. 发病原因

遗传因素：广场恐惧具有家族遗传倾向，尤其影响到女性亲属，对此原因尚不清楚。某些特定的恐惧症具有明显的遗传倾向，如血液和注射恐惧，但此类患者对恐惧刺激所产生的反应与一般的恐惧症患者不同，他们常表现心动过缓，容易发生晕厥。

生化研究：部分研究发现，社交恐惧症患者出现恐惧症状时血浆肾上腺素水平升高。可乐定激发实验引起的生长激素反应迟钝，提示本病患者可能有去甲肾上腺素功能失调的问题。

心理社会因素：美国心理学家曾用条件反射理论来解释恐惧症的发生机制，研究认为恐惧症状的扩展和持续是由于症状的反复出现使焦虑情绪条件化，而回避行为则阻碍了条件化的消退。该理论也是行为治疗的理论基础。

2. 临床表现

临床上通常将恐惧症为三大类。

（1）场所恐惧症（agoraphobia）：又称广场恐惧症。是恐惧症中最为常见的一种。女性多于男性，患者多起病于 25 岁左右，而 35 岁左右是另一发病高峰期。主要表现为对某些特定环境的恐惧，如空旷的广场、密闭的环境和拥挤的公共场所等。患者常害怕离家或独处，害怕进入商店、剧场、车站或乘坐公共交通工具，担心在这些场所出现恐惧感，而得不到帮助又无法逃避，因而回避这些环境，甚至根本不敢出门。恐惧发作时还常常伴有抑郁、强迫、人格解体等症状。

（2）社交恐惧症（social phobia）：多发于 17～30 岁期间，女性多于男性，通常无明显诱因突然起病。主要特点是害怕被人注视，一旦发现别人注意自己就感到不自然，脸红、不敢与人对视，甚至觉得无地自容，因而回避社交，更不敢在公共场合演讲。常见的恐惧对象是异性、严厉的上司和未婚夫（妻）的父母亲等，也可以是熟人，甚至是自己的亲属、配偶。

（3）单一恐惧症（simple phobia）：指患者对某一具体的物件、动物等有一种不合理的恐惧。最常见的为对某种特定动物或昆虫的恐惧，如蜘蛛、青蛙、毛毛虫、蛇、狗、猫、鼠、鸟等，有些患者害怕鲜血或尖锐锋利的物品，还有些患者对自然现象产生恐惧，如黑暗、风雨、雷电等。单一恐惧症患者的症状较恒定，多只限于某一特殊对象。单一恐惧症常起始于童年，以女性多见。

3. CCMD-3 关于恐惧症的诊断标准

(1)符合神经症的诊断标准。

(2)以恐惧症状为主要临床相，符合以下各条：①对某些客体或处境有强烈恐惧，恐惧的程度与实际危险不相称；②发作时有焦虑和植物神经症状；③有反复或持续的回避行为；④知道恐惧过分或不必要，但无法控制。

(3)对恐惧情境和事物的回避必须是或曾经是突出的症状。

(4)排除焦虑症、疑病症和精神分裂症。

六、强迫症

强迫症(compulsive disorder)是指以强迫症状为主要表现的一类神经症。其特点可概括为：有意识的自我强迫和反强迫并存，两者之间的强烈冲突导致患者产生焦虑和痛苦；患者体验到的观念和冲动来源于自身，但违反自己的意愿，患者虽极力抵抗，但却无法控制；患者同时也意识到此症状的异常性，但始终无法摆脱。病重者仪式性动作成为主要表现，同时精神痛苦减轻，其社会功能严重受损。

此病平均发病年龄为 20 岁左右，患病率为 0.3‰，男女患病率相近。

部分患者症状在一年内能有效缓解。而病情超过一年者通常会演变为持续性、波动性的病程，迁延数年。症状严重者、伴有强迫人格特征者及持续遭遇较多生活事件的患者预后较差。

1. 发病原因

(1)有关强迫症的遗传学研究不多，结论也缺乏说服力。

(2)生物化学研究中有不少证据支持强迫症患者通常具有 5-HT 功能异常。然而，因各种研究结果的不一致性及作用于强迫症患者 5-HT 系统的各种药物的效果不一，也提示强迫症是一种在病理生理方面具有异源性的障碍。而多巴胺和胆碱能系统可能也参与了部分强迫症病人的发病。

(3)脑病理学。现代脑影像学研究发现，强迫症患者可能存在涉及额叶和基底节的神经回路的异常。1988 年拉普普特(Rapoport)等人，综合强迫症相关影像学研究的文献后指出：大脑基底节可能存在一个对初始刺激认知和行为释放机制。当感觉刺激从感觉器官到皮质，然后到纹状体后，如果感觉刺激与纹状体中储存的信息内容相一致，那么就发生对感觉输入的正常反应；然而，当感觉输入信息起源于前扣带皮质，这部分皮质能在没有适当感觉刺激的情况下引起行为反应，就会发生强迫行为。

(4)理论行为主义认为强迫症是一种对特定情境的习惯性反应。强迫行为和强迫性仪式动作被认为是减轻焦虑的手段，由于这种动作仅能暂时减轻焦虑，从而导致了重复的仪式行为的发生。

此外，生活事件和个体的人格特征在此类疾病的发生中也起了一定的作用。

2. 临床表现

无明显诱因下缓慢起病。其基本症状表现为：强迫观念、强迫意向、强迫行为。可以以其中一种为主，也可以是几种症状兼而有之。常见的表现形式如下。

(1)强迫观念：

①存在强迫思想的患者，脑中常反复地想一些词语或短句，这些词或句子常是病人所厌恶的。例如，一个有虔诚宗教信仰的人，脑中反复想着一些淫猥或渎神的词句。

②存在强迫性穷思竭虑的患者对一些常见的概念、事情或现象反复思考，刨根究底，虽自知其毫无意义，但无法自控。例如，反复思考"人为什么要吃饭而不吃草？""究竟是先

有鸡还是先有蛋？"等。

③存在强迫怀疑的患者对自己所做过事情的可靠性表示怀疑，需要反复检查、核对。例如，钱物是否点清、门窗是否关好等，患者自己虽能意识到事情已做好，但仍无法避免上述行为。

④存在强迫联想的患者每当脑子里出现一个观念或看到一句话时，便不由自主地联想起另一个观念或词句，其大多是对立性质的，也称之为强迫性对立思维。例如，想起"战争"，马上就联想到和平等。

⑤存在强迫回忆的患者意识中不由自主地反复呈现出经历过的事情，无法摆脱，并常感苦恼。

⑥存在强迫意向的患者常体会到一种强烈的内在冲动，要去做某种违背自己意愿的事情，但一般不会转变为行动，患者明知道这种冲动是非理性的、荒谬的，因而努力克制，但内心冲动仍无法摆脱。例如，看到尖刀就想去刺自己，看到有人下楼梯便想将其推倒等。

(2)强迫动作和行为：

①强迫检查多是为了减轻强迫怀疑引起的焦虑而采取的措施。常表现为反复检查门窗、煤气是否关好，电插头是否拔掉，资金账目是否正确等，严重者反复检查仍不放心。

②强迫洗涤多因害怕受污染这一强迫观念而表现出反复洗手、洗衣、消毒用品等。患者往往花费大量的精力和时间去完成这一行为，虽自知没有必要，但控制不住。

③强迫性仪式动作通常是为了对抗某种强迫观念所引起的焦虑而逐渐发展起来的。例如，一位患者开始出现强迫观念时便摇头对抗，初期有效，但随后便没有效果，于是就增加一项拍手的动作，开始有效，但好景不长，效力逐渐下降，于是病人又增加一项跺脚的动作以加强对抗作用。随着病情发展，患者便发展了一套复杂的仪式化程序，先摇几下头，接着拍几下手，然后不停跺脚……

④强迫询问。强迫症患者常常表现不相信自己，为了消除疑虑给自己带来的焦虑，常常反复询问家人、朋友，以获得解释与保证。

⑤强迫缓慢。临床较为少见。这些患者可能否认存在任何强迫观念，其缓慢的动机是努力使自己所做的一切都更趋于完美。但由于患者以完美、精确、对称为目标，所以常常失败，因而导致时间增加。

3. 诊断标准

(1)符合神经症的诊断标准，并以强迫症状为主，至少有下列一项：①以强迫思想为主，包括强迫观念、回忆或表象，强迫性对立观念、穷思竭虑、害怕失去自控能力等；②以强迫行为(动作)为主，包括反复洗涤、核对、检查或询问等；③上述的混合形式。

(2)病人称强迫症状起源于自己内心，不是被别人或外界影响强加的。

(3)强迫症状反复出现，病人认为没有意义，并感到不快，甚至痛苦，因此试图抵抗，但不能奏效。

1)严重标准：社会功能受损。

2)病程标准：符合症状标准至少已 3 个月。

3)排除标准：①排除其他精神障碍继发的强迫症状；②排除脑器质性疾病，尤其是基底节病变所继发的强迫症状。

【马洁宇】

第十章 精神障碍治疗

JINGSHEN ZHANG'AI ZHILIAO

精神障碍的治疗，对于大多数没有处方权的心理督导师并不是一个必须背会的内容。但是由于大家在工作中很可能经常见到来访者会展示其症状服药的名称，因此，略知一、二这些精神障碍的治疗是有必要的。就如同一般人们不是教育家但应了解教育规律一样，心理督导师对于精神障碍治疗的了解，是很有必要的。

第一节　精神分裂症的治疗

一、治疗原则

精神分裂症需要尽早地进行有效的足剂量、足疗程的药物治疗(称为全病程治疗)。精神分裂症的首次发病是治疗的关键,这时抗精神病药的治疗反应最好,所需剂量也少。如能获得及时、正确及有效治疗,患者康复的机会最大,长期预后也最好。影响精神分裂症预后的关键治疗期是在首次发病后的头5年,此阶段如果治疗得当,能很好地预防症状复燃与复发,则精神功能的损害可以降低至最低程度,多数患者可以获得良好的预后。此外,须注意开具处方药品需要治疗者有处方权。

二、治疗分期与措施

精神分裂症的药物治疗可分为急性期、巩固期、维持期治疗三个阶段。

1. 急性期治疗

精神分裂症急性期是指精神症状非常明显和严重的时期。急性期治疗的目标如下。

(1)尽快缓解精神分裂症的症状,包括阳性症状、阴性症状、激越兴奋、抑郁焦虑和认知功能减退,争取最佳预后。

(2)预防自杀及防止危害自身或他人的冲动行为。

急性期治疗的注意事项如下。

(1)于治疗开始前详细询问病史,进行躯体、神经系统和精神检查,同时进行各项实验室检查,包括血尿常规、肝肾功能、血糖、血脂、心电图等,了解患者的躯体状况。

(2)若患者为首次使用抗精神病药物,医师还不了解患者对所选药物的反应,应从小剂量开始,逐渐加量,避免严重不良反应。

(3)单一药物治疗,除非两种单一药物治疗无效时。

(4)避免频繁换药。抗精神病药物的起效时间一般在2～4周,所以不应在短于4周时终止已开始的治疗。除非患者出现严重的、无法耐受的不良反应。

(5)根据疾病的严重程度、家庭照料情况和医疗条件选择治疗场所,包括住院、门诊、社区和家庭病床治疗;当患者具有明显的危害社会安全和严重自杀、自伤行为时,应通过监护人同意紧急收住院治疗。

2. 巩固期治疗

在急性期的精神症状有效控制之后,患者进入一个相对的稳定期,此期如果过早停药或遭遇应激,将面临症状复燃或波动的危险,因此,此期治疗对预后好坏非常重要,称为巩固期治疗。

巩固期治疗的目标如下。

(1)防止已缓解的症状复燃或波动。

(2)巩固疗效。

(3)控制和预防精神分裂症后抑郁和强迫症状,预防自杀。

(4)促进社会功能的恢复,为回归社会做准备。

(5)控制和预防长期用药带来的常见药物不良反应的发生,如迟发性运动障碍、闭经、溢乳、体重增加、糖脂代谢异常,心、肝、肾功能损害等。

巩固期治疗的药物剂量：原则上维持急性期的药物剂量。除非患者因药物不良反应直接影响服药的依从性和医患关系，或出现较为明显的、无法耐受的不良反应时，可以在不影响疗效的基础上适当调整剂量。巩固期治疗的疗程一般持续 3～6 个月。除非患者因药物不良反应无法耐受或其他原因时，可以在不影响疗效的基础上适当缩短疗程。

3. 维持期治疗

在巩固期治疗稳定后进入维持期预防复发治疗。此期治疗的目的是预防和延缓精神症状复发，以及帮助患者改善他们的功能状态。维持期治疗的重要性如下。

(1)维持期治疗能有效地降低复发率。有研究证实维持用药组复发率(16％～23％)明显低于未维持用药组(53％～72％)。

(2)症状复发会直接影响患者的工作和学习功能，降低复发有利于患者社会功能的维持。

维持期治疗的剂量调整：维持期在疗效稳定的基础上可以减量。减量可以减轻患者的不良反应，增加服药的依从性以及改善医患关系，有利于长期维持治疗。减量宜慢。逐渐减至原巩固期剂量的 1/3～1/2。也可以每 6 个月减少原剂量的 20％，直至最小有效剂量。一旦患者的病情稳定，并且能够耐受药物的不良反应，则抗精神病药物的维持治疗最好是每天单次给药，增加对治疗的依从性。较低的剂量同样可以成功地预防复发。维持期假若患者服药的依从性差，监护困难，不能口服药物或口服用药肠道吸收差时，建议使用长效制剂，长效制剂同时也可作为急性期治疗的辅助药物。第一代抗精神病药的不良反应较多；患者对药物的耐受性和依从性较差。第二代抗精神病药物的疗效不亚于第一代药物或更好，优点是不良反应小。目前已将第二代抗精神病药物作为治疗精神分裂症的一线药物。这些药物对阳性和阴性症状均有效，有利于精神分裂症伴有的情感症状和认知障碍的改善；不良反应较少，耐受性好，服药依从性也好，有利于药物维持治疗。因此，有利于提高总体疗效和康复水平，减低复发率，减少社会功能衰退。

维持期治疗的疗程：《中国精神分裂症防治指南》中规定维持期的长短根据患者的情况决定，一般不少于 2～5 年。对有严重自杀企图、暴力行为和攻击行为病史的患者，维持期的治疗应适当延长。

三、难治性精神分裂症患者的治疗

1. 难治性精神分裂症的概念

《中国精神障碍防治指南》中有关难治性精神分裂症的概念的定义是：指按通常方法进行治疗而不能获得理想疗效的一群患者，包括过去五年对三种药物剂量和疗程适当的抗精神病药(三种中至少有两种化学结构是不同的)治疗反应不佳；或不能耐受抗精神病药的不良反应；或即使有充分的维持治疗或预防治疗，病情仍然复发或恶化的患者。

2. 如何避免难治性精神分裂症的发生

(1)改善治疗依从性，有文献报道精神分裂症患者对药物治疗的依从性是比较差的，估计 40％～65％ 的患者依从性不好，尤其是门诊患者的过早停药，药物所致的运动障碍是患者自行停药的主要原因。有效提高依从性的措施是适宜的药物剂量；使用不良反应小的第二代抗精神病药；使用长效制剂；在必要时短暂使用抗胆碱能等拮抗不良反应的药物；提高对长期用药的认识。

(2)减少合并用药：合并用药是很普遍的现象，但不建议合并用药。因为这会使情况变得非常复杂。除非有证据表明合用药物对患者是有益的。

第二节　情感障碍的治疗

一、躁狂症的治疗

对躁狂症患者提倡早发现、早治疗，主要包括药物治疗和电休克治疗。

1. 药物治疗

(1)碳酸锂：治疗躁狂发作的首选药物。

(2)其他情绪稳定剂：除锂盐外，可选用卡马西平及丙戊酸盐。卡马西平常见不良反应有嗜睡、恶心、呕吐、皮疹等，丙戊酸盐常见不良反应包括消化道症状，共济失调、脱发等。

(3)抗精神病药：常用药物有氯丙嗪、氟哌啶醇、氯氮平等，对兴奋症状明显的躁狂症患者可适当应用，能有效地控制发作。

因本病易复发，故患者症状缓解后还需维持治疗，以巩固疗效。维持治疗时间长短及用药剂量由患者发作次数及严重程度而定，首次发作经系统治疗取得满意疗效后，尚需维持治疗4~6个月。药物用量应以个体化原则为主。

2. 电休克治疗

急性躁狂发作或对锂盐治疗无效的患者，为防止其伤人或自伤，可考虑电休克治疗，以及早控制症状。可单独使用或合并药物治疗，一般隔日1次，8~12次为1个疗程。相应的药物应减量。

二、抑郁症的治疗

1. 心理治疗

心理治疗是治疗抑郁症的重要方法，目的在于减少应激性生活事件，使患者消除不必要的顾虑和悲观情绪，以便主动配合治疗。具体包括以下几个方面。

(1)认知治疗：重症抑郁症患者多有认知扭曲，如对环境中负面信息过度注意以及对其后果进行不现实的病态推理等。通过认知治疗，帮助患者建立灵活、积极的思考方式，学习新的应对方式。

(2)人际交往治疗：有些患者工作中上、下级关系或同事关系紧张，是其致病的重要因素，通过心理医生的治疗，可使患者的心理适应能力和人际交往能力得到明显的改善。

(3)婚姻家庭治疗：亲人及家庭成员(如父母、配偶、子女等)对患者给予积极的照顾、交流及陪伴，可提高患者的生活满意度，从而减轻抑郁症状。

(4)行为治疗：反复训练学习适应新环境，以矫正不良行为，促进患者活动，是一种有效的治疗方法。

2. 药物治疗

药物治疗是治疗抑郁症的主要而有效的方法，临床抗抑郁的药物很多，各有其特点，选择用药应谨慎。若为首次患病可依据患者的典型症状来选药，若为复发可根据以往病史中最有效的药物选择使用，同时一定要注意药物的副作用及不良反应。

3. 电休克治疗

对于有强烈自杀观念和企图的或病情严重无法耐受药物不良反应的患者，可采用电休克治疗。此法安全性高，见效快，一般一个疗程病情即能够明显缓解。

三、双相情感障碍的治疗

双相障碍应遵循长期治疗的原则，由于双相障碍几乎终生以循环方式反复发作，其发作的频率远较抑郁障碍为高。主要用心境稳定剂治疗。对双相障碍的抑郁发作的治疗，目前仍有争议。有的主张单独使用心境稳定剂治疗，也有的主张在使用心境稳定剂的基础上联用抗抑郁药物如 SSRIs 治疗，一旦抑郁症状缓解，可继续予心境稳定剂维持治疗，同时逐渐减少、停止抗抑郁药物，避免转为躁狂。

常用的心境稳定剂：心境稳定剂是指对躁狂或抑郁发作具有治疗和预防复发的作用，且不会引起躁狂与抑郁转相，或导致发作变频繁的药物。目前，比较公认的心境稳定剂包括碳酸锂及抗癫痫药丙戊酸盐、卡马西平。其他一些抗癫痫药，如拉莫三嗪、托吡酯、加巴喷丁，以及第二代抗精神病药物，如氯氮平、奥氮平、利培酮与喹硫平等，可能也具有一定的心境稳定剂作用。

电休克治疗和改良电休克治疗(无抽搐电休克治疗)对急性重症躁狂发作极度兴奋躁动、对锂盐治疗无效或不能耐受的患者有一定治疗效果。并起效迅速，可单独应用或合并药物治疗，一般隔日一次，4～10 次为一疗程。合并药物治疗的患者应适当减少药物剂量。

四、预后

若第一次抑郁发作且经药物治疗临床缓解的患者，药物的维持治疗时间多数学者认为需 6 月～1 年；若为第二次发作，主张维持治疗 3～5 年；若为第三次发作，应长期维持治疗。维持治疗的药物剂量多数学者认为应与治疗剂量相同，亦有学者认为可略低于治疗剂量，但应嘱患者定期随访。

双相障碍的复发率明显高于单相抑郁障碍，若在过去的两年中，双相患者每年均有一次以上的发作，主张应长期服用锂盐预防性治疗。服用锂盐预防性治疗，可有效防止躁狂或抑郁的复发，且预防躁狂发作更有效，有效率达 80% 以上。预防性治疗时锂盐的剂量需因人而异，但一般服药期间血锂浓度保持在 0.4～0.8mmol/L 的范围之内即可获得满意的效果。

心理治疗和社会支持系统对预防心境障碍的复发也有非常重要的作用，应尽可能解除或减轻患者过重的心理负担和压力，帮助患者解决生活和工作中的实际困难及问题，提高患者应对能力，并积极为其创造良好的环境，以防复发。

第三节　神经症的治疗

一、焦虑症的药物治疗

(1)苯二氮䓬类应用广泛，抗焦虑作用强，起效快。

(2)三环类抗抑郁剂如丙米嗪、阿米替林等对广泛性焦虑有较好疗效。

二、强迫症的药物治疗

1. 药物治疗原则

(1)足量足疗程治疗：每一种 SSRIs 都有各自的起始量、常用有效量、最大推荐剂量。一旦开始治疗，则应仔细询问和积极处理药物不良反应。大多数患者在治疗 4～6 周后不会有显著效果，有些患者甚至到治疗 10～12 周才有改善。一般建议急性期治疗 10～12 周，效果好可以进入维持期 1～2 年。效果不佳者首先考虑增加药物剂量至最大治疗剂量；无效者才考虑换药或者选用其他治疗方法。应注意，不宜一种药物治疗短期使用无效时频繁换药。

（2）选择合适药物：治疗应从首选的药物开始，按照治疗流程，治疗效果不佳的患者逐步进行换药或者联合治疗。每次选择治疗药物前均要进行评估，考虑诊断的正确性、病情的特点和严重程度，共病与其他治疗药物相互作用的情况、依从性、存在的应激因素、药物的不良反应、药物的剂量等。

（3）及时处理药物治疗的不良反应，停止治疗需要评估密切监测和及时处理任何可能的药物不良反应。对处于剂量调整期的患者所出现的任何新的症状或状况恶化，均应及时处理。停药需要考虑逐渐停药，同时要观察症状复燃或恶化。

（4）每次治疗前需要再次充分地评估，确定患者治疗无效时需要考虑下一步治疗方案，并且治疗方案需要考虑患者的病情和主观意见。开始一种治疗后，需要定期随访，随访频率可以从几天到 2 周，主要取决于症状的严重程度、并发症情况、自杀观念、不良反应等因素。

2. 药物选择

（1）一线药物：舍曲林、氟西汀、氟伏沙明和帕罗西汀是由美国食品和药品监督管理局（FDA）批准的治疗强迫障碍的一线药物。

（2）二线药物：氯米帕明是国家食品药品监督管理总局（CFDA）批准的治疗强迫障碍的药物。

【李小钧】

模块四　技术

掌握技术越多越好，关键在于精准与变化！

第十一章　心理督导中的语言分析

XINLI DUDAO ZHONG DE YUYAN FENXI

　　心理督导是一个用语言来沟通的工作。在督导中，心理督导师需要把其观察到的现象与问题，通过其自身的语言表达出来，对其自身的语言功底要求很高。从另一个角度看，督导本身就是要对被督导者的语言使用进行分析，更需要懂得语言规律。因此可以说，语言对于心理督导来说，是最为重要的一个工具。此外，中国的语言博大精深，运用规律变化无穷，对于督导师的训练，更增加了一定难度。这是本章要特别给予讨论的问题，也是对学习心理督导者的挑战。

第一节 语言的相关概念

一、语言的定义

语言是以语音为外壳，由词汇和语法两部分组成的符号系统。语言是一种社会现象，语言的存在离不开说话者的运用。语言在说话者的运用中，传递着说话者的思维成果，也传递着说话者的行为意向。

语言既存在于社会，又是人类具有的能力，既承载着人类文明的成果，又是人类精神创造的工具。语言是联系人类主观认知和外在客观世界的中介，是认识人类自身和外在世界的必要途径。

语言学是关于语言本身的结构、性质以及发展规律的科学，同时对语言系统与人、与社会之间联系进行探究。

二、语言的功能

语言的功能分为社会功能和思维功能两个方面。

（一）语言的社会功能

1.信息传递功能

语言的社会功能中最基本的功能是信息传递，也就是内容表达。语言所传递的信息是无尽的，方式可跨越时空。

人与人之间的联系需要语言的维持。人们之间联系的语言形式为文字、旗语、信号灯、代码、数学符号、化学公式等方式。其中，文字打破了语言交流中时间和空间的限制。在使用语言传递信息时，面部表情与躯体姿态也会参与进来，没有特定的躯体动作，说话者要传递的信息可能会被误解。

2.人际互动功能

语言的社会功能的另一个重要方面是建立或保持某种人际互动。这个功能包括两个方面，一方面是说话者在话语中表达了自己的情感、态度、思想；另一方面从受话者那里得到相应的话语或行动上的反馈，从而达到实际的人际互动的效果。

（二）语言的思维功能

思维是人的知识获取和运动过程，也就是信息加工的过程。这个信息加工必须依托一套符号，也就是思维客观存在的物质载体——语言。语言是社会现象，同时也可以说是心理现象，是人类思维的工具。

三、语言的性质

人类语言具有以下的重要性质。

1.特有性

人类语言和其他动物语言有着根本的区别。主要表现为，人类的语言具有以下特点。(1)任意性：任意性是人类语言最重要的特征。(2)明晰性：人类说出来的话是有界限清晰的单位的。(3)两层性：人的语言是一种两层的结构装置：音系层和符号层(或称语法层)，两个层面上都有大小不同的单位。(4)能产性：语言的能产性也称创造性或开放性，是指人们总是能够运用有限的语言手段，通过替换和组合创造出新的话语来。(5)传授性：

人类的语言能力是先天具备的，但是掌握什么语言则是后天学会的，没有现实的语言环境，就学不会一种语言。(6)不受实地环境的限制：其他动物的交际都是由当时当地的刺激引起的，是对具体情景的感性的反应，只能传递某种信息，既不能回顾过去发生过的事，也不能设想未来。只有人类能用语言说古道今表达深邃的哲理，翱翔于丰富的想象。人类语言的这种特点说明信息的传递不受当时当地环境的限制。

2. 习惯性

人们可以根据交流思想的需求自由说话，但是不能杜撰词语，违反规则，必须服从社会的语言习惯。人们说话的行为和说出的话都属于语言现象，语言现象是无穷无尽的。无限的句子中包含着有限的词和为数不多的规则，学习语言就是掌握这套有限的规则。语言是能够生成话语的符号系统，而具体说出来的话语则是人们运用语言系统所产生的结果。语言又是社会的规约，对每个语言使用者都具有习惯的强制性。

语言符号由音和义结合而成，语言符号的音和义是社会约定关系，因此，也可以说，语言具有一定的习惯约定性。

语言的意义是认知活动的成果，代表一个一般概念。这一般的概括的东西既能指任何具体的个体，例如张家的房子，村西头那所新盖的房子，也能概括程度不同的类，比如所有的房子，北京的房子，南京的房子。

当语言产生之后，人们就可以利用语言从他人那里接受间接的经验，从而丰富了个人的心理现实，而当再把这些经验传递给他人时，就可以运用已有的语言符号对心理现实进行再编码，用语音传递出去。一方面语言的表达是对心理现实的编码，心理现实是语言符号所要表述的对象，人们所能认知到的心理现实决定语言符号所要表达的对象；另一方面心理现实中很大一部分是通过语言接收到的，语言符号也在很大程度上影响着心理现实的信息储存。

3. 普遍性

语言是符号系统，这句话概括了语言本身的特点。符号包含形式和意义两个方面。形式是人们的感官可以感知的。而这些可以感知的形式都具有一定的意义，但都是具有普遍性的。

举例：交通信号灯有红、绿、黄三种颜色，是用来指示交通的符号装置。符号的形式是交替闪亮的红绿黄三种颜色的灯，分别代表了禁止通行、准许通行和警示的意义。在不同的街道，虽然具体的信号灯的大小形状可能会有不同，道路和车辆也各不相同，但是作为交通符号的一般形式和意义不变。

证候是事物本身的特征，它传递了语言的一般性信息，人们可以通过证候来推断事物。举例：在山里，看到远处炊烟升起，就知道那里有可以歇脚或投宿的地方。公安人员侦查案情，要收集指纹、脚印，记录和拍摄现场。远处的炊烟、罪犯的指纹、脚印等，这些语言都与它们所隐含的信息有一般规律性的必然的联系。

4. 系统性

语言具有系统性，具体表现为语言符号的任意性和线条性，是由瑞士的语言学家索绪尔(F. Sausure)作为语言符号的基本性质提出的。

(1)任意性：语言符号的任意性就是指，作为符号系统的成员，单个语言符号的语音形式和意义之间没有自然属性(证候)上的必然联系，只有社会约定的关系。

举例：相近的概念，在不同国家的语言中其语音形式差异很大，同样表达"书"的意义，汉语语音为"shū"，英语为"book"。反过来，相近的发音在不同国家的语言中可能意义完全不同。

其次，不仅是不同的语言，即使是同一个语言在不同的历史时期，语音形式和意义的联系也是会变化的。

举例：比如单词 rise(上升、升起)在当代英语的语音形式为 r[ai]s，而在三四百年前与同样意义相联系的语音形式却是 r[i:]s，这是由于语音演变而造成的语言符号音义关联的变化，这些都说明语言符号的形式与意义没有必然联系，只要为符号的使用者共同约定，一定的语音形式就可以和一定的意义联系在一起，所以语言符号的音义关系才是可变的。但也正是这种社会约定性，使得人类从出生起就进入一套现成的语言符号的规则里，只能被动地接受，没有随意更改的权利。

就单独一个的语言符号而言，其形式和意义的关联在很大程度受制于所从属的符号系统，取决于在系统中的位置。举例：同样是拟声词，汉语的"叮叮当当"所使用的语音材料和结构方式是汉语符号系统特有的，而英语中的"jingling"也是模仿类似的声音，但使用的语音材料和结构方式就是英语符号系统所特有的。

语言符号的语音形式也好，意义范畴也好，都不是孤立的，都是和符号系统的其他形式和意义相关联的。强调语言符号的任意性，也是强调语言符号的系统性。

(2)线条性：语言符号的线条性，是指语言符号在使用中以符号序列的形式出现，符号只能一个跟着一个依次出现在时间的线条上，不能在空间的面上展开。这跟表格不一样，表格可分纵横两栏，并且占有空间，看起来一目了然。可是要把表格内容用语言表达清楚，就变成了线性的符号序列了，语言符号的线条性使人类要表达的复杂的意义都要通过线性的符号序列的形式体现。

在语言使用中，我们不仅要了解单个符号的音义关系，还要了解符号序列中符号之间的关系以及单个符号和符号序列整体的关系，这样才能达到完整意义的表达或理解的目的。这些关系的表达都是有一般规律的，而这些规律多体现在不同种类符号的线性组合方式上。

例如"香瓜"和"瓜香"的意义不同，是由于符号的结构关系不同，而结构关系的不同是由于符号的线性排序不同来表达的，语言结构规则就隐藏在这些线性序列中，所以线条性是语言符号系统分析的基础。

5.层级性

语言符号系统是一种分层装置，这种装置靠组合和替换来运转。这个分层装置的最重要的特点就是分层和不同层面上分为大大小小不同的单位。

(1)单位大小的不同。说话人要表达一个相对完整的意义，得靠句子，句子是由很多符号构成的。这些符号在线性的组合中是一个接一个，但是符号之间的结构关系不是在一个层面上发生的，常常是小的符号先构成了更大些的结构单位，大的结构单位还可以构成更大的单位，如此类推，最后构成句子。例如：

学 校 的 自 习 室 晚 上 十 点 关 门。

句子虽然可以很长，但结构关系是有条理的，无论是说话人还是受话者，都能清晰地了解。在大大小小的符号单位中，词是重要的一级符号单位，人们可以按照规则自由地运用词构成更大的结构单位，叫作词组，词组还可以按照需要构成更大的词组，最后成为句子。词并不是最小的符号单位，音义结合的最小符号单位是语素。语素构成词也是有一定规则的，但是不能随便构造新词，词的构成有一定的社会约定性。(例如前面句子里的"学校""的""自习室""晚上""十""点""关门"都是词，其中"学校""自习室""晚上""关门"都是由两个以上的语素构成的。)这样，语素、词、词组、句子构成大小不同的一套单位，语言学上称为"语法单位"。

(2)语法单位都是有音有意的。如果只看它们的语音形式，语素这个最小的语法单位的语音形式不是包含在一起的，而是由一些可分析并且在时间上出现有先有后的音段组成的。时间上可分析出的这些最小的音段，称作"音位"。

语言语素的数目可以有几千，但音位的数目却只有几十个。几十个音位按一定的规则组合成更大的单位，为语法层面的语言符号准备了足够满足需要的语音形式。

音位和音位组合成的更大的单位只能构成语言符号的形式，它们都属于语言的音系层。语素和语素组成更大单位则是形式和意义结合的语言符号，属于语言的语法层面。语言系统分为音系和语法两个层面，在这两个层面上都有最小单位和由小单位组成大单位的多级组织结构，这是语言系统最重要的特点，即语言系统的两层性。

(3)语言系统两层性的一大特点是，形式层的最小单位一定大大少于符号层的最小单位。语言里的音位只有几十个，语素的数目则至少有几千。几十个音位就可以满足几千个语素的构成要求，这是因为音位一般不直接做语素的形式，而是组合起来才与语素或词的语法层面的单位相联系。语言层级装置中低一层的单位比高一层的单位少得多，高一层的单位都是低一层单位按照一定的规则组合成的。

几十个音位构成不同的组合，理论上可以为符号提供众多的语音形式，但是每种语言在利用语音形式构成符号时，只选取了有限的特定的组合形式。同样，从语素到词，每次都能利用的组合的可能性也很大，但语言只利用了其中很小的一部分可能性。语言为什么如此"大方"呢？因为语素和词是语言的符号，符号的数目不宜太多，否则记忆会不胜负担。翻番增量主要靠单位的组合。只要单位明确，就可以根据组合规则把单位组织起来，造成句子，而把词和语素的数目控制在适当的范围内。

语言的分层装置是靠语言单位的组合和替换来运转的。由于语言符号的线条性，词的组合方式是顺着时间的顺序前后相续，好像一个链条，一个环节扣着一个环节。比方说，"我买书"，只能一个符号接着一个符号依次说出来。语言链条上由符号组成的每一个环节都可以卸下来，换上另一个环节组成新的链条，例如：

我看球

他看球

刘主任买书

老师写教材

所以每个符号都处在既可以和别的符号组合，又可以被别的符号替换这样的两种关系中。

符号和符号组合起来形成高一级结构。处于高一级结构中的各个符号，称为结构的成分。结构中各个成分的关系称为组合关系，成分一旦组织为结构就不再仅仅是个体，还增加了彼此之间的组合关系，增加了属于结构整体的意义。

举例："书"和"写"两个符号可以组成"书写"和"写书"两个结构。"书写"和"写书"虽然所用的语素符号是一样的，但整个结构的意义不同，前者代表一个行动而后者代表一种现象。这种结构整体意义上的差别，就是因为成分的组合关系不同造成的。

"书写"和"写书"是具体的词组结构，但是这两个具体的结构所体现的组合关系却是具有一般性的。这些是通过结构成分的替换和可替换成分的聚合关系得知的。如果一些语言符号或更大的单位在组合结构的某一环节上能够互相替换，并且替换后结构关系不会改变，那么这些符号在结构中就具有某种相同的作用，它们自然地聚集成群。它们彼此的关系叫作聚合关系。

举例：比如，拿"写书"这个符号的结构来说，能出现在"写"这个位置上的有"拿、翻、印"等，能出现在"书"这个位置上的有"稿子、新闻"等，这两组词各自构成一个聚合。

这种聚合的实质是语言顺序发生了改变。在组合结构中具有相同的作用而成为的聚合，是语言符号单位的一种新的顺序关系。语言单位可以按照不同的特征聚合成群。例如词可以因为读音相同，意义相似或相反，词根相同，构成的类型相同，变化的规则相同等而形成聚合。每个会说一种语言的人，头脑中都储存着基本的语言符号单位，掌握着符号的各种聚合关系，同时也掌握着各种顺序组合的规则。

人类的祖先在长期维持生存的劳动活动中，锻炼了自己的大脑，改造了发音器官，具备了说话的能力，而在共同劳动中又有了交流思想的需要，"已经到了彼此间有什么非说不可的地步"，于是产生了语言，这是人类和其他动物分道扬镳的最后的、最重要的标志，也是我们今天在心理督导中所要特别给予关注的一个问题。

第二节　与心理督导相关的语言分析

一、"口误"的语言分析

基于临床的工作经验，在心理督导中，有一些典型的语言现象，需要我们进行深入探讨。这些语言的分析与心理干预工作有着非常重要的联系。

1. 口误概念

一种具有相关语言能力的正常人在自然交流的过程中偶然不由自主地偏离想要使用的语音、语义或语法形式的失误现象。

2. 口误分类

(1)承前影响：指言语表达过程中一个将要说出的成分出现在提前的位置上，且在其应出现的位置依然出现。

"一锅老鼠坏了一锅汤。"(一只老鼠坏了一锅汤。)

(2)滞后影响：指一个成分说出后在滞后的位置上又出现一次，替换掉原应出现的成分。

"××俊，你臭美什么呀？你照什么俊子呀？"(你照什么镜子呀？)

(3)互换：据语意完整性分为两类。

整体互换："女孩都是折断天使的翅膀。"(女孩都是折断翅膀的天使。)

部分互换："快考试了哈，那些感冒的同学，该吃针的吃针，该打药的打药。"(该吃药的吃药，该打针的打针。)

(4)转移：指言语表达违背正常语序，某些词语出现在早或晚于它在正常语序中的位置。

"我那天还有个什么词想要忘你……"(我那天还有个什么词想要问你，但是忘了。)

(5)替代。

①语义替代。

相反语义替代："我有个(男)同学叫某某，他不是让我给他找男朋友嘛……"

同语义场相近替代：舍友让我给她下载电影，想问我得多长时间能下载完，结果却说成了"要多少钱？"

主题偷换：我刚戴上帽子，忙着在网上买围巾的 A 看见了，张口就对我说，"××，你脸真小，真适合戴围巾"。

②语音替代。

换音：课下同学问我为什么上日语课的时候笑，于是我就讲道："轮到××做题了，我故意搞笑想让他笑，结果他忍住了没笑，轮到我做题了我却没忍住，于是我边笑边 niao（去声）……"。（边笑边念）

变调：舍友问我在 QQ 上写的日志，我告诉她："那天晚上，你们都睡 jiao（阳平）了……"

(6)混合。

句混合：一家人在吃火锅。妹妹听到妈妈说大白菜熟了，刚要说大白菜熟了，妈妈紧接着说豆腐也熟了，妹妹脱口而出，"大白腐也熟了呀"！

词混合："对不起……""说吧，干了什么缺心事了？"（缺德＋亏心事）

音混合：XX 和 YY 正在选下学期的课程，有很多是关于美国文学的，XX 说道，"你看这么多美国 mei（阳平）学……"

(7)增加。

添字：某老师在课堂上讲内涵意义举了黑猫的例子，先说黑猫在西方文化里有不吉利的含义，接下来说，"黑猫在汉语中就没有什么不幸不运的含义了"。

添音：某日与同学一起去食堂吃饭，该同学张口便说，"来一份韭菜鸡 dian（去声）"。（韭菜鸡蛋）

(8)省略。

省字："你怎么不戴上帽子啊？""我刮了它就掉了。"（我戴了它就刮掉了。）

省音："哎，我这卡还没 hua（阴平）卜。"（刷）

(9)语法失误：指言语表达在词的搭配、连接词的使用、语序等语法方面出现的失误。

"我当时总撺掇他们玩……以便导致他们没有考上高中。"（结果导致）

现实生活中出现的口误有很多种，且千差万别。而且不同语系，出现的口误类型还有差异。比如汉语出现的口误更多在"字"的层面上，而英语则更多地出现在"音"的层面上。

心理学家弗洛伊德专门对口误现象进行了研究，1901 年在他的专著《对日常生活的精神分析》中指出：谈话者的某些错误反映出其内在思想的压抑，所有的口误实际上都是在无意识中被压制的意念入侵到了有意识的言语输出而导致的结果。

口误在心理工作中，尤其是动力式发掘潜意识的工作中占据重要的位置。

二、"差异"的语言分析

在心理督导工作中，不但要善于发现"口误"，还要善于发现被督导者在心理干预中对于来访者语言表达中的各种差异现象给予细心的观察与分析。抓住这样一个细小的问题，才能更好地进行督导工作，也才能提高被督导人的心理干预水平。

1. 语言表达的方式差异

不同文化、不同境遇、不同情绪、不同性格的人在自己的语言表达上会有显著的不同，常见的语言表达呈现下面的类型，心理督导中要善于抓住加以区分。

①逻辑性表达方式：表达上呈现很强的逻辑性，如推理性、相关性、数据性等。（数学家）

②感官性表达方式：表达上呈现很强的感官性，如描述性表达、细节性表达等。（美食家）

③直觉性表达方式：表达上呈现很强的直觉性，如前瞻性的表达等。（心理学家）

④情感性表达方式：表达上呈现很强的情感性，如更具感染力的表达、戏剧性的表达

等。（演员）。

每种表达的方式所应用的风格皆不相同，这也体现出不同风格表达下，每个人对事物的理解的侧重与偏好的差异。

自由联想是在精神分析中运用的主要方法之一。显然在这种与来访者的工作中，语言是一个非常重要的中介。受过专业训练的工作者，可以从这些语言中发现那些与症状有关的因素。自由联想法的目的，是通过语言发掘压抑在潜意识内的致病情结或矛盾冲突，把它们带到意识域，并有所领悟。在这个过程中，抓住不同来访者的语言表达方式非常重要。

2. 语言表达的地域差异

关于地域性用语习惯的不同，以及方言背后包含的地域文化背景的差异性，会产生众多的语言现象，给予关注，并了解其中的含义。

举例："小女子"，在一次案例督导中，咨询师说到了这个词语，这在普通话里不是时常应用的词语和对人的称呼，但是却在当地有着特指的含义，暗含贬义的成分。对于心理咨询师在案例报告时词汇的理解，应给予重视。

3. 语言表达的年龄差异

老年人：借助身体去表达心理感受（"胸口憋得慌"）。

儿童的表达方式：讲故事，玩玩具等。

不同年龄阶段的人在语言表达上有着很大的差异。年代不同，所经历的事情不同，在表达的经验上就会有很大差异。比如现在年轻人会用很多的网络用语，尤其科技的发达在交流上也趋向网络用语，但是如果用网络用语去和 50 年代、60 年代的人沟通，就会出现很多困难，甚至就是鸡同鸭讲。

每个年龄层的表达方式都有一定的不同，老年人喜欢用身体，中年人表达会比较克制，年轻人则会更轻松幽默或者情感充沛、自嘲，比较多样化，儿童则以讲故事为主来表达心中所想。

4. 语言表达的时代差异

网络是当代语言运用的新的空间与场所。了解并能跟上这一时代的变化，实有必要。

大量的新词汇和新的词汇表达方式，已经成为新一代年轻人的语言方式，也是网络科技所带来的新的语言产物。这对我们的精神结构也会有很大的影响。

现在，越来越快的生活节奏和生活方式的多元化，也在当下人们语言符号的越发简洁化中有所体现。这就要求我们尽可能地了解不同年龄层的不同用语习惯。

三、"倾听"的语言分析

倾听，是心理督导工作中最为重要的部分，尤其是以谈话为主的交流工作。倾听是双向的，既要听懂对方说了什么，又要把应该反馈的表达出来。也就是说，倾听并非指只用耳不说话，而是包括用智慧的、更易理解的、更深层次思考的、引发进一步交流的语言反馈工作。这是一个非常重要的训练。心理干预与督导是时常处在倾听位置上的。倾听技术的使用关键在于心理督导师的语言分析能力，当然背后还是思考力的问题。

1. 倾听前：语言分析的训练

①被督导：学会倾听的语言分析前，一定要有被督导的经历，体会被督导时被倾听的感受和体验，体会自己的语言被反馈的状态，这样在督导他人倾听时，则更能理解语言的应用和技巧。②听自己：同时要学会听自己的语言。在日常生活中，我们很少会去听自己说了什么，这就需要我们最好是能看到自己的录像，听到自己在视频中说的话。这样的方式会帮助我们了解自己的语言模式，了解自己的表达方式，从而在督导工作中，能够更好

地区分出来自己和被督导者的语言体系，能够以更少的沟通歧义来进行反馈。③找问题：在倾听自己的语言时，发现是否过快、过慢，语音、语调上存在什么问题。一旦发现问题，还应该进行语言语音的特殊训练。

2. 倾听中：关注语言的内容

没有经验的心理咨询师，在倾听来访者的过程中，最容易跟着来访者的故事走，而且"拼命"记住来访者的"悲惨"的故事。没有经验的督导师也会如此。固然，应了解不同的来访者不同的经历，但是更重要的倾听应抓住的内容是以下几种：

(1)语言模式：观察对方的语言模式，判断其是逻辑、感官、直觉还是情感型的语言表达方式，是进一步进行倾听反馈的前提。这对督导师更好地了解对方的人格类型和心智模型，有非常大的帮助。

(2)情绪情感：在倾听中，要拥有去区分细微情感差异的经验和能力。也就是说，在与来访者交流的过程中，不只是听其内容，更重要的是判断来访者的情绪情感状态，是否有焦虑？抑郁？恐惧？还是没有？这对于进一步的诊断非常有帮助。也就是说，听话听音，要听到来访者背后的语音、语义，从其语言中，听到没有说出来的话。这才是真正的倾听技术，也就是纯熟的语言分析技术。

(3)移情与反移情：移情与反移情的判断非常重要。移情也称之为"转移"，对来访者来说在咨询中激活了自己未解决的内心冲突。反移情，即心理咨询师被来访者"勾引"起来无法用语言表达的痛苦。两种情况，均需要有理智的分析与判断。要有智慧，能从对话中听出背后的含义，从而决定做什么相应的处理。

3. 倾听后：语言反馈的原则

反馈，是倾听过后的重要工作内容。反馈方法不当，效果有很大的差异。

①尖锐性：一般在咨询干预中，我们强调要保持中立态度，这是面对来访者，启发其主动性。但是在心理督导工作中，特别是在金鱼缸训练结束后，如何反馈，关键是能否取得良好的督导效果。这就像教练员在看了运动员比赛后，看了某个动作后，会非常"不讲情面"，也就是要严肃、认真、尖锐地指出该问题所在。这会让被督导者终生难忘。反之，不疼不痒，被督导者难以留下深刻印象，也难以收获，难以改变。从过去的督导经验来看，这条原则非常有效。

②支持性：在督导工作中，支持性工作时所用的语言多为肯定式与启发式的。比如可以告诉咨询师"我能听到你对个案的担心"，"我能听到你的焦虑是源于……"或"你在试图告诉我你现在的处境"等。目的是让被督导者能够肯定自己的优点与长处，更好地投入今后的工作中。

在心理督导过程中，整个工作内容都是以语言为主的工作。打好语言工作的基础，从语言中寻找那些在督导中遇到的困难和可能的盲点。督导师和咨询师要在不断的实践经验中去体会语言带给我们的心理收获，以便能够更好地胜任心理干预工作，也更好地通过语言去了解对你言说的主体。

【杨茜】

第十二章 心理督导中的表情分析

XINLI DUDAO ZHONG DE BIAOQING
FENXI

心理督导师的工作是一项主要面对人的工作。面对的每一个人必然有表情，特别是面部表情。心理督导工作中能否对人的表情、形象、动作做出一定的判断与分析，是每一个心理督导师面临并应学会的一个大问题。

第一节　心理干预中的非言语交流行为

心理督导是一项新的事业。如何造就一批能在临床心理领域中脱颖而出的佼佼者？如何打造一批"能说会道"的心理督导师？这是一个还未能完全说清楚的事。但是相关的技术与方法的学习，是我们追求的一个目标。在心理治疗中的一大批技术需要我们拿来在心理督导中应用、发挥，使其更好地为心理督导工作所用。表情分析是其中之一，让我们看看这个技术如何能在中国的心理督导中发挥其独特的作用。

一、非言语交流的概念

心理治疗是通过言语与非言语交流行为进行互动性人际影响的过程。早在弗洛伊德提出精神分析疗法时，非言语交流行为就为心理治疗师所关注。非言语交流是指除言语以外的一切交流行为；也有人将非言语交流定义为"个人发出的有可能在他人头脑中产生意义的非言语暗示的加工过程"。我们这里认为非言语交流行为是除了言语和书面语言以外的所有沟通方式。表情分析就是对非语言交流行为的分析。

二、非言语交流的重要性

在交流中，尽管我们强调的是说出来的言语信息，但在实际交流的信息中约有65％或更多的信息是由我们的非言语行为传达的。迈赫拉宾（Mehrabian）在有关非言语行为和不协调信息的有关研究中发现，当人们收集到的各种信息不一致时，其总体效果等于7％的言语联系加38％的声音联系，再加上55％的面部表情联系。也就是说，当言语和身体语言所表达的信息不一致的时候，我们更倾向于受到面部表情的影响，其次是声音的音调，最后才是言语本身。如果面部表情与言语以及其他行为不协调时，那么其主导和决定作用的是面部表情。因此，在心理干预的会谈中，心理咨询师更应该重视来访者的非言语信息。这些信息包含如下几个方面：面部表情，声音特征，躯体行为，自发的生理反应，个人的生理特征，个人的总体印象。在本章中，我们着重对非言语行为中表达情绪的重要手段——表情来进行分析和讨论。

第二节　表情——情绪的外部表现方式

情绪、情感是一种内部的主观体验，但是情绪和情感发生的时候，通常会伴随着某种外部表现，如面部变化、身体姿态、手势以及言语器官的活动等。通常把这些与情绪、情感有关联的外部行为特征称之为表情（emotional expression），它是情绪和情感状态发生时身体各部分的动作形式，主要包括三部分：面部表情、肢体表情和言语表情。

一、面部表情

面部表情是指通过眼部肌肉、颜面肌肉和口部肌肉的变化组成的模式，用于表现各种情绪状态。例如，高兴时的"眉开眼笑"、愤怒时的"怒目而视"、惊恐时的"目瞪口呆"、憎恨时的"咬牙切齿"、紧张时的"张口结舌"等。面部表情模式可以精细表达不同性质的情绪和情感，是鉴别情绪的主要标志。

某心理学家谈到推销员如何了解顾客的心理时说，假如一个顾客的眼睛向下看，而脸转向旁边，表示你被拒绝了。如果他的嘴是放松的，没有机械式的笑容，下颚向前，他就可能会考虑你的提议。假如他注视你的眼睛几秒，嘴巴乃至鼻子的部位带着浅浅的笑意，笑容轻松，而且看起来很热心，这个买卖便做成了。达尔文（C. R. Darwin）在他的著作《人和动物感情的表达》中，探讨"是否相同的表情和姿态，通用于人类的各个种族"，他对世界各地的观察材料进行分析，认为人类在面部表情的沟通上极为相似。也就是说，眼睛和嘴巴张大，眉毛上扬，是惊愕的表情；害羞会脸红；愤慨或挑衅时会皱眉头、昂首挺胸并紧握拳头；人在深思问题或竭力解开疑惑时会皱起眉头或眯起眼睛。

心理学家保罗·艾克曼（Paul Ekman）是研究情绪和面部表情的先驱，他被认为是 20 世纪最杰出的 100 位心理学家之一。他的研究揭示了人类中存在六种基本的不学而能且具有跨文化一致性的情绪，包括：喜悦、厌恶、愤怒、恐惧、悲伤、惊讶。他的最大贡献之一还在于对微表情的识别和分析。

什么是微表情（Microexpression）？

微表情是人类试图压抑或隐藏真实情感时泄露的非常短暂的、不能自主控制的面部表情。它与普通表情的区别在于，微表情持续时间很短，仅为 1/25～1/5 秒。

下面，我们来一一解读一下这几种情绪和微表情。

1. 喜悦（Happiness，幸福、快乐）

喜悦是最受社会欢迎的一种情绪，绝大多数人都认为喜悦的情绪是好的。

表达喜悦的肢体语言是温暖的和开放的。

表达喜悦的面部表情，简单划分为两种：

一种是真实的喜悦之情的表达，即真实的笑容。在 19 世纪中期对面部表情生理学进行研究时，法国神经学家杜乡（Guillaume Duchenne）发现了两种不同类型的笑容。一种笑容涉及颧骨主要肌肉（抬高嘴角）和眼轮匝肌（它抬起脸颊并在眼睛周围形成鱼尾纹）的收缩。这种笑容就像"用眼睛微笑"一样，是一种真实喜悦的流露，也被称为杜乡的笑容。

另一种则被戏称为泛美式假笑（Pan Am Smile），起源于一家已经解散的美国泛美航空公司，其空乘人员总是会给每位乘客带来同样的敷衍笑容，也就是只有颧骨主要肌肉收缩以示礼貌的假笑。2002 年肉毒杆菌毒素被引入美容界之后，长期注射该毒素也会导致泛美式假笑。

在心理治疗咨访关系建立的过程中，咨询师与来访者之间相互的会心一笑有助于建立和谐友善和轻松的咨访联盟，增进来访者的安全感并促进咨询的效果。

2. 悲伤（Sadness，忧伤、痛苦）

悲伤时身体的反应就像胸口有一大块石头，非常沉重。

悲伤的面部表情特点是，由额肌内侧肌向内侧眉毛向上倾斜（紧皱双眉），外侧眼睑和嘴巴下垂，嘴唇噘起（苦涩的瘪嘴），下巴收紧抬高。

悲伤的情绪具有感染性。当我们观察到来访者的悲伤表情时，我们大脑内的镜像神经元会激活让我们也做出类似的悲伤反应，而这反过来也让来访者体验到什么是悲伤。这是重要的共情过程。有研究显示，一些穷凶极恶的罪犯之所以"杀人不眨眼"，是因为他们大脑内镜像神经元功能受损，根本无法读懂他人的悲伤痛苦表情，无法感同身受。

对于悲伤的反应：当我们观察到对方的悲伤表情时，可能引发两种反应。一种是吸引我们走近对方，提供关怀或慰藉。还有一种，当我们觉察对方情绪是针对我们的某种要求时，可能会引发我们的愤怒。

在咨询与治疗的过程中，如果有意识地觉察和体验到悲伤，我们就有可能对其进行共情，反之则不能。好的共情的例子，比如，"此时此刻，我似乎能理解你的内心在为某些丧失感到哀伤"，将这种哀伤的情绪与丧失联系在一起，来访者或许有被看到和被理解的感觉，这是咨询师与来访者进行连接的时刻。连接的意义很重要，因为不管何种丧失，对来访者来说都是一种剥夺、失去或孤独，治疗师通过对来访者悲伤的共情性理解创造了一种具有疗愈作用的情感连接。但如果治疗师对来访者悲伤的反应只是简单地描述为，"我看到你很痛苦"，或许会失去相应的效果。

3. 愤怒（Anger）

愤怒的身体反应：胸部有紧绷感，颈部和背部有明显的张力；胃部像在燃烧；上肢血流增加，交感神经系统兴奋，糖皮质激素和儿茶酚胺释放增多。

眉毛皱紧，眼睑收缩，就像眯眼，上眼睑提升得越高，下眼睑绷得越紧，表情看起来越愤怒，没有眼睑变化的愤怒可能是伪装的；提上唇肌和上唇鼻翼提肌共同收缩，提升鼻翼的同时也是脸颊隆起，形成鼻翼两侧深沟纹。

愤怒有积极的一面，它可以帮我们克服困难，实现目标，让我们有勇气去表达需求、愿望、疑虑或界限。

愤怒的管理风格决定了它对健康是好是坏。如果愤怒的情绪是潜在的慢性的弥散的一种情绪，没有方向性，可能会导致痛苦，或通过暴力、自我毁灭行为的表达，或被误认为惊恐发作。

临床上还常见一种错误指向的愤怒，也就是该指向虐待自己的施虐者的愤怒，反而转向了自己，变成了一种自恨和内疚。

有时来访者会将愤怒错误识别为焦虑、悲伤、挫败或压力等情绪，因此，心理咨询师需要鼓励来访者使用语言去表达愤怒的感觉，因为很多人会努力地克制或压抑愤怒，进而导致恐惧和焦虑。

在对来访者愤怒情绪的回应时，可以使用他们自己的语言，并帮助来访者与自己的身体感觉进行连接。

功能性核磁共振仪（fMRI）研究证实了治疗过程中对情绪进行标签的意义，可以降低杏仁核及边缘系统其他部位的反应性，从这个意义上来讲，与来访者聊一聊他的愤怒，是有疗愈性的。

4. 恐惧（Fear，害怕、惊恐）

恐惧的身体反应：胸部压迫感，心慌不适，颈部僵硬，腹部绞痛等；血液流向下肢（手部变冷），感觉身体僵硬，像是被冻住。

恐惧的面部表情：上眼睑抬起，下眼睑张紧，眉毛拉长，水平拉伸。

恐惧情绪的发展，早年即可发展出对与妈妈分离的恐惧，以及后续对陌生人（情境）的恐惧；儿时通过观察抚养人的恐惧表情，可以获得对某种特定事物的恐惧（习得性恐惧），这种自动化的情绪反应可持续到成年期。在对不同性别儿童的不同教养方式中，父母可能会赋予女儿更多的害怕的情绪，而对儿子则可能会要求他们在没有帮助的情况下自己去克服恐惧。

心理干预中的恐惧：遭遇心理应激时，恐惧和愤怒的情绪都会出现在逃跑/战斗模式中。如果我们的来访者表现出恐惧，我们需要留意这是为什么？他们害怕与我们之间的互动吗？还是害怕我们所讨论的某些内容？当来访者体验到恐惧时，重要的一点是强化安全的治疗链接，因为恐惧情绪的动机和诉求就是求得安全感，安全信任的治疗关系可以让来访者感受到链接，减少战斗或逃跑的本能反应。

在干预中，心理咨询师应留意哪些话题引发了来访者恐惧的微表情？有些时候来访者被侵犯或攻击之后，表现出被僵住的状态，而不是进行反击，为什么呢？这或许是对侵犯者的一种被动顺从；或许是身体对创伤的自动化的求生反应，因为反抗或许会带来更大的伤害。

对恐惧的情绪进行言语上的标签，也是一种疗愈性的技术。在安全信任的治疗联盟中理解来访者的恐惧，可以大大降低来访者的恐惧水平。

5. 惊讶（Surprise）

惊讶和惊恐（恐惧）的微表情有些时候不太容易区分。

惊讶的眉形单纯上提，眉形自然。恐惧的眉形是整体皱紧，眉头上扬，眉毛呈扭曲型，有明显的皱眉纹和额部纹路。

惊讶的眼睑是自然向上睁到最大，露出全部虹膜上缘，甚至可以露出上方的眼白。恐惧的上眼睑也试图睁大，但受到眼轮匝肌和皱眉肌对眉毛的反向影响，一道褶皱改变了眼睑整体形态，但还是能看出虹膜的自然暴露程度。

另外，惊讶表情中没有上唇提升。

6. 厌恶（Disgust）

厌恶的身体反应：恶心、喉咙发痒或有作呕的感觉。

厌恶的面部表情：上唇提升，鼻翼两侧有鼻唇沟（通常还皱眉）。特别强烈的厌恶表情中上唇鼻翼提肌起主导作用，普通程度的厌恶表情中提上唇肌起主导作用。

厌恶的典型形态特征：鼻子形态改变，鼻翼两侧出现沟纹。

厌恶情绪的根本表意是对刺激物的否定，刺激源的不同力度可以引发不同程度的厌恶情绪，比如，刺激源力度弱——产生不屑情绪；刺激源力度中——产生轻蔑情绪；刺激源力度大——产生厌恶情绪。

艾克曼的研究显示，厌恶的微表情的表达能够高度预测婚姻关系的不稳定和不满意。

有关厌恶情绪的几条研究发现：厌恶情绪可以帮助我们避免身体和情绪毒素。比如，人际厌恶有助于维护关系和社会规则；我们遵守规则以避免引发其他人的厌恶反应；极度厌恶与道德上令人反感的行为最为强烈相关，而且最令人厌恶的是性欲反感行为，如对恋童癖等行为的强烈厌恶和排斥等。

关系中的厌恶情绪：关系越亲密，引发厌恶情绪的阈值就越高，比如，父母在处理婴儿的粪便时就不那么会引发厌恶感；成人之间发生双方自愿的亲密性行为时，也不太容易引发厌恶感。

在心理干预中使用微表情识别需注意的事项。

（1）治疗师尽量不要把所谓的微表情分析直接讲出来，比如，"我看到你在聊这个话题的时候有一种愤怒的表情"。如果来访者并没有感到（或并未觉察）愤怒，他反倒会对你的这番话很生气。当然，也不要主观臆断告诉来访者某种情绪是因何导致的，引导来访者自己看到情绪以及背后的原因。

（2）如果来访者言语所表达出的情绪，跟你所观察到的微表情并不一致，有可能是来访者并未在意识层面觉察到自己的情绪，当然也有可能是，你对微表情的阅读有误，这也是很可能发生的。

（3）请记住，来访者本人才是读懂他自己情绪的专家，治疗师保持好奇和开放的心态就可以。

在人际交往和心理干预的过程中，通过面部表情所传递的情绪反映信息，常常决定着人际交往的进程和方向。例如，一位来访者走进治疗室，可能带着明显的苦恼、忧郁的神色，一看可知他遇到了一些难题，希望寻求咨询师的帮助。在治疗过程中，来访者的面部表情也会有多次变换，心理咨询师必须能够体察这些细微的表情变换来引导会谈的进行或变换会谈的内容。如果心理咨询师仅仅关注来访者口头传达的言语内容，就会失去可以帮助理解来访者内心世界的宝贵信息。

在人际互动中，一定会涉及视线接触和交流。目光被认为是人们赖以交流的工具之一，其传递信息的方式和使用方式，可能会存在文化上的差异，不过用目光交流的习惯，可能最早在儿童时期形成和塑造，之后就很难再改变。"眼睛是心灵的窗户"，这句话已经得到很多研究者的证实。比如，研究者让被试凝视一张人的头像照片，用追视仪记录其目光，结果发现被试的视线主要集中在人像的眼睛和嘴上。加拿大心理学家埃里克·柏恩（Eric Berne）在对人际沟通中视线交流角度的研究基础上，创立了PAC人格结构理论，他认为，每个人的个性是由三种比重不同的心理状态所构成，即"成人（A）""父母（P）"和"孩童（C）"。A型状态：视线平视，以客观、冷静和理智为主；P型状态：视线向下，权威性和优越感明显；C型状态：视线向上，表现为服从和任人摆布。芬兰的心理学家也做过一个实验，把由演员表演各种情绪的照片横裁成细条，只挑出双眼部位让人们辨认，结果回答出眼睛所表现的情绪的正确率很高。

在干预过程中，心理咨询师与来访者的位置安排之所以要呈直角，其原因就是避免来访者与心理咨询师直接对视，以免使之感到心理负担过重。在咨询过程中，一般而言，心理咨询师应占主导地位，不论是说话时还是听对方讲话时，目光一般都要注视着来访者，以倾听时为主，如果来访者在讲话，心理咨询师的目光比较散漫，会给来访者带来一种不专心、不负责、不关注的感觉，会严重影响信任、安全的咨询关系的建立；在心理咨询师讲话时，可以有短暂的目光转移，但聚焦点仍主要在来访者那里。来访者的视线转移或目光的间断，在咨询中也有重要的意义，比如谈到一些特定的话题（比如令人难堪的经历、创伤的回忆、性有关内容等）来访者的目光可能会有回避的反应。有时，来访者的目光或表情也会流露出不以为然的色彩，这时心理咨询师不要过度反应，这不一定是对你轻视的表现，有可能是来访者针对某句话或某个建议的反应，这个时候可以进行澄清来做具体了解和处理。

二、肢体表情

人一举手、一投足的身体姿态都可以表达个人的某种情绪或态度。情绪发生时，身体各部分呈现的姿态被称为身段表情，或肢体表情（体语 body language）。例如得意时"手舞足蹈"、忧愁时"垂头丧气"、悔恨时"捶胸顿足"、沉痛时"肃立不语"、恐惧时"紧缩双肩"、紧张时"坐立不安"。

肢体表情，主要包括手势和身体的姿势。手势的运用是与身体姿势相关联的。借助于手势与身体姿势，人们可以表达惊奇、苦恼、愤怒、焦虑、快乐等各种情绪。一个情绪抑郁的人除了目光黯淡、双眉紧皱之外，他可能双肩微驼，双手持续地做着某个单调的动作，身体的移动相对缓慢，似乎要经过很大的努力才行；一个焦虑的来访者，常常会无休止地快速地运动手足，双手可能在不断颤抖；一个行为退缩的人始终使他自己的双手处于与身体紧密接触的部位，头部下垂。正如某些研究者所指出的那样，身体的姿势、肌肉系统的紧张与放松，头部、手、脚的动作都可以看作是具有信号意义的一种交流信息。身体语言中，身体姿势的改变很有价值，因为这种改变往往是在无意识中进行的。因此，有时观察这种改变有可能得到从对方言语交流中得不到的东西。比如，来访者开始可能以某种自然的姿势坐在椅子上，但没有任何明显原因他就改变了姿势：双手交叉在腋下，向后靠在椅背上，或翘起一条腿等。有时，这些貌似无关的变动可能反映了对方内心的冲突与斗争。这时他口头所表达的内容往往和内心真实的想法不一样。

身体动作不仅表现出当事人此时此刻的思想、情感、行为，在一定的程度上，体态还能反映一个人的心理状态，同时，人的心理状态也影响着人的动作和行为：一个始终感到不幸的人会终日皱眉，皱眉成了他固定的表情；一个好侵犯、好管闲事的人总是探头探脑；一个温和、慈祥的人常常面带微笑。

另外，人还可以通过改变身体的姿势或动作来改变心态。有些学者认为，当人情绪低落时，仅仅以挺胸和挺直腰杆的动作，就可使自己由颓丧转为充满信心。

咨询中，那些较自信的来访者往往能正视咨询师，而且正视时间较长；而缺乏自信、心中不踏实者则相反；自信的人眨眼的次数较少，那些代表消极意义的非言语行为也很少。

三、言语表情

言语是人类沟通思想的工具，同时，语音的高低、强弱、抑扬顿挫等，也是表达说话者情绪的手段。情绪性的言语语调、节奏、速度、流畅性、沉默等表现，称之为言语表情。

言语表情是人类所特有的表达情绪的手段。人们可以在用某一特定的词语，通过不同语调，表达不同的情感。如悲哀时音调低沉、语速缓慢，喜悦时音调高昂、语速较快，愤怒时声音高尖且有颤抖。此外，请求、感叹、惊讶、烦闷、讥讽、鄙视等也都有一定的音调变化。

在心理咨询的过程中，心理咨询师可以通过声音特征侧面了解来访者的信息。例如，当来访者说话声音很大，并且音调很高、节奏快时，这可能表达了他的烦恼、焦虑；而当他的声音变小变弱可能说明他此时心情不愉快或失望。但是由于地域、环境的不同，来访者的口音和言语习惯可能会影响心理咨询师的判断。因此，心理咨询师如果要通过来访者的非言语行为帮助双方沟通并促进交流，则需要对来访者的各种行为和信息进行细致而全面的观察和分析，不能仅凭借经验和主观印象做出判断，否则会使咨询陷入被动甚至失效。

在心理干预的过程中，有时会出现沉默的现象。这种沉默可以有几种形式。

（1）创造性沉默。它是指来访者对自己的言行、情感进行反思、体验时表现出的沉默。这种沉默往往能够孕育出新的思想观念、情绪体验，对来访者的成长颇有价值。比如，一位妻子说："我从未从这个角度想过这件事，我先生只要一生气，我就觉得是对我的攻击。"她停下来，目光凝视，似乎在思索，可能会沉默几分钟，沉浸在自己的思维和情绪之中。"凝视着空间的某一点"也许可以看作是创造性沉默的一种标志，这往往是人们集中注意力思考问题的特征。这个时候，心理咨询师最好不要打破这种沉默，可以在注视中等待。心理咨询师这样做，意味着他了解来访者内心正在进行的思考，以自己的非言语行为为对方提供所需的时空，这将成为富有收获的时刻。如果过早地问"你在想什么？"，可能会打断来访者内心的思考。有时人们愿意自己独自思索一会儿，并未打算把自己当时的内心活动展示给他人，他们可能正在同化某种观点，等自己感到舒服一点或者想通了之后再与心理咨询师进行交流。面对这种情况，心理咨询师可以等待来访者，直至其言语或非言语的信息表示可以继续了，再继续会谈；如果觉察到来访者不情愿讲出当时的心理活动，也可以建议下次会谈时再聊。

（2）自发性沉默。也可称之为中性沉默。它多发生在"不知从何说起"的情境中。这在会谈的初始阶段比较容易出现，来访者把该说的问题说完之后，就不知下一步该说什么了。不知道什么是有关的，什么是无关的，什么重要，什么不重要，什么是心理咨询师想知道的，什么是心理咨询师不想知道的。这种沉默的身体语言标志为，来访者的眼睛往往不停地从一个地方移到另一个地方，可能向心理咨询师投以征询、疑问的目光，或者不时地停下来问心理咨询师："我现在该做什么？"如果心理咨询师没有关注到这种沉默，让这种沉默持续过长时间，来访者内心会变得更加紧张。

（3）冲突性沉默。是指来访者由于愤怒、恐惧以及内疚感等负面情绪所引发的沉默。它的出现既可能是刚才所谈的内容触到了来访者内心的痛处，也有可能是来访者预感到将要谈到的话题对他来说有一定的危险性，也有可能是来访者用沉默来表达对心理咨询师的不满和愤怒。

当沉默是由于愤怒造成时，这种情绪可能是针对心理咨询师的，如果心理咨询师的非言语行为表示"如果你不开口，我也不打算说什么"的时候，二者都采取被动攻击行为，这样无法解决任何问题。如果看到对方明显是在生气，心理咨询师最好采取主动对峙的方式，比如直接问："你似乎在用沉默表达些什么，可以直接说一说你现在的想法吗?"这可能会打破僵局，双方可以开诚布公地对话。即使对方不这样做，心理咨询师这种做法也是有用的，至少是为后面的会谈中双方进行充分的意见交流打下基础。面对冲突性沉默时，心理咨询师要以真诚的态度与来访者相处，表达自己的想法。对于沉默，心理咨询师不必害怕，也不必回避，而要正视和面对沉默，很好地利用沉默。

综上所述，心理干预中的非言语信息非常重要。如何将面部表情的阅读，肢体动作的识别，以及言语表情的倾听有机结合起来，来洞察来访者的内心变化，是心理咨询师必备的专业素养。这也是我们在心理督导中要特别关注与学习的问题。

【徐红红】

第十三章 心理督导中的逻辑学

XINLI DUDAO ZHONG DE LUOJIXUE

　　有没有良好的逻辑思维，是心理督导工作中的重要一环。因此，对于逻辑学的研究，在心理督导师的技术中，占据十分重要的作用。本章将介绍逻辑学的基本知识与操作，希望心理督导师能学会并运用于今后的工作中。

第一节　逻辑学基本知识

通过本章的学习，可以了解与心理督导相关的逻辑学基本知识，从而增强学习、工作中逻辑学应用意识，提高学习和工作的效率。

一、什么是逻辑学

逻辑学是研究思维形式及其规律的科学。思维是人类认识的理性阶段，基本形式有概念、判断和推理等。一切科学都会涉及概念、判断和推理等思维形式，都需要应用逻辑，所以逻辑学具有基础性地位。逻辑学是人类正确思维和有效交际的普遍工具。逻辑本质上不受民族、地域和语言限制。所以心理督导工作需要逻辑学相关知识的支持。

语言是思维的物质外壳。逻辑学透过语言形式的分析，探讨思维形式。语言可以分为自然语言和人工语言。自然语言是人类表达日常思维的语言，是人们在长期社会实践中约定俗成的。人工语言是人类为进行相关的科学研究，通过严格定义的方式，专门设立的语言。逻辑学所运用的人工语言，称为符号语言。

逻辑学经历了从传统逻辑到现代逻辑的发展过程。现代逻辑与传统逻辑在研究对象上没有实质区别，而且虽然现代逻辑可能借助了许多技术性的中间环节，但最终还是要使用自然语言。同时，考虑到心理督导工作的特点，本节知识也多以自然语言展开介绍。

二、概念

1. 什么是概念

概念是反映思维对象的本质属性的思维形式。属性可以分为本质属性与非本质属性。人类根据需要从不同角度针对思维对象进行着不断深化的认识。

概念既要反映思维对象的本质属性，又要反映这种属性的思维对象的范围，这就分别构成了概念的内涵和外延。概念的内涵通常叫作概念的含义，外延即反映思维对象的范围，即所反映的事物包括哪些，适用范围多大。比如"2019 年 10 月 1 日"这个概念的外延只反映一个日子。而"春节"这个概念的外延反映若干个对象。一般是，一个概念的内涵越多，其外延就越小；一个概念的内涵越少，其外延就越大。概念的限制是通过增加概念的内涵以缩小其外延的逻辑方法。概念的概括就是通过减少概念的内涵扩大其外延的逻辑方法。

2. 概念的种类

根据概念的外延不同，可以分为普遍概念、单独概念和空概念。根据内涵不同，可以分为集合概念和非集合概念、实体概念和属性概念、正概念和负概念。

3. 概念间的关系

概念间存在着这样那样的关系，逻辑学不研究其具体内容上的关系，而是从外延方面研究，即研究相容关系和不相容关系。相容关系有同一关系、真包含和真包含于关系、交叉关系、相容并列关系；不相容关系包括全异关系、矛盾关系、对立关系、不相容并列关系。

4. 定义

定义是揭示概念内涵的逻辑方法。概念的内涵，就是通过简练的、高度概括的词语来揭示事物的本质属性，将其与其他事物区分开来。定义包括三部分：被定义项、定义项、和定义联项。

传统逻辑根据定义反映的是概念的内涵还是词语的意义，将定义分为实质定义和词语定义两大类。实质定义是揭示概念所反映的对象性质属性的定义，也叫真实定义。其最常用的是属加种差定义法，即找到被定义的对象所属的更大的类，然后把该类事物与同属那一更大类的其他事物做比较，找出该类事物不同于它类事物的特征，就得到了该类事物的定义。然而事物的特征属性是多方面的，在用属加种差方法下定义时，可以从不同方面找到不同的种差。比如以思维对象性质、事物形成或产生的过程方式、对象间的关系、对象的功能作为种差等。属加种差定义法也有其局限性。比如对于单独概念的外延反映的是独一无二的对象，这样则常用特征描述代替定义。语词定义是说明或规定语词意义的一种类似定义的方法。有说明性的定义，比如犊就是小牛。有规定性语词定义，比如双百方针就是百花齐放、百家争鸣的方针。

定义的规则有，定义必须相应相称（定义项的外延与被定义项的外延必须相等，二者必须是全同关系），定义项不应包含被定义项，定义一般不应是否定的，定义必须清楚明白，不能用比喻等。

5. 划分

概念的划分是揭示概念外延的逻辑方法。按照一定的标准，把一个属概念分为若干个同级种概念，以明确概念外延的逻辑方法。划分由三个部分组成，即母项、子项和划分的依据。划分必须相应相称，每次划分的根据必须同一，划分的子项必须互相排斥，划分应该按属种层次进行。

心理工作中，来访者对思维重要组成成分"概念"理解不到位，就可能给自己带来麻烦。比如，有的人坚信一句话，使自己身心疲惫，人际关系紧张。这句话是"有钱不是万能的，没有钱是万万不能的"。需要明确什么是"没有钱"，什么是"万万不能"。再比如，有的来访者说"我是一个傻子，一事无成，我的整个世界都是灰暗的"，等等。咨询师则可以应用认知疗法的语义分析技术，引导来访者针对错误的自我概念，将其具体化、特定化。概念是组成判断、推理等思维形式的基础，信息的传达者与接受者要尽可能对其形成共同的认识（事实上经常不统一），否则会直接影响心理工作的效果。

三、性质判断及其推理

1. 什么是判断

判断就是对思维对象有所断定的思维形式。判断有两个逻辑特征，一个是判断必须有所判断，另一个是判断必有真假。判断是人们认识事物与事物、事物与属性之间联系的思维形式。判断是联结概念，构成推理的中间环节。

按照不同的标准，判断可分为不同的种类。按照判断中是否包含有"必然""可能"这些模态词语，可将判断分为模态判断和非模态判断。模态判断根据所断定的是事物的可能性还是必然性，可分为必然判断和可能判断。非模态判断根据判断的逻辑结构简单或复杂以及是否包含其他判断，分为简单判断和复合判断。对于复合判断，按照判断所包含逻辑联结项的不同，可以分为联言判断、选言判断、假言判断、负判断以及多重复合判断等。

2. 性质判断

性质判断又称直言判断，是判定思维对象具有或不具有某种性质的判断，是最基本的判断形式，在整个判断中占有十分重要的地位。从性质判断的结构看，其由主项、谓项、联项、量项四个部分组成。主项又叫主词，是性质判断的主体，是表示判断对象的概念。谓项又叫宾词，是表示判断具有或不具有某种性质的概念。联项即联结词，是表示主项和谓项联系情况的概念。量项又叫量词，是表示判断中主项数量的概念。

性质判断根据联项的不同，可以分为肯定判断和否定判断。根据量项的不同，可以分为单称判断、特称判断和全称判断。根据质和量的结合划分，可以分为单称肯定判断、单称否定判断、特称肯定判断、特称否定判断、全称肯定判断、全称否定判断。单称判断是对主项全部外延的断定，这一点与全称判断相似，所以传统逻辑把单称判断当作全称判断来看待。这样就将性质判断确定为特称肯定判断、特称否定判断、全称肯定判断、全称否定判断4种，我们可以对应地将其简化称作 A、E、I、O 四种判断。

为了正确使用性质判断，需要搞清楚判断中主项和谓项的周延性问题。周延性，是指在性质判断中对主项、谓项的外延数量的断定情况，有周延与不周延两种情况。在一个性质判断中，对主项或谓项的全部外延做出断定，则该主项或谓项就是周延的，没有对主项或谓项的全部外延做出断定，则该主项或谓项就是不周延的。全称肯定判断主项周延，谓项不周延；全称否定判断主项周延，谓项也周延；特称肯定判断主项不周延，谓项也不周延；特称否定判断主项不周延，谓项周延。

性质判断之间的真假关系的研究，不是去研究具体判断内容真假，而是研究从某个已知判断的真或假去确定与其有关的其他判断的真或假。当然，这种制约关系是对于具有相同主、谓项的判断之间而言的。性质判断主、谓项的外延关系有同一、真包含、真包含于、交叉、全异五种关系。我们可以根据主、谓项的关系，以及性质判断的主、谓项关系的匹配情况，来确定四种性质判断的真假情况。这样我们可以进一步认识性质判断本身的逻辑性质，而且可以由一种判断的真假推知其他判断的真假，有助于正确地推理与论证。

3. 推理与性质判断的直接推理

推理是依据一个或多个判断得出一个新判断的思维形式。推理的有效性一般要考虑推理的前提是否真实，还要考虑推理的形式是否正确。根据推理是从一般到特殊、从特殊到一般、从特殊到特殊，可分为演绎推理、归纳推理和类比推理。依据推理的前提与结论之间是否存在蕴含关系，可分为必然性推理和或然性推理；依据推理前提的数目是一个还是两个或两个以上，分为直接推理和间接推理；依据推理的繁简形式不同，可分为简单推理和复杂推理。简单推理是不能再分为其他更简单推理形式的推理。复合推理是由两个或两个以上简单推理组成的推理。

性质判断的对当关系推理：(1)由真推真 A→I；E→O。(2)由真推假 A→O；E→I；A→E。(3)由假推真 A→O；E→I；I→O。(4)由假推假 I→A；O→E。

性质判断变形直接推理：(1)换质法即改变前提判断的联项(将肯定改为否定，将否定改为肯定)或改变结论的谓项(使谓项改为前提判断项的矛盾概念)。(2)换位法即改变前提判断的主项与谓项的位置，不改变其联项。但要注意前提中不周延的，结论中也不得周延。A、E、I、O 四种判断中前三个可以换位，而 O 判断不能换位。(3)换质位法即先应用换质法，再应用换位法，得出结论的直接推理。注意，I 判断因换质以后为 O 判断，而 O 判断不能换位，所以，I 判断不能应用换质位。

四、三段论

三段论是有两个包含着一个共同项的性质判断为前提，推出一个新的性质判断为结论的推理形式。任何一个三段论都包括 3 个不同的项：小项、大项和中项。结论中的主项叫小项，结论中的谓项叫大项，两个前提中共有的项叫中项。包含大项的前提叫大前提，包含小项的前提叫小前提。三段论是通过中项将大项与小项联系起来推出结论。三段论在科学研究和日常生活中广泛应用。

(1)三段论的公理：凡肯定或否定了全部，也就肯定或否定了其任何部分。三段论规则有：在一个三段论中，有且仅有 3 个不同项；中项至少在前提中周延一次；前提中不周延的项，在结论中也不得周延；从两个否定的前提不能推出结论；两个前提中若有一个否定判断，那么结论是否定的，若结论是否定的，那么前提中必有一个是否定的；两个前提若都是特称判断，则不能推出结论；两个前提中若有一个是特称判断，结论也必须是特称判断。

(2)三段论的格指由于中项在前提中位置的不同形成的各种不同三段论的形式。所以三段论有四个格，每个格有自己的特殊规则，这些规则只适用于所在的格，各格的特殊规则可依据上述一般规则推出。三段论的式是指由于前提和结论质与量不同而形成的三段论推理形式。三段论大前提、小前提和结论在很显然的情况下可以有省略，省略形式有：省略大前提；省略小前提；省略结论。

复合三段论是两个或两个以上的三段论构成的三段论推理形式。

生活中，经常因为违反三段论规则，出现笑话。比如春晚小品，问者说"是先杀驴呢，还是先杀猪呢?"，回答者说"先杀驴"，问者说："猪也是这么想的。"回答者很尴尬，观众大笑。看来大家可能都可能"幽默"地忽略了中项至少在前提中周延一次的规则。在心理工作中，有些来访者逻辑不严谨，出现了逻辑错误。比如，来访者多次婚姻失败，她的推理过程是："我的婚姻中，有错的都是丈夫，张某现在是我丈夫，所以张某有错。"若心理工作者能够运用逻辑学知识，很快就会发现问题。

五、关系判断及其推理

客观事物除了具有某种性质，还与其他事物具有这样那样的关系，对这种关系的认识形成了关系判断。关系判断是断定思维对象之间是否存在某种关系的简单判断。关系判断，一般来说，由三部分组成：关系者项、关系项和关系量项。关系者项是关系判断中表示发生关系的对象的概念，其数量可以是两个或两个以上的多个。关系项是关系判断中表示存在于对象之间的关系性质的词。关系量项是表示关系者数量的词。

关系推理是依据对象间关系的逻辑特征进行的推理，前提至少有一个关系判断，结论是关系判断。关系推理有纯粹关系推理和混合关系推理。纯粹关系推理主要有四种形式：对称性关系推理、反对称性关系推理、传递性关系推理、反传递性关系推理。不定对称与不定传递关系不能作为推理的依据。

心理工作中，来访者可能没有正确运用关系推理，比如"王某尊敬张某，张某尊敬李某，所以王某尊敬李某"。可是事实并非如此，造成他的人际关系认识偏差。

六、复合判断及其推理

1. 复合判断

复合判断是指自身包含有其他判断的判断。构成复合判断的简单判断称为复合判断的支判断。复合判断都是由一定的联结项结合若干支判断构成的。复合判断通常由两个或两个以上简单判断联结而成。有的复合判断可以仅仅包含一个简单判断，如"负判断"就可以由一个简单判断和一个判断联结词组成。

复合判断可分为联言判断、选言判断、假言判断和负判断。逻辑联结项简称联结词，是复合判断形式结构中的逻辑常项。如"…… 并且 ……""…… 或 者 ……""如果 ……那么……""…… 当且仅当 ……""并非……"。

联言判断又称合取判断，就是陈述几种情况同时存在的判断。常见的有并列关系复句、递进关系复句、转折关系复句、单句形式等。在自然语言中，使用"并且""不但……而且……""虽然……但是……"等作为联结词来表达联言判断。有的时候为了语言优美和简洁，省略联结词。当且仅当支判断同真时，联言判断为真。联言推理是以联言判断为前提或结论，并根据联言判断的逻辑性质，进行推导的推理。其基本类型有分解式和组合式。心理咨询师可以利用联言推理的分析式，提升来访者的接受程度。比如，来访者反映婚姻关系问题，咨询师可以说："您的丈夫有优点，也有缺点，对吧？"在对方承认之后，说"看来他也是有优点的"。这样的方式比直接说其丈夫也有优点可能更容易被其接受。

2. 选言判断

选言判断，也称析取判断，是陈述在若干事物情况存在的若干可能。选言判断的支判断叫作选言支。选言判断根据选言联结词的不同可分为相容选言判断和不相容选言判断。分别用"……或者……""要么……要么……"等表述。相容选言判断当且仅当至少有一个选言支是真的即真。只有当所有的选言支都假，这个相容选言判断才为假。不相容选言判断当且仅当仅有一个选言支为真时才为真。若所有选言支都假，或不止一个选言支为真，其都是假的。选言推理是前提中有一个选言判断，并且根据选言判断逻辑关系进行推演的推理。可以分为相容和不相容选言推理两种。相容选言推理推理规则是，否定一部分选言支就要肯定另一部分选言支；肯定一部分选言支但不能否定另一部分选言支；肯定一个判断，则要肯定以该判断为一部分选言支的任一相容选言判断。不相容选言推理的推理规则是：否定一部分选言支，就要肯定另一部分选言支；肯定一部分选言支，就要否定另一部分选言支。不分清是相容选言推理还是不相容选言推理，有的时候就会出现错误的认知，比如一位妻子说到自己的丈夫或者爱她或者爱第三者。她发现丈夫爱第三者，那么推定丈夫一定不爱自己了，自己的婚姻一定要结束了。这里有诸多问题，比如对爱的判断，还有这可以是一个相容选言推理，另外辩证地看，还可能有很多变数。

3. 假言判断

假言判断又称条件判断，它是陈述某一事物情况的存在是另一事物情况存在的条件的复合判断。表示条件的支判断，称为"前件"；另一个是表示依赖条件而成立的支判断，称为"后件"。常用"如果……那么……""只有……才……"等逻辑联结词联结。假言判断可以分为充分条件假言判断、必要条件假言判断和充要条件假言判断。充分条件假言判断，当前件真后件假，则该充分条件假言判断为假；否则就是真的。必要条件假言判断，当前件假后件真，则该必要条件假言判断为假；否则就是真的。充要条件假言判断，当前件与后件同时为真或同时为假时，该充要条件假言判断就是真的；否则就是假的。充分条件假言推理规则：肯定前件，就要肯定后件；否定后件就要否定前件。否定前件，不能否定后件；肯定后件，不能肯定前件。必要条件假言推理规则：否定前件，就要否定后件；肯定后件，就要肯定前件。肯定前件，不能肯定后件；否定后件，不能否定前件。充要条件假言推理规则：肯定前件，就要肯定后件；肯定后件，就要肯定前件。否定前件，就要否定后件；否定后件，就要否定前件。关于假言判断及其推理，来访者往往出现问题。比如，一位来访者陈述"只有具备那些条件的才能评上高级职称，我具备了那些条件，可是我退休了，也没评上，太不公平了"。心理工作者要及时发现问题，分析充分条件与必要条件的不同，帮助来访者正确认识。

4. 负判断

负判断是否定一个判断而形成的复合判断。负判断的真假与被否定的判断的真假是相反的。

否定一个联言判断，等值于至少否定其一个联言支。否定一个相容选言判断，等价于否定其全部选言支。否定一个不相容选言判断，等值于肯定其全部选言支，或否定其全部选言支。否定一个充分条件假言判断，等值于肯定其前件并否定其后件。否定一个必要条件假言判断，等值于否定其前件并肯定其后件。否定一个充要条件假言判断，等值于肯定其前件而否定其后件，或者否定其前件而肯定其后件。否定一个负判断等值于其支判断。

还有其他关于复合判断的推理，下面作简单介绍。

假言易位推理：①充分条件与必要条件易位的假言推理：如果 p 是 q 的充分条件，那么 q 是 p 的必要条件，如果非 q，那么非 p；如果 p 是 q 的必要条件，那么 q 是 p 的充分条件，如果非 p，那么非 q。②充要条件假言易位推理：当且仅当 p 才 q，所以当且仅当 q 才 p。

假言连锁推理又叫纯假言推理，它是根据假言判断的逻辑性质，以两个或两个以上假言判断为前提推出一个假言判断为结论的推理。假言连锁推理可以分为充分条件假言连锁推理、必要条件连锁推理、充要条件假言连锁推理和混合条件假言连锁推理。这种推理式的特点是：在前提中，后一个假言判断的前件和前一个假言判断的后件相同，从而形成几个假言判断首尾相扣的格局，故称作假言连锁推理。其合理性主要是建立在条件关系的传递性的基础上的。

归谬推理是指由于一个判断蕴含逻辑矛盾，从而推出该判断为假的推理。如果 p，那么 q；如果 p，那么非 q，所以，非 p。

反三段论是指如果两个前提能推出一个结论，那么如果结论不成立且其中一个前提成立，则另一个前提不成立。

真值表方法在这里不做具体介绍。

七、模态判断

模态判断及其推理是断定事物发展趋势的一种重要判断形式。其有狭义与广义之分。狭义模态判断是指包含"必然"和"可能"这两个模态词的判断，这里我们用模态判断指狭义模态判断。广义上，模态判断还包括包含有"必须""允许""禁止"等模态词的道义模态判断，还有关于知道、相信等的认知模态判断等。

模态判断一般有两种语言表达形式：一种是以一个判断为主项，以一个模态词为谓项。另一种是以一个概念为主项，模态词是谓项中的一部分。模态判断可分为或然肯定判断、或然否定判断、必然肯定判断和必然否定判断。它们之间存在着必然的制约关系。比如，凡是必然要发生的事情都不可能不出现，而凡是不可能不发生的事情都必然要发生。凡是必然不发生的事情都不可能发生，而凡是不可能发生的事情都必然不会发生。一件事情的发生具有可能性，那么它的不发生就不具有必然性；一件事情的不发生不具有必然性，它的发生也就具有可能性。一件事情的不发生具有可能性，那么它的发生就不具有必然性；一件事情的发生不具有必然性，那么它的不发生就具有可能性。必然要发生的事情都可能会发生。必然要发生的事情在现实就会发生。现实性也是一种可能性。必然不发生的事情都可能不发生。必然不发生的事情在现实中就不会发生。现实中不发生的事情也就可能不发生。凡是不具有可能性的事情都不具有必然性。凡是不可能发生的事情都不必然不发生。如果事情的发生具有必然性，那么它的不发生就不具有必然性。如果一件事情的不发生具有必然性，那么它的发生就不具有必然性。凡是不可能发生的事情都可能不发生。一件事情的不发生不具有可能性，那么它的发生就具有可能性。

复合模态判断和叠置模态判断推理比较复杂，仅举一些重要的例子进行介绍。如果 p 蕴含 q，那么若 p 必然的，则 q 也是必然的。如果 p 蕴含 q 是必然的，并且非 q 是必然的，那么非 p 是必然的。p 严格蕴含 q，当且仅当 p 蕴含 q 是必然的。一合取判断是必然的，当且仅当该合取判断每个合取支都是必然的。一析取判断是可能的，当且仅当，该析取判断每个析取支至少一个是可能的。如果 p 是必然的或 q 是必然的，p 或者 q 是必然的。如果 p 并且 q 是可能的，那么 p 是可能的并且 q 是可能的。如果 p 或者 q 是必然的，并且非 p 是必然的，那么 q 是必然的。如果 p 是必然的，那么非 p 也必然的。如果 p 是可能的，那么可能 p 就是必然的。如果 p 是实然的，那么可能 p 就是必然的。

直言模态判断是指将"必然""可能"等模态词加到直言判断上形成的模态判断。负直言模态推理是根据直言模态判断的负判断进行的推理。负复合模态判断推理是根据一个负复合模态判断所进行的推理。

基本的道义判断有必须(禁止)肯定判断、必须(禁止)否定判断、允许肯定判断、允许否定判断。它们之间存在着制约关系。如果不考虑单称判断，规范判断有四种形式：必须p、必须非 p、允许 p、允许非 p。对这些判断形式的否定，就有并非必须 p、并非必须非 p、并非允许 p、并非允许非 p。

第二节　心理督导中的逻辑学

逻辑基本规律的类型有同一律、矛盾律、排中律、充足理由律。同一律的作用在于保持思维的确定性；矛盾律的作用在于保持思维的一贯性；排中律的作用在于保持思维的明确性；充足理由律的作用在于保持思维的论证性。在心理督导中，如何用到这些规律，是我们应该思考的一个大问题。

一、同一律

同一律的内容是：在同一个思维过程中，每一思想必须保持自身同一。同一律对概念方面的要求是，一个概念反映什么对象就反映了那个对象，它有确定的外延与内涵。对判断方面的要求是一个判断陈述了什么事实就陈述了那个事实，它具有确定的"真""假"意义。同一律要求在同一思维过程中，保持论题自身的同一性。同一律要求在同一思维过程中，保持语境同一。

在心理督导中，督导师要保持清醒的头脑，整个督导过程，应保持统一与同一的状态，也才能取信于被督导者。语无伦次，前后矛盾，很难在心理督导中取得效果。

二、矛盾律

两个判断互相矛盾，则不能同真或同假。两个判断互相反对，则不能同真，但可以同假。矛盾律的内容是：同一思维过程中，两个互相矛盾和反对的判断，不能同时为真。矛盾律的要求，对两个互相矛盾或反对的判断不能同时肯定。违反这一要求出现的谬误，叫作自相矛盾。协调就是不自相矛盾。思想的不协调有三种形式：矛盾直陈、蕴含矛盾、隐含矛盾。前两个很好理解，隐含矛盾是指难以避免矛盾，意思是所陈述的思想只有在很强的假设下才能避免矛盾。

在心理督导中，最基本的是要遵循不自相矛盾的状态。这个逻辑思维的规律非常重要。

三、排中律

排中律的内容是：在同一思维过程中，矛盾判断不能同假，必有一真。矛盾律和排中律的区别是：第一，适用范围不同：矛盾律适用于矛盾和反对判断，排中律只适用于矛盾判断。第二，逻辑要求不同：矛盾律要求，对矛盾和反对判断，不能同时都肯定。排中律，对矛盾判断，不能同时都否定，必须肯定其中之一。第三，逻辑错误不同：违反矛盾律犯自相矛盾错误，违反排中律犯不当两不可错误。

这个规律，也应在心理督导中认真使用。用得好，可以事半功倍。逻辑学运用成功，是取得督导成功的重要思维保证。

四、充足理由律

充足理由律的内容是：在论证中，论题的成立必须有充足理由，即论据真实，并从论据能推出论题。充足理由律作用于论证要求：第一，要有论据。第二，论据要真实。第三，论据能推出结论。违反论据推出结论这一要求的错误，称为"推不出来"。其又分两种类型：一是形式的推不出来；二是非形式的推不出来。前者是从前提到结论的推理，违反推理的形式规则。后者的"推不出来"有各种形式，如"理由不相干""夸大相关程度"等。

例如，心理咨询师依据来访者童年"见父母比较少，住在姑姑家"，直接断定其童年缺乏关爱。显然这个理由不够充足，但许多心理咨询师经常犯错，可能是根据以往经验，以偏概全，或者因反移情等原因所致。这是在督导中常常要指出的问题。其基本依据是逻辑学原理。

五、归纳推理

归纳推理，是以若干个个别性或特殊性知识作为前提，推出一个一般性知识作为结论的推理。简单地说，归纳推理就是从个别推出一般的推理。归纳推理在人类认识过程中起着重要的作用。人的认识过程总是先从了解个别和特殊事物的属性开始，逐步扩大到了解和把握事物的本质和一般规律。

根据归纳推理的前提是否涉及了一类事物中的全部对象，可将所有的归纳推理分为两类：完全归纳推理和不完全归纳推理。传统逻辑中的不完全归纳推理，又包括简单枚举归纳推理、科学归纳推理及求因果五法。而概率归纳推理与统计归纳推理则属于现代归纳逻辑的两种不完全归纳推理。

归纳推理与演绎推理、类比推理并列被称为传统逻辑三大推理形式。归纳推理思维是从个别或特殊到一般；演绎推理是从一般到个别或特殊；类比推理是从个别到个别，或一般到一般。完全归纳推理，其结论所断定的范围等于前提所断定的范围，前提与结论联系是必然的；不完全归纳推理，结论所断定的范围超出了前提所断定的范围，结论是或然的。演绎推理的结论没有超出所断定的范围，前提与结论联系是必然的，类比推理的结论超出了其前提所断定的范围，前提与结论联系是或然的。

归纳推理与演绎推理是人类两大主要的认识活动方式。在实际的思维活动中，演绎依赖于归纳，也渗透着归纳，归纳也依赖于演绎，渗透着演绎。

因果联系是现实世界中普遍存在的现象。其具有一般特点：第一，因果联系具有普遍性。第二，因果联系是时间顺序的联系，原因总在前，结果总在后，但并不是任何前后相继的现象都存在着因果联系。第三，原因和结果既是确定的，又是不确定的。在一定范围内，因就是因，果就是果，但因与果又可能是相互作用、相互转化的。第四，原因和结果的关系是复杂多样的，比如一因多果、一果多因、同果异因、多因多果、复合因果、因果链等。古典归纳逻辑探求因果联系的逻辑方法，主要对应一因一果，总结了具有一般意义的方法，即求同法、求异法、求同求异并用法、共变法和剩余法。

（1）求同法也叫契合法，指在被研究现象出现的若干场合中，如果只有一个情况是在这些场合中共有的，那么这个唯一的共同情况就是被研究现象的原因(结果)。求同法的特点是异中求同。另外，进行比较的场合越多，结论的可靠性就越大。求同法举例：比如，家庭咨询中，常常有这样的现象，看上去丈夫有第三者，有趣的是丈夫的岳父也有这种情况，其实是妻子与自己母亲扮演了同样的角色。当然我们不排除其中的复杂性，比如，光线的照射与缓解冬季忧郁症的研究：多名患者在清早和傍晚各接受3小时伴有花香的强光照射。一周后，大部分患者摆脱了忧郁，其他患者也显著好转。需注意，各场合是否还有其他的共同情况，我们找到的共同点是光照，但不要忽略可能还有花香以及多个小时的非工作状态这些共同因素。

(2)求异法又叫差异法，指在被研究现象出现和不出现的两个场合中，如果有一个情况不同，其他情况完全相同，而且这个唯一不同的情况在被研究现象出现的场合中存在，在被研究现象不出现的场合中不存在，那么这个唯一不同的情况就是被研究现象的原因(或结果)。求异法的特点是同中求异。另外，还需要考虑两个场合唯一不同的情况，是被研究对象的整个原因，还是被研究对象的部分原因。求异法举例：比如心理学家哈洛针对华生行为矫正儿童养育有关理论进行的实验，就是根据其他情况相同只是有"绒布妈妈"出现还是"铁丝妈妈"出现的不同，找到了因果关系。再比如心理咨询中，一位女性来访者第一次咨询时有很强的防御，咨询师有意识用更多的时间与精力来建立信任，来访者简单谈了自己家庭，咨询师一直倾听，一直进展缓慢。第二次仍是感觉到较强的防御，仍然简单几乎重复地谈论自己的家庭，咨询师这次除了倾听，还温柔地说道："我也有一个女儿，我也是一个母亲。"但突然来访者变得非常开放，不但谈论感受，甚至哭泣，宣泄出了强烈的情绪。当然咨询师也要注意自己是否反移情以及对咨询工作的影响。同中求异，可能就是那句话语，使得咨询师与来访者有了深度的共感。当然，需注意，两个场合是否还有其他差异情况。

(3)求同求异并用法，又叫契合差异并用法。在被研究现象出现的若干场合中，若只有一个共同情况，而在被研究现象不出现的若干场合中，却没有这情况，其他情况不尽相同，那么这个唯一共同的情况，就是被研究现象的原因(或结果)。其特点是两次求同(正事例组求同，负事例组求同)，一次求异，这与求同法与求异法相继应用是不同的。需注意，正事例组与负事例组的组成场合越多，结论越可靠。另外，对于负事例组的各个场合，要选择与正事例组场合较为相似的来进行比较。

(4)共变法是在被研究现象发生变化的各个场合中，发现只有一个情况是变化着的，其他情况保持不变，那么这个唯一变化的情况，就是被研究现象的原因(或结果)。需注意，与被研究现象发生共变的情况是否具有唯一性。还需注意，两个现象的共变有一定的限度，超过限度就会失掉原来的共变关系。还要了解，共变关系有同向共变和异向共变两种。共变法与求异法既有区别又有联系。如果把两个具有共变关系的现象变化到极限，就达到求异法要求的条件。

(5)剩余法是已知一复合情况是复合现象的原因(或结果)，并且还知道复合情况的某一部分是复合现象中的某一部分的原因(或结果)，那么复合情况的剩余部分，就是复合现象的剩余部分的原因(或结果)。需注意，若复合情况(A，B，C，D)是复合现象(a，b，c，d)的原因(或结果)，必须确认复合情况的一部分(A，B，C)是复合现象(a，b，c)的原因(或结果)，而复合情况的剩余部分(D)不可能是复合现象这一部分(a，b，c)的原因(或结果)。复合情况的剩余部分(D)不一定是个单一的情况，还可能是个复杂情况，就必须进一步研究，探求剩余部分的全部原因(或结果)。

概率归纳推理，是根据某类部分对象具有某种属性的概率，推出该类全体对象具有这种属性的概率的推理。需注意，观测次数要多，考察范围要广。另外，概率估计要随着客观情况的变化而变化。统计归纳推理是由样本具有某种属性的单位频率推出总体具有某种属性的概率的推理。需注意，样本的容量要尽可能大，选样范围尽可能广，样本要从总体的各个层次中抽取，而且各个层次中取样要随机，不能有人为倾向。另外，要正确地运用选样方法。概率归纳推理与统计归纳推理都是或然推理。我们的来访者很少做科学严谨的概率或统计归纳推理。但其原理往往现实地影响着他们的心理状态。现在我们感到寻求心理帮助的人越来越多，有的认为是时代发展文明进步，使得人们更加重视自己的心理状态，有的认为我们现阶段有可能进入"中等收入陷阱"等，不论如何，我们要澄清一个基本的认识，即许多认识是我们被直接灌输与及其有限的直接经验叠加而成的。比如"世界上还是好人多"，恐怕没有人是通过定义什么是好人，世界范围多大，以及进行统计之后，才得出结论。类似这样的认识非常多，而且非常重要，它们直接影响着包括心理工作者在内所有人的心境。心理工作者要充分认识到这一点，合理影响对象，弘扬正能量，多传递积极信息。比如利用网络多媒体媒介创造性的运筹，艺术性地开展工作。有的时候，人们即使面对不太理想的现实，也可以合理地选择性感悟，有似"世事无相，相由心生"，这也是情绪 ABC 理论的内容。

类比推理是根据两个对象在一系列属性上相同，而且已知其中的一个对象还具有其他的属性，由此推出另一个对象也具有那样的其他属性的推理。如果说归纳推理完成了从个别到一般的跨越，类比推理可以说是完成了横向个别到个别、一般到一般的跨越。类比推理把某对象所具有的属性推广到与之相似的另一个对象上去，结论是或然的。类比是以对象间某些相似的共有属性为根据，但对象之间有某些属性相似，并不能得出它们在其他方面必然相似。所以类比推理给我们带来创新、探索和预测的思路，但又要充分考虑其或然性。需注意，要提高类比推理结论的可靠性需考虑：前提中确认的属性越多，结论的可靠性程度越大；前提中确认相同属性越本质，相同属性与要类推的属性之间越是相关，类推结论可靠性程度越大。类比推理可能给我们带来启发与创新，推动认识的进程，但运用错误，性质是很严重的。比如，社会上有一种错误认识："狼和兔子都是动物，它们的关系是弱肉强食的，人也是动物，所以人的关系也是弱肉强食的。"这种错误的类比推理性质之所以严重是因为，不但可能使得弱者心情更加沉重，更会使得强势者感到其行为理所应当而肆无忌惮。其若成为共识，会严重影响社会文明进程。再比如，一位来访者把其丈夫兄弟间的关系想当然认为与其父辈兄弟间的关系相似等。

在我们学习任何一门学科、一门职业、一项技术中，都会用到归纳推理技术，凡是用好、用活的人，能达到很高的境界。

溯因推理是从结果出发，应用一般规律性知识，推测出事件发生的原因的推理。需注意，要提高溯因推理结论的可靠性，需要尽可能地猜测引起结果的各种原因，进行检验，试错，排除，逐步探索接近，才能得出事件发生的真正原因。比如，一位来访者咨询完毕没有付费(事先设置好咨询结束付费)，那么不愿意付费是必然的还是可能的呢？也可能是来访者对咨询师相当满意，由于咨询师的表现使来访者将其看作自己的母亲，母亲倾听与体贴当然不用付费(结束时仍然处在移情之中)。另一个例子，雀巢刚推出速溶咖啡时，销售不畅，究其原因，对雀巢咖啡与市场领导者麦氏咖啡的产品进行了对比分析，没有找到答案。后来请来了心理学家对消费者的购买行为进行研究。研究人员做了两个试验。①蒙眼试验：把顾客的眼睛蒙上，给他品尝雀巢咖啡和麦氏咖啡。结果，顾客评价结果是雀巢咖啡更好；之后，给两杯同样的雀巢咖啡分别贴上雀巢和麦氏的标签，顾客评价贴有麦氏的那杯要优于贴有雀巢的。这说明，雀巢咖啡的产品品质不亚于麦氏，销售不畅的原因不在产品质量。②购物清单试验——投射技术的应用：研究者打印了两份超市的购物清单，两张清单购买的货品相比较，唯一的差异就是一张买的是传统的麦氏咖啡，一张买的是雀巢速溶咖啡。研究者请受访者通过这两张购物清单来描述拿着这两张清单的家庭主妇的形象，结果是大部分的受访者把买了麦氏咖啡的人描绘为一个勤快的主妇，而把买了雀巢咖啡的人描绘成一个懒惰的主妇。原来问题的答案是人们认为用速溶咖啡给丈夫做咖啡的都是懒惰的主妇，这决定了家庭主妇们不愿意购买速溶咖啡。了解到真正的原因后，雀巢采用对应的广告策略向消费者传递了速溶咖啡给忙碌的上班族、给匆匆出门的丈夫和太太带来的优质生活，也代表着浓浓的爱意，从而逐步改变了原来的印象，自然后来热卖起来。

六、证明与反驳

证明包括直接证明与间接证明、演绎证明与归纳证明等；反驳包括直接反驳与间接反驳等。

证明就是要运用概念、判断、推理等逻辑知识和方法获得知识，驳斥谬误。论题、论据和证明方式是证明的三要素，论题要明确同一，论据要真实，论证方法要正确。需注意，论据要全面，以个别的、孤立的事实作为论据，那就不能支持论题的真实性。另外，论据还有科学公理、定义、原理等。证明方式是建立论据与论题之间联系的推理方式。这个推理方式要符合逻辑。论题→论据→论题是证明的思维进程，不同于推理的思维进程前提→结论。证明比推理复杂，是一个或一系列的推理。证明在揭示、发现和宣传真理的过程中都发挥着重要作用。逻辑证明是验证理论正确性的普遍原理，在一定程度上，弥补局部实践检验的局限性，为实践检验做理论准备。证明是实践检验的反映，证明的真实性要经过实践检验。根据证明运用的推理形式可以将证明分为演绎证明与归纳证明。前者是运用演绎推理形式进行的证明，后者是运用归纳推理形式进行的证明。根据证明的方法不同可以分为直接证明和间接证明。直接证明是从论据的真实性中直接推出论题的真实性的证明。间接证明是通过确定其他判断为假来确定论题的真实性的证明，有反证法、选言证明等。反证法是通过确定与论题矛盾的判断为假来确定论题真实性的间接证明。选言证明是通过确定除了论题的那种可能外，选言判断所包含的其余可能都为假，从而推出论题真实性的间接证明。

反驳是一种特殊的证明，是确定某一证明的论题虚假或证明不能成立的思维过程。相关内容可以对照证明来学习。反驳的种类有直接反驳和间接反驳，演绎反驳和归纳反驳等。

证明与反驳要做到：论题明确；论题保持同一；论据的真实性不依赖于论题的真实性；论据应该正确地推出论题。否则就要犯论题模糊、转移论题、论据虚假、预期理由、循环论证、推不出等逻辑错误。

证明与反驳在辩论中常常用到。在心理督导中也应是如此。因为在督导的开始阶段，往往会有争执与矛盾。督导师要有清晰的头脑，也应具有证明与反驳的逻辑思维，才能在督导工作中，取得好的效果，增长自己的才干。

七、辩证逻辑

辩证思维形式主要包括具体概念、辩证判断和辩证推理。具体概念是相当于形式逻辑的抽象概念而言的，是一定的认识主体在一定时期或阶段反映一定的思维对象各种本质、非本质的规定及其概念间的各种关系、联系之间总和的思维形式。具体概念根据其辩证内容可分为简单具体概念和复杂具体概念。辩证判断，是从内容和形式的结合上反映自然、社会和思维矛盾本质的判断。其既反映思维对象的矛盾对立，又反映思维对象的矛盾运动与普遍联系。比如，辩证判断中的"既是又是"强调反映的是思维对象内在矛盾的对立统一，其是在联言判断的基础上深入思维对象内部揭示其内在矛盾及其相互联系。从这个角度上说，辩证逻辑的辩证判断是形式逻辑的判断或联言判断的升华。辩证判断的基本形式有：主项谓项对立统一式如"失败是成功之母"；共谓项的对立统一如"真理是确定的，又是不确定的"；谓项的对立统一如"运动的基本形式都是接近与分离，收缩与膨胀"。辩证推理是通过对思维运动中的内在矛盾或内在层次的辩证分析，推出某个辩证结论的推理。辩证推理依据思维进程可分为两种基本形式：辩证的归纳推理和辩证的演绎推理。辩证的归纳推理是从一些个别性的对立统一辩证判断，推出一个新的一般性的对立统一辩证判断的思维过程。辩证演绎推理，是以某个一般性的对立统一辩证判断，推出一个或几个个别性的对立统一辩证判断的思维过程。

具体同一律是辩证思维的基本规律之一，反映了客观世界存在的对立统一关系及其相互联系性，反映的是客观事物运动变化既相互矛盾又相互依存的对立统一特性。转化发展律也是辩证思维的基本规律，表明每一个具体概念、辩证判断和辩证推理，随着客观事物的发展和矛盾运动，必然会向另一具体概念、辩证判断和辩证推理转化和发展。辩证判断由个别向特殊转化，再由特殊向一般转化。辩证判断由肯定向否定转化，或由否定向肯定转化。递进深化律是指人的认识过程是按照由浅入深的层次不断递进、反复深化的过程。认识不可能一次性完成，需要不断地层层递进和反复，逐步深化。认识过程不是直线式向前推进，前进中伴随着倒退，具有曲折性。认识的递进深化，需要对已经形成的认识成果有所扬弃，有继承又有突破与创新。

根据不同的思维目的和要求，要运用不同的辩证逻辑的方法。逻辑思维方法主要有辩证分析与综合法、辩证归纳与演绎法、辩证抽象与具体法、逻辑与历史统一法等。

这个观点在哲学中多有论述，大家并不陌生。但是如何在心理督导中使用，特别是灵活运用，值得大家思考。用得好，会极大促进我们做好心理干预工作界。

八、直觉

直觉思维可以分为经验直觉、知性直觉和理性直觉。经验直觉是一种未经理性抽象而直接呈现给经验主体的现象或操作过程等。经验直觉还有待于上升到更高层次的知性直觉。作为知性直觉的数学直觉和逻辑直觉都超越了感性直觉，达到了一种普遍的真理性。其消除了个别与一般、特殊与普遍的对立。空间上看，其强调事物或现象存在的相对稳定性；时间上看，其确定性强调的是当下性。从这个角度上看，知性直觉善于把握处于当下和相对稳定的事物与现象，但对于处于历史的和变化的事物与现象则需要以理性直觉来把握。理性直觉是指思维主体对思维对象的观念统摄或对其本质与规律的整体把握。

直觉的生成有不同的境界：灵感境界即主体瞬间捕捉到解决问题的思路，但还不够清楚；顿悟境界即主体突然间达到了对事物本质的了解，或者对问题关键的把握；直观即主体瞬间对要解决的问题及其发展达到了整体的领悟。直觉不必神秘，我们要善于把握直觉给我们的启示，帮助我们对事物或现象的本质及其发展规律进行把握，更好地创造性地解决问题。另一方面，我们不要过分依赖直觉，否则可能面临重大的错误。我们要能够辨真伪。

在心理督导工作中，发挥我们的想象与直觉，更多产生顿悟，从而有更好的创新与发展。许多发现与发明往往在直觉中产生。

九、语用逻辑

语境有狭义语境与广义语境。狭义语境是指上下文，在口语中叫作前言后语。关于语境，在一定的社会背景下，交际双方处于特定的具体环境中，这些具体环境比如时间、地点、话题、身份、目的、方式、时代背景、文化背景，还包括一些非语言符号（如姿态、动作即表情）等，都可以称为语境的组成因素。比如来访者是夫妻，他们能够感受到心理咨询师的一些动作、表情等非语言信息，从而影响各自的表达。这些信息可能是咨询师在丈夫说话时皱起眉头，对妻子则是点头微笑等，这些信息的背后可能是心理咨询师自己家庭的角色影响。广义语境指的是语言交流中自然语言表达时所依赖的各种主客观环境因素。考虑语境可以帮助人们确定话语的准确意义，可以帮助人们补充信息等。

此外，对语言表达的理解既考虑外延又考虑内涵；不仅考虑到真假还考虑到恰当与否；考虑到谈话的合作原则、谈话隐涵以及预设等相关知识，这些都可以让我们运用逻辑规律更加准确、全面和高效。

逻辑学是一个非常实用的科学，拿起并用好这个武器，对于心理督导师的成长与进步，大为有益。

【韩栋】

模块五　文化

有文化视野的广博，才有心理督导的专攻！

第十四章 心理督导中的国学

XINLI DUDAO ZHONG DE GUOXUE

　　本节将介绍国学的概况，提炼出了国学所蕴含的核心思想，旨在引导心理督导师掌握国学的精髓，掌握国学精髓思想的运用技巧，引领心理督导师拓展思路，提升国学修养，加强心理督导过程中对国学精髓思想的灵活运用，从而达到提高自身素质，开创符合中国传统文化和国情的心理督导之路的目的。

第一节　大文化与国学

一、大文化视野

督导是关于发展人的生命方向的引导。作为引导者自身，不得不提出需要高素质的问题。不是拔高，而是客观工作的需要。也就是说，作为心理督导师，应有高素质的文化视野，才能引领被督导者前行。

在当今教育体系中，由于急功近利思想的影响，许多教学都是围绕核心专业来设置课程。殊不知，人文素质的提高，直接影响了专业培养的水平。

大人文视野，就要是通过加强历史、音乐、美术等人文社会科学方面的教育，以提高一个人的文化品位、审美情趣、人文素养和科学素质。

从本质而言，大文化视野的培养不同于纯自然科学和技术科学，它是人文修养、生存和生活，引领人类文明进步的一种社会活动过程，是人类实践能力、方式及成果的集成。

因此，心理督导师要参加各种专题讲座、名著导读、名曲名画欣赏、影视评论、国学思想讲评、文艺汇演、课外阅读、体育活动、书法绘画训练等丰富多彩的文化活动，以丰富自己的文化生活，陶冶情操，提高修养。我们在本书的后面专门设计了英文、书法、乒乓球的训练方法与意识的传授。

二、"国学"的由来

"国学"一说有着悠久的历史，最早见于《周礼》，此书距今大约已经有三千年的历史。《周礼·春官·乐师》记载："乐师掌国学之政，以教国子小舞。"由此可知，在"国学"中学习的是"国子"，在周代，"国学"是当时的最高执政者专门为天子和各诸侯国国君的子弟即"国子"们举办的一种学校。"国学"的这一内涵保持了相当长的历史时期。由于这一内涵历史久远，早已远离人们的现实生活。因此，"国学"一词在很长的历史时期内本并不为普通人所熟悉。

20世纪初，随着西方文化体系在中国的传播，对中国文化产生了很大的冲击，逐渐引起了中国文化保守力量的不安和反击。1902年秋，梁启超在写给黄遵宪的信中提议创办《国学报》，"以保国粹为主义"，这大概是"国学"一词对于国粹文化，也就是今天我们所说的"中国传统文化"的代称的最早起源了。1906年9月，章太炎在东京发起国学讲习会，不久又在此基础上成立了国学振起社。到了五四运动前后，北京大学文科研究所设立了国学门，出版了《国学季刊》；清华大学成立了国学研究院，编印了《国学论丛》；章太炎在上海等地演讲国学，出版了《国学概论》，逐渐得到了广大民众的积极响应和大力支持。这是中国文化史上出现的第一次"国学"热潮。这一热潮也使"国学"一词的内涵完成了从中国文化框架下的一种学校向代表整个中国文化体系的华丽转身，并一直沿用至今。

20世纪80年代末开始，随着西方所谓"自由、民主"思潮的再次冲击，中国逐渐出现了第二次国学热潮。如今，"国学"已经成为中国传统文化特别是中国清末以前的古代传统思想、文化及其观念的代名词了。

那么，国学的精髓是什么？与心理学、心理督导、心理咨询有什么联系？在心理督导过程中又将如何运用？在中国逐渐走上世界舞台中央的今天，对于这些问题的探索也就具有了更加重要的现实意义和深远的历史意义。

三、"国学"的精髓思想

"国学"作为土生土长的中国本土文化，是人类文化中一个完全独立的、充满东方魅力与个性化的重要分支，不仅历史悠久、从未间断，更是浸透到中国人生活的方方面面，衣食住行无所不包，思想意识、风俗、伦理无不体现，比如服饰文化、饮食文化、风土文化等。事实上，上面是从某一方面来说的。且不要说某一个方面，就是随便拿出其中一个点来都是一部厚厚的书，比如酒文化、茶文化等，就连姓氏中的任何一家，那也都是一部长长的历史，都可以写一本厚厚的书。因此，要说明白"国学"还真的不是一件容易的事情。

不过幸运的是，我们的老祖宗早已为我们解决这一难题指出了思路，这就是："万物之始，大道至简，衍化至繁"，意思是说，万事万物最初始的样子或状态就是道的极致，道的极致其实是简单到极致的，经过不断地衍化发展才逐渐趋于繁杂的。这句话运用到我们对国学的认识和理解上，就是要我们去寻找国学中最本质、最核心、重要的精髓的思想。

我们知道，"道"是中国古人所追求的对事物的最本质、最深刻的认识，其最高境界就是所谓的"大道"，所以，"大道"就是"国学"最本质、最核心的精髓所在。

那么，"大道"究竟指的是什么呢？

庞朴先生评价："'中庸之道'是中国古人最基本的价值观和方法论。"（《中庸：古代中国人的核心价值观》）对于这样的评价，未见学术界的权威人士有任何异议，表明了当代学术界对此的高度认同。

年代稍远一点的，著名哲学家、思想家梁漱溟先生就没有当代学者这样的直截了当，而是粗略地认为中国文化的核心和基础是孔子学说（思想），是"早熟"的文化，其"早熟"恰恰是表现在对人自身的认识上，而这，也恰恰就是西方文化最大的短处。他说：孔子的学问是最大的学问，最根本的学问。"——明白他自己，对他自己有办法，是最大最根本的学问，我们想认识人类，人是怎么回事，一定要从认识自己入手。凡对自己心理无所体认的人，一定不能体认旁人的心理；因为体认旁人心理无非以我度他，了解旁人必须先了解自己。"如果把这段话与梁漱溟先生的《人心与人生》《东西方文化及哲学》等著作放在一起去审视，就会发现梁漱溟先生是把孔子学说首先当作中国人的心理学来研究的，而且这不仅仅是心理学，而是通用的大道，因为这是"最大最根本的学问"。

这并不是梁漱溟先生一个人的看法。《中庸》明确指出，孔子的君子之道"造端乎夫妇；及其至也，察乎天地"，"夫妇之愚，可以与知焉，及其至也，虽圣人亦有所不知"。可见，这是孔子思想的重要内容和主要观点之一。换句话说，孔子思想运用到哪一个领域，就是这个领域的专用理论工具，运用于人类心理，那就是心理学，运用于心理督导，那就是心理督导学，运用于天文，那就是天文学，运用于地理，那就是地理学……

显然，这部中国人的心理学与西方心理学是结构完全不同的一个心理学体系。正因为这样，只认识西方心理学理论体系的人们对这个中国版的心理学体系如同雾里看花，一直没有看清楚，这成为如今倡导和推动心理学中国本土化的心理学界人士面临的最大难题，也是我们在心理督导中应该思考也必须思考的问题。

寻找国学中最本质、最核心、最重要的精髓的思想，必须要通过传承下来的文字来实现。而文字的传承需要三大要素：一是相对固定并沿着一定规律发展变化的文字，二是书写文字的工具和格式，三是书写文字所用的物质载体，三者缺一不可。汉字是世界上唯一仍然使用的象形文字，也是最悠久的一种文字。目前我们发现的中国古代文字有刻在陶器上的文字符号,刻在兽畜骨骼、龟甲上的甲骨文,铸造于金属器具上的钟鼎文,写在竹简上的简书,写在帛巾上的帛书,以及纸质书籍等。正是得益于这套延续了几千年乃至更久远的独特文字系统,我们可以看到古代中国人对人、事、物及其发展规律的本质性的认识。

不过,由于我们今天所看到的书籍都是唐宋以后流传下来的版本,我们很难确定有多少内容是唐宋以前就已经被修订篡改过的,又有多少是唐宋以后才被补充进去的,因此,那些出土的秦、汉及其以前的典籍就显得特别重要。

毋庸置疑,我们完全不必将"国学"狭隘地界定于"孔子学说"范围之内,而是将所有古籍经典都纳入我们所研究的对象。因此,我们所研究的对象除了通行版本,还包括那些已经出土但还没有在社会上流传、并不为人所知的文献,比如上博简中的《恒先》,以及那些经考证证实被曲解和误读的古籍经典。

通过对文献资料的梳理、汇总,我们认为,国学的精髓可以概括为下面六个方面。

(一)古代中国人对人、事、物及其发展规律的本质性的认识,即古代中国人的世界观

1994年,有两批据信是战国时期的楚简出现在香港文物市场,共计497枚,后由上海博物馆收藏,这就是著名的"上博简"。经上博文物保护与考古科学实验室的科学测试与比较分析,这些竹简为战国晚期楚国贵族墓中的随葬品,全部是秦始皇公元前213年至公元前212年"焚书坑儒"前原始的、第一手的战国古籍,涉及历史、哲学、宗教、文学、音乐、文字、军事等,多为传世本所不见,有些虽有传世本文本也多有不同。这里要说的就是上博简中的一篇,书写在十三支竹简上,篇名书写在第三支简的背面,叫作《恒先》[1],全文共计510字。由于原文在语义、语序上存在逻辑跳跃甚至混乱的问题,出现了多种版本的释读。引起我们兴趣的就是与心理学有关的一个解读版本,全文用现代文表述如下。

(有人说)浊气生地清气生天,气真的那么神吗?

(其实)从来就没有(别的)什么能生出"气"来,"气"是(人)自己生出来的。本来气的诞生并不是独立出现的,与它一起诞生的,还有"或"。本来嘛,生"气"的与生"或"的是同一个(过程)。

最初,(其实)什么也没有。意思就是既没有天地也没有沌、情、虚(这些概念),(整个天地间)就像一个人体验到寂寞时的感觉那样,又如同一片沉静的样子,而且没有人明白(这些),也没有人滋生(什么念头)。

人在不清楚原委的时候就会心神不宁,不自觉地就会去探求其发生的源头。本来"气"的诞生,是因为人自己吃饱了又不克制自己,(于是)有的人就开始"作"(作,在文中是一个特定的概念,今天的网络语言"不作死就不会死"中的"作"大体上与之相当,文中是指昏昏不宁求其所生的欲望驱使下的行为冲动)。有了"作"(的冲动),(相应的)行为表现出来了,(这)就生出了虚、情(这些概念)。(这种)探求的欲望会自我重复,重复了的欲望,就会激发重复性的有指向性的冲动,进而产生出重复性的行动。其实"气"的出生,(就是)因为人自己吃饱了又不克制自己,(于是乎)就有人开始"作";有了"作"(的原始冲动),出现了相关的行为,(这才)生出了虚、情(这些概念)。气就是(这样)被人们自己生自己作出来的。

沌、大沌、虚、大虚、情、大情、祥、宜、利、巧、采、物……(所有的语言文字概念

---

[1]　马承源:《上海博物馆藏战国楚竹书(三)》,285~300页,上海,上海古籍出版社,2003。

都)出于作(所以我们在释读时完全没有必要纠结于这其中某一个字的是与非,这些字换成随便一个别的什么字,表达的其实是一样的道理)。异生异,鬼生鬼,依生依(这是同出而同生);违生非,非生违(这是同出而异生)……同出而异生,是因为它所诞生的欲望(是不同的)。有出于或,生出于有,音出于生,言出于音,名出于言,事出于名……凡是事物的命"名",(都是)一开始有人(表示)怀疑,姑且先这么(叫着),后来的人们就会参照对比。列举全天下所有的命名(指语言文字概念词汇等),(全都是)先这么虚叫着,习惯了就不可改变了。列举天下所有的"名",从来就没有不是这样的。

一开始还是和谐的(原文为"先者有善"。善,本义是表达慈眉善目之形,会意为慈善、吉祥、和气,徐中舒先生谓其"有吉美之义"。而后来又在"羊"下面增加了两个"言",会意为对话沟通之意,可以理解为语言和气、祥和。因此,善,虽然的确表达出了好的意思,然而其本义中,"好"却不是其要表达的核心意思,其核心意思应该是"慈祥、祥和,如食美味之感"。在这里可以理解为"和谐"之意),有了人然后就有了不和谐。乱出于人,有治无乱。(所以需要规定一下次序)先有了"或"然后有了"气",有了"气"然后就有了"有",有了"有"然后就有了"始",有了"始"然后就有了"往"……先有了"中"然后就有了"外",先有了"小"然后就有了"大",先有了"柔"然后就有了"刚",先有了"圆"然后就有了"方",先有了"晦"然后就有了"明",先有了"短"然后就有了"长"等相继而生,(于是就)真的充满了天地之间,广袤的天地之间,纷纷扬扬就有了丰富多彩的万物。例举天下所有事物的诞生都是这般相同的,没有不是这般重复的。(所以说)明明白白天行(之道),唯有重复(这个规律)是永远也不会被废弃的。

"或"如果不是"或"了也就无所谓"或","有"如果不是"有"了也就无所谓"有","生"如果不是"生"了也就无所谓"生","音"如果不是"音"了也就无所谓"音","言"如果不是"言"了也就无所谓"言","名"如果不是"名"了也就无所谓"名","事"如果不是"事"了也就无所谓"事"。"作"了以后才有"事",不"作"就没有"事"。例举天下之事,(都是人)自己作才成了事;例举天下那些"作"的能力很强大的人,都不知道自己能作那么强大,作了,结果却是天下之大作;例举天下所有的作,没有一个不是找到了其根本才使结果遂了心愿的;天下所有的作,没有不是其应该得到的,没有一个是与其根本愿望相违背的,圣人认为这是不可改变的。圣人(其实也)有得到与得不到两种结果,(但是)圣人得到了,或者圣人失去了(而没有得到想要的结果),因为圣人与天下的明王、明君、明士一样,圣人有自己的理想追求而不会患得患失(这应该是成语"患得患失"最早的出处),(所以圣人的作为)并不违背天下所有作为的(规律):没有谁会施舍给你,也没有人会送与你,而都是靠自己的能力做到的。

天道(现在)已经(认识得)很完备了,只不过一个个就像是一个一样,只不过是重复了又重复,仅此而已。

(所以说只有)知道适可而止才能让乱七八糟的想法不再泛滥。

这简直就是一篇非常好的心理学专著!它为我们揭示了以下心理学原理。

(1)"人在不清楚原委的时候就会心神不宁,不自觉地就会去探求其发生的源头。"用心理学的语言来说就是:人在不明白原委或者处于迷蒙之中的时候会内心充满焦虑,为了降低焦虑,人就会不自觉地去探究其原委。当人处在基本的生理需求都得不到满足的时候,自然也会焦虑(不宁),不自觉地去寻求满足,所以,这句话其实是阐明了人的心理内在驱动力的机制。

(2)提出了心理上的满足是在生理上满足之后(原文为:自厌不自忍,或乍)的观点。这也就是说生理需求得到了满足以后就会有心理上的追求,而这与马斯洛的层次需求理论是一致的。

（3）提出了"乍"（现代文用"作"来表示）的概念，明确提出了从冲动到行为结果的整个过程。"或乍，有乍，行出，生虚情"，这实际上是描绘了人类心理从原始冲动——欲望——行为——行为结果的整个过程。

（4）"唯一以一犹一复以犹复""唯复以不废"是了不起的结论，它揭示了事物本质上的一致性。因为有一致性，所以才可以认识；认识到了一致性，表明中国古人不但已经有了充分的理论根据，而且已经掌握了其一致性的实质内容。

孔子说："吾道一以贯之。"（《论语》）其理论依据是什么？《道德经》中说："道生一，一生二，二生三，三生万物"，"人法地，地法天，天法道，道法自然。"其理论依据是什么？《韩非子·解老》中说："万物各异理，而道尽稽万物之理。"意思是说理为具体事物的特殊规律，道为事物的普遍规律；具体事物虽然都有各自的属性，它们存在着质地、短长、大小、方圆、坚脆、轻重、白黑等方面的差异，具体的表现及规律各不相同，但道作为万物的共同规律，与万物的特殊规律无一不合。这反映了中国古人对事物普遍性与特殊性对立统一的辩证思想。我们想知道的是，其理论依据又是什么？哲学界、史学界有一种说法，叫作历史总是惊人的相似。这又是为什么呢？所有这些疑问，在我们看到《恒先》以前，一直没有人能给出令人信服的理论依据，都是不解之谜；而《恒先》的出土，特别是其中关于"唯一以一犹一复以犹复""唯复以不废"的结论，则让这些不解之谜变得顺理成章了。换句话说，《恒先》的出现轻松地给我们解开了这一系列的不解之谜，而且答案早在两千多年前中国古人就已经给出了。这意味着《恒先》所表达的思想内容要早于所有上述思想观点。

（5）提出了"天下之作无非其所无乍本"的观点。《黄帝内经》中说："治之极于一"，"何为一？一者，因得之"。意思就是说，"一"就是导致这个结果的原因、根源。也就是说中国人追根的最终结果和最高境界就是"归一"。《道德经》中说："道生一，一生二，二生三，三生万物"，正是对中国人的这种追根文化最终"归一"的高度概括与总结。"一"，在汉字中不仅指数之起始，而且还是万物的本源、道的初始，也就是"本"。不管人们有没有意识到，中国文化中的这种"归一"的追根思想是人类文明中最完善、最彻底、最深刻的，追根意识早已深入到了中国人的思想观念中。追根至归一，显然当属国学的首要特征，也正是因为有了这种认识，所以中国古人强调"大道至简"。

（6）提出了"无舍也，无与也，而能自为也"的观点。"能自为"是"自能为"的倒装句式，目的是强调"能"的重要性，这在古文中是经常会遇到的句式。这句话的意思是：没有谁会施舍给你，也没有谁会给予你，而只有靠自己的能力去做。这当然是一种非常积极的认识。

在心理督导中，这一点也显得尤其重要。也正是因为这个原因，所以孔子说"不愤不启、不悱不发"——一个人如果自己不想改变、还没有开始改变的迹象，那就谁也帮不了。

（7）提出了"知既而妄思不天"的观点。"知既而妄思不天"本质上就是说思、欲望等不能过，而要中，要"知止""适可而止"。这是在古籍文献中第一次发现关于"知止"的原因的论述，不管是《礼记》还是《道德经》，都是对"知止"的直接运用。从这个角度看，《恒先》一文所揭示的思想的出现，应该要早于《礼记》和《道德经》。《礼记》和《道德经》的相关观点应该是引用。

"知止"也是一个了不起的认识。在人类文明中这是唯一带有与自然的本能方向相反性质的认识。中国文化成为人类文明中唯一连续不断的一支，或许这才是最根本的原因。

《恒先》是到目前为止我们所看到的最早的关于上述一系列思想的论述。而孔子学说、《道德经》及诸子著作中都是对这些思想或其中某一个、几个的直接应用。这表明，《恒先》一文所揭示的思想的出现要早于孔子、《道德经》及《韩非子》等诸子著作。

(二)中国古人对人自身的认识——知止

《礼记·礼运》中说："何谓人情？喜怒哀惧爱恶欲。七者，弗学而能。"意思很明白："什么是人情？喜、怒、哀、惧、爱、恶、欲。这七种情是人不用学就会的本能。"由此可见，中国古人称作"人情"的，是人类天生的、出自本能的情绪与情感，既包括了西方心理学中的基本情绪喜、怒、哀、惧，也包括了爱、恶这样的高级复合型情感，还包括了作为动物本能的"欲望"。

需要特别指出的是，在中国古人的文化体系中，欲是指永不满足的欲望，而这正是人类生存和发展进步的内在动力的源泉。

然而，永不满足的欲望既是人成长进步的动力，也是人性的弱点。正是基于这一认识，中国古人才特别强调"知止"；也正因为如此，我们才说中国文化强调"知止"带有反本能倾向的理性。因此，中国古人讲人情，并不是像现代人这样拉关系谋划私利，而是从人的本性出发，感受对方的情绪情感，克制欲望，理性地与他人相处。

而西方心理学对此却似乎毫无觉察，只是一味地强调自由、顺应人性，与其他学科一样，一味地强调向前、向前、向前，这是中国文化与西方文化的一个重要的区别。

(三)中国古人对天地间万物秩序的认识——伦理与礼乐

《易传·系辞上》中说："天尊地卑，乾坤定矣。卑高以陈，贵贱位矣。"《礼记·乐记》中说："乐者，天地之和也，礼者，天地之序也。和故百物皆化，序故群物皆别"；"圣人作乐以应天，制礼以配地。礼乐明备，天地官矣。天尊地卑，君臣定矣。卑高已陈，贵贱位矣。动静有常，小大殊矣。方以类聚，物以群分，则性命不同矣"。"乐者，通伦理者也"，意思是乐与伦理相通。而伦理是礼的内涵，礼是伦理的表现形式，由此可知乐与礼是里与表的关系。这是中国古人对天地自然秩序及礼乐的理解和认识。从中，我们可以很清楚地看到乐与天对应，礼与地对应，"礼乐明备"才是"天地官矣"的理想状态。乐礼的地位可与天地并提，当然是最高的了。因为"天尊地卑"，所以乐的地位要高于礼。从孔子的六经先教《诗》《书》《礼》《乐》，五十开始研习《易》，晚年才编纂《春秋》的经历，也可以看出乐的地位和重要性要高于礼。

《周礼·春官·大司乐》中说："以乐德教国子：中，和，祗，庸，孝，友。"可以看出，乐德是古代教育的重要内容。乐德指的都是什么呢？了解了古人对德的定义，我们才能全面、深刻地认识和理解乐德。《礼记·乐记》解释说："礼乐皆得，谓之有德。"然而，后世所解释的礼早已没有了乐，又怎么可能是古人所推崇的德呢？其实，在孔子提出"中庸"的概念以前，"中"是中国古人的核心价值观，这就是"中"的含义；和，本是音乐专用术语，后来被广泛用于日常生活中，用以表达"协调、搭配出和谐"之意；祗，是指谦卑、低调；庸，代表帝王、圣人，这是人所能达到的最高境界，因此，这里是借指人要有最高追求、远大理想；孝，是指对长辈、上级要尊重、恭顺；友，是指对平辈或平级要友爱、团结。仅仅用六个字就清楚地表达了中国古人尊崇的乐德的全部内容。

可见，中国古人所推崇的德，是乐德，礼，是乐礼，因此，没有了乐的礼早已经失去了其本意。那种认为中国古代只讲礼制、乐是礼乐，甚至是过度讲究礼制的认识是片面的，完全是对中国古代文化的曲解和误读。

(四)中国古人的认识论和方法论——至简大道之三分、三极与三极之道

孔子对弟子曾参说："吾道一以贯之。"能够拥有弟子三千，贤七十二的事实足以证明，孔子的确藏有一个简单可靠并且可以一以贯之的人生秘籍。子贡擅长经营之道，称得上是当时的商界奇才，自然是个绝顶聪明的人。聪明人总是善于找捷径的，所以他就曾拐

弯抹角地向孔子讨要这个秘籍。(《论语》"有一言而可以终身行之乎?")孔子那句"其恕乎!己所不欲,勿施于人"的回答以及曾参"夫子之道,忠恕而已矣"的理解显然让所有人失望。那么,孔子所说的"吾道"究竟是什么呢?其实就是《论语》中所记载的关于过、不及、中这三者之间的相互关系、相互转化的"道"。

"三极之道"见于《易经》:"六爻之动,三极之道也。"这句话前面并没有"子曰"之语,应该不是孔子所说。而《易经》也不是孔子所撰,因此,表面上看,似乎与孔子关系不大。然而,一方面,《易》是孔子所传五经之一;另一方面,《易经》对于"三极之道"究竟是什么并没有讲清楚,研究《易经》的人多将其解释为"天地人"三才,其实只是看到了表象,没有把握其实质,倒是《论语》和《中庸》给我们提供了线索。原来,《易经》中所讲的"三极之道"不但无法与孔子撇清关系,而且必须通过孔子的话才能真正去理解和把握。通过研究我们发现,三极,分别对应着孔子所说的"中""过""不及"。换句话说就是,三极就是指"过""不及""中"三极。

这里需要特别强调,孔子所说的"中",并不是"中间"或"中点"。在古代汉字里面,"中"有着非常丰富的内涵。骨刻文字研究专家丁在献先生通过对比甲骨文"中"与出土的东夷骨刻文"中"的写法得出结论:中,指的是类似陀螺仪旋转运动中所保持的那种动态平衡状态。河南、山东等地区至今还有这样的方言:"你看这样中不中?""中!"我们注意到,并不是这些地区的人们不会说"好",不同的回答代表了不同的程度——当对方觉得非常满意时就会说"好"或者"太好了"之类。这就是说,这里的"中"可以理解为"行",表达了"还可以接受"的意思,是一个范围,并不是我们平常所理解的"中间""中点"或"不左不右",更不是指确定的"中间的那个点"。

《中庸》中说:"喜怒哀乐之未发谓之中,发而皆中节谓之和。"这句话的本来含义是:像喜怒哀惧等什么情绪也没有,或者像音乐即将开始且尚未开始响起的瞬间那样的状态,叫作"中";像喜怒哀惧等情绪都有却都符合人之常情,或者像音乐和谐、美妙、动听的状态叫作"和"。

显而易见,"喜怒哀乐之未发"是自然中本来就存在的状态,不是人为定义的。这就意味着,理论上我们只能无限接近这个"中"而无法完全达到,类似于"绝对完美"或者"完美无缺"的意思。如此一来,"中"就成了与"过""不及"在性质上完全一样的具有无限接近性的"极点(端)",这才是《易经》中"三极"的真实含义。因此,三极之道的真实含义就是讲如何利用过与不及两个极端从而达到中这一极的最高境界。罗素、梁漱溟等通过研究极端状态或环境下如战争与和平时期中人的行为的差异、富人与穷人在走投无路时对待新生儿的态度等,来研究正常环境中人的心理,其实就是"三极之道"在心理学研究中的实际运用。

西方人对于数轴的定义是这样的:在数学中,可以用一条直线上的点表示数,这条直线叫作数轴(number line),它满足以下要求:(1)在直线上任取一个点表示0,这个点叫作原点(origin);(2)通常规定直线上从原点向右(或上)为正方向,从原点向左(或下)为负方向。请注意,数轴上的原点与中国古人所说的"中"相对应,正负方向分别对应过与不及,或者说分别对应阴与阳;两者不同的是,西方人眼中的中点是人为定义的一个点,所以是确定的;而中国古人眼中的"中"却是自然存在的一个点,我们需要去发现它,所以理论上我们只能无限接近而不可能完全达到它,也正因为如此,中国人所说的"中"其实也是一个极点,或者叫作极端,也是一极,这就是"三极"的来历。

对比一下《中庸》对"中"的定义和西方人对于数轴的定义,我们就会发现中国古人为代表的东方与西方思维方式的不同,以及在这种不同的思维方式下对同一概念定义和理解的不同。在孔子思想体系中,中,是指无而稳定平衡的状态,而和,则是指有却像美妙动听的音乐一样和谐统一，如同无一样的稳定、平衡的状态，这就完美解释了中国古籍经典如《道德经》中所提到的"有无相生"，将"有"与"无"有机地结合了起来，实现了逻辑上的统一与对立。

将三极定义为左、中、右，或者阴、中、阳，或者负、中、正……数学上用无限小、零点、无限大三者来表示，或者用负数、0、正数来表示，或者虚数、0、实数来表示……在时间轴上则可以表述为过去、现在、未来，昨天、今天、明天……空间上可以表述为上、中、下，左、中、右……如此等等，您是否可以找到有什么可以彻底摆脱这三个极的事物呢？

不仅如此，这三极之间还存在着奥妙的关系：任何一个事物或者从某一个或几个维度去看某一事物时，我们都可以将其看作一个整体，即一；而这个一必然存在过与不及（或者叫作左与右或者上与下之类）这样的两个极（端），这就是二了；然而，一旦我们找出了这两个极，必然会出现一个"中"与两极对应，而这个"中"本身就是一个极，这就是三了。必须强调的是，三是伴随着二同时出现的，没有二就没有三，而有了二必然伴随着三的同时出现。

如果把《易经》中的天地人作为三极的代表或表象，那么，《道德经》中所说的"人法地，地法天，天法道，道法自然"就最终指向了要效法事物自己本来的样子（自然），而孔子学说恰恰是强调要从认识自我、自觉修身养性开始。

唐代诗人李白曾经用一首诗生动地展现了这个充满哲理的过程，诗中写道："花间一壶酒，独酌无相亲。举杯邀明月，对影成三人。"本来是一个人独自饮酒，寂寞无聊之下向明月发出了邀请，明月来了，似乎应该是双方在饮酒，不料明月到来的同时却不可避免地带来了影子。我们惊讶地发现，二的出现不可避免地、必然地生出了三，三的产生不需要任何附加条件，不需要时间差，也不是可有可没有，这正是二生三的奥妙！于是乎，计划中的二者相会就理所当然地变成了三方聚会。

说到这里我们赫然发现，孔子的中庸思想、《易经》的"六爻之动三极之道也"、《道德经》中所说的"道生一，一生二，二生三，三生万物"以及"人法地，地法天，天法道，道法自然"其实说的都是一样的道理，只是表述方式不同或者角度不同而已。既然如此，那么这个"三极之道"不论是出自哪里，都是我们在面对任何问题解决问题时可以使用的一个万能工具了，也正因为如此，我们将它作为国学中最重要、最根本、最核心的精髓所在。《高行之三极之道模型图》形象地概括出了三极之道的核心思想（见图 14-1）。

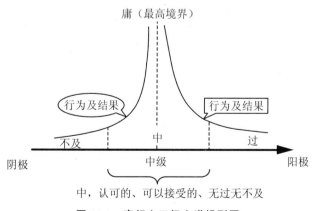

图 14-1　高行之三极之道模型图

（五）三大步骤：如之何

"如之何"三个字见于《论语》，共出现了12次，另外还有"如礼何""如乐何""如予何"这样的同类型表述。如此高频率的出现，表明了这三个字在《论语》中，其实更是表达了其在孔子学说（思想）中的重要性。这三个字其实表达了三种不同的意思，充分体现了汉字的奥妙与魅力，这三种意思分别是：

(1)去哪里？　　　　　换句话说就是：目标是什么？

(2)去那里，为什么？　换句话说就是：其目的和意义是什么？

(3)怎么到那里？　　　换句话说就是：方法是什么？

前两种意思其实就是讲的认识问题，也就是认识论；后一种意思就是讲方法问题，也就是方法论。显而易见，不论任何人、做任何事情，不论是"知之"还是"行之"，只要解决好了这三个问题，成功只是顺其自然的事情。简简单单三个字，却道尽了为人处事三个步骤的全部内容，所以，我们将其称为"三大步骤"，其中任何一步出现偏差都将影响结局，并最终导致失利、挫折甚至是失败。

（六）四大工具：思、学、知之、行之

思、学、知之、行之散见于《论语》《中庸》等经典古籍中。学，是人类特有的工具之一。"知之""行之"与人们所熟知的"知""行"不同，较于后者，前者还包含了朝着目标的指向性。因此，思、学、知之、行之分别对应着思考、学习以及有目标指向性的知与行。会思考、会学习是人类区别于其他动物而成为万物之灵的最基本的工具，而懂得朝向目标的知之、行之则是在思、学基础上才能够具备的更高级的工具或利器，它们是人类认识自然、认识自我、改造自我、适应自然的四大工具，也可以说是人类适应自然、促进文明发展进步的四大利器。

"学而不思则罔，思而不学则殆"，道出了思与学的相互关系。知之，就是通过学习、实践认识自己，进而认识他人、认识人生、认识世界乃至认识宇宙，这是行动的基础和前提；同时，要在"知之"的基础上朝向目标付诸行动即"行之"，并且要在行动中进一步提高对目标的认识和理解。可见，知之离不开思考、学习与行动，行之也离不开思考、学习与知之，知之而不付诸行动就不会有任何结果，而没有目标、没有正确认识作为指导的行动就可能陷入盲动甚至导致灭亡。因此，思、学、知之、行之这四大工具之间都是相辅相成、相互依赖、无法完全分割开来、孤立进行的，缺少了任何一个都是问题。

第二节　运用"国学"的方法与技巧

一、国学与心理学的历史渊源

国学包含着中国古人对于天地万物的深邃认识。

这种认识首先是从对天、地的认识开始的，又因此受到启发促进了对人类自身的认识，而对人类自身的这种认识反过来又促进了中国古人对于天地及万物的认识。在这个过程中，最早成熟起来的，就是中国古人对于人类自身的认识。

借助人法地、地法天、天法道、道法自然的逻辑关系，中国古人将对于人类自身的认识扩大到了天地万物，形成了独具中国特色的理论体系和中国式的归一思想。这一认识至少是早在三千多年前的周代初期就已经基本成型。

到了孔子，用"吾道一以贯之"将其进一步系统化理论化而趋于完善。正如《中庸》所说：

"天下之达道五，所以行之者三……三者，天下之达德也，所以行之者一也"，"凡为天下国家有九经，所以行之者一也"。由此可以看出，不管分多少类、分几支，最终还是归于"一"。《中庸》还明确指出：知孔子之道则知"好学近乎知、力行近乎仁、知耻近乎勇"三者；"知斯三者，则知所以修身；知所以修身，则知所以治人；知所以治人，则知所以治天下国家矣"。

正如钱穆先生在《孔子传》中所说："在孔子以前，中国历史文化当已有两千五百年以上之积累，而孔子集其大成。"孔子思想的横空出世，标志着国学思想体系的完全成熟。

参照西方心理学，我们可以把这一理论体系称作"中国古典心理学"，但与西方心理学不同的是，中国古典心理学包含着中国古人对于人类身体与心理的天然合一的认识，它不仅仅涉及心理学，而且还是人道、天道、地道三道合一的"孔子道学"。因此，中国古典心理学与西方心理学的架构和理论体系完全不同，这是各具特色的两个理论体系。

《论语》中还记载了另一个关于心理疾病的例子是孔子的学生冉伯牛之病。一直以来，冉伯牛的病都被视作千古之谜。其实，根据我们的研究，伯牛得的并不是什么不治之症，更不是什么传染病——如果真的是传染病，手接触就不传染吗？——事实上，这是一种不愿意见人、不敢见人的怪病，俗称"兔子瘟"。

孔子仔细询问了他的病情以后，已经明白了伯牛的病因：对德行的过高要求使伯牛已经无法与庸俗、世故、利欲熏心的世人同流合污、和平共处了。孔子深知伯牛不会降低自己对德行的要求，对此他表示理解，也深深地感到遗憾。所以，他安慰伯牛说"没什么"。

其实，"没什么"这也是现代心理治疗的专业技巧与手段，叫作"正常化"，目的是消除患者的担忧和疑虑，为患者消除压力；与此同时，他也在作最后一次挽救伯牛的努力，用"这是命吗？"这样的反问来启发伯牛思考；紧接着又通过反复说"只有你这样德行的人才会得这样的病啊！你这样德行的人才会得这样的病"这句话来强调，试图点醒伯牛，只要降低对他人德行的要求这病就好了。孔子见伯牛的故事包括了通过问询收集资料、评估、干预三个部分，从心理咨询的角度看，可以说是一个完整的现代西方心理咨询的过程。

这个故事用现代文来表述如下。

冉伯牛生病了，孔子前去询问病情。孔子从窗户伸进手去握住伯牛的手说："没什么，这是命吗？只有你这样德行的人才会得这样的病啊！你这样德行的人才会得这样的病！"

上面这两个例子可以算得上是世界上最早的心理问题及疾病的案例记载了，这充分说明了中国古典心理学的存在。而且，这两个案例即便是在今天，也与西方心理学的理论相一致，这也足以说明中国古典心理学的科学价值。

种种迹象表明，中国古典心理学最迟在孔子时代已经相当成熟了。只是，中国古人崇尚预防为主的"治未病"理念，治病又是医书所记载的内容，因此普通古籍中罕见有相关病例的记载。

《管子·内业》是迄今为止我们所看到的最早的专门论述心理健康与养生的专著。

《吕氏春秋·至忠》记载了一则案例：齐王患上疑难病症，派人到宋国请名医文挚来治病，文挚告诉齐王的太子，我能治好齐王的病，但齐王会要了我的命。太子忙问缘由。文挚说："非惹齐王生气才能治好他的病，但他一生气一定会杀我。"太子承诺，一定与母亲以死抗争来担保齐王不杀文挚，让文挚不必担心。于是文挚故意惹齐王生气，齐王的病的确治好了，太子与母亲却抗争无果，最终文挚被齐王活活上锅煮了三天三夜。这是又一例与心理有关的治疗案例，时间是在战国。

无独有偶，《后汉书·华佗传》记载了一例华佗故意惹病人生气而将其病治愈的案例：有一个郡守长期病重，华佗认为如果让病人大怒病就会痊愈。因此多收了他的钱财，却不出力治疗，没有多久，就丢开病人走了，还留下书信骂他。太守果然大怒，叫人追杀华佗。太守的儿子知道内情，阻止了太守派出去的人。太守于是更加生气，吐了几升黑血，病果然好了。

除了让人生气治病外，让人发笑也可以治病。与华佗差不多同时代的医圣张仲景就开了一个"五谷杂粮各一斤做成丸，外边涂上朱砂，一顿吃下"的方子，故意惹得作为病人的同行沈槐发笑，从而治愈了沈槐的忧思病。这是又一例与心理有关的案例，而时间已经是到了东汉末年。

《黄帝内经》是我们经常听到甚至看到的中国最早的医学专著。其中也记载了许多关于心理、心理治疗的内容，例如："闭户塞牖，系之病者，数问其情，以从其意，得神者昌，失神者亡"；"凡治病必察其下，适其脉，观其志意与其病也。拘于鬼神者，不可与言至德；恶于针石者，不可与言至巧。病不许治者，病必不治，治之无功矣"。强调了病人的心理对于治疗的重大作用，再次表明了中国古人对于心理、心理疾病的深邃认识。

到了南朝时期的陶弘景写了一本书叫作《养性延命录》。书中提出了"喜怒无常，过之为害"的观点，这显然符合三极之道。

南宋陈言的《三因极一病源论粹》（简称《三因方》，后改名为《三因极一病证方论》），则直接将病因归为三类：内因、外因、不内外因。这使病因学说更加系统化，成为后世论说病因的规范。其中的内因指的是喜、怒、忧、思、悲、恐、惊七种人的情绪。而"三因极一"则更是明显地属于三极之道的核心思想。

此书成书时间已经指向了公元1174年。这一年，张从正刚刚满十八岁。大约五十年后，张从正的著作被他的学生们编成了《儒门事亲》一书。这本书在情志治疗方面很有特色，最具有代表性的就是《内伤形篇》，其中一则是用引人发笑治愈了病人忧思引起的气结的躯体化症状；一则是用引人发笑治愈了一名患者的怒不食症；一则是利用惹人发怒治愈了忧思过度引起的失眠症；还有一则治疗由于惊吓引起的"恐声症"竟然与西方心理治疗中的满灌疗法几乎完全一致！

以上种种，足以证明国学所包含的深邃的心理学理论，以及这一理论的科学性和实用性，证明这一理论在实践中得到了很好的实际运用，并在历代都取得过良好的疗效，从而使得这些理论得到很好的验证。

从本质上讲，中国古人为人处事的目标自始至终就是一个，那就是追求"致中和"，而这正是孔子的"中庸"思想。理解了这一点，也就理解了孔子的"吾道一以贯之"与"大道至简"。

事实上，早在二千五百年前，孔子就已经认识到语言文字的局限性了，他说："书不尽言，言不尽意。"意思是说，书无法把想表达的意思完全表达出来，而话则同样无法把想表达的意思完全表达出来。这个意思用一句大家耳熟能详的话来说就是"只可意会，不可言传"。《道德经》中说"道可道，非恒道"，所表达的也正是这个意思，用现代文字来表达就是：道如果可以说得十分清楚明了的话，那就成了僵化死板的文字而不再是那个永恒不变的道了。

正是因为有着这样深刻的认识，所以孔子就没有拘泥于文字上的清楚明了，而是转而追求文字背后所表达的意境。

事实上，在孔子时代，"庸器"是指只有天子或帝王才有资格使用的乐器，指代天子、帝王或者最高权力，引申为最好的、最高的或者最高境界，所以，孔子所说的"中庸"本来的意思是指像演奏庸器这样的乐器一样去做就可以达到和谐的最高境界。而要真正明白这其中的含义，还要清楚庸器及其演奏团队的详细情况。所以，要想真正搞明白中庸的意思，就必须对庸器、音乐有着深入的了解和全面的认识。由于涉及内容实在太多，只有通过系统、深入的学习才能掌握，否则是根本不可能的事情，因篇幅所限，在此不作详细解读，大家只需要清楚一点，孔子的中庸和《道德经》《易经》讲的其实都是一个道，而中庸则是最通俗易懂最为中国古人所重视和尊崇的那一个，这也就是孔子及其中庸思想成为古代中国人的核心价值观的真正原因。

纵观整个中国传统文化，不论哪个时代的哪一部典籍，无非都是从不同的角度在不同的层次用不同的方法讲述上述六个方面的内容，因此，这些就是国学最核心最本质的精髓所在。

二、在心理督导中运用国学精髓思想的技巧

前面我们已经整理归纳了国学的精髓思想，并且已经认识到，国学包含着对人类心理深邃的认识。因此，如何运用就成为摆在我们面前的首要问题。

其实，国学的精髓思想已经为我们提供了具体的工具，那就是学、思、知之、行之；也为我们指出了三大步骤：确定我们要具体达到什么目标，充分认识这一目标的意义，找出实现这一目标的具体方法。

在实践中，我们可以从两个方面去探索国学在心理督导中的运用：一是开启国学精髓思想指导下的独特视角，即如何从国学思想角度去认识、理解事物及世界；二是如何应用国学思想去解决问题。

那么，怎么才能做到呢？首先请大家记住两个技巧：熟和习。熟，就是通过反复诵读背熟、记熟；而习，就是练习，这是一个不断重复实践的过程。事实上，熟，必然也要通过一个习的过程，是只有通过反复诵读才能达到的结果。下面我们来具体分析一下。

(1)熟，俗话说，"书读百遍其义自现"，又说，"熟能生巧"。因此，将国学的精髓思想反复背诵烂熟于心，是运用国学思想的前提和基础。记住、记熟直至烂熟，是第一个技巧。

(2)习，人生就是一个不断突破自我、不断经历第一次的过程，而这种不断突破、一次又一次的经历第一次，本质上就是一个在实践中练习运用之前所积累的经验和知识的过程。只有反复练习、反复实践，才能发现问题、吸取经验教训解决问题从而获得进步和成长。这种练习可以在两个方面进行：一是在单纯的学习中和思考中练习，也就是模拟操作，这可以称之为"内隐式练习"；二是在实践中操作运用，这可以称之为"实际操作"。只有敢于实践、反复实践、善于总结才能快速提高。所以，习，是第二个技巧。

三、在心理督导中运用国学精髓思想的具体方法和步骤

掌握了以上两个技巧以后，就需要尝试运用四大工具，贯彻落实三极之道，完成三大步骤。

(1)通过学习思考，确定目标。目标要分解为短期目标、中期目标和远期目标，而这些又都围绕总的人生目标制定。

(2)通过学习思考，清晰这些目标的意义和价值，不忘初心，矢志不渝，持之以恒，坚持不懈。

(3)通过学习思考，探索贯彻落实三极之道具体的运用方法。

运用方法说起来非常简单，用孔子的话说就是"吾道一以贯之"。这句话包含两层意思：一是在日常生活和工作的所有领域所有事情中贯彻落实三极之道；二是自始至终坚持贯彻落实三极之道。

我们惊讶地发现，归根结底，我们的核心问题重新归结到三极之道的贯彻落实上。通过《高行之三极之道模型图》(参见图14-1)我们可以直观地看到其本质：

不及，是阴极的代表，意思是柔的、小的、弱的、坏的，可以用数轴的左端来表示，称为阴极；

过，是阳极的代表，意思是刚的、大的、强的、好的，可以用数轴的右端来表示，称为阳极。

任何事情，只要找出了上述左右（阴阳）两极，那么，我们就可以基本确定接受或认可的范围，这个可以接受或认可的范围就是"中"；而"中"最完美的那个点即最高境界，就是孔子所说的"庸"。

"庸"，与数轴上的零点对应，所不同的是，零点，是人为规定的一个点，所以是确定的；而"庸"却是自然界中本来就存在的，所以理论上，我们可以无限接近"庸"，却永远无法完全达到。

另外强调一点，《高行之三极之道模型图》并不是一个平面图，而是一个立体图，取其任一中心剖面都将是一个模型。这也形象地表达出了即使非常简单的事情其实也是包含着复杂的各种因素的综合体，是简单与复杂的有机统一。

因此，通俗地讲，三极之道的核心思想是：一般情况下，我们不是处在过的位置，就是处在不及的位置，甚至有时会从一端直接走向另一个极端；只要抓住最好（强）的与最坏（差）的两个极端的本质，我们就可以确定事情大致应该怎么做、做到什么样；而要做到中并争取达到"庸"（最高境界），我们就必须朝着与目前位置相反的那个极端的方向努力，这是最好的捷径；但任何时候，我们都必须保持一份敬畏之心，把握适当的度。这也就是孔子所说的"扣其两端而竭"的完整含义。

开车的人都会有这样的体会：一辆车在道路的左侧，要想让车子尽快到路的中央，最快的方法是朝着路的右侧猛打方向；而如果朝路中央打方向，车子到路中央要慢得多，说的就是这个意思。所以说，孔子的中庸之道并不是简单地不走极端走中间，而是充分利用两个极端使事情达到中直到最高境界，而方法就是像使用庸器演奏美妙动听的乐曲那样的用心、用力。

所以说，三极之道的核心意思就是所有事物、行为及结果都存在左中右三个极，且中极是依赖于左右两极的存在而存在的，没有左右两极就不存在中极，只要存在左右两极就一定存在中极；一般情况下，我们的行为及结果要么在左半区即不及，要么在右半区即过；要像演奏交响乐一样，不管是哪个音，不管是音频、音调还是音量，也不管是节拍、速度还是彼此之间的配合，都力争达到最佳，也就是要让当事各方都可以接受甚至叫好并发挥最大作用，我们就可以取得最大的成功。

不过实际操作起来，确实要复杂得多，中国古人对此早就已经有着非常深刻的认识了："君子之道……夫妇之愚，可以与知焉，及其至也，虽圣人亦有所不知焉；夫妇之不肖，可以能行焉，及其至也，虽圣人亦有所不能焉。"可见，要真正达到运用国学思想的最高境界，实在不是一件容易的事情，对此，我们必须要有充分的思想准备。

必须熟练掌握国学思想的精髓三极之道的相关知识及其蕴含的思想；但即便已经熟知了国学思想的精髓，在运用的时候也会面临很多的难题。首要的难题就来自于由知之到行之的转化。对于绝大多数人来说，知之是通过学习、思考来实现的，而行之则是从模仿起步、在反思与学习中提高、在围绕自身及环境条件所进行的创造中发展来完成的。因此，行之的难度要远远大于知之。

心理督导自然也不例外。我们发现，心理有某种或某些问题或者患有某种心理疾病的人与健康人相比，情绪在本质上没有什么不同，迄今为止，从未发现哪个有心理问题的人或某种心理疾病的患者身上有着与健康人不一样的情绪。

既然健康人也有这种情绪，这就足以说明并不是情绪本身的原因，而是对情绪把握的度上出现了问题。但人们却往往总是试图将给自己带来痛苦的情绪消灭掉，而这是根本不可能的，因此，他们便更加痛苦和恐惧。正因为这样，接纳才成为心理督导的基本原则之一。

因此，所有的心理问题或疾病本质上都只是表现为某种或者某几种情绪出现的时机不合时宜或者表达的程度与一般人不同，用国学三分的观点来看，只是某个、某几个维度上出现了过与不及的问题，例如在时间上早与晚或者程度上过与不及的问题。比如说抑郁症状，从国学的角度看就是对未来可能发生的未知的事情重视过度而对眼前的现实关注不足、对与死亡相关的未知的事情思考过度而对现实生活行动不足、感性过度而理性不足造成的。

而根据三极之道，只要知道了过与不及两极，就很容易找到中极。三极都已经明确，那么求中就成为非常自然的事情了。当然，具体操作起来比起上面的模型要复杂得多，可以理解为众多因素追求三极之道的综合评估与权衡。

总之，如何在心理督导中运用国学既需要深厚的国学功底和渊博的国学知识，又需要专业的心理学知识，实在难以用简单的语言阐述清楚，在此我们只能提出一种大致的思路和指导原则供大家探讨。

【高洪奎】

第十五章 心理督导的伦理与法律

XINLI DUDAO DE LUNLI YU FALÜ

　　伦理道德是一个人生活在社会中必然要面对而且总是自觉或者不自觉地去遵守的不成文的规则、规范，职业伦理与职业道德是任何一个职业（行业或专业）都无法回避的重要课题。而法律则是一个公民在社会生活必须遵守、由国家权力机关明文规定并强制执行的不可逾越的底线。因此，与法律相比，伦理所涉及的内容和范围要宽泛得多，标准要低得多。如果说职业伦理与职业道德是职业者心中的底线，那么法律就是由国家权力机关所掌握的底线，二者既有联系，又有区别。

　　本章分为伦理与法律两节，分别就伦理的基本知识、基本理论、基本原则与相关法律两个部分围绕心理督导专业展开系统的介绍和学习，指导学员密切联系心理督导专业，提高伦理敏感性，提高学员对心理督导的职业（专业）伦理的认识水平和实践操作水平，及时发现并自觉主动地规避在心理督导过程中所遇到的法律风险与伦理陷阱。

第一节　心理督导中的伦理

伦理道德经常会被相提并论。那么，伦理、道德有何不同？因何而生？起源于何时？有什么特点？具有什么样的意义？在专业工作中经常会遇到哪些难题？应该如何应对和解决？这都是本节试图解决的主要问题。其中，第一部分侧重介绍伦理与道德的起源、发展、联系与不同，以及工作实践中的哪些事情涉及伦理道德等，第二部分则侧重介绍心理督导工作中应遵循的伦理原则与道德底线。

一、专业伦理的基础知识

（一）相关概念

1. 伦理

"伦理"一词最早见于《礼记·乐记》："凡音者，生于人心者也；乐者，通于伦理者也。"伦，辈，类，指同辈（类）之间的顺序、条理；理，既包含着作为名词的理论、道理，也包含着理顺、管理之动作，二者组成词组即指按照一定的规则如辈分、顺序等进行管理，理顺各种关系使之顺畅之意。因此，伦理包含两层意思：一是规则、规范，二是按照规则、规范去管理、理顺错综复杂的各种关系使之顺畅，前者对应着中国古人所说的"道"，而后者则对应着对道的理解、把握和运用。

2. 专业伦理

"专业"指专门从事某种职业，这一职业要求从业者在这一领域内具备高度的学术或技术方面的知识与能力。每当遇到这一领域内的问题，专业人员通常能够给出更加合理、更加优秀的解决方案，能够得到更加令人满意或放心的结果。而这是大多数非专业人士难以做到的，因为非专业人士不具备相关专业知识，未接受专业训练。

专业人员如何运用这种专业知识与能力、如何有效提高自己的专业知识与技能以更好地服务于专业、更好地服务于专业对象，促进本专业的健康发展，提高本专业的社会声誉，提高本专业人员的社会形象，这是专业人员所面临的重要课题，这一课题称为专业伦理。俗话说"国有国法，行有行规"。行规，指的就是专业伦理。

按照每种专业不同的特性，在其领域内会建立特别的专业伦理，例如，医学伦理、商业伦理、法律伦理、工程伦理等。而随着分工越来越细，某一领域内的某一分支、某一方向往往也会面临更加特别的伦理课题，例如心理咨询伦理、心理督导伦理等，我们本章就特别针对心理督导中的伦理问题展开讨论。

专业伦理调节着从业人员与服务对象、从业人员之间、从业人员与职业组织（企事业单位、社会组织、团体或机构）、从业人员与职业之间、该专业与社会之间的关系，使公众对于本专业从业人员的品质和专业素养有信心。

三四十年前，学者们普遍认为心理咨询和治疗是一个行善的事业，做得好可以助人，做不好也不会害人。但事实证明，这个观点是不恰当的。不胜任的心理咨询和治疗对当事人是有害的，它可能会让来访者的状况比没有进行咨询和治疗时更加糟糕。专业伦理正是为了最大限度地减少或避免这类情况的发生。适者生存是自然界的规律，伦理是这一规律在人类社会生活中的具体表现，而专业伦理则是从业者必须遵守的规则，否则就可能会被行业所淘汰。所以，遵守专业伦理是一个人得以在专业中继续生存、发展的前提和基础，违背专业伦理是必定要被淘汰的。

3. 道德

"伦理"与"道德"经常会被相提并论，其实，二者既有联系又有不同。在汉语中，"伦理"一词出现得更早。"道德"二字作为一个概念使用始见于荀子的《劝学》篇："故学至乎礼而止矣，夫是之谓道德之极。"但这里的"道德"同样可以理解为"道与德"，其中，"道"是指自然存在的规律，而"德"则是指通过修炼方可达到的具有广博的承载力、坚持追求"道"同时又充满智慧的素养。可见，道是通过学习、总结、探索才有可能得来的先天存在，而"德"则是只有通过后天努力学习、总结、反复实践才能获得的修养，表示自我修行后的承载力与包容水平，这才有了"厚德载物"一说。

我们今天所说的"道德"则是指广泛存在于社会生活中的各种不成文的行为规范、规则和观念。这些规范、规则和观念是在人类发展过程中逐渐形成的，由失败的教训与成功的经验所证实了的以及由家(宗)族教育所流传下来的图腾与禁忌等内容构成，是个体在成长过程中逐渐学习、强化而逐渐内化的。它隐藏着一个价值评估、判断的过程，而且这个价值评估、判断的结果会深刻影响人的内心：符合这些规范、规则和观念的，就是道德的，反之，就是不道德的；遵从社会道德，人们的内心是平静的、愉悦的，而违反社会道德，则要承受良心的审判和社会舆论的谴责，内心是焦虑的。

在西方古代文化中，"道德(Morality)"一词起源于拉丁语的"Mores"，意为风俗和习惯。马克思认为，道德是一种社会意识形态，它是人们共同生活及其行为的准则和规范；不同的时代、不同的阶级有不同的道德观念，没有任何一种道德是永恒不变的；道德不是天生的，人类的道德观念是受到后天的宣传教育及社会舆论的长期影响而逐渐形成的。"道德"很多时候跟"良心"一起谈及。"良心"是指自觉遵从主流道德规范的心理意识，是内化了的道德观引起的主动遵守主流道德规范的内在原动力。

4. 职业道德

道德是一个庞大的体系，包括了社会生活的方方面面，而职业道德就是道德体系中的一个分支，是道德的重要组成部分，它是道德在职业范畴的体现，也是从业者素质结构的重要成分。所谓职业道德，是指从事某一职业的人们在职业活动中应该遵循的，依靠社会舆论、传统习惯和内心信念来维持的行为规范、规则的总和。它是道德在职业或行业的特殊要求下的具体体现。职业道德水平的高低，体现出一个职业者的素质水平。

5. 保密责任与保密例外

保密责任是指心理督导的从业人员有责任对与被督导者的谈话内容和被督导者的隐私予以保护，这是对被督导者人格和隐私的最大尊重，也是心理督导师最基本的职业道德，更是一种法律责任，《中华人民共和国宪法》《中华人民共和国精神卫生法》等对此都做出了明确的规定。

保密责任要求如下。

(1)心理督导师有责任向被督导者说明保密原则，以及这一原则适用的限度即保密例外。

(2)心理督导师只有在被督导者同意的情况下才能对督导过程进行录音、录像。如因专业需要进行案例讨论，或采用案例进行教学、科研、写作等工作时，应隐去那些可能据以辨认出来访者的有关信息，包括自身的单位和被督导者的单位。

(3)心理督导工作中的有关资料，包括个案记录、测验资料、信件、录音、录像和其他资料，均属专业信息，应在严格保密的情况下进行保存，不得列入其他资料之中。

(4)心理督导师对于心理督导服务的记录、开具的评估结论或诊断、评估或医嘱，应指定专人专柜进行封闭式保管，并负有保密的义务；除本专业本部门工作人员工作需要外，不允许其他任何人查阅心理督导档案。

（5）保密例外，存在下列情形之一的，可以不受保密责任限制：

①经被督导者同意可以公开的；

②司法机关出于执法调查的目的，持法定证件要求提供保密信息的；

③相关学术或专业组织针对心理督导师的伦理调查并持有相关证明的；

④心理督导过程中出现违反法律规定的，如报告虐待儿童、老人等；

⑤被督导者可能对其自身、他人或公众的人身或财产造成伤害的；

⑥被督导者患有传染性疾病的。

6. 个人隐私

个人隐私是一个人的自然权利，它是指与公共利益、群体利益无关，不愿他人知道或他人不便知道的个人信息、不愿他人干涉或他人不便干涉的个人私事以及不愿他人侵入或他人不便侵入的个人领域。个人隐私就其内容来说是对个人具有亲密性、隐私性，对社会而言又不具有负面影响的信息。

保护个人隐私权是世界各国法律发展的共同的趋势，但隐私权的保护也有相应的限制。对个人隐私的保护限制包括两个方面：一是法律对予以保护的隐私范围的限制，二是侵害隐私权方式的限制。这就是说，并不是所有对个人隐私的公开都构成侵害个人隐私权。概括来说，只要不侵犯他人、公开后对社会并无实质性影响但可能会因为社会风俗、习惯、道德等原因影响到社会对这个人的评价的，都属于个人隐私的范围。从个人信息的社会影响度来说，越具有个人性而与社会并没有实质性联系的个人信息就越可能成为个人隐私，如个人癖好等。有些个人信息虽然可能只为少数人所知晓，但通过公开的合法的途径就可以查到，实际上处于公开状态，那么就不属于个人隐私；有些信息虽然只对个人或少数与这个人有密切关系的人才产生影响，如性功能障碍、不孕不育等，但是这些信息对维护当事人的尊严和社会形象有直接的关系，因此也属于个人隐私范围；有些信息可能会影响到社会对他人的判断或者有损于社会或公众利益，如传染性疾病，不仅关系到当事人的身体健康，而且对公众的健康有着直接影响，那么它就不再属于个人隐私，不受保密原则限制。

但心理咨询、心理治疗、心理督导从业人员应采取恰当措施履行保密例外职责，不得擅自、随意公开这类个人信息，否则也构成侵犯个人隐私。最高人民法院《关于审理名誉权案件若干问题的解释》中规定："医疗卫生单位的工作人员擅自公开患者患有淋病、麻风病、梅毒、艾滋病等病情，致使患者名誉受到损害的，应当认定为侵害患者名誉权。医疗卫生单位向患者或其家属通报病情，不应当认定为侵害患者名誉权。"心理督导从业人员在实践中具体操作时可以参考这一规定。

7. 胜任力

"胜任力"这个概念最早由哈佛大学教授戴维·麦克利兰（David McClelland）于1973年正式提出，是指能将某一工作中有卓越成就者与普通者区分开来的个人的深层次特征，它可以是动机、特质、自我形象、态度或价值观、某领域知识、认知或行为技能等任何可以被可靠测量或计数的并且能显著区分优秀与一般绩效的个体特征。但有的学者从更广泛的角度定义胜任力，认为胜任力包括职业、行为和战略综合三个维度。职业维度是指处理具体的、日常任务的技能；行为维度是指处理非具体的、任意的任务的技能；战略综合维度是指结合组织情境的管理技能。在这里，我们将胜任力定义为能够帮助被督导者树立信心、拓展思路、发现问题、解决问题的综合能力，督导师运用这一能力能够为被督导者提供直接的或间接的帮助，为被督导者带来积极的、有效的影响，这就可以视为这个督导师具备从事心理督导这一专业岗位的胜任力。

不胜任的实践活动会大大增加对被督导者造成伤害的可能性，也会显著降低对被督导者的潜在帮助，进而影响心理督导行业的社会形象。显然，胜任力是心理督导从业者重要的伦理责任。

8. 心理督导师与被督导者的关系界限、双重或多重关系

心理督导师应明确与被督导者之间彼此的专业、个人和社交关系，并保持清晰的伦理界限。心理督导师要避免与被督导的心理咨询师、心理治疗师等建立非督导关系。如果督导师还要承担被督导者的其他角色，如行政领导、导师等，应尽量避免角色之间可能的冲突，并向被督导者解释双方在每种角色中的期望和责任。

心理督导师不得与被督导者建立可能破坏督导关系的非专业关系，如情人、商业合作伙伴等。因为双重、多重关系可能阻碍心理督导师工作的客观性、能力及工作表现，或是有可能对自己的督导对象造成剥削或伤害。

多重关系是指心理督导师担任一个人的心理督导师的专业角色时：(1)在同一时间和这个人又存在着其他关系；(2)在同一时间跟这个人的亲密关系人有着密切的关系；(3)承诺未来与这个人发展成其他关系。

(二)专业伦理的宗旨

由于在实践中的具体问题要复杂得多，常常遇到伦理困境，因此，我们需要充分了解专业伦理的基本原则，以便在遇到伦理困境时能够透过表面看到本质，抓住核心和实质，坚持原则又不失灵活性，方法灵活多样又不失原则性。需要强调的是，我们遵守专业伦理并不是遵守教条化、死板的文字规定，而是为了达到心理督导的专业伦理的目的实现其宗旨，即下列六个有利于：

(1)有利于最大限度地保护工作对象及其亲密关系人的利益；

(2)有利于最大限度地促进工作对象的人际和谐与家庭幸福；

(3)有利于最大限度地保护从业者本人的利益；

(4)有利于最大限度地促进从业者本人的人际和谐与家庭幸福；

(5)有利于最大限度地保护从业者所在机构的利益；

(6)有利于最大限度地维护和促进社会的稳定与和谐。

以上六条，需要同时具备、综合考虑、不可偏废。当出现利益冲突时，应遵循工作对象利益优先于从业者的利益，家庭或机构优先于个体，行业优先于机构，社会优先于行业的总体原则。

(三)心理督导专业伦理的核心内容

专业伦理涉及面非常广泛，操作时又要根据具体情况而灵活运用，所以在这里无法具体论述，概括地说，心理督导专业伦理主要包括下面四个方面：

(1)对有效的心理督导有足够的知识、技能、观察力和判断力；

(2)尊重被督导者及其利害关系人的人格尊严和自由；

(3)负责任、恰当地使用心理督导师角色中固有的权利；

(4)行事方式致力于提升公众对心理督导师品质和专业素养的信心。

其中，第(1)条主要针对心理督导从业人员的专业知识、专业技能以及在此基础所展现出来的综合素质，胜任力问题是核心；第(2)、(3)条则主要是指在心理督导过程中应遵循的基本原则及其灵活运用的技巧，这是看似简单实则难以把握和恰当决策的难点；第(4)条则主要是指心理督导从业人员的行为对心理督导专业(职业或行业)所带来的影响，对违反专业伦理行为的处罚实质就是专业组织试图挽回其负面影响。

把专业伦理的内容归纳为以上四点以后，专业伦理看上去似乎比较简单了，首要因素

就是良好的专业教育，以使从业者有丰富的专业知识。专业资格考试、从业时间的考核、被督导经历等都是在证明其专业能力。事实上，专业能力远不止这些能够准确评估出来的内容，还包括对被督导者的需要和权利的优先考虑，以避免督导师以牺牲被督导者或其所涉及的其他相关人员的利益为代价获得自我发展，以及以同行和公众无可非议的方式处理个人事务等。然而，要确定哪些因素的结合以及分别以多大比例以及如何结合才会使督导最有效、对被督导者最尊重、最能维持督导专业的良好声誉，现实情况要复杂得多。因此，专业伦理其实是一个非常复杂又非常重要的课题。

二、心理督导的伦理原则

（一）心理督导的伦理守则

世界发达国家和地区的心理学专业组织均高度重视伦理规范的制定，这是由不断出现的伦理问题所推动的。例如美国心理学会（APA）成立于 1892 年，其于 1953 年发布了第一个《心理学工作者的伦理标准》，此后在 1981 年、1992 年、2002 年经过了多次修订。中国心理学会也于 2007 年发布了《中国心理学会临床与咨询心理学工作伦理守则》。守则的重要贡献在于为专业人员在面临伦理问题时能够提供支持和参考，从业人员对这一标准的回顾通常意味着负责任的行为；守则代表着同行对于常见问题和共同的专业价值观的判断；伦理守则的出现和执行表明了心理咨询、治疗、督导从业者对于公众福祉的负责态度，增强了专业人员的社会声望，减少了不负责任的从业者造成的破坏性影响；对守则的修订所经历的漫长过程以及针对这些改变的培训、教育能够保证守则一起受人注目，从业人员也会持续意识到其重要性；伦理守则通过对伦理根本宗旨的陈述也给从业人员提供了一个明确的界定，即同行会如何看待专业伦理的精神实质。这是伦理守则的优点。

（二）心理督导的基本伦理原则

1. 尊重原则

心理督导师应尊重每一个人，尊重个人的隐私权，为被督导者保守秘密，尊重其自我选择、自主决定的权利。

2. 自愿原则

被督导者拥有自主选择权，而自主选择权是建立在独立的道德标准之上的，心理督导师无权将自己的价值观强加于被督导者。

3. 有利与无伤害原则

专业伦理的目的和宗旨就是五个有利与无害。有利原则是专业伦理的基本原则之一。无伤害原则明确了行动者维护他人利益，保护此种利益不被减损的义务。无伤害原则其实是行动者的一种消极义务，"无伤害"并不含有为了维护现有利益而斗争的内涵，它的准确含义是行动者在涉及他人利益的行动中不得造成他人利益的减损。有学者认为无伤害原则是应用伦理学的核心原则，它提供了一种使自由平等的交往和合作能够进行的最为基本的伦理底线。处于有利于与无伤害之间的选择是符合专业伦理的。

4. 善行原则

既然心理咨询与心理督导都是专业的助人，那么我们就有职责为那些求助的人提供真正意义上的帮助。善行意味着对社会整体有所促进以及帮助所有需要帮助的人，包括那些潜在的求助者、来访者。善行原则是心理咨询、治疗、督导中很重要的一条，它强调心理督导师应在其胜任力范围之内进行工作，并致力于推动公众福祉。善行原则还要求从业人员致力于从事促进社会福祉的专业活动，因此，在对伦理难题做出决策时，心理督导师必须考虑自身的行为对各个方面的利益的影响。

善行原则意味着仅仅遵循无伤害原则是远远不够的，督导师的干预措施应避免对被督导者造成伤害是最低要求，更高的要求则是应产生积极的效果。

5. 诚信原则

诚信原则主要指承诺的真实性及兑现。诚信意味着对督导服务对象、督导专业、同事、所在机构及社会忠诚，这就要求督导师必须将服务对象的利益放在自己的利益之上，即使这会给督导师带来不便或不舒服的感觉。诚信原则的运用程度将直接影响督导关系中最核心的关系——信任，而信任又直接决定着督导效果的好坏。诚实是诚信原则的一个本质表现。需要注意的是，诚实也需要有尺度，诚实不等于实话实说，要衡量这些信息对服务对象的影响再决定这个尺度，除非为了维护其他原则，否则保持真实性是必要的。

6. 公正原则

《管子·形势解》中说："天公平而无私，故美恶莫不覆；地公平而无私，故小大莫不载。"像天地一样公平而无私，就是公正。具体地说，公正就是平等地待人、公平中立地做事，不是在几个人的小圈子里讲公平，而是面对所有人讲公平。这一原则要求督导师在专业活动中尊重所有人，包括被督导者、同事及其相关人员，并避免偏见。

（三）心理督导伦理原则的运用——伦理决策模型

守则提供了常见伦理问题的伦理目标与违反伦理的部分行为清单，却无法给出健康伦理的决策方案，而伦理原则也只是提供了一系列指导思想，同样未能提供健康伦理的决策方案。那么，心理督导过程中如何运用这些原则才能符合伦理守则？如何把握伦理尺度，恰当地处理与协调各原则之间的共存关系才能最大限度地保护各方利益？这成为每一名心理督导从业人员必须要解决的问题。换句话说，如何做出伦理决策才是心理督导从业人员迫切需要掌握的，因此为心理督导从业人员提供一个实用的伦理决策工具是非常必要的。

《心理咨询与治疗伦理》（第三版）为我们提供了一个伦理决策模型，以此为基础，并结合我们的培训教育实际，我们制定了一个中国心理督导从业人员的伦理决策模型（见图15-1）。

步骤一	通过理论学习和案例督导培养伦理敏感性

↓

步骤二	学习专业标准和相关法律法规，明确伦理风险与底线

↓

步骤三	通过伦理案例领会体验伦理原则在实践中的综合应用

↓

步骤四	督导或向有经验的同事请教，通过分享、讨论提高伦理认知水平

↓

步骤五	在实践中应用伦理原则，明确核心问题、可能存在的伦理风险与可能的选择

↓

步骤六	统筹兼顾各伦理原则 深思熟虑做出决策

↓

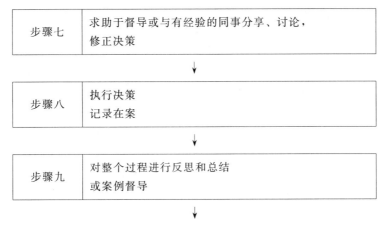

步骤七	求助于督导或有经验的同事分享、讨论， 修正决策

步骤八	执行决策 记录在案

步骤九	对整个过程进行反思和总结 或案例督导

伦理水平的不断成长

图 15-1　中国心理督导从业人员伦理决策模型

心理督导师不可能总是花费大量时间去考虑伦理问题，而且有时候我们必须立刻做出反应。例如，督导师知道一个 12 岁的求助者（小女孩）即将去跟成年网友约会，而这个孩子随时可能去冒这个险，那么心理督导师就没有时间去深入思考如何介入了；即使专业人员不必马上做出决定，仍然面临迅速反应的压力。这个模型虽然看上去似乎有些复杂，但实际上在心理督导的专业培训和实践中早已经重复过多次，只是不为学习者所认识和注意到罢了。这个模型中其实是通过学习培训基础理论并反复练习运用而做的伦理决策准备工作，当学员进入实践操作时，已经熟练掌握了这个模型的基本流程和操作方法并具备了一定的伦理敏感性，实际操作中只是在重复步骤五、六、七、八、九。伴随着心理督导师伦理水平的不断提高，这个模型也将越来越像自动化程序一样变得轻松自如，决策也变得越来越迅速。因此，我们需要高度重视这个伦理决策模型，并将其运用到心理督导的培训学习中。

下面我们来具体学习这个模型的应用方法。

步骤一：通过理论学习和案例督导培养伦理敏感性。

从心理咨询专业培训开始，我们就已经接触到了专业伦理的相关知识，不过内容偏少，也不系统，这给了学员一种一提而过显然不怎么重要的暗示，也显示出课程设计者对专业伦理同样缺乏足够深刻的认识。

来访者并不总是自愿来咨询的，而且他们的问题解决起来比看起来更加复杂，往往不可能在短时间内解决；心理咨询师关注的往往是来访者的问题和解决方法，而且他们的绝大部分时间和精力用于与来访者建立良好的信任关系以帮助他们释放压力。因此，心理督导从业者有许多关键问题需要考虑，而不仅仅是伦理。伦理问题往往是他们最后才考虑的。心理咨询师、心理治疗师、心理督导师培训和学习中，往往关注的是专业技术。研究表明，即使是研究生的教育也通常鼓励学生关注专业技术方面而很少鼓励他们关注伦理问题；心理健康从业者在临床工作方面紧跟时代步伐，但会忽略那些即使已经广泛宣传的伦理问题；在被研究的心理咨询师和心理学工作者中，超过三分之一的人没有意识到播放咨询过程的录音存在伦理问题，他们更加注重对来访者的评估（诊断）、咨询技术以及所采用的干预技术是否适合来访者；四分之一的参与调查者即使被问及伦理问题，也仍然没有意识到咨询过程中存在的伦理问题；另有研究表明，25％的咨询专业的学生没有认识到伦理问题；社会工作专业和心理学专业的学生与从业者缺乏道德敏感性。这些研究表明，心理学、心理健康领域的从业者有些缺乏基本的伦理敏感性。没有伦理敏感性，即使是富有良知与专业知识的心理工作者，有时候也会严重地伤害来访者。因此，培养伦理敏感性非常重要。

除了使用本模型外，在个案记录表或初访接待表中加入一栏关于潜在伦理问题的内容是一个简单易行的方法，这可以提醒督导师不要忽略伦理问题。

《心理咨询与治疗伦理》(第三版)中讲到这样一个案例：Archie，17岁，他向辅导老师报告说自己受到继父的性虐待，辅导老师将此事报告给了有关部门，有关部门则通知学校的咨询老师对Archie进行个体咨询并写出报告。如果你是督导师，接到这个案子你都会思考哪些问题呢？

如果你只想到了如何帮助这个孩子走出创伤，那么，这就是你缺乏伦理敏感性的表现了。

在这里，督导师的首要任务是检查自己对于整个事情以及所发生的社会文化背景的相关信息是不是已经很齐备、很清楚了。找到事情的真相是进行下一步行动的前提——对相关事实的忽略可能导致专业人员做出错误的推论或者产生令人不满意的伦理结果。而督导师所需要的大部分信息都可以通过与来访者的沟通及咨询师的专业判断和与来访者相关的其他资料获得。在那些无法获得重要信息的个案中，督导师要在不侵犯来访者隐私的前提下去寻找获得信息的途径。

另一件重要的事情就是需要分析除来访者之外的其他与本事件相关的人，他们都是当事人。国外的研究人员将当事人定义为：可能由于咨询师的行为而获利或受害的个人或群体。事实上，只要咨询师是在与未成年人共同工作，父母或监护人都是关键的当事人，因为他们最终会为孩子的幸福负责。尽管其他当事人的利益不应优先于来访者的利益，但督导师的目标是尽可能地选择所有当事人的利益都受到保护，否则就有可能违反伦理。能考虑到这些问题，就表明你已经具备适宜的伦理敏感性了。

一个心理督导师具备了伦理敏感性以后，就需面对如何区分所涉及的伦理问题是否合乎规定的问题，这就需要模型的第二步骤了。

步骤二：学习专业标准和相关法律法规，明确伦理风险与底线。

对专业伦理的理解和执行不得与相关的法律法规相抵触。例如面对未成年人的咨询服务，需要为从咨询关系中得到的信息保密，只有在得到来访者同意后才可披露信息内容；但保密应符合相关法律法规的规定，同时，又不应侵犯家长或监护人具有的受到法律保护的、天然的监护权和扶养权，否则就有触犯法律法规的风险，这是专业伦理不可触碰的红线。同时又不应与专业伦理的规定或原则相冲突，否则就有可能违反专业伦理的规定，这是专业伦理的底线。而这些只有学习了相关的法律法规和专业伦理知识以后才可能做到，所以，我们安排了本章第二节的内容专门来学习与心理督导相关的法律法规。

步骤三：通过伦理案例领会体验伦理原则在实践中的综合应用。

如果不是在实际案例中，谈到伦理总是显得那么空洞、教条而远离生活，这也是许多心理从业者忽略伦理的一个重要原因。

我们继续前面谈到的案例。如果你接到这个咨询任务后考虑的是如何帮助这个孩子维权以及如何帮助孩子解决心理创伤，那么，你已经因为缺乏伦理敏感性而掉进伦理陷阱之中了。因为你对于整个事情以及所发生的社会文化背景的相关信息并不齐备也并不十分清楚，而仅仅是得到了一条引人重视的信息而已。所以，你所做的是在"这个孩子说的是真实的"这样一个假设之上展开的，那么，如果这个孩子说的是假的，你就和孩子一起严重地伤害了这个孩子本人和他的家人：损害了他继父的名誉和社会形象，影响了他母亲和继父的感情，而这反过来又会对这个孩子以及他的兄弟姐妹产生一定的负面影响。

所以，一个督导师接到一个案子以后，应首先致力于寻找和澄清相关事实，确定当事人，这是伦理决策所必需的基础材料，是伦理决策的前提，也是实践中伦理决策的第一步。

不过，这一切都需要经过一段时间的伦理决策模型使用培训才能顺利实现。

在这个案例中，需要寻找和澄清的事实有以下几点。

(1)这个孩子说的这些事情，他本人希望作何种保密处理？他是否跟其他人讨论过这件事情？

(2)他现在的情绪如何？是否需要咨询师的帮助？

(3)在其他事情上，他是否做出过负责任的选择？——这反映了他的智力成熟水平。

(4)相关部门是否做过调查？调查进行到什么程度了？

(5)他和母亲、继父现在的关系如何？

(6)他可以对谁谈他现在压抑的心情？

(7)咨询师是否与他建立了牢固的咨询关系？咨询师对他的想法和行为可能产生什么样的以及什么程度的影响？

(8)他的兄弟姐妹是否有过类似经历？他们是否受到这件事情的直接影响？

(9)是否还有其他同住的亲属，如生活不能自理的祖父母也受到了这些事情的影响？

(10)他的文化与社会背景，以及世界观是否可能影响到他对于整个事件的态度和看法？

如果这些问题被忽略，那么就将面临很大的伦理风险。

事实也正是如此，在后来的咨询中，这个孩子坦白被继父性虐待的事情并不是真的，之所以编造这个故事是想让母亲结束与继父的关系，因为继父打了母亲很多次。因此，寻找和澄清事实非常重要，事实清楚了，当事人也就明了了，伦理所涉及的问题也就清楚了，这是实践中伦理决策时必须要做的第一件事情。

第二件事情就是分析伦理问题。在这个案例中，主要问题如下。

(1)在来访者最大利益并不清晰的情况下，如何为来访者争取利益？

(2)在其他家庭成员的利益也受到影响的前提下，督导师应在何种程度上为该未成年人保密？

(3)如果来访者在接下来的咨询中不再涉及对虐待的指控，督导师是否仍具有与未成年人权益保护组织或部门沟通的法律职责？

(4)还应考虑情况发生时的背景，比如咨询师的身份角色是否影响了其决策？

第三件事情就是不评判地列出所有可能的应对行动，然后用相关的法律法规、伦理原则加以评判、筛选、权衡利弊、综合评估。这一过程可以确保心理督导师较其在日常道德直觉基础上所进发出的选择进行更为深入全面的分析。在这一过程中，督导师应了解哪个选择更具有直观吸引力，并反思个人道德价值观念对专业决策的影响。特雷帕(Treppa)建议心理健康专业人员应当通过主动挑战他们自己的假设和偏好来确保他们对所有可能选择的开放性。还有研究者提出：面对伦理难题咨询师们应扪心自问："不仅仅作为一名咨询师，还作为一个人，这个行动对于我来讲意味着什么？"

在上述案例中，督导师可以有下列几种选择：

(1)保持沉默，让来访者自己决定应采取何种行动。

(2)告诉这个孩子，咨询师需要打破沉默，将整个事件告诉其父母。

(3)将这个孩子的坦白告之有关部门。

(4)鼓励这个孩子主动告诉父母和调查人员，但不会在未征得孩子同意的情况下公布出去。

(5)告诉孩子，是由孩子自己还是咨询师在得到允许的情况下公布此事，要视接下来的咨询情况决定。

(6)等待一周，看这个孩子是否收回指控，或者改变对保密性的要求，然后再决定是否要打破保密原则。

到这里，督导师已经大致确定伦理类型并且列出了可能的反应方式。虽然进一步查阅文献资料可能会产生更多新的备选方案，但至少现在已经形成了一个可行的工作计划。

这个案例中的咨询师承认自己的道德直觉和基本的道德价值观都使她更倾向于向孩子的父母或负责本案件的社会工作者揭露这些信息。但她自觉地决定推迟这种本能的直觉反应，直到她更进一步地研究整个问题。这体现了她严谨的美德。

接下来，将对每一个选择的利弊进行权衡，并最终做出决策。

对于有些专业人员来说，可能不确定自己是否已经列出了所有合适的选择，那么就可以向督导或有经验的同事请教，或者分享讨论。这样就可以确保不会忽视掉重要的信息或选择。这就是步骤四所存在的意义。

步骤四：督导或向有经验的同事请教，通过分享、讨论提高伦理认知水平。

经历了上面步骤之后，督导师已经较为熟练地掌握了伦理决策模型及其应用，并具备了一定的伦理敏感性和实践操作能力，接下来最重要的，是在实践中锻炼、提高、成长。

步骤五、步骤六、步骤七实际上就是步骤三、四的翻版，所不同的是步骤三是学习案例中的做法，而后者则是督导师在自己的真实案例中实际操作。步骤八就是执行前面的伦理决策并记录在案。记录显然是非常有用的，这可以记录推理过程和各个阶段的行动，便于查阅、反思以及在督导时清晰地展示自己操作的整个过程，这就是步骤九。当所有九个步骤完成，意味着作为心理督导师的你又有了一个新的提高。

总之，伦理关乎心理督导行业的社会形象，关乎心理督导从业者的职业生命，关乎被督导者的心理健康、权利与利益，其重要性比我们预想的要大得多。只有通过学习才能提高伦理认识水平，只有通过不断在实践中总结反思，才能不断提高我们的专业伦理决策水平，最大限度地保护心理督导从业者、被督导者、心理督导行业的利益，促进心理督导事业的健康发展。

【高洪奎】

第二节　心理督导中的相关法律

法律是由国家制定或认可并依靠国家强制力保证实施的，以权利和义务为内容，以明文规定的形式公开发布，以确认、保护和发展对统治阶级有利的社会关系和社会秩序为目的的行为规范体系。法律是维护国家稳定、各项事业蓬勃发展的最强有力的武器，也是捍卫人民群众权利和利益的工具。

心理督导作为新兴的行业，工作对象又是看不见摸不着的心理，涉及范围广，社会生活、宗教、政治无所不含，影响人员及群体多，各行各业无不涉及，既需要引导被督导者在法律框架下认识和解决问题，又需要规避可能引起的法律风险，因此较其他行业更需要法律的强力保障。首先是用法律来保护各方：一是保护心理督导从业人员的合法权益，二是保护被督导者的合法权益，三是保护被督导者相关利害人的合法权益，四是保护心理督导从业人员所在机构的合法权益，五是保护心理督导行业的社会形象和良好声誉；其次心理督导从业人员还需要通过熟悉各项法律法规，以防范可能引起的法律风险。

本节主要介绍了《中华人民共和国宪法》《中华人民共和国劳动法》《中华人民共和国精神卫生法》《中华人民共和国未成年人保护法》《中华人民共和国消费者权益保护法》《中华人民共和国刑法》《中华人民共和国婚姻法》《中华人民共和国妇女权益保障法》八部在心理督导过

程中常涉及的法律的常用条款，希望学员熟练掌握，自觉遵守，以防范法律风险，防止陷入法律陷阱。

一、《中华人民共和国宪法》

《中华人民共和国宪法》是中华人民共和国的根本法，拥有最高法律效力。中华人民共和国境内的一切法律法规都不得与现行宪法相抵触。因此，我们把学习宪法放在第一位。现行宪法为八二宪法的 2018 年修正版。

《中华人民共和国宪法》序言非常值得仔细阅读。它明确了如何在法律范围内看待我们的历史、国家、社会制度、政治生态，国家的立场、发展方向、基本原则，以及我们国家在世界上的定位、与其他国家和地区的相处原则等，为我们在日常生活、工作中的言行规定了基本框架。序言最后明确指出："本宪法以法律的形式确认了中国各族人民奋斗的成果，规定了国家的根本制度和根本任务，是国家的根本法，具有最高的法律效力。全国各族人民、一切国家机关和武装力量、各政党和各社会团体、各企业事业组织，都必须以宪法为根本的活动准则，并且负有维护宪法尊严、保证宪法实施的职责"。

显然，心理督导的从业人员，不管是作为企业成员，还是社会组织成员，都必须"以宪法为根本的活动准则，并且负有维护宪法尊严、保证宪法实施的职责。"

那么，当我们在心理督导过程中发现被督导者的言行已经超越甚至违反了宪法的有关精神，我们是否还要为被督导者保守秘密？是否还要保持中立的立场？如果不是，我们又该如何行动？采取什么措施？这一系列问题是我们在学习本节内容乃至每一个法律条款时都需要提出并如实解答的。

《中华人民共和国宪法》第五条为我们解答上述问题指明了方向：一切法律、行政法规和地方性法规都不得同宪法相抵触。一切国家机关和武装力量、各政党和各社会团体、各企业事业组织都必须遵守宪法和法律。一切违反宪法和法律的行为，必须予以追究。任何组织或者个人都不得有超越宪法和法律的特权。

在涉及宗教的心理督导案例中，切不可遗忘更不能违反《中华人民共和国宪法》第三十六条的规定：中华人民共和国公民有宗教信仰自由，但"任何人不得利用宗教进行破坏社会秩序、损害公民身体健康、妨碍国家教育制度的活动。宗教团体和宗教事务不受外国势力的支配"。而且，信仰宗教与不信仰宗教的公民都是平等的。

在涉及人身自由或人格尊严的案例中，要牢记第三十七、第三十八、第三十九条的规定，公民的人身自由、人格尊严、住宅不受侵犯，避免在无意之中助长或支持违反宪法规定的行为。

在心理督导过程中获取的个人通信信息，受到第四十条的保护，这与心理督导的保密原则是一致的。

如果被督导者因为对国家机关的工作人员提出批评而遭受了不公正的待遇甚至是打击报复，那么我们需要清楚地知道，被督导者的行为是宪法赋予的权利，只要不是歪曲事实诬陷，那就应该得到法律的保护，甚至可以提出国家赔偿，这是第四十一条的规定。

男女平等是《中华人民共和国宪法》赋予中华人民共和国女公民的权利，任何性别歧视都是违犯《中华人民共和国宪法》的，这在第四十八条中有明文规定。

任何时候，我们都必须重视对婚姻、家庭、母亲和儿童的保护，这是国家的郑重承诺，第四十九条的明文规定。《中华人民共和国宪法》规定了公民的权利与义务的统一性，比如父母有抚养教育未成年子女的义务，而成年子女则有赡养扶助父母的义务；同时，国家禁止破坏婚姻自由，禁止虐待老人、妇女和儿童。

这种权利与义务的统一性还表现在自由与权利的行使上，即公民在行使自己的自由与权利时，不得损害国家的、社会的、集体的利益和其他公民的合法的自由和权利，这是《中华人民共和国宪法》第五十一条的规定。这一规定同样适用于华侨，第五十条特意单独做了规定，表现出国家对华侨的重视。

还要告诫大家，尊重社会公德，并不是仅限于道德范畴，也是宪法的明文规定，详见《中华人民共和国宪法》第五十三条。

最后，提醒大家不要对逃税置若罔闻，不管是你的被督导者还是你本人，都要依法纳税，这也是《中华人民共和国宪法》第五十六条赋予公民的义务。

二、《中华人民共和国劳动法》

从法律角度看，心理督导从业人员首先是中华人民共和国的公民，其次就是一名光荣的劳动者。而作为一名劳动者，就应该熟知自己的权利与义务，而劳动者的权利和义务是由《中华人民共和国劳动法》来规定的，因此，心理督导从业人员应该熟知《中华人民共和国劳动法》。另一方面，在被督导者中，劳动者也占了多数，因此，在督导过程中不可避免地会遇到劳动纠纷或争议，而督导师必须清楚法律的相关规定，在法律框架下开展工作，以避免陷入法律陷阱。

《中华人民共和国劳动法》有什么作用呢？第一条做出了明确回答：为了保护劳动者的合法权益，调整劳动关系，建立和维护适应社会主义市场经济的劳动制度，促进经济发展和社会进步。紧接着又对《中华人民共和国劳动法》的适用范围作了明确，简单说就是只要是在中国境内的用人单位、只要双方形成了劳动合同关系，都适用。这就是第二条的内容。

第三条则对劳动者的权利和义务做了明确。权利有：平等就业和选择职业的权利、取得劳动报酬的权利、休息休假的权利、获得劳动安全卫生保护的权利、接受职业技能培训的权利、享受社会保险和福利的权利、提请劳动争议处理的权利以及法律规定的其他劳动权利。义务包括：完成劳动任务、提高职业技能、执行劳动安全卫生规程、遵守劳动纪律和职业道德。

接着，《中华人民共和国劳动法》第四条又对用人单位的义务做出了明确：用人单位应当依法建立和完善规章制度，保障劳动者享有劳动权利和履行劳动义务。如果你是机构负责人，就需要关注这一条了，否则会有被有关部门问责或者被员工投诉的可能了。

《中华人民共和国劳动法》对于平等就业权也做出了明确规定，一是男女平等，二是不同民族、种族、性别和宗教信仰者平等。同时，还对法律、法规有特别规定的关于残疾人、少数民族人员、退出现役的军人的就业作了单独说明。

《中华人民共和国劳动法》要求用人单位与劳动者确定劳动关系应当在平等自愿、协商一致的原则基础上且不得违反法律、行政法规的规定的前提下签订劳动合同；劳动合同一经签订立即具有法律效力。违反法律、行政法规的劳动合同与采取欺诈、威胁等手段订立的劳动合同均无效，而且从订立的时候起无效。不过需要注意的是，劳动合同的无效，由劳动争议仲裁委员会或者人民法院确认；确认劳动合同部分无效的，如果不影响其余部分的效力，其余部分仍然有效。

《中华人民共和国劳动法》规定劳动合同可以约定试用期，试用期最长不得超过六个月。

劳动合同当事人可以在劳动合同中约定保守用人单位商业秘密的有关事项。医疗机构、心理咨询与心理督导机构及从业人员都应该重视这一点。

《中华人民共和国劳动法》对于劳动合同的解除也做出了明确的规定，需要时可具体了解第二十三条至第三十二条的条款。

加班是劳动者经常遇到的。《中华人民共和国劳动法》规定，加班一般每日不超过1小时，特殊情况下不超过3小时，每月不超过36小时。但遇到自然灾害、事故或者因其他原因，威胁劳动者生命健康和财产安全，需要紧急处理的；生产设备、交通运输线路、公共设施发生故障，影响生产和公众利益，必须及时抢修的；法律、行政法规规定的其他情形的除外。也就是说，当威胁劳动者生命健康、财产安全或者影响生产和公众利益的，或者法律、行政法规规定的其他情形的时候，用人单位安排工作紧急加班是合法的。当然，工资报酬是少不了的，《中华人民共和国劳动法》用整个第五章做了明确的规定，需要时可查阅。

《中华人民共和国劳动法》还对劳动安全卫生(第六章)、女职工和未成年工特殊保护(第七章)、职业培训(第八章)、社会保险和福利(第九章)、劳动争议(第十章)、监督检查(第十一章)及法律责任(第十二章)做了明确规定。在心理督导过程中如果需要的话可以查阅。

三、《中华人民共和国精神卫生法》

心理督导以人的心理作为研究对象，以心理健康为目标，自然属于精神卫生的范畴，而《中华人民共和国精神卫生法》则明确规定，只要是在中国境内开展维护和增进心理健康、预防和治疗精神障碍以及促进精神障碍康复的活动，都必须遵守《中华人民共和国精神卫生法》(第二条)。也就是说，在中国境内非医疗卫生体系的心理咨询与医疗卫生体系的心理治疗、精神障碍的诊断、治疗都必须遵守《中华人民共和国精神卫生法》。心理督导同时涉及心理咨询与心理治疗领域，因此，《中华人民共和国宪法》是所有中国公民的基本法，那么《中华人民共和国精神卫生法》就是心理督导从业人员与整个心理督导行业的基本法。

《中华人民共和国精神卫生法》的宗旨是发展精神卫生事业，规范精神卫生服务，维护精神障碍患者的合法权益，促进精神卫生事业的健康发展(第一条)。因此，心理督导从业人员必须认真学习，熟练掌握所有条款，并在包括《中华人民共和国精神卫生法》在内的所有法律框架范围内开展心理督导工作。

《中华人民共和国精神卫生法》共七章，85条。其中第一章总则12条，第二章心理健康促进与精神障碍预防12条，第三章精神障碍的诊断和治疗29条，第四章精神障碍的康复6条，第五章保障措施12条，第六章法律责任11条，第七章附则3条。

可以看出，《中华人民共和国精神卫生法》对精神(心理)障碍的预防、诊断、治疗、康复四个关键环节都作出了明确规定，这部分内容占69.4%。

《中华人民共和国精神卫生法》还对谁送诊做出了明确的规定，这就对精神障碍患者从预防到送诊、诊断、治疗再到康复的整个日常工作内容和流程作出了明确的规定，使精神卫生的日常工作有法可依，这是我国法制建设的巨大进步，也是精神卫生工作的里程碑。

《中华人民共和国精神卫生法》的适用对象有两类，一是提供精神卫生服务的机构、团体、组织或个人，二是精神障碍患者。为此，该法对条款中所说的"精神障碍"做了解释说明，即由各种原因引起的感知、情感和思维等精神活动的紊乱或者异常，导致患者明显的心理痛苦或者社会适应等功能损害。因此，这其中包括了心理不健康的人群，以及轻度的精神疾病患者。该法所说的"严重精神障碍"其实就是我们通常所说的精神疾病，具体地说就是疾病症状严重，导致患者社会适应等功能严重损害、对自身健康状况或者客观现实不能完整认识，或者不能处理自身事务的精神障碍(附则第八十三条)。

这就是说，以心理咨询为代表的心理健康工作者不得像医疗机构内的医师那样给来访者作出诊断性的评估结论，如"这是××症"，或者"这是××障碍"之类的结论，更不能谈治疗，而只能谈问题、帮助解决问题或者谈困惑、帮助解决困惑，或者谈心结、帮助解开心结等。

《中华人民共和国精神卫生法》同时明确要求心理咨询人员发现来访者可能患有精神障碍时，应当建议其到符合本法规定的医疗机构就诊。按照法院的判决案例，如果心理咨询师没有及时提出这一建议，将被认定为违法。

《中华人民共和国精神卫生法》还规定心理咨询人员应当尊重接受咨询人员的隐私，并为其保守秘密。因此，保密不仅是职业伦理的要求，而且是法律责任和义务，一旦违反保密原则，就是违法行为。

根据《中华人民共和国精神卫生法》的规定，除诊断和治疗外，所有心理学及心理健康应用专业，在宣传、维护和促进心理健康、预防精神障碍、促进和帮助精神障碍康复等领域有着很大的活动舞台和操作空间。

《中华人民共和国精神卫生法》明确规定精神障碍的诊断必须由精神科执业医师做出（第二十九条），并且强调心理治疗活动应当在医疗机构内开展、专门从事心理治疗的人员不得从事精神障碍的诊断，不得为精神障碍患者开具处方或者提供外科治疗（第五十一条）。

中国传统医学主张治未病，意思是防患于未然，预防重于治疗。心理督导同样遵循这一原则，而且我们主张所有家庭成员甚至单位都尽可能地主动参与或吸收参与进来，充分利用督导对象社会支持系统的促进作用。与此相一致，《中华人民共和国精神卫生法》也规定了预防为主的方针，坚持预防、治疗和康复相结合的原则（第三、第六条）。

人格尊严、人身自由和财产安全不受侵犯包括不受歧视、侮辱、虐待是宪法赋予公民的基本权利。精神障碍患者作为公民当然享有这些权利，心理不健康的人、需要心理督导的人自然也不例外。《中华人民共和国精神卫生法》规定对精神障碍患者的姓名、肖像、住址、工作单位、病历资料以及其他可能推断出其身份的信息予以保密（第四条），心理督导的工作对象同样拥有这一权利。这已经不再是单纯的职业伦理，而是上升到了法律的高度了。而且，《中华人民共和国精神卫生法》强调全社会都应当遵守这一条款，使用了"任何组织或者个人"这样的字眼，并且明确规定新闻报道和文学艺术作品都不能含有歧视、侮辱精神障碍患者的内容（第五条）。因此，绝不能以艺术作品为借口对精神障碍患者进行歧视、侮辱或虐待。

与之相对应，精神卫生从业人员依法履行工作职责受到法律的保护，精神卫生从业人员的人格尊严、人身安全不受侵犯（第七十一条）。

《中华人民共和国精神卫生法》强调精神障碍的诊断、治疗，应当遵循维护患者合法权益、尊重患者人格尊严的原则，保障患者在现有条件下获得良好的精神卫生服务。

对涉及精神障碍者权益的核心问题"自愿原则"，《中华人民共和国精神卫生法》做出了清晰明确的规定：除法律另有规定外，不得违背本人意志进行确定其是否患有精神障碍的医学检查。

既然不能违背个人意志，那么特殊情况下谁有权利和资格送诊？在什么情况下才可以送诊？由谁来负责办理入院？什么情况下可以出院？又由谁来负责办理出院？《中华人民共和国精神卫生法》第三章都作了进一步的明确。

医疗机构及其工作人员拒绝对送诊的疑似精神障碍患者做出诊断的；诊断结论、病情评估表明，就诊者为严重精神障碍患者且已经发生或有发生伤害自身或危害他人安全危险应当实施住院治疗却未及时进行检查评估或者未根据评估结果做出处理的，由县级以上人民政府卫生行政部门责令改正，给予警告；情节严重的，对直接负责的主管人员和其他直接责任人员依法给予或者责令给予降低岗位等级或者撤职、开除的处分，并可以责令有关医务人员暂停一个月以上六个月以下执业活动。

心理咨询人员、专门从事心理治疗的人员在心理咨询、心理治疗活动中造成他人人身、财产或者其他损害的，依法承担民事责任。

《中华人民共和国精神卫生法》规定，精神障碍患者违反治安管理处罚法或者触犯刑法的，依照有关法律的规定处理。对精神障碍者监护人的法律责任做了明确，医疗机构出具的诊断结论表明精神障碍患者应当住院治疗而其监护人拒绝，致使患者造成他人人身、财产损害的，或者患者有其他造成他人人身、财产损害情形的，其监护人依法承担民事责任。

《中华人民共和国精神卫生法》强调违反本法规定构成犯罪的，依法追究刑事责任；违反本法规定，有其他构成违反治安管理行为的，依法给予治安管理处罚。

《中华人民共和国精神卫生法》还对医闹行为做出了规定，即在精神障碍的诊断、治疗、鉴定过程中，寻衅滋事，阻挠有关工作人员依照本法的规定履行职责，扰乱医疗机构、鉴定机构工作秩序的，依法给予治安管理处罚。

四、《中华人民共和国未成年人保护法》

这部法律是依据宪法而制定的，目的是为了保护未成年人的身心健康，保障未成年人的合法权益，促进未成年人在品德、智力、体质等方面全面发展。这部法律所说的未成年人是指未满十八周岁的公民。

该法规定，保护未成年人，是国家机关、武装力量、政党、社会团体、企业事业组织、城乡基层群众性自治组织、未成年人的监护人和其他成年公民的共同责任；对侵犯未成年人合法权益的行为，任何组织和个人都有权予以劝阻、制止或者向有关部门提出检举或者控告；国家、社会、学校和家庭应当教育和帮助未成年人维护自己的合法权益，增强自我保护的意识和能力，增强社会责任感。因此，心理督导的从业人员不仅要在生活中遵守这部法律，更重要的是在督导过程中，对涉及违反《中华人民共和国未成年人保护法》的问题要恰当处理，既要避免陷入伦理陷阱，更要避免违反法律。为此，熟悉这部法律是十分必要的。

该法提出了保护未成年人的三原则：尊重（人格尊严）、适应（未成年人的身心发展规律及特点）、教育与保护相结合。

该法列举了未成年人所拥有的生存权、发展权、受保护权、参与权、受教育权等各项权利，并强调不分性别、民族、种族、家庭财产状况、宗教信仰等，未成年人依法平等地享有各项权利；共产主义青年团、妇女联合会、工会、青年联合会、学生联合会、少年先锋队以及其他有关社会团体，协助各级人民政府做好未成年人保护工作，维护未成年人的合法权益，所以必要时可以向这些机关或团体组织求助或报告。

这部法律的第二章（第十五至第二十四条）专门规定了未成年人的家庭保护责任，其中包括：父母或者其他监护人应当学习家庭教育知识，应当创造良好、和睦的家庭环境；应当关注未成年人的生理、心理状况和行为习惯，以健康的思想、良好的品行和适当的方法教育和影响未成年人，引导未成年人进行有益身心健康的活动，预防和制止未成年人吸烟、酗酒、流浪、沉迷网络以及赌博、吸毒、卖淫等行为；应当尊重未成年人受教育的权利，必须使适龄未成年人依法入学接受并完成义务教育，不得使接受义务教育的未成年人辍学；父母因外出务工或者其他原因不能履行对未成年人监护职责，应当委托有监护能力的其他成年人代为监护；强调禁止对未成年人实施家庭暴力，禁止虐待、遗弃未成年人，禁止溺婴和其他残害婴儿的行为，不得歧视女性未成年人或者有残疾的未成年人。

需要特别指出的是：该法规定，父母或者其他监护人应当根据未成年人的年龄和智力发展状况，在做出与未成年人权益有关的决定时告知其本人，并听取他们的意见；父母或者其他监护人不得允许或者迫使未成年人结婚，不得为未成年人订立婚约。这意味着，与未成年人权益有关的决定不告知其本人或者没有听取本人意见的，允许或强迫未成年人结婚或者订立婚约的行为都是违法行为，而不再是家庭私事，也不再是小事。

由于未成年人大部分时间都是在学校或幼儿园度过的，学校（包括托儿所、幼儿园）是未成年人享受发展权、受保护权、参与权、受教育权等的主要场所，所以《中华人民共和国未成年人保护法》第三章用从第二十五条至第四十一条的内容专门规定了学校对未成年人的保护。

学校应当提高教育质量、实施素质教育，注重培训学生的独立能力、创新能力和实践能力，促进学生全面发展；应当根据未成年学生身心发展的特点，对他们进行社会生活指导、心理健康辅导和青春期教育；应当与未成年学生的父母或者其他监护人互相配合，保证未成年学生的睡眠、娱乐和体育锻炼时间，不得加重其学习负担；应当建立安全制度，加强对未成年人的安全教育，采取措施保障未成年人的人身安全。

该法规定，学校教职员工应当尊重未成年人的人格尊严，不得对未成年人实施体罚、变相体罚或者其他侮辱人格尊严的行为；学校应当根据需要，制定应对各种灾害、传染性疾病、食物中毒、意外伤害等突发事件的预案，配备相应设施并进行必要的演练，增强未成年人的自我保护意识和能力；学校对未成年学生在校内或者本校组织的校外活动中发生的人身伤害事故，应当及时救护，妥善处理，并及时向有关主管部门报告。

对于在学校接受教育的有严重不良行为的未成年学生，学校和父母或者其他监护人应当互相配合加以管教；无力管教或者管教无效的，可以按照有关规定将其送专门学校继续接受教育。

《中华人民共和国未成年人保护法》的第四章是社会保护部分，规定全社会应当树立尊重、保护、教育未成年人的良好风尚，关心、爱护未成年人；国家鼓励社会团体、企业事业组织以及其他组织和个人，开展多种形式的有利于未成年人健康成长的社会活动，并赋予各级人民政府采取措施保障家庭经济困难的、残疾的和流动人口中的未成年人等接受义务教育的职责；各级人民政府还负有建立和改善适合未成年人文化生活需要的活动场所和设施，鼓励社会力量兴办适合未成年人的活动场所，并加强管理的职责。

同时规定，国家采取措施，预防未成年人沉迷网络。

该法规定，营业性歌舞娱乐场所、互联网上网服务营业场所等不适宜未成年人活动的场所，不得允许未成年人进入；禁止向未成年人出售烟酒。

爱国主义教育基地、图书馆、青少年宫、儿童活动中心应当对未成年人免费开放；博物馆、纪念馆、科技馆、展览馆、美术馆、文化馆以及影剧院、体育场馆、动物园、公园等场所，应当按照有关规定对未成年人免费或者优惠开放；县级以上人民政府及其教育行政部门应当采取措施，鼓励和支持中小学校在节假日期间将文化体育设施对未成年人免费或者优惠开放。

该法规定，任何组织或者个人不得披露未成年人的个人隐私。对未成年人的信件、日记、电子邮件，任何组织或者个人不得隐匿、毁弃；除因追查犯罪的需要，由公安机关或者人民检察院依法进行检查，或者对无行为能力的未成年人的信件、日记、电子邮件由其父母或者其他监护人代为开拆、查阅外，任何组织或者个人不得开拆、查阅。禁止拐卖、绑架、虐待未成年人，禁止对未成年人实施性侵害。禁止胁迫、诱骗、利用未成年人乞讨或者组织未成年人进行有害其身心健康的表演等活动。

任何组织或者个人不得扰乱教学秩序，不得侵占、破坏学校、幼儿园、托儿所的场地、房屋和设施。

居民委员会、村民委员会应当协助有关部门教育和挽救违法犯罪的未成年人，预防和制止侵害未成年人合法权益的违法犯罪行为。

五、《中华人民共和国消费者权益保护法》

心理督导作为一种服务本质上是一种商品，而在被督导者看来就是一种消费，金钱的和时间的。因此，心理督导从业者作为商品的提供者和销售者必然要遵守《中华人民共和国消费者权益保护法》（以下简称《消费者权益保护法》），这就需要首先熟悉它；另一方面，在督导过程中，被督导者心理方面的问题也可能是由消费引发，这也需要心理督导从业人员熟悉《保护法》。

《消费者权益保护法》规定了消费者享有安全权、知情权、自主选择权、公平交易权、求偿权、结社权、获知权、尊重权、监督权等9项权利。随着《消费者权益保护法》的贯彻实施，越来越多的消费者开始知晓并注重维护自己应有的合法权益，《消费者权益保护法》也因此成为知名度最高的法律之一。

我国现有法律、法规中其实也有不少内容涉及保护消费者权益，如《中华人民共和国产品质量法》《中华人民共和国食品安全法》等，但是对于因提供和接受服务而发生的消费者权益受损害的问题，只有在《消费者权益保护法》中做出了全面而明确的规定。《消费者权益保护法》的颁布，明确了消费者的权利、确立和加强了保护消费者权益的法律基础，弥补了原有法律、法规在保障消费者权益方面调整作用不全的缺陷，为保护消费者的合法权益，维护社会经济秩序，促进社会主义市场经济健康发展提供了全面、明确、具体的法律保障。

保护消费者的合法权益是全社会的共同责任。国家鼓励、支持一切组织和个人对损害消费者合法权益的行为进行社会监督，大众传播媒介是宣传和监督的重要力量。

下面就消费者的九项权利作具体的阐述。

（1）公平交易权：经营者与消费者的交易遵循自愿、平等、公平、诚实信用的原则。消费者享有公平交易的权利，在购买商品或者接受服务时，有权获得质量保障、价格合理、计量正确等公平交易条件，有权拒绝经营者的强制交易行为。

（2）安全权：消费者在购买、使用商品和接受服务时享有人身、财产安全不受损害的权利。消费者有权要求经营者提供的商品和服务，符合保障人身、财产安全的要求。

（3）知情权：消费者享有知悉其购买、使用的商品或者接受的服务的真实情况的权利。消费者有权根据商品或者服务的不同情况，要求经营者提供商品的价格、产地、生产者、用途、性能、规格、等级、主要成分、生产日期、有效期限、检验合格证明、使用方法说明书、售后服务，或者服务的内容、规格、费用等有关情况。

（4）自主选择权：消费者享有自主选择商品或者服务的权利，有权自主选择提供商品或者服务的经营者，自主选择商品品种或者服务方式，自主决定购买或者不购买任何一种商品、接受或者不接受任何一项服务。消费者在自主选择商品或者服务时，有权进行比较、鉴别和挑选。

（5）求偿权：是指消费者因购买、使用商品或者接受服务受到人身、财产损害的，享有依法获得赔偿的权利。

（6）结社权：是指消费者享有依法成立维护自身合法权益的社会组织的权利。

（7）获知权：是指消费者享有获得有关消费和消费者权益保护方面的知识的权利。

（8）尊重权：是指消费者在购买、使用商品和接受服务时，享有人格尊严、民族风俗习惯得到尊重的权利，享有个人信息依法得到保护的权利。

(9)监督权：消费者享有对商品和服务以及保护消费者权益工作进行监督的权利，有权检举、控告侵害消费者权益的行为和国家机关及其工作人员在保护消费者权益工作中的违法失职行为，有权对保护消费者权益工作提出批评、建议。

以上是针对消费者的权益来说的。

心理督导从业人员作为商业服务的提供者和其他经营者一样，应当履行作为经营者的义务，即应当遵照《消费者权益保护法》和其他有关法律、法规的规定履行义务，和消费者有约定的，约定不得违背法律、法规的规定，在此基础上应当按照约定履行义务；提供心理督导服务时，应当遵守职业伦理，保障消费者的合法权益，保障消费者的合法权益；应当听取消费者对其提供的商品或者服务的意见，接受消费者的监督；向消费者提供的有关商品或者服务的质量、性能、用途、有效期限等信息，应当真实、全面，不得作虚假或者引人误解的宣传；对消费者就其提供的商品或者服务的质量和使用方法等问题提出的询问，应当作出真实、明确的答复。

心理督导因其自身特点，也适合网络语音或文字、电话等方式进行，而《消费者权益保护法》第二十八条则规定：采用网络、电视、电话、邮购等方式提供商品或者服务的经营者，以及提供证券、保险、银行等金融服务的经营者，应当向消费者提供经营地址、联系方式、商品或者服务的数量和质量、价款或者费用、履行期限和方式、安全注意事项和风险警示、售后服务、民事责任等信息。因此，在实践中心理督导从业人员应当自觉履行法律义务，防范法律风险。

《消费者权益保护法》第二十九条的规定涉及心理督导的保密原则，该条规定：经营者收集、使用消费者个人信息，应当遵循合法、正当、必要的原则，明示收集、使用信息的目的、方式和范围，并经消费者同意。经营者收集、使用消费者个人信息，应当公开其收集、使用规则，不得违反法律、法规的规定和双方的约定收集、使用信息。经营者及其工作人员对收集的消费者个人信息必须严格保密，不得泄露、出售或者非法向他人提供。经营者应当采取技术措施和其他必要措施，确保信息安全，防止消费者个人信息泄露、丢失。在发生或者可能发生信息泄露、丢失的情况时，应当立即采取补救措施。

特别需要注意的是，《消费者权益保护法》规定：经营者未经消费者同意或者请求，或者消费者明确表示拒绝的，不得向其发送商业性信息。

有些商家往往会给好友发送新的商业信息，有的心理健康从业人员也会向包括老客户在内的好友发送培训类信息，一旦被投诉，则很可能涉嫌违反《消费者权益保护法》。

一旦经营者与消费者之间出现了争议怎么办？《消费者权益保护法》第三十九条规定了五种解决方式：(一)与经营者协商和解；(二)请求消费者协会或者依法成立的其他调解组织调解；(三)向有关行政部门投诉；(四)根据与经营者达成的仲裁协议提请仲裁机构仲裁；(五)向人民法院提起诉讼。

《消费者权益保护法》还对法律责任作出了明确的规定，心理督导从业人员也应当有所了解。

六、《中华人民共和国刑法》

《中华人民共和国刑法》(以下简称《刑法》)是根据宪法，结合我国同犯罪作斗争的具体经验及实际情况而制定的，立法目的是惩罚犯罪保护人民。而心理督导师要与形形色色的人打交道，难免会遇到有预谋、有计划地实施人身伤害的行为以及突发性的人身伤害事件等，为了保护自我、保护他人的人身及财产安全及公共安全，需要对相关法律规定有所了解，同时也避免于无意之中触碰法律底线。

　　我国刑法实行罪刑法定原则，即法律明文规定为犯罪行为的，依照法律定罪处刑；法律没有明文规定为犯罪行为的，不得定罪处刑。

　　那么，什么样的行为属于犯罪？《刑法》规定，一切危害国家主权、领土完整和安全，分裂国家、颠覆人民民主专政的政权和推翻社会主义制度，破坏社会秩序和经济秩序，侵犯国有财产或者劳动群众集体所有的财产，侵犯公民私人所有的财产，侵犯公民的人身权利、民主权利和其他权利，以及其他危害社会的行为，依照法律应当受刑罚处罚的，都是犯罪。

　　与心理有关的如精神病人，《刑法》第十八条规定：精神病人在不能辨认或者不能控制自己行为的时候造成危害结果，经法定程序鉴定确认的，不负刑事责任，但是应当责令他的家属或者监护人严加看管和医疗；在必要的时候，由政府强制医疗。间歇性的精神病人在精神正常的时候犯罪，应当负刑事责任；尚未完全丧失辨认或者控制自己行为能力的精神病人犯罪的，应当负刑事责任，但是可以从轻或者减轻处罚。该条还特别规定，醉酒的人犯罪，应当负刑事责任。

　　作为一个公民，应当对正当防卫有清楚的了解。《刑法》对于正当防卫的规定是：为了使国家、公共利益、本人或者他人的人身、财产和其他权利免受正在进行的不法侵害，而采取的制止不法侵害的行为，对不法侵害人造成损害的，属于正当防卫，不负刑事责任。同时规定：正当防卫明显超过必要限度造成重大损害的，应当负刑事责任，但是应当减轻或者免除处罚。不过，对正在进行行凶、杀人、抢劫、强奸、绑架以及其他严重危及人身安全的暴力犯罪，采取防卫行为，造成不法侵害人伤亡的，不属于防卫过当，不负刑事责任。

　　与正当防卫有些类似的，还有一种情况叫作"紧急避险"，是指为了使国家、公共利益、本人或者他人的人身、财产和其他权利免受正在发生的危险，不得已采取的紧急避险行为，造成损害的，不负刑事责任。紧急避险超过必要限度造成不应有的损害的，应当负刑事责任，但是应当减轻或者免除处罚。

　　《刑法》第三十七条是心理督导从业者必须了解的，该条是针对犯罪情节轻微不需要判处刑罚的，可以根据案件的不同情况，采取非刑罚性处置措施，比如予以训诫或者责令具结悔过、赔礼道歉、赔偿损失，或者由主管部门予以行政处罚或者行政处分；因利用职业便利实施犯罪，或者实施违背职业要求的特定义务的犯罪被判处刑罚的，人民法院可以根据犯罪情况和预防再犯罪的需要，禁止其自刑罚执行完毕之日或者假释之日起从事相关职业，期限为三年至五年。被禁止从事相关职业的人违反人民法院依照前款规定做出的决定非法从事该职业的，由公安机关依法给予处罚；情节严重的，依照本法第三百一十三条的规定定罪处罚。其他法律、行政法规对其从事相关职业另有禁止或者限制性规定的，从其规定。

　　上面所说的《刑法》第三百一十三条为拒不执行判决、裁定罪，是指对人民法院的判决、裁定有能力执行而拒不执行，情节严重的，处三年以下有期徒刑、拘役或者罚金；情节特别严重的，处三年以上七年以下有期徒刑，并处罚金。单位犯前款罪的，对单位判处罚金，并对其直接负责的主管人员和其他直接责任人员，依照前款的规定处罚。

　　这就是说，被法院判决禁止从事某职业的，如果在禁止期内继续从事该职业的，即为拒不执行判决、裁定罪，按《刑法》第三百一十三条规定判决。心理督导从业人员涉及职业的犯罪可能会被实施职业禁止的处罚。

　　作为机动车驾驶员，需要了解《刑法》第一百三十三条，即交通肇事罪、危险驾驶罪。内容为：违反交通运输管理法规，因而发生重大事故，致人重伤、死亡或者使公私财产遭受重大损失的，处三年以下有期徒刑或者拘役；交通运输肇事后逃逸或者有其他特别恶劣情节的，处三年以上七年以下有期徒刑；因逃逸致人死亡的，处七年以上有期徒刑。另外，在道路上驾驶机动车，有下列情形之一的，也是犯罪：（一）追逐竞驶，情节恶劣的；（二）醉酒驾驶机动车的；（三）从事校车业务或者旅客运输，严重超过额定乘员载客，或者严重超过规定时速行驶的；（四）违反危险化学品安全管理规定运输危险化学品，危及公共安全的。如果出现上述行为的不是本人，但车辆所有人或管理人是本人，本人对前款第三项、第四项行为负有直接责任的，也需要处罚。有前两款行为，同时构成其他犯罪的，依照处罚较重的规定定罪处罚。

心理督导从业人员在职业过程中，可能会涉及知识产权保护问题，比如侵犯他人著作权等，因此，需要对相关条款有所了解。

《刑法》第二百一十七条为侵犯著作权罪。该条规定，以营利为目的，有下列侵犯著作权情形之一，违法所得数额较大或者有其他严重情节的，处三年以下有期徒刑或者拘役，并处或者单处罚金；违法所得数额巨大或者有其他特别严重情节的，处三年以上七年以下有期徒刑，并处罚金：

（一）未经著作权人许可，复制发行其文字作品、音乐、电影、电视、录像作品、计算机软件及其他作品的；

（二）出版他人享有专有出版权的图书的；

（三）未经录音录像制作者许可，复制发行其制作的录音录像的；

（四）制作、出售假冒他人署名的美术作品的。

第二百一十八条为销售侵权复制品罪。是指以营利为目的，销售明知是本法第二百一十七条规定的侵权复制品，违法所得数额巨大的，处三年以下有期徒刑或者拘役，并处或者单处罚金。

第二百一十九条为侵犯商业秘密罪。本条所称商业秘密，是指不为公众所知悉，能为权利人带来经济利益，具有实用性并经权利人采取保密措施的技术信息和经营信息；本条所称权利人，是指商业秘密的所有人和经商业秘密所有人许可的商业秘密使用人。该条规定，有下列侵犯商业秘密行为之一，给商业秘密的权利人造成重大损失的，处三年以下有期徒刑或者拘役，并处或者单处罚金；造成特别严重后果的，处三年以上七年以下有期徒刑，并处罚金：

（一）以盗窃、利诱、胁迫或者其他不正当手段获取权利人的商业秘密的；

（二）披露、使用或者允许他人使用以前项手段获取的权利人的商业秘密的；

（三）违反约定或者违反权利人有关保守商业秘密的要求，披露、使用或者允许他人使用其所掌握的商业秘密的。

明知或者应知前款所列行为，获取、使用或者披露他人的商业秘密的，以侵犯商业秘密论。

第二百二十条是针对单位犯侵犯知识产权罪的处罚规定。单位犯本法第二百一十三条至第二百一十九条规定之罪的，对单位判处罚金，并对其直接负责的主管人员和其他直接责任人员，依照本节各该条的规定处罚。

心理督导从业人员在广告宣传时应小心，不要触犯《刑法》的规定。《刑法》第二百二十二条涉及虚假广告罪，是指广告主、广告经营者、广告发布者违反国家规定，利用广告对商品或者服务作虚假宣传，情节严重的，将构成犯罪，处二年以下有期徒刑或者拘役，并处或者单处罚金。

公民有通信自由。《刑法》第二百五十二条为侵犯通信自由罪，指隐匿、毁弃或者非法开拆他人信件的行为侵犯公民通信自由权利，情节严重的，将构成犯罪，处一年以下有期徒刑或者拘役。因此，心理督导从业人员在职业过程中如果参与上述行为，将涉嫌犯罪。

保密原则是心理督导从业人员必须时刻牢记的，这不仅是职业伦理，更是《刑法》的明确规定。《刑法》第二百五十三条之一为侵犯公民个人信息罪，是指违反国家有关规定，向他人出售或者提供公民个人信息，情节严重的，将构成犯罪，处三年以下有期徒刑或者拘役，并处或者单处罚金；情节特别严重的，处三年以上七年以下有期徒刑，并处罚金。违反国家有关规定，将在履行职责或者提供服务过程中获得的公民个人信息，出售或者提供给他人的，依照前款的规定从重处罚。窃取或者以其他方法非法获取公民个人信息的，依照第一款的规定处罚。单位犯前三款罪的，对单位判处罚金，并对其直接负责的主管人员和其他直接责任人员，依照各该款的规定处罚。

七、《中华人民共和国妇女权益保障法》

为了保障妇女的合法权益，促进男女平等，充分发挥妇女在社会主义现代化建设中的作用，根据宪法和我国的实际情况，制定了《中华人民共和国妇女权益保障法》。

《中华人民共和国妇女权益保障法》共九章，包括总则、政治权利、文化教育权益、劳动和社会保障权益、财产权益、人身权利、婚姻家庭权益、法律责任、附则，可以说是从社会生活的各个方面规定了对妇女权益的保护，以确保妇女在政治的、经济的、文化的、社会的和家庭的生活等方面享有与男子平等的权利，并且保护妇女依法享有的特殊权益，禁止歧视、虐待、残害妇女。明确提出保障妇女的合法权益是全社会的共同责任。

在劳动和社会保障权益方面，除了强调男女平等、男女同工同酬外，还规定了在晋职、晋级、评定专业技术职务等方面，应当坚持男女平等的原则，不得歧视妇女，劳动（聘用）合同或者服务协议中不得规定限制女职工结婚、生育的内容，不得安排妇女从事不适合妇女从事的工作和劳动。强调妇女在经期、孕期、产期、哺乳期受特殊保护；任何单位不得因结婚、怀孕、产假、哺乳等情形，降低女职工的工资，辞退女职工，单方解除劳动（聘用）合同或者服务协议，女职工要求终止劳动（聘用）合同或者服务协议的除外。

在财产权益方面，除了国家保障妇女享有与男子平等的财产权利外，还特别强调了任何组织和个人不得以妇女未婚、结婚、离婚、丧偶等为由，侵害妇女在农村集体经济组织中的各项权益，强调妇女享有的与男子平等的财产继承权受法律保护；在同一顺序法定继承人中，不得歧视妇女，丧偶妇女有权处分继承的财产，任何人不得干涉，丧偶妇女对公、婆尽了主要赡养义务的，作为公、婆的第一顺序法定继承人，其继承权不受子女代位继承的影响。

在人身权利方面，除了规定妇女享有与男子平等的权利外，还强调禁止溺、弃、残害女婴；禁止歧视、虐待生育女婴的妇女和不育的妇女；禁止用迷信、暴力等手段残害妇女；禁止虐待、遗弃病、残妇女和老年妇女；禁止拐卖、绑架妇女；禁止收买被拐卖、绑架的妇女；禁止阻碍解救被拐卖、绑架的妇女；禁止对妇女实施性骚扰，受害妇女有权向单位和有关机关投诉；禁止卖淫、嫖娼；禁止组织、强迫、引诱、容留、介绍妇女卖淫或者对妇女进行猥亵活动；禁止组织、强迫、引诱妇女进行淫秽表演活动。

在婚姻家庭权益方面，国家除了保障妇女享有与男子平等的婚姻家庭权利外，还强调女方在怀孕期间、分娩后一年内或者终止妊娠后六个月内，男方不得提出离婚，女方提出离婚的，或者人民法院认为确有必要受理男方离婚请求的，不在此限；强调禁止对妇女实施家庭暴力；强调妇女对依照法律规定的夫妻共同财产享有与其配偶平等的占有、使用、收益和处分的权利，不受双方收入状况的影响；强调夫妻共同租用的房屋，离婚时，女方的住房应当按照照顾子女和女方权益的原则解决；强调离婚时，女方因实施绝育手术或者其他原因丧失生育能力的，处理子女抚养问题，应在有利子女权益的条件下，照顾女方的合理要求。

其他部分内容由于针对性较强，在需要时大家可以仔细学习。心理督导师是一个社会性很强的职业，涉及方方面面的问题，不可轻视。

【高洪奎】

第十六章 心理督导中的哲学

XINLI DUDAO ZHONG DE ZHEXUE

哲学是一门研究普遍、基础规律的学科，具体叫以包括存在、知识、价值、心灵、语言等领域。广义上说，哲学是人类对于历史的总结和反思，这历史可以是人类历史，也可以是自然历史，科学广义上讲也属于哲学的范畴，因而在科学（science）这一单词未出现前，牛顿等学者都称自己在研究自然哲学（natural philosophy），是自然哲学家。因为广义上我们对于社会和自然的反思都属于哲学范畴，所以研究人文社会科学和自然科学的博士在英文中实际上都是哲学博士（Doctor of Philosophy，PhD/Ph. D. /D. Phil. ）。

而随着现代学科的不断分化，在学术层面当我们讨论哲学的时候，通常指的是由形而上学、伦理学、宗教哲学、政治哲学、心灵哲学、科学哲学、法律哲学、知识论、逻辑学、美学、语言哲学、战略哲学、军事哲学等相关子学科所组成的庞大学科群。也存在马克思主义、德国古典主义、存在主义、实用主义等重要理论体系和流派。

在心理督导实践中，督导师主要应掌握两方面哲学内容：一方面是心理学哲学的基本观点；另一方面是马克思主义唯物辩证法基础知识。

第一节　心理学哲学

在德国著名心理学家威廉·冯特（William Wundt）开展实验心理学研究之前，心理学还是哲学的一个重要分支。人在面对纷繁复杂的世界时会产生各式各样的彷徨和迷茫，很多哲学家也认为这是心理问题的开端。心理学哲学实际上是对于人类心理原初问题的深度思考，了解心理学哲学有助于宏观把握人类主要的心理问题，提升督导过程中宏观思考和灵活调整策略的能力。

心理学哲学主要关注四个方面的问题：身体与心灵关系问题、天性与教养问题、自由意志与决定论问题、知识来源问题。

一、身心关系问题

自文明诞生之后，人类对于身体与心灵关系的思考一直没有停歇。石器时代丧葬的仪式就已经存在，我们的祖先在那时已经开始想象彼岸世界，各类原始宗教充满了对于精神世界的想象。直到今天，宗教支持者和唯物主义者对于身体与心灵关系的争议依然激烈。

对于身体与心灵的关系，有的哲学家持一元论的观点，即认为身体与心灵具有相同本原。一元论中的唯物主义者认为世界由物质组成，世间所有的事物（包括心灵）都是物质运动产生的结果。唯物主义者认为，世界是物质的，物质是运动的，运动是有规律的，规律是可以把握的。而精神本身即是人类体内各种复杂理化反应的外在体现，所以精神本身是可以使用药物进行干预的。一元论中的唯心主义者则认为世界的本原是精神，人类的身体本身也是精神的反映，精神出了问题依然需要通过精神的方式干预才能解决问题。

另外一些哲学家主张二元论的观点，即世界有意识和物质两个独立本原。二元论实质上是坚持认定意识是离开物质而独立存在的，与一元论相对立。其主要代表人物是柏拉图和笛卡尔。唯物主义者认为二元论是客观唯心主义，依然是唯心主义的一种。宗教的世界观中二元论比较常见，灵魂—肉体、此岸世界—彼岸世界等观念实际上就是二元论世界观的折射。亚里士多德在他的《论灵魂》一书中提出："灵魂之于身体，犹如砍劈之于斧头。"也就是说，斧头本身并不存在功能，是施加了劈砍的动作才让它有了功能。而人在表现行为时，是由灵魂也就是精神主宰肉体，虽然灵魂本身难以观察实证，但人类可以通过对身体的研究间接观察人类的特性。以此为原则，亚里士多德研究过感觉、记忆、情绪、学习、推理与想象来反映灵魂也就是精神的特征，为后世的科学心理学研究提供了大方向，并对十九世纪以后的科学心理学研究产生了深远的影响。

督导师自己具有关于身体与心灵关系的认识，但在督导过程中要尊重对方关于身体与心灵关系的认识。对于身体与心灵关系认识与自己不同的对象，要视情况采取不同策略。对于唯物主义者要重视对方在物质世界中遭遇的问题，对于唯心主义者要关注和尊重对方的信仰、兴趣等方面；对于二元论者要物质和精神问题统筹兼顾。

二、天性与教养问题

"先天"与"后天"是心理学哲学中，探讨个人的天生品质（先天）与个人经验（后天）在决定个人心理和行为过程中的重要性或因果关系的问题。"先天"很好理解，就是一个人生来所具有的，我们可以用现代科学中的遗传概念理解。"后天"在传统意义上常常被定义为家长对孩子的照顾，但是任何环境的影响也可被纳入其中。可以说，人类的所有的生活经历都是后天。

古希腊早期的自然哲学理论认为，人的气质分为兴奋、活泼、安静、抑制，由体内的血液、黏液、黄胆汁和黑胆汁影响。这是一种朴素的二元论哲学思想，认为人的气质受身体的体液状态影响。哲学家普遍承认"先天"的存在，也更强调"后天"的努力对于一个人成长具有极大的影响。哲学家们的争议主要在于如何认识"先天"，对于"先天"的认识主要有性善和性恶两派。

儒家宗师孟子是性善论的重要代表人物，认为"恻隐之心，人皆有之；羞恶之心，人皆有之；恭敬之心，人皆有之；是非之心，人皆有之。恻隐之心，仁也；羞恶之心，义也；恭敬之心，礼也；是非之心，智也"。人天生具有仁、义、礼、智等美德，在王政之下人的这些美德可以得到发挥。法国启蒙哲学家卢梭认为，在原始时代，人类一无所有、愚昧无知、自由自在。这时，人类也没有任何社会性，不会互相欺压。因此，卢梭认为人类的天性本是善良的，天生拥有自由、理性和良心，如果接受自然主义教育，顺性发展就可成为善良的人，构建充满善的社会。卢梭认为社会的文明特别是城市的文明迫使人性扭曲、罪恶丛生。因此，只有"归于自然"的教育，远离喧嚣的城市和复杂堕落的社会的教育，才能使人类本来就存在的善良天性得到展现。

同为儒家的荀子是性恶论的重要代表人物，认为"木受绳则直，金就砺则利"。他认为人性本恶，需要用人为的方法去改变恶的结果。如果人顺从自然本性而行，则会引起恶果。西方世界性恶论的哲学观点是主流。英国哲学家霍布斯（T. Hobbes）认为人就像是以自我为中心的野兽，人类的天性是反社会的、有破坏性的、贪婪的。若放任人类恶的天性不管，则最终会产生恶的结果。而社会则是钳制人类兽性的工具，人类需要被社会的规则驯服，逐渐摆脱自己的兽性。

当然，无论性善性恶，哲学家们都认为"后天"对于人的影响非常重要，无非是对于用怎样的方法影响"先天"持有不同看法。在心理学哲学当中，如何处理"后天"的争议也比较大。有哲学家认为心理的扭曲是社会驯服压抑的产物，也有哲学家认为心理扭曲是放任式教育无限放大人性黑暗面的产物。

心理督导过程中要充分了解督导对象的"先天"与"后天"，尤其是"后天"因素和问题，这有利于督导师进行精准督导。

三、决定论与自由意志问题

决定论是一种在现代世界具有统治地位的哲学立场，即认为世界上所有事件的发生都是由之前的历史积累决定的。科学的基本哲学立场就是决定论。决定论者相信，宇宙完全是由因果律支配的，从宇宙产生起开始，任何物质的运动都是由规律支配的，能掌握全部的信息和规律也就能掌握物质下一刻的运动状态。牛顿的《自然哲学的数学原理》问世之后，哲学家们开始相信世界是由因果律统治的，一切都是可以由因果关系联系起来，一切世界的运动都是由确定的规律决定的；知道了原因以后就一定能知道结果，现在发生的一切都是由过去所决定的。在这一哲学思潮之上，科学得到了巨大的发展。在牛顿看来，世界就像一部钟表，一切都在按冥冥之中的规律运行，未来的一切均已写好。量子力学理论在刚刚出现时，挑战了决定论在科学研究中的牢固哲学地位，遭到了很多科学家的反对。爱因斯坦在给一位著名量子物理学家的一封信中曾写道："你相信上帝会掷色子，但我却相信这个世界的规律是完备的。"虽然部分前沿物理学研究在挑战决定论，但当今世界大部分科研的哲学基础依然是决定论，它是目前我们通过科学认识世界的最佳哲学基础。

决定论在心理学哲学当中，主要有物质决定论和精神决定论两大派系。物质决定论者认为人类的心理就类似于动植物的生长变化，受外在因素（环境）与内在因素（生理和遗传）的影响，属于唯物主义的观点。强物质决定论者反对通过谈话等方式进行心理疏解，认为这无法从根本上解决由物质造成的心理问题。而精神决定论者则认为人的行为变化除环境与生理因素外，某些心理因素才具有决定性的影响。此心理因素泛指个人的知觉、意识、潜意识、习惯与信仰等，在这些心理因素的影响下，人在面对不同环境时会不由自主地表现出一定的行为。谈话治疗等方式在强物质决定论者看来是弱因果性的，而精神决定论者则把人类的精神看作是一种实体对象，认为可以通过精神的交流影响人的精神状态。

自由意志与决定论相对，相关哲学理论的支持者认为人具有在各种可能的方案中进行选择和判断的能力。在科学层面上，很多脑部疾病的病征就是干扰人的自由意志。强迫症患者会感觉到自己被迫去做违反个人意志的事情，比如不自觉地洗手几十次。成瘾症患者也会经常去做违反个人意志的事，使用某些成瘾药物，往往并非他们自由意志的体现。从个人价值判断角度看，精神病患会反思自己的行为，认为这样的行为并不好，需要克制，然而往往他们难以克制这样的行为。大部分哲学家认为，决定论往往和自由意志的观念相左。如果承认决定论则人类不存在可以支配的自由意志，过往的一切已经决定了此刻人的选择。如果秉持自由意志存在的思想，那么理解人心时就要进行价值判断。在强决定论的世界观中，人类的行为只是各种自然和社会现象叠加的产物，价值判断层面罪恶的行为也只是迫不得已。人类是无辜的，一旦出了问题要通过后续的帮助纠偏。自由意志主义者则认为，不能认为人类只是受历史宰割的蝼蚁。人类在历史的进程中是有自由意志进行选择的，即使选择作恶也是一种自由意志的体现，不能完全归结于病态。强自由意志主义者认为很多精神疾病是源于构建，本质上是当事人的自由意志倾向于做出某种行为，而该行为不被当时社会的价值体系认可。人类历史上过去被认定为精神疾病的行为，常常随着社会的发展而被清除出疾病的行列。

心理督导活动本身就是建立在承认决定论的基础之上的，因而要尽量减少对督导对象"先天"的价值判断。督导对象的行为和思考方式可能不为社会主流价值观接受时，职业督导师要做到价值中立，尽量想办法施加影响，而不是表现出对督导对象的不认可和厌恶。

四、知识的来源问题

知识来源问题主要是探讨人类如何获得知识，主要流派有理性主义和经验主义，二者并不对立。

理性主义是人类通过思辨获得知识的一种哲学方法。理性主义哲学方法在古希腊已有端倪，柏拉图就认为现实世界只是对于理念世界的模仿，感知并不可靠，理性的思考高于感知。自哥白尼之后，随着科学革命在欧洲发生，理性主义也在欧洲开始发扬光大。

理性的人类在审慎思考后，以推理方式，推导出合理的结论。理性主义者认为人类需要通过论点与具有说服力的论据发现真理。典型的理性主义者认为，人类首先本能地掌握一些基本原则，比如几何公理，随后人类可以依据这些推理出其余的知识。最典型的持这种观点的哲学家是斯宾诺莎（B. Spinoza）及莱布尼兹（W. Leibniz），他们都相信理想状态下所有知识（包括科学知识）可以通过单纯的推理得到，另一方面他们也承认除了数学之外人类不能做到单纯用推理得到别的知识。笛卡尔的理论相对来说更接近亚里士多德，他认为只有一些永恒真理（包括数学以及形而上学）可以单纯靠推理获得，其余的知识需要借助生活经验以及必要的科学手段。理性主义主要是表达一种人类行为应该由理性所支配的立场，理性主义哲学家并不认为人类可以依靠理性得到全部知识。对于理性主义的批判也由来已久。哈耶克（F. A. Hayek）认为人类的理性往往是有限度的，对于复杂的社会现象难以把握全貌。在社会实践中，片面强调人的理性，而忽视实际和经验，认为理论可以完全指导实践，往往得不到预期的结果。实践是检验真理的唯一标准，鉴于人类对于世界的了解还非常有限，人类还不能傲慢地认为理性是获得成功实践的唯一途径。

经验主义是指利用观察和收集证据等方法得出结论的哲学方法。经验主义者认为通过实验研究而后进行理论归纳优于单纯的逻辑推理和思想实验。西方早期的经验主义主要来源于医学哲学家，这与医学的特质有关。医学至今仍然是一门充满不确定性和经验性的学科，难以完全的数学化。理性主义及经验主义并非由当时的哲学家，而是由后人做出了区分。事实上，有时两者之间的区分并不明显，甚至并无排斥。当然，基于经验主义获得的知识也不完全准确。由于人类收集证据的能力具有局限性，人类用于推论的理论也不一定可靠，通过经验所获得的知识很有可能是错误的，理论上讲不可能完全趋向于真理。因此波普尔(S. R. Popper)等哲学家认为知识只能通过不断的证伪最终才能更趋向于真理。当实践与理论产生矛盾时，理论事实上就被证伪了，这时理论也就有了前进的可能。

了解知识来源问题有利于我们灵活利用心理学知识进行督导。毕竟，作为科学的心理学和作为医学的临床心理学在知识论层面都存在不完美，要正确认识这种不完美并理解其哲学原因以方便督导师在督导过程中灵活运用知识。

第二节　唯物辩证法

唯物辩证法是马克思主义研究自然、社会、历史和思维的哲学方法，是马克思主义哲学的核心组成部分，具有重大的实践意义。下面介绍唯物辩证法在心理督导实践中的应用。

一、两个基本特征

唯物辩证法认为世界具有两大基本特征，普遍联系和永恒发展。

唯物辩证法用普遍联系的观点看待世界和历史，认为世界是一个有机的整体，事物之间和事物内部诸要素之间相互依赖、相互影响、相互作用和相互制约，不可以片面或孤立的观点看待问题。联系具有客观性、普遍性和多样性。心理督导过程中，被督导者在技巧甚至心理方面的问题往往不是单一因素的，要善于挖掘问题相关的因素综合解决问题。

唯物辩证法认为世界具有永恒发展的特征，世界是一个过程，过程是由状态组成的，状态是过程中的状态；世界上没有永恒的事物，有生必有灭；旧事物灭亡的同时，就意味着新事物的产生。所谓发展，是指事物由简单到复杂、由低级到高级的变化趋势，其实质是新事物的产生和旧事物的灭亡。永恒发展规律本身是客观的，同时也是乐观的，更是居安思危的。被督导者出现问题意味着问题有可能可以得到解决，没有发现问题也并不代表不潜伏着问题。

二、三个基本规律

唯物辩证法认为规律是事物本身所固有的、本质的、必然的、稳定的联系，是发展的必然趋势。规律具有客观性、稳定性、可重复性和普遍性。换言之，规律不依赖于人的主观意识，既不能被人创造，也不能被人消灭，只要条件具备就一定要发生作用，所以人类必须掌握规律、尊重规律。但辩证法也强调人类主观能动性的重要性：其一，在认识世界时，由于规律隐藏在事物的内部，只有发挥主观能动性才能透过现象把握规律；其二，在改造世界时，也要依靠主观能动性，根据实践的目的因势利导地改变规律赖以起作用的条件，从而引导规律起作用。唯物辩证法的基本规律有三条，即对立统一规律（矛盾的规律）、质量互变规律和否定之否定规律。关于这三条基本规律的内在关系，一般认为：对立统一规律揭示了事物发展的源泉和动力、质量互变规律揭示了事物发展的状态、否定之否定规律揭示了事物发展的趋势和道路。

对立统一规律是指，一切存在的事物都由既相互对立、又相互统一的一对矛盾组合而成，例如有生就有灭，有正电荷就有负电荷。矛盾的双方既对立又统一，从而推动着事物的发展。因此对立统一规律揭示了事物发展的源泉和动力。

质量互变规律是指，事物的属性具有质和量两个属性。量是指衡量事物处在某种状态的数量或具体形式；质是指事物的性质或本质。量变是事物连续的、逐渐的、不显著的变化，是事物在数量上的变化；质变是事物根本的变化，是一种飞跃，往往表现为突变。

否定之否定规律（又称为辩证否定规律）是指，事物的发展由不同的过程组成，过程的更替要通过否定来实现。事物的发展过程，往往要经过三个阶段和两次否定，即肯定、否定和否定之否定。因此说，否定之否定规律揭示了事物发展的趋势和道路。需要特别指出的是，否定之否定后的状态并不是原有的肯定的状态，而是一种"扬弃"。唯物辩证法认为，事物发展的总趋势是前进的、上升的，而道路却是迂回曲折的，之所以说总趋势是前进的，正是因为否定不是"抛弃"，而是"扬弃"，是在肯定一部分的基础上再发展，是集中了前两个阶段的积极成果后的更加完善。

辩证法的三大基本规律既是认识世界的方法，也是非常有效的交流技巧。督导对象有优点就必有缺点，交流过程中要肯定和否定并重，尽量使督导对象扬弃缺点。基于质量互变规律，对于小问题要及时提醒。

三、五对基本范畴

唯物辩证法的五对基本范畴是：现象和本质、内容和形式、原因和结果、可能性和现实性、偶然性和必然性。学习和掌握唯物辩证法的范畴具有重要的意义，因为，这些范畴反映了自然、社会、人类思维的普遍本质联系，是人类分析和思考并建立科学理论体系的基本思维工具。学习和掌握这些范畴有助于我们掌握科学的思维方法，提高分析问题和解决问题的水平与能力。

现象和本质是揭示客观事物的外在联系和内在联系相互关系的一对范畴。本质是事物的根本性质或组成事物基本要素的内在联系，现象是事物的外部联系和表面特征。唯物辩证法认为现象和本质是一对辩证统一：现象和本质是对立的，现象是表面的、具体的和易逝多变的，往往靠感官即能感知；本质则是隐藏在事物内部的，往往只能依靠抽象思维来把握。现象和本质是统一的：现象离不开本质，任何现象都由本质所决定，都是本质的某种表现；同时，本质也不可能离开现象而单独存在，任何本质都要通过一种或多种现象表现出来。因此，人们认识事物总是通过对现象的分析研究才能了解到事物的本质。

内容和形式是揭示事物所具有的内在要素和它们的结构及其表现方式的一对范畴。内容是事物内在要素的总和，形式指内在要素的组织和结构。事物总是具有一定的内容和形式。

唯物辩证法认为内容和形式是一对辩证统一：内容和形式是对立的，内容不同于形式。内容和形式又是统一的。其一，内容和形式相互依存，没有内容的形式是空洞的形式，没有形式的内容是一堆要素。其二，内容和形式是相互作用的，内容决定形式，形式反作用于内容，或说服务于内容，不求内容只求形式相似的做法常被称为形式主义。其三，内容和形式的区分是相对的，也是复杂的，同一形式可以容纳或表现不同的内容，同一内容也可以有多种表现形式，旧形式可以服务于新内容，旧内容可以采用新形式。

原因和结果是揭示客观世界中普遍联系着的事物，具有先后相继、彼此制约的特点的一对范畴。原因是指引起一定现象的现象，结果是指由于原因的作用而引起的现象。有原因必会造成某种结果（或影响），有结果又必来源于某种原因。一般来讲，原因在前，结果在后；同一个现象，依据不同的条件，可以是原因也可以是结果，前一个原因的结果，也可能是后一个结果的原因；同时，一个原因可以引起多个结果，一个结果也往往由多个原因所引起。唯物辩证法认为原因和结果是一对辩证统一：原因和结果是对立的，因果倒置，在逻辑推理或实践中都会引起混乱或危害。原因和结果是统一的。其一，原因和结果相互依存，既没有无因之果，也没有无果之因。其二，原因和结果在一定条件下相互转化，一般有两种情形：第一，同一现象，相对于它所引起的现象而言，是原因，相对于引起它的现象而言，则转化成了结果；第二，原因和结果可以相互作用，不仅原因可以作用于结果，而且结果也可以反作用于新的原因。

可能性和现实性是揭示客观事物，由可能向现实转化过程中的一对范畴。可能性指事物内部包含的种种可能的发展趋势，现实性指已经实现了的可能性，即实际存在的事物和过程。由于事物内部矛盾和外部矛盾的复杂性，事物往往包含相互矛盾的多种可能性。但是只有一种可能性在内外条件齐备的情况下转化为现实，其他的可能性在矛盾的斗争中被克服而没有成为现实。唯物辩证法认为可能性和现实性是一对辩证统一：可能性和现实性是对立的，可能性是尚未实现的现实，而现实性则是已经实现了的可能。可能性和现实性是统一的。其一，可能性和现实性相互依存，可能性的根据存在于现实性之中；现实性是由可能性发展而来的。其二，可能性和现实性在一定条件下可以相互转化。一方面，可能性在一定条件下可以变成现实，另一方面，转化为现实性也意味着出现了新的可能性。唯物辩证法还指出：在可能性转化为现实的过程中，尽管客观事物和客观条件是基础，但主观能动性往往起着重要的作用。

偶然性和必然性是揭示客观事物发生、发展和灭亡的不同趋势的一对范畴。事物发展过程中一定要发生的趋势是必然性；事物发展过程中可能出现，也可能不出现，或可能以多种多样的不同方式出现的趋势是偶然性。唯物辩证法认为偶然性和必然性是一对辩证统一：偶然性和必然性是对立的，其一，两者地位不同，必然性居于决定地位，偶然性居于从属地位。其二，两者的根源不同，必然性是由事物内部的根本矛盾决定的，偶然性是由事物内部的非根本矛盾或外部矛盾造成的。其三，两者作用不同，必然性决定事物发展的基本方向，偶然性则使事物发展过程变得丰富多样（或说不好预料）。偶然性和必然性是统一的，其一，必然性不能离开偶然性，一切必然性终归要以某种偶然性的形式表现出来。其二，偶然性也不能离开必然性，一切偶然性都受必然性的制约，也总是以某种形式表现着相应的必然性。其三，必然性和偶然性在一定条件下可以相互转化，在一定条件下为必然的东西，在另外的条件下可以转化为偶然，反之亦然。

四、矛盾分析法

所谓矛盾，在辩证法中是指事物内部或事物之间的对立统一的辩证关系。所谓矛盾分析法，就是运用矛盾的观点来分析处理问题的哲学方法，是对立统一等基本规律的综合和延伸。心理督导过程中，要敏锐抓住主要矛盾，了解矛盾主要特性，利用相关哲学方法分析矛盾根源，选择相应的督导技巧。下面介绍矛盾分析法的主要知识基础和方法。

同一性和斗争性是矛盾的两种基本属性。同一性是指矛盾双方相互依存、相互联系、相互吸引、相互贯通或相互渗透的性质和趋势，表现了矛盾双方共处于一个统一体中的内在的统一性。斗争性是指矛盾双方相互排斥、相互限制、相互否定、相互分离或相互批评的性质和趋势；矛盾斗争性具有丰富的内容和多样的形式，有对抗性斗争，也有非对抗性斗争。

矛盾同一性和斗争性的关系是辩证统一的。两者相互依存，任何一个矛盾总是既具有同一性，又具有斗争性，两者相互制约：一方面，同一性要受斗争性制约，因为矛盾双方的共存，要靠斗争来维持，矛盾双方的转化，也要靠斗争来实现；另一方面，斗争性又要受同一性的制约，因为同一性规定制约着斗争的形式、规模和范围。

矛盾也具有普遍性和特殊性。矛盾的普遍性，是指矛盾存在于一切事物的发展过程中，每一事物的发展过程中自始至终存在着矛盾运动。矛盾的特殊性是指具体事物的矛盾及每一矛盾的各个方面都有其特点，这是一事物区别于他事物的本质，是世界上事物之所以有差别的根据。矛盾不仅存在于事物内部，而且存在于事物之间。对于任何事物来说都存在着内部矛盾，内部矛盾是事物存在和发展的根据内因；外部矛盾是事物存在和发展的条件外因。这是事物自我运动的源泉；它承认外部矛盾在事物变化发展中所起的作用。矛盾的特殊性具体表现在：不同的事物和不同的运动形式各有其自身特殊的矛盾；在事物发展的不同过程和同一过程的不同阶段，都有各自的特殊矛盾。由于事物中所包含的主要矛盾或矛盾的主要方面的不同，由于事物所处的外部矛盾、环境、条件的区别，矛盾的发展过程总是呈现出不同的形式；由于矛盾的性质、地位以及条件的复杂性，矛盾的解决也有多种多样的形式，可能矛盾一方克服另一方、矛盾双方同归于尽或矛盾双方融合成一个新事物。

在理解矛盾基本特性基础上，可以用"两点论"来处理矛盾。即在处理众多矛盾时，既要看到主要矛盾，又要看到次要矛盾，在处理某个矛盾时，既要看到矛盾的主要方面，又要看到矛盾的次要方面；要主次两点矛盾兼顾，只注重一方面、忽视另一方面就是一点论。所谓"重点论"就是在处理矛盾时，要重点抓住主要矛盾，解决主要矛盾，在处理某一矛盾时，要重点把握矛盾的主要方面。两点论和重点论的关系是辩证统一的，是矛盾分析法的一个主要内容。第一，任何事物都有对立统一的两点，而不可能只有孤立而绝对的一点。第二，两点的地位和作用并不是同等重要的。第三，两点以及两点中的重点，都不是孤立的、僵化的或固定不变的，都是会随着内部矛盾的变化和外部条件的变化而不断变化发展的。第四，两点、两点中的重点以及其变化发展，都是客观的、具体的、历史的、有条件的和有规律的，而不是主观的、空洞的、任意的或无条件的。具体到心理督导实践中，就是运用"两点论"，处理督导对象心理咨询技巧层面的缺陷，抓住主要矛盾。

所谓"具体问题具体分析"，就是在分析和解决问题时，要在矛盾普遍性原理的指导下，重点分析具体矛盾的特殊性；其唯物辩证法的哲学依据就在于共性和个性、矛盾普遍性和特殊性等哲学范畴的辩证关系。具体问题具体分析是正确认识事物的基础，也是正确解决矛盾的关键。与之内涵相类似的提法还有"实事求是""理论联系实际""与时俱进"等等。与之相对立的行为是抽象地空谈矛盾，或一刀切、形式化、官僚化、模式化、机械化地处理问题。督导师所学习的一切督导知识本质上都是解决普遍性矛盾的方法，但具体到每个督导对象，矛盾又具有特殊性，需要尊重督导对象的特质。

【潘龙飞】

模块六　社会

读懂纷繁复杂的社会，方可站在群山之巅！

第十七章　心理干预相关专业的督导

XINLI GANYU XIANGGUAN ZHUANYE DE DUDAO

　　心理督导师的督导具有三个方向，第一个方向是针对心理干预的专业人员督导；第二个方向是针对心理干预相关专业人员的督导，这里主要包括健康管理师、婚姻家庭咨询师、社会工作者、生殖健康咨询师等；第三个方向是针对具有较高心理素质要求的职业人群进行督导。本章将介绍心理督导师在第二个方向的工作中，即在心理干预相关专业人员中做心理督导的基础性问题。在临床部分中，即中级心理督导师的职责上，还要介绍第二个方向督导的具体流程与操作。

第一节　健康管理的心理督导

一、健康管理的产生与发展

健康管理的定义是："对个体或群体的健康进行全面监测，分析，评估，提供健康咨询和指导以及对健康危险因素进行干预的全过程。健康管理的宗旨是调动个体和群体及整个社会的积极性，有效地利用有限的资源来达到最大的健康效果。健康管理的具体做法就是为个体和群体（包括政府）提供有针对性的科学健康信息并创造条件采取行动来改善健康。"[①]健康管理发源于 20 世纪 50 年代，21 世纪在中国迅速得到发展。

在健康管理师的训练中，由于缺少充足的心理训练，也由于心理健康管理只是其中的一小部分，因此很有必要加强在健康管理中的心理督导的工作。实际情况是，心理干预的工作人员，包括一些拿到了心理督导师培训证书的人员，走进了健康管理的行业，与健康管理师共同承担了健康的促进工作。这种结合很有必要。这说明，极有必要在健康管理中，加大心理督导专业人员参与的力度。此外，在健康管理人员中，特别是护理人员学会了疾病管理，而且他们在与患者接触中，非常需要直接使用心理干预的手段，也就是说，在紧急情况下，他们不能再叫其他人员进入时，自己就要直接做心理疏导。因此，加大对健康管理师的心理督导的培训，也是非常有必要的。下面我们来分析心理健康管理应包含的内容与方法。

二、心理健康管理的主要内容

人类对健康的认识是经历了几千年的历史逐渐发展起来的。伴随着医学模式从生物医学模式到生物—心理—社会医学模式的转变，人们逐渐认识到人的健康还与社会、行为和心理等因素有关。1946 年第三届国际心理卫生大会将心理健康定义为："所谓心理健康，是指身体、智能以及情感上与他人的心理健康不相矛盾的范围内，将个人心境发展成最佳状态。"世界卫生组织（World Health Organization，WHO）于 2004 年在日内瓦发布的《促进心理健康：概念、证据和实践》研究报告中，把心理健康定义为："由社会、经济和环境因素所决定，包括实现自身潜能、能应对日常生活压力、能有成就地工作、对所属社区有贡献等状态。"

（一）心理健康的特征与标准

心理健康具有以下特征：

（1）相对性：人的心理健康具有相对性，与人们所处的环境、时代、年龄、文化背景等有关。

（2）动态性：心理健康状态不是固定不变的。心理健康水平会随着个体的成长、环境的改变、经验的积累及自我的变化而发展变化。

（3）连续性：心理健康与不健康之间并没有一条明确的界限，而是呈一种连续甚至交叉的状态。从健康的心理到严重的心理疾病，是一个两头小、中间大的渐进的连续体。

（4）可逆性：心理健康具有可逆性，一个人出现了心理困扰、心理矛盾，如果能及时调

---

① 陈君石、黄建始：《健康管理师》，7 页，北京，中国协和医科大学出版社，2007。

整情绪、改变认知、纠正不良行为，则很快会解除烦恼，恢复心理平衡；反之，如果不注意心理健康，则心理健康水平就会下降，甚至产生心理疾病。

心理健康的标准主要包括：①智力正常；②情绪良好；③人际和谐；④适应环境；⑤人格完整。

(二)心理健康教育与心理健康促进

心理健康教育与心理健康促进都可以看成是心理健康管理的重要组成部分，其核心目的都是通过心理健康理论预防心理疾病，促进心理健康。

1. 心理健康教育

心理健康教育是根据人们心理活动的规律，采取各种教育方法与措施，调动受教育者的一切内外积极因素，维护其心理健康，培养其良好的心理素质，以促进其整体素质提高的教育活动。

心理健康教育是心理健康管理的重要实施手段。心理健康教育的目的是消除或减轻影响心理健康的危险因素，预防心理疾病，促进心理健康和提高生活质量。其基本过程是在对特定个体、群体心理健康相关问题分析的基础上，确定有针对性的心理健康教育内容和方法，从而有计划、有步骤地实施干预活动，最后评估干预活动效果。

2. 心理健康促进

心理健康促进是把心理健康教育与有关组织、政治和经济干预结合起来，促使个体心理行为和环境的改变，从而改善和保护人们身心健康的一种综合策略。

心理健康促进是心理健康管理的重要组成部分。心理健康促进的主要活动领域包括建立促进心理健康的公共政策、创造支持的环境、强化社区行动、发展个人技能、调整卫生服务方向。基于心理健康促进的概念和活动领域，可以将心理健康促进的基本策略分为倡导、赋权、协调和社会动员。

(三)心身疾病是心理健康管理的主要对象

躯体疾病与心理问题的关系大致有4种：①心理问题导致躯体疾病，即心身疾病；②躯体疾病作为负性生活事件导致心理障碍；③躯体疾病产生器质性和症状性精神障碍；④躯体疾病与心理疾病在患者身上同时出现。

由于心理因素参与发病的心身疾病，已经越来越受到世界的关注。其中，最为重要的心理因素如下。

1. 人格特征的影响

人格，亦称个性，反映了一个人总的心理面貌，是相对稳定、具有独立倾向性的心理特征的总和，是在长期社会生活实践中形成和发展起来的。

人格特征对于人体疾病尤其是心身疾病的发生、发展和病程的转归具有明显的影响。同样的心理社会因素作用于不同人格特征的人，可导致不同的生理生化变化，引起不同类型的心身疾病。目前，关于人格与疾病的发病相关问题已引起了人们的广泛重视。

20世纪50年代，美国医学家弗里德曼(M. Friedman)和罗森曼(R. H. Rosenman)发现在冠心病患者中有一种特征性的行为模式，他们称之为"A型行为类型"。具有这种特征的人有下列表现：为取得成就而努力奋斗，富有竞争性，很易引起不耐烦，有时间紧迫感，固执己见，有旺盛的精力和过度的敌意。此外，还有C型性格与癌症的发生有着非常密切的关系的研究报告。

2. 情绪与应激的影响

通常认为，心理因素是通过情绪活动影响身体内脏器官功能的，不同的情绪会产生不同的结果。肯定的、积极的情绪，如愉悦、满足、欢喜等，可以提高体力劳动效率，使人保持健康，改善疾病状态。在强烈的或持续的消极情绪状态下，必然影响的是神经系统的功能。当持续的消极情绪作用后，常常会使人的神经系统功能严重失调，从而导致各种心身疾病。

情绪的一种表现形式是应激。由于应激强度太大或持续时间太久，健康状态会被严重破坏，从而产生急性焦虑反应、血管迷走反应和过度换气综合征，甚至可导致免疫功能损害。

可见，心身疾病的治疗与预防也就成为心理督导师参与到健康管理中的一大任务。目前，在世界各国的医疗单位中，采用心理督导等干预手段成功地治愈与战胜心身疾病的报道层出不穷，也越来越增加了百姓寻求心理学家参与治疗的需求。

(四)心理咨询与治疗在健康管理中的运用

心理咨询是指运用一定的理论和技术，协助来访者依靠自己的探索来解决其各种心理问题以提高个体适应能力，促进个人的成长的过程。心理治疗是采用心理学的办法，建立良好的医患关系，改变病人感受、认识、情绪及行为，调整与环境的关系，从而达到治疗的目的的过程。

1. 心理干预的特点

(1)双向性：咨询者与来访者是心理干预过程的两个方面，缺少其中任何一个方面，都不能构成心理干预过程。

(2)多样性：人类的心理结构或心理过程是由认知、情绪、意志和行为四方面组成的。人的知、情、意、行是统一的有机体。每个人的生活经历不同，其遗传素质、受教育程度、社会环境等多因素的影响，使心理结构中的四方面因素所占比例、内容不同，所起的作用也不相同。所以，在心理干预中要根据其薄弱点不同而进行调整，表现不同，方法也不同。

(3)社会性：心理干预工作也是社会环境下进行的。心理是客观事物在人脑中的反映，所以健康管理师对来访者的帮助必须取得家庭、学校、社区、社会的协助，才能弄清其心理问题的真实原因，取得多方面的帮助，充分体现心理干预工作的社会性特点。

(4)渐进性：人的心理形成与发展是渐进的，同样，人的不良心理品质的克服与消除也是渐进的。心理干预过程的渐进性，要求健康管理人员有细心和耐心的品质，对干预对象的帮助要循序渐进，逐步提高。

(5)反复性：人的心理品质的形成和发展与其他一切事物一样，都是曲折、螺旋式上升发展的。不良心理品质的克服与消除也是如此。对此，健康管理人员要有充分的认识，对干预对象要回访，以巩固心理干预效果。

2. 心理督导的效果

心理督导师在这个过程中，能做到促进干预成功，需达到如下的效果：(1)促使行为变化；(2)改善人际关系；(3)认识内部冲突；(4)纠正错误观念；(5)发展来访者潜能。

(五)健康管理师沟通技巧的促进

"沟通"是人类社会普遍存在且必不可少的重要交流方式，大到国与国间的关系，小到个人工作、生活之成败，都可以从沟通角度去理解。对健康管理师而言，沟通技巧更显得尤为重要。在其工作中既要了解启发健康需求，提供健康咨询指导，同时还要传递健康生活理念等，每个工作环节无不渗透着与人的交流环节；健康管理师需要良好心身的平衡，自身人际关系的和谐，才能更好地在服务对象那里树立健康生活的榜样。

沟通是一个信息传递过程，在这个过程中人们力图使他人态度、信仰或行为产生某种变化，在达成共识的基础上实现自己的目标。有人把沟通理解为：一样话，百样说。同样是在医院检验科抽血，因为患者对针头的恐惧，甲护士冷言相告"都是这样的针，爱抽不抽"，导致 70 岁老人当众哭泣，自己被开除；而乙护士则表达出主观的努力，"我轻一点扎，不会很疼的"，结果是患者做完所有检查后，专门来致谢。由此可见，沟通的灵魂是理解、双赢和人文关怀。

健康管理师首先需要具备语言沟通技巧，如何让自己说出的话更有成效，被服务对象接受，就特别需要掌握有关倾听、交谈以及增强说服力的技巧。其次，健康管理师还要具备相应的语言沟通技巧，善于运用面部表情和语音语调帮助他人更好地理解你的语言内容。以下将从四方面阐述健康管理师应具备的沟通技巧。

人际沟通的重要方式之一就是交谈。交谈的目的、内容千变万化：沟通信息、交流情感、建立友谊、引导说服、教育管理和解决矛盾等。对健康管理师而言，开展健康咨询和指导，这项工作本身就是以交谈的方式进行的。

能使交谈保持友好和融洽，创造一个良好的交谈氛围是关键。我们可以从以下几方面尝试：

1. 表达对他人的关切

在交谈中，应让对方感受到健康管理师是在关注他。例如，"好久不见了，您最近身体状况怎样？"也可以自我介绍："我是健康管理师×××，有什么需要我帮助的吗？"这些表达让对方感到一种关切和放松，为交流奠定基础。

2. 触景生情，从身边事谈起

通常人们见面时没话找话会以天气谈起，因为谈天气很自然，气氛不至于过于严肃，当然除天气外，看到什么就随意谈些什么，有助于使谈话轻松自然地展开。

3. 给对方留下好的印象

健康管理师的职业需要赢得对方的好感，从而使对方产生对你的信任。而好感的产生，往往建立在人与人接触的最初几分钟。要注意自己的身体语言，运用关切、专注的目光、面带微笑和职业的着装去表现自己。还可以用赞美作为敲门砖，使对方感到被关注、欣赏或钦佩，继而产生对你的好感。

4. 引发对方交谈的兴趣

对于健康管理师而言，只有对方愿意并且谈兴较浓时，才可能使关系更融洽，达到我们的目的。可以在交谈中发现并了解情况，从而就对方感兴趣的话题或擅长的课题，熟悉的话题展开。

为了避免让提问陷入僵局，在交谈过程中，提出恰当的问题是非常有效的沟通技巧，不仅可以使双方就一个中心交谈，同时也可避免无话可谈的尴尬场景，从而使谈话可以顺利有效地进行。当碰到一些比较困难或者较为敏感的问题时，当被问到我们不能够或者不想回答的问题时，如果拒绝回答，交谈就会中断，但如果能将话题巧妙地岔开，转向其他与之相关联的问题，交谈就会顺畅地进行下去。为了增强说服力，在谈话前，要充分了解对方的内心世界及性格特征，在实践中不断摸索，尽可能找到与对方交流的最佳切入点。也可以努力寻找双方生活、兴趣爱好、学习工作等方面的共同点，用自己的亲身体验来与对方交流，最有说服力。

此外，健康管理师端庄得体的着装、举止，良好的职业形象，可以更好地体现专业感、亲和力，使工作更富有成效。以上的关键点，也正是心理督导师所关注的内容。

【权金菊】

293

第二节 社会工作的心理督导

一、社会工作相关概念

社会工作在西方已有近百年的发展历史，它由英文 social work 直译而来。目前，社会工作作为一个专业在发达国家的社会中已经是不可缺少的一种社会调节机制。并且，在许多国家里，社会工作的快速发展已成为一种趋势。

(一)社会工作

美国的社会工作专业起步早，发展水平较高，并且美国的社会工作专业学者对社会工作定义的探求，对整个社会工作专业的发展影响很大。因此，我们下面介绍美国学者对社会工作的界定。1970 年，美国社会工作人员协会理事会提出的定义，迄今为止仍在沿用。定义如下：

社会工作是一种帮助个人、小组、社区增强或恢复社会功能并创造有利于实现这个目标的条件的专业活动。专业的社会工作实务包括一种或更多的社会工作价值、原则和技巧在下列方面的运用：帮助人们获得实质性的服务，为个人、家庭、团体提供咨询与心理治疗，帮助社区或小组提供或改善社会和健康服务及参与有关的法律过程。社会工作实务需要有关人类发展和行为的知识，有关社会、经济和文化制度的知识以及所有有关这些因素的相互作用的知识。

中国的王思斌在主编的《社会工作概论》一书中，对社会工作给出了一个一般性的专业界定："社会工作是以利他主义为指导，以科学的知识为基础，运用科学的方法进行的助人服务活动。"此定义指出了社会工作的本质是一种助人活动，即以利他主义的价值观为主导的帮助他人的活动，其特征是提供服务。

从和谐社会建构的作用来定义社会工作，根据《中共中央关于构建社会主义和谐社会若干重大问题的决定》，结合国内经验，有关部门指出，社会工作是社会建设的重要组成部分，它是一种体现社会主义核心价值理念，遵循专业伦理规范，坚持"助人自助"宗旨，在社会服务、社会管理领域，综合运用专业知识、技能与方法，帮助有需要的个人、家庭、群体、组织和社区，整合社会资源，协调社会关系，预防和解决社会问题，恢复和发展社会功能，促进社会和谐的职业活动。这个定义从基本要素、工作方法及功能的角度对社会工作进行了描述，比较具体地说明了中国社会工作的内涵，并且，它指的主要是专业社会工作。

(二)社会工作者

社会工作者是服务及帮助的提供者。社会工作者作为社会工作专业活动的主体，是社会工作过程中的重要构成部分，他们对社会工作专业实践的结果有着决定性的影响，进而也影响着社会工作的目标及功能的实现程度。与此同时，社会工作者群体又是一个与社会各阶层有着广泛联系的社会群体，他们不仅要为有需要的人士提供广泛的社会服务，也会对人们的社会生活有着广泛的影响力。

(三)社会工作者的从业要求

1. 需具备的理念、原则

作为一门服务人、帮助人的专业和职业，社会工作价值观主要包括基本信念和实践原则两个方面。

(1)基本信念。

①尊重：在这里，尊重的含义不仅指在服务中对服务对象保持符合社会文化习俗的理解和称谓，更重要的是认识到服务对象自身的生命价值和其他基本权利，充分保障他们获得基本的资源和可靠的专业服务的权利，帮助他们解决困难，满足他们生存和发展的需要。在服务过程中，社会工作者不应将自身的价值观强加于服务对象，更不应指责和批判服务对象的言行和价值观，也不能像服务对象发泄自己的负面情绪。社会工作者可以和服务对象共同分享与服务内容有关的个人感受和经验以及社会工作专业对有关问题的看法，并提供解决问题的建议，但社会工作者不得直接或间接迫使服务对象接受提出的意见或建议。

②独特性：社会工作相信每个服务对象都是独特的，每个人都有不同的生命经验、不同的人格特征和潜质。在服务过程中，服务对象的"独特性"也要求社会工作者采取个别化的方式针对性地提供服务，在直接服务过程中按照服务对象的心理——社会特点和需求，设计出合适的服务内容，从而满足服务对象的需要，解决服务对象的心理、情绪问题，提升服务对象的社会功能。

③相信人能改变：社会工作是一个以信念为引导的专业，社会工作者坚信人有能动性，具备改变的潜力。在社会工作实践中，社会工作者始终相信服务对象的潜能和能动性，坚信在经过专业服务与干预后，服务对象在心理、情绪、沟通技能和社会适应能力以及学习技巧等方面都会获得不同程度的提高，进而可以促进服务对象建立自信，帮助他们提升解决自身问题的能力。

(2)实践原则。

社会工作价值观不仅仅强调实践的信念，同时也包括基本的实践原则，它们引导社会工作者正确处理专业关系及服务中的各种处境。

①接纳：在专业服务过程中，社会工作者要从内心接纳服务对象，把他们看作是工作过程中的重要伙伴，对服务对象的价值偏好、习惯、信仰等都应保持宽容与尊重的态度，绝不因为服务对象的生理、心理、种族(或民族)、性别、年龄、职业、社会地位、信仰等因素对他们有任何歧视，更不能因为上述原因而拒绝为服务对象提供社会服务。这里的接纳，不等于认同，它是指社会工作者对服务对象的价值观与个人背景特征等的一种包容，也是社会工作者对社会大众的统一服务态度，是建立专业助人关系的重要前提。

②非批判：社会工作虽然是一种价值主导的专业实践，但社会工作者仍要避免将自己的价值观强加于服务对象，不应指责和批判服务对象的言行与价值观，更不应将自己的负面情绪发泄在服务对象身上。在社会工作实践过程中，"非批判"原则具体体现为社会工作者对服务对象的性格、性取向、生活方式、宗教、政治倾向等不做倾向性的批评和判断，尊重服务对象在观念和生活方式上的选择。

③个别化：每个人都应当有权利和机会发展个性，社会工作者应当尊重服务对象的个性差异，不应当使用统一的服务方法回应他们的独特需求，要充分考虑到服务对象在性别、年龄、职业、社会地位、政治信仰、宗教以及精神或生理等方面存在的价值差异及其与社会主流价值之间可能存在的冲突，尊重个性化需求，充分挖掘个人潜能。

④保密：社会工作者应当保护服务对象的隐私。未经服务对象同意或允许，社会工作者不得向第三方透露涉及服务对象个人身份资料和其他可能危害服务对象权益的隐私信息。在特殊情况下必须透露有关信息时，社会工作者应向机构或有关部门报告，并告知服务对象有限度公开隐私信息的必要性及采取相关保护措施。如果在紧急情形下必须打破保密原则而来不及提出报告时，社会工作者事后应当提供相关的证据并补办手续，以记录必要的

工作程序。

⑤服务对象的自我决定：在社会工作实践中，社会工作者要与服务对象保持良好的沟通。社会工作者有义务向服务对象提供必要的信息。服务对象有权利在充分知情的前提下选择服务的内容、方式，并在事关服务对象的决策中起主导作用。

2. 需具备的素养

(1)社会工作者的价值观。

社会工作是帮助社会上有需要、有困难的人群的工作。虽然助人是一种职业责任，但是社会工作者需要树立专业的价值观，主要包括以下几种。

①人类共同意识：人是社会性动物，结群而生是人类的天性。恻隐之心、同情之心、互助之意和是非之感也是人应共有的，这也是基本的人道主义。当某些成员因不测之因而陷入困境时，人们就会有救助之意，这就是人类的共同意识的作用。社会工作者要有强烈的人类共同意识，有思想准备去帮助那些有困难的人。

②帮助社会弱者：由于个人生理、心理、机遇、自然环境和社会制度方面的原因，在社会生活中会有顺利者和失意者、成功者和失败者。实际上，那些失意者、失败者、落难者有时并非个人原因而造成，而是因为条件不具备、制度有缺陷等因素造成的。这些不幸者的存在反映了社会的缺陷，也是社会的不幸。社会工作者从人本主义的角度出发，站在社会公正的立场上帮助社会弱者。

③乐观看待变迁：社会工作者面对纷繁复杂的社会问题，不是怨天尤人，更不是消极退缩，而是以乐观的态度直面困难，用自己的努力去克服困难，最终解决问题。社会工作者坚信，人是可以改变的，社会也是可以改变的。社会工作者是乐观主义者，但不是盲目乐观。社会工作者以自己的专业理念专业方法和执着努力去追求期望的改变，以小积大，促进人与社会的发展。

④追求社会公正：社会公正也叫社会公平，它反映的是人们从道义上、愿望上追求利益分配合理性的价值理念。社会工作者倡导机会平等、程序公正和结果公正，在社会不公正现象出现时，要秉持公正之心呼吁社会公正，促进不公正制度的改变。

(2)社会工作者的知识素养。

社会工作者要扮演好自己的角色，就要具备一定的知识。主要包括以下方面：

学科知识。学科知识主要包括哲学、社会学、心理学、管理学等知识。

①文化知识：按照人类学的说法，文化包括知识、信仰、艺术、伦理道德、法律、风俗和作为一个社会成员的人通过学习而获得的任何其他能力和习惯。

②心理素质：社会工作者要同各种人打交道，要面对各种问题，特别是各种复杂的、难以解决的问题，就必须有良好的心理素质，包括遇到问题要沉稳、冷静，要有良好的判断力和快速反应能力，要经得住困难和复杂问题的压力，要富有同情心又不感情化。

③政策知识：社会政策或社会福利制度是针对困难群体的，其目的是通过向困难群体提供福利服务解决他们的问题。社会政策或社会福利制度是社会工作得以开展的重要基础。

(3)社会工作者的能力要求。

社会工作是应用性很强的工作，它以一系列的具体活动将社会工作者与服务对象联结起来，利用多种资源去实现助人目标。这就需要社会工作者具备较强的能力。以下几种能力对社会工作者来说是重要的。

①沟通与建立关系的能力：社会工作是做人的工作，也是与人一起工作，所以社会工作者要有良好的沟通和建立关系的能力。

②促进和改善的能力：服务对象因本身技能的问题或社会制度安排方面的原因而深陷

不利处境，社会工作者要有能力把他们从不利处境中解脱出来，这就需要社会工作者有促进的能力，协助服务对象改善其生活机会。

③评估和计划的能力：面对服务对象的特定问题，社会工作者要对问题进行预估，了解问题的现状和性质，确认并分析所遇到可能给服务对象带来的风险与伤害，制订计划，动员和合理分配资源，与服务对象一起有效地处理和解决问题。

④提供服务和干预能力：社会工作者的核心工作是向服务对象提供适当的服务，服务提供能力是其基本的能力。服务提供能力包括与服务对象建立专业关系，促进双方良好互动与合作的能力，具体提供服务的能力。在服务过程中，社会工作者对服务对象要表示关心、支持和保护，对服务对象的某些偏差行为进行干预和指导，要有步骤地推进服务，进而达到计划的目标。

⑤组织工作的能力：任何社会工作都是在一定的组织体系中进行的，这个组织体系既包括某一个具体的社会服务，也包括社会服务机构与其他组织的关系系统。社会工作者是依靠组织化的运作来实现助人目标的，要能够合理配置组织资源，有效地输送社会福利资源，监督这一过程的合理性与有效性，有效地促进服务任务的完成。

⑥发展专业的能力：社会工作者不是一般的服务提供者，而是运用专业方法助人，并促进社会和谐及社会公平的专业力量。除了直接的助人活动外，社会工作者有责任去宣传社会工作具有的正确社会导向的价值观，总结服务经验，促进社会各项福利事业的发展。同时，要求社会工作者进行严格的自律，具有专业反思和提升专业素质的能力。

二、社会工作中的心理督导

如何在社会工作中，给予心理督导？这是需要研究，也是需要不断实践的过程。以下提出一些思考，需要在社会工作中，加以特别关注。

（一）社会工作的心理咨询工作模式

在社工的服务中，也会接到需要心理咨询的个案，需要从心理问题推及导致它产生的社会背景、社会问题，引导服务对象改变自己的生活。

社工具有心理咨询的一定的资格与功能，这在许多国家有相应的规定。因此。提高我国的社工的心理干预的技术水平十分重要，这是心理督导工作应该给予加强的重要方面。

从事社工的人，需要有"心理学＋社会学"的知识结构。社工需要熟悉"社会角色""代际差距""非正式组织""家庭功能"等社会学理论，更多地从社会层面给服务对象以指导。

（二）社会工作中的心理社会治疗模式

心理社会治疗模式是个案社会工作传统的治疗方法。最早可追溯到里士满（M. E. Richmond）的《社会诊断》一书。1930年美国史密斯学院的汉金斯首次使用了"心理社会"这个概念。1937年，美国哥伦比亚大学汉密尔顿在"社会工作基本概念"一文中，首次系统叙述了该学派的观点，标志着心理社会治疗模式的正式形成。1951年，汉密尔顿又出版了《个案社会工作的理论与实务》一书。书中认为人是心理和社会共同作用下的个体，必须用整体的观点去诊断和治疗案主的问题，从而进一步阐明了该学派的理论。这也就标志着心理社会治疗模式的正式形成。20世纪60年代，霍利斯（Hollis）出版了《个案工作：心理社会治疗》一书，成为该派的代表性著作。

心理社会治疗模式最初受精神分析理论的影响很大，后来一些学者不断加以修正，逐步吸收了社会学的角色理论、人类学理论、沟通理论、学习理论、家庭理论、系统理论、危机理论等，在此基础上提出了该模式的一些基本假设和原则。

1．基本假设

心理社会治疗模式的基本假设包括以下几个方面。

(1)人在情景中："心理社会"这个名词是指人生活在生理、心理及社会各个层面，而其中的各个层面的互动更促成各层面之间不断地彼此影响。"人在情景中"就是在强调：人不能被看作一个完全独立自存的个体。如果要研究一个人，一定要同时了解他所处的环境，即他的家庭、学校、朋友、工作场所等社会组别因互动所产生的状态。

(2)个人的成长经历的影响：个人过去所经历的事物，所持的观念，所学习得到的技巧、知识和态度都会有意无意地影响着个人当前的一切。因此了解案主的早年经历，对了解他的现状有很大的帮助。与此同时，心理社会治疗法亦强调了个人的自我调节功能，即是说不单探索问题的背景和成因，也重视案主的人格。

(3)个人与其环境的互动的影响：了解案主的家庭、社会角色的影响，对超我和自我理想的建立都有着重大意义。沟通是不可缺少的媒介物，了解案主沟通的能力与技术，特别是与其所在的环境的互动模式，均有助于理解案主的问题，以帮助做出正确的诊断。

(4)人被认为有发展的潜质：每个人都可以被视为有价值的、有待发展其潜质的个体。心理社会治疗模式的宗旨就是协助个人达到健康的发展并能充分运用个人的潜力。

2．基本原则

(1)个别化原则：即将案主看成独特的个人。重视案主本体对待困难和问题的感受与看法。

(2)接纳的原则：即要承认案主有自由表达情感的权利。工作者应投入聆听。不能简单地阻止，也不能任意责备。

(3)案主自决的原则：即承认案主有自己选择和做重大决定的权利。

(4)非评判的原则：工作者的角色是了解和帮助案主，而不是对案主在每一件事情上，做出是非对错的评判。

(5)表里一致的原则：即指工作者在和案主建立的专业关系中应一直保持着开放、诚实与真诚的态度。

(6)保密的原则：即是要保守案主在专业关系中所暴露的个人隐私与秘密。

(7)情绪控制原则：即是指工作者的情绪，要受到理性和专业的控制，正确处理好"移情"与"反移情"。

3．治疗过程

一般把心理社会治疗过程分为开始接触、心理社会研究、诊断与治疗四个阶段。

(1)开始接触：首先是初次会谈。初次会谈的主要目的，是了解案主前来求助的动机，尽可能找出案主面临的问题。同时也要考虑做出是否给予帮助的决定。

其次是建立关系。工作者能否与案主建立关系，取决于工作者能否取得案主的信任。在治疗的早期——关系建立的阶段，工作者的态度和技巧是十分重要的。案主与工作者最初接触时，往往会受他过去的偏见和早年经验所影响。根据精神分析学派所提供的理论观念，工作者要留意自己和案主之间所发生的移情和反移情的现象。

最后是签订服务协议。服务协议的主要内容，包括澄清服务的方法、服务的性质，明确案主、工作者、机构各自享有的权利和义务，初步的治疗计划等。

(2)心理社会研究：心理社会研究的第一步是资料的收集。即全面收集与案主有关的心理、社会等各方面的资料，包括了解案主对自己的问题的看法；是否尝试处理过这些问题；追溯案主的童年及成长过程中的经历；价值观念及如何看待自己等。第二步是了解案主各种意识和无意识状态上的满足和不满足的不同感受。第三步是协助案主进行自我发现，了解自己在行为方面可能存在的缺陷及这些缺陷对面临问题的影响。

（3）诊断：根据霍利斯（Hollis）的观点，诊断是指整理、归纳、分析研究中所收集的资料以便对问题的性质做出一些评估和推理的过程。她强调诊断并非只是给案主一个标签，而应该是一个科学化的过程。她把诊断分成三种：

①心理动态诊断：研究形成案主性格的三大动力即超我、自我和本我之间的互动。

心理学认为上述三者保持均衡，则人格发展正常；如果三者失调乃至破坏，便会产生神经症。而自我调节功能的强弱——理解力、判断力、冲动控制力、防卫技能、与别人的关系是否成熟等，都会影响到个人对问题的应变能力。个人的自我防卫机制是调节功能的一个重要表现，从中可以解读出个人自我调节功能的强度。当一个人在心理上受到挫折或困难时，会产生焦虑。如何去应付与适应呢？精神分析的心理学家提出用"心理防御机制"来解决问题。这些机制包括压抑、投射、合理化、反向、转移等策略。

②缘由诊断。上述的心理动态诊断是以平面的方式诊断案主的现状，而缘由诊断是从案主过去的经历中研究当今问题原因的诊断。

③分类式诊断。就是把案主个人方面的功能按生理状况、情绪状态和社会功能进行分类，并分别做出临床评估的诊断。

（4）治疗：心理社会模式下的治疗是指结合案主成长过程中的生理、心理、社会等各方面的因素及相互之间的互动作用，运用专业技术和方法，促进案主问题的解决和个人的全面成长与发展。

总而言之，社工是一个有着"促进社会和谐，帮助弱势群体"使命的职业，社工会遇到各种复杂困难的个案，需要社工自身有强大的心理建设，同时需要有心理督导的专业支持，同事间也能给予同辈督导，用不同的工作模式为服务对象提供专业的社会服务。这样，才能更好地帮助服务对象。

【张小琼　黄慧】

第十八章 职业健康心理的督导

ZHIYE JIANKANG XINLI DE DUDAO

　　随着经济社会快速发展，改革开放不断深入，我国涌现了诸多的新兴产业。随着市场竞争加剧和工作生活节奏加快，人们的精神压力也与日俱增。据东湖大数据发布的《2016 职场人心理健康数据报告》显示：78.9％的职场人饱受焦虑煎熬，61.4％感到抑郁，59.4％感到强迫，57.9％认为自己不幸福。从这些数据不难看出职业人群处在心理亚健康状态的比例较大，心理健康问题已成为当今每一位职场人难以回避的问题。

　　职业健康心理督导就是运用心理学的理论原则和研究方法，致力于建立健康安全的工作环境和提升工作者身心健康，并深入探究与工作者职业健康有关的心理过程和发生机制，以此提出相应的理论假说和干预措施。

第一节　职业健康心理概论

职业健康心理(occupational health psychology，OHP)是心理科学专业领域中的一个新专业，有着交叉性的学科特点，是美国国家职业安全与健康研究所和美国心理学会于1990年明确提出的一门新兴学科。它不仅是预防疾病和伤害的一门学问，也是一门创造健康人和健康组织的学问。

一、职业健康心理研究的历史沿革

1. 萌芽期(20世纪初至70年代)

最初可追溯至20世纪初工业与组织心理学开展的研究。如在第一次世界大战期间，英国的工业疲劳研究委员会对疲劳与工作时间、工作设计等相关的功效的调查可被看作最初研究的一个典范。从20世纪20年代至30年代霍桑实验的一系列研究至20世纪50年代至60年代较多的组织理论家开始关注工作与组织对雇员的影响。这些关注很快就变成了一种国际性的社会运动，拉开了政府、劳动部门以及组织中管理者的兴趣集中在了劳动力的满意感和健康方面的视野之序幕。

2. 形成期(20世纪70年代至今)

1970年，美国国会通过了《职业安全与健康行动案》，旨在"尽最大可能确保每个工作的男性和女性都处于安全、健康的工作环境之中"。行动案专门要求职业安全与健康研究所(National Institute of Occupational Safety and Health，NIOSH，隶属于疾病控制与预防中心)将职业安全和健康的心理纳入它的研究活动当中。20世纪80年代，NIOSH经过调查列出了前10种职业健康风险因素，其中就包括与工作相关的心理伤害、苦恼与失调等。为了实现同样的工作目标，NIOSH与美国心理学会(American Psychological Association，APA)两个机构开展了四个方面的合作，召开了一系列国际性的、多学科的会议；出版了大量相关主题的论文和书籍；促成了职业健康心理领域内的博士后培训项目；1996年正式出版了职业健康心理学杂志(Journal of Occupational Health Psychology)。也正是在1990年的一次全国性会议上，NIOSH和APA将职业健康心理这个概念明确作为美国的一门学科。由此，职业健康心理正式形成并开始在美国迅速发展。

二、职业健康促进在中国的实践

世界卫生组织认为，工作场所健康促进的框架和模式将会有助于为那些试图改善工作场所健康的人们提供一些指导性意见。该框架和模式不受企业的规模、国家的发展程度以及国家的政策和文化背景约束，可由雇主与员工通过协作应用。

2007年开始，在我国北京市、天津市、河北省、江苏省、广东省、河南省、山东省、海南省的企业以及鞍山钢铁公司中开展了"健康促进企业"试点工作，对每家企业进行了基线调查、需求评估、优先计划的识别、制定了年度计划和近期规划，按照每个企业的优先计划及需求进行了干预和阶段性综合评估。

1996年中共中央、国务院在全国卫生工作会议决议中决定："……要积极推进工矿企业健康促进工程"。2000年中华人民共和国卫计委、中华全国总工会联合下发《关于开展工矿企业健康促进工作的通知》，总结和探索工作场所健康促进和企业发展的新模式。2001年卫计委印发《工矿企业健康促进工作试点实施方案》，要求各地结合本地实际情况，开展工矿企业健康促进工作。2004年卫计委下发《全国健康教育与健康促进工作规划纲要(2005—2010年)》，贯彻落实《中华人民共和国职业病防治法》等法律法规，积极推进以"安全—健康—环境"为中心的"工矿企业健康促进工程"，倡导有益健康的生产、生活方式，减少和控制职业伤害、职业病及职业相关疾病的发生。2009年在下发的《国家职业病防治规划(2009—2015)》中提出"加强培训和宣传教育、强化对存在职业病危害的用人单位主要负责人、管理人员和劳动者的培训，积极推进作业场所健康促进"。2010年中央编办发布的"关于职业卫生监管部门职责分工的通知"中明确了卫计委职能之一，是组织开展职业病防治法律法规和防治知识的宣传教育，开展职业人群健康促进工作。

健康促进干预模式主要包括：(1)改变观念：获得管理层的承诺，建立松散型工作小组，设立管理员与联络员，发现并激励积极分子。(2)评估需求：评估作业场所现况、环境因素、管理因素，决定优先内容和管理者期望以及员工的实际需求。(3)建立合作：对决策层提供建议，建立健全现有政策，发现并激励企业或机构和人员的潜在能力，强调对工作环境的治理，以改善作业环境和文化环境。(4)干预实施：按照需求评估的结果，提供支持性服务。(5)阶段总结：监测健康促进干预开展的过程中各种危害因素，并进行阶段性总结。

在我国的工作场所健康促进试点工作模式与WHO工作场所健康促进框架和模式进行比较，从内容、工作程序和方法上基本上是一致的。在试点企业中建立了现代企业职业卫生的管理体系，形成了较完善的支持性环境、控制职业相关疾病和非职业性疾病、改善了危害健康的行为方式、实现了健康自我管理、提升了企业形象、丰富了企业文化，提高了劳动生产率和经济效益，形成了健康、清洁、安全的工作场所。

第二节 职业健康与心理督导

工作是人离不开的重要的社会活动，而社会经济发展需要从事工作的人群。人的青年期、中年期、步入老年初期的大部分时间，可以说处在与工作打交道的职业生涯期。通过工作可以满足存在——人本理念下为生存的基本需求，追求更高目标需求，可以说工作与人一生的发展紧密相连。社会发展离不开人的劳动创造，关注并重视职业人群的健康状况，对于促进社会的进步和可持续发展具有决定意义。讨论职业健康离不开职业人群的工作情景。

在我国，广义的工作场所按行业分为工业、农业、商业、文化教育、医疗卫生、国防科研等；狭义的工作场所是指职业人群从事劳动生产活动的地方，如工矿企业、事业单位等。工作场所的功能，一般情况下，除生产外，工作场所还承担部分学习、社交、生活和休息等功能。

工作场所健康促进会(workplace health promotion，WHP)指出：企业管理政策、支持性环境、职工参与、健康教育与健康促进、卫生服务等方面，采取整合性干预措施，以期改善作业条件、改变不健康生活方式、控制职业病危害因素、降低病伤及缺勤率，从而达到促进职工健康、提高职业生命质量、推动社会和经济持续发展。在心理督导中，围绕职业健康心理学关注的，结果变量层面的工作应激源、轮班工作、工作—家庭平衡、要求—控制模型、情感劳动、工作安全、工作倦怠综合征，既符合交叉多学科角度，更是解决职业健康心理的实际问题。

一、职业安全的督导

从识别健康风险因素了解职业安全与健康，是职业安全与健康风险控制授之落实履行的前提，是职业健康的心理督导工作的内容。

职业安全：是一种跨领域学科，横跨自然科学与社会科学，包括工业卫生、环境职业医学、公共卫生、安全工程学、人因工程学、毒理学、流行病学、工业关系（劳动研究）、公共政策、劳动社会学、疾病与健康社会学、组织心理学、工商心理学、科学、科技与社会、社会法及劳动法等领域的关注。运用在法律、技术、设备、组织制度和教育等方面所采取的相应措施，以防止职工在职业活动过程中发生各种伤亡事故为目的的工作领域。

职业健康：研究并预防因工作导致的疾病，防止原有疾病的恶化。主要表现为工作中因环境及接触有害因素引起人体生理机能的变化。定义有很多种，最权威的是 1950 年由国际劳工组织和世界卫生组织的联合职业委员会给出的定义：职业健康应以促进并维持行业职工的生理、心理及社交处在最好状态为目的，并防止职工的健康受工作环境影响，保护职工不受健康危害因素伤害，并将职工安排在适合他们的生理和心理的工作环境中。

根据国标《职业安全卫生术语》，"职业安全（occupational safety）"定义为：以防止职工在职业活动过程中发生各种伤亡事故为目的的工作领域及在法律、技术、设备、组织制度和教育等方面所采取的相应措施。

本章职业安全与健康的风险控制，选取了公共服务业、厂矿信息技术企业等工作情景下的人、事、物、氛围交互表现出应激反应的不安全情况情景进行讨论，也是研究者们的关注热点话题，如暴力危害、职业病等。从应激源中再提取出与不良心理反应有关的普通寻常的因素：①不健全的健康和安全政策；②较差的沟通和管理方式；③员工较少参与决策或对工作内容缺乏掌控；④缺乏对于员工的支持；⑤不够灵活的工作时间；⑥不明确的任务或工作目标等，结合调查研究探讨。

1. 从多视角讨论

詹姆斯·坎贝尔·奎克（James Campbell Quick）与洛伊丝·E. 蒂特里克（Lois E. Tetrick）在《职业健康心理学手册》中提到：工作场景和劳动力变化，带给健康工作组织和健康人群挑战。因为工作组织的新变化，以及劳动力群体的变化，加剧了工作组织框架系统面临的国际竞争，增加了企业公司、机构各种形态工作组织以及个人的压力，降低了人们的工作安全。考虑到这些转变的一个重要结果，就是员工们可能置身于不同的职业危害中，包括工作情景中与健康不良有关的心理社会压力源。角色冲突与混淆、人际要求、生理要求、工作场所政策和条件。出现消极压力：愤怒、敌意、工作疏离、挫败感、负性情绪、枯竭、焦虑。

世界经济格局的变化，影响各国经济发展，也影响着教育变革。我国教育变革带给教师职业压力的因素显现。20 世纪末继续第七、第八次课程改革后，我国教育领域开始进行全面和彻底的变革，包含学前教育、小学升初中教育、高考政策、大学教育、研究生政策、留学生政策、特殊教育以及培训机构等教育领域的各个方面。在整个变革实施的过程中，作为教育最直接实施者的教师，势必会受到全面教育变革的冲击，产生巨大的心理压力。变化的教育环境下，探讨教师不适应教育变革的因素，调整心理状态进而去适应这种变革，体现了促进教师身心健康发展历程的安全与风险控制的观点。

教育改革领域中带给教师的不适应因素包括：（1）外部变化环境对个体的刺激：教育领域推出管办评分离、完善学校内部治理结构等一系列变革政策的施行。带给教师只有更加专业，才能适应教育改革的应激。现实中，教师一方面疲于应对大量的教学工作，另一方面被迫应对各种检查，进一步提高自身的专业知识和能力的时间太少，常囿于自身经验无法实现跨越式发展的瓶颈纠结中，导致工作压力，造成心理压力反应。(2)来自社会、家长及学生的高要求，令专业素养亟待提高的教师无所适从，强烈的心理忧虑、挫败感和无助感日益加剧。还有的教师来不及转变思想，或者说不容易转变固有的"传道、授业、解惑"的教育观念，他们极易产生迷惘，造成心理上的不适应。另外，面临教师岗位资源的竞争压力和角色冲突压力，容易陷入纠结、苦闷、焦虑、烦躁的情绪中。

医疗领域的风险，在平时，医务人员会遇到医患矛盾，在特殊时期，像"新冠肺炎"疫情时期更会遇到严重挑战。

面对这样高风险的人群，实际就是需要有高的心理素质的职业人群，心理督导师就要挺身而出，要帮助他们走出困境，消除内心的种种担心、焦虑以至恐惧。

健康风险控制，即缓解职业人员的心理压力的策略应包括以下几点：

(1)完善自我认知：对待提升专业能力与时间有悖的差异上，做到认识并使自己通过大量的实践和学习弥补差异，不陷入过高的自我期待达标不成导致的工作逃跑、推诿与倦怠中。学习运用心理学理论，理性地分析调节缓解自身焦虑烦躁的情绪，既站在职业之中，又站在职业之外，努力真正地看清自己，以愉悦的积极情感踏步在努力实现自我的路程上。

(2)完善治理体系：让工作组织起到减压作用。这里就有保护我们的高风险职业人群的详细措施，如防护装置的严格配备与学习、休假、工资、奖金等各种措施的跟进。

(3)营造积极因素：社会能实事求是地对高职业风险人群，包括在本次疫情中的社区工作者，在脱贫攻坚中的工作人群进行评价，为该人群的心理压力松绑。

2. 工作暴力讨论

工作情景下的工作场所暴力已经被公认为是一种职业危害。在美国、英国已成为公众和政策制定者关注的焦点。除了导致肉体伤害以外，暴力可能产生的负面影响还有：工作人员士气降低、工作压力增加、工作人员更替增加、对组织管理和同事间的信任度下降以及不友好的工作环境等。不健全的健康和安全政策、较差的沟通和管理方式、工作时间的禁锢，这些影响在工作情景的交互作用中造成的应激，通常能表现出较大能量，影响职业安全心理健康，导致生理心理反应。

从心理学角度出发，有关工作场所暴力的研究主要集中在暴力产生的原因和暴力预防上。暴力产生的原因一般包括个人因素(如人格、情绪、物质依赖、经济和家庭、人际关系等)、组织因素(如不公正、雇用、工作负担、沟通、晋升、企业文化、管理风格等)和社会因素(如劳动力多元化、失业、经济形势、毒品和药物泛滥、家庭分裂等)；暴力预防包括组织预防(构建符合伦理和公正的文化、安全政策、环境设计、安全培训和员工背景调查等)和个体预防(心理治疗、放松训练、个人规划、建立人际关系等)两方面。

(1)定义：世界卫生组织将工作场所暴力定义为：工作人员在其工作场所受到辱骂、威胁或袭击，从而造成对其安全、幸福或健康的明确或潜在的威胁。其表现形式包括为侮辱、威胁、攻击、折磨、伤害他人身体、心理、性侵犯或性骚扰、破坏工作场所或个人财产、干扰正常的工作秩序。

(2)分类：世界卫生组织将暴力具体划分为人身攻击、杀人、辱骂、欺凌/滋扰、性骚扰和种族骚扰，以及施加心理压力。根据性质，可将工作场所暴力分为身体暴力和心理暴力两大类。前者包括抠、踢、拍、扎、推、咬等暴力行为；后者包括辱骂，恐吓，欺凌/滋扰，性骚扰。其中，欺凌指的是可能涉及恶意的、卑鄙的或粗鲁的体力或权力性的行为。

医疗行业中护士是医院工作场所暴力研究中受关注的群体，护士遭受暴力袭击的概率比其他医务工作者高4倍，严重危害护士的身心健康，导致情感疲劳、工作倦怠、离职意愿增强，而由此引发的护理质量降低、组织支持感匮乏和组织公平感不足等，间接地对卫生保健系统的健康发展构成威胁。相关研究显示，69％的受访护士在1年内曾遭受到恐吓，33.33％的护士曾遭受身体暴力威胁。暴力以冷暴力（比如语言、眼神等）或者身体施暴为主；72.55％的护士认为偶尔遭受暴力。苏州地区三甲级综合医院护士遭受工作场所暴力的发生率为63.0％。在对台湾工作场所暴力因素的研究中，102名护士（19.6％）表示经历身体暴力，268名护士（51.4％）经历了辱骂，155名护士（29.8％）经历了欺凌/滋扰，67名护士（12.9％）经历过性骚扰。

（3）暴力相关的危险因素。

①患者/来访者因素：包括认知障碍，如阿尔茨海默病、谵妄、神志不清、躁动；人格障碍；药物和/或乙醇滥用；既往暴力史；不稳定的病情；近期应激性生活事件，如离婚、失业、吸毒、亲人离世；儿童期虐待与亲密伴侣暴力。国外研究认为，焦虑情绪会影响患者的认知判断，容易导致误解并触发暴力行为。

②自身因素：包括年龄、性别、婚姻状况、工作时限、工作经验和既往培训经验等。年轻护士较临床经验丰富的护士更易于遭受暴力侵袭。另外如男性护士、实习护士、态度冷漠、人际沟通能力差、人手短缺、长时间的工作等是国内外研究者对护士自身存在风险因素的"共识"之处。

③情境因素：情境事件是引发工作场所暴力的导火索。相关危险因素包括漫长的候诊；约束；干预，即企图阻止患者的破坏性行为时；调整，即帮助患者回到病房或病床时；需要，任何类型的针刺，如肌注或静脉注射是暴力的常见诱因；拒绝，如不合理的要求未得到满足；不满，如对治疗效果不满意、收费问题；研究发现，当患者的行为或权利受到约束或限制时，其言语攻击的可能性增加；而协助患者日常生活活动的过程中，物理攻击的发生率较高。

④管理因素：管理失职是报告工作场所暴力的重要障碍。其他的暴力危险因素还包括：混乱嘈杂的就诊环境、治疗的不确定性、医疗信息的不对称、团队协作能力差、角色冲突、理解歧义、高工作负荷、时间压力、不合理的排班、身体劳损、不规律的作息/夜班、护理人力资源配置不足等。护士工作场所暴力事件的低报告，使得量化测评和制定有效的应对策略面临挑战。

（4）暴力风险控制。

①管理层面的支持：这是保障护士职业安全的关键要素：美国职业安全与健康法案（Occupational Safety and Health Act，OSHA）中明确指出，管理层应提供必要的承诺和支持，包括零容忍政策、评估分析现存的或潜在的危险因素、制定预防与控制措施、组织安全和健康培训，如沟通技巧和早期暴力征象、案例学习以及危机干预训练等。

暴力事件低报送的现象使管理者角色身陷壁垒，难以及时发现并解决问题。我国在针对护士工作场所暴力的立法上已有较大的完善，以期能通过法律制裁减少暴力行为，建立和谐的医院治疗及护理环境。

②加强风险管理：如医院管理者在招聘护理人员前，对护士的人格、心理进行测量，对有心理问题、人格偏移的护理人员不能招聘。完善医院监控手段、对暴力事件个案进行风险评估、对于高风险工作人员提供个人防护装备等。同时创造轻松、愉快的组织环境，环境气氛对淡化工作场所暴力发生有重要影响。开展护士心理认知疗法，增进护士的心理健康，针对不同的个体，采取不同的干预措施。实施护理安全预案是提高医院服务质量的重要措施。为护士定期开展放松活动计划，一方面起到放松精神促进健康的作用，另一方面也增加了社会交往，锻炼了护士的应变能力。合理配置护士人力资源，保证有足够的人

力资源供给，使护士保持良好的精神心理状态。其他支持和控制策略，包括环境设计，如建立来访者的登记管理程序，定期进行调查评估物理工作环境并加以控制，如照明、监控摄像机、蜂窝电话、恐慌按钮、报警系统等。管理控制包括回顾伤害/疾病记录、保险记录、赔偿要求等以确定攻击模式，通过问卷或调查，确定潜在的暴力事件或需要改进的安全性措施；审查时注重反馈与后续追踪；制定程序化的暴力应对模型等。

③提高自我效能：医疗工作情景是复杂的。面对治疗期望过高、长时间候诊及需求得不到满足的患者或家属时，做到耐心不变，尽量维持护患双方医疗信息对等状态。做到迅速果断的预检分诊、合理安排就诊、准确施护。提升人际沟通与交往的能力，运用移情换位、支持性的倾听心理咨询技术，使用本土化的沟通语言，让患者有空间表达顾虑不受阻。学习掌握躯体保护的技巧等。

医生的伤害也不可能低估。可以参照以上的各项措施推进执行。

二、职业病的督导

近 10 多年来，职业病问题引起了许多国家的重视，并成为其职业安全健康监管的重点。目前，发达国家的传统职业危害因素及所致的职业病已退居次要地位，职业病主要集中在肌肉骨骼劳损、工作压力、精神疾病、呼吸性疾病、接触性皮炎、心血管疾病以及职业性癌症等方面。发达国家经过多年的发展，安全生产状况进入稳定发展时期，安全生产工作的重点转向了预防职业危害和职业病方面。

职业危害因素是生产劳动过程中存在的。它们对人体的作用，如果超过人体的生理承受能力，就可能产生以下三种不良后果：①可能引起身体的外表变化，俗称"职业特征"，如皮肤色素沉着、皮肤粗糙等；②可能引起职业性疾患——职业病及职业性多发病；③可能降低身体对一般疾病的抵抗能力。

众所周知，广泛的物理、生物和化学暴露会危害人们的健康和幸福，如细菌、病毒、电离辐射、短石棉纤维、铅、汞、有机溶剂。在中枢神经系统或人类行为过程中传输的、由社会和经济状况引发的心理社会影响，虽较难得到证明和认同，但同样会损害人们的健康和幸福。

1. 物理化学生物危害

粉尘对作业工人的危害历时已久。我国宋朝即有记载并指出，采石人所患的肺部疾病是由于"石末伤肺"所致。(1)粉尘类导致职业病——肺部职业病尘肺：①矽尘（游离二氧化硅含量超过 10％的无机性粉尘）—硅肺、②煤尘（煤矽尘煤工尘肺）、③墨玉石—墨尘肺、④炭黑尘—炭黑尘肺、⑤石棉尘—石棉肺、⑥滑石尘—滑石尘肺、⑦水泥尘—水泥尘肺。(2)放射性物质类（电离辐射）可能导致的职业病：外照射急性放射病、外照射亚急性放射病、外照射慢性放射病、内照射放射病、放射性皮肤疾病、放射性白内障、放射性肿瘤、放射性骨损伤、放射性甲状腺疾病、放射性性腺疾病、放射复合伤、根据《放射性疾病诊断总则》可以诊断的其他放射性损伤。(3)化学物质类：职业病危害因素分类目录共有 56 个类别，危害因素有重金属、磷、砷化合物、氮、硫、碳化合物导致的各种中毒性职业病。(4)物理因素：①高温中暑；②高气压；③低气压可能导致的职业病——高原病、航空病；④局部振动可能导致的职业病——手臂振动病。(5)生物因素，各种病菌导致，如森林脑炎、布鲁氏菌病。(6)导致职业性皮肤病的危害因素。

2. 睡眠剥夺的风险

(1)睡眠剥夺现象：睡眠是一种伴随反应能力剧烈衰减的稳定状态。睡眠是人基本的生理需求。然而当前知识经济时代的发展需求与互联网支持的生活环境下，职业人群的工作、家庭与休息睡眠的界限却朦胧模糊化。许多人午夜以后仍做着微信朋友圈"工作"，呈现人们越忙碌，首先把睡眠时间牺牲的景象，睡眠时间被其他人、事、物占用，睡眠被剥夺。

在现实生活中，医务工作者、驾驶员、夜班工人、军事人员以及跨国公司高管等一系列具有高负荷、轮班制与睡眠障碍等职业特征的领域，睡眠剥夺较为常见。农民工、教师、IT 企业……不同工作领域的职业人群，也普遍存在着睡眠剥夺。

研究表明睡眠剥夺对人的正常生理节律有着严重的干扰，会导致情绪、认知、记忆等心理功能衰退。一直以来，很多研究都在探讨睡眠剥夺对基础认知能力的影响。有研究表明，如果连续两晚睡眠不足 6 h，其认知能力会显著衰退，包括反应时延长、简单反应任务中失误次数增多、心算能力降低、工作记忆减弱。32 h 的睡眠剥夺会使选择性注意能力下降，43 h 的睡眠剥夺会对额叶执行功能造成明显损伤，信息加工能力明显下降。

睡眠剥夺在 2015 年被美国疾控预防中心认定为"公共健康流行疾病"，并大力推广"睡眠卫生"教育。同样，这一社会问题也在英国、芬兰、瑞典以及韩国等多个国家得到了广泛验证。值得注意的是，睡眠剥夺在我国的情况也不容乐观，《中国睡眠指数调查报告》指出 2015 年我国居民睡眠不足比例高达 31.2%，而 37.8% 的职场人士会因睡眠问题而影响到白天的工作效率。

目前，研究睡眠剥夺是直接影响健康的因素众多。个体的负面情感特质（trait negative affect）容易诱发自身的主动性睡眠缺失及其相关障碍；同样，个体的焦虑状态也会在情绪管理失调过程中直接造成睡眠不足状况。一方面，个体的生活需求与角色冲突会导致睡眠失调。工作情景下，员工特定的工作时间、工作压力以及工作过程等因素被证实为影响其睡眠剥夺的主要来源。具体而言，轮班工作（shift work）一般会使员工在轮班过程中睡眠受到严重限制，并干扰其正常的生理节奏与生活作息，由此会积累大量的睡眠债；而长时间工作与工作日程作为时间条件也会直接限制员工可用的睡眠时间而使其被动遭受睡眠剥夺。另一方面，以高工作负担与压力为主的工作需求、低工作控制等一系列工作压力源均会严重削弱员工的实际睡眠时间，使其迫于工作压力而牺牲睡眠时间或降低睡眠质量。此外，员工在工作过程的行为表现也可以有效影响其睡眠剥夺状况。

睡眠剥夺会使员工在安全方面处于职业伤害甚至人身事故等危险中。研究说明睡眠剥夺是一种在心理上表现为自我调节损耗的生理过程，能破坏其情感调节能力，增强个体的负面情感体验，例如引发自身的愤怒、焦虑、易怒、沮丧与敌意等负面情绪；降低积极情感体验。例如抑制工作中的愉悦情绪。在组织情境中直接造成员工的疲劳感，同时也加重了其在工作场所的困倦感。员工一系列负面情绪会造成其低水平的工作满意度，甚至产生工作倦怠感。

（2）睡眠剥夺的督导：①实施松弛有度的人力资源规划：例如避免将创造性或批判性工作安排给轮班员工；②开展灵活协调的工作任务安排：例如限制轮班时长与频次，安排与员工生理节奏相吻合的工作日程；③降低员工的工作相关压力：设计适当减少认知或情感压力的工作任务，并创造良好的工作环境以减少其人际压力；④开展合适的睡眠卫生教育：培养员工基本的健康睡眠习惯，如减少睡前使用手机；⑤利用合理的时间安排休息：限制员工困倦状态的工作时间，实施任务轮值与团队合作等方式调节休息；⑥利用咖啡等辅助来减少疲劳状况：咖啡可以增加个体的警觉性而补充自我调节资源的损失；⑦创造与支持睡眠的组织文化：为职工提供一些有效的缓解睡眠障碍的办法，如漂浮疗法等。

【刘淑芳】

下篇　临床篇
——心理督导师的临床技能

第一部分　三级心理督导师的临床技能

表临 0-1　三级(初级)心理督导师的职业标准

职业功能	工作内容	技能要求	相关知识
技术指导	针对心理干预职业人员专业技术的提升与指导	金鱼缸分析督导的技术 案例分析督导的技术 漂浮治疗技术	心理督导理论 精神病学 心理治疗
素质提升	重点对被督导者个人成长从"历史观"角度的分析与提升	"自我觉察"的分析技术 "心结"分析的技术 语音训练技术	人本治疗督导 精神分析督导 精神医学
督导评估	心理督导效果的评估与促进	心理督导问卷的操作技术 语言分析技术 罗夏墨迹测验技术	心理评估督导 语言学督导 投射测验

注：三级(初级)心理督导师主要督导工作的对象为：心理咨询师、心理治疗师、心理保健师等心理干预工作者。

第一章 三级心理督导师的技术指导

三级心理督导师是初级的心理督导专业人员，本章中呈现的技术指导是心理督导工作最为重要的基础工作。该一系列技术的应用是心理干预工作成功的关键。

第一节　理论分析

第一单元　心理干预技术中的理论问题

Ⅰ. 学习目标

(1) 掌握心理干预的基本原则。

(2) 掌握心理干预的基本思路。

本章的目标就是要督导心理专业的人员，做好心理干预工作，这是这个职业的生命线，也就是说，督导不好心理咨询师、心理治疗师、心理保健师，就没有做好心理督导工作。诚然，这也就是初级心理督导师必须学会的督导技术。

在这个督导过程中，我们最常用的督导技术是"金鱼缸"技术，也就是录像督导技术（其他的方法也可用）。在使用金鱼缸技术播放内容后的督导过程中，被督导者可以听到督导师与同行们，发现其在干预操作中所发生的问题，进行极其尖锐、深刻的分析。被督导者也才可能在被分析了自己的实际操作中的问题后，深刻、准确、全面理解心理干预工作的概念、技术与方法，往往终生难忘。下面是一些在督导中，常常会讨论到的问题。

Ⅱ. 操作步骤

一、如何理解干预技术

1. 什么是心理学

心理学是研究人的心理现象的科学，更是研究人脑运动的科学。但是大脑是人类目前还不能完全搞清楚的器官，因此，这个领域正是当代最需要科研投入和攻克的一个领域。

在庆祝《科学》杂志创办 125 周年之际，《科学》杂志公布了 125 个最具挑战性的科学难题，需要被攻破。简单归纳统计这 125 个问题，其中涉及生命科学的问题占 46%，关系宇宙和地球的问题占 16%，与物质科学相关的问题占 14% 以上，认知心理科学问题占 9%。其余问题分别涉及数学与计算机科学、政治与经济、能源、环境和人口等。从以上的问题中，可以看出，心理问题是当代人类面临的一个特大难题。

目前，人类在器官移植上，几乎所有的器官都可以办到了，唯一难以做到的就是脑移植。哈尔滨医科大学的医生曾成功地在尸体上完成移植工作，媒体也对此给予了报道。但那毕竟不是活人移植，只是一次手术过程的模拟。要越过脑科学的这个大关，人类还需经过艰苦的探索。

2. 何为心理干预

名词不难理解。关键问题是把握其核心属性。其核心是什么？在于如何通过干预将被干预者的自身主动性挖掘出来，调动出来，而不是当来访者进来的时候说："老师说了，我们的工作，就看你自己怎么办了。"来访者可能就会"鼻子气歪了"。但是这一点并非容易做到。一旦遇到某些来访者讨要办法的时候，心理咨询师就会滔滔不绝地讲述自己的观点与想法。偏偏遇到来访者知识经验都不少时，心理咨询师就会变得非常尴尬，就可能做不下去。这是心理督导师必须学会督导的关键。

二、心理干预技术的灵活应用

心理干预的四阶段理论：发现问题、分析问题、工作干预、结束整理。这个思路在每次的干预中都有用，督导也要看心理咨询师是否存在或清晰地使用了这四个阶段。此外，在督导过程中，不管哪个流派，均需要掌握的一个基本技术就是同感的使用。下面我们给出几个对话的案例，请大家动脑筋，做一个分析，哪一个辅导员（或称心理咨询师）的回应更加符合同感技术的要求。这个联系非常有用。

同感判断联系案例

案例一

来访者：……我觉得很难过，很难过，因为我从来没有担心过会考，就算想到这问题，也只是估计自己没有可能取得优良的成绩；唉！想不到居然会不合格！真是越想越不服气！其实这次考试并不难，班上成绩中下的也都应付过去了，怎会想到自己……老师，我觉得会考根本就不能正确地评估出一个人的成绩，况且读书也不应为了考试，故此我也想开了，决定找份工作，投入"社会大学"，相信这还自在些呢，对不对？不过，爸爸妈妈却骂了我一顿，坚持会考是正途，一定要我重读，然后再考会考；和他们争执了半天，都没有结果，我真烦死了！

辅导员 A：你一向成绩很好，但想不到会考却失败了。

辅导员 B：因为会考不及格，所以你感到很失望，很难过，也不清楚前面的路该怎样走，心中很混乱。

辅导员 C：你为什么感到如此悲伤呢？

辅导员 D：你一向成绩很好，从来没想过会考会不及格，故此特别感到失落与难过，也有点气馁。与父母商谈后，非重读不可，但自己实在有点不甘心，故此内心很矛盾。

辅导员 E：因为会考不及格，所以你感到很失望，很难过。

【正确答案：D】

你答对了吗？D 的正确，就在于实现了同感的三要素：内容、感受、程度，均体现在回应中。

案例二

来访者：我到学校来只是为了读书，并没有其他目的，我成绩不好你们可以罚我，但为什么一定要逼我参加课外活动呢？真没道理！

辅导员 A：学校看重全人教育，所以鼓励同学们不要死读书，你说的话太过分了。

辅导员 B：我知道你对学校的规定很不满，认为太不合理而感到气愤。

辅导员 C：你很不满校方规定你们一定要参加课外活动，觉得这做法很不合理。

辅导员 D：你认为自己读书成绩好就够了，不必参加任何课外活动。

辅导员 E：学校的每一项决定，都经过充分的考虑，你怎可以如此偏激呢？

辅导员 F：你看，就是因为你只管读书，完全没有课余的快乐，所以身体如此瘦弱呢。

【正确答案：C】

这里的争论可能在 B 与 C 之间。大家想一想：这两句话的区别在何处？B 说"我知道……"，心理师判断太肯定，学校其实不一定错。C 说听出来"你很不满……"这样一个回应就好很多，客观，而且不由我们去判断学校错了还是没错。

案例三

来访者：我觉得人生很空虚……我常常在想：每天劳碌奔波是为了什么？

辅导员 A：我很不高兴你用一种灰色的调子来描述自己，你如今正是壮年，妻子贤惠，孩子又聪明，我想你该知足了。

辅导员B：人生不如意事十之八九，只在乎你自己处理事情的态度，若你天天告诉自己空虚，我想你会越来越觉得空虚而难受的。

辅导员C：其实每个人如果要生活，就必定要工作，我希望你不要埋怨……事实上你的工作不算太辛苦，想想烈日下工作的工人，你就会为自己庆幸了。

辅导员D：想不到你年纪轻轻，思想竟然如此消沉，实在太不应该了。

辅导员E：你觉得人生很没有意思，很无聊，也不断在探索生命的意义。

【正确答案：E】

你答对了吗？采用否定法，更容易判断如何选择。

三、心理干预室的设置

这也是督导中，要特别强调的问题。如何设置心理干预的环境？环境是封闭的地点，要不要有窗户？（应该有）窗帘是什么颜色？（最好是两层，一层冷色，一层暖色）沙发多大？（适中，不要豪华，但要有扶手）要不要配钟？（要）谁看得见？（双方）

心理咨询师与来访者椅子成多少度角？（90度角）双方距离？（在1.2～1.5米）房间中还可放些什么？（可以放绿色植物，喜欢书的可以放有特点的书架和书）。以上安排对于心理督导室布置的原则，也是适用的。

Ⅲ. 相关知识

1. 把握心理督导的主要方向

因为被督导者都是带着案例过来的，这就需要弄清被督导者的目的是什么，有的是为了自己的问题而来，有的是为了咨客的问题而来，有的是为了咨询中的移情、反移情、阻抗、没办法继续下去的问题而来。因此确定被督导者的问题方向，确定督导的目标，非常关键。要在督导开始时，将目标澄清。督导、被督导者咨询技术的成长，所运用的方法与过程是有区别的。

2. 被督导者的脱落问题

这是一个机构运营过程中遇到的难题。因为一个稳定的督导不仅仅是使被督导者得到成长，也是一个督导机构能够运行下去的保证。因此为了让督导师能有收获，需要制定较为长期的督导工作计划。

3. 有经验专家的带领

为了使督导能够良好地运行下去，督导机构中应该有曾经长期从事心理督导工作的、有经验的专职人员。这些人员经过系统地理论督导学习，并能带领团队前行。所以，一般说来，心理督导师的年龄组成是偏大些为好。

Ⅳ. 注意事项

1. 环境的要求

不管是在何处督导，都要清楚知道督导和心理咨询治疗一样，塑造一个安全温暖的环境是必要条件，工作期间应免受打扰，移动电话关机或是静音，其他的事情也要等到督导结束以后。

2. 保密原则的注意事项

被督导案例的个人信息要有一定的隐化，保证来访者的资料信息在保密状态下。如有违反司法伦理问题，要第一时间上报行业协会进行处理。

3. 时间和地点

尽量在规定的时间内结束督导，同时在收集资料时说明督导所需的时间、次数，多次督导要在固定的地点，遇到紧急情况时电话督导处理。

第二单元　心理督导技术中的策略问题

Ⅰ. 学习目标

(1)了解心理督导对心理干预策略的指导原则。

(2)掌握如何在心理干预中运用心理干预的技术，并取得好的效果。

心理干预需要灵活的头脑，更需要策略的判断。要善于根据来访者的语言，判断其内心的状态。这是非常重要的。下面是一个对于自杀者的回应的策略案例，分析自杀者心理状态，而且能够有策略、巧妙地回应，从而能抢救下自杀者的生命。

Ⅱ. 操作步骤

干预自杀回应策略案例

以下各题是辅导过程中的一些片段，每片段皆由来访者开始发言，表达一些他/她面对的环境，接着是两名辅助者的回应，请选择你认为较适当的回应，将"甲"或"乙"写在答案纸上，表示你的选择，每题只可选择一个回应，尽量不要留空。

(1)来访者：我决定今晚打电话给你，是因为我确实感觉到我可能对自己做出一些事情……我一直想着自杀。

辅助员甲：你说自己有自杀倾向，到底真正困扰你的是什么？

辅助员乙：你可否告诉我多一些关于你想自杀的感受？（延缓）

(2)来访者：除此以外，最重要的是目前我的健康每况愈下，再没有我的丈夫在旁照顾我，就好像是世界末日。

辅助员甲：尝试不那么担心，一切将会好转的。

辅助员乙：你一定觉得很孤独，并害怕将会发生的事。（同感）

(3)来访者：可是我的想法太可怕了……我永不可能将它告诉别人。

辅助员甲：你可以告诉我，我是专业的，并受过训练去客观地处理这些事情。（生硬）

辅助员乙：对你来说，你自己的想法似乎很可怕，你认为他人如果知道你所想的，他们会很震惊。

(4)来访者：没有人明白我正经历的那种痛苦，有时就好像我定要伤害自己，所以我割腕。

辅助员甲：似乎你一直忍受痛苦，而割腕是赶走痛苦的唯一方法。（共情）

辅助员乙：但你那么年轻，还有很多事值得你活下去，你怎么会想到自杀呢？

(5)来访者：毕竟你是什么人？你是医生么？你怎会知道我所经历过的一切？你可能一向事事顺境。

辅助员甲：那么，你正怀疑到底我是否明白你的感受。

辅助员乙：你还没有给我机会，我也有艰苦的经历，你并非唯一碰上逆境的人。（自我表露）

(6)来访者：你应该是帮我的，但是你只把事情弄得更糟。

辅助员甲：对不起，我只是设法帮你。

辅助员乙：听来你很生气。（同感）

（7）来访者：你怎可帮助我，你可曾想过自杀？

辅助员甲：想来你关心我能否明白地帮助你。

辅助员乙：当然，我有时亦想过自杀，但是我总会找到一些更可行的办法，解决我的问题。（自我表露）

（8）来访者：我不知道……这一切，加上我太太，真的令我很烦。（哭泣）我努力让自己不要哭……

辅助员甲：你是否因为自己是男人，所以很难哭出来？

辅助员乙：你受了这一切的伤害，要自己不哭实在不可能。（同感）

（9）来访者：我不知道我为什么要找你，我家庭富裕，虽然我丈夫有成功的法律事业，他用很多时间与我一起，连我的儿女都不在，他们在学校的成绩很好，与朋友有许多课余活动。但是没有任何事令我感到有兴趣，生命只是沉闷讨厌……

辅助员甲：以你所有的一切来看，你的问题不可能是那么重要，试集中看看你家境中另外的一面。（正念）

辅助员乙：因此，即使在某角度一切都好像那么好，但有时生命似乎颇令人沮丧，虽然没法解释为什么会这样。

（10）来访者：我现在要挂断了，我妈妈快要回家了，我不想她知道我曾跟你谈话。

辅助员甲：好的，但如果你仍有自杀念头，记着你可以随时打电话给我。

辅助员乙：好的，但我要你先答应我，在下次给我打电话之前，不会做任何伤害自己的事，你能否做这个承诺？（承诺）

（11）来访者：很多人会想自杀，这是不是真的？我以为只有我会有这种可怕、邪恶的想法。

辅助员甲：不是的，很多人都患有精神病，但在合格医生治疗下，其中一些病人是可以痊愈的。

辅助员乙：是真的，你并非唯一有自杀意念的人，而你亦可以像其他人一般，在帮助下度过危险。（一般化）

（12）来访者：我很孤单、很累，（哭着）我再没有其他出路了。

辅助员甲：你似乎很孤单，很可怕……你有否想自杀？（错误提醒）

辅助员乙：积极点，事情不会全都那么糟。

（13）来访者：（电话中）这儿有人，很难讲话……

辅助员甲：若我问问题会否好一点？

辅助员乙：不如你等方便谈话时再打电话给我？（危险推脱）

（14）来访者：现在我有一把枪指着自己的头，若你不帮助我，我就开枪。

辅助员甲：你似乎有点冲动。

辅助员乙：我要你先把枪放下，好让我们谈谈。（抢救命令）

（15）来访者：你干什么那样关心我？

辅助员甲：我受过训练去关心人，这是我的工作。（太武断）

辅助员乙：因为我认为你死会十分可惜，而且事情那么糟，令我担心你因而考虑自杀，你需要别人助你度过关键时刻。

（16）来访者：我不相信真的有人在乎我的生或死。

辅助员甲：听来觉得你很孤单。（同感）

辅助员乙：为什么你会觉得没有人在关心你呢？

（17）来访者：我的精神科医生让我精神紧张，你认为这是不是我不对劲的原因？

辅助员甲：我想知道你对精神紧张的看法，你对自己的问题感到怎样？

辅助员乙：我不太确定是否同意这诊断，也许你可以去做一些心理测验，以作肯定。（延缓）

（18）来访者：我不能跟任何人谈及我的情况，所有人都跟我对立。

辅助员甲：那是错的，只要你给他们机会，可能有许多人关心你的。

辅助员乙：当没有人可以信任时，要找帮助一定是十分困难了。（换位思考）

（19）来访者：（电话中的声音，模糊不清。）

辅助员甲：你似乎好累，现在马上先冲个凉水澡，再打电话给我？（抢救延缓）

辅助员乙：听来你好像很想睡，你是否吃了些什么？

资料来源：Suicide Intervention Rosponse Inventory（SIRI）

Neimeyer & Raymond 1981，translated by Kit-Tai Hau，1988.

一、干预（督导）关系的建立原则

督导师与来访者之间的关系并不等于一般的友谊与朋友关系。其主要特点为以下几点。

1. 单向性

干预或督导关系一旦建立，它就是单向性的，一切为了来访者的利益。它不同于友谊的双向互利关系。

2. 系统性

心理干预或督导有着明确的目的和对象。督导师要采取一系列有计划、明确、针对性强的措施帮助来访者解决问题，增进自我理解、改善行为以及更有效地适应与应对环境。朋友关系则较随意。

3. 正式性

督导师的目的和职责就是给来访者提供帮助。这种关系既非儿戏，也不是为了寻开心。它是正式建立的关系，一切活动均不能超出这种关系约定的目标与范围。而友谊关系并不需要签约。

4. 时限性

干预或督导关系要以目标达到为终结，以后如果再有问题，还可以重新建立干预或督导关系。而朋友关系则希望长久保持下去。

二、干预与督导前的准备很重要

1. 准备充分

督导师的助理要在约定时间前 30 分钟到场，做干预或督导前的准备工作，如表格、档案的制定和建立；助手提前两个小时通知对方今天的工作时间和要带的资料，到达督导地点的位置和方式；如果是录音录像就要准备好设备等。

2. 热情接待

助理整理好资料给督导师之后，应礼貌与热情接待来访者，包括准备好茶水与纸巾。

3. 了解目标

因为干预或督导时间有限，所以尽量直接让被督导师知道自己干预或督导的目的。有些是为自己，还有些来访者是为家人。

4. 讲明原则

在了解干预或督导目的后，督导师或是助手要向被督导者讲一些干预或督导的保密等基本原则。

Ⅲ．相关知识

不论进行何种心理干预或督导，均应遵守以下的基本原则。

1．真诚原则

这是心理干预或督导的一个重要条件。督导师对来访者要真诚。在此基础上，来访者才能不断接受干预或督导师提供的各种信息，逐步建立治疗动机，并能无保留地吐露个人心理问题的细节，为督导师的准确诊断及设计、修正治疗方案提供可靠的依据，督导师向来访者提出的各种要求也能得到遵守和认真执行。

2．保密原则

心理干预或督导往往涉及来访者的各种隐私。为保证材料的真实，保证来访者得到正确及时的指导，同时也为了维护心理干预或督导本身的声誉及权威性，必须在心理干预或督导工作中坚持保密原则。督导师不得将来访者的具体材料公布于众。即使在学术交流中不得不详细介绍患者的材料时，也应隐去其真实姓名。

3．"中立"原则

心理干预或督导的目的是要帮助患者自我成长，督导师不是"救世主"，因此在心理干预或督导过程中，不能替代来访者做选择，而应保持某种程度的"中立"。例如，当遇到来访者来询问"我该与谁结婚？""我应该离婚吗？"等问题时，要让来访者自己做出决定。"中立"原则并非"价值中立"，遇到违反原则问题、触犯法律问题，干预或督导师则应表明自己明确的态度，而不是"模棱两可"。

4．回避原则

心理干预或督导中往往要涉及个人的隐私，交谈是十分深入的。因此不宜在熟人之间做此项工作。亲人与熟人均应在干预或督导中回避。

Ⅳ．注意事项

对于胜任心理干预或督导工作的督导师应有严格的要求，除了需要掌握心理干预及督导的理论和技术之外，还必须具备良好的整体素质。因此，一个优秀的心理干预及督导师应具备下列条件。

1．要有一颗帮助别人的心

要真诚地理解患者，做到共情，平等而不是鄙视，也不是板起面孔。仅仅想自己做个好人，而不愿意伸出援助之手的人，最好不做此项工作。

2．要有敏锐的观察力

督导师要善于"察言观色""听话听音""善解人意"，这些能力的培养十分重要。

3．要有丰富的生活经验和知识

一个资深的督导师，应多了解社会各界人士的生活与工作。要有较宽的知识面，应该不仅懂得医学、心理学，还应懂得社会学、人类学等，才有可能与来访者找到较多的"共同语言"。

4．要具备乐观的生活态度

来访者大多数由于生活中的问题，情绪比较低落。如果督导师也是一个悲观观念很重的人，则难以使来访者积极乐观起来，反而会起到"推波助澜"的作用。

5．要遵守职业道德

要有高尚的医德，尊重来访者的隐私，尊重异性来访者，要严格遵守一切心理干预及督导中的道德规范。

第二节　技术分析

第一单元　案例实务会谈的技术分析

Ⅰ．学习目标

(1)学会指导第一印象的建立过程。

(2)学会把握心理干预的第一次问诊的技术。

这一节是在讲，在心理督导过程中，我们对于心理咨询师在会谈时，应该注意的问题，同时也是督导中要注意的问题，有时不能完全分开，或是说应该一起把握为好。

Ⅱ．操作步骤

一、会谈第一印象要求达到的状态

心理干预中，留给来访者的第一印象非常重要。而且，许多来访者仅仅来咨询一次便脱落了。那么，第一次就更重要了，

印象是指存留在个体头脑中的认知客体的形象。个体首次接触新的社会情境时总是按个体过往经验，将情境中的人或事进行归类等，明确它对个体的意义，以使个体的行为获得明确态度和方向，这一过程称为印象形成。印象是个体适应环境的一种方式。初次印象也称为第一印象，即素不相识的两个个体，第一次见面时形成的印象。良好督导(干预)关系建立的第一印象对督导(干预)效果有重要影响。第一印象关系着一个人的人格成熟稳定性，社会交往的能力。观人观貌，相由心生等都是在说第一印象。

因此一个整洁温暖的外观形象，是留下好的第一印象的直接方式；会谈方式与语音效果更是增加好的第一印象的重要工具；柔和的面部表情和接待的方式也直接影响第一印象。

二、心理干预(督导)的第一次会谈技术

第一次会谈的成功，是今后会谈的基础。有这样几个问题应把握住。

第一，要确定会谈的方向与问题，并在今后会谈的目标中确定要谈到，这就是发现问题的过程，不要随着故事的展开"跑题"。

第二，是根据目的来收集资料进行分析，根据问题诊断的要点来收集被督导者的资料，头脑中要形成对问题的诊断。此时特别要学会倾听，并学会在倾听中控制谈话方向。

第三，第一次要进行一定的干预，一定的改变，因为所给的时间并不多，也不要让来访者认为，一次就能解决问题。此时，要考虑用什么办法，用什么技术，有时也要进行必要的心理教育，也就是要给知识。并不是什么都不说。

第四，关于做记录，第一(发现问题)与第二阶段(分析问题)需要详细记录，第三阶段(处理问题)(只能简要写几个字，其中包括对来访者要说的话，对方听不懂时，需要明确的字。)

第五，结束督导，要总结，要分离。一般不用问是否达到你的目的。因为根据来访者

的态度、神情，完全可以判断其对本次干预的感觉与收获。但是要留好"家庭作业"，要告知需要其回去以后做的事。

Ⅲ．相关知识

在心理干预过程中，特别在心理督导过程中，常常要被督导者做一些简单的当场测试，以做进一步的分析。在现场测试中，关于性格的测试很有吸引力，推荐大家使用，又快又好用。

性格评估

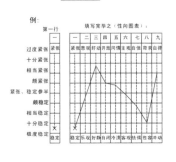

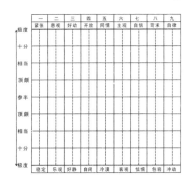

图临 1-1 性格评估

这个测试结果会怎么样？可能会有三种曲线：一是山峰型，二是平台型，三是锯齿形。如果督导师问被试：哪一个曲线形状者更适合做心理干预工作呢？或者来访者问：哪个曲线是一种好的精神与心理状态，特别是好的性格呢？

回答可能不一样。但是督导师的回答是：只有该曲线在中线（即参半）上下微小变动者更适合。为什么？因为这九个不同方向的性格特征均有绝对不适宜之处，反而"中庸"者，即参半者，更胜一筹。这也非常符合中国"国学"中的思想，也正是我们全面学习督导技术，更有"文化素养"、更懂心理科学规律（中等焦虑者会取得最佳效果）的判断。被督导学员或来访者，会从此次测验中，收获多多，往往会终生难忘。

Ⅳ．注意事项

对于被督导人员的表情、坐姿及其他非言语的状态要有很好的把握。

督导师姿势尽量稳定，既不前倾，也不后倒，要既坚定，又有感情，也要自然。双手、双腿舒适放好就可。不要手舞足蹈，或是做其他多余的动作。但是如果是行为学派和儿童咨询在督导时，会有些行为示范。

不管是心理咨询治疗还是心理督导，都不建议督导和被督导双方有身体的接触。中国人在结束时，如果能拱手告别，就是很好的告别方式。所以不管是督导师还是咨询师，克制自己的情感，自己不动，也许就是最好的干预、督导。

第二单元　心理督导诊断与效果分析

Ⅰ．学习目标

（1）学会如何对来访者的心理问题进行判断或诊断。

（2）学会进行来访者心理问题处理效果的分析。

Ⅱ．操作步骤

一、对于心理督导中来访者问题的判断是否准确

如何在干预中或督导的分析中，能够清楚其诊断正确，方向不错呢？诚然，精神疾病的诊断标准非常重要，需要掌握，而且要在实际的工作中，不断调整自己的判断水平。这里最重要的是学会信息收集。下面为大家提供一个常规收集的记录表格（表临 1-1），其参考美国多轴诊断系统来判断，很好用。

二、对于心理干预中来访者问题的处理是否得当

在心理咨询中，当治疗联盟没有很好的建立时，咨询中很容易出现阻抗，而适当的阻抗是咨询前行的动力，也是移情和反移情的最佳处理时间，这是咨询中突破瓶颈的关键点，也是咨访关系建立的过程。

有来访者在咨询到了一大半时，突然蹦出这样一句话："你说的，我都懂。"遇到这样的来访者，我们如何回应呢？如果你这样说："看来，你的阻抗还蛮大的。"往往会起到非常好的回应效果，这样一种"以退为进"的回应，是十分高明的回应，往往接下来的咨询，会非常顺利。这是心理督导师经验的传授。

阻抗是人对于心理咨询过程中自我暴露与自我变化的抵抗。它可表现为对于某些焦虑情绪的回避，或是对某种痛苦经历的否认。阻抗的意义在于增强个体的自我防御。因为在督导中要处理咨询应对阻抗，所以要让咨询师了解阻抗的表现形式有哪些，根据不同的阻抗形式来应对。

1. 阻抗的表现形式

分为语言形式和非语言形式，具体可能以下面的方式表现出来：（1）讲话程度上的阻抗；（2）讲话内容上的阻抗；（3）讲话方式上的阻抗；（4）咨询关系上的阻抗。

2. 阻抗产生的原因

成长中的痛苦；功能性的行为失调；对抗心理咨询或咨询师的心理动机。

3. 阻抗的处理

在督导过程中，遇到咨询僵局时，会讨论在咨询中发生的一些事，同时也通过"镜像过程"来呈现咨访关系，讨论这种移情反移情来自何方，如果是咨询师一方，咨询师的成长就是必需的；如果是采访者一方，就建议可以讨论这种关系的历史性，可成为以后工作中一部分内容，同时要及时讨论这种阻抗，达到咨询有效性，治疗联盟的建立。

Ⅲ．相关知识

案例讨论是心理督导中的一个非常重要的技术，是需要很好掌握的方法。

案例讨论的流程是：(1)被督导者准备好案例，这意味着，要对被督导者在一段长时间内做的工作进行分析与督导。而不再是像金鱼缸一样，所做的一次咨询或干预中所发生的问题进行督导。(2)在会上报告，督导师与同行进行分析讨论。目的是解决两个大的问题：一是案例的诊断是否清楚准确；二是处理与干预方法是否运用合理以及各种技术处理当中的困境。

通过案例分析，学员能够更清楚自身的问题所在。其中，可能会涉及一些引起争论的话题。请看这个案例：关于时间设置的问题。

王咨询师在督导中遇到一个让自己很难控制的局面，那就是咨客每次在咨询快要结束时讲很重要的问题，而自己也对这个问题很感兴趣，就会有很多次咨询超时，有时走出咨询室，还能看到下一个咨询人员在等候，很是尴尬。请问：怎样才能避免这种超时的现象？

督导师：每当这个时候你的感受是什么呢？

王咨询师：我很着急，还有些愤怒，也很纠结，我不知道延时是否要收费，还感觉他好像要占我的便宜，担心如果这次不给他解释，他会觉得我不好。

督导师：请问你在第一次咨询时，给咨客讲了咨询设置了吗？特别是咨询时间的设置。

王咨询师：讲过了，可在操作时就会完全忘记时间，特别是当他谈到有意义的事件时，会害怕错过了一个关键点，所以自己也很焦虑，希望不要延时太多，但又很难自控。因此想要知道在咨询中如何自我控制咨询时间？

督导分析：对精神分析学派来说，时间是咨询设置最基本的要素，也是很重要的影响因素。在时间的设置上，可能出现各种和时间有关的状况，常见的有以下几种：来访者迟到、缺席、早到、更改时间；咨询师在咨询结束时难以结束而延时等。王咨询师的案例是咨询师难以结束咨询，不管是新手咨询师还是有经验的咨询师都会遇到。如果是有经验的咨询师遇到这种情况，应该考虑在咨询初期的治疗联盟期时说明可能出现的延时问题。最好在咨询室中，让双方均看到时间(钟放在双方可见处)。

Ⅳ．注意事项

心理干预要有良好的记录，以便研究与进一步的处理。记录的形式可参考下面的格式(见表临 1-1)。此表已使用多年，临床效果显著，不过于简单，也不过于复杂。

表临 1-1　心理干预记录　　　　　　　　　年　月　日

(凡是打 * 的行，可请来访者自填，在有关项目上打"√"，心理咨询师执行个人隐私保密的原则)

* 姓名：　　性别：　　出生于　　年　　月　　出生地　　民族　　婚姻状况：

* 职业　　　　文化程度　　　　　职称/务　　　　　经济状况：良好　一般

* 联系地址、邮政编码及电话：

* 最近一次结婚年月：　　　　　　* 邮箱：

* 来访原因：情绪问题、婚姻关系、个性问题、性取向问题、性功能障碍、疾病问题、

工作问题、学习问题、子女问题、恋爱问题、说不清楚，其他：

　　主要经过：（注明是本人或陪同者叙述，按原始对话记录问题发生的时间、原因、发展、曾经接受治疗的单位、医院及处理方法）

　　*睡眠：好、中、差、多梦、难入睡、早醒

食欲：好、中、差；性生活：和谐、一般、不和谐

有否下列情况：手淫，阳痿、早泄，射精障碍，性高潮唤起障碍，阴道痉挛

有否出现：幻觉、妄想、记忆障碍、注意力分散、错觉、意识障碍

　　*既往史：1. 有否类似发作　　2. 有否躯体疾病：诊断与时间　　3. 曾服过何种药物

　　*家族史：（父系母系三代以内有否精神疾病、癫痫或心理问题）

　　*个性特点：选勾以下项后再自判，倾向于：内向　外向　内外；情绪稳定/不稳定；精神质

典型内向：安静　离群　内省　严谨　生活规律　守纪律　做事瞻前顾后　不易冲动
很少进攻　行为略悲观　喜读书　不喜交际　保守　与人保持一定距离（除非挚友）　踏实可靠
价值观是以伦理道德作标准

典型外向：喜热闹　爱交际　随和　朋友多　愿动不愿静　不愿一人阅读和做研究
喜冒险　乐观　情绪易失控　不是很踏实

典型情绪稳定：通常是平静的　生气能节制　不紧张　情绪反应缓慢且稍弱

典型情绪不稳定：易焦虑　易紧张　常抑郁　易激惹又难平复　敏感多疑　多虑　睡眠不好　是个紧张又好持偏见的人

精神质：不关心人　感觉迟钝　敌意强　爱捣乱　古怪　孤僻　喜恶作剧　不惧安危
社会化概念弱

---

*兴趣（指经常做的）：听音乐，唱歌，跳舞，琴棋，书画，体育，看小说，看电视（喜看喜剧，喜看悲剧），上网，打游戏，烟：　　　　支/天，酒：　　　　两/天，其他：

*个人成长史：生长发育：足月　顺产　难产　早产，会走＿＿＿＿岁，会说话＿＿＿＿岁，月经初潮＿＿＿＿岁/首次遗精＿＿＿＿岁，停经＿＿＿＿岁。

*父母职业：父：　　　　　　　　　　母：

---

*生活中的重大事件（自幼年—现在）1. 无
2. 有：（个人、家庭、社会方面生活事件问题的内容、影响程度与持续时间）

_____

_____

_____

_____

_____

_____

---

*人际关系：1. 好　2. 一般　3. 较差，问题表现为：孤僻　害羞　自卑　顾虑　恐惧
敌对　封闭　误会　不会相处

问题发生在：上级　下级　同事　同学　朋友　父母　公婆　岳父母　夫妻　子女
其他：

生活满意与否：1. 满意　2. 尚可　3. 不满意

不满意的方面在：身体　工作　学习　职称　经济　住房　周围环境　社交环境　家庭环境

对疾病的自我认识、评价、应对方法，参与程度，有否社会支持及程度：

_____

_____

_____

检查：1. 精神状况（言语和行为特征）　2. 躯体检查（心、肺、腹部、神经系统等）

心理测查：（注明日期、名称、第几次测查及结果）

诊断与评估

轴Ⅰ　主要心理问题或精神障碍

轴Ⅱ　躯体问题或疾病

轴Ⅲ　人格特征

轴Ⅳ　生活事件

轴Ⅴ　人际关系、工作学习

轴Ⅵ　对疾病的态度（认识、评价、应对、参与）

干预处理：采用何种方法，按主、次顺序排列。

注明：1. 改变认知的具体内容；2. 应对的具体措施；3. 改变个性的措施；4. 共同商定的家庭作业

心理咨询师(签字)＿＿＿＿＿＿

注：1. 印象与诊断内容：健康咨询，心理问题(人际交往问题，学习/工作问题，疾病

问题，性问题，婚恋问题，个性问题，子女教养问题)，心理生理障碍(进食、睡

眠与觉醒、性功能），心因性精神障碍（反应性、适应性），神经症，情感障碍，性变态，人格障碍，青少年品行，智力问题，精神分裂症等重型精神病，其他疾病。

2. 复诊记录书写要求：日期（年月日），第几次访谈，有否陪同来访者。

内容：（1）对前次咨询与治疗的体验及变化。（2）仍存在的问题或出现的新问题。

（3）家庭作业完成情况。（4）诊断有否变化。（5）干预意见。（6）心理咨询师签名。

【任俊凤、韩尚苂、夏叶玲】

第二章　三级心理督导师的岗位胜任

SANJI XINLI DUDAOSHI DE GANGWEI SHENGREN

　　三级心理督导师的岗位胜任，在心理督导的工作中举足轻重。应通过有效的训练，使其岗位胜任达到有效的提升。

第一节　健全人格

第一单元　被督导者的自我觉察与自我认知

Ⅰ．学习目标

(1)提高自我觉察与自我认知的能力。

(2)提升个人基本素质。

(3)逐步完善自我人格。

从功能、作用、意义、实践等多方面深入理解自我觉察与自我认知，领会、掌握自我觉察与自我认知的相关技能。

Ⅱ．操作步骤

一、被督导者的自我觉察

体会、理解自我察觉的内涵多样性。观察自己能否对自己的意识、视觉、听觉、嗅觉、触觉、感觉等器官所接收到的刺激做出及时反应。

（一）自我觉察概念

觉察：觉，人或动物的器官受刺激后对事物的感受辨别：感觉、知觉、触觉、视觉。察，仔细看。

觉察含有两个方面的意思。觉，主要是指人的生物性感受辨别。察，表述的是意识层面对感受的知道过程。

觉察包括对意识、情绪、行为、躯体感受等相关内容的觉察。督导时我们通常说的觉察是说用意识观察感、知觉的心理现象。

案例一

咨询师，女、28岁，做咨询已2年。近期连续有3个中年女性找她做家庭婆媳关系问题的咨询，但做1～2次后就不再来了。

咨询师：我认为我没有不妥的地方，但是为什么会出现这种情况呢？

督导师：你是怎么发现这个问题的呢？

咨询师：第一次、第二次我没在意，也没什么感觉。只是第三次爽约后感觉到了这个问题。

督导师：是感觉还是认识到了这个问题呢？

咨询师：嗯，是感觉。

督导师：哦，看来你是觉察到了这个问题。

督导师在这里主要是为了澄清咨询师是通过自我认知，还是通过自我觉察发现问题的。

案例二

咨询师：我觉得我有一个不太好的意识，我认为婆媳关系不可能会处好。（对自我意识的觉察）

咨询师：每当我听到婆媳关系问题时，我就心烦。怎么办？（对自我情绪的觉察）

咨询师：每当我在处理婆媳关系问题时，我老爱开窗户。（对自我行为的觉察）

咨询师：每当我听到婆媳关系问题时，我就觉得胸口有点堵。（对自我躯体反应的觉察）

（二）自我觉察的主要方面

就觉察而言，在督导的实际工作中主要是看觉察到的感受是什么？感受的程度如何以及觉察的仔细程度。

案例三

督导师：你对这个问题有什么感觉呢？（查看咨询师觉察到的感受内容是什么）

咨询师：很不舒服、很郁闷、很困惑。

督导师：哪个程度更重呢？

咨询师：应该是郁闷吧。

督导师：有多郁闷呢？是有点郁闷，还是比较郁闷，还是很郁闷呢？（查看咨询师对自己感受的觉察程度）

咨询师：比较郁闷。

督导师：比较郁闷？能否描述一下呢？（查看咨询师对自己感受的觉察的仔细程度）

咨询师：闷，胀，有点堵得慌。

（三）自我觉察分析

主要是分析觉察到的（情绪状态）内容和程度的原因及模式。可以通过认知、精分、投射等技术进行分析。

案例四

督导师：做个深呼吸，放松一下。闷，胀，有点堵得慌，会让你想到什么呢？（自由联想）

督导师：感觉一下，通常在什么样的情况下会出现这样的感觉呢？（情绪模式分析）

督导师：请描述一下最早出现这种感受的时间、事件及当时的情况。（意象分析）

督导师：这种感受对你有什么意义呢？（模式功能分析）

督导师：你的这种感受是否可以通过绘画、沙盘来表达呢？（投射分析等）

（四）自我觉察的作用、意义

理解、体会自我觉察非常重要。

自我觉察是督导工作中督导心理咨询师个人基本素质能力提高的基础之一。缺乏这一点，心理者将会被困在"自我满足"的瓶颈中。更为严重的是，在心理干预的工作中极易产生"自以为是"的错误。

在案例一中，咨询师："我认为我没有不妥的地方，但是为什么会出现这种情况呢？"咨询师只是觉察到了爽约的现象，但对自我不妥之处缺乏自我觉察。由于觉察不到自身的不足，就会被卡在"我认为我没有不妥的地方"的瓶颈中（"自我满足"）。

案例五

督导师：您是怎样处理婆媳关系问题的？

咨询师：我从人际关系、亲情关系的角度列举了许多好的例子，也从内归因的角度启发她们找自身的原因。她们也是认可的啊。我不是神，不可能对所有的问题都有提供帮助啊！（认可自己"自以为是"的做法。但这是对方真正的需要吗？）

咨询师如能通过自我觉察能力的提高找出自身问题所在，不仅能够提高处理婆媳关系问题的能力，同时也提高了破除自我瓶颈的能力，从而实现自我素质提升、人格不断完善。

（五）自我觉察、提高技能

通过意识、关注、逻辑、角色换位、放松训练等多种方式、方法了解、理解掌握自我觉察的技能。

提高自我觉察能力的技能方法有很多，这里列举几个督导常见、常用的技能方法以供参考。

1. "一日三省"的意识

我们可以尝试每天多次问自己：替别人办事是否尽心尽力？与朋友交往有没有不诚实的地方？传授别人的东西自己有没有做不到的？

"一日三省"的意识，从本质上说就是树立时刻从心态、行为、言语等方面觉察自己所作所为是否合适。长期坚持并将其养成习惯时，我们就能够及时觉察到自己的不妥之处。

2. 加强自我关注

时刻关注自己的思维、情绪情感、行为模式的使用是否合适，从本质上讲是内归因的训练。

例如，"我面对婆媳关系问题时，心烦、心闷。是受对方的情绪感染呢，还是我自己的问题呢？"（对自己情绪的时时关注）

"面对婆媳关系问题时，我为什么老冒出婆媳关系不可能处好的念头呢？"（对自我意识的关注）

"面对婆媳关系问题时，我为什么会有一些不舒服的感受出现呢？"（对自我感受的关注等）。

3. 逻辑分析能力锻炼

对自己的表现进行"寻根溯源"。如果自己不舒服，就问问自己："我为什么会不舒服？这个不舒服是否有道理？是否合适？这个不舒服是怎么产生的？怎么样才能舒服呢？"（直线因果逻辑）

"有哪些因素会让我在这个问题上产生不舒服呢？"（平面因素关联）

"这个让我不舒服的因素背后是什么问题呢？这个不舒服会给我带来什么后果呢？"（立体、层次因果关系）

要保持对问题"寻根溯源"的良好习惯。在培养逻辑能力时，既要关注直线因果关系，也要注意平面相互联系的关系，同时也要有立体层次的意识。逻辑分析能力锻炼需要长期坚持、逐步培养。

4. 角色换位能力锻炼

角色换位可以是站在他人的角度看问题，也可以从他人角度看自己，还可以通过"抽离"自己看自己。

例如，"如果我是'他'会怎样看当下的我呢？"（从他人角度看自己）

"正在和他谈论问题的'我'，刚才的言语、行为是否合适呢？"（抽离角度看自己）

5. 放松训练

放松的方法很多，如关注呼吸、催眠、自我催眠、冥想、禅坐等。这类方法主要是提高个体生理机能和心理感受的灵敏程度，从而达到提高自我觉察的敏锐能力。

为便于理解感受"松""空""静""定"，参考举例如下：

"在室内天花板上悬吊着两根粗细相同的细线，一根是棉线，而另一根是钢丝，当室内有微弱的气流变化时，棉线就'会被感知到'并随之做出反应，而钢丝由于内在结构的紧张状态反应则相对迟钝。"

面对微弱的气流变化棉线的状态即松、空、静、定，而细钢丝的状态只有静、定，缺乏松、空。

二、被督导者的自我认知

从生物性特征、情绪情感特征、思维意识特征、文化理念特征、行为特征等方面观察自己对自己是否有全面、深入的了解和认识。

(一)自我认知概念

认知是个体认识客观世界的信息加工活动。感觉、知觉、记忆、想象、思维等认知活动按照一定的关系组成一定的功能系统，从而实现对个体认识活动的调节作用。

自我认知(self-cognition)是对自己的洞察和理解，包括自我观察和自我评价。自我观察是指对自己的感知、思维和意向等方面的觉察；自我评价是指对自己的想法、期望、行为及人格特征的判断与评估。

自我认知模式："我知道我某一方面的特点、状态、趋势等。"

在案例一中，咨询师说："我认为我没有不妥的地方。"(也是对自己行为的认知)

案例五中，督导师说："我不是神，不可能对所有的问题都能提供帮助啊。"(对自我能力的认知)

咨询师："我知道我的感觉能力不够好。"(对自我感知力的认知)

咨询师："我知道我最近感觉能力在不断提高。"(对自我感知力趋势的认知)

(二)自我认知功能、作用

从多方面、多层次分析、体会自我。感觉自我认知给自己带来的体验。

1. 清晰自己

"我是谁?""我"是客观存在着的现实，"是谁"则成为在世界上七十多亿人中具有唯一性的标志。而"我是谁?"的本质则指的是"我"的构成，是一个组合性的概念。而"我"主要是由生物性特征、心理特征、文化特征、社会特征等众多因素所组成的复合体。

(1)生物特征的"我"。

主要指"我"的躯体特征，如内脏器官、器官组织、功能系统，包括指纹、肤色等特征及性别、体形、相貌、年龄、健康状况等。这些组合构成了生物性方面的唯一性。

例如："我知道我体质较弱，不适合激烈的运动。"(自我体能、运动状况认知)

(2)心理特征的"我"。

认知、思维、情绪、情感、行为、气质、能力、人格等相关方面的特征组合。

例如："我很丑，但很温柔。"(对自我情感的认知)

(3)文化特征的"我"。

"我觉得我很传统，别人也这么说。"

"别人都说我很'潮'，我也觉得是这样。"

"我认为是上帝创造了一切。"

"我在国外生活了很久，但我依然是中国人。我为人依然很谦和不会张扬。"

(4)社会特征的"我"。

人际关系、社会关系、社会地位、社会意识、社会行为、社会理念、宗教信仰等相关方面的特征组合。

例如："我只是一个普普通通的人。我有比别人强的地方，也有不如别人的地方，所以需要相互交流、学习。"(对自我社会地位、社会意识、社会行为、社会理念的认知)

当我们只有对自我有了多方面多层次的认知后，才能清晰地知道自己在时间、空间、社会及人生中的坐标点，才能清晰地知道"我是谁"。

2．帮助成熟

认知是一个随着个体发育成长而逐步成长的过程，总体来看具有正相关性。但认知的发育成长很多时候与生理发育成长不是完全同步的，如"这人少年老成""你这么大了怎么这么幼稚"反映的就是这种认知现象。

自我认知是自己对自己认知的认知，是对自己知道的"知道"(通常呈现模式：我"知道"我知道……；我"知道"我不知道……)，是对自己的体察和理解。

自我认知的产生、发展及成熟随个体感知、认知能力的差异性会呈现出较大差异。自我认知对认知有较强的助推作用，它能促使个体在认知上的完善发展，自我认知具有一定的境界感("人贵有自知之明")。自我认知也被有些学者称之为"心理智慧"。

3．变化的开始

认知是个体对外界事物信息的加工、整合模式，认知本身对认知不会进行评价。因此，认知模式是否合适、是否需要调整，则取决于自我认知的出现与否。自我认知具有主观自我对客观自我的认识与评价功能。

例如："我这样处理问题是不合适的。""我的情绪反应存在问题。"当心理咨询师具有上述自我认知出现时，也就意味着他在这些方面具有了改变、调整、完善的可能。

4．自我提升素质

自我认知具有对自己已有的心理模式、人格特征进行认识、评价和调节的作用，因而可以主动引导自我向更高目标发展，不断实现自我素质提升及人格的自我完善。

(三)自我认知技能提高

良性循环模式：

(1)发现问题。如"我已知道我有××问题""我需要在××方面提高"。

(2)寻找解决方法。

(3)尝试新的方法。

(4)对新方法实践的评判。

(5)合适坚持，不合适返回(2)、(3)、(4)。

(6)坚持合适的方法，养成习惯。

(7)寻找、发现新问题，进入(2)、(3)、(4)、(6)程序。

自我认知技能提高的方式有很多，在这里不一一列举。

Ⅲ．相关知识

1．关于自我觉察与自我认知

感觉：脑对直接作用于感觉器官的客观事物个别属性的反映。

知觉：脑对直接作用于感觉器官的客观事物整体属性的反映。

觉察：用意识观察感、知觉的心理现象。

认知：是个体认识客观世界的信息加工活动。感觉、知觉、记忆、想象、思维等认知活动按照一定的关系组成一定的功能系统。

这些概念在本节案例中有不同程度的应用，需要说明的是，首先，这些概念的形成是建立在生物性(神经系统)基础上的；其次，在现实社会生活及督导实践中这些概念是融合在一起的。此外，这些概念的相互影响作用是不容忽视的。

2．自我觉察与自我认知技能

不同流派有不同的相关技能，在本节中仅列举了参考例子，更多的技能、方法可以通过不同流派的相互交流进行学习。

Ⅳ．注意事项

1．关于自我觉察与自我认知的研究

虽然目前还拿不出较多科学的实验数据来证明，但自我觉察与自我认知在人们日常生活中具有较高的认同性。因此，我们不做明确的否定与肯定，我们的重点在于通过实践去体验、感觉，然后不断总结、提高。

2．重视感觉、知觉的相互影响关系

感觉是知觉产生的基础。感觉是知觉的有机组成部分，是知觉产生的基本条件，没有对客观事物个别属性反映的感觉，就不可能有反映客观事物整体的知觉。

知觉是感觉的深入与发展。一般来说，对某客观事物或现象感觉到的个别属性越丰富，越完善，那么对该事物的知觉就越完整，越准确。

知觉是高于感觉的心理活动，但并非感觉的简单相加之总和，它是在个体知识经验的参与下，以及个体心理特征，如需要、动机、兴趣、情绪状态等影响下产生的。自我觉察与自我认知则可以认为是更高级别、层次的信息加工、处理功能。

随着对自我觉察、自我认知的不断深入研究，新的相关技能、方法会不断出现，督导师需要防止出现"一招打天下""唯我独尊"的意识。

第二单元　对被督导者历史"心结"的分析

Ⅰ．学习目标

了解"心结"内涵，掌握心结的一般处理方法，不断提高心态修养。

本单元从心理（生理）、文化、社会等方面对被督导者的"心结"进行分析，针对历史"心结"的特性进行处理。

Ⅱ．操作步骤

一、心结的概念

忧郁之情积结于心。心结是心里解不开的疙瘩，是心里放不下的事情，是内心所受的一种压抑，也就是通常所说的一种心病。"心结"一词虽在人们日常生活中广泛被使用，但对心结的科学定义研究却不多。在日常生活中它多指负面的心理现象。

从督导的角度看："心结"是心理机能的一种现象，是心理能量在意识、情绪、情感等方面积聚后的表现形式之一，主要表现为个体的内在感受，且与个体意识高度相关。心结是对这种内在感受及相关外在表现形式"非病与问题"的表述。

二、心结因素分析

从意识、情绪、情感等方面多维度了解、体会心结的形成、影响力及发展变化趋势。

（一）生理性心结

来访者："我心脏不太好、很敏感，对比较张扬、说话声音较大的人感觉不舒服，不太愿意接触他们。"（生理因素形成情感心结）

来访者："我心脏不太好、很敏感，和比较张扬、说话声音较大的人在一起很烦。"（生理因素形成情绪心结）

来访者："我心脏不太好、很敏感，我觉得比较张扬、说话声音较大的人会刺激我。"（生理因素形成意识心结）

生理因素对心结的影响分析，主要是看心结构成的因素来自生理方面的成分和比重是否占主导地位。

（二）文化性心结

来访者："做人要谦和，现在的年轻人过于张狂，我看着很不舒服。"（文化形成情感心结）

来访者："做人要谦和，现在的年轻人过于张狂，我很不赞成。"（文化形成意识心结）

来访者："做人要真诚，现在的年轻人敢于展现自我，和他们在一起我也很有激情。"（文化形成情绪心结）

文化因素对心结的影响分析，主要是看心结构成的因素来自文化方面的成分和比重是否占主导地位。

（三）社会性心结

来访者："商品经济，什么都用价值衡量这算不算倒退呢？"（社会形成意识心结）

来访者："我想简单生活，但没有房、车，我接受不了。"（社会形成情感心结）

来访者："现在的年轻人三天两头换手机，实在是浪费，看着就来气。"（社会形成情绪心结）

来访者："到哪儿岗位竞争压力都大，我不知道如何才好？"（社会形成意识、情感、情绪心结）

社会因素对心结的影响分析，主要是看心结构成的因素来自社会方面的成分和比重是否占主导地位。

（四）历史性心结

所谓历史性心结，主要是指从时间维度对心结产生、形成的时期进行的判断，如儿童期、学生期、青年期等。其形成原因仍可以参考上述因素。

案例一

来访者：我小的时候家里经济很困难，邻居大娘经常悄悄给我一些好吃的，我很感激她。在我没能力的时候我无法报答她，现在我的经济条件比较好了，可是大娘却去世了。每当我想起这些或看到类似情景（电视剧），心里就像有个疙瘩堵得难受。（童年生活经历形成心结）

案例二

来访者："文化大革命"时期我上中学，家庭政治背景不好，班主任老师经常对我说，"你要多学习一些本事，将来才有利于生存"。结果是我什么书都爱看，可是没有一门是精通的。这会经常让我有点郁闷。（社会环境下的个别事件形成心结）

来访者：我们家乡文化氛围很浓，"万般皆下品，唯有读书高"的意识对我影响很大，到现在我都很难接受做生意的事和人。（早年文化形成心结）

（五）现实性心结

现实性心结，主要是指当下时期由于各种原因所形成的心结。上述生理、文化、社会性心结的举例多属于现实性心结。

（六）状态、趋势

在督导的实际工作中，心结的状态主要指对心结形象方面的感觉。心结的趋势是看心结是稳定的还在变化着的，如有变化则要看是在逐步淡化还是在加重。

例如，督导师说："你能不能把你的心结做个形象的比喻呢？比如，大小、颜色、形

状、密实的程度等。"(状态分析)

督导师说:"你所说的心结在我们探讨、交流过以后有无变化?"(趋势分析)

三、心结的功能、意义与处理

心结从心理能量积聚的角度讲本身属于中性概念,从功能的角度讲心结对被督导者来说可以有负性影响也可以有正向的影响。

心结的意义在于积聚心理能量、定向释放。心结积聚的能量通常情况下处于潜隐状态,且在特定的外界事物的引发下心结的能量才会显现。

心结处理:通过听、看、感、问等方式、方法查找心结因素,判断心结性质及状态,运用相关技能及理念,灵活针对性地进行处理。

听:听清楚、听明白来访者说的是什么。

看:观察来访者述说时的情绪、情感状态与语言表达的情绪情感是否一致。

感:感觉来访者情绪波动的最高点和最低点在什么地方。

问:对不够清晰、具体的问题通过提问技术进行澄清。

判断:明确心结的性质(正负性、历史、现实性、发展性等),明确心结的状态趋势(停滞、加重、减缓),程度(轻度、中度、重度)等。

处理:灵活运用相关技能、理论。

案例三

一位专业技术强、生活简单的医生,想理解什么是生活。

督导师带他到黄河边的河堤上,安静地坐下来,不说话,请他只是看,感觉河流、空气、天空、飞鸟、树木——

督导师:有什么感觉呢?

医生:很舒服。

督导师:生活不只是上班学习,这也是生活啊!

督导师和他一起去某游览景区。去时走高速,回来时督导师建议走另外一条省道。

督导师:走不熟悉、没走过的路,你的感觉是什么呢?

医生:不一样的路有不一样的风景,也挺好的。

督导师:不一样的路有不一样的感觉,这也是生活啊!

Ⅲ. 相关知识

1. 感觉与知觉

感觉:脑对直接作用于感觉器官的客观事物个别属性的反映。

知觉:脑对直接作用于感觉器官的客观事物整体属性的反映。

两者的区别如下。

(1)产生的来源不同:感觉是介于心理和生理之间的活动,它的产生主要来源于感觉器官的生理活动以及客观刺激的物理特性。知觉是在感觉的基础上对客观事物的各种属性进行综合和解释的心理活动过程,表现出人的知识经验和主观因素的参与。

(2)反映的具体内容不同:感觉是人脑的客观事物的个别属性的反映,知觉则是对客观事物的各个属性的综合整体的反映。

(3)生理机制不同:感觉是单一分析器官活动的结果,知觉是多种分析器官协同活动对复杂刺激物或刺激物之间的关系进行分析综合的结果。

两者的联系如下。

(1)感觉是知觉产生的基础。感觉是知觉的有机组成部分，是知觉产生的基本条件，没有对客观事物个别属性反映的感觉，就不可能有反映客观事物整体的知觉。

(2)知觉是感觉的深入与发展。一般来说，若能对某客观事物或现象感觉到的个别属性越丰富，越完善，那么对该事物的知觉就越完整，越准确。

(3)知觉是高于感觉的心理活动，但并非感觉的简单相加之总和，它是在个体知识经验的参与下，以及个体心理特征，如需要、动机、兴趣、情绪状态等影响下产生的。

2. 认知

认知也可以称为认识，是指人认识外界事物的过程，或者说是对作用于人的感觉器官的外界事物进行信息加工的过程。它包括感觉、知觉、记忆、思维、想象、言语，是指人们认识活动的过程，即个体对感觉信号接收、检测、转换、简约、合成、编码、储存、提取、重建、概念形成、判断和问题解决的信息加工处理过程。在心理学中认知是指通过形成概念、知觉、判断或想象等心理活动来获取知识的过程，即个体思维进行信息处理的心理功能。

3. 心理能量

心理能量，简称为心能量，早在心理学产生前，人们就有一种直觉，认为有一种生命力，它仿佛一种流体。生命力多，人就会活得很有生机；生命力少，人就萎靡不振。在精神分析心理学中，弗洛伊德认为人的生命力主要体现为"性的本能"，在晚年他又说成是"生的本能"。弗洛伊德认为这些本能力量表现的方式如同物理学中的能量，因此可以用探究能量的模式来研究。这是心理学领域中首次提出的心理能量模型。在弗洛伊德之后，荣格则反对把这个心理能量仅仅看作是性的能量，而提出应把它看作是一种更基本的生命力的体现——"力比多"，也可以直接说成是"心理能量"。

Ⅳ. 注意事项

1. 相互影响

自我觉察与自我认知是在觉察与认知信号的基础上的更高级的信号处理及反应，但两者之间的相互影响作用是更值得关注的。

2. 量变与质变

对于负性心结需要注意的是量变与质变对被督导者的影响。其一，心结如同"心理环境"中的"能量团"，当数量达到一定程度时将对心理环境产生阻塞和拥堵的影响，可由原来的"不是什么问题"转成"问题"，严重时也可达到"疾病"的级别。其二，就某一个心结而言，如果趋势不断放大、加重，也可能会逐步发展成为"问题"或"疾病"。

第二节　职业促进

第一单元　被督导者的个人成长的促进

Ⅰ. 学习目标

(1)理解、掌握个人成长方向的分析思路及方法。

(2)能帮助被督导者制订成长方案、实现个人成长促进。

本单元对被督导者的知识结构、能力结构、心理结构等进行方向性分析，查找成长瓶颈，制订成长方向促进方案。

Ⅱ．操作步骤

一、被督导者成长因素的结构分析

对影响成长的因素从多角度、层次进行分析。

（一）现有知识结构及类型分析

知识结构分析从督导的角度主要是关注，被督导者所拥有的知识在体系上是否完备、层次上是否丰满。类型分析主要看结构整体呈现出的特征。

1. 知识体系的完备性

从主要体系、主要体系与辅助体系结合两方面进行完备性分析。

（1）无较大缺项：所谓的知识体系完备，主要是指被督导者针对某一事项（如岗位、工作、任务、需解决问题等），自身所拥有的主要知识体系无较大缺项。

例1. 企业管理者在决策管理、生产管理、营销管理、财务管理、人力资源管理、设备管理等知识方面有无缺项。

例2. 企业营销管理者在市场定位分析、产品定位分析、需求心理分析、营销技能、成本分析、营销策划等方面有无缺项。

例3. 心理咨询师在基础知识、相关理论、相关技能、相关法律知识、心理文化体系等方面有无缺项。

（2）无重大缺项：知识体系的完备性的另一方面是指，主要体系与高度相关的辅助体系相结合后的整体有无相对重大缺项。

例1. 企业财务管理者除财务专业知识外，在产品生产、人力结构、设备工艺、仓储运输等方面有无重大缺项。

例2. 心理督导师除专业知识外，在自然科学、社会科学、文化心理、伦理道德、法律相关、宗教信仰等方面有无重大缺项。

2. 知识层次分析

从单项和整体两方面看知识的低、中、高层次搭配。

（1）从单项知识、技能分析层次丰满度。

例1. 督导师对认知理论的掌握及理解：应包括产生及背景、科学依据、内容体系、应用范围、主要优势与不足、发展现状及趋势等。这些方面的内容的掌握就构成了该理论的层次丰满。

例2. 督导师对催眠技能的掌握及理解应包括产生及背景、科学依据、应用理解程度、实践中主要优势与不足、发展现状及趋势等。这些方面的内容的掌握就构成了该技能的层次丰满程度。

说明：所举例子只是说明某一理论、技能在层次的内容方面关注有所不同。

层次的意思主要是在基础相关方面、专业相关方面、现状及前沿方面理解掌握的宽度及深度。

（2）从知识、技能整体方面分析层次丰满度。

督导师对督导理论整体层次的掌握应包括：基本理论基础知识；专业基础知识；专业技能知识；相关学科知识；学科前沿知识。这些方面的内容掌握就构成了督导知识体系整体的丰满程度。

督导师对督导技能的基本掌握使用、理解、灵活运用程度，研究创新发展能力如何等，就构成了督导技能整体的层次丰满度。

3. 知识结构类型分析

了解不同结构类型的整体特点、功能特点。

（1）宝塔型：此类型结构是由基本理论基础知识、专业基础知识、专业理论、专业技能知识、学科前沿知识构成。基本理论基本知识为宝塔型底部，专业基础知识、专业理论、专业技能知识为宝塔中部，学科前沿知识为塔顶。

具有此类型知识结构的人，知识以"专"为特点，对开展研究、创新性工作是有利的。

（2）复合型：这种知识结构，是以自己的专业知识为核心系统，以其他高相关、影响作用较大的知识为辅助系统，形成一个相对较繁杂但适应性较强的知识结构体系。

具有此类型知识结构的人，知识以"博"为特点，对开展统筹规划、指挥协调、团队组织建设等工作是有利的。

（二）已知的能力结构分析

能力结构可以从不同维度分析，这里仅从督导的角度对思维能力、情感表达能力、行为管理能力、功能统合能力进行分析。

1. 思维能力分析

多维度分析思维的内涵、表现方面，理解被督导者思维能力特征。

思维能力：指通过分析、综合、概括、抽象、比较、具体化和系统化等一系列过程，对感性材料进行加工并转化为理性认识及解决问题的能力。

思维能力的表现方面很多，如记忆、理解、分析、想象、创新能力、判断能力等。思维能力特点可以体现在创造性、系统性、深刻性、敏捷性、灵活性等方面。

（1）创造性：指思维活动的创造意识和创新精神，能够创造性地提出问题和创造性地解决问题。

（2）系统性：指善于抓住问题的各个方面，又不忽视其重要细节的思维品质。考虑问题，总是要从整体出发，能够很好地处理整体与局部的关系。

（3）深刻性：指思维活动的抽象和逻辑推理水平，表现为能深刻理解概念，分析问题周密，善于抓住事物的本质和规律。

（4）敏捷性：是指思维活动的反应速度和熟练程度，表现为思考问题时的快速灵活，善于迅速和准确地做出决定、解决问题。

（5）灵活性：包括四个方面，一是思维起点的灵活性，即能否从不同的角度、方向、方面按照不同的方法来解决问题；二是思维过程的灵活性，即能否从分析到综合，从综合到分析，灵活地进行综合分析；三是概括和迁移能力，即是否愿意和善于运用规律，能否触类旁通；四是思维的结果是不是多种合理而是灵活的答案。

通过上述分析，督导师了解被督导者的思维整体特征，为查找瓶颈、制订成长方案做准备。

2. 情感表达能力分析

情感表达能力内涵较复杂，从督导的角度主要是分析情感表达模式的特点是什么，以及对被督导者成长方向起到怎样的影响。

（1）情感表达就是人通过面部表情、语言声调和身体姿态等方式向他人表达自己的情感特征与情绪变化。

例1. 看到很漂亮的异性，有欣赏性的微笑。（愉悦）

例2. 看到很漂亮的异性，面无表情。（平静）

例3. 和崇拜的人在一起时，声音提高或发紧。（激动）

（2）情感表达是向他人展示自己的价值观，以便求得他人有效的合作，通过识别他人的情感表达来及时、准确而有效地了解他人的价值观，以便更好地与他人进行合作。

例1."某某是个很自私的人，我不喜欢和他来往。"（表达自己的价值观）

例2."你的下属做错事的时候，你从不训斥他们，我愿意做你的下属。"（了解他人表达其价值观）

（3）表达能力，又叫作表现能力或显示能力，是指一个人把自己的思想、情感、想法和意图等，用语言、文字、图形、表情或动作清晰明确地表达出来，并善于让他人理解、体会和掌握。

例1."你能否详细地描述一下事情的经过呢？"（观察来访者语言表达能力）

例2."你喜欢用语言、图画、文字、音乐还是沙盘来表达你的感受呢？"（观察来访者表达能力）

（4）情感表达模式：人的情感表达的基本模式根据目标指向的不同，可以分为对物情感、对人情感、对己情感以及对特殊事物的情感四大类。

在督导工作中，情感表达模式主要是分析模式的性质、表达的程度。

模式的性质是指，被督导者较稳定的情感表达模式对其身心健康是否有利。模式的表达程度主要是指，情感表达是否过度或者是不足。

例1. 来访者："无论在单位还是在公共场合，或者看电视剧，只要是不孝顺的人和事都会让我愤怒。"

督导师："你觉得经常性的愤怒，对你的身心健康有什么影响呢？"（性质分析）

例2. 来访者："社会上到处都是不公平、不合理，真让人不舒服。"

督导师："到处都有不合理，你到处都不舒服，这会对你的身心健康产生什么影响呢？"（性质分析）

例3. 来访者："无论在单位还是在公共场合，或者看电视剧，只要是不孝顺的人和事都会让我愤怒。"

督导师："你有多愤怒呢？是有点愤怒，还是很愤怒，或者非常愤怒？"（程度分析）

例4. 来访者："社会上到处都是不公平、不合理，真让人不舒服。"

督导师："你能描述一下你的不舒服程度吗？是有点，还是很，或者非常？"（程度分析）

例5. 来访者："亲人离世的时候我也难受，但因为我没有哭，亲戚朋友都说我冷血。"

督导师："您是怎样表达您的难受的？您觉得您的表达合适吗？"（性质分析）

督导师："您觉得你当时的表达方式能准确地表示出您难受的程度吗？"（程度分析）

3. 行为管理能力分析

行为，谓举止行动，指受思想支配而表现出来的外表活动。

从督导角度进行行为管理能力分析，主要分析被督导者对自己行为的认知、约束、调改等方面的能力。（与自我认知、感知、自我觉察有高度相关性）

（1）对自己行为的认知：对自己行为的认知力，是行为管理的重要前提。

例1. 来访者："亲人离世的时候我也难受，但因为我没有哭，亲戚朋友都说我冷血。"

督导师："当你说亲戚朋友说你冷血时，你很平静，似乎还有一丝冷笑。你知道吗？"（检查来访者对自己行为的认知）

例2. 来访者："无论在单位还是在公共场合，或者看电视剧，只要是不孝顺的人和事都会让我愤怒。"

督导师："当你说到你很愤怒时，我发现你不仅咬了一下牙，还紧握了一下拳头。你知

道吗?"(检查来访者对自己行为的认知)

(2)对自己行为的约束:对自己行为的约束能力是指,在来访者对自己行为有认知的前提下,能否对自己的行为表现在度方面加以控制。

例1. 来访者:"无论在单位还是在公共场合,或者看电视剧,只要是不孝顺的人和事都会让我愤怒。"

督导师:"现在请你放松,你能否用平静的语气将你刚才说的话再向我复述一下呢?"(检查来访者对自己行为的约束力)

例2. 来访者:"我和我老公每天都要吵两三次架,我也知道是我脾气不好。"

督导师:"哦,您现在能否在跟我说话时把音量和音调减低一点呢?"(检查来访者对自己行为的约束力)

(3)对自己行为的调改:对自己行为的调改能力是指,来访者对自己行为模式的改变能力。这种能力主要可以通过行为主义督导模式下的家庭作业完成情况来进行分析。

例如,来访者:"我和我老公每天都要吵两三次架,我也知道是我脾气不好。"

督导师:"请你回去后将每天吵架的次数和吵架的程度做个记录,下周来后我们分析一下你的自我调整情况好吗?"(检查来访者对自己行为的调改力)

4. 功能统合能力分析

功能统合能力分析,主要是分析被督导者对自己现有的思维、情感表达、行为管理等功能性资源的组合应用情况,包括应用的范围和应用的力度两个方面。

(三)心理结构分析

心理结构分析从不同的维度出发可以有不同分析方法和内容。从督导的实践角度主要分析来访者的认知、情绪(情感)及行为模式,看其与发展方向的匹配性是否合适。

1. 认知模式

认知方式有很多表现形式,如冲动型与沉思型、辐合型与发散型、场依存型与场独立型、执法型与司法型等。

认知方式表现为一个人习惯于采取什么方式对外界事物进行认知,它并没有好坏的区分,但会对其发展方向产生有利或不利的影响。

认知模式分析首先需清楚来访者的认知属于何种类型,其次看该类型与其发展方向的匹配与吻合情况。发展方向可以是工作、生活质量、情感等多方面的。

案例一

督导师:当上级交给你一个你从未接触过的新任务时,你会怎么办呢?

来访者1:什么怎么办,逢山开路、遇水架桥,只管去做就是。(执行层面的工作较适合)

来访者2:我需要先做调研,然后再做方案,然后才能开始该项工作。(企划、策划类工作较合适)

来访者3:我会根据工作内容、工作量先考虑组建团队、做好分工,然后开始该项工作。(管理决策性工作较合适)

来访者目前从事的工作如果与其考虑问题(认知)的模式相吻合,则对其个人的发展是有利的,反之则不利。

案例二

督导师:你是如何看待夫妻吵架这个事呢?

来访者1:很正常啊,只要不过分、不过度就行。(正常)

来访者2:很正常啊,她说话太气人、做事不讲理,不吵咋办。(不利于交流)

来访者3:吵架太没素质了。我宁可不说话也不会与她吵架。(不利于交流)

来访者对夫妻吵架的认知模式，影响日常生活质量。恰当的认知模式对日常生活质量的提高、发展是有利的。

2. 情绪(情感)模式

情绪可以被认为是被督导者内在感受的表现形式之一，是被督导者对外界事物的感觉、知觉、意识通过心理机制做出的反应、应对的外显形式之一，这种外显的形式可以通过觉察、感觉获得。

情绪的重要基础是对感受的体验。当情绪表达形成稳定的习惯，即可成为人格构成特征的一个重要组成部分——情绪模式。

在被督导者的个人成长方向督导过程中，主要是看情绪模式对其发展有利或不利。

案例一

来访者：我喜欢安静，不喜欢张扬，不管遇到什么情况都不会喜怒于色。你看我适合什么样的工作呢？(该来访者现做办公室接待)

督导师：档案管理、文案处理之类的是否会好些呢？

案例二

来访者：我活泼好动，爱激动，不喜欢我目前的工作。(该来访者现做食品企业化验员)

督导师：能否考虑做食品研发或者销售呢？

案例三

来访者：我喜欢安静，不喜欢张扬，不管遇到什么情况都不会喜怒于色。你看我适合找什么样的朋友呢？

督导师：您觉得互补型、共振型，那种类型您更喜欢呢？

3. 行为模式

从被督导者成长促进角度来说，行为模式主要是指个体外在的语言、表情及行为所展现出的稳定的、一贯性的类型。在督导工作中较实用的是 DISC 理论：Dominance(支配)，Influence(影响)，Steady(稳健)，Compliance(服从)。

支配型的个人，喜欢能够掌控整个状况，并且每时每刻都想要下命令或指挥解决方法。此形态的人们重视结果和效率。他们想尽快达到目标，但却不重视其他人的感受。对于成功和成就感兴趣，并在任何适当的情况下寻求个人利益。

影响型的个人开放、友善又合群。他们喜欢与人为伍，而且在任何社交场合都感到自在和自信。高度影响型的人特别容易被他人的注意力和赞美所激励，并且时常希冀成为众人目光的焦点。有依靠感觉生活的倾向，因此会对事情产生情绪化反应。这往往会造成冲动，甚至是一些反常的行为，这同时也意味着他们对其他人的感觉相当感兴趣。他们健谈且开放，而且很容易相信别人，但若感觉受到排斥，就会被深深地伤害。

稳健型，它和耐心、毅力，以及同情的特质有关。稳健型的个人既热情又优雅，他们喜欢与他人为伍，但多半扮演的是倾听者而非讲话者的角色。高度稳健型行为的最重要元素是需要时间，他们的用词都经过缜密的思考，所采取的动作也一定是三思而后行。高度稳健型的人不但冷静明智，而且生性忠诚、值得信赖。他们也非常有毅力，会不屈不挠地工作，直到成功完成为止。

服从型，它和以理性镇定的态度面对人生有关。高度服从型的个人对事实和细节感兴趣，倾向以实际且长期的方式看待事情。他们很少会有情绪化或冲动的行为，它们比较喜欢有计划地行动，而且他们会把所有已知的可能性都考虑进去。高度服从型的人非常不喜欢冒险，面对压力时还会闪避论点或支吾其辞。但是他们是坚定的问题解决者，而且天生具备组织和说明资料的能力。

　　在对被督导者进行成长促进分析时，先分析、判断被督导者属于何种类型，其次看该类型与其发展方向的匹配与吻合度。

二、被督导者成长所处状态分析

　　从技能、理论、心理等方面分析被督导者的状态，看所处状态是成长、发展、停滞不前还是萎缩、倒退。

　　1. 技能

　　来访者："我干出纳5年了，现在让我做财务主管，我成本分析都不会做了。"（萎缩）

　　来访者："我使用催眠技术已经3年了，最近做个案时总感觉不顺畅。"（停滞）

　　来访者："我使用催眠技术已经5年了，最近感觉我提升的空间还很大。"（发展）

　　2. 理论

　　来访者："我对流派了解不多，不过我觉得已经够了。"（停滞）

　　来访者："我近半年在研究意象，感觉内涵较深但收获很多。"（成长）

　　来访者："我最早学的是沙盘，当时学还不错。后来又学了很多其他的东西，现在关于沙盘的原理记不得了。"（倒退）

　　3. 发展

　　来访者："我做行政主管已经5年多了，感觉挺好的。可最近领导说我不思进取、跟不上企业的发展形势。真不知道领导是咋想的。"（停滞）

　　来访者："我们企业最近发展较快，好多新情况、新问题，我要是不'充电'还真的会被淘汰。压力很大啊！"（发展）

　　4. 时期

　　来访者："我就这样了，还成长什么呢，我没觉得我活得不好啊。"（停滞）

　　来访者："我做个案已经有5年多了，最近越来越感觉到理论的重要性，感觉到自己理论知识太缺乏了。"（成长）

三、被督导者的成长方向分析

　　广义上说每个人都有成长方向的问题，只不过有的是外显的，而有些是内隐。成长方向分析主要的任务是清晰内隐的、明确外显的。在督导中一般从适合现实需要、适合自我需要、适合社会发展需要三个方面去考虑。

　　1. 适合现实需要

　　适合现实需要的成长方向分析主要是把握好立足当下、立足现实。

　　来访者："我活泼好动，爱激动，不喜欢我目前的工作。做检验时老爱出差错，我想做销售工作。"

　　督导师："可以啊，不过眼下在你没做销售之前怎么办呢？你觉得你做销售会有哪些优势和不足呢？"（眼下怎么办，是分析潜隐的成长方向，优势与不足，属于外显成长方向分析）

　　2. 适合自我需要

　　适合自我需要的成长方向分析主要是从被督导者的心理特征出发。

　　来访者："我活泼好动，爱激动，不喜欢我目前的工作。做检验时老爱出差错，我想做销售工作。"

　　督导师："可以啊，不过你能否告诉我你的想法、你的理由、你自身的特点优势呢？"（从多方面分析来访者的心理特征）

3．适合社会发展需要

来访者："我是学自动化控制的，下一步我想把我们企业报废的老旧机床进行升级改造。"

督导师："能否做个可行性分析，升级改造和创新研发哪个更合适呢?"(自我发展需要与社会发展需要对比分析)

四、制定成长方案(方向、目标、措施、计划)

在相关分析基本完成的基础上，确定成长方向和目标。针对方向目标，明确哪些方面是被督导者的瓶颈及薄弱环节。依据方向目标，针对瓶颈、薄弱环节制定相关短期、中期、长期成长方案。

Ⅲ．相关知识

1．系统观念

系统思想源远流长，但作为一门科学的系统论，人们公认是美籍奥地利人、理论生物学家贝塔朗菲(L. Von. Bertalanffy)创立的。

系统论的核心思想是系统的整体观念。贝塔朗菲强调，任何系统都是一个有机的整体，它不是各个部分的机械组合或简单相加，系统的整体功能是各要素在孤立状态下所没有的性质。

系统论认为，开放性、自组织性、复杂性、整体性、关联性、等级结构性、动态平衡性、时序性等，是所有系统的共同的基本特征。

系统论的基本思想方法，就是把所研究和处理的对象当作一个系统，分析这个系统的结构和功能，研究系统、要素、环境三者的相互关系和变动的规律性，并优化系统观。

系统论的核心思想及基本思想方法，其主要目的是培养分析问题时的思路及习惯，避免简单化。

2．相对性

(1)"一分为二"：指事物内部的可分性、矛盾性。中国古代不少思想家都提出和阐述过这个概念。《黄帝内经·太素》撰注者、隋代杨上善提出："一分为二，谓天地也。"

哲学中唯物辩证法所说的"一分为二"是指一切事物、现象、过程都可分为互相对立和互相统一的两个部分。

(2)"阴、阳"：任何事物均可以用阴、阳来划分，凡是运动着的、外向的、上升的、温热的、明亮的都属于阳；相对静止的、内守的、下降的、寒冷的、晦暗的都属于阴。

任何事物均可以阴阳的属性来划分，但必须是针对相互关联的一对事物，或是一个事物的两个方面，这种划分才有实际意义。

相对性的观点给我们带来的只是一种思想、一种观念，我们需要从本质上去理解，而不是生搬硬套。本质上说，相对性是讲不要孤立、片面、绝对地去看待、理解问题。事物是复杂的，尤其是人的心理，我们不能一概而论地去评价人的心理特征的好与不好。

Ⅳ．注意事项

1．慎下结论

督导工作中，不宜仅凭来访者的一次描述、简单的观察、初步的测试及督导师的感觉就下结论性的判断。

来访者"问题"形成的原因可能是多方面的，心理防御的解除，需要时间和过程，甚至有些潜意识的因素，来访者自己都不十分清楚。客观地说，"问题"是逐步清晰的。草率的结论对督导师来说是一种"自我捆绑"，对被督导者来说可能会产生极为不利的影响。

2. 建设性思路

在督导过程中，被督导者往往会直接要求给出明确的回复，经验不够丰富的督导师往往会感到困惑。这里建议给出建设性的思路，而不是具体化的办法。

建设性的思路主要有两层意思：

例1."如果这样的话，您觉得会如何?"（引导自我深入觉察）

例2."假如这样或者那样，再或者是另外的方式、方法，会怎样呢?"（引导多角度思考）

第二单元　被督导者民族文化的分析与促进

Ⅰ. 学习目标

探讨人生信仰与民族文化的分析意义，实现个人成长促进。

本单元从文化督导角度，探讨人生信仰与民族文化对现实生活的影响、意义、作用，帮助实现个人成长促进。

Ⅱ. 操作步骤

一、人生信仰分析与促进

理解人生信仰的意义、内涵及功能作用。

信仰是人类特有的一种心理现象。从某种意义上说，我们可以知道或不知道自己的信仰，但每个人却不可能没有信仰。不同的人对信仰会有着不同的理解，因此很难形成统一标准的概念定义。

《辞海》定义的信仰：对某种宗教或主义极度信服和尊重，并以之为行动的准则。

《现代汉语词典》定义的信仰：对某人或某种主张、主义、宗教极度相信和尊敬，拿来作为自己行动的榜样或指南。

信仰是人类特有的心理现象，是人对自身之外的物质或者精神的信任和依赖。尽管在对信仰的描述上有所不同，但核心意思"信服、信奉、信念、信任"，差别不大。为便于理解、操作，从督导角度可以简单地认为，信仰就是对我们的人生有重要原则性指导意义的"相信"。需要说明的是，对人生信仰分析与促进可以从多角度进行，这里仅提供一个具有参考性的角度和方法。

(一)信仰的客观性

信仰从本质属性上讲，可以理解为是精神层面的原则，并主要通过意识来指导、影响、左右我们人生的方方面面。

信仰的客观性主要是指人类、个体对它的需要性。

1. 人类的需要

人类在漫长的发展过程中，对自然界的认知是逐步增长的，而科学的已知总是有限的，但面对的未知却具有无限性。为了克服面对未知的迷茫与恐惧，本能地需要通过"相信"来进行自我精神安慰，并同时获得精神支撑。因此原始的信仰就具有宗教、迷信的色彩。

2. 个体的需要

个体在现实的社会环境中，除需要面对许多的未知以外，还将面临更多的实际问题，如工作中的人际交往、职务的升迁、亲情矛盾处理等。如何应对、适应现实问题就需要有方向、原则性的指导。

事实上我们对每一个面临的问题都会有自己的看法和办法，而我们的看法和办法都会受到某种原则性的指导影响，无论我们是否意识到它的存在，它都会对我们产生影响。而这个方向、原则性的指导也就是人们所说的"信仰"。

（二）信仰的特征

1.信仰的内涵

信仰的内涵丰富且复杂。因为"相信"既可以体现在为人处事等方方面面，又可以有坚定、不坚定和清晰、不清晰的"相信"之分。

例1.督导师："我非常相信，任何事物都是一分为二的。"（坚定、清晰的认识论）

例2.督导师："我做任何研究都是以事实为依据，用实验数据说话的。"（坚定清晰的方法论。）

例3.督导师："对于'神'，我讲不清，但我相信它是存在的。"（不清晰的"相信"）

例4.督导师："灵性？可能、应该有吧。"（不坚定、不清晰的"相信"）

2.信仰的特征

在现实的督导工作中，主要是了解信仰的系统性、持恒性、支持性。

（1）系统性：主要是观察个体在看待事物、应对事物时是否有完整的信仰体系。如何看待人性、感情、困难、金钱、权势、事物的发展变化等，在处理、应对各方面问题时是否都有要遵守的原则。

（2）持恒性：主要是指个体看待事物、应对事物时的信仰体系是否持续一致。对某种"相信"如不能持续坚持，一般说来只能称为"看法"。

（3）支持性：信仰对于个体的心理不仅具有寄托性，同时还有巨大的支持性。当个体面对巨大的挫折、困难、悲伤等负性事件、负性情绪、不利环境、不利事件时，坚定、系统的信仰体系就能够给个体的精神和行为提供有力支持，并帮助个体从中走出来。

（三）分析与促进

在现实的社会生活中，许多矛盾、冲突与信仰有高度的相关性。在分析时主要看信仰体系的完备性、坚定性以及应用性。

（1）完备性：信仰体系不完备或者是多元混杂的，且不能很好地协调，个体就会在认识上产生方向性的混乱、迷惑，从而引发焦虑，行为上则会产生选择性困惑及无力感从而引发抑郁。

例1.来访者："我爱人嗜赌成性，但他很爱我。我不知道我们的婚姻该不该结束。"（婚姻、爱情观是否迷惑）

例2.来访者："我的领导经常批评我，但他说的不对。我真不知道该如何解决这个问题。"（对权威的理解、自我处事的原则是否完善）

（2）坚定性：信仰的坚定可以来自科学、宗教及文化环境的熏陶。个体对自己已有的信仰无论是有认知、感知或者只是潜在的感知，如果够坚定，则抗压能力及抗干扰能力就会强。反之则会在压力、干扰面前犹豫不决，从而产生选择性冲突并带来相关心理问题，或产生、形成心结。

例1.来访者："我现在面临的问题太多，但我相信困难是暂时的，总是会过去的。我只是不知道眼下该怎么办。"（坚定的信念，有助于摆脱困境）

例 2. 来访者："我最近接二连三地碰到倒霉的事，算卦的说我在走背运。我真的该倒霉了吗？怎么办呢？"(认知不够坚定，产生内心冲突)

(3)应用性：信仰从认知、感知层面对个体提供了应对现实生活及环境问题的方法及原则，但如何运用是一个能力问题。个体只有在长期的实践中不断尝试运用、不断完善才能够逐步熟练应用信仰体系，从而发挥信仰体系的功能、获得更好的社会适应性。

例 . 来访者："我过去相信人是善良的。吃了很多亏后，现在我才真正明白，善良也得看是对谁和对啥事。"(信仰逐步完善并运用)

二、被督导者民族文化的分析与促进

从社会、文化督导的角度对文化的内涵、功能及意义进行一般性的探讨。

(一)关于文化

文化是一个非常庞大的概念，从不同的学科角度、层面探讨文化可以有不同的概念定义。

1. 不同的学科的理解

从哲学角度看，文化从本质上讲是哲学思想的表现形式。

从存在主义的角度看，文化是对一个人或一群人的存在方式的描述。

从文化研究的角度看，文化即意识形态。

2. 对文化的结构理解

有两分说，即分为物质文化和精神文化；有三层次说，即分为物质、制度、精神三层次；有四层次说，即分为物质、制度、风俗习惯、思想与价值。有六大子系统说，即物质、社会关系、精神、艺术、语言符号、风俗习惯。

3. 在东西方的辞书中较为共同的解释和理解

文化是人类所创造的物质财富与精神财富的总和。

4. 从社会、文化督导的角度看

文化是在一定的地域、文化理念认同范围内，形成的认知、情感和行为、道德模式的内化表现。

文化是个体心理环境的背景色，是个体心理结构中重要的基础性结构之一。

文化对个体的思维意识、情绪情感、行为方式起着方向性、原则性的指导作用。

(二)文化的特征

从中华民族传统文化的角度探讨文化的一般特征。

1. 文化的地域性、民族性

人类在对自然的认知过程中，地域环境是基础性的平台。地域环境的自然状况给人类提供认知平台的同时，也起到了局限性的制约，因此就形成了不同地域的文化，如海洋文化、内陆文化、草原文化等。

在同一区域(不同区域)生活的不同族群在认知、感知自然的过程中产生的差异性，形成了不同的民族文化。

相邻的地域文化在人们的相互交流中相互交融、彼此认同，形成更大区域性的文化，如东方文化、西方文化等。

中国地域辽阔、历史悠久，由于区域环境复杂多样，民族较多、相互交流相对较密切，文化交融、认同覆盖面广且人数众多，因此在漫长的历史发展过程中逐步形成了中华民族传统文化。

2. 文化的科学性

中国的民族文化其科学性源自对宇宙、自然、社会、生活实践的长期观察和不断的探索研究。

由于可供观察、研究的自然资源相对较丰富，因此中国的民族文化是多维度的，具有丰富的自然科学内涵和明显的自然科学特征。

由于实践印证的长期连续性，因此具有非常高的信度和效度（但在量化分析、精细研究上具有一定的局限性）。从某种意义上说中国的民族文化创立了实证科学研究体系。

3. 文化的系统性

中国的传统民族文化是在实证基础上形成的相对独立、完整的文化体系。

(1)宇宙观：以"道"为根本的阴阳学说，揭示了宇宙的根本性质——能量状态，在太极文化中则明确阐述了能量变化的本质形式——动态的相对平衡。

(2)认识论：以"天、地、人"一体，相互适应、趋"中"平衡的理念为代表的整体系统观。在《黄帝内经》中，明确阐述了人的器官、组织的有机、整体、平衡性。论述了各器官组织既相互独立又相互影响、身心一体、情志相连等唯物、唯实的辩证关系。《周易》则在阴、阳理论下，解释任何事物相生、相克及发展、变化趋势规律。揭示了相、理、数之间的有机关系。

(3)方法论："中庸""过犹不及"极为精练的语言解决了哲学上如何把握"度"的难题（没有不可以，唯有"过犹不及"）。中医的"生""克"理念揭示了解决问题的方法可由两个相反方向进行。

(4)社会、人际关系：以儒家思想文化"仁""礼"为代表的理念，则论述了社会伦理、人际伦理关系及为人处事原则的道理。

需要说明的是中国的传统民族文化，就体系而言，虽涵盖方方面面，但总体上看属于实证学科体系。

4. 文化的传承性及实践性

中国的民族文化，在漫长的历史发展过程中，虽经无数战乱、动荡，但很少出现断层，这在四大文明中是仅存的。因为有良好的传承性，所以能够不断发展、完善。

中国的民族文化的另一显著特征是实践性。中国的文化是在农耕文化的基础上发展起来的，最早历法制定目的，非常明确是为农耕服务。对自然的观察研究也是为了更好地适应环境、适应生存、适应发展，在无数事件验证的基础上，逐步形成了中国的民族文化的实践性特征。

（三）被督导者人生信仰与民族文化的分析与促进

被督导者人生信仰与民族文化的分析与促进，从督导的角度讲属于文化督导的范畴。

信仰是文化的一种体现形式，是人们的心理、精神上的需要，也是一种心理现象。信仰对个体的身心健康具有积极的意义，但缺乏信仰、过度信仰（狂热）是督导需要关注和解决的问题。

文化督导主要是看体系的完整性、认知理解、感知程度、开放性、发展性。主要的工作在于查漏、补缺、强化。

1. 完整性及查补

我国传统民族文化集中体现在《道德经》《周易》《黄帝内经》《论语》等经典著作、传统风俗习惯内。在这些经典内涵盖宇宙观、认识论、方法论、价值观体系等，是一个完整的系统。

长期生活环境本身就是地域性的民族文化环境，时间越久，民族文化的背景就越浓。但就被督导者本人来讲，是否相对完整，则差异性较大。被督导者在面对文化缺失部分的问题时，就会产生迷茫、迷惑、焦虑甚至是恐惧。

查缺时可通过交流观察、自设相关量表(涵盖宇宙观、认识论、方法论、价值观体系等问题)进行。补缺时可以通过学习、交流、参悟、感悟等多种方式来进行。但补缺时首先需结合被督导者的现实需要，其次考虑发展性需要。

案例一

督导师：请回答下列问题(自设相关量表，仅为示例)。

世界是物质的还是精神的？

从善、恶的角度，您认为人性是善还是恶？

对任何事物，您是否从好、坏两个角度分别来看呢？

您对金钱和权力是怎么看的呢？

面对困难和新问题你会怎么看呢？

您是怎么看待亲情、感情、婚姻、家庭的呢？

案例二

咨询师：都说我们的文化博大精深，是不是《三字经》《百家姓》《弟子规》、唐诗、宋词，就是民族文化(国学)啊？我有一个来访者老是给我谈古诗词，我不知道，他就说我没文化。真郁闷。

督导师：您可以了解、体会他对古诗词、国学文化的感受，或者您对古诗词、国学文化知识进行学习、研究后再与他交流。(补缺，促进性督导)

2. 认知理解、感知程度及强化

文化促进分析的另一重要方面是对已有文化的认知理解和感知程度。

认知理解：被督导者对自身的人生信仰、民族文化的认知与理解会直接影响着心理活动的方向及原则性。浅显的认知理解会出现人生方向、目标、为人处事原则不清晰、不坚定，过分的浅显甚至可能导致无方向、无目标、无原则。

而对信仰、文化的感知程度则会对被督导者的人生方向、目标、为人处事原则起到强化作用。

例1. 咨询师："有个来访者说，'都说好人有好报，但现实往往不是这样的啊？'我不知道该如何回答他。"(认知不够清晰)

督导师："你可以就什么是好人好报问题与他进行探讨啊。"(强化认知理解)

例2. 咨询师："我认为传统文化、现代科学、唯物主义都很好，但是也都有不足之处。需要的是学其所长、用其所长、融会贯通。"(认知、感知较清晰)

例3. 咨询师："我觉得我们的传统文化博大精深，我很崇敬道家的基本思想和理念。科学的发展会越来越证明它的正确性。"(认知、感知清晰、坚定)

3. 开放、发展性强化与促进

文化、信仰的开放性，主要是说个体对自身持有的文化体系、信仰的心态。开放的心态可以对个体产生"兼容并蓄""海纳百川"的积极效应。封闭的心态可以对个体产生"夜郎自大""停滞不前"的负面效应。

文化、信仰的发展性，主要是说个体对自身持有的文化体系、信仰的意识。持有发展性意识，对个体的不断进取会产生较强的推动作用。

例1. 咨询师："我认为'太极文化'的核心是共存、融合。心理学各种流派的理论都有其合理的一面，也有不合适、不完善的地方。我们都需要进行学习和了解。"

督导师："'太极文化'不合适、不完善的地方是什么呢?"(促进性督导)

督导师："对'道''太极'《周易》《黄帝内经》的整体、系统性你怎么看呢?"(发展性强化督导)

例2. 咨询师："心理咨询技术太多，只要学好一门就够了。其他的可以不去理。"

督导师："对任何事物都有局限性这个问题你怎么看呢?"(促进性督导)

例3. 咨询师："我认为国学是传承，也是在不断发展的，我们不应该一切从国学找答案。

督导师："你认为该如何传承、发展国学呢?"(发展性督导)

Ⅲ. 相关知识

1. 文化与传统文化

中国是有着悠久文明的国家。在世界几大古代文明中，中华文明是没有中断、延续发展至今的文明，已经有5000多年历史了。我们的祖先在几千年前创造的文字至今仍在使用。2000多年前，中国就出现了诸子百家的盛况，老子、孔子、墨子等思想家，上究天文、下穷地理，广泛探讨人与人、人与社会、人与自然关系的真谛，提出了博大精深的思想体系。他们提出的很多理念，如孝悌忠信、礼义廉耻、仁者爱人、与人为善、天人合一、道法自然、自强不息等，至今仍然深深影响着中国人的生活。中国人看待世界、看待社会、看待人生，有自己独特的价值体系。中国人独特而悠久的精神世界，让中国人具有很强的民族自信心，也培育了以爱国主义为核心的民族精神。

文化是凝结在物质之中又游离于物质之外的，能够被传承的国家或民族的历史、地理、风土人情、传统习俗、生活方式、文学艺术、行为规范、思维方式、价值观念等，它是人类相互之间进行交流的普遍认可的一种能够传承的意识形态，是对客观世界感性上的知识与经验的升华。

1871年，英国文化学家泰勒在《原始文化》一书中提出了狭义文化的早期经典学说，即文化是包括知识、信仰、艺术、道德、法律、习俗和任何人作为一名社会成员而获得的能力和习惯在内的复杂整体。

"文化"是一个概念，至今没有统一性的定义。据美国文化学家克罗伯和克拉克洪1952年出版的《文化：概念和定义的批评考察》中统计，世界各地学者对文化的定义有160多种。

从心理督导的角度关注文化主要是指："在一定的地域、文化认同范围内形成的认知、情感和行为、道德模式的内化，以及内化模式对个体的人生、社会生活的方向性、原则性的指导意义及体现。"

2. 信仰

从本质的意义上说，信仰即是对万事万物存在唯一性真理的坚信不疑的认定。信仰与迷信，严格地说，是两个完全对立乃至彼此根本不可相容的概念。迷信的人不可能会有信仰，而有信仰的人，则应自觉地杜绝任何迷信。然而实际上，在人类具体的生活中，人们往往会不自觉地把信仰和迷信混合在一起，使之难解难分。

信仰是人类特有的心理现象。是人对自身之外的物质或者精神的信任和依赖。在信仰中，人摆脱了实在的困苦和困惑，获得了精神宁静，实现了对自身和生命的超越。信仰也有科学信仰和非科学信仰，合理与不合理信仰之分。科学信仰来自人们对实质和理想的正确认识。而非科学信仰则是盲从和迷信。事实上，宗教是一种信仰，但信仰并不等同于宗教。从心理督导的角度关注信仰，主要是指信仰对个体带来的是积极的还是消极的心理作用（人生信仰分析与促进）。

Ⅳ. 注意事项

1. "一元"文化、信仰的局限性

对于文化及信仰不能孤立、静止、绝对化地去看待。文化、信仰是在一定的历史、社会环境中逐步发展形成的，在某些方面带有历史、环境的局限性是在所难免的。

"一元"文化、信仰对个体来说，宜产生"唯我独尊"、自我文化和信仰能解释一切的心理感觉，从而忽视了自有文化、信仰体系的不完善、不足之处，易产生"井底之蛙"的心理特质。

2. 多元文化的适应性

事实上个体在社会化过程中，由于多元文化的交互影响，绝对的"一元"文化、信仰几乎是不存在的。所谓"一元"文化、信仰也只是相对的。

对多元文化、信仰在督导中，首先需要明确主流文化及信仰，其次注意在具体问题上由多元文化和信仰带来的冲突的点；最后看个体对自己已有文化、信仰的协调、驾驭能力。

【李继凯】

第三章　三级心理督导师的督导评估

SANJI XINLI DUDAOSHI DE DUDAO PINGGU

心理测验和心理评定方法是督导评估中的重要手段。心理督导师一定要熟悉多种心理测验量表，而且会选择使用。

第一节　效果测评

第一单元　心理督导评估的基本知识

Ⅰ.学习目标

学习并掌握心理督导中最为常用的手段——心理评估，它是做好督导工作的基础要求。

心理量表是研究设计测量、数据分析的重要技术，是成功申请项目和发表论文的基础和关键。在心理咨询、治疗和心理督导中测验并不是唯一的手段。为了更好地了解和应用量表，我们要熟悉标准化测验的基本特征，以在使用量表时，能更好地解读和评价测量结果。

Ⅱ.操作步骤

在进行心理测评时，无论是观察法、晤谈，还是测查方法都不是孤立使用的，往往是联合使用的。例如，在心理督导过程中对被督导者进行测评时，主试(tester)为建立良好协调关系，在测查前一定要进行晤谈，同时在测查过程中对被测者的反应须进行观察，也可同时使用评定量表(rating scale)。在结果解释时，要对所观察到的以往测评的结果、了解到的过去的成长经历、现在的状况等相关信息做出综合分析。量表的使用在某种意义上讲就是系统的观察。

在研究设计量表或问卷时，需在关注以下两个方面：

一、取样(sampling)

取样是指标准化样本的取样。人的心理活动是千差万别的，因此在取样时，必须要照顾取样的代表性。心理测验是衡量个体心理品质的标尺，人的心理是不能直接测量的，那就需要标准的尺，据取样样本的结果来使测验标准化，这个样本就是测验的标准化样本。在选择测验时，除了解所取样本的代表性外，还需注意此样本与受试者的情况是否相应。通常，要考虑样本的性别、年龄范围、民族、地区、受教育程度、职业，婚姻等基本特征。若是临床量表，还应有疾病诊断、病程、治疗等背景，受试者的情况在这些方面与样本相应，最后所测结果与样本才有可比性。

实际工作中，不是永远都有一个很适合的测验工具供我们使用，在不得已的情况下，也会使用不那么相关的量表，这就需要我们在结果解释中予以说明，并持谨慎态度，否则很容易造成错误。

二、常模(norm)

常模是可供比较的另一种形式的标准数。常用的有以下几种。

(1)均数：是常模的一种普通形式，即被测者所测得的测验分数(粗分或称原始分)与标准化样本的平均数相比较时，才可确定其分数的高低。

(2)标准分：是一种从原始分数转化而来的分数，称为Z分数，是将原始数据与其所在数据组的平均数之差，除以所在数据组的标准差所得之商。均数说明问题是有限的，只看均数，不注意分散情况，所得受试者的信息也非常有限。如若用标准分作常模，可得到更多的信息。且标准分能说明受试者的测验分数，可在标准化样本的分数分布图上标注居何位置。

$$标准分(Z)=观察分数(Xn)-所有分析数据的总平均分(x)/标准差(SD)$$

这一来，不仅能说明受试者的分数与样本比较在高或低，而且还能说明相差几个标准差。

（3）T分：T分常模是从标准分衍化出来的另一种常模。例如，MMPI就是采用此种常模。T分计算公式：

$$T=50+10(X-x)/SD \qquad T=50+10Z$$

T分数的平均数是50，它的每一个标准差是10，所以，T分数为60，等于平均数以上一个标准差的原始分数，T分数为70，等于平均数以上两个标准差的原始分数。

（4）由标准分衍化而来的其他形式的常模：标准20和标准10也是属于这一类，都是改变均数及标准差值而得。

$$标准20=10+3(X-x)/SD$$
$$标准10=5+1.5(X-x)/SD$$

在韦氏量表中，有粗分、量表分以及离差智商诸量数。其中量表分的计算方法即属此标准20计算法。

（5）百分位（percentile rank，PR）：是常用常模，比标准分应用得早，且更通用些。其优点是，不需要统计学的概念便可理解。习惯上将成绩好的排在前（上），差的排列在后（下），这样算出样本分数的百分位的范围。将被测者的分数与常模比较，如相当百分位50（P50），说明此受试者的分数相当标准化样本的第50位。也就是说，样本中有50％的人数，其分数在他之下（其中最好的至多和他一样），另有50％的人，其分数要比他好。如在P25，说明样本中25％的人分数在他之下（或至多和他一样），另有75％人数的分数比他的好。以此类推。

（6）划界分（cutoff score）：在筛选测验中常用此常模。教育上常用百分制，以60分为及格分，即为划界分。而高考入学考试时的划界分则是因考生成绩和录取人数而异。在临床神经心理测验中，是将正常人与脑病患者的测验分数进行比较，设立划界分，用这个分数划分来看有无脑损害。例如，某测验对检查脑损害很敏感，就说明设立的划界分很有效；使患者被划入假阴性的人数就很少甚至没有，正常人被划入假阳性的也就很少了或者没有；假如测验不敏感，则假阳性或假阴性的比率就会增加。

（7）比率（或商数）：较常见的常模。例如，在离差智商计算方法之前，使用比率智商。其计算方法：

$$IQ=MA/CA\times100$$

是将MA（心理年龄）与CA（生理年龄）相等的设作100，以使IQ成整数。

H. R. B. 中的损伤指数也是比率常模：

$$损伤指数=划入有损的测验数/被测的测验数$$

以上均是较常用的常模形式，另外还有其他性质的常模，如年龄常模（按年龄分组建立）、性别、区域和各种疾病诊断的常模。从可比性讲，常模越特异越有效。总之，常模是解释测验结果的重要依据，是不可缺的。

Ⅲ. 相关知识

心理评估方法必须达到标准化，即指测验的施测方法，记分方法和方式、分级标准、标准结果的换算等都要按一定的规定进行，才符合标准测验的条件。方法是否标准，在评定量表中有很重要的意义。只有这样，评估结果才具有较高的真实性。

心理评估手段日益多样化，心理测验和问卷能够在督导中起到很大作用。应该注意的是在测评阶段，督导师一定要考虑到多元文化因素和多样化群体。许多心理从业人员都会由于不注重来访者的生活方式而不知所措，如种族背景、宗教信仰、文化、性取向及家庭、婚姻状况、所用语言、性别等，这些方面既能够影响被督导者自身的职业生涯，也会作用于督导师与被督导者之间交流的有效性。特别是因为大多数被督导者和来访者在自我表露和自我封闭方面的程度是不一样的，他们有可能已经体验过其他的测验程序，督导师获悉后，一定要保持中立，不要对被督导者和来访者形成刻板印象，并对所获得的信息予以理解或参考。针对问题，督导师要让被督导者和来访者自己确定哪种方法符合他们的观点，要避免把自己的思想强加给背景不同的督导对象，而且数据统计与分析要完整。

Ⅳ．注意事项

量表的选择及应用应注意以下几点。

心理测验的使用开始于测验的选择。可供选择的心理测验很多，通常是根据目的来选，选择一种或几种心理测验进行施测，是测验组织者和使用者首先要考虑的问题。谨慎挑选测验是避免测验误用的首要环节。

心理测验有着严格的技术操作规范，测验的有效性和可靠性，同测验的保密性及施测、评分、解释等环节中严格地规范有着密切相关，这要求心理测量工作者和心理从业人员严守有关测验秘密等基本原则。

第二单元　心理督导评估的常用工具

Ⅰ．学习目标

掌握几个有效的督导所用的评估工具。

本单元将介绍以下很有用的评估工具，供心理督导师在工作中使用。

Ⅱ．操作步骤

一、创造能力测验

（一）简介

创造能力测验由创造力研究专家 F.E. 威廉斯承袭了心理学家吉尔福特智力结构理论，并加以发挥而设计。

该量表主要评价个体在冒险性、好奇性、想象力、挑战性四项行为特质上的程度；发掘个体的创新思维观念，检测个体发散性情意行为表现，发现那些有创造性的个体。

（二）计分

威廉斯创造力倾向测验共有 50 题，其分数越高，创造力水平越高；得分低说明能力差。

（1）冒险性：包括 1、5、21、24、25、28、29、35、36、43、44 等 11 道题。29、35 为反向题目。

记分方法：正向题目：完全符合 3 分，部分符合 2 分，完全不符合 1 分；

反向题目：完全符合 1 分，部分符合 2 分，完全不符合 3 分。

分数范围：11～33 分。

(2)好奇性：包括 2、8、11、12、19、27、33、34、37、38、39、47、48、49 等 14 道题。12、48 为反向题目。

记分方法：正向题目：完全符合 3 分，部分符合 2 分，完全不符合 1 分；

反向题目：完全符合 1 分，部分符合 2 分，完全不符合 3 分。

分数范围：14～42 分。

(3)想象力：包括 6、13、14、16、20、22、23、30、31、32、40、45、46 等 13 道题。45 题为反向题目。

记分方法：正向题目：完全符合 3 分，部分符合 2 分，完全不符合 1 分；

反向题目：完全符合 1 分，部分符合 2 分，完全不符合 3 分。

分数范围：13～39 分。

(4)挑战性：包括 3、4、7、9、10、15、17、18、26、41、42、50 等 12 道题。4、9、17 题为反向题目。

记分方法：正向题目：完全符合 3 分，部分符合 2 分，完全不符合 1 分；

反向题目：完全符合 1 分，部分符合 2 分，完全不符合 3 分。

分数范围：12～36 分。

本测试有四个维度分数和一个总分，每个维度分数有自己的分数界限，被分为两类，总分被分为四类。量表为了考查被测者的认真态度，设置了反向题目 8 道，采用自测、三选一的迫选方式进行测试。

(三)注意

测验本身的评分是由测验者主观评定的，较难避免测验评分的主观性，因此测验结果只能作为参考。换言之，对个体创造能力的评判，结合其他测验和其他方面的情况进行综合分析为妥。

创造性的个体被认为具有以下认知和情感特质：想象流畅灵活，不循规蹈矩，有社会性敏感，较少有心理防御，愿意承认错误，与父母关系密切等。趋于冒险，好奇心强，想象力丰富，勇于挑战未知的人就是创造性倾向强的人。

高创造力的个体在进行创造性工作时更容易成功，低创造力的个体则循规蹈矩，更适合进行常规型的工作。

创造能力测验

每一题都要做，不要花太多的时间去想。所有的题目都没有"正确答案"，凭你读每一句子后的第一印象作答。虽然没有时间限制，但应尽可能地争取以较快的速度完成，越快越好。切记，凭你自己的真实的感觉作答，在最符合自己情形的□上打"√"。每一题只能打一个"√"。

	完全符合	部分适合	完全不符
(1)在学校里，我喜欢试着对事情或问题做猜测，即使不一定都猜对也无所谓。	□	□	□
(2)我喜欢仔细观察我没有看过的东西，以了解详细的情形。	□	□	□
(3)我喜欢听变化多端和富有想象力的故事。	□	□	□
(4)画图时我喜欢临摹别人的作品。	□	□	□

(5)我喜欢利用旧报纸，旧日历以及旧罐头等废物来做成各种好玩的东西。

    □   □   □

(6)我喜欢幻想一些我想知道或想做的事。   □   □   □

(7)如果事情不能一次完成，我会继续尝试，直到成功为止。

    □   □   □

(8)做功课时我喜欢参考各种不同的资料，以便得到多方面的了解。

    □   □   □

(9)我喜欢用相同的方法做事情，不喜欢去找其他的新的方法。

    □   □   □

(10)我喜欢探究事情的真假。   □   □   □

(11)我不喜欢做许多新鲜的事。   □   □   □

(12)我不喜欢交新朋友。   □   □   □

(13)我喜欢一些不会在我身上发生的事情。   □   □   □

(14)我喜欢想象有一天能成为艺术家、音乐家或诗人。   □   □   □

(15)我会因为一些令人兴奋的念头而忘记了其他的事。   □   □   □

(16)我宁愿生活在太空站，也不喜欢在地球上。   □   □   □

(17)我认为所有的问题都有固定的答案。   □   □   □

(18)我喜欢与众不同的事情。   □   □   □

(19)我常想知道别人正做什么。   □   □   □

(20)我喜欢故事或电视节日所描写的事。   □   □   □

(21)我喜欢和朋友一起，和他们分享我的想法。   □   □   □

(22)如果一本故事书的最后一页被撕掉了，我就自己编造一个故事把结局补上去。

    □   □   □

(23)我长大后，想做一些别人从来没想过的事情。   □   □   □

(24)尝试新的游戏和活动，是一件有趣的事。   □   □   □

(25)我不喜欢太多的规则限制。   □   □   □

(26)我喜欢解决问题，即使没有正确的答案也没关系。   □   □   □

(27)有许多事情我都很想亲自去尝试。   □   □   □

(28)我喜欢没有人知道的新歌。   □   □   □

(29)我喜欢在班上同学面前发表意见。   □   □   □

(30)当我读小说或看电视时，我喜欢把自己想象成故事里的人物。

    □   □   □

(31)我喜欢幻想 200 年前人类生活的情形。   □   □   □

(32)我常想自己编一首新歌。   □   □   □

(33)我喜欢翻箱倒柜，看看有些什么东西在里面。   □   □   □

(34)画图时，我很喜欢改变各种东西的颜色和形状。   □   □   □

(35)我不敢确定我对事情的看法都是对的。   □   □   □

(36)对于一件事情先猜猜看，然后再看是不是猜对了，这种方法很有趣。

    □   □   □

(37)玩猜谜之类的游戏很有趣，因为我想要知道结果如何。

    □   □   □

（38）我对机器有兴趣，也很想知道它里面是什么样子，以及它是怎样转动的。

（39）我喜欢可以拆开的玩具。

（40）我喜欢想一些点子，即使用不着也无所谓。

（41）一篇好的文章应该包含许多不同的意见和观点。

（42）为将来可能发生的问题找答案，是一件令人兴奋的事。

（43）我喜欢尝试新的事情，目的只是为了想知道会有什么结果。

（44）玩游戏时，通常是因为兴趣参加，而不在乎输赢。

（45）我喜欢想一些别人常常谈过的事情。

（46）当我看到一张陌生人的照片时，我喜欢去猜测他是怎样一个人。

（47）我喜欢翻阅书籍及杂志，但只是想知道它的内容是什么。

（48）我不喜欢探询事情发生的各种原因。

（49）我喜欢问一些别人没有想到的问题。

（50）无论在家里或在学校，我总是喜欢做许多有趣的事。

二、专业人员枯竭量表[①]

（一）概述

心理咨询与心理治疗专业人员的枯竭是对咨询关系应激的结果，心理专业人员所从事的工作都是给予，而来访者则是汲取，而又不能及时被督导，极易导致心理咨询与治疗专业人员陷入枯竭状态，不仅仅出现慢性亚健康状态，而且还会出现躯体症状、焦虑、抑郁等负性情绪，工作热情减低，质量下降。当然，也有一部分心理从业人员的枯竭状况，会来自自身专业训练尚不规范，心理专业能力及自我觉察能力难以应对复杂的心理咨询与治疗工作。我国心理咨询与治疗正向专业化与职业化发展，有相当一部分从业人员，有待进一步的提高培训，或被督导；另外，心理咨询与治疗工作环境与运行机制还得不到完善，专业内部缺乏相应的考核、督导等管理制度，专业外部对心理咨询师与心理治疗师抱有不现实的过高的期望。研究证明，编制中国本土的职业枯竭测验是非常有必要的。

中国心理咨询与治疗专业人员枯竭量表由安芹、贾晓明、李波于 2006 年编制。该量表以 Maslach 枯竭量表-服务行业版（Maslach burnout inventory-human service survey）和 GBI（Geldard Burnout Inventory）枯竭量表为基础，结合国内学校、医院或其他机构从业人员访谈的结果编制而成。

与国外相比，我国心理咨询与治疗职业发展的情形明显不同，专业人员对枯竭现象的认识、理解及应对也不相同。

（二）相关知识

正式样本调查心理咨询与治疗从业人员为 175 例。其中，男 41 人，女 133 人，1 人未填写。最小年龄 23 岁，最大年龄 68 岁，年龄 36.13 岁±9.58 岁，1 人未填写。量表的各条

---

① 戴晓阳：《常用心理评估量表手册》，35 页，北京，人民军医出版社，2010。

目均具有鉴别度。

全量表的内部一致性（α系数）为 0.883；情绪压力、成就感降低、身心疲惫和机构支持感降低 4 个分量表的内部一致性（α系数）分别为 0.849、0.792、0.760 和 0.623，样本间隔 3 周后对 33 例进行重测，情绪压力、成就感降低、身心疲惫、机构支持感降低和全量表重测信度分别为 0.890、0.840、0.780、0.806 和 0.898，P 值均小于 0.01。

结构效度，以 175 例样本评定结果的标准分数作为变量进行探索性因素分析，用主成分分析法抽取因素，经 varimax 方差最大正交旋转，根据碎石检验准则和理论建构，抽取 4 个因数最合理。编制者匹配施测顺序，对 74 例样本同时实施本量表和 Maslach 枯竭量表-服务行业版，结果表明两个量表的总分相关为 0.971，达 0.01 显著水平。

（三）计分及量表内容

量表有 32 个条目，4 个维度分量表。

采用 7 点评分法，(1)完全不同意，记 1 分；(2)不同意，记 2 分；(3)稍微不同意，记 3 分；(4)不知道，记 4 分；(5)稍微同意，记 5 分；(6)同意，记 6 分；(7)完全同意，记 7 分。

(1)情绪压力：包括 9、13、15、16、19、21、22、25、29、30、31、32 共 12 个条目，反映在心理咨询与治疗中陷入负性情绪中的压力，难以提供有效的专业工作。

(2)成就感降低：包括 4、6、7、8、10、11、12、23、24 共 9 个条目，反映专业人员怀疑心理咨询与治疗的意义与价值，对自己的专业能力提出质疑，否认曾带给别人的积极影响。

(3)身心疲惫：包括 1、2、3、5、17、20、26 共 7 个条目，反映专业人员在日常心理咨询与治疗工作中身心疲惫的状态，不能得到缓解。

(4)机构支持感降低：包括 14、18、27、28 共 4 个条目，反映专业人员对所在工作机构和工作体制的要求，认为机构不能提供满意的支持，对不满意的工作状态则无能为力。

其中，反向计分的项目包括 4、6、10、11、17、20、23、27、28。

所有 32 个条目得分总和，即为该量表的总分，其反映的是心理咨询与治疗专业人员的总体状况。

专业人员枯竭量表

指导语：下面句子描述您在日常工作中可能出现的一些感受和情形。请仔细阅读，根据自己的实际情况，在与自己相符的等级上画"√"。 　(1)完全不同意，(2)不同意，(3)稍微不同意，(4)不知道，(5)稍微同意，(6)同意，(7)完全同意	
1. 咨询治疗工作让我感觉身心疲惫。	1　2　3　4　5　6　7
2. 下班的时候我感觉筋疲力尽。	1　2　3　4　5　6　7
3. 早上起来想到不得不去咨询治疗，我感觉非常累。	1　2　3　4　5　6　7
4. 我能非常有效地处理来访者的有关问题。	1　2　3　4　5　6　7
5. 咨询治疗工作让我有快要崩溃的感觉。	1　2　3　4　5　6　7
6. 我觉得我的咨询治疗对他人的生活有积极的影响。	1　2　3　4　5　6　7
7. 从事咨询治疗工作以来，我对来访者越来越冷淡了。	1　2　3　4　5　6　7
8. 我在咨询治疗工作中有很强的挫折感。	1　2　3　4　5　6　7
9. 在咨询治疗中直接与人打交道让我觉得压力太大。	1　2　3　4　5　6　7

续表

10. 与来访者密切合作之后，我感到精神愉悦。	1　2　3　4　5　6　7
11. 我在心理咨询治疗中做了很多有价值的事。	1　2　3　4　5　6　7
12. 在咨询治疗中我有一种实在无能为力的感觉。	1　2　3　4　5　6　7
13. 我觉得来访者因为他们遇到的某些问题而责怪我。	1　2　3　4　5　6　7
14. 一天里有太多的工作要做。	1　2　3　4　5　6　7
15. 我个人的生活受到咨询治疗工作的困扰。	1　2　3　4　5　6　7
16. 在咨询治疗中我要隐藏自己的不足和缺陷。	1　2　3　4　5　6　7
17. 通常我带着快乐和期待的心情等待来访者的到来。	1　2　3　4　5　6　7
18. 工作的体制需要改变，但是我没有力量改变它。	1　2　3　4　5　6　7
19. 我越来越不能体会来访者的情感。	1　2　3　4　5　6　7
20. 我感到精力充沛，身体强健。	1　2　3　4　5　6　7
21. 我没有足够的时间给予家庭和朋友，因为咨询治疗占据了我太多的精力。	1　2　3　4　5　6　7
22. 我必须时刻保持忍耐和谨慎，以免偏离所在咨询机构的工作规则。	1　2　3　4　5　6　7
23. 我认同咨询治疗工作的价值和意义。	1　2　3　4　5　6　7
24. 在咨询治疗中我经常希望尽快结束。	1　2　3　4　5　6　7
25. 我因为不能处理工作中的所有问题而感到无助。	1　2　3　4　5　6　7
26. 在生活中我感到容易被激怒。	1　2　3　4　5　6　7
27. 咨询机构能够给我提供足够的督导。	1　2　3　4　5　6　7
28. 我有足够的继续学习和培训的机会。	1　2　3　4　5　6　7
29. 机构的特殊要求(如限制次数、开药等)常使我在咨询治疗中左右为难。	1　2　3　4　5　6　7
30. 咨询治疗时我常会想起与咨询治疗无关的工作。	1　2　3　4　5　6　7
31. 这段时间我接待太多的来访者，使我有些透不过气来。	1　2　3　4　5　6　7
32. 这段时间我接待太复杂的个案，让我觉得非常难缠。	1　2　3　4　5　6　7

三、自动思维问卷(The Automatic Thoughts Questionnaire)

(一)简介

自动思维问卷(ATQ)[①]主要是评价与抑郁相关的自动出现的一些消极思想的频度，并找出抑郁患者表达自己认知体验的内在自我描写。

(二)信效度测试

ATQ 的内部一致性很高。原作者报告的劈半奇偶数相关系数为 0.97，α 系数为 0.96。哈勒尔(Harrell)和瑞恩(Ryon)报告的劈半相关系数为 0.96，α 系数为 0.98。后者还分别报告了抑郁与非抑郁受试者的内部一致性：抑郁组 r 值为 0.90～0.94；非抑郁医学生为

---

① 汪向东、王希林、马弘等：《心理卫生评定量表手册(增订版)》，57 页，北京，中国心理卫生杂志社，1993。

0.87～0.91；非抑郁精神科患者为 0.59～0.89。条目与总分的相关系数为 0.56～0.91。尚没有重测信度的报道。

聚合效度：原作者报告 BDI，MMPI-D 与 ATQ-30 有显著正相关。哈勒尔和瑞恩也报告了三者之间相关显著。这两项研究还发现用 ATQ 得分可以很好地区分抑郁与非抑郁受试。但尚无有关区分效度的报道。

(三)应用与评价

ATQ-30 内容少，需时短，优于 ATQ-100。ATQ-30 可用作筛查工具，一方面它与抑郁自评量表(尤其是 BDI)高度相关，另一方面其适用范围广。它与归属方式问卷(Attributional Style Questionnaire，ASQ)及认知偏差问卷不同，不只局限于特定的人群或特定的社会背景之中。但有一个问题值得注意的，尽管 ATQ 让被测者回忆最近一周的想法，但这种回忆性自身估价并不能完全真实地直接反映出被测者对自我认知的评价。

ATQ 所涉及抑郁的四个层面：(1)个体适应不良及对改变的渴求；(2)消极的自我概念与消极的期望；(3)自信不足；(4)无助感。该问卷询问受试者最近一周内 30 种不同想法的出现频度。

频度分五级评分：1＝无；2＝偶尔出现；3＝有时出现；4＝经常出现；5＝持续存在。

这些条目均为抑郁消极体验，指向抑郁，得分与抑郁程度呈正相关。也就是说，频度越高抑郁越重，总分范围为 30(无抑郁或抑郁极轻)到 150(极度抑郁)。

查阅原始文献，霍隆和肯德尔未给出抑郁临界值，只给出抑郁者评分为 79.6±22.3，而非抑郁者为 48.6±10.90。

自动思维问卷

指导语：下列是一些可能涌入人们头脑中的想法。请逐条阅读，说明你在最近一周内是否出现过这类想法，其频度如何。请逐项阅读，在每一条目之后标明相应的数值，数值的意义如下：

　　　　1＝无　　　2＝偶尔出现　　　3＝有时出现　　　4＝经常出现　　　5＝持续存在

1. 我觉得活在世上困难重重。　　　　　　　　　　　　　　　　　　　(　　　)
2. 我不好。　　　　　　　　　　　　　　　　　　　　　　　　　　　(　　　)
3. 为什么我总不能成功。　　　　　　　　　　　　　　　　　　　　　(　　　)
4. 没有人理解我。　　　　　　　　　　　　　　　　　　　　　　　　(　　　)
5. 我让人失望。　　　　　　　　　　　　　　　　　　　　　　　　　(　　　)
6. 我觉得过不下去了。　　　　　　　　　　　　　　　　　　　　　　(　　　)
7. 真希望我能好一点。　　　　　　　　　　　　　　　　　　　　　　(　　　)
8. 我很虚弱。　　　　　　　　　　　　　　　　　　　　　　　　　　(　　　)
9. 我的生活不按我的愿望发展。　　　　　　　　　　　　　　　　　　(　　　)
10. 我对自己很不满意。　　　　　　　　　　　　　　　　　　　　　 (　　　)
11. 我觉得一切都不好了。　　　　　　　　　　　　　　　　　　　　 (　　　)
12. 我无法坚持下去。　　　　　　　　　　　　　　　　　　　　　　 (　　　)
13. 我无法重新开始。　　　　　　　　　　　　　　　　　　　　　　 (　　　)
14. 我究竟犯了什么毛病。　　　　　　　　　　　　　　　　　　　　 (　　　)
15. 真希望我是在另外一个地方。　　　　　　　　　　　　　　　　　 (　　　)
16. 我无法同时对付这些事情。　　　　　　　　　　　　　　　　　　 (　　　)
17. 我恨我自己。　　　　　　　　　　　　　　　　　　　　　　　　 (　　　)
18. 我毫无价值。　　　　　　　　　　　　　　　　　　　　　　　　 (　　　)

19. 真希望我一下子就消失了。 （　　　）

20. 我这是怎么了。 （　　　）

21. 我是个失败者。 （　　　）

22. 我的生活一团糟。 （　　　）

23. 我一事无成。 （　　　）

24. 我不可能干好。 （　　　）

25. 我觉得孤立无援。 （　　　）

26. 有些东西必须改变。 （　　　）

27. 我肯定有问题。 （　　　）

28. 我的将来毫无希望。 （　　　）

29. 这根本毫无价值。 （　　　）

30. 我干什么事都有头无尾。 （　　　）

Ⅲ. 相关知识

如何合理使用心理测验？

人们对心理测验褒贬不一，有的把测验结果完全绝对化，看得较完美；有的认为毫无用处，给予完全否定，认为是贴了标签，是侵犯个人隐私。这些看法至今仍存在。现在网络测验盛行，有的测验很粗糙，给很多人造成不良影响，解释又不具科学性，也是造成人们对测验不信任的原因。

事实上，心理测验是一种非常科学的方法，操作过程是一环扣一环，任何一个环节操作不当，都会使测验结果失真，所以要严格按照测验规定的步骤进行，每一个测验都有特定的对象和使用条件，并有相关手册。特别是智商测验和人格测验不得有任何差错，不能随意修改测验题目，对于测验的指导语也不要修改（除特殊情况外），更不能随意下定论。如何正确对待测验，需加以特别关注以防滥用。要正确使用测验必须做到以下几点。

(一)测验者要有资格

心理测验不是人人都能做的，主试的首要条件是必须懂得心理学，其次要具备测验的理论知识，并接受过相关培训，合格后方可使用测验。测验涉及许多技术问题，如选择哪种测验，实施步骤，评分的标准，结果解释，量表是否经过了标准化，主试如果没有经过培训，对测验肯定不会很明确，因此做出的结果是不可靠的。

(二)量表的测验内容要保密

测验内容不能提前泄露，特别是智力测验和人格测验，要保管好测验，不应随意外传，更不能作为训练的题材，否则测验失真。对于测验的结果要保密，这是心理测量工作者的职业道德标准，不能把测验结果和被测者的姓名、职业等个人信息公布于众。测验结果的泄露，会给被试带来伤害，甚至会带来法律问题。测验的目的是使心理工作者了解来访者的心理行为的状况，使咨询更有针对性，更有意义。

(三)测验要选择合适的

为保证测验有效，每一个测验都有其特定的对象和使用条件，它包括性别、年龄、地区、民族、经济文化背景等诸多因素，且不能随意拿一个测验做了再说，没有经过修订的测验就是再好，肯定也是不适合的。有些量表虽然能使用，但它可能只适合某一群体，如地区常模只能用在某个地区等。

随着社会的不断发展进步，社会经济价值和观念也发生了变化，有些测验内容会逐渐陈旧，或者越来越显得内容上有欠缺，或又会出现新的社会心理现象，这时就需要重新修订常模，所以测验一定要看它的有效性。

（四）测验不应受到各种因素的干扰

在测验时，有可能受到各种因素的干扰，如被测者自身的情绪，或被动受测，不愿配合，或因身体疾病或残疾无法配合。还有测验的一些外部环境干扰影响，都会造成测验结果失真。在测验前要认真准备，不具备相关条件就不能测验。也不能只凭一次结果就定终身，尤其是智力测验，特别是对成长阶段的少年儿童，最好是隔一段时间再做一次，几次结果相同，才能做出可靠结论。

不能只凭心理测验量表结果妄下结论，应参照其他评价标准一起来考核，做出准确的结果解释。最终使咨询或督导对象得到有效指导和帮助。

（五）解释实事求是

主试在结果解释时，一定要实事求是，不要因人为因素，挑好话说或看着不顺眼的就说狠话，也不能将自己的个人情绪带到测验工作中去。作为合格的心理督导师和心理从业人员，要掌握心理测量的使用方法及结果解释方式，要有职业道德，抱有负责的态度，不能拿科学当儿戏。

Ⅳ．注意事项

心理测验工作者的道德准则

心理测验在鉴别智力、因材施教、人才选拔、就业指导、临床诊断等方面具有作为咨询鉴定和预测工具的效能。凡在诊断、鉴定、咨询及人员选拔等工作中使用心理测验的人员，必须具备心理测量专业委员会所认定的资格。在使用心理测验时，心理测验工作者应高度重视科学性与客观性原则，不利用职位或业务关系妨碍测验功能的正常发挥。使用心理测验的人员，有责任遵循下列道德准则。

（1）心理测验工作者应知道自己承担的重大社会责任，对待测验工作须持有科学、严肃、谨慎、谦虚的态度。

（2）心理测验工作者应自觉遵守国家的各项法令与法规，遵守《心理测验管理条例（试行）》。

（3）心理测验工作者在介绍测验的效能与结果时，必须提供真实和准确的信息，避免感情用事、虚假的断言和曲解。

（4）心理测验工作者应尊重被测者的人格，对测量中获得的个人信息要加以保密，除非对个人或社会可能造成危害的情况，才能告知有关方面。

（5）心理测验工作者应保证以专业的要求和社会的需要来使用心理测验，不得滥用和单纯追求经济利益。

（6）为维护心理测验的有效性，凡规定不宜公开的心理测验内容、器材、评分标准以及常模等，均应保密。

中国心理学会　1992 年 12 月 2 日

【李莉、张怡菊】

第二节 效果分析

第一单元 如何引进国外的评估工具

Ⅰ．学习目标

学习在引进国外心理相关问卷或量表时，应注意的问题。

行为和心理量表是心理学研究及应用的最重要工具，自 1905 年比奈和西蒙发表世界上第一个儿童智力量表以来，心理测量的发展至今已有一百多年的历史了。其理论基础不断成熟，测量技术不断改善，量表数量已达到相当的规模，被广泛应用到社会生活的许多领域。目前引进的心理健康测量工具，在我国使用中占绝大多数。

Ⅱ．操作步骤

西方的心理测验一般都经过这样的过程：编制测验题目——抽取人群样本验证——确定有效的测验试题——形成测验工具。在这种过程中形成的心理测验具有较高的预测性。心理测验是一种可定量的测验，而不是凭主观想象获取的判断。

那么，引进国外测验量表和编制测验量表一样，必须要标准化。而将一个国外的心理测验引进到我国时，由于种族、民族、文化及受教育环境、社会制度等的不同，必须对该测验进行标准化后方能使用。在我国还有一些量表已由心理专家引进，但尚未进行标准化，这类量表是不能使用的。提高了测验的有效性和可靠性，就不能忽视对心理测验的信度、效度和项目分析的检定。

一、信度

测验信度（reliability）指测验的可靠程度。它表现在测验的一致性、稳定性和再现性。一个测验，不论是个人反复重测，还是由多人进行测验，其结果均大致相同，才可信。任何测验，只要它是从个体的行为样本中得到的东西，就包含着某些误差，难免有错误之处。因此，信度并不是绝对的有或无，而是在一个程度上，或多或少的问题，没有一个测验是绝对可靠的，只是表现在其误差大小的区别。信度只是告诉我们测验结果的可信程度。

一个心理测验标准化，必须确定它的信度。确定信度时，是以相关系数的大小来表示信度的高低，此系数称为信度系数（reliability coefficient）。表示测定误差对测验得分影响程度。

信度系数的常用求法有以下四种。

（1）再测法（retest method）：同一测验，在第一次试测之后，经过一段时间，将这一测验在同一试测群中再测验，求得两次测验成绩的相关系数，即为再测信度。它反映的是测验得分的稳定程度。当测验没有复本而现实条件允许重复实施两次测验时，通常可采用再测法来检验测验的信度。再测验的间隔时间，对信度系数也有一定的影响。过于接近，会有练习的效果出现；相隔时间过久，在这段时间的变化也可能影响测验成绩。如果两次测量结果完全一样，则信度系数 1.00，说明测验的可靠性非常好；如果完全不同，则信度系数接近 0.00，说明测验的可靠性非常差。

（2）复本法（alternate-form method）：有两个相似的测验复本。这两个复本在难度、平均值、变异数、内容等方面都非常近似。对同一对象同时实施两个复本同一性质的测验，求出两个测验得分的相关系数，称为等价系数（coefficient of equivalence）或复式系数（coefficient of alternate-form）。

（3）折半法（split-half method）：此方法的优点是，无须用两个测验去进行两次测量。具体做法是将整份测验的题目按单、双数分为两半，然后用 Spearman-Brown 的公式计算其信度，即：

$$rn = nr \ / 1 + (n\text{-}1)r$$

其中 r 是整个测验的信度系数，也为两半分数的相关系数。rn 是把测验加大 n 倍时的信度系数。需要注意的是，折半法不适合用于纯粹的速度测验。通常，在每个测验的使用手册中，均说明测验的信度系数。一般测验的信度达到 0.80 以上，就可以认定是一个信度相当高的测验。信度系数达 0.70 以上，为较好的测验，在 0.60 以上为可接受的信度。

（4）内部一致性法（method of internal consistency）：是将测验的各个题目之间反映的一致性程度作为信度的推定值，可使用克龙巴赫 α 系数和库德-理查森（Kuder-Richardson），也称 KR-20 来计算，即：

$$r = (n/n\text{-}1)(Q_2t - \Sigma pq \ /Q_2t)$$

其中 n 为测验的项目数，p 为一个题目的答对率，q 为 $1-p$，Q_2t 是整份测验的方差。在现行的测验手册中，KR-20 和克龙巴赫 α 系数的方法较常用。在使用一次的测验结果来推算测验的信度时，最好用 KR-20 公式和克龙巴赫 α 系数；但 KR-20 不适用于多重选择计分的测验工具。对于评定量表和态度量表等，应用克龙巴赫 α 系数。

二、效度

效度指测验对所要测定的东西（领导特质、智力等）能够真实地测量到什么程度，也称为有效性。可从两个方面来理解：一是测验的目的；二是测验的效度的高低。效度还决定于测验是否测了要测的内容。可以说，测验的效度是对测验本身进行测验，即测验的结果对其所要完成的目标能达到何种有效的程度。

测验的误差，所包含问题项目的不同和方法的不同而带来的测量结果是不同的。比如：都是智力测验，由于所收集的问题内容和形式的不同，所测得的智力就不完全一样。对测定对象本身的考察，也就是效度问题。效度是科学测量工具最重要的必备条件。一个测验所得的结果必须符合该测验的目的，才能成为有效的测验工具。

同测验的信度一样，测验的效度也可从多角度来衡量。

（1）内容效度：指所测量的内容是否与测量的目的相符。其度量方法通常采用相关系数计算法。此效度在成就测验（achievement test）中非常重要。如在成就测验中，测验题目是根据教学大纲和教材的内容抽样的，其目的在于测量学生在各学科的学习效果，因此测试题目必须切合教材的内容。内容效度就是检测测验题目是否与它所要测量的目标相关。

（2）效标关联效度（criterion-related validity）：对于一个测验，在有外部效标存在的情况下，可以根据两者成绩的关系来确定其效度，也就是根据两者相关关系来检验。这种效度，就是将测验分数与外在独立的效标进行比较而获得，又称为实证效度。由于使用相关系数（r）这种统计数值来表示的效度的高低，称统计效度。效标关联效度分两种，同时效度与预测效度。这两种效度相差不大，不同的是，其所收集资料的时间不同。同时效度，顾名思义，就是在同一时间段内所收集到的（两种或两种以上）资料的数量化结果的一致性程度。

当我们对新编（或修订引进的国外）测验没有把握作为评判工具时，就需要用某种公认的测量工具，来检验它们之间的一致性程度高低。如果高，即新编测验的同时效度高，反之为低。就如日常生活中，我们买菜时怀疑秤不够斤两，往往我们就会到公平秤去复秤，看够不够数量。预测效度是对以后的行为表现进行预测，假若某个职业能力倾向测验，它的得分高低能很好地预测被试以后在此职业上能取得的成绩，说明该测验的预测效度就高。预测效度对人员选拔、安置与晋升等人力资源管理较为重要。

（3）构念效度（construct validity）：也称为构想效度、建构效度和结构效度。是指测验对某一特质概念测量的程度。构念效度常用于人格测验、智力测验等。其实质是要找到某一测验能测量什么特质，不能测量什么特质的证据。其效度有两个特点：一是弄清一个测验测量的到底是什么样的心理特质。采取的方法大都是因素分析法、主成分分析法。二是要测量心理特质测到了什么程度，其方法目前以康贝尔（D. F. Compbell）和费斯克（D. W. Fiske）的多特质—多方法矩阵法为主。这种方法计算比较复杂，感兴趣的督导师可参阅有关多元分析方面的知识。

三、项目分析

项目分析是心理测验最为关键的一个知识点。其概念是：在编制测验时，将已做成的项目进行预备实验，根据其反应结果的统计分析来进行项目的选择和改进，这一系列手段，就叫作项目分析（itemanalysis）。它是测验标准化的重要手段，包括质的分析和量的分析。质的分析就是对项目内容和形式进行考察；量的分析包括调查各个项目的困难度（正答率、通过率），对各项目的反映分析，各个项目的辨别力的考察。这是项目分析的重点。

1. 困难度

（1）正答率分析，是各个项目的正答率或通过率被作为困难度的指标。正答率的算法：

$$正答率 = （正答者数 / 被测者数）\times 100\%$$

正答率为 0% 和 100% 都作为无辨别性项目而除去。构成测验的项目，通常是由非常困难的问题（正答率为 10% 以下）到极其容易的问题（正答率为 90% 以上）掺在一起，使全部测验正答率接近 50%。

（2）G—P 分析，可以通过高分组（得分最高的所测验的全体人数的 25% 或 27%）和低分组（得分最低的所测验的全体人数的 25% 或 27%），在某个测验项目的正答率或通过率的平均值，作为项目难度。计算公式如下：

$$P（项目难度）=（Ph<高分组通过该项目的百分比>+PL<低分组通过该项目的百分比>）/2$$

P 值越大，难度越低；P 值越小，难度越高。

2. 反应分析

反应分析指检验被测者对各个项目如何作答，它是有关项目回答选择的有效性的考察。回答集中于特定选择上或某个选项没有回答者，都是不恰当的，必须予以修改。特别是误答选项，各被试群要有大致均等的选择。在测验的多项选择形式中，必须考虑如何决定选择项目的问题。可根据测验得分，将所有被试成绩分为上位群和下位群（也可设中位群），总计各群内的被测者选择哪个选项，求出各群对各选项的选择率。根据此选择率检查选择项的有效性，并对项目修改，这叫作上下位分析。上位群的正答选项的选择率，必须高于下位群。

3. 辨别力

心理测验是为了测定人们的某些心理特性。每个项目对被测者的这种心理特性能识别到什么程度，称为项目的辨别力(Item Discriminating Power)。每个项目的得分，代表着要测定的心理特性的优劣。项目的辨别力也就表示各个项目的效度。项目的效度高，辨别力就大。考察项目辨别力的方法有相关分析、φ系数、G—P分析、效标关联分析及因素分析。

困难度和鉴别度是项目分析的两个主要方面。困难度是鉴别度的前提和必要条件。测验项目具有一定的难度才有发挥鉴别度的可能性。项目太难或太容易都不具备鉴别度。一般难度(P)接近 0.50，鉴别度就越大。

无论在编制量表的过程中，还是修订国外引进的测量工具，值得注意的是量表的效度研究是一项长期的，永无止境的工作。量表的效度材料越多、越丰富，对测验量表的功能认识就越全面。

Ⅲ．相关知识

后现代主义的测评方法悄然来到。

传统的方法对工作满意和迷恋的研究是不完整的、零散的，也并没有达到科学的方法所要求的实证精度。因此，职业测评的后现代主义方法极有可能取代传统方法。

心理督导师和心理从业人员所使用新的测评方法和测验，更多的是关注来访者的主观体验和感觉，是补充而不是取代，是经过标准化测评工具所获得的客观性观测数据。在情境解释方面，这些数据成为客观综合测试的一部分。从现象学视角看，督导师"寻求理解作为来访者生命的一部分的兴趣和能力的意义"。

现代主义方法定量测量兴趣和能力，无意中把来访者看作客体；而后现代主义方法是帮助来访者弄清，他们想怎样使用测评结果来塑造职业，后现代主义通过这样的方式，来了解来访者的兴趣和能力。

现代主义根据预测的精确性来处理测评结果，而后现代主义则根据所表现出来的兴趣来处理测评结果。通过来访者叙述与自身相关的资料，可以表现出他们的性格、情结和当前的处境。

心理督导师与心理从业人员要倾听来访者的生活主题、压力及相互的联系，共同探讨人生体验。并理解来访者不愿表述的意思，抓住其零散的想法之间的相互联系，这样会提高主观性测评结果的准确性。

在职业测评发展中，引入后现代主义的情境解释，可能会激励或改造职业心理学。随着职业健康咨询的标准出台，心理工作从业人员在未来需要进一步明确，规划评价和职业测评中的质量保障问题。

海图(Chartand)和沃尔升(Walsh)的职业测评计划包含了几个领域，心理督导师与心理从业人员需要对此有所了解，"现代测验理论克服了对样本的依赖性，不再依赖于数学模型的适配性"；以及项目反应理论(IRT)发展了测评工具，这就能够提供比经典测量理论更精细、更有差别的信息。

还有另一发展就是利用新的统计分析技术(如验证性模型)进行更复杂的测评，它是可以研究"不同群体(男性和女性)的因素等值性"和"促进在不同文化下应用和多工具测评"的方法。要把测评应用到来访者上，使其发挥更大的价值。海图和沃尔升指出了另外两个发展趋势是：越来越多地使用计算机辅助测试并进行解释；大量地使用自我指导式职业规划。

所有传统测量工具现在都在应用，还有许多量表得到了修订，如 MMPI—2(Butcher，

Dahlstrom，1989)、16PF(人格与能力测试研究所，1995)，职业评估测验(CAI)及其他非常实用的职业兴趣表(Kuder 职业兴趣量表)等。心理测量传统不断影响着测评工具。有许多因素影响了当前我们使用测评的方法，但是测评的目的是一致的，即为了更好地辅助来访者了解自己。这些测评方法直接或间接地让我们更人性化地看待来访者，为心理咨询治疗和心理督导，有效地提供了能够帮助来访者进行自我探索、自我理解和自省的方法。

另一些非常有效的测评工具，一经得到合法的、负责的、正规的利用，对心理督导和来访者相当有价值。

心理测评工具不断丰富与发展，而且是在一种多样化的，有非常丰富的实践的领域里。这与心理督导有很大的关系，不同的测评工具，可以为主观的督导过程提供客观的数据。心理督导师可以有效地整合测评工具的信息，和来自人们自我印象的信息，帮助来访者将其各个方面的问题整合到职业决策制定过程中。

Ⅳ. 注意事项

心理测验管理条例(试行)

心理测验指在鉴别智力、因材施教、人才选拔、就业指导、临床诊断等方面具有咨询、鉴定和预测功能的测量工具。凡从事研制、使用和出售心理测验的中国心理学会会员个人或所属机构，有责任维护心理测验工作健康发展。在从事心理测验工作中须遵循本条例。

(一)测验的登记注册

(1)凡中国心理学会会员个人或集体所编制、修订、发行与出售的心理测验，都必须到中国心理学会心理测量专业委员会申请登记注册(非会员也可申请登记)。

(2)心理测量专业委员会只认可那些经科学论证程序审核鉴定的标准化测验，并予以登记注册。凡经过登记注册的心理测验，均给予统一分类编号，并定期在中国心理学会主办的《心理学报》公布。

(二)测验使用人员的资格认定

(1)心理专业的本科以上毕业生或在心理测量专家的指导下，具有两年以上测验使用经验者，可获得测验使用资格。

(2)凡在心理测量专业委员会备案并获得认可的心理测量培训班，由本专业委员会颁发测验使用人员的资格认定书。

(3)凡经过心理测量培训班的专门训练并获得资格认定书者，具有使用测验的资格。测验使用人员的资格认定书分为两种：单项测验使用资格认定书与多项测验使用资格认定书。

(三)测验的控制使用与保管

(1)任何心理测验必须对该测验的使用范围、实施程序以及测验使用者的资格加以明确规定，并在该测验手册中做出详尽描述。

(2)具有测验使用资格者，可凭测验使用资格认定书购买和使用相应的心理测验器材，并负责对测验器材的妥善保管。

(3)测验使用者必须严格按照测验指导手册的规定使用测验。在使用心理测验作为诊断或取舍决定等重要决策的参考依据时，测验使用者必须选择适当的测验，并要采取一定的检查措施——测验使用的记录及书面报告应保存备查。

(4)凡中国心理学会会员个人或机构在修订与出售他人所编制的心理测验时，必须首先征得该测验的主管单位或作者的同意。印制、发行与出售心理测验器材的机构应该到心理测量专业委员会登记，并只能将测验器材售予具有测验使用资格者。

（5）为保证测验的科学性与实用价值，标准化测验的内容与器材不得在各类非专业刊物上发表。

（6）本条例自中国心理学会批准之日起生效，其修订与解释权归中国心理学会心理测量专业委员会。

中国心理学会　1992 年 12 月

【李莉】

第二单元　语言分析在心理督导中的应用

Ⅰ. 学习目标

（1）掌握语言分析的方法。

（2）促进与被督导者的交流。

Ⅱ. 操作步骤

学好语言分析，对于提高心理督导的效能至关重要。一名好的督导师，首先要对被督导者有相应的足够深入的了解，以此作为督导开展与否的前提。被督导者的基本信息之中，重要的方面必须尽力了解，如被督导者的民族、地区、信仰、家庭关系、成长经历、教育背景、知识结构、从业经历、职业生涯等几个方面，是需要格外重视的。

一、运用语言分析之前的准备

在艺术地运用语言之前，督导师需要明确以下两点。

1. 督导理论与督导师的人格应相称

心理督导过程在一定程度上体现了督导师自身的人格特征。譬如，精神分析督导师通常多倾向内省、思辨、含蓄，而心理督导师则常表现出敏捷、粗放和果敢。一个督导师不可能学好，也不可能用好与自己性格不相融合的方法，而好的督导师则一定是采用甚至创造了与自己性格相符的风范。

2. 督导理论与督导师的人生哲学应吻合

心理督导实质上涉及怎么看待人性、怎么看待人生、怎么看待世界的问题。人只有在符合自己人生观、价值观、世界观的理论中才能驾轻就熟，才会很好地理解和运用这些理论。心理督导总是在一定人生哲理指导下进行的，很难想象督导师能用连自己都不相信的理论去说服被督导者。

二、运用语言分析的基本原则

督导过程中，语言，就是听、说，是使用最频繁、最方便、最直接、最经济、承载信息量相对来讲最大的工具。换句话说，督导师与被督导者之间的交流，最主要的方式，是说话、是听话。从这个意义上讲，作为督导师，对于语言的运用，是要认真对待的。

语言的本质是什么？是人类认知、记忆、思考、传承、交流所积累的经验、知识、思想、技术、感受、情感、文化、文明时所依赖的工具。

语言的运用，尤其是口语，除了发音发声的质素以外，常常还有方言与普通话、文言与俚语白话、专业术语与习惯用语等细致入微的区别。

可见，语言本身有多么复杂。某种意义上讲，同一种族的人使用的是同一种语言。然而在这族群之中，因为个体在生理、心理、教育、际遇、信仰等诸方面的差异，事实上，当深入细致地去探究时，同样的文字、声音，说话的人所希望传达的精准的含义，并不是一定能够被听者完整地、毫无遗漏地接收到。或者即便接收到，也并不能够完全地理解到说话者的意图。西方人说，一万个人读了《哈姆雷特》，就有一万个不一样的哈姆雷特。使用语言的人，其使用的方式、方法，表达的内容，都可以传达出很多的信息：使用者的出身、成长经历、现状、受教育水平、知识结构、逻辑能力、思辨能力、社会经验、人生阅历、感情世界、人文倾向等，都是在说的同时向外传达的。有时候，说者无意，而需要听者格外用心和具备足够的积累，才能够从片言只语乃至与话语同时的身体语言之中捕捉到重要的信息。

语言本身的复杂性，以及语言使用者的差异性，使得我们在督导过程中对于语言的运用，必须给予足够的重视，这样才能避免一些误差乃至错误，才有可能保证督导结果的良性与过程的高效。

在注意到上述的种种有可能因语言而带来误解、差异的基础之上，我们认为督导过程中，语言的运用，存在一些基本的规律性的原则。具体描述如下。

1. 旁观者角度的原则

不要试图把督导师自身的理念强行灌输给被督导者。这一点在语言运用之际，尤其需要注意。使用开放性的还是限制性的询问、肯定还是否定的语句等，都需要仔细斟酌后，有的放矢。尽量不用批判性的、杜绝性的语言。同样的语言，用不同的语气来说，就会传达出不一样的意蕴；同样的语言、语气，伴随着不一样的身体动作，也有不一样的效果。在督导过程中的不同阶段，督导师与被督导者交流的深入程度会不断地变化，被督导者的移情、信任随时都在变化，而督导师自身时刻清醒地保持一个旁观者的角度，引导而不是裁判和强加，最终达成督导所预定的目标，这样才是一个好的督导过程。

站在一个旁观者的角度，我们认为，能够清楚地看到、认识到被督导者的阻抗，并且清楚阻抗的原因，以及相应的解决方法，是很重要的。在这一点上，精神分析学派的理论很有见地。

无论督导师在督导过程中最终选择了什么样的语言来进行督导，我们认为，心理干预本身的标准、规范是不可以逾越的。

2. 以尊重文化为前提的原则

在督导过程中，对于文化，尤其是中国文化这个范畴，需要格外重视。中国有数千年的深厚历史积淀，有从热带直到亚寒带、囊括了几乎地球上所有地貌的国土，有五十六个民族，现今有十四亿的人口。两千多年以来，本土的以儒道两家为代表的诸子百家的思想，一直在与外来的宗教、思想相互影响、交融，尤其是近百年来整个国家所经历的几个阶段性的剧变，以及近几十年来人类自然科学的突飞猛进，这些综合起来，都在国民之中形成了不同的影响与印记。

今天，我们可以笼统地讲，这中间有南北的差异，有经济发达的东部沿海地区与中西部欠发达地区的差异。这些差异，都会在每个人的心理之中有所投射，有所效用。然而，仅仅认识到这个程度，是远远不足以应对督导工作的。

我们还需要注意到的，是中国传统主流的观念之中，关于城与乡的数千年所累积的差异，虽然在今天的现实之中正在渐渐地消退、变化，而城与乡之间的根本矛盾并未得到解决，以及由此所导致的在人文层面的必然的反映，这种反映，往往体现在被督导者的潜意识而非浅表的显意识之中。

Ⅲ. 相关知识

关于语言分析在心理督导中的应用，可以从以下与阻抗有关的语言现象中进行分析。

1. 沉默

沉默是一种显而易见的阻抗现象，一般是指被督导者有意或无意地不情愿与督导师交流，被督导者可能自己知晓自己的不情愿，或者只认为自己没什么可谈，不管是因为哪种情况，督导师首先应分析沉默的原因，因为只有在深睡眠情况下，被督导者脑子才可能出现空白，否则即是阻抗所致，我们常常可以这样提问："现在是什么使你脑子里什么都没有?"或者问："你把某些东西看作没什么，那么这些东西究竟指的是什么呢?"

有时尽管沉默，被督导者的姿势、活动或表情会不经意地揭示阻抗的内容和动机，如脸红、转头、辗转不安可能表示害羞。如果被督导者一边讲话丢三落四，一边不停地将结婚戒指摘下或戴上，很可能表明她为自己的性冲动或对婚姻的不忠而感到羞愧。

沉默也可别有含义。例如，在过去的某种经历中，沉默起了重要的作用，这样的话，沉默就不仅仅是一种阻抗，同时也可能是以前经历的再现。

2. 言不由衷

被督导者在督导过程中常常可能出现支支吾吾，半天说不出个所以然，或者环顾左右而言他的情况，这是沉默的翻版。虽然被督导者在语句上并非缄默，但言不由衷，无法正常交谈，这与沉默有异曲同工之处，我们的任务也类似，应尽力把被督导者潜意识的某些东西与被督导者的言不由衷联系起来，找出为什么被督导者环顾左右而言他。

3. 情感不协调

许多情况下被督导者在谈话时，情绪可显现为典型的缺乏感情、语言枯燥、表情单调漠然，给人的印象是被督导者似乎在叙述别人的故事。特别当这种情况发生在被督导者谈及重大感情波动的事件时，情感的不协调，尤其应当作为阻抗的重要指征，因为当思想与感情不协调时，语言常常会出现奇怪的变化。

4. 说话姿势

被督导者在谈话时常自然地变换姿势，可能说明阻抗不显或阻抗较小，但是姿势僵硬、拘谨、不自然或一成不变，常提示阻抗的存在，反之，变换姿势过勤，常喻含着某种东西的释放。被督导者的谈吐温文尔雅，但坐姿却辗转不安，这说明被督导者只说出了部分真相，而他的躯体却表达了另一部分故事。双拳紧握，两手交叉胸前，双膝并拢，表明被督导者想逃离诊室，另外，被督导者在治疗时打哈欠，或最后离开诊室时不与督导师道别，所有这些都指明了他内心有阻抗。

5. 谈论琐事

有时在督导过程中，尽管被督导者滔滔不绝，但常常反复说些鸡毛蒜皮的琐事，且对这些事并没有新的领悟或内省，并不伴有相应的情感。这说明被督导者在回避某些重要的事情。有时被督导者会夸夸其谈地议论国家大事，而这些大事并不与自己的思想联系。如果被督导者出现上述情况，而且并不认为自己的做法不合时宜，那么，这种缺乏内省的表现恰恰说明了阻抗的存在。有时被督导者会很流畅地叙述自己的过去，而对现在只字不提，或者反过来只谈现在，不答既往，这种对某一时段的过度纠缠也常提示了阻抗。

6. 回避主题

被督导者回避痛苦的经历是十分常见的，这种回避可以是有意识的，也可以是无意识的，特别当这些经历涉及性攻击和移情时，被督导者往往把最痛苦的事说成是躯体不适或某部位的疼痛。例如，被督导者更愿意泛泛而谈性行为和性交次数，而不直接谈论性欲望和性兴奋的感受，被督导者会笼统地描述自己的气氛，而不点破自己真正想置某人于死地的愿望，特别被督导者对督导师产生了某种感情(性攻击、冲动)是治疗早期最易受到回避的，而被督导者可能会不经意地流露出对督导师的好奇，这种流露常常会很模糊地表现出来，这样才不至于暴露出潜意识中的冲动。例如，被督导者在讲述自己的故事时，会突然停下说："我不知道我是否该告诉你这些，因为我不知道你是否已婚……"或者说："你今天看起来很苍白、无力……"在督导中，被督导者任何重要的主观感觉不能被分析，都应考虑是否是阻抗所引起的。

7. 仪式动作

有时，被督导者在督导过程中可能反复出现相同的动作。例如，每次督导前先要说昨晚的梦或报告昨晚没有梦，或总要先说昨天发生的事，或总是先提起某人的症状或抱怨，这种固定仪式的开始，常表明一种阻抗，这是被督导者为准备治疗时间而收集的"有趣"的事情，他们费心收集资料是为了想表现成"好"的被督导者，想把这些事情填满治疗时间而不至于冷场，这种一成不变常提示某些东西可能被阻止或被回避了，某种特定的仪式动作(如总是迟到或从不迟到)常提示某种东西正被防御。例如，习惯性提前到达，常常是为了防御肛欲性焦虑(toilet anxiety)的结果，它是一种典型的担心，是肛欲期担心括约肌失控的遗留。

8. 语言晦涩

被督导者在交谈时，有时会刻意地使用专业术语，语言枯燥乏味，有时会经常使用某些词语，这常是典型的阻抗表现。被督导者刻意使用专业术语，常常是为了回避生动的个人语言可能唤起的想象，这样做的目的在于抑制个人情感的流露。例如，被督导者说"生殖器官"以代替实际想说的"阴茎"，这样就避免了嘴上说了"阴茎"以后的一系列想象，因此，督导师应注意和熟悉符合被督导者身份和家庭背景的个人语言，当然，督导师也应运用与之相应的个体化的、生动的语言与被督导者交流。

经常重复使用相同的词语，可以起到隔离因叙述引起的情绪变化，并阻抑情感的交流，如被督导者反复使用这样的词语，"真的……""我猜……""你知道……""坦白说……"这常常揭示了被督导者掩盖自己对立情绪的潜意识愿望——希望自己真的能做到像自己说的那样。"我真的就是这个意思"实际上是"我真的希望我就是这个意思"；"我确实很惭愧"实际上是"我希望我确实很惭愧"；"我真的不知道从何说起"实际上是"我知道从何说起，但不知道是否应该说"。尽管这种语言听起来晦涩难懂，但如果理解了被督导者阻抗行为，其含义也就清楚了。

9. 过度愉悦

总体来说，督导过程是严肃的，尽管这并不意味着分析督导是冷酷和悲痛的，而且也不总是压抑和痛苦的，但至少分析督导是艰辛的。被督导者可能在取得进展的某些时刻有过喜悦，有时一个准确的解释也可使治疗气氛变得活跃起来，但太经常的欢笑和热情，或太长时间的喜悦常提示某些东西被忽视了。有时督导师需要"跳出"督导环境来审视整个督导过程，或寻找督导和互相督导来发现阻抗。

Ⅳ. 注意事项

没有语言分析就没有心理督导。在语言分析中非常常见的就是阻抗的语言分析。如果在督导过程中没有一点阻抗，可能提示对被督导者的督导还不够深入。阻抗不但可理解为对督导的阻抗，也常可看作其本身即是问题之一，对阻抗的理解即是对被督导者的防御方式、自我功能、客体关系的认识，同时对阻抗的分析也能使其他心理结构，如原我、超我、自我等更趋明朗。

另外，对督导过程的语言分析，也常能反映出被督导者心理结构各成分间的冲突。这是在心理督导中，进行语言分析常常要经历的过程。

【杨茜】

技术加强一　罗夏墨迹测验

LUOXIA MOJI CEYAN

　　罗夏墨迹测验是由瑞士精神病学家罗夏（H. Rorschach）于1921年出版的墨迹测验，它以对折的墨迹为刺激图板，让被试自由地看并说出其想到的东西，并加以解析，以分析、捕捉人格的各种特征。

　　这一章将简要介绍罗夏墨迹测验①的产生、发展。罗夏的工作经过了美国心理学家埃克斯纳（Exner）的综合，当前基于埃克斯纳开发的综合系统是最为通行、对其最为广泛、最为客观标准化的编码与解释方法。

---

　　① Exner J, et al: *The Rorschach：A comprehensive system. Volume 1：The Rorschach，basic foundations and principles of interpretation*，New York，Wiley and Sons，2003.

关键一　罗夏墨迹测验发展简史

一、罗夏墨迹测验的诞生

在赫尔曼·罗夏(Herman Rorschach)出生之前，泼墨游戏早已在瑞士民间流行，人们将墨泼在纸上，对折后形成不规则的对称图形，看谁对墨迹的想象最丰富有趣。赫尔曼·罗夏(1884—1922)出生于苏黎世，父亲是一名画家，罗夏从小就喜欢泼墨游戏，并因为十分擅长，小时候得到了"墨点儿"的昵称。罗夏早年学医，毕业后成为精神科医师，他在1911年开始研究将墨迹用于精神病学检测，随后又在1917年到1919年发表了三篇相关的论文。罗夏在墨迹研究中采用了客观的方法，并逐渐选定了15张卡片作为标准的施测卡片。他主张，墨迹的反应主要涉及知觉和统觉的过程，并因此将测验的性质界定为"图形解释测验"。也就是说，罗夏没有从投射的角度研究墨迹测验。他明确指出："这个测验不在于引出'来自潜意识的自由之流'，而是要求适应外部刺激，要求'现实机能的参与'。"

1921年，罗夏出版了《心理诊断法》，他指出墨迹测验是一个基于感知觉的性格、精神病学测试，解释以定量方法为主，书中确立了测验的常模，并且区分出正常人、智力低下、精神分裂症、躁狂抑郁症、癫痫症、脑器质病变6个大组，罗夏还认为测验可以区分出人格。

由于出版商的要求，在《心理诊断法》中罗夏将15张图板减少为10张，这10张卡片即成为罗夏墨迹测验的标准图板，一直使用至今。然而，罗夏本人所坚持的将墨迹反应理解成知觉过程的论断一度受到忽视，1922年，一场意外的阑尾炎夺去了罗夏的生命，让他没有办法以创始人的身份发扬他的学说。在罗夏之前，将墨迹测试理解为投射测验的倾向就一直存在，在罗夏的10张标准版墨迹卡片出版后，更是经精神分析学者们的参与和贡献，让世人认识到了罗夏墨迹测验这种投射测验。

二、罗夏墨迹测验的发展与综合系统的建立

由于罗夏英年早逝，他的《心理诊断法》以及墨迹测验在瑞士以及欧洲地区没有引起强烈反响，直到罗夏墨迹研究的中心转移到美国，并在美国逐渐发展出五大截然不同的应用系统。

当时在哥伦比亚大学攻读研究生的塞缪尔·贝克(Samuel Beck)接触到罗夏墨迹测验，并把它作为自己的毕业研究课题，没想到这成了他终身研究的项目，基于严谨的科学心理学背景，他开发出一套施测、计分和解释都力求客观标准化的系统，积累了很多信度和效度研究资料。

贝克批评瑞士本土的罗夏测验者太过主观，也不认可与他同一时代，由布鲁诺·克勒普弗(Bruno Klopfer)发展出来的精神分析取向的解释系统。

克勒普弗因为逃避纳粹的迫害从欧洲来到美国。在此之前，他在荣格的引介下接触到罗夏墨迹测验。他也进入哥伦比亚大学，成为人类学助教。他组织了一个罗夏墨迹测验的研讨会，并发展出了第二个解释系统，重点在于对测验内容的分析。他认为反应中蕴含了深刻的象征含义，代表潜意识中欲望、动机、情感和冲突。

第三个系统由曾经在哥伦比亚大学做访问学者的玛格丽特·赫兹(Marguerite Hertz)提出。她曾经试图调和前两位研究者之间的矛盾，但没有取得成功，于是她发展出自己的系统。

哥伦比亚大学还是另外两个系统的诞生地，截止到1957年，美国已有五大罗夏系统。随着它们各自独立发展，虽然这些系统使用共同的刺激物——10张来自《心理诊断法》的标准墨迹卡片，但在测验的实施、编码记分、解释上已截然不同，这造成了测验使用上的混乱。

但这一种争鸣的局面也在某种程度上促进了罗夏研究的持续发展。但是，摆脱这一困境终究需要一个相对统一的系统参考。这时，埃克斯纳（Exner）出现了。

埃克斯纳受过良好的科学学术训练，早年也与贝克和克勒普弗一起工作，他的经验有助于他做这项工作。1968年，他成立了罗夏基金会，开始了大量的临床和实验研究，试图通过实证研究采撷、整理出五大系统中能够得到数据支持、具备显著临床效果的部分，并且抛弃掉无法通过信效度检验的部分，无论这部分所提出的假设多么有吸引力。基金会的研究成果是1974年出版的《罗夏综合系统》，经过不断的改进完善，该系统已经成为公认的最权威的罗夏测验系统。由于埃克斯纳的杰出工作，他于1997年获得美国心理学会颁发的特殊贡献奖。

三、罗夏墨迹测验综合系统的性质

罗夏持有的观点是，面对模棱两可的墨迹时，一个人的反应是由原有的记忆和墨迹这一刺激物所引起的感知觉相整合而成。但被试又清楚地理解墨迹图形不等于任何真实存在的现实事物，因此被试要对接收到的感知觉信息进行加工，与自己已经具备的心理印象匹配，找出共同的相似点。由于每个人接收感知觉信息的能力是不同的，以及进行心理匹配时的认知加工风格也有差异，因此这是个体得出不同反应的主要原因，即人格的差异。并且，由于各种类型的大脑、精神问题可能会干扰这一过程，罗夏墨迹测验也具备了诊断的效果。通过建立常模，罗夏测验可以很好地区分个体在信息检索风格、认知倾向、内外向、或病与非病上的差异。

上述特质在贝克的系统中得到了充分发扬，也被埃克斯纳继承。举一个最简单的例子，罗夏墨迹的第一张卡片中，基于统计的结果，绝大部分人都会对墨迹的整体产生反应，并且说自己看到的是"蝙蝠"。很明显的是，第一张墨迹卡片的确很像蝙蝠，但如果一个人坚持说自己看到的是一只粉色的骆驼，那么可能需要考虑他在一些最基本的感知觉、认知处理上是否存在病理性的问题。而如果另一个人面对第一张卡片的反应是左上角的部分像一个动物的头，那么他的感知觉处理风格则可能是由细节开始的，他在生活中，如果进入一个陌生的聚会，可能也是会先仔细研究是否有自己熟悉的朋友，并且会径直走到朋友身边的人。当然，这样的说明有些过度简化，罗夏墨迹测验中还需要考虑反应的序列、反应的变迁与稳定性，才能综合做出判断。也正是因为罗夏墨迹测验在做分析时复杂且相互牵连的性质，导致罗夏测验几乎无法作假或伪装。

但是，仍然是第一张卡片，把整体看成是"蝙蝠"和把整体看成是"航天飞机"或"飞蛾"是一样合适的，因为墨迹只是模棱两可的图案，被试被要求提供事实上不存在的物体。这个时候，被试也一定会将自身的一些东西投射到反应中，这为罗夏测试平添了更丰富的属性，令它十分适合心理咨询与治疗的评估，也是会深深地吸引精神分析研究者加以探索的原因。贝克对内容分析持反对态度，而克勒普弗过度关注内容分析，埃克斯纳较好地协调了两者，并提出了理解内容差异的理论模型，见图技1-1。

埃克斯纳把反应过程分为输入、储存、加工、输出四个阶段，从图中可以清楚地看到，在各个阶段都有主客观因素，个体内在或人际间的因素导致面对同一张墨迹，人和人之间

图技 1-1　埃克斯纳综合系统

会有不同的反应。并且，综合系统也承认潜意识投射发生的可能性，因为墨迹图片的确有模糊不清的性质，容易引发被试的联想。当被试的反应脱离了图形本身框定的现实可能性，而由图形识别转为掺杂着自己的联想创造时，就可能有投射发生。但综合系统对投射的解释采取了非常保守的态度，只有当投射的主题（如仇恨、悲观、友好、和平等）在整个测试反应中反复出现，并明显高于常模时，才可以给出某种实质性的结论。而且研究也表明，对于一个个体，其反应的稳定性远远大于变异，这是因为一个人的基本认知风格、加工过程是非常恒定的。

因此，可以说罗夏墨迹测验是带有投射性质的结构化、客观化的心理测验。

关键二　罗夏墨迹测验综合系统的施测、分类编码、解释

一、罗夏墨迹测验的施测过程

按照综合系统，罗夏墨迹测验的具体施测过程主要分为两步，即自由反应阶段和提问阶段，如果有必要，则增加极限测试阶段，一般而言，施测过程会持续 40～60 分钟。在施测之前，主试需要进行物质准备。

1. 物质准备

罗夏测试图板：标准的罗夏墨迹图板的出版商为瑞士伯尔尼的 Verlag Hans Huber 公司，施测前需要向其订购一套 10 张图板。这 10 张卡片需要提前倒扣并且按照顺序摆好，方便主试从最上面依次拿起递到被试手中，10 张卡片也有上下方向，需要确保被试第一眼看到的是朝上的墨迹图形。

反应记录用纸：上述提及公司也提供印有墨迹图形的记录用纸，方便主试在记录用纸上定位被试者所使用的墨迹区域，但熟练的主试往往已经记下了相应的区域编码，不一定需要在图形上圈出。

座椅摆放：埃克斯纳建议主试尽量不要坐在被试对面，因为那样不方便请被试说明他使用了哪些墨迹区域，建议选择直角入座，或并排入座，以便拥有更好的观察视角。另外，主试要将倒扣的图卡放到远离被试的一侧，但让被试可以看到为宜，递交、收还卡片都要经过主试的手，以免被试的动作打乱测试顺序。

2.测试前的简短交流

测试之前，主试需要和被试建立良好的关系，可询问被试之前是否了解罗夏墨迹测验，帮助被试了解罗夏墨迹测验旨在更好、更客观、更深入地了解被试的性格特征。主试的角色是提供指导和协助，帮助被试完成测试，被试可以在轻松、自由的氛围下尽量表现出自己本来的特性。

3.自由反应阶段

自由反应阶段就是让被试进行自由表达，说出自己看到的墨迹像什么。在这个阶段，主试避免一切形式的干扰，只对被试的言语、行为反应进行详细的逐字记录。主试最初的指导语非常简单，可以是"我会依次给你看十张卡片，请你告诉我，这些墨迹可能是什么？"(《罗夏综合系统》中对应的英文是"What might this be?")

需要注意的是，主试不能鼓励被试展开天马行空的想象，所以不能说"这墨迹让你联想到了什么"或类似指导。但主试也不可强调被试必须拘泥于墨迹，所以也不能说"这些墨迹是什么"，因为一个老实的被试只能说："这是一摊模棱两可的墨迹。"

伴随着最初的指导语，主试将第一张倒扣的卡片翻转过来，朝上递到被试手中，确保他接住，因为虽然主试不做鼓励和提示，但被试可以自行旋转卡片。主试保持缄默，等待被试的第一个反应。有些被试可能有各种各样的问题，如"是否有时间限制？""可不可以旋转图板？""能说几个东西？"或"只看一部分可不可以？"等等。主试尽量少地回应，可以重复"这个测试没有任何限制，你可以自由回答""由你决定""随你"等。

主试需要将被试的一切言语、非言语记录下来，其中言语信息包括语气词、口头语等，非言语包括旋转卡片，或一些长时间的停顿，或用手触摸图案，或将图板突然拿远拿近等。

主试在做记录时，即可开始区分不同的反应，并且顺序计数。有的时候这很简单，比如"这是一个蝙蝠"，"(转90度)这么看是一艘船和它的倒影"；但有些时候很难，如"这是一个小丑"，"这是小丑的领结"，碰到这种情况，主试先根据自己的判断合并或不合并，不打断被试。

如果被试在第一张卡片说了第一个反应之后就要交还卡片，则增加一句提示："一般来说人们在一张墨迹卡片上可以看到不同的东西，你可以再看看。"此种情况之外，哪怕被试的反应很少，也不需要提示。

如果被试在除最后一张卡片之外的卡片中报告了超过5个反应，并且在下一张卡片里，被试仍有要报告多个反应的倾向，则在被试报告完第5个反应之后说"好的"，并且示意收回卡片。但如果被试是在倒数第二张才首次超过5个反应，则对最后一张卡片不做限制，这是因为虽然没有说明，但被试能够观察到这是最后一张卡片，在分离焦虑的作用下，被试可能会报告更多的内容。

在极为罕见的情况下，被试可能会完全拒绝某张卡片，即表示无法在某张特定卡片中看到任何东西，这种情况下，主试试着加以鼓励，但不做强求。出现完全拒绝的罗夏测验的信效度将会下降，在与常模对照进行解释时需要持更多保留。而从另一个角度讲，以精神分析、投射的眼光考察被试为何会拒绝特定卡片，在这张卡片之前、之后报告的反应为何，与主试的关系怎样，这些定性的材料有可能带来深刻的洞察。

通常来说，我们期待被试报告的反应大于等于18个，并且以小于30个为宜，因为反应太少或太多都没有相应的常模数据。反应太少还会导致数据结果不稳定，而且可能需要考虑因抑郁或其他器质性病变导致的认知障碍。

4. 问询阶段

自由反应阶段看似简单，主试只用记录即可，但主试的大脑其实在高速运转着，这是因为主试的任务是将被试在自由反应阶段非标准化的言语描述转换为标准化的编码，而问询阶段的目的即是为了确保编码的准确性。因此在自由反应阶段，主试在做记录的同时，就需要在心里思考全部的编码选项，并评估哪些部分已足够清晰，可直接编码，哪些部分尚需澄清，以及如何澄清才能获取对编码有用的信息。

在被试结束最后一张卡片的反应之后，主试说指导语："我们再过一遍这些卡片。我希望准确看到你看到的东西。我们一个一个做，我读出你刚才说的，请你告诉我你是从墨迹的哪部分看到的，以及什么让你感觉像。这样我就能看到和你看到的一样的东西了。"

指导语本身已说明了问询阶段的流程，主试先将第一张卡片重新交给被试，并且逐字重复被试的第一个反应。然后，请被试指出他使用了墨迹的区域"在哪里"。之后对自由联想阶段反应的每个信息提问，如以下对话。

主试：你说这是美丽的景色？

被试：是的，这是山，浅色的是水……

主试：你说是美丽的？

被试：是啊。

主试：你能多说一些吗？

被试：很多颜色。

注意不要追问太多，不要用设问引导的形式提问，如"为什么是水而不是草地？"或"你是不是通过轮廓看出来的？"也不要询问与编码无关的问题，如"你提到昨天看的动画片，是什么类型的动画片？"

主试需要继续记录被试在问询阶段的反应，在没有经验的时候，最好逐字记录，有经验的主试可能会在提问后直接以编码的形式记录被试的回答，但出于交流、对照、信度检验的目的，还是建议记录下被试的实际回答。因此，需要较多纸张加以记录，推荐的记录格式为一页纸分成两栏，左栏记录自由反应阶段的反应，右栏记录问询阶段的问答。用罗马数字记录卡片，用阿拉伯数字记录反应数字，主试的提问或被试的非语言信息用括号括起来表示，如表技 1-1 所示。

表技 1-1 记录示例

卡片编号	反应编号	自由反应阶段	问询阶段
Ⅲ	5	两个黑人女人抬一口缸	（重复）这是头，这是手，这是高跟鞋，中间是一口缸。（黑人？）因为身材比较像，脖子很长。

问询的目的是确认编码，从上述的例子可以看到，"黑人女人"不一定是因为墨迹是黑色，而在被试的感知觉里是因为其轮廓让他判断这是黑人。因此不能给他颜色的编码，而需要给他形状的编码。如果仍然不明确，主试需要用非引导的方式提问，如"是什么让你觉得像……""我还是不太看得出来，你能再帮我解释一下吗？"需要让被试感觉他是在帮助主试了解他刚才看的内容，而不是感到有压力，他需要证明自己确实看到了。

5. 极限测试

在极限测试阶段，可以询问测试过程中感觉需要问，但没机会问的情况，比如被试明显的忽略，比如一贯不表达颜色，哪怕主试明确感受到被试使用了墨迹中的颜色。

在极限测试阶段，还可以询问被试哪张卡片是他最喜欢的或不喜欢的，并请他简要说明原因。

6. 结束

在极限测试结束之后，施测者感谢被试的配合，并且根据案主的情况决定后续的步骤。最常见的情况为被试本人即是案主，那么与被试预约下一次的见面时间，施测者向被试解释说明测试结果，建议最好可以提前告知，随后是口头交流还是会有书面的文档，以便让被试对结果反馈有合理的期待。如果是有其他专业工作者转介，甚至是司法部门的转介，那么案主有可能是其他专业人士或司法部门，此时需要向被试说明，后续的反馈将会提交给转介他前来的专业人士或机构，因此不需要再约时间。

二、罗夏墨迹测验的分类与编码

可以看出，在施测阶段，主试的头脑中便已经需要具备编码的系统知识，才可以有针对性地提问。罗夏测验的编码系统是一套符号编码系统，能够记录下被试所有反应中的关键成分，将罗夏的原始记录转换成一套逻辑系统，形成特殊的罗夏语言，可以进行比较、统计、运算，大大增加了罗夏墨迹测验的信度效度。

埃克斯纳将罗夏本人的与五大系统的编码加以整合，并通过大量的临床实验研究，形成了综合系统的 8 大编码系列：反应部位、发展构造质量、决定因素、形状质量、反应内容、大众反应、Z 分数和特殊计分，首先我们给出一个示例（见表技 1-1），然后依次加以介绍。

这个反应来自第三张卡片，被试只使用了黑色墨迹的区域，根据《综合系统》手册，标记为 D1。反应涉及多个不同物体的有机结合，因此具备较高的发展构造质量，标记为＋。接下来对决定因素编码，即被试是通过什么墨迹特征看出来的，"女人抬一口缸"是人类的动作，编码为 M，并且是主动动作，因此附加编码 a，合在一起记作 Ma，主试不确定被试是否使用了黑色，因此进行了询问，但被试表示是根据形态判断出她们是黑人，因此没有使用黑色的编码。之后是形状质量，指的是反应在多大程度上符合墨迹本身的图形性质，该数据来自常模研究，需要从《综合系统》手册中查询，经查询，把这个图形看成"两个人类形象，中间有另物体"是相对较正常、常见的，因此手册的评定为 o，代表 ordinary。这里须注意的是在这之后还有一个属于决定因素的编码 2，代表被试使用了图形的对称性。然后是反应内容，有人类 H，高跟鞋是衣物编码为 Cg。在大众反应这一项，指的是至少有三分之一以上的人会将这个部分的墨迹看成同一种东西，也是通过查阅手册，如果将 D1 看成两个人类形象，则是大众反应，计为 P，代表 popular。Z 分数是组织的难易程度，也是查手册获得计分，分数为 3.0。最后一项是特殊计分，共有 15 项，表示出这个反应的一些特殊之处，不是每个反应都需要特殊计分，被试的这个反应有合作 COP 和良好人类表征 GHR 两个特殊计分。因此，这个反应被翻译成罗夏编码的语言即是：

Ⅲ 5 D1＋Mao 2 H，Cg P 3.0 COP，GHR

1. 反应部位（表技 1-2）

表技 1-2　反应部位分析

主分类名称	下位分类及名称	符号	说明
反应部位	全体部位反应	W	对全部墨迹的反应。
	常见部分部位反应	D	对常见的部分部位的反应，手册上列出 10 张卡片的 82 个 D 部位，并分别编号。

续表

主分类名称	下位分类及名称	符号	说明
反应部位	不常见部分部位的反应	Dd	手册中列举了一部分的 Dd 部位并编号，但还有更多被试个性化的 Dd 部位，则可统一标为 Dd。
	对空白部位的反应	S	S 编码为附加编码，不会独立出现，与整体结合是 WS，以此类推，另有 DS 和 DdS。

W 反应通常代表被试认知的努力程度与综合程度，越是复杂、离散的图形，形成 W 反应的加工程度就越高，因此这能体现被试的人格倾向，但也不是 W 越多越好，因为如果将原本没有关联的离散墨迹拼凑到一起，可能会导致失真或消耗掉过多的时间与资源，而这一些变量也会进入解释系统中，加以综合考虑。

D 通常代表一种简化问题情境的能力，需要注意的是，10 张卡片有且只有 82 个 D 部位，但如果被试将多个 D 部位组合在一起，并且每个 D 部位仍然反映出原本的独立物体，那么新的部位仍然记为 D。如果被试把多个 D 拼接成单个物体，则记为 Dd。

Dd 通常代表一种细致的加工倾向，与 D 通常代表的省力倾向完全不同。但每个被试都会根据图形本身的特点，自身的人格特质和当下的状态，报告出若干 W、D、Dd 反应，较少出现绝对单一的部位反应。

确定部位编码的实践用语可以是，"哪个部分?""能指一下吗?""帮我画一下轮廓?"（参见表技 1-2）。

2. 发展构造质量

发展构造质量是对部位编码的补充，关注的是被试能否将不同墨迹的部位整合在一起建立联系的能力，根据对象是否有形状，对象之间是否有关系，可以区分出 4 个编码。

＋——综合的：综合两个或多个对象，至少一个有明确的形状。

o——单一的：有形状的单一对象。

v——模糊的：没有固定形状的。

v/＋——模糊的综合：综合两个或多个对象，都是模糊没有固定形状的。

之前的"两个女人抬东西"即属于＋；"两朵云被风吹到了一起"属于都没有形状却有相互关系，即 v/＋；如果只提到"两个女人"，没有提到之间的任何关联，则是 o，只提到单一物体也是 o；没有形状的东西，比如云、水、烟，都标记为 v。

单一反应 o 容易做出，也最常见；综合反应＋代表被试在多个客体对象之间建立联系的能力；模糊反应 v 意味着一种感知觉和加工上的混沌；模糊综合 v/＋最为少见，如果出现在成年人身上，则提示一些认知加工的不稳定性（参见表技 1-3）。

表技 1-3　相互关系分析

		对象是否有形状	
		有（至少一个有形状）	都没有形状
相互关系	有（至少两个对象）	＋	v/＋
	没有相互关系	o	v

3. 决定因素

决定因素指被试依据墨迹的哪些特征对墨迹作出反应。依据是复杂多样的，包括墨迹的形状、运动性、颜色、阴影或材质、透视关系、对称性等，而且被试还可以在一个反应中使用到多种决定因素，形成复合反应。

表技 1-4　决定因素分析

主分类名称	下位分类及名称	符号	说明
决定因素	纯形状	F	只根据墨迹形状轮廓的反应，不涉及任何其他决定因素。这是最容易也最省力的反应。
	形状维度	FD	通过墨迹的大小、形状引起的深度、距离或立体维度感，或物体的遮挡、重叠关系。
	运动及其附加编码	M	人的物理或心理活动，动物或动画、科幻物种表现出人才会有的活动也计 M。
		FM	符合物种限制的动物的活动。
		m	非生物的运动，死了的动物或人的运动也是非生命的。
		附加编码 a、p、a/p	跑步、跳舞、火山爆发能量较高，因此是主动的，计 a；坠落、坐着花费的能量低，记为被动的 p；a/p 是运动主体为同类，但一方主动另一方被动时的附加计分。

纯形状的计分 F 是对现实世界中非情感方面的关注，没有其他决定因素才计 F，它很少会与其他决定因素混合出现，除非类似于"一个女人站着，旁边是一个木桶"，女人站着是 Mp，但旁边的木桶需要单独计 F。

形状维度 FD 则不同，它由于赋予了图形立体感，因此需要投注更多的认知能量。这一编码为综合系统新加入的贡献。形状维度 FD 代表了自我观察和评价，即内省力，有助于个人的成长和发展。

人物的运动 M 涉及对人类活动进行思维和想象，体现出被试身为人类所需的资源、活力与力量，并且由于人类形象的比例更为固定，因此人类形象的容错空间更小。

动物运动 FM 代表被试的原始需要，这虽然没有什么直接的逻辑，但统计结果的确证实了这一假设；非生命运动 m 往往预示着被试的失控状态。

对于动作是主动的还是被动的，可以记住"说话"是被动的，而且是分水岭，比"说话"能量更高的是主动的，记为 a，反之则是 p，所以静态的动作是被动的，如"坐着""挂着"。并且所有图画里的、变成雕塑的物体都是被动的，如"画里面两个人在跳舞""这是一个跳绳小女孩的雕塑"。

如果同一对象，它既有主动动作又有被动动作，记为主动，如"一只狗坐在地上对月亮嚎叫"。但如果是两个同一种类的对象，一方主动，另一方明确表现出被动，如"一个人举着另一个人，后者的手被抻拉着"，则需要记为 a/p。

主动动作需要更多的能量投注，体现出被试内心更具主动性和活力。

剩余的决定因素可以分为 4 个彩色颜色、3 个非彩色颜色、阴影以下的 3 类共 9 个、1 个成对反应和 2 个映射反应的编码(见表技 1-4)。

决定因素可以复合在一起，形成复合反应，其中每一个决定因素都需要被编码、记录。复合反应与被试心理状态的复杂性有关(见表技 1-5)。

表技 1-5 决定因素分析 2

主分类名称	下位分类及名称	符号	说明
决定因素	彩色颜色编码	FC	形状为主，并且有颜色参与，如"一个中间小、两边大的红色蝴蝶结"。
		CF	形状为辅，颜色为主，如"红色的蝴蝶结，因为是红色的，形状也有点像"。
		C	纯粹由颜色决定，如"红色的血"。彩色反应代表了被试的情绪体验，形状起到了认知框架的调控作用。
		Cn	一种特殊的使用颜色特征的方式，仅命名出颜色，如"这是红色"。
	非彩色颜色编码	FC′	形状为主，并且有非彩色的"黑""白""灰"参与，注意不涉及墨迹的明暗变化，而是将墨迹看成单一的色块。
		C′F	非彩色为主，形状为辅。
		C′	完全由非彩色决定。非彩色反应代表了被试的压抑、抑郁和痛苦。
	阴影—质地	T	将墨迹的浓淡体会成触觉感受，如"很软""滑溜""粗糙""皮革光滑""毛毯"等，代表了一种亲密的需要。
		TF	质地为主导，辅以形状。
		FT	形状为主导，辅以质地。
	阴影—立体	V	墨迹的浓淡引发了深度和维度的反应，比如峡谷、海沟、窄缝等等。需要注意的是，深度、维度本身即含有形状特征，所以单纯的 V 是很少见的。阴影引发的立体感也是一种自我反思，但由于来自阴影、浓淡，因此带着焦虑的负面情感特质。
		VF	阴影—立体感为主，形状为辅。
		FV	形状为主，阴影—立体感为辅。
	阴影—扩散	Y	综合系统将没有质地或立体感的浓淡反应都编码为 Y，即以一种弥散的性质描述墨迹图形，如"这些深浅不一的颜色像是打湿了的纸"，或不那么弥散但无法归为 T 或 V 的"蝴蝶，有着漂亮的花纹"。Y 反应体现出被试的焦虑感。
		YF	阴影—扩散为主，形状为辅。
		FY	形状为主，阴影—扩散为辅。

续表

主分类名称	下位分类及名称	符号	说明
决定因素	成对反应	(2)	首次在综合系统中出现，一个反应中的两个物体是根据纵向对称做出的，而且在各个方面完全相同，只是不存在镜像或映射关系，比如"两个女孩看着彼此"。
	映射反应	Fr	同样利用了对称性，但以映像或镜像呈现，如"一个女人在照镜子"，这反映出一定程度的自恋。
		rF	对映射强调得较多时，记为rF。依照定义，映射反应与成对反应是互斥的。

4. 形状质量

罗夏测验的墨迹轮廓确实与现实中的某些事物有相似之处，这是反应的依据，因此，符合现实的反应并非无限的。墨迹测验的指示语"这可能是什么"传递出，主试提示被试做出符合墨迹图形的固有特征的反应。通过统计结果，形状质量可以提供这种反应适宜性的信息，即反应是否利用了墨迹领域的固有特征，其利用是否准确。

综合系统将形状质量编码分为4类，并补充了无形态反应none的计分：+(普通且详尽的)、o(普通的)、u(准确且不寻常的)、-(不恰当的)、none(无形状的)。+、o、u都符合墨迹本身的形状，o反应是在统计学上常见的符合墨迹形状的反应，手册中列举出了所有的o反应，通过查阅手册可以找到每个对应区域的o反应。+则是在此基础上增添了详尽的细节描述。u反应是在统计学上较不常见但符合的反应，手册列举了一些u反应，但按其定义，u反应无法穷举，原则是如果手册中没有的话，则判断是否能够通过第一眼就毫不迟疑地同意被试的描述，如果是的话则是u，u反应体现出创造性。-则是不符合墨迹形态的，同样，手册里列举了一些-反应，但无法穷举，任何没有通过上述第一眼原则的都是-，-反应表现出对任务的偏离，不论这一偏离是认知、情绪还是思维的波动或困难导致的，当然，每个人都会有几个-反应，正如我们的思维、情绪有时会暂时脱离现实，这也不能成为病理问题的绝对依据。无形状的none反应则完全忽视了墨迹的形状，放弃了对现实的检验和构建。

5. 反应内容

罗夏墨迹中最直接的信息就是各个反应涉及的内容，这也让一些不了解罗夏的人认为罗夏墨迹测验就是靠被试看到的内容来解读其内心世界，然而，内容只是罗夏墨迹测验中的一个重要组成部分。

综合系统中一共有27个内容编码，首先是5个人类编码，分为真实完整的人H、真实的部分的人物形象Hd、完整虚构的人(H)、虚构的部分的人物形象(Hd)、人类情感体验Hx。然后是4个动物编码，分为真实完整的动物A、真实的部分的动物Ad、完整虚构的动物(A)、虚构的部分的动物(Ad)。随后是18个其他各类编码，分别是结构学An、艺术Art、人类学Ay、血液Bl、植物Bt、服饰Cg、云Cl、爆炸Ex、食物Fd、火焰Fi、地图Ge、家居Hh、风景Ls、自然Na、科学Sc、性Sx、X光片反应Xy和其他Id。一个反应中存在多个内容时，需要分别编码。由于解释中存在复杂的运算，某一些相同意义的编码是互斥的，比如自然Na、植物Bt、云Cl、地图Ge都是遥远的事物，代表了一个人内心的孤独感，会合并计算一个孤独指数，并且自然的Na给人的感觉更为遥远，权重更大，因此如果一个反应中有Na，就不需要其他了。

6．大众反应

按照定义，大众反应是在每三个被试的描述中就会出现一次的反应。埃克斯纳的主要依据是 7000 个原始反应记录，10 张卡片中有 13 个反应符合 1/3 的 P 反应标准，它们对应的部位、名称可以在手册中查到。大众反应可以说体现了被试与主流吻合的程度。

7．反应的组织化

反应的组织化即 Z 分数，首先确认被试对墨迹部位的使用情况，如果使用到了墨迹的整体，则是 ZW；将墨迹相邻的部位联系在一起，记为 ZA；将不相邻的部位联系在一起是 ZD；将空白与其他部位联系在一起是 ZS。随后，再根据墨迹本身的特点，判断为了达成某一特定的联系，一个人需要投入的努力大小，比如将一张图形很分散的墨迹联系成一个整体，其耗费的努力就要比把一张本身就是单一整体的墨迹看成整体要大得多，因此会有更高的 Z 分数。相关的 Z 分数在手册中可以查到，如果有多个 Z 编码，则取最高的。

8．特殊计分

罗夏墨迹测验计分的最后一步是特殊计分。这是针对一些反应中的特殊情况设置的，共有 15 项，19 个特殊计分（有 4 项特殊计分含有两个水平），其中一部分考察被试认知方面的异常，包括 DV（口误和重复，有两个水平）、DR（冗余和跑题，有两个水平）、INC（不当的特征，有两个水平）、FAB（两客体之间不当的关系，有两个水平）、ALOG（不合逻辑的解释）、CON（将不同客体扭曲杂糅在一起），这些认知特殊计分是认知障碍、精神病状态的重要指标；另一些考察特殊的反应内容，AB 是抽象的内容、AG 是攻击性、COP 是合作性、MOR 是带有病态特征的反应、PER 是个体经验、CP 是颜色投射、PSV 是重复、GHR 为好的人类表征、PHR 是差的人类表征。这些特殊计分在进行解释的时候，都有重要的意义，如 MOR 在评价一个人是否抑郁和有自杀倾向时非常有用。

第一遍编码结束后，主试应该详细检查，以确保没有遗漏、错误。因为罗夏墨迹测验的解释高度依赖编码的数据结果，有时一两个关键编码的偏差可能导致解释结果的失真。

计分结果需要首先整理成记分汇总表（Sequence of Scores），即按照反应的先后顺序，以上文所描述的格式一次记录下十张卡片的反应的编码。实际上，记分汇总表就是将被试的语言描述转译成另一种特定的符号、格式结构表达出来。

随后，还要根据一系列的运算规则，建立结构汇总表（Structural Summary）。经过对各种编码进行频次统计，这些非数字化的符号具有了量化的特征，随后再用这些量化结果进行进一步的运算，得出各种比率、百分比等指标，成为后续解释的素材。

三、罗夏墨迹测验的解释

在上述的编码部分介绍中，已经提及了单独的编码可能蕴藏的心理学含义，但罗夏墨迹测验综合系统的复杂性、整体性远远超过了读者的想象。上文提到的结构汇总表作为解释的最重要依据，能提供的内容之丰富，解释途径、角度之全面，定会令学习者感到震撼，同时也会产生畏难情绪。所幸的是，埃克斯纳的综合系统提供了一本翔实的解释手册，书中详细介绍了解释的方法，包括总的解释原则，数据之间的优先级别，针对某些特定的数据结果需要采取的特定解释流程，特定的数据蕴含的意义等。按照解释手册，初学者也能够给出初步的解释，不至于出现太大偏差，随后自然是多加练习，熟能生巧了。由于篇幅所限，本节只对结构汇总表做概要性的介绍。结构汇总表提供了 14 项结果，包括 6 个特别指标、8 个变量群。

6 个特别指标会直接给出结论，意义明确，同时也是需要最优先排查的指标，它们是：（1）S-CON（自杀指标），考察的是被试自杀的倾向；（2）PTI（感知—思维指数），用以识别严重认知障碍；（3）DEPI（抑郁指标），虽然名称为抑郁指标，但实证结果发现，考察该指标下具体呈阳性的条目，并且结合其他材料综合分析，其效用比简单通过指标总体结果判断被试是否抑郁要更有用；（4）CDI（应对缺陷），涉及被试在处理外在或内在压力时的应对能力；（5）HVI（超警戒指标），反映被试的人际敏感性和安全感等问题；（6）OBS（强迫倾向），和抑郁指标一样，强迫倾向的名称也不尽人意，因为它甄别的是某种特定的带有强迫性质的思维倾向，无法直接指示强迫症。

8个变量群包括：（1）控制力，指个体控制、管理自己心理及行为，应对情境需要的能力，它与（2）情景压力是相辅相成的，罗夏墨迹的解释总需要考虑一个人的应对资源和他面临的压力之间的平衡；（3）情感，情感体验的程度、范围，情感与认知功能、与行为是否协调一致是这一变量群重点探讨的内容；（4）自我概念，在罗夏综合系统中，包括自我形象和自我关注程度两个部分，它与（5）人际概念是相辅相成的；随后的三项属于认知过程三群组，分别是（6）信息输入，包括接收信息输入时的动机和努力程度，信息输入的质量和效率；（7）认知调节，是个体将输入的刺激与头脑中已有的信息进行比较，促进概念生成的过程。这一过程体现了被试的现实检验能力以及常规性思维的水平；（8）观念化，这是认知加工的最后阶段，涉及进一步将信息转化为观念、概念，这一部分的结果和被试长期的思维活动模式、信念系统等紧密相关，因此是关注的重点。认知过程三群组是紧密关联的，这是由于人类的认知过程本身即是有机的整体。比如，思维的混乱可能导致无效的信息输入，无效的信息输入又会导致认知调节、观念形成出问题，而这些会激化个人的痛苦情绪体验，痛苦情绪体验又会反过来助燃紊乱的思维过程。

对于其他变量群的解释也需要遵循这一综合、联动的原则，因此，当得到特定的结构汇总表结果时，需要首先查看是否存在最突出的数据，并且依照《解释手册》，查看当某一数据最为突出时，推荐的解释策略、解读顺序是什么。

四、对罗夏墨迹测验的评述

罗夏墨迹测验是个优劣分明的测验，它的学习曲线非常陡峭，但熟练掌握之后，则是一个优秀的人格测量工具。它既有访谈法的灵活性，又有问卷法的结构性。由于借助图片媒介，消除了传统问卷在翻译中的语言差异，并且适用于各个年龄、文化水平的被试人群。它基于常模的解释方法也适合进行跨文化的信效度研究。罗夏墨迹测验的内容十分丰富，收集信息的来源途径广泛，因此对防御、阻抗、作假、伪装具有免疫能力，在司法鉴定领域有罗夏墨迹测验的用武之地。但与此同时，它的结构化部分又避免了被试过于主观地展开天马行空的联想，客观的、结构化的部分恰好可以作为效标效度，检验一个人是否真实作答，如一个人想要伪装成精神分裂症，因此故意说出很多怪异、恐怖、血腥暴力的内容，但他在感知觉的准确性、内外在资源储备的丰富性上也许会出卖他自己，他看到的每一个诡异的内容可能在形态上都是准确的，甚至这个人为了伪装得更像精神病人，希望说出更多可怕的内容，还会因此在准确性上超越普通人。这样一来，评估结果自然会排除精神分裂，也许转而考虑精神病态（Psychopath）。

罗夏墨迹测验的局限也十分明显，它对主试的资格有严格的要求，其复杂的施测、编码记分、解释过程严重依赖使用者的专业性，也让初学者望而却步。另外，罗夏墨迹测验的综合记分系统虽然已经开展了国际化的常模工作，但是跨文化的样本量仍然不够。

虽然有以上的局限，罗夏墨迹测验仍然在人格评估、心理干预、心理督导的选定，甚至司法心理学评估上有着广泛的应用前景。

【王旭】

技术加强二 嗓音训练

SANGYIN XUNLIAN

日常生活中很多人因不正确的发声方法，出现失声、声音嘶哑、咽痛、咽部疲劳、咽痒或声带变化，影响到正常的工作、学习和社交活动，特别是工作、生活压力大的人群更容易出现以上情况，这都可以通过矫正不良的发声方法，学习科学的发声技巧而改变。

关键一　嗓音训练基础

一、声音是怎么产生的

首先要左右两边声带分开让肺内吸入空气，在呼气的时候气流推动声带产生震动发出声音，那声音再在共鸣腔内共鸣发出声响，就是我们听到的声音了。当呼气气流越大，震动也就越大，声音也就越响亮。所以我们吸气的时候不能发声，发声是在呼气时产生的。

二、声带的构造

声带就像两根皮筋一样，薄和小，弹性非常好，震动的时候发出声音，发声时把手指放在喉结位置就可以感受到声带的震动，专业医生用医用的间接喉镜放在口腔内，可以看见声带，在动态喉镜检查时也可以看见声带。说话的时候声带是闭合的，不说话的时候声带是分开的。

关键二　嗓音训练方法

一、科学的发声方法

1. 放松训练

放松训练指机体从紧张的状态松弛下来的一种练习，包括机体松弛和放松紧张两方面，研究表明有些嗓音疾病是因精神紧张而出现发声障碍而导致的。想通过放松练习，减少身体紧张，可以适当做做放松操，放松操可以让我们的身体快速进入放松状态，提醒自己讲话前避免肌肉紧张。

2. 短暂的声带休息

无论你的发声技巧有多好，气流有多足，长时间使用声带一定会出现疲劳，可能发生的症状就是声音嘶哑、咽干、咽部紧张。如想保持良好的发声状态，必须在讲话一段时间后休息一下。例如，在讲课时，可以在课件中放入视频，播放一小段视频给学生看，适当讲解，让声带适当休息，从而减少咽部疲劳的发生，还能吸引学生的兴趣。

3. 腹式呼吸

腹式呼吸是发声的基础，是更放松的呼吸方式。

训练方法：坐位，全身自然放松，吸气时腹部隆起，呼气时腹部内收，吸气要深入，呼气要平稳、持久。如果你经常在说话时感觉气不够用而长时间去用残余气量说话，就更容易出现咽部疲劳、咽部疼痛等症状。对于需要长时间说话的人来说，掌握正确的腹式呼吸方法非常重要。

腹式呼吸注意事项：避免胸部起伏和肩部伴随呼吸抬高；适时休息，避免集中练习而出现头晕等不适。

日常练习腹式呼吸的活动有以下几种。

(1)吹蜡烛：可以锻炼呼气时腹肌快速有力地收缩，锻炼灵活性。

(2)吹气球：可以锻炼呼气时腹肌收缩的持续性和稳定性。

(3)闻花香：感受气体进入肺部，深入、自然。

(4)狗喘气：通过模仿狗喘气的方式，强化膈肌在腹式呼吸中的应用。

二、正确的说话方式

讲话时头部处于良好的位置，不能过高或者过低，尽量向前看，这个姿势可保持喉部放松。

(一)软起音

软起音对于我们来说非常重要，临床中发现正确使用软起音可减少大部分咽部的不适，部分患者能直接改善嗓音问题。软起音的特点是声音柔和，并且比较好控制，声音想大就大，想小就小，软起音是以最小的消耗取得最大的效果的说话方式。

软起音训练方法：肺部先吸入足够的空气，准备发声时呼出一小部分气体，感受气体推动声带振动，然后发"哈"这个音，并保持几秒钟。

注意事项：肺内吸入空气要足够，呼气要稳定、持久。发声时间不用过长，以免缺氧出现头晕等症状。

(二)共鸣腔

是人体自带的音响，正确熟练使用共鸣腔，可以使声音洪亮更具穿透力，部分人还能使音色变美。

共鸣发声训练方法：先腹式呼吸然后降低软腭，练习发出 eng、m 等音，练习时注意鼻腔共鸣发声。非常适合练习的诗词是《静夜思》：床前明月光，疑是地上霜。举头望明月，低头思故乡。

注意事项：避免把鼻音误认为是共鸣。

(三)字正腔圆

字正腔圆地说话，可使听众更愿意听你说话，接收更多信息。

(四)正确发声

正确发声方法在日常生活中的应用：放松贯穿整个发声的始末，腹式呼吸是基础，软起音开始说话，利用好自身音响。

三、心理干预

心理因素嗓音障碍的患者多见于女性。研究表明当人们更愿意将注意力离开真实问题而出现躲避行为，就会出现无意识的紧张、抑郁、焦虑，并可能引起嗓音疾病，如发声困难，失语。这些患者声带在喉镜检查、嗓音声学检查结果中都未发现异常，但就是发声困难。同时咳嗽，清嗓时又都是正常的。对于这类患者我们除了进行嗓音训练外，还要进行心理治疗。

(1)建立良好的社会支持，可以从以下几方面进行了解：①经济收入是否达到自给自足；②就业是否稳定；③家庭成员关系是否和谐；④同事关系是否和谐；⑤工作生活压力是否过大。

(2)教师、销售人员合理安排工作。教师一天的课程避免安排太集中，让声带适当休息，销售人员避免长时间快速说话。

(3)主要改善患者的精神症状和情绪，也可以让患者在慢跑、骑车时练习说话。

四、嗓音的保健

(1)注意7避免：避免尖叫、避免说话太多、避免用不恰当的音调说话、避免说话速度太快、避免经常清嗓子、避免说话不协调。

（2）保持口腔清洁。

（3）减少糖摄入量，控制咖啡浓茶等摄入。

（4）睡前 3 小时不再进食，少量饮水。

（5）声带放松方法：叹气、打哈欠等。

【姜海玲】

技术加强三 漂浮疗法

PIAOFU LIAOFA

漂浮疗法是 20 世纪 70 年代诞生的一种综合功效的方法。其所带来的神奇效果在全世界引起了巨大震动，是一种值得推荐的在健身、心理干预，特别是心理督导中可使用的好方法。

关键一　漂浮疗法概述

一、漂浮疗法的概念

1. 定义

漂浮疗法(Flotation REST)的定义是一种采用让来访者处于漂浮状态下的综合疗法。之所以称为综合疗法，是因为至少在三个方面有所联合，即理化、心理与中医。简单说来，三方面的效果如下：物理化学方面的疗效是因为引入了硫酸镁、富氢水等化学物质，由于浮力、体感等效果的显现，使其产生了一般状态下难以出现的神奇疗效。心理方面的效果是由于采用了诊断性访谈、催眠、音乐等专业心理方法，获得了在常规状态下难以获得的疗效。中医的介入是采用了中医按摩、中药参与的方法，让漂浮疗法更具中国特色。

如此说来，三个学科的交叉，产生了特别的效果。漂浮疗法的出现，对于多个领域的发展，如运动、老年、教育、医疗、妇幼、美容、艺术特别是心理干预心理督导等都是一个福音。

2. 简史

第一个漂浮仪是 1977 年由美国的约翰·李(John A Lilly)博士发明的。

1992 年，胡佩诚教授在美国长岛的亲身观察与体验，发现了其所具备的神奇效果，决心把它引进中国。1997 年，中国第一台漂浮治疗仪诞生。在北京市第二医院建起了首个漂浮池，由当时称为北京医科大学医学工程技术研究室的邓柏庄教授与朱燕工程师首创研制，从而也开启了一系列临床研究实验，取得了一系列可喜的成果。

二、漂浮疗法的发展现状

21 世纪以来，一批留学归国的年轻人，组建了中国的漂浮研发团队。2018 年，新一代漂浮舱诞生。这批国际上处于领先水平的智能物联网漂浮治疗设备，可以做到语音控制，并收集人体生命体征多种信息，如呼吸、心跳甚至脑功能。漂浮液也通过了欧盟 ROHS 检测。中国中医药信息学会漂浮疗法分会于 2018 年 1 月成立。漂浮疗法的三级漂浮师的标准于 2018 年 6 月制定。国际第 7 届漂浮治疗大会 2018 年 8 月在美国波特兰举行。中国的学术报告引起与会者们的极大兴趣，世界多国对中国在短时间内取得的成绩，给予了极高的评价。2018 年 11 月，中国第二届漂浮大会在北京举行，许多外国学者出席，并对中国的研究与进展给予了赞誉。

关键二　漂浮疗法的基本理论

20 世纪 90 年代以来，漂浮治疗作为一种新型心理疗法在西方国家受到广泛关注。研究发现，这种疗法有多种临床用途，且具有许多其他方法所不具备的特点。因此受到研究者的关注。

一、漂浮治疗分类

漂浮疗法目前有两种模式应用于研究与临床：小室治疗和漂浮治疗。漂浮治疗又分为湿性漂浮和干性漂浮。

1. 小室治疗（Chamber REST）

小室治疗是将被试隔离在一间完全黑暗或仅有昏暗灯光并有一定隔音设备的房间内，房间内进食、饮水，在另一个房间内上厕所。

要求被试限限制运动，但并不给以机械约束。实验者通过内部通讯系统随时监听被试的反应，回答被试提出的问题。

治疗时间一般为24～48小时，如果被试要求，可以提前离开，中断治疗。

2. 湿性漂浮（Flotation-wet）

湿性漂浮是漂浮疗法中出现较晚的一种模式。控制漂浮仪是一个密闭隔音的小舱，被试需经由一个舱口进出。舱内盛有漂浮液，比重约1.28，深约25厘米。液体温度与被试体温保持一致，关闭光源后，漂浮仪内没有任何光线，音量低于10分贝，加上被式漂浮时戴耳塞，耳朵位于水面下，听觉刺激会进一步减少。

被试仰浮于液面上，液体上的浮力支撑着体重，被试的重量感消失，所有的随意肌均可以完全放松。

与小室治疗相同的是，主试也通过内部通讯系统随时监听被试的反应，回答被试的问题。治疗时间一般为30～120分钟。

3. 干性漂浮（Flotation-dry）

近年来，漂浮疗法发展出一种新模式，它与传统的漂浮疗法不同之处在于，被试不是直接在水面上漂浮，而是在一个盛有漂浮液的巨大水囊上漂浮。被试与漂浮液之间隔有一层低触觉薄膜。

实验的其他要求与传统的漂浮疗法相同。这种方法称为干性漂浮。

干性漂浮与湿性漂浮相比更为方便，也易于应用。例如，被试在漂浮前后不需沐浴，对保养、清洁和消毒的要求也要低得多。诚然，效果上略有不足。

二、漂浮疗法的物理环境效果

1. 高浮力：类似死海"鱼漂"的感觉

尽管现代漂浮治疗仪运用了现代尖端的科学技术，但它的工作原理却不复杂，这也是为什么全世界可以迅速学习，马上普及开来的一个原因。它是一个封闭容器，内装有水及硫酸镁（在之后的发展中，这种液体发生了很大改变，增加了不少新的物质）。这种高浓度的液体的浮力比死海和美国大盐湖的浮力要大得多，被试躺在溶液上就会像钓鱼用的鱼漂一样浮在水上。这种感觉是奇特的。

因此，有人形容，进入了漂浮舱，就是进入了宇宙的太空世界——神奇而美妙。

2. 高遮光：可达到几乎看不见

这种外界视觉刺激完全消失的状态与我们生活中的一团漆黑的感觉是不一样的。因为人们即使在最暗的房间或夜晚，闭上眼睛仍能感到周围的一些光线，而漂浮中的黑暗，随着主控室或中心机的调节，灯光的亮度可以达到无论被试的眼睛是睁着还是闭着，什么也看不见了。即人们能够进入一种特别的无光世界，从而产生一种从未有过的经历。这就是屏蔽了外界所有的一切，让你能够进入一种全新的从未感觉过的世界里。

诚然，有些被试需要灯光，也是完全可以做到的。而且可以根据其需要的程度，调整光的亮度。

如果需要，我们还可以人为地打造出一个美丽的"星空"，以及各种可能的环境，制造一个地球上宁静而舒适的世界。

3. 身体的边界消失

漂浮仪中的水温保持与皮肤表面的温度恒温，既不冷也不热（一年四季均可做到），被试很快就失去了水温与皮肤的感觉差别，整个身体就像没有边界一样完全溶化了，所有肉体的感觉一片空白。

此时的感觉，自由飞翔，毫不费力，可以到达任意的目标，人似乎飘在空中世界——自由而快乐。

4. 人体的重量感似乎消失

漂浮仪还有一个很重要的效应，就是无时不在的地球吸引力所造成的重量感也消失了。用漂浮仪发明者约翰·李博士的话说，就是："你完全没有了重量感，完全没有了你的日常生活的那种负担。在日常生活中，人们要判断行走的方向，防止摔跟头，它可能占到你整个心理活动的90%，尽管有时是无意识的。所以进入漂浮仪以后，神经系统的主要负担没有了，它完全归还给了你，可以派上更大的用场了……你好像漂浮在月亮和地球之间，没有任何引力可以束缚你了。当然你稍微动一下，还是知道自己在哪儿；但是如果你静止不动，世界便消失了，你的肉体也消失了。"这是多么神奇的感觉！

因此，有人形容进入了漂浮舱，就像人再次进入了母体的子宫世界，安全而祥和。

三、漂浮疗法的心理学效应

漂浮疗法的临床应用研究已经取得了很大进展，但其理论研究相对滞后。研究者们提出了多种理论对其治疗原理加以解释，但至今尚没有一种理论能够完全清楚解释漂浮疗法过程中所有的现象和治疗结果。

以下是目前漂浮疗法研究中，关于解释感觉剥夺的某些理论及其相关研究的结果，报告了关于漂浮疗法可能产生的各种效果如下。

1. 更多关注内源刺激——有利于内心矛盾冲突的解决

生理学认为，人的觉醒与正常意识活动是依靠来自外部与内部的不断变化的刺激而维持的。以前的研究者认为，当机体处于感觉剥夺状态时，所有的外界刺激都被隔绝或减少到最低程度，这时刺激只能来自自身体内，失去原有的内外刺激的平衡，会引发一系列的心理学病理现象。

目前的研究者认为，对于每个个体而言，信息和刺激的水平都存在着一个最适程度。在日常生活情境下，外界信息和刺激输入过多，个体忙于应对外界信息，内源性信息被忽略了。

当个体所处环境变得单一和安静时，外源性刺激减少，内源性刺激就会得到更多的注意，也易于超越某种注意的阈值。

因此，漂浮疗法使个体能够更了解自己的内心情感、动机和直觉，有利于内心矛盾冲突的解决。有报道认为，焦虑症患者通过漂浮疗法可大大减轻其症状，其原理与森田疗法的静卧期产生的效果极为相似。

2. 外部环境刺激减少——获得平静并重建自我控制

许多文献指出，现代社会环境中通常水平的刺激，对某些人而言是过多的。这种环境刺激的超负荷导致过多的刺激的信息充斥个体认识系统，使个体无法有效应对，从而导致了不适当行为的产生。儿童孤独症正是这种原因所致。

如果个体能够从这种超负荷情况中解脱出来，而被置于刺激较少的环境中，那么个体就能够获得平静并重建自我控制，能够发展或学会更为适当的行为模式，不适当行为就会减少或消失。

皮特(Peter Sued-feld)依据这一理论应用小室治疗对儿童孤独症患儿治疗时发现，48 小时的治疗结束后，患儿在各项心理量表的得分显示他的认知和学习能力有所提高，在实际环境中表现的得分显示他的儿童社交和游戏行为得到改善。

3. 暗示性提高——减轻了被试的内在阻抗和防御机制

感觉剥夺研究很早就已经发现感觉隔离会引起被试的暗示性增高。

以往的研究者将感觉剥夺视为一种病态的负性的表现，而目前的研究者正是利用了这一点使漂浮疗法成为其他心理治疗的有效辅助手段，与其他方法联合应用，提高了其他方法的疗效。

研究者们认为漂浮疗法减轻了被试的内在阻抗和防御机制，增强了人体对某些信息的加工过程。而这些信息可能与被试现存的信仰、观念和行为模式是不相容的，在通常情况下，即使这些信息对被试是有益的，被试也会将其屏除。而漂浮疗法就能使被试解除以上的不正常状态。

有研究表明，在暗示性的感受上，通常儿童与女性较高；自视清高的男性往往较低。但是在漂浮治疗中，临床结果表明，男性表现出的接受与效果均非常好，两性之间并无明显差异。这本身说明，男性的暗示性可能已提高，在漂浮中获得了疗效。

4. 对刺激的饥饿状态——对回避的信息更易接受

在漂浮疗法情境下，对外界刺激的限制，造成了被试对刺激的饥饿状态(stimulus hungry)。因而被试对那些通常会回避的信息更加开放，也更易于接受，也就是被试的可接受性增高。因此，也有人称漂浮疗法为个体态度的"解冻剂"。例如，有报道称漂浮疗法成功治疗了恐蛇症，其原因是被试充分接受了不应怕蛇的信息，与原本在头脑中害怕的信息形成对抗，从而取得了成功。

5. 意识高度空白——可以享受宁静的快乐

由于被试在漂浮时，耳朵也要置于水下，用塞子塞着，使外界的声音也可能隔绝，但可以听到治疗师的声音。在这种视觉和听觉减弱的情况下，漂浮仪就可以使人的意识产生"虚无"或"空白"的效应，即飘飘然的状态。

然而，"空白"效应仅仅是漂浮仪功能的开始，随后通过限制集中的刺激使人的感知觉产生奇迹。

6. 人们可进入稳定思维——可以带来问题解决的畅快感

练习冥想沉思的方法种类繁多，但大多数变化莫测，很难进行大规模的、可以控制的、反复的科学监测。而漂浮仪则创造了一种稳定的环境和状态，可以和适应进行严格的、反复的科学研究。在过去的一些实验中，研究者在对沉思进行观察时，通常必须选择实验组和对照组进行比较，而对照组的人一般只能静静地坐着。但是，这并不能完全说明被试是否真的进入了沉思状态。

而通过使用漂浮仪，头上戴上相应的导线与仪器相连，就可以极其明确地做出判断，哪一组进入了沉思状态，哪一组则没有。漂浮舱的这些长处，引起科学家的广泛重视，取得了丰硕的研究成果。

7. 右脑被开发——增强顿悟与创造力

除了以上这些理论外，还有许多其他理论来解释漂浮疗法现象，如人的大脑两个半球功能是不一样的，左脑主管计算、抽象思维、语言等；而右脑主管空间、顿悟、情感、音乐等。有研究表明，在漂浮状态下，右脑功能被刺激，因而其平时不太显现的功能出现了。表现如下。

深度的放松，可促进大脑的思维活动，特别是右脑。心理顿悟和创造性灵感闪现的要素是宁静。几个月的冥思苦想，顿悟一旦闪现，大多数是在极度的放松的状态下。我们常说"为什么就没有想到，这太容易了"，很多顿悟的事情就是在一瞬间。与此相反，那些百思不得其解的人，往往身体想但不能放松。他们在椅子上、床上翻来转去，越急躁越紧张，思维就越混乱。所以放松是思维的前提，也是创造性灵感和超级学习的关键。

一般说来，要达到深度放松的状态是很难的。过去的一些放松方法，如渐进放松法、自然发生和沉思方法都需要花费工夫和懂得规则，因而无法保证一定能够成功地达到目的。许多权威人士甚至认为，大部分人一生中都没有完完全全地放松过。因此我们不知道，彻底放松究竟是什么感觉，也就无法调动身体各部分去达到那种状态。在漂浮舱中，由于人处于漂浮状态，似乎脱离了地球引力的束缚，内外的肌肉会像纸花一样自然地展开，变得松软而柔韧。进行漂浮治疗的人，比未进行漂浮治疗的人能更快地进入较彻底的放松状态。而且这种肌肉紧张程度的降低，在漂浮后会保持三周左右的时间。

在得克萨斯进行的一次大规模、严谨的研究，证实了学习与漂浮治疗的紧密关系。托马斯·泰勒教授测量了两组被试的学习和思维能力。两组被试都听特定的课文，一组是在黑房子里处于放松状态，另一组则在漂浮仪中。之后，测量学习成绩按下列三种难度递增的水平划分评价：简单的记忆和背诵能力；在遇到新的环境和问题时运用所学的东西的能力；以及综合思维能力，即以崭新的和创造性的方式重新组合所学东西的能力。

研究结果表明，经过漂浮治疗的一组，无论在哪个水平段上都比另一组学到的东西要多得多。而且随着学习难度的增加，效果更为明显。

8. 增强视觉化

创造和操作内部意象活动的能力就叫作视觉化。

视觉学习是我们能够支配的一种最有效的学习方法。它能使我们以新的方式看问题，从而提高我们解决问题的能力，也可以通过把非视觉信息和视觉信息相连接的方式提高我们的记忆能力。

由于在漂浮仪中隔离了外界的束缚，大脑注意转向其内部，那些平时淹没在外界刺激汪洋大海中的微妙的心理处理机制，获得了充足的能量，思维也变得清晰多了。这些心理处理机制就是内部意象活动。

许多研究表明，大脑中的一种生动逼真的形象可能会被潜意识感知，而且那些意象就像真的一样。你设想自己在熟练地做一报告，或用手回击了一个球，或解决了一些问题，都可能会和你真的做了这些动作一样效果显著——心理意象产生了现实效果。问题是许多人发现，要把一种技术的表演达到视觉化程度是很难的，首先是很难达到一种全神贯注的状态，因而使我们身体各部相信，我们确实在做那一动作，它所要求的高度清晰的思维很不容易达到。

漂浮时的视觉化能力可以达到上述的状态，甚至比处于催眠状态时都强得多。这时的意象更接近真实，更像梦一样。

罗德·保瑞博士是一位美国的认知疗法的专家。他曾经用视觉化手段治疗他的病人，帮助他们提高学习能力，改进他们的运动技巧和工作方式，改变他们的抽烟和贪食等习惯。他运用信息论的方法解释了这种效应。他说："大脑一次只能处理七个单元的信息。复杂的运动，如体育技巧动作，一项所包括的远非七个信息单位。视觉化活动则把这些信息单位集成一个信息块，就像把一大堆杂乱无章的字母合理排列，组成一个单词一样，要记住那些杂乱动作组成是不可能的，但在组成一个单词后就很容易记了。同样，当你漂浮时，你也把许多动作组成一个整体意象。所以当你真的在做那一动作时，整个动作就以一个整体意象的形式回忆起来了。"这就是为什么许多国际上知名运动员，经常在比赛前后采用漂浮疗法来协助其增加动作的准确性以及达到全身放松的目的。

四、漂浮疗法的医学作用

以上表明，漂浮可以运用在许多非医学领域。从世界各国的研究看，漂浮疗法也是可以运用在医学方面的一种治疗方法。它具有以下疗效。

1. 消除紧张

紧张是一种精神异常的状态。消除紧张是漂浮疗法的重要功能。俄亥俄州立医学院的测验表明，定期的漂浮治疗可以降低心率、氧耗量，调整肾上腺皮质素、促肾上腺质激素、乳酸盐等含量。

由于漂浮疗法具有明显的使血管舒张的作用，因此可以运用该方法治疗高血压、紧张症，减压也是其重要功能之一。

2. 增强记忆

记忆功能是一个人精神正常与否的关键指标。漂浮仪可以使身体达到深度平静，人体的血液流通阻力下降，从而使血液在大脑各部的流动加快，其结果是可以增加氧对其他营养元素的供应。据此我们可以推测：大脑供血的增强，可以改善大脑的功能，由于充足的供血是蛋白质合成的要素，因此蛋白质合成的增多，可以帮助建造新的组织、滋养神经质、使树突增长、增加大脑皮层的厚度和重量。

因为人的记忆离不开因蛋白质的合成而增强的脑组织，所以漂浮治疗可以增强人类的记忆力。

3. 深睡状态

漂浮效应与其他陷入沉思冥想的技巧有些相似，如默数呼吸的次数，反复吟唱某个乐曲，紧盯着某一个物体集中注意力等。但这类方法既费时又费力。

而第一次试验漂浮仪的人在几分钟之内就完全进入"虚无"的状态。可以想象，漂浮帮助人们进入深睡状态的作用是巨大的。

在漂浮前，根据需要我们可以安排被试饮用"漂浮伴侣"，这是一种中药食品，其具有镇静安神的功用，因此，再加上漂浮的作用，助眠的功效是肯定的。

4. 减轻疼痛

进一步研究发现，漂浮仪中的一次漂浮就惊人地减轻了疼痛感，还常能引起一种轻度的欣快感。通过对患有严重慢性病病人做进一步实验，研究者发现：所有的慢性病人都承认在漂浮的时候，他们没有了疼痛感。其机制可能是漂浮活动刺激身体释放出内啡肽（这是针刺镇痛研究发现的重要物质），由此而导致内啡肽含量的增加，从而减轻了疼痛感，并引起快感。内啡肽与许多脑的心理生理功能，如记忆和学习功能都密切相关。因此通过内啡肽的含量改变，可能会帮助漂浮者处于一种理想的状态。

5. 维持效应

漂浮的治疗不仅可以马上见效，而且还可以使以上状态保持几天或几周。

心理学家对漂浮仪的科学检测证实：漂浮疗法不仅有效调整了人体与紧张有关的生物化学物质的含量，而且还有维持效应，即生物化学物质的低含量在一次治疗以后仍能维持数天之久。也就是说，漂浮疗法提高了人体对紧张的承受力。对于同样程度的紧张，治疗前与治疗后的承受限度不大一样。所以说，漂浮疗法是提高人体对紧张承受力的有效方法之一。

关键三　漂浮疗法的适应症与操作

一、漂浮治疗的适应症

由于以上的各种效能，我们可以清楚地意识到，漂浮可运用的适应症是很广泛的。

1. 放松减压

由于能达到深度放松，对于减轻各种压力有明显的效果，因此，漂浮疗法已广泛用于普通人，帮助人们缓解压力、应对挫折、干预危机等。

2. 神经症

由于被试在漂浮的状态下可以达到深度的放松，因此对于消除神经症的紧张、焦虑、抑郁等疾病，以及随之而来的头昏、失眠等症状具有较好的效果。

3. 心身疾病

由于漂浮仪内的药物具有浮力，具有调节血压、改善血循环、解除痉挛以及促进渗出物吸收的作用，因此对高血压、冠心病、脑血管病、糖尿病、类风湿性关节炎、孕妇紧张症、脑性瘫痪等心身疾病具有良好疗效。

4. 提高学习力

由于漂浮疗法可以增强右半脑的能力，增加暗示性以及视觉化的能力，因此可以使被试的学习效率大为改善，思维更清晰，感觉更敏锐，记忆力大为提高。对于大学生的学习适应、中学生特别是高考学生成绩的提高、小学生的学习均有极好的帮助。

5. 运动员训练

由于有视觉化的增强功能，对于运动员技术与心理训练有很好的帮助。在放松状态下，运动员对运动技能的掌握会大为提高。

6. 问题解决

经过漂浮治疗，被试可产生一种中度欣喜感，思维更清晰，感觉更敏锐。许多参加过漂浮治疗的人发现，正是在漂浮后的几小时的时间里，他们找到了解决问题的方法或有了新的思路。而且还注意到，漂浮后的一段时间，是读书、学习的最佳时间。

7. 增进食欲

音乐可以对人的生理和心理状态产生一系列的影响，其通过声波有规律的变化，作用于大脑皮层，并对丘脑下部和边缘系统产生效应，调节激素分泌、血液循环、新陈代谢，从而改变人的情绪与身体机能的状态。

因此，根据被试不同病情和不同音乐感觉性的特点，加上必要的影视与 VR 治疗，可以使被试产生欣快感，从而增进食欲。

8. 改善失眠

在漂浮状态下不同的音乐节奏、旋律、音调、音色能起到调节情绪、改进睡眠的作用。特别是应用睡眠治疗的作用，能改善睡眠质量。

以上是目前在漂浮疗法中，常用的几个方面。还有更多的方面有待进一步的研究。例如，老年、美容等多个领域有待开发。

二、漂浮治疗的基本操作

漂浮疗法的操作是一个须不断根据具体环境及条件来具体考虑的过程。以下是一些重要步骤，请大家参考执行。在漂浮中，由于每个人的精神状态不同，文化程度不同，具体环境不同等诸多难以想象的因素，漂浮师应根据当地当时的具体情况而定。

1．漂浮治疗工作程序

(1)找好适应症；被试的自愿性很重要。

(2)做好体检：排除皮肤病、性病、月经期、严重恐水者。

(3)必要的测验与化验：这是为研究，也是积累大数据的必要。

(4)检查漂浮仪，检查水温及各控制开关；目前的智能化仪器简便了许多。

(5)给被试耳塞、一次性内衣裤。

(6)嘱被试淋浴。

(7)嘱病人入池，枕垫已做好，必要时加漂浮辅助器。

(8)关灯，讲指导语。有些病人第一次有些恐惧可以晚些关灯，或是处于不关灯或半关灯状态。

(9)选择治疗方案，即在治疗中，如何实施催眠治疗，同时也有选择什么音乐的问题。

(10)讲结束语，也要告知水流在退去。

(11)再次淋浴，穿衣。

(12)需要时做与漂浮配套的手法按摩。

(13)一般说来，漂浮师的性别上：女性被试要用女漂浮师来做，男性被试可因人而定。

2．漂浮病人须知

(1)漂浮治疗是一种综合治疗，对病人有益而无副作用。

(2)漂浮前，请病人先做好淋浴，把耳塞塞入双耳。也有被试不用的，可选择。

(3)入池时要小心，不要滑倒；一般的漂浮仪，可以做到水自动进入，无声而快速。

(4)请勿让池水进入眼睛，万一进入，请用仪器里的水杯内清水清洗或毛巾擦拭。

(5)漂浮结束后，请再次淋浴。根据医嘱，部分患者需在换好内衣后到按摩室，接受按摩。

【胡佩诚、朱凯、李昊阳】

第二部分　二级心理督导师的临床技能

表临 0-2　二级（中级）心理督导师的职业标准

职业功能	工作内容	技能要求	相关知识
专业推进	针对心理相关专业的职业人员的专业提升与推进	心理相关职业分析 参与性与影响性训练技术 表情分析技术	心理相关职业督导 心理咨询理论 心理学基础
素质提升	重点对被督导者个人成长从"现实观"角度分析与促进	情绪分析技术 人格分析技术 国学思维	情绪理论 人格心理学 国学
督导研究	心理督导评估工具的研制、引进与提升	心理督导测验编制技术 逻辑学思维 绘画测验技术	心理督导研究 逻辑学 投射理论

　　注：二级（中级）心理督导师的工作对象为：心理干预相关专业的人员，具体指：健康管理师、社会工作者、婚姻家庭咨询师、生殖健康咨询师等；初级心理督导师。

第四章 二级心理督导师的专业推进

ERJI XINLI DUDAOSHI DE ZHUANYE TUIJIN

　　二级心理督导师是中级心理督导专业人员。本章中呈现的专业推进是对心理干预相关专业人员技术的重要督导内容。

第一节　理论分析

第一单元　心理督导在健康管理中的应用

Ⅰ．学习目标

学会按照心理督导原则对被督导者健康管理中的心理干预情况进行分析。

在我国健康管理师的职业推进过程中，非常需要心理督导工作的配合。二级心理督导师在技术推进工作中，需要研究如何将心理督导融入健康管理事业中。

Ⅱ．操作步骤

一、分析和开发被督导者健康管理中的自我管理能力

（1）能力：和被督导者一起分析他们所具有的健康管理能力。例如，问："你认为自己具有哪些方面的健康管理能力呢？"

（2）生活：和被督导者一起分析他们的生活起居习惯，并形成新的习惯，促进身心健康。例如，问："你平日有哪些好的生活习惯？是否可以对生活起居、运动习惯进行新的调整以促进身心健康？"

（3）调适：善于关注被督导者的自我心理调适的优势，增强他们的自信心，促进他们相信自己有能力进行健康管理。例如，问："当你出现烦恼时，你常用那些方法进行调节呢？"

（4）方法：和被督导者一起探讨健康管理的具体方法，如良好的饮食起居习惯、减少不良嗜好、进行情绪管理、从工作中发现乐趣等。

（5）求助：和被督导者一起探讨，当遭遇无法调适的心理烦恼时，可以选择求助专业的心理督导师或心理医生，为自己的健康管理承担责任。

二、提升被督导者对于健康管理中出现的问题进行心理干预的能力

（1）寻因：出现健康管理问题，问被督导者是否从中寻找原因？是否愿意改变自我的一些不良习惯或嗜好？

（2）探讨：向被督导者询问他们情绪管理和调适的具体方法，并和他们一起探讨常见的心理调适方法，如认知改变、精神分析技术等。

（3）主动：当被督导者无法进行自我调适时，应建立主动进行心理咨询的习惯，主动寻求他人或专业心理督导师、心理医生的帮助。

（4）经验：关注焦点解决和积极解决问题的方法。例如，问："你在以往的经验中，遇到这样的问题，是否有好的、成功的解决方法呢？"

（5）计划：制订健康管理心理干预的计划，可以从多方面向被督导者明确健康管理的干预计划。如培养良好的饮食起居习惯、减少不良嗜好、加强体育锻炼、主动寻求心理咨询等。

Ⅲ. 相关知识

一、健康管理的促进

健康管理是指运用现代的理念，通过最先进的养生、保健、预防、医疗、康复等技术和相关管理手段，对个人或人群的健康状况进行全面检测、分析、评估、干预（包括提供健康咨询和指导）以及对疾病进行预测、预防和防止再复发的全过程。在整个过程中，生物因素、社会因素、心理因素三个要素互为因果，对于整个健康的维系具有同等重要的作用。

健康管理以预防和控制疾病发生与发展，降低医疗费用，提高生命质量为目的，针对个体及群体进行健康管理。通过健康管理教育，被督导者提高自我管理意识和水平，并对自己的生活方式相关的健康危险因素，通过健康信息采集、健康检测、健康评估、个性化健康管理方案、健康干预等手段持续加以改善。

健康管理是对个人或人群的健康危险因素进行全面管理的过程，其宗旨是调动个人、集体和社会的积极性，有效地利用有限的资源来达到最大的健康效果。健康风险评估是健康管理过程中关键的专业技术部分，并且只有通过健康管理才能实现，是慢性病预防的第一步，也称为危险预测模型。它是通过所收集的大量的个人健康信息，分析建立生活方式、环境、遗传等危险因素与健康状态之间的量化关系，预测个人在一定时间内发生某种特定疾病或因为某种特定疾病导致死亡的可能性，并据此按人群的需求提供有针对性的控制与干预，以帮助政府、企业、保险公司和个人，用最小的成本达到最大的健康效果。

心理健康需要通过心理的健康管理、心理信息的收集、心理状态的评估、心理干预措施的实施，得以维护和促进。

健康管理是一种意识，培养健康的习惯需要我们自己的努力，具体可以从以下几个方面进行。

1. 培养良好的饮食起居习惯

任何事物都有其存在和发展的规律和度，物极必反，人体也是如此。因此，遵循人体活动的规律和度，做到起居有常，饮食有节才能更好地保持身体的健康。就如古人那样日出而作，日落而息，生物钟与自然节律一致，形成有规律的生活。如今人们因为网络、电视、手机、电脑等，导致一些人玩网络游戏成瘾、生活作息混乱，自然会影响身体健康。饮食方面亦是如此，要懂得适度适量，否则狂喝乱饮、贪吃贪睡或盲目、过度减肥，都会影响身体健康。

2. 减少不良嗜好

抽烟、喝酒、豪赌、吸毒，不仅可能会诱发肺癌、肝癌等多种疾病，还会让人形成心理依赖，甚至成瘾难戒，危害身心健康。因此，对于这些不良嗜好，最好在初期就不要去触碰，否则，一旦形成依赖就难以戒除。

3. 经常参加体育锻炼

生命在于运动，缺乏运动的生命是脆弱的。长期缺乏运动，会影响内脏器官的发育，导致身体衰弱和免疫能力的降低。积极锻炼能达到强身健体、提高人们抵抗各种疾病的能力，因此散步、长短跑、健身操、广场舞、各类球类运动，特别是国球——乒乓球具有很好的健身作用，值得大力提倡。人们可根据自己的兴趣、爱好和身体状况进行选择。

4. 进行情绪管理，学会快乐生活

学会情绪的调整，懂得养生之道。音乐不仅陶冶人的情操，还能起到养生保健的作用。因此，常听快乐的音乐，常和一帮志同道合的朋友一起唱歌、跳舞，能达到健康快乐的目的。

5. 从工作中寻找乐趣

热爱工作，享受工作带给自己快乐的人，从工作中发现生命的意义，对工作充满热情的人，会拥有健康身心。

6. 培养一个积极的兴趣爱好，修身养性，知足常乐

无论是养花养动物，还是旅游、看书，但凡有一个积极的兴趣爱好，结识一帮志同道合的朋友，修身养性，对人的身心健康都是有好处的。在如今越来越物质化的年代，很多人把金钱看成成功的唯一标准和追求目标。这也导致有些人常常因感到自己物质的匮乏，从而不快乐。现代的生活越来越好，很多人都有房有车，可依然不快乐，因为有些人想要的太多，不懂得知足常乐。

7. 主动寻求他人的帮助或进行心理咨询

当已经出现严重的心理问题，而自我又无法调整时，需要主动寻求他人或专业心理督导师的帮助，不要排斥心理咨询。心理咨询是现代人维护心理健康的一种积极手段。

二、心理干预的运用

心理干预（psychological intervention），是指在心理学理论指导下有计划、按步骤地对一定对象的心理活动、个性特征或心理问题施加影响，使之发生朝向预期目标变化的过程。即当个体或群体遇到心理问题，乃至重大突发事件时，通过语言交流以及各种心理学技术，例如催眠疗法、精神分析法、音乐疗法等帮助他们度过危机、重建心理平衡与重获心理健康状态的过程。

心理干预的手段包括心理咨询、心理治疗、心理康复、心理危机干预等。

1. 心理干预的内容形式

包括健康促进、预防性干预、心理咨询和心理治疗等。

（1）健康促进（health promotion）是指在普通人群中建立良好的行为，思想和生活方式。健康促进包括以下内容：①心理健康（mental health）促进，保护抗应激损伤的能力，增强自我控制，促进个人发展。②危险因素（risk factor）的发现，易感的人格因素或环境因素。③保护因素（protect factor）的增强，与危险因素相反。不易发生某种心理障碍的人格因素、行为方式或环境因素。

（2）预防性干预（preventive intervention）是指有针对性地采取降低危险因素和增强保护因素的措施。包括普遍性干预、选择性预防干预、指导性预防干预三种方式。

此外还应包括心理咨询（psychological counsel）、心理治疗（psychotherapy）、心理保健、心理督导。

2. 心理干预的范围

健康促进面向普通人群，目标是促进心理健康和幸福，属于一级干预。预防性干预针对高危人群，目标是减少发生心理障碍的危险性，属于二级预防。心理治疗针对已经出现心理障碍的个体，目标是减轻障碍，属于三级预防。

有心理困扰、社会适应不良、发生重大事件后生活发生重大变化的人以及综合医院临床各科的心理问题、精神科及相关的病人都应该寻求心理干预。例如，2008年汶川地震后，全国各地包括四川省级、成都市级医院组建心理危机干预、支持小组给予地震伤员心理帮助和支持。为了让伤员的身体伤害和心理伤害得到同步治疗，心理危机干预专家开始对地震伤员进行心理干预，给予伤者心理支持、安抚。

Ⅳ．注意事项

一、在对自身咨询能力困惑时主动寻求督导

作为心理健康管理的提供者，心理督导师在房间和被督导者在一起时感到舒适和有能力的程度，和健康管理的有效性有关。如果感到焦虑、分心或者需要不停地搜索说些什么，那么这些都将影响心理督导师关注被督导者的能力。因此，在这些让人迷茫的时候，可以和其他督导师或者同事做一个简短的意见交换。

二、关注影响督导的有效性的两个核心因素

1．关注度

被督导者自身对于健康管理的关注和重视程度，对督导的有效性有着积极的影响。因此，心理督导师需要关注被督导者对自身的情感、认知和行为模式、生活方式以及对于健康管理的态度、希望等多方面的情况，并促使被督导者对此进行思考。被督导者对自我越了解，那么在心理督导过程中，他们的收获也会越多。

2．防御性

同时，和心理干预的有效性取决于咨访关系一样，心理督导师与被督导者之间的积极、建设性、尊重、协调的关系，打破防御，在促进被督导者健康管理的改变中起着重要的作用。

三、关注被督导者的个体差异和积极优势

1．个体差异

心理督导师需要重视被督导者的情感、认知和行为的不同模式及学习能力，去体察他们的背景、文化和系统的顾虑的个体差异。积极优势因为被督导者个体的特征对于健康管理的干预有效性有着重要的影响。这些差异包括种族、宗教、年龄、性取向、社会经济地位或者能力等。

2．积极优势

被督导者在长期的生活、工作中，有些会习惯性地关注到自身的缺点和劣势，这也是导致一些被督导者自卑、懒惰、不愿意改变的主要原因。因此，侧重被督导者积极和优势的方面，如承认他的行为具有适应性的背景，无论是当时还是过去的背景，这和简单地聚焦到他的缺点和不适应性的品质相比，是更加有用的，如"你经常熬夜是因为你想把工作做得尽善尽美，因而不得不为了提高讲课质量做销售方面的课件直至凌晨。这种敬业精神有时候会影响到你的身体健康"。

四、心理督导师更需要关注自身的健康

当心理督导师因为健康状况或家庭问题，如生病或家中有急事处理等需要重新安排督导时间时，在合理且有效的理由下，心理督导师可以提供合适的信息，并调整或取消督导时间，而不是勉强自己去进行心理督导。因为如果心理督导师自身有些未处理的问题或有健康问题、情绪烦恼的情况下，勉强进行心理督导工作，不仅不利于督导的有效性，而且不利于心理督导师自己的身心健康。因此，在这些特殊的情况下，心理督导师需要优先考虑自己的需求，可以把自己的需求放在被督导者之前。

【权京菊】

第二单元　心理督导在婚姻家庭与性咨询中的应用

Ⅰ. 学习目标

学会按照心理督导原则对被督导者在婚姻家庭与性心理咨询中存在的心理问题进行干预和分析。

在我国婚姻家庭咨询师与生殖健康咨询师的工作中，推进心理督导的配合极为必要。二级心理督导师的专业推进中，需要很好地将心理督导技术融入婚姻家庭咨询、生殖健康与性问题咨询之中。对此我们给出一系列建议。

Ⅱ. 操作步骤

一、分析和了解被督导者的婚姻家庭咨询中存在的困惑

1. 分析

(1)和被督导者一起探讨，当遭遇无法调适的婚姻烦恼时，考虑过选择求助专业的心理督导师或心理医生，同他/她一起为家庭关系的改善承担责任吗？

(2)和被督导者一起分析他们所具有的心理干预能力。例如，问："你能想到自己具有多少处理婚姻家庭心理问题的能力呢？"

(3)和被督导者一起分析他们处理婚姻矛盾的方法，例如，问："你们观察，在夫妻感情好的时候，会有些什么表现和行为呢？"

2. 了解

(1)关注被督导者处理家庭问题的优势，增强他们的自信心，促进他们相信有能力进行调整。例如，问："当你发现来访者出现家庭矛盾时，你常用那些方法改变他们的关系呢？"

(2)和被督导者一起探讨处理婚姻矛盾的具体方法，如关于金钱人格的知识、建立良好夫妻关系的方法等。

二、提升被督导者对生殖健康与性问题进行心理干预的能力

1. 方法

(1)出现生殖与性烦恼时，问被督导者是否从中寻找原因，是否愿意为改善夫妻关系做出改变或调整。

(2)关注焦点解决和积极解决性心理问题的方法。例如，问："你以往的经验中，遇到这样的问题，是否有好的、成功的解决方法呢？"

2. 计划

(1)制订改善生殖健康与性关系的心理干预计划，可以从多方面和被督导者沟通、探讨并制订具体的心理干预计划，如夫妻有效沟通原则、爱的五种语言、婚姻银行存款手段、改变从自己开始等。

(2)当被督导者无法处理好生殖健康存在的矛盾和冲突时，应建立主动进行心理干预的习惯，主动寻求他人或专业心理督导师的帮助。

Ⅲ. 相关知识

一、常见的婚姻家庭问题

婚姻家庭问题包罗万象，其来源与性质也错综复杂，主要有以下诸点：夫妻间缺乏感情基础；不健全的婚姻动机；夫妻性格不协调；对夫妻角色的不同期待；受父母的影响和干扰；夫妻缺乏维护夫妻关系和保养婚姻生活的艺术；婚外关系的发生；与子女关系（即亲子关系）及子女教育方面的问题；家庭成员的冲突；家庭转型期出现的问题。

1. 婚姻的动机

有的夫妻的结合，并不是由于两人相爱，而是为了某种不寻常的潜意识动机，由于这种心理动机是为了解决或处理自己内在的心理症结，而不是为了结婚而结婚。所以，往往带有病态的性质，因而无法维持正常的婚姻，极易导致破裂。例如，有的人刚经历失恋，心里很空虚或气愤，在反作用之下，盲目草率地找个替身结婚。结果，婚后一段时间才发现草率结婚的替身并不理想，由此滋生婚姻矛盾。有的人因对某一异性朋友感到怜悯，心里想"拯救"对方或"改造"对方，而以"救助者"的角色跟对方结婚。婚后不久，不是发现对方难被"拯救"而感到失望，就是对方变好了，已不需其"救助"而满足不了心理欲望。还有一些人或为了经济利益，或为了出国移民，或为了离开自己不太中意的家庭等而结婚，这种毫无感情基础的婚姻，心理动机不健全，也会诱发各种各样的婚姻问题。

2. 夫妻性格不合

从个人的角度看，夫妻各有各的性格，这种不同的性格，常常可以相互弥补，使夫妻间个性的差异相得益彰。但假如两个人的个性相当悬殊，却又往往是造成婚姻关系不协调的原因。例如，常见的夫妻性格不协调，乃是丈夫很谨慎小心，做事认真，往往以公事为第一，不太注意感情生活，生活方式较为呆板，而妻子则感情丰富，喜欢变化，长于社交，惯于游乐，结果两人格格不入，互不协调，彼此不满意。另一种则是夫妻两人性格极为相似，即两个人均个性强、不认输、喜欢计较、竞争，不甘示弱，结果两人总是争吵不休。或是两人性格都属于被动性，彼此都需信赖他人，无法自主，其结果也会诱发婚姻矛盾。

3. 对角色的期待

做丈夫的，应做什么事、管什么事；而做妻子的，应处理什么事、负责什么事，都是社会文化习惯的产物。每个人从自己原来的家庭长大时，在不知不觉中形成了对夫妻角色的看法。假如夫妻二人来自不相同的社会文化背景家庭，很可能存在极不相同的对夫妻角色的期待，很容易对配偶产生不满意的情绪。例如，有位妻子婚后不久就大不高兴，哭泣着说，她的丈夫不管她如何忙也从来不帮她做家务。她说她在家，父亲常常下厨房帮妈妈烧菜。而丈夫则感到莫名其妙，在他家，父亲是从来不下厨房的，且丈夫对妻子掌管家里的经济大权极不高兴，因他家里是由父亲掌管经济大权。夫妻对做丈夫的、做妻子的角色有固定的期待，一时无法接受或建立他们自己的夫妻新角色而闹得不愉快。

4. 父母的介入

有时候，婚姻矛盾直接来自父母的干预与影响，比如父母对其儿女婚姻的不支持甚至反对，或父母对其太关心，干预过度，使子女失去了自己设想的婚姻生活的自主权。又如，父母与子女的关系太深，子女在情感上很在乎父母的反应，想尽量"孝顺"，以满足自己父母的希望，结果使配偶感到委屈而不满意，从而导致夫妻不和。有时，双方父母产生相比相争的局面，年轻夫妻对哪家好一点，就使另一家不欢，对另一家照顾一点，这一家就不悦，使得年轻夫妻在两家父母之间犹如在坐跷跷板，一不小心就失去平衡。

尤其在中国，婆媳关系一直是很多家庭面临的重要课题。随着现代社会家庭经济生活的好转，有一部分家庭的子女结婚后能单独生活，不再和父母生活在一起。常见的是一些子女购买婚房时，会考虑与父母生活在同一个小区或同一栋楼不同的楼层。这样不用长期生活在一起，对于缓解婆媳关系是比较有利的。因此，如果家庭经济条件许可的情况下，可以考虑父母和已经结婚的子女分开居住，毕竟一个家庭只有一个女主人。这样的生活方式，对于处理婆媳关系的矛盾是比较有利的。如果经济条件不允许，实在是已婚子女必须和父母生活在一起，那么处理婆媳关系的关键人物是儿子，所以，儿子如何平衡母亲与妻子之间的关系就尤为重要。

5. 缺乏经营婚姻的能力

有的夫妻出于各种理由，将他们的精力放在工作、养育孩子或其他事情上，而无心维护自己的夫妻生活。他们认为，只要结了婚，婚姻关系就会一直维持下去，会持续一辈子，不用去操心呵护。殊不知夫妻情感生活，就像花草一样，需要时时加以栽培养护，否则会逐渐枯萎。有的夫妻缺少沟通，两人很少相互谈论交换意见。结果，彼此都不太知道对方在想什么、计划什么、有什么意见、有什么情感；只变成了住在一起、睡在一起的同伴而已；彼此也不懂得培养共同的兴趣与爱好，也没有共同的生活目标，无形中产生了空虚的夫妻关系，并导致对婚姻的不满。

6. 婚外关系的产生

不管是因婚姻质量差而促成婚外关系的发生，还是因婚外关系的发生而影响其婚姻质量，如果配偶之一在婚姻之外，与第三者发生情感或性的关系，这无疑是一件极为严重的事情。婚外关系的发生，有各种各样的原因：或出于"围城心理"，对其他异性产生幻想；或喜新厌旧，追求新的刺激与变化；或因工作、生活不顺心，让"第三者"乘虚而入等等，都需要对其进行认真分析，慎重引导。

其他常见的问题有：与子女关系及管教问题；家庭成员的冲突，尤其是婆媳关系；家庭转型期出现的问题，如子女离家后、由于一方外出打工造成的两地分居等引发的留守妇女等问题。

总之，婚姻顺利与否，常依赖于许多条件。夫妻不和，并非单一的原因导致的，往往是由许多因素累积在一起，造成婚姻关系发生困难。一般夫妇，多少能靠他们彼此的感情，及对婚姻的信心，维持其顺利的夫妻生活，但有时婚姻问题困难重重，这就需要婚姻治疗了。

二、婚姻家庭咨询中的心理督导

婚姻家庭咨询中，可以用到一系列有用的心理干预方法。

1. 改变层级

层级指的是家庭中领导权的组织方式。在评估阶段，心理督导师可以观察是父母和孩子拥有同等的权力（扁平层级结构），还是孩子比家长拥有更多权力（不协调的层级结构）。常见的例子是家长化的孩子：孩子成为夫妻系统的一部分，过度承担责任，包括照顾父母的情绪幸福感。在改变层级结构的过程中，心理督导师通常会强化父母的功能，使其在家庭中承担更为强大的领导者角色，也可以帮助夫妻将他们夫妻关系的边界设置得不那么具有渗透性，同时在兄弟姐妹子系统中重新定位孩子。

2. 设置边界

设置边界是指心理督导师打开或关闭子系统之间或家庭与其他社会系统（如学校系统）之间的边界。心理督导师完成边界设置目标的方式包括，经过心理督导师的干预，确保每个家庭成员能够有不被打断的时间表达自己，或是重新安排咨询室中成员的座位来表现出边界。例如，心理督导师可以要求坐在父母之间的孩子移到另一个位置，而把夫妻子系统定义得更为清晰。

3. 促进行动

促进行动可用于评估和治疗阶段。若为评估的目的，心理督导师则会促发行动来观察家庭的互动模式。具体邀请家庭来重现问题事件或就某话题进行讨论。若是作为干预措施，心理督导师则会促发行动来直接改变家庭关系，具体为打断不良互动过程并将其引导至更为积极的方向。

4. 探索例外情况

这个干预措施是心理督导师和家庭探索问题何时不会发生。有关这些时刻的具体细节能够让家庭了解到他们已经具备的处理问题的能力，这能为家庭带来希望和激励。

5. 外化问题

外化是一种来自叙事治疗的治疗技术，主要理念为将问题与个人分离开，为家庭提供一个机会，与治疗师一起探讨问题带来的影响。例如，外化问题的第一步是给问题起一个名字，然后对问题和求助者之间的关系进行工作。

6. 家谱图

出于评估的目的，家谱图能够将家庭成员的基本特点以视觉化的形式呈现出来，包括性别、辈分和年纪等。作为干预措施，家谱图能够作为聚焦点，不再关注主诉问题，而是帮助求助者面对与挑战有关的更为广泛的背景，如家庭的主题和代际间的关系模式。

7. 识别和打断不良的互动模式

心理督导师通过观察家庭以及仔细倾听家庭在详细描述问题时出现的互动主题来识别家庭的关系模式。为了打断不良的互动模式，心理督导师可以在行为、认知和情感领域对家庭关系进行工作。例如，聚焦于情绪的心理督导师会确认并标志出家庭隐藏在二级反应性情绪(如愤怒)之下的主要情绪(如受伤)，以此软化家庭成员之间的互动并打断不良模式。

8. 明确家庭优势

心理督导中的主诉问题经常充斥着描述缺陷。确认家庭的优势所在，给心理督导师和家庭一个机会去发现或者重新发现家庭中个体以及家庭作为一个整体所具备的积极品质。和问题一样，这种优势的发展史也需要得到探索和理解。

9. 邀请缺席的家庭成员参与治疗

整个家庭全员出席首次会谈是较少见的现象。更为普遍的是，心理督导师先与家庭系统的部分个体会谈，如单一的个体或夫妻或亲子。多数系统家庭治疗心理督导师会邀请第一、二次没有出席的家庭成员参与治疗，无论是让来访者邀请其他家庭成员，或是心理督导师直接与想要邀请的家庭成员联系。例如，母亲与孩子因为孩子不愿意读书的问题前来咨询，心理督导师可能会邀请父亲参与之后的治疗。

10. 时间线

与家谱图类似，时间线可以帮助求助者将问题放在大的背景下思考。时间线记录了家庭生活中有意义的正常事件(如进入青春期)和非正常事件(如家庭成员的意外离世)。因此，可以通过时间线了解到儿童的问题行为开始于家庭压力激增的时期，在那个时间段多个转变一起发生，包括新的兄弟姐妹的到来、搬家、转学等。

在使用干预措施时，应注意与求助者配对的问题，将具体技术与特定求助者的特定问题相匹配，并时刻牢记自己是何种类型的心理督导师。这对家庭治疗来说是一种挑战。

三、性问题的心理督导

婚姻家庭咨询中可能涉及性的问题。生殖健康咨询中，性问题可能涉及得更多。性是人类生存繁衍的基础，也是婚姻生活的重要组成部分。持久和谐的性生活是婚姻幸福的基础。

(一)性心理的常见问题

1. 夫妻性生活

性生活是夫妻生活的重要组成部分，性生活出现问题肯定影响夫妻关系。常见的性生活适应问题包括不能过性生活、性欲缺乏、性功能障碍、性高潮缺失，有些夫妻甚至是无性婚姻。

2. 家庭成员中的性

个体进入青春期后，伴随着性生理的发育成熟，性意识开始觉醒，因此，父母也常常因为青春期孩子的性问题寻求心理督导。

青春期孩子在性方面的困惑包括性冲动、自慰过度的烦恼，性压抑、性无知导致见陌生网友遭遇性侵等，还有恋爱过程中可能出现的暗恋、三角恋、失恋、同性恋等烦恼。

3. 性取向问题

同性恋伴侣因文化中的偏见、歧视和边缘化而承受压力。多数人对于同性恋持歧视态度，也不了解其形成的原因，常常将同性恋当成性变态或性道德有问题。

此外，来寻求心理帮助的人之中，也存在许多易性症或者说性别焦虑症者。

(二)性心理督导的原则

1. 对谈论性话题的态度

心理咨询与督导室是可以进行关于性行为的合理的讨论的一个地方。因此，心理督导师面对性方面的问题，能保持轻松、自然的态度，制造一个氛围，在这样的氛围下，可以和来访者自由地谈论性心理与性健康问题。

对于性心理问题的督导或咨询，并不是任何心理督导师都可以胜任的，有些心理督导师面对性的问题时，感到紧张、困惑，甚至缺乏自信。因此，如果来访者的需要超出了自己的能力范围时，应给予转介。

2. 性心理督导的伦理

人类的性行为是与我们的社会文化价值观交织在一起的，因此性总是与各种伦理、道德问题相连。因此，当专业从业者试图干预来访者的性生活及决策时，总要面对很多的伦理问题。性科学工作对从业者的专业技巧、隐私保护以及知情同意有很高的要求。违反督导关系最极端的形式是与被督导者发生不恰当的性行为，这是明令禁止的。

(三)性心理问题处理的主要方法

1. 谨慎贴标签

人类的性行为受到所处的社会文化、背景的制约。在过去，凡是与主流文化相违背、不符合主流文化环境的性行为，都认为是异常性行为。那些不通过人类通常的异性的性器官交媾满足性生理需要，而是以其他的方式获得性满足和性快感的、不符合主流文化倡导的性行为，就视为性变态行为。过去同性恋、易性症被认为是性变态。但随着时代的变迁，人们对一些即使是非主流文化的少数人的性行为已经给予更多的理解甚至是认可。同性恋在很多国家已经不再认为是精神疾病，有的国家对于同性恋结婚已经认可。随着社会的进步，科学的发展，人们对事物的认识有了更加科学、客观的看法。特别要注意不要轻率地给来访者贴上性变态的标签。

有些年轻人感觉找个对象，还要顾及对方感受，从而失去自己单独生活的自由和快乐，因而主动选择单身生活的方式。而这与主流文化不一样，因而受到来自社会、家庭和他人的干涉。而如今，主动选择单身生活方式的人也逐渐增多。所以，社会发展和包容度的增加，应该允许成年人决定他们的生活方式。只要他们不违法、不违背社会道德、不伤害他人的生活，就应该给予他们帮助。

2. 性心理健康的基本知识

这里面有一些重要的问题，性心理的督导中有些基本的知识如下。

(1)性生活卫生。夫妻双方淋浴完之后再过性生活最好，或准备湿纸巾，双方要用湿纸巾来保持生殖器卫生。

如果女性反应比较延迟，用一些润滑剂比较好。目前在商店里面润滑剂容易买到。诚然，卧室的旁边设置了一个淋浴间是最佳的选择。

(2)性活动的六个阶段：性欲(有欲望)阶段、兴奋(男性会出现生殖器的勃起)阶段、(插入后维持在)平台阶段、(在射精的时候达到)高潮阶段、(射精后进入)消退阶段、最后一个为满足阶段。在任何一个阶段上，都有可能发生问题。

(3)性生活前要做的准备：①心情的准备，不要在性活动前谈商业、工作等容易争论的话题。②双方要处在良好的健康状态，身体都还没有急性病。③环境，就是温度与灯光，要适合性生活。

(4)性信号的表达也要注意：一个是语言的表达，夫妻在性生活前的表达是相互赞美。我们提倡非语言的表达，尽量共同淋浴。

(5)适度分床，适度分床有利于增加夫妻的相互吸引力。

3. 性治疗方法

性心理咨询与治疗是一项比较复杂的工作，要求心理督导师要经过较多的训练与培训，如对人体生殖系统的认识，对性生理的科学规律有深入的了解，性心理包括性高潮的科学机理，性治疗方法的原则与实施过程，性功能障碍的处理原则与方法，性变态的处理原则与方法。性治疗(sex therapy)也是一项职业活动，有许多专门的机构与著作。鉴于篇幅，不在这里赘述。

Ⅳ. 注意事项

施行婚姻疗法，必须从心理学的角度充分了解夫妻关系的真相，要能清楚了解并能辨认功能性与非功能性的夫妻关系，找出夫妻问题的根源，才能确定治疗和辅导的方向，建立健康的婚姻生活。

1. 重视取消预约或爽约的问题

取消预约或爽约能为心理督导师提供重要的信息，必须予以重视和评估。由于系统式思考设定心理干预工作具备关系性的本质，因此取消预约或爽约需要从关系性的角度进行解释。通过电话爽约或取消预约，需要考虑其隐含的意义。此时，重新回顾对于取消预约或爽约的规定非常有用，可以澄清任何误解。因此，在确定咨询关系时，需要对取消预约或爽约做出必要的约定。

2. 重视其他家庭成员不愿参与问题

没有在婚姻家庭咨询时现身的家庭成员，对其缺席的原因督导师需要进行探索。家庭成员之间是否对此进行了沟通？他们是否被邀请进入家庭咨询？关于这件事，家庭成员之间是如何进行讨论的？每个家庭成员都可以决定自己是否参与家庭问题的心理咨询，并在家庭决策过程中行使部分权利。若是一个家庭成员陷入权利争夺之中,那么心理督导师作为中介进行干预来邀请成员进入治疗会有所帮助。

3. 关注夫妻关系中的"金钱人格"

如何在家庭中处理好金钱关系,也常常会影响到家庭关系。夫妻之间不可能不谈钱。但如何谈钱,包括心理督导师如何在督导过程中,关注到金钱关系对夫妻关系的影响都非常重要,因为金钱问题是使很多婚姻破裂的根源。因此,心理督导师如果对金钱问题有更多的了解,那么就更能利用专业知识帮助那些陷入麻烦的夫妻们。对一个健康、充满生机的婚姻来说,夫妻双方了解金钱关系的作用至关重要。因此,改善夫妻关系需要让他们知道:每对夫妻之间都存在金钱关系,这种关系会对他们的婚姻产生影响。夫妻双方对金钱有着不同的看法和观点,是两个独立的人。

人们存在5种金钱人格,即省钱王、消费狂、冒险家、求稳者、随性者。如果夫妻在金钱方面存在根本性不一致的观点,那么这种不同的观点会影响到生活中的每一个决定,甚至有些夫妻因此反目成仇。例如,一位丈夫在62岁意外身亡,丈夫的最后一个电话是打给他们的孩子,告诉孩子自己身体不适,但自己没有钱看病,让妻子带钱回来。因为他的妻子周末去照顾高龄产妇且有妊娠高血压的女儿。而丈夫为了多挣钱,独自一个人周末还在加班。打完这个电话后,丈夫意外倒地,被工友发现送往医院后,送进重症监护室,被诊断已经脑死亡。在用呼吸机维持了15天后,他们放弃了治疗。在丈夫的葬礼上,妻子泣不成声。她后悔丈夫在世时,她把钱管得太紧,没能让丈夫好好享受生活。这位妻子是典型的省钱王金钱人格。她和丈夫曾经讨论,等到女儿生孩子后,他们一起去香港好好旅游一次。可丈夫却在女儿生孩子的一个月前,突然死亡。丈夫一直都按照妻子的金钱模式生活。他们不缺钱,但他们把日子过成了贫困的人生。

一个人身上并非仅仅只有一种金钱人格,可能会在这5种人格中选出两个,其中一个是主要金钱人格,另一个是次要金钱人格。由于每个人具有不同的金钱人格,这种不同的金钱人格预示着不同的消费理念和对金钱处理、管理的能力。夫妻间不同的金钱人格,会影响他们对家庭经济支持、储蓄、投资等,从而最终影响到夫妻关系。因此,如果需要改善夫妻关系,就不得不关注和审视夫妻间不同的金钱人格。从而双方能对此坦然沟通,并达成比较一致的处理金钱的关系,不至于因为金钱产生过多的矛盾,影响夫妻关系。

在讨论金钱观时也可以了解原生家庭环境对夫妻的影响。因此,心理督导师也需要从原生家庭等方面,了解被督导者形成如今的金钱人格的原因。让被督导者更加了解彼此的金钱人格,从而协商出比较一致的金钱观。

【曾丽华】

第二节 技术分析

第一单元 参与性技术训练的督导

Ⅰ.学习目标

提高对心理干预技术的理解、感知能力,逐步实现心理干预相关、基本、重要技术的内化及熟练操作应用。

从参与性技术的操作、应用过程、理性认知等方面深入理解该系列技术的重要性。这些技术的提高，对于与心理干预相关的职业人员非常有帮助。下面有一些基本的概念的剖析，同时，也将这些概念与具体的应用联系起来，便于大家深入理解，并能灵活学习与应用。

Ⅱ．操作步骤

一、技术的概念

"技术"（technology）一词，源于希腊文 τεχγη，即经过实践获得的经验、技能和技艺。人们还在更广泛的意义上理解技术，把它看作能够达到目的的手段，即把一切有效的行为和方法都看作技术。

现代技术已形成了由技术原理、技术手段、工艺方法和技术操作等要素组成的一个复杂系统。它包括技术的经验形态，知识（理论）形态，以及经验与知识的物化形态。

技术是指进行生产活动或其他活动的专长或手段。

"技术"从不同维度看可以有许多解释和理解，但其解决问题的功能性及实践操作性应是其核心。

技术分析，通俗地讲主要关注的是应用操作程序和每个步骤环节的难点与重点以及容易出现的问题。在本节中我们尝试着沿上述维度对一些具体技术进行分析。

二、督导中应用的基本技术

在对来访者的督导实践中所使用的技术基本可以分为：投射（呈现）性技术；参与性技术；影响性技术。这里仅分析后两者中的一些基本的具体技术。

先看看参与性技术训练分析的督导。

从督导实践角度：凡有利于建立、维持良好关系并能使交流顺利进行的方法均可视为参与性技术（有悖伦理、法律的除外）。它既包含语言，也包括非语言在内的肢体语言及微表情等。

此类技术的功能在于使督导师（心理咨询师）能够进入被督导者（来访者）的意识、情绪情感等相关系统平台，并在此平台上进行交流，为进一步督导（咨询）实施提供可能性。相关技术分析如下。

（一）倾听

倾听是一个以听觉为主，同时结合思维、视觉、感觉器官在内听懂来访者的叙述的参与互动过程。常见问题主要发生在两个方面即听什么和怎么听。

案例一

来访者：一位中年男性，某重点工程项目技术负责人，服装整洁，略显疲惫，身材较瘦小，语调平和，语速略缓慢。

"两年前父亲去世。我们父子关系很好，我非常敬重我的父亲，父亲去世，我很难过。但在处理父亲丧事的前、后整个过程中，我始终没有眼泪。事后有亲戚、同事说我对父亲缺乏感情（肩膀微动一下，眼中略潮湿），这让我有点不舒服。难道说非得流眼泪才能说明我对父亲有感情吗？"（叙述过程中来访者始终保持着语调平和，语速略缓慢状态）

在倾听中常见问题如下。

（1）咨询师认为来访者只是想证明他对父亲有感情，不认可亲戚、同事说他对父亲缺乏感情的说法。仅听到了言语表述的字面意思，忽略了来访者需要情感表达方面的理解和支持。

【督导师可结合来访者的身份、气质特征，如重点项目技术负责人，身材较瘦小，语调平和，语速略缓慢。可考虑他的情感表达模式需要理解和认可。】

（2）咨询师认为来访者哀伤表达不够、有压抑，需要释放。从"处理父亲丧事的前、后整个过程中，我始终没有眼泪"的现象，可以考虑。但不够全面。

【督导师可结合"难道说非得流眼泪才能说明我对父亲有感情吗？"此句话，侧重考虑来访者的"情感表达认知"问题。】

（3）咨询师认为来访者问题程度较轻。通过认知讨论、适当宣泄即可解决。如果从"这让我有点不舒服"容易得此结论。

【督导师可结合"肩膀微动一下，眼中略潮湿""难道说非得流眼泪才能说明我对父亲有感情吗？"来考虑，问题可能会复杂得多。首先就"肩膀微动一下，眼中略潮湿"来看，对一个理智较强、有身份的中年"理科男"来讲，可以理解为情绪波动较大；其次，"难道说……"通常情况下会有愤怒的情绪成分。来访者愤怒什么？为什么？这也是此案例在倾听过程中获得的、需要考虑的问题。】

总的来说，督导师在倾听过程中需要综合考虑听到的、看到的、感觉到的和分析到的是什么，依据轻、重、缓、急适度给予回应，从而完成倾听过程。

需注意的是在倾听过程中的回应，常用的是"哦""啊""嗯"等语气词。根据人本治疗的观点，也可用治疗师理解后的语言表达出来，但要防止中断和扰乱来访者完整的叙述。

（二）同感

同感通常指体会他人感想与感受的能力。在督导操作中也与"共情""感同身受"等词同等使用。该技术可以帮助督导师深入来访者的情绪、情感世界，以便准确理解来访者当下的情感状态。

需要注意的是"同感"不能简单理解为感受完全一样。从内容方面看，它不仅指情绪和情感，还应包括与之相关的思维和行为。同时还应注意相应的程度。

以本节案例一为例。

（1）把同感理解为完全一样。

咨询师："我没有相同的经历，怎么可能有同样的感觉呢？"

督导师："你是否有过自己的表达方式与多数人不一样时，不被理解和被指责的感受呢？"（参考同模式下的感受）

咨询师："哦，那即使有过不被理解和被指责，能和来访者的感受相同吗？"

督导师："嗯，那你有因某个事件，使你委屈和愤怒同时出现的经历吗？"（参考相同的身心感觉。）

咨询师："有过，但不是亲人去世啊？"

督导师："嗯，那你是否可以把某个使你委屈和愤怒同时出现的事件替换为亲人去世呢？"（通过事件置换获得同感）

（2）忽略相关的思维和行为的同感。

咨询师："我有过与来访者相同的经历，但我觉得只是个性不同，很正常啊？"

督导师："这是你的认为给你带来你的感受，来访者是怎样认为的呢？他会不会认为不被理解是难以接受的，还是和'不孝'的认知理解有关联呢？"（寻找思维同感）

咨询师："我注意到来访者肩膀微动一下、眼中略潮湿的行为了，但我感觉不到它的意义啊？"

督导师："当你叙述某个事情时，什么情况下可以使你肌肉颤动、眼中略潮湿呢？"（寻

找行为同感)

(3)用自己的感觉程度衡量来访者的感觉程度。

咨询师:"如果我被误解,我可能会不太在意。如果我被人说不孝,可能会有不舒服的感觉。但至于成为'问题'吗?"

督导师:"如果你被轻度误解、中度误解、严重误解时,你的感受如何呢?如果你觉得你的人格受到严重或非常严重的侮辱时,会有什么样的感觉呢?"

(通过参照对比,放大或缩小自身感觉程度寻找程度同感)

(三)具体化

在咨询中主要是让问题及问题的性质、程度具体化。通过使问题清晰明确,引发与来访者共同就该问题进行交流,同时也为进一步咨询探明方向。

案例二

来访者:中年家庭妇女,身材较高、略胖,高中文化,语速微快,衣着得体。

"我比较溺爱孩子,他父亲是做工程的,脾气有点暴躁,孩子上初中不住校。学校不让玩手机,他父亲也不让给孩子买,我偷偷地花几千块给孩子买了一个。我给孩子说到家先做完作业,再玩手机,可孩子不听话,到家就玩,连饭都不想吃,玩很久才去做作业。我担心他作业做不好,影响学习。我很生气,说他也不听。孩子的情况我也不敢给他爸爸说,我该咋办呢?"

具体化常见问题分析。

(1)不知如何将问题具体化。

咨询师:"我感觉问题较多也较乱,我都不知道该怎么问了。"

督导师:"你是否可以这样问她呢?通过你的叙述我感觉你好像有两个担心和一个生气,哪一个才是你最想解决的呢?"

(让来访者自我具体化)

(2)简单理解具体化。

咨询师:"如果她说先解决生气问题,是不是就已经具体化了呢?"

督导师:"能不能再了解一下是'不听话'使她生气?还是'做不好作业影响学习'使她生气?"

(将问题从结构上和因素方面具体化)

(3)忽略情绪或感受程度的具体化。

咨询师:"如果她说孩子不听话使她生气,是否就可以进行深入讨论了呢?"

督导师:"她生气的程度呢?如果她最生气的程度为十分,她为此事的生气程度自己打几分呢?"

(通过自评程度指标将情绪或感受程度具体化)

注:咨询时咨询师不宜以自己感觉到的程度作为来访者的感受程度。

(四)复述

不仅指咨询师对来访者原话的重复,还包括咨询师让来访者对自己原话的重复。通过复述使来访者与咨询师在复述的话题上继续进行交流。(在咨询中让来访者对自己原话的重复往往效果会更好)

复述常见问题主要是无意义的复述和无技巧的复述。

(1)无意义的复述。(以案例一为例)

咨询师:"我将整段话完整地背下来告诉来访者,是否就是复述呢?"

督导师:"整段话包含的问题不止一个,你觉得来访者会如何回应你呢?你是否可针对

一个问题进行复述呢?"(为防止来访者难以回应,可针对一个相对重要的问题进行复述)

与来访者需求关联度较低的复述。

咨询师:"如果我复述:'我们父子关系很好,我非常敬重我的父亲,父亲去世我很难过。'可以吗?"

督导师:"不是不可以,但来访者的内在核心需求是什么呢?来访者的目的似乎不仅仅在于诉说自己的难受。"(复述内容应紧扣来访者的需求)

(2)无技巧的复述。(以案例一为例)

咨询师:"我想深入讨论来访者的不舒服,复述'事后有亲戚、同事说我对父亲缺乏感情,这让我有点不舒服。'是否就可以了?"

督导师:"如果你语速均匀、语气平稳,来访者的感受是什么呢?如果你把'有'字语气加重、语速放缓,来访者会有什么样的感觉呢?"(复述时强调关键或重要的字、词)

督导师:"或者你可以尝试着说,请你重复一下刚才你说'有点不舒服'这句话的前面是什么呢?"(在需关注的问题上复述,让来访者在此进行交流)

Ⅲ. 相关知识

(一)倾听

倾听意味着满怀热情投入地、认真地听,用当事人的眼光理解他,治疗师必须能够辨别当事人的感受,准确地听懂他们所传递的信息,以及反射出他们所欲沟通的深层次含义。

主动倾听不仅能使听者真正理解一个人,而且对于倾诉者也有奇特的效果。当倾诉者发现他真正被人理解时,会出现一系列变化:首先,觉得他终于能被人理解,消除了个人的孤寂感并表现出内心的感激之情。然后,似乎是得到了一种解脱,会谈出更多的心里话。这正是向康复转变的开始。

(二)同感

要达到同感,治疗师必须放下自己个人的参照标准,设身处地地从当事人的参照标准看待和感受事物,无条件接纳当事人的感情、态度,并且能够通过语言与非语言的形式表达出自己对当事人的了解。

同感的基本要求:

(1)体会患者的感受。

(2)将感受向患者传达。

(3)了解感受的意义。

(4)放在当事人的地位尝试感受。

(5)协助患者表达、探索与了解。

(6)不同于同情(居高临下)。

同感表达的三要素:内容——要说出你听到了什么?感受——要把你对对方的情感说出来。程度——能准确地说出对方的感受的程度。

Ⅳ. 注意事项

(1)参与性技术有许多,应用时需把握"进入共同平台、能让交流顺利进行"的原则。

(2)当交流出现卡断、漫无边际,偏离、扰动主题等不利于交流进行的现象时,督导师(咨询师)应当及时警觉,迅速调整。

使用参与性技术的目的是鼓励来访者多说,来访者在自诉不被干扰、打断情况下相对防御性较低,这不仅有利于关系的建立和发展,更有利于问题相关资讯的呈现。咨询师只有在掌握一定的资讯情况下，才有可能发现主要问题所在，以及主要问题的核心因素。故不宜轻率地说出自己带有结论性、判断性的看法。参考性原则是：多倾听、共情，慎下结论及判断。

第二单元　影响性技术训练的督导

Ⅰ. 学习目标

从认知、感觉、实践层面逐步做到准确理解、深刻体会影响性技术，逐步达到适时使用、使用有度。

在咨询的过程中，凡是传递给来访者的理念、方法和行为能使来访者在不合适的理念、情绪模式及行为模式方面有所触动、改善的言语及非言语（违背法律、伦理的除外）都可称为影响性技术。（广义理解）这个系列技术也是心理相关专业人员非常急需掌握的技术。

注：以让来访者有所触动、改善为目的，有意识的言语及非言语才可称为影响性技术。

Ⅱ. 操作步骤

本单元仅以常用的一些技术为例，围绕影响性和影响程度进行相关分析。

一、面质

面质即直面本质。通过对问题或现象的本质进行直接和间接的询问（含辩论、讨论、质问等形式）及讨论，帮助来访者清晰自己的问题所在及问题的本质是什么。

运用不当的常见问题分析："指责"与"辩论"。

以本节第一单元案例一为例。

1. 指责

咨询师："你非常敬重你的父亲，父亲去世你很难过，但在处理父亲丧事的前、后整个过程中你始终没有眼泪。是啊，你怎么能这样呢。"（直接进行指责）

督导师："可否对此进行本质上的询问呢？如：'能否讨论一下为什么会是这样呢'或者更直接一些问'可能的原因是什么呢'。"（与来访者共同深入探讨）

注：对个别来访者当咨访关系有一定基础时，指责也会有效果。但与面质所追求的目的是不尽相同的。

2. 辩论

咨询师："从生理上讲，至亲的人去世相对应的情绪是悲伤，而悲伤时会刺激泪囊从而让人流泪对不对呢？"（用科学道理证明他这样不对）

督导师："我们是否可以这样讨论呢？比如，'每个人的生理特征不同、性格特征不同，文化心理特征也不相同，因此可能在表达情绪、情感的方式及程度上都会有差异，那么在你很难过时通常情况下你是怎样来表达的呢'。"（探问表达模式）

二、解释

解释：①分析阐明；②说明含义、原因、理由等。

解释，就是在观察的基础上进行思考，合理地说明事物变化的原因，事物之间的联系，或者是事物发展的规律。

在督导实践中主要指：对问题或现象客观、科学、合理地进行说明和解惑，意在使来访者自己明白问题或现象的根源，从而向合适的方向有所变化。

运用不当的常见问题分析："说教"与"炫耀"。

1. 说教

咨询师："整个过程中你始终没有眼泪这并不奇怪，人和人的表达方式是不一样的啊，你只要接受你自己就可以啊。"（让来访者接收咨询师自己的解释）

督导师："如果我们这样说，'噢是这样的，因为每个人的情况不同，在相同的情况下在情绪、情感的表达方式和程度上是会有差异的啊'。来访者会怎样反应呢？"（启发来访者理解自己、接纳自己）

2. 炫耀

咨询师："这个事情很复杂，我可以从很多方面来给你解释。例如，神经系统的差异性和巴甫洛夫的神经活动学说理论；个人成长环境与心理模式的相互关系；文化心理对个体行为影响——"（仅限于各种理论的解释。）

督导师："你到底要表达的意思是什么呢？这样解释对来访者的需要有多大的帮助呢？能否有针对性地进行相关解释呢？比，'这有可能只是你个人的表达方式不被理解的问题。很多理论可以证明在相同情况下个体表达情绪、情感是有差异的。我们也不可能要求所有的人都理解自己啊'。"（针对观察到的来访者的需求点进行解释）

三、指导

指导：就咨询而言，可以是多问题中指明核心问题，或单一问题时指明其重要原因、因素；重点在于引导来访者自己认清问题实质，找到解决问题的出口或方向。

注：指导的影响作用在多数情况下是与来访者在共同讨论中，让来访者自己完成的。

常见问题主要有"主观臆断"及"下达计划"。

1. 主观臆断

仍以本节第一单元案例一为例。

咨询师："如果我这样告诉来访者：'我认为你的问题关键，是你把个别人的说法看得太重了，更何况个别人的看法，不等于所有人的看法。'这算不算指导呢？"（只说咨询师自己的观点、看法）

督导师："如果你这样说：'有人说你对父亲缺乏感情时，你有情绪波动，当你说，非得流眼泪才能说明你对父亲有感情时，我觉得你好像有愤怒的感觉，你是否把你的感情表达形式和"不孝"联系起来呢？如果是这样，我们该如何看待别人又如何看待自己呢？'效果是否会好一些。"（虽有推测和判断，但以讨论的形式体现指导的功能）

2. 下达计划

咨询师："如果我这样告诉来访者：'你首先需要知道每个人在相同事件面前情绪、情感表达的方式、方法和程度都不尽相同，这很正常；其次，你应该理解个别人的观点仅仅代表个别人；然后你可以理解和感觉一下这句话，"走自己的路，让别人说去吧"。'这算不算指导呢？"（直接给出方法）

督导师："你是在帮助来访者让他自己找到或明确解决问题的方法和路径呢，还是在下达命令，或者拉着来访者走呢？"

"如果我们换一种方式说，比如，'如果你因为个别人的说法让你感到不舒服，我们是否可以讨论以下几个问题，你如何理解每个人的情感表达是有差异的？我们该如何看待个别人的言行？如何客观、公正地看待自己呢？'这样效果是否会好一些。"（用启发来指导引领）

四、自我表露

自我表露在使用过程中不仅包括表露"正"的方面，也包括表露"负"的方面。

自我表露作为影响性技术其目的不在于共情，不在于表露事件和结果，重在表露事件与结果的链接过程。通过表露事件与结果的链接过程，为来访者提供参考和启发，从而产生积极的影响作用。

以本节第一单元案例一为例。

咨询师："我有过和你相同的经历，八年前我父亲去世时整个过程中我也是没有眼泪，当听到有人说我对父亲没有感情时我也是很难受，所以我能理解你。"(仅起到共情作用)

咨询师："我也有过和你相同的经历，当听到有人说我对父亲没有感情时，我非常难受，以至于相当一段时间内我的胸口都是痛的，我在家休息了半个多月才好一点，你看我现在不也过来了。"(忽略了应表露的重点)

督导师："如果我们这样表露，'我也有过和你相同的经历，当时我非常难受，很长一段时间我都没走出来。后来，我找过我的好朋友交流过，上网查过，也看过一些心理学的书，也和家人、亲戚聊过，慢慢地，我才明白我可以有我自己的感情表达方式，别人怎么看、怎么说是别人的事，是我想多了。这样我才逐步走了出来'。效果是否会好一些呢?"(表露走出来的过程，提供参考和启发)

Ⅲ. 相关知识

(一)面质

当心理咨询师发觉当事人的表达、认识、行为出现不一致、不协调和矛盾的地方时，向他指出并提问，以作出澄清。

1. 面质的前提

是已经有接纳、尊重、同感、真诚和温暖出现。否则将会威胁治疗关系，导致危机出现。

2. 面质的功能

(1)协助当事人对自己的感受、信念、行为及所处境况提高自觉，促进了解;

(2)协助当事人发现和了解自己对他人的一些混淆感受与态度。

3. 面质的目标——采取行动

(1)指出当事人在运用资源时的矛盾，然后协助他善用被忽视的资源;

(2)帮助当事人不仅仅停留在领悟阶段，并且认识行动的重要而采取行动。

(二)真诚

影响性技术有个前提，这就是真诚。没有真诚，很可能把所谓的技术变成了对抗。心理咨询师能在干预中做到真诚，并不是一件非常容易的事，而是要锤炼自己，也要在督导中真正去掌握。以下为六大要素，细心领会。

(1)真实、诚实、可靠。

(2)开明、开放、统合。

(3)心口一致，言行一致。

(4)自由与自然表达真正的自己。

(5)可以表露自己的失败与过错。

(6)不流于表面化及过长自我表达。

Ⅳ. 注意事项

1. 发挥

以让来访者有所触动、改善为目的的，能对来访者起到影响作用的理论、理念和有意识的言语及行为都可以视为影响性技术的范畴，而不仅限于常见和已知的"影响性"技术。（不能突破法律、伦理界限）

2. 重点

影响性技术在操作中需把握的重点是"影响性"和"影响程度"。

3. 技术

技术的产生来源于实践的需要和理论的支撑。先进的技术产生，落后的技术被淘汰是无止境的过程。因此，相对来说技术无论是从种类、数量上说可以是无限的，我们不仅需要从本质上来学习、理解、掌握技术，更需要在实践中去发明和创造技术。否则，我们将会陷入"学不完的技术"的怪圈。

无论是参与性技术还是影响性技术或其他技术，很多情况下其边界很难清晰。因为，一种理论或方法可以具有多种功能，用于不同的目的时其呈现的功能作用不同，所以我们不必过分拘泥于"它属于什么技术"。

在实践中极少存在孤立、单一技术的使用。同时需要说明的是，技术的学习是必要的，但更重要的是实践练习。制约技术水平高低、影响技术掌握程度的重要且关键的因素在于对相关心理学、自然科学的基础理论的学习与理解。

【李继凯】

第五章　二级心理督导师的素质提升

ERJI XINLI DUDAOSHI DE SUZHI TISHENG

　　二级心理督导师即中级心理督导师的素质提升是作好督导工作的关键的一环。本章将从情绪与人格的理论与实际问题进行分析。

第一节　健全人格

第一单元　被督导者的情绪特点的分析

Ⅰ．学习目标

对情绪理论从定义、分类、结构等方面有深入了解，并能在督导中加以运用。

本章将对被督导者，从"现实观"即现状观察的角度进行分析，希望能更为有效地帮助被督导者的个人成长。这里，将从情绪结构多方面、多层次、多维度，对情绪因素进行定性、定量及特征分析，从而制定科学、实用的督导方案，完善、健全被督导者的情绪状态。情绪的稳定性，是优秀的督导师必备的专业心理基础。反之，则难以实现心理干预的任务，也很难在帮助来访者的情绪改变中获得效果，从而增加职业的成功感。下面，我们将从概念的理解中，更好地把握研究对象，也会在具体的案例中，理解研究问题的实际应用。

Ⅱ．操作步骤

一、充分了解情绪分类与结构

深入了解情绪分类的多维度，通过对结构因素及因素组合分析理解、掌握情绪结构特征。

　　1. 分类现状

人的情绪复杂多样。我国最早的情绪分类思想源于《礼记》，其中记载人的情绪有"七情"分法，即喜、怒、哀、乐、爱、恶、欲。

美国心理学家普拉切克（R. Plutchik）提出了八种基本情绪：悲痛、恐惧、惊奇、接受、狂喜、狂怒、警惕、憎恨。在这八种基本情绪的基础上，他又提出复合情绪。他认为，一种基本情绪可能与相邻情绪混合而产生某种复合情绪，也可能与相距更远的情绪混合而产生某种复合情绪；最多可达到 32 种。

美国心理学家克雷奇（Krech）等把人的情绪分为原始情绪和其他种类。

现代心理学通常将基本情绪（也称为原始情绪）区分为快乐、愤怒、悲哀、恐惧和厌恶五种。这些情绪与基本需要相联系，是不学就会的，常常具有高度的紧张性。复合情绪则是由若干种基本情绪复合而成。实际上人的情绪比普拉切克所研究的要复杂得多，如人的情绪与不同的情感结合在一起就产生了无数种情绪。

另外还有冯特提出的三维理论认为：情绪是由三个维度组成的，即愉快－不愉快；激动－平静；紧张－松弛。按照情绪状态可将情绪分为心境、激情和应激三种等等。据有一些研究者认为人类有几百种情绪。

由此可知，对情绪从概念角度讲，只是一种分类而已，而分类的目的只是为了方便管理和便于问题研究。

　　2. 督导分类

从督导应用和实践操作角度，对情绪进行定性、定量、定来源方向等，进行静态、动态的多维度分类。

由于心理督导属于应用类学科，实践操作性特点较突出，从督导工作实际操作的角度也可以将情绪分为：正性、负性情绪；长期、短期情绪；客观、主观情绪；单一、复合情绪等。

(1)正性、负性情绪：主要是从情绪给被督导者带来的感受体验角度来分。正性情绪是可以给被督导者带来身心健康和愉悦，有利于被督导者日常生活、工作学习和人际交往的情绪；反之，则视为负性情绪。

正、负性情绪的评判主要是通过被督导者、督导师、第三方的主观感受和理性分析所得到。

在督导操作中正、负性判断是首要问题，它直接影响着督导的方向是否正确。

(2)长期、短期情绪：虽然情绪是以过程的形式存在的，要经历发生、发展和结束的不同阶段，但是个体在社会生活现实中，无论是情绪过程、情绪状态本身还是对情绪的体验保持时间是不相同的，以此时间长度情绪分为长期、短期和正常期情绪。

在督导实践中，一般说来短期、近期情绪问题属于浅表层性质的问题，解决起来相对容易一些。

(3)主观、客观情绪：所谓客观情绪是说，对于现实中的事物人们普遍正常的应有的情绪反应，是建立在生物性基础上的、不以个体的意志而改变的客观现实存在。如对美好事物的喜悦情绪、亲人离世的悲痛等。主观情绪是个体对某事物的情绪反应，它是在生物性基础上与思维、意识等因素的复合。

主、客观情绪区分的重要性在于它是归因分析的首要考虑因素。

(4)单一、复合情绪：单一情绪是说一种情绪现象仅代表着一个内容的体验，如躯体受到创伤时对疼痛的反映情绪、无端指责的愤怒等。复合情绪是指个体对某事物的情绪反应，内涵有多种，如失恋时的情绪、告别青春、"心里如同倒了五味瓶"时的情绪等。

了解情绪的单一、复合型主要是为在督导实施过程中，采用何种督导技术和设置督导方案服务的。

3. 情绪结构的督导性分类

在简洁、方便、实用、便于操作、便于掌握的指导原则下，对情绪从督导研究角度、层面进行结构分类。

尽管情绪结构研究的维度较多，但在督导工作中需要注意的结构是：生物性、意识性、社会适应性以及它们之间的相互作用性。

(1)生物性：情绪是建立在个体心理机体和生物性机能的基础上的。其中最为主要的是神经系统中的感知系统，如有人感觉灵敏，有人感觉迟钝，但它是情绪产生、发展的主要载体。也就是说生物性指的是情绪的基础性。如果在此方面出现问题，则属于深层结构性问题。

在督导中这类问题解决起来难度较大，解决的目标应该是调整平衡度，而不是根本性的改变。

(2)意识性：很多情况下，个体情绪的产生、发展、表达是在意识参与的情况下完成的。意识在情绪过程中具有较高的参与性和加工性。个体的心理内感如何，多数是感觉和意识共同作用的结果。

如果意识成分在情绪问题中占主导，那么解决的重点方向应该是以认知为核心。

(3)社会适应性：情绪就本质上来说是个体对外界事物的应激反应形式之一。其功能上是应对、适应外界的事物。情绪模式如不能适应社会需求，将会导致个体社会适应能力、适应性方面出现问题。

对于此类问题,建议采用体验式解决方案可能会好一些。

在督导实践过程中,个体的情绪过程往往是复杂的。生物性的个体差异会对客观情绪产生程度上的影响;在复杂的情绪中个体意识不同对情绪的过程会产生重要的导向影响,但在一些基本情绪(原始情绪)中几乎观察不到意识的影响作用;情绪的适应性是在个体感知觉和意识共同作用下对情绪过程进行调整和改善,甚至是矫治的一种机能性影响。

需要说明的是,生物性受个体遗传影响较大;意识受个体文化背景影响较大;而适应性则受个体内感模式影响较大。

二、被督导者的情绪特点分析

从情绪单一因素、多因素组合等相关方面进行情绪特点分析。

(1)定性分析:被督导者的情绪是正性的,还是负性的,是积极的,还是消极的。其判别主要是看对被督导者来说,该情绪对他的身心健康、日常生活、工作学习和人际交往是有利的,还是不利的。

值得注意的是在督导过程中,定性具有显著的主观痕迹。督导师不能将自己的判断、分析强加给被督导者。

(2)定量分析:主要是看情绪过程的激烈程度和能量感觉,同时看该情绪的过程时间和持续时间。

定量分析的主要作用是帮助督导师在制定方案、技术操作时对被督导者的情绪在使用、控制方面的把握度。

(3)定向分析:主要是看被督导者情绪的趋势,是在进一步强化,还是在逐步消退,或者是比较稳定地保持在现有状态水平。明确这一点,对督导方案的适应性调整是有利的。

(4)总体分析:情绪特点可以从单一维度分析,也可以从多角度进行综合分析。但在督导实际工作中,综合分析相对应用较多。通过多维度、多角度的综合分析,情绪特点会相对客观一些、凸显一些。

情绪特点分析最为重要的是,看情绪程度是过度、正常还是不够。从督导的角度来说,这才是我们进行情绪分析的目的。特别可以说,督导是否有效果,从被督导者的情绪变化上,能有一个非常清晰的判断,从而能检验我们督导工作的进程,也增强我们的督导自信。

三、情绪处理

通过情绪切入点,分析情绪模式及主要构成因素。针对模式及主要因素特点制定科学、适用的督导方案,通过有效的督导实施解决处理情绪问题。

1. 被督导者的情绪督导

针对被督导者问题的主要属性(成长性、发展性),对同类型情绪问题进行区别督导。

情绪是个体心理机制在外界事物的作用下的反应,既是主观感受,又是客观生理反应。情绪的存在形式,一是内在状态或体验,二是外显表情。

并不是所有的情绪都需要处理,情绪是否需要处理,需要谨慎对待。要因人、因事而异。尤其是情绪处理的方式会因被督导对象不同,问题的性质、程度不同而不同。事实上在督导实际工作中,被督导者的情绪只是督导师重要的切入点,督导真正处理的是不恰当情绪背后的感受及模式问题。

2. 督导师的情绪处理

督导师的情绪处理属于不断自我完善、提高的范畴。重点在于提高督导师时刻关注自己情绪的能力,对自身情绪的分析判断能力,和敢于、乐于、善于进行调整的能力。

（1）觉察：作为督导师需要时刻觉察自己的情绪反应，觉察的来源可以是自我觉察，也可以是来自他人的感觉反应，或他人的直接指出。

案例

督导师："我感觉到近一时期我在处理夫妻关系问题时，老是有情绪不稳定问题。"（感悟）

督导师："观摩同行处理夫妻关系问题时，我感到我的情绪不如他们稳。这是个问题。"（参悟）

督导师："我突然感觉到了我在处理夫妻关系问题时，情绪不稳。这是我的问题。"（觉悟）

上级督导："你在处理夫妻关系问题时，情绪不稳。"（直接指出）

上级督导："你在处理夫妻关系问题时，自我情绪如何？"（自我觉察力督导）

当督导师觉察到自我的情绪后，需要做出一定的分析判断。主要是看该情绪是正向的还是负向的，是正常的还是异常的，是过度、正常还是程度不够等，从而确定哪些情绪需要做处理。

（2）处理：督导师的情绪处理从类型上讲有自我处理、同级处理和上级处理，以及他人协助处理等形式。自我处理主要是自我觉悟，同级和上级处理主要是领悟和感悟，而他人协助主要是参悟。

督导师的情绪处理从结构上看，主要有临床、文化、社会三个方面。临床处理主要是从"病"与"症状"的角度进行，文化主要是从督导师内化的核心价值观体系、核心理念的认知角度进行，社会方面主要是从社会适应性，以及自我调适和行为模式的角度进行。

3．被督导者的情绪处理

被督导者的情绪处理属于"问题"导向的范畴。处理的重点是情绪程度与情绪模式。

（1）觉察：当被督导者情绪呈现以后，督导师需要通过技术方法，引导被督导者能够觉察到自己的情绪，主要觉察情绪的性质、程度、情绪模式以及情绪给自己带来的感受。

（2）督导：情绪处理一般情况下的流程是：体察情绪，明确问题，找出模式，拆除重建。

体察情绪：主要是通过共情，体察被督导者的情绪性质、状态、程度和对情绪的感受。

明确问题：协助被督导者把需要解决的主要情绪问题逐步清晰化、明确化。

找出模式：需要督导的问题模式是什么，是认知方面的还是行为方面的或者是感知觉方面的等。

拆除重建：建议从临床、文化、社会角度进行。对于异常、过度的情绪可以先治疗控制，然后配合进行督导。其他情况下，重点是在矫治、调理、疏导过程中，不仅让被督导者找出导致自身问题的原因，对不合适的认知、感知觉模式进行拆解，更重要的是帮助被督导者建立合适的应对、适应模式的方法。

这里说明一点，拆除、重建都可以从临床、文化、社会适应方面进行。

Ⅲ．相关知识

（一）关于情绪

多维度、多方向、多层次理解情绪。

情绪的定义有许多种，从不同的方向、不同维度，心理研究者可以有不同的定义。如，情绪研究的取向就有生理取向、认知取向、行为取向、动机取向、进化取向等。目前已有的定义多达二十多种。

例如，情绪是个体对本身需要和客观事物之间关系的短暂而强烈的反应，是一种主观感受、生理反应、认知的互动，并表达出特定的行为；情绪是由外而内的感受、互动，然后又由内而外的表现、行动；情绪是对一系列主观认知经验的通称，是多种感觉、思想和行为综合产生的心理和生理状态；情绪是指伴随着认知和意识过程产生的对外界事物态度的体验，是人脑对客观外界事物与主体需求之间关系的反应，是以个体需要为中介的一种心理活动等。

（二）关于分类

分类学有广义与狭义之分。广义分类学就是系统学，指分门别类的科学。狭义分类学特指某项的分类，如生物分类学，把物种科学地划分到一种等级系统，以此反映对其系统发育的了解情况。分类学是综合性学科。

沿某一维度将不同的对象进行归纳、分析、研究，是对分类及分类学的本质理解和把握。

在督导工作中学会运用分类概念，对研究、分析相关心理问题及现象，对督导工作的创新研发，督导方案的程序设置是极为有利的。

Ⅳ．注意事项

1. 多维度分析

情绪的形成因素很复杂，发展变化又受多方面的影响。因此对情绪问题需从生物性基础的原因、社会文化的因素叠加等方面进行多维度分析。找出主要影响因素及方面，才能针对"病灶"进行有效督导。

2. 督导操作层面

注意情绪的"模式"与"度"。情绪模式有合适与不合适之分，但在合适的模式下又有反应"过度"与"不及"的问题。在督导操作层面，这是影响督导效果的重要因素。

被督导者的情绪特点的分析，重点在准确程度，难点在于情绪特点的客观性与主观性的把握，以及它们之间的交互影响。

第二单元　被督导者人格特点的分析

Ⅰ．学习目标

深入了解人格概念，能在督导中运用多种人格理论指导督导工作。

多维度、多方面、多层次分析人格，制定科学、合理、有效的督导方案，帮助被督导者人格不断完善。这个技术与思维非常重要。换句话说，即是督导工作能否看清被督导者，能否从不同的人的本质去看人，分析人，从而能"入木三分"地分析与帮助到被督导者，"点石成金"地完成督导工作，获得工作的效能与成功感。

Ⅱ．操作步骤

一、认真掌握人格概念

人格是一个极其复杂的问题，长期以来许多心理学家对此问题进行过研究。总体来说人格是一个分类的概念范畴，是一个从心理、社会角度用于区分个体与个体之间差异性的分类应用概念。

在督导实践中人格也可以简单理解为：心理机能所具有的持续性、稳定性的"习惯"性呈现。心理机能的"习惯"（特征），结构复杂，但具有相对的稳定性、可塑性和整体性。

二、被督导者人格特点分析

从人格形成的结构、层面及相关内容的角度进行特点分析。不同的理论流派在人格特点分析时关注的重点、角度不同，但在督导的实践过程中建议对被督导者的人格特点分析参考下面（表临 5-1）的分类：

表临 5-1　人格特点分析表

因素	生物性特点	文化性特点	社会性特点
	神经系统、生理机能	内化程度、范围	应对模式、调适能力
深层结构	牢固	核心理念体系	基础性模式稳定、持久
浅层机能	系统机能	习得应用	组合应用
表层呈现	心理现象		
时间因素	早期深、牢；中期紧、密；近期松散		

注：（1）此表只是为了帮助督导师了解或理解被督导者的人格特点，便于督导工作的开展。

（2）时间因素维度：主要考虑的是"习惯"的能量状态。意思是说心理"习惯"在建立形成过程中是需要能量的，而能量的等级和结构密度与构建这个习惯的时间长度有一定的正相关性。目的只是提醒督导师在对被督导者的"习惯"（模式）拆、建中注意此方面的问题。（"习惯"的能量状态，是一种提法。）

三、被督导者的人格督导

调整、完善不健康的人格模式，提高被督导者的良好社会适应性。

在人格督导的工作中，参考工作程序及流程如下：

呈现分主次——督导有计划——维度有"三元"——实施有先后——任务有调衡——目标在适应。

1. 呈现分主次

通过交流、观察及投射性技术应用，使被督导者的人格特点得到呈现。在呈现的基础上从督导计划安排的角度，分清或找出哪些是主要和重要的，以及相关的，哪些是次要的。

2. 督导有计划

a. 工作实施计划，主要是先、后排序。可以先从浅表相关问题入手，也可以先从核心重要的深层问题入手。

b. 阶段实施技术及相关设置准备，分期、分阶段目标计划等。

依据最终目标，设立分阶段的具体目标内容，针对具体目标考虑所采用的技术及相关设置准备。

c. 适时调整准备。根据分阶段目标完成情况，及时进行先行计划的调整。

3. 维度有"三元"

在同一督导期的同一个问题可以从临床、文化、社会三个方面进行督导。

4. 实施有先后

被督导者呈现出的问题，可能会有很多，即便是在同一督导时间内，被督导者也会呈现出许多问题或状况。督导师先对哪方面、哪个问题进行督导一定要保持清晰头脑，从而防止被带入被督导者的问题旋涡。

5. 任务有调衡

除"病"或"症状"性问题需矫治外，被督导者绝大部分问题，属于内心冲突不能有效协调即不平衡性的问题。督导的任务主要是解决"过度"与"不及"，使之达到内心平衡。

6. 目的在适应

主要是说督导的目的，是使被督导者人格的提升，达到自我内在调适、个体内外调适，从而形成良好的社会适应性。

Ⅲ. 相关知识

1. 关于人格的分型

深刻理解人格概念的内涵及多维度特性。用辩证、联系的哲学观学习人格理论。对于人格的了解和研究，下面给出一些主要的人格概念和人格结构理论以供参考。

人格有生理类型和心理类型两类。生理类型分类如古希腊体液的气质分类、中国古代阴阳二十五人分类、E. 克雷奇默的体型分类等。心理类型分类，如荣格把人分为外倾和内倾两类；E. 施普兰格尔把人格分为理论、经济、艺术、社会、政治、宗教 6 型。这些是根据人的思想、情感、感觉、意志等特点来划分的。

特质人格分类：主要代表人物是美国医学心理学家卡特尔编制了卡特尔 16 种人格因素调查表。

精神分析人格分类：本我、自我、超我。

现象学人格分类：现象学观点则把注意力集中在个人的当前和未来，如罗杰斯强调人的完善性，马斯洛的人的自我实现观点等。

人格学习理论：认为学习是人格形成的决定因素。班杜拉等在人格的社会学习理论中还提出"示范"和"观察学习"具有重要的意义。

能需均衡主义人格分类：能需均衡主义以人性为根本出发点，从人性要素及环境要素的能需均衡关系中，并在各大人格理论的基础上提出了十八型人格类型。十八型人格类型依次是：一号开放型，二号完美型，三号研究型，四号知识型，五号成就型，六号领导型，七号艺术型，八号给予型，九号享乐型，十号现实型，十一号疑惑型，十二号和平型，十三号经验型，十四号理想型，十五号先验型，十六号超理想型，十七号多元人格，十八号多变人格。

2. 人格的生物性、文化性、社会性

掌握人格形成、发展变化的主要因素及交互影响。

个体若没了生命，所谓的人格将不复存在。因此个体生物性是人格的载体和基础。从发展心理学角度看，文化氛围在人格形成过程中具有主导性的影响作用。社会属性是人两大基本属性之一，不具有社会属性的人是不存在的，因而社会因素在人格形成过程中有着重要的助推作用。

更为重要的是三方要素，在人格的形成过程中相互影响、相互作用，从而造成人格特点分析的复杂性。因此，在督导过程中需注意综合分析、考虑，防止片面性和单一性督导。

关于这个问题的理解及把握，主要来源于督导的实践体验，重点是理解、把握三方面的交互影响作用。

Ⅳ. 注意事项

（1）人格问题如果仅从一个维度来看具有一定的普遍性和共性，但个体通过多维度叠加就具有了独特的个性。在现实生活中和督导工作中，叠加所形成的个性特征，比单一维度个性特征更具价值意义。(一维个性，多维组合个性。)

(2)从理论角度讲，当个体的内、外环境发生变化时，客观上就要求个体"习惯"(模式)进行调适性的改变。但是通常情况下个体自我调整和适应的速度与外界环境变化速度相比要慢许多。因此，人格是一个动态的相对稳定的心理机能呈现模式。

(3)人格的动态稳定性主要是说，人格是心理机能在外环境系统、支持系统的长期交互作用下所形成的具有稳定的系统结构的呈现模式。从机理上讲，是个体适应性的结果。客观上讲它具有相对稳定性和不断调适性。

没有稳定性，人与人的社会、心理区别将失去基础。但稳定性并不等于否认调适性(可塑性)，没有人格的调适性，人类将无法适应社会的发展，人格督导就没有可能性。这是一个辩证的关系。

在现实督导过程中，人格完善具有相对的长期性和艰苦性。这也是不容忽视的问题。

第二节　职业促进

第一单元　职业发展问题的心理督导

Ⅰ. 学习目标

掌握职业发展问题心理督导的常用程序和方法。

在职业发展问题中，职业枯竭是最为常见的问题。对于心理干预相关职业人员的心理督导中，应高度重视这一类问题，要制订适用的督导方案，提高被督导者的职业适应能力。

Ⅱ. 操作步骤

一、职业枯竭原因的探究

职业对于从业者来说是生存的基础、发展的平台、个人理想和价值实现的环境场所。同时，职业也承载着从业者家庭的生存和发展的希望。

在高强度、快节奏、竞争激烈的社会经济背景下，职业焦虑不仅仅是从业者的个人问题，也是一个是带有社会普遍性的问题。职业焦虑无法及时妥善处理，长期积累、叠加并发展严重时的表现即形成职业枯竭(职业倦怠)。

从枯竭产生的方面、结构、程度等维度进行原因分析。查找主要因素及主要因素中的重点因素。

职业枯竭的原因，国内外不少的专业人士对此从多维度进行了很多分析研究和有益的探索。但总的来说，多数情况下来源于多方面因素的叠加，分析起来较为复杂。从督导的工作来讲，主要可以从两个方面、两个角度来进行分析。两个方面指客观外界与主观内在的原因。

1. 客观因素

社会经济发展、变化速度较快，多元化价值导向，竞争激烈，工作高强度、快节奏等因素是从业者产生心理焦虑的主要原因。

督导师可以通过开放式提问或潜意识投射技术等其他技术手段，进行多方面查找分析。

举例如下。

(1)"你对社会发展速度的感觉如何?"

社会经济发展变化速度较快时,从业者个体的社会适应性处于不断调适的紧张状态,导致心理处于长期压力状态,从而引发焦虑。(通过此方面的交流,查找从业者的潜意识紧张。)

(2)"你对今后的发展方向有何看法?"

多元化价值导向容易使人的生存、发展方向方面产生迷茫,而生存、发展方向的问题是个体深层次需求的核心问题,需求迷茫本身就会使人产生焦虑。(查找从业者是否存在选择性困惑。)

(3)"你对你所面临的竞争是怎么看的?"

竞争激烈客观上会使从业者对既得利益和生存现状缺乏安全感,也会引发从业者的深层次焦虑。(看从业者是否存在安全感焦虑)

(4)"你的饮食、睡眠情况如何?"

工作的高强度、快节奏,可以使从业者个体产生身心疲惫,并从生理方面导致个体不适等。(分析是否存在生理性疲惫)

需要注意的是,在现实社会从业中,客观存在的因素是个体无法左右的。长期处在这种环境中,再加上多种因素的叠加效应,就形成了职业枯竭的主要客观外界因素。

2. 主观内在因素

查找个体内在的维度因素。

身体长期疲劳、体能消耗透支、心理能量不足、负性情绪积累、核心价值观体系不健全、社会适应性能力及方法不足,是构成从业者职业枯竭的主要内在因素。

督导师可以通过开放式提问或潜意识投射技术等其他技术手段进行查找分析。

(1)身体长期疲劳无法及时得到休息恢复,从业者体能无法得以及时补充,工作所需的体能消耗率高于补充率,导致情绪低落、勉强维持、应对,并引发"心有余而力不足"的职业枯竭现象。(生理因素)

(2)心理能量不足:主要是指从业者在面对众多的客观外界的现实要求时,自信心不足、自我不够强大。这种能量不足不同于生理能量不足,其主要表现为现实的需求与内心能够适应的感觉差距所带来的内心感受。这种感觉差距越大,心理压力就越大、焦虑程度就会随之增大,"酸葡萄"的心态也会逐步扩大,导致对工作的热情、积极性与主动性逐步消减。(心理动力因素)

(3)负性情绪积累:是指从业者对现实工作中产生的心理体验处理方式不妥,使得负性情绪不能及时宣泄或合理转移,这种长期积累叠加会使得从业者对工作产生厌倦及逃避心态,并成为职业枯竭的重要内在因素之一。(心理感觉模式、行为模式因素)

(4)核心价值观体系不完善时,在面对社会多元价值观的状态下内心认知、感受的冲突会呈现出多元化,其后果是使得从业者会处在迷茫、困惑的心理状态中,而这种迷茫、困惑的心理状态会加剧职业枯竭的心理状态。(认知因素)

(5)社会适应性能力及方法不足,面对社会、工作不断变化的新常态,缺乏及时调整、适应能力,面对激烈的竞争不能够及时拿出适应性的应对措施,就会使从业者束手无策产生无力感,继而加剧了职业枯竭的叠加效应。(心理适应性、适应能力因素)

对主观内在因素的分析,属于职业枯竭分析的重点所在,督导方案的制定主要依据的是内在因素分析。

二、职业枯竭处理

针对因素的来源方面、程度特征、组合特征，制定方案进行督导。提高被督导者的良好社会适应性能力。

职业枯竭在处理时，一般情况下可以参考下面的程序。

1. 判断、区分问题

被督导者哪些问题属于正常反应，哪些问题属于枯竭现象和枯竭症状？

案例

被督导者反映近期有失眠、工作打不起精神的状况，此状况已有近三个月了。如果仅从这些反应来看，应属于枯竭症状。

但经了解，该被督导者是某医院的健康管理人员，无法入睡，身体颇感疲惫。三个多月以来，因治疗任务重，一直没有得到很好的休息，也没有回过家，家中孩子还不到半岁。这样来看，该被督导者的问题可能有其他叠加因素，但主要是生理上缺乏休息导致的正常心理反应。应能算是枯竭现象，还没有发展为"职业枯竭症"。

"症状"还是"现象"对被督导者的心理压力会有根本性的区别，对督导师、督导方案的制定具有方向性的引领作用。因此，对于被督导者的问题是"症状"还是"现象"的判断是督导工作的首要问题。

2. 了解被督导者的职业特征

准确理解、把握被督导者所反映出来的问题现象的职业特征非常重要。

在上述案例中，如果督导师不清楚健康管理的概念，就无法理解三个多月来给被督导者所带来的压力现状。因为工作非常紧张，有许多非常繁杂的事项，具有时间性、强制性。对于该被督导者来讲，具有极大的无形压力。

了解理解职业特征，对因素分析、督导方案具有方向性的指导意义。

3. 了解被督导者的人格特征及知识、能力结构

从结构维度上理解被督导者的枯竭问题产生的主要原因，特别是被督导者的人格特征及知识与能力结构，以便于针对性地制定督导方案。

职业枯竭通常情况下是由多方因素叠加而形成，在多因素叠加情况下，督导师需要分清哪些是主要的、重要的因素，哪些是次要的、相关性的因素，从而分轻重缓急来制定阶段性的督导计划。

4. 针对需督导问题制定督导方案、实施督导

在督导方案制定及方案实施过程中，既可以先解决次要方面的因素影响，也可以先解决主要方面的因素影响；对某一因素问题既可以从"过度"着手进行宣泄，也可以从"不足"着手进行正强化。

5. 督导的主要操作

主要的督导内容有生物调衡、意识调整、行为调适、心态调衡等方面。生物调衡主要指的是及时休息、补充体能，必要时可配合药物调理；意识调整主要是从认知方面对不合时宜的理念进行调整（健康管理的医生就是要与死神搏斗，非常艰辛与危险）；行为调适则从社会适应能力及社会适应性进行调适（防护、工作与休息三结合）；社会适应能力主要是心理层面的自信心与自我调适，社会适应性调适主要指的是改变原有不合适的行为模式，建立新的合适的行为模式，包括必要知识的补充。

6. 督导的目标

通过督导使被督导者在理性层面具有相对适应的新认知；感知层面达到负性情绪得到

疏通、合适的转移、升华，建立合适的感知模式；行为方面找到、并建立新的合适的方法及模式。

此外，在督导实际工作中建议帮助被督导者处理好"不得不做"及"喜欢做"的度的把握。对于不得不做的事要有底线。被督导者应明确、清晰自己的底线，能够用"尽力而为"的心态守住底线不被突破；对喜欢做的事虽无上限，但也应有度，要"适可而止"，尽管如何"不过度"很难有标准，但至少可建议不要影响到身心健康。

Ⅲ. 相关知识

一、职业发展问题判断的敏感性

对于职业发展中问题的判断应有高度的敏感性。

职业发展问题可表现为身体疲劳、情绪低落、创造力衰竭、价值感降低。从业者长期从事某种职业，在日复一日重复机械的作业中，在高强度、快节奏、竞争激烈的环境状态下，渐渐会产生一种疲惫、困乏，甚至厌倦的心理。

二、职业发展相关哲学与传统文化的分析

1. 分析职业发展问题哲学的主、客观原因

被督导者如能对一个职业发展问题有清晰的主、客观概念，从督导的角度讲是有非常重要的积极意义的。对督导师来讲，有清晰的主客观概念，在处理内、外归因问题时，就可以有效地防止片面性。

2. 职业发展问题的传统文化中的阴阳学说

阴阳五行学说是中国古代创造的朴素的辩证唯物的哲学思想。其核心概念有对立制约、互根互用、消长平衡、阴阳转化。

案例："一个自认为是非常懒的人"

被督导者："我非常懒。"

督导师："您能举一些您很懒的事例吗？"

被督导者："我不上班、不做任何家务、不去想事、不玩游戏、不出门……"

督导师："您能举一些您不懒的事例吗？"

被督导者："没有。"

督导师："您要是什么都不做，绝对不做，甚至连想都别去想，那会怎么样呢？"（物极必反，促阴阳转换）

被督导者：（沉默——）

在此案例中：

阴阳：功能之兴奋为阳，抑制为阴。大脑反应速度快，为阳；懒的表象为阴。

对立制约：兴奋制约抑制，抑制制约兴奋。思维意识的反应，影响着懒的表现，懒的效果影响着思维意识状态。

互根互用：无兴奋就无所谓抑制，无抑制也就无所谓兴奋。没有这样的懒，就无所谓这样的思维意识，没有这样的思维意识，也就无所谓这样懒。

消长平衡：增长适当的思维意识，就会消减这样的懒。增长适当的行为，有助于消减不适当的思维意识。

阴阳转化：阴阳对立的双方，在一定的条件下，可以各自向其相反的方向转化。例如，他爱惜生命、健康，当懒到极致，生理功能衰退时，也许就是不懒的开始。当长久地这样

思考，仍无助于解决现实问题，也许就是思维意识转向的开始。

Ⅳ．注意事项

1．辩证看待职业发展问题

对职业发展问题的客观外界因素实事求是，不回避、不淡化处理。这一方面体现出督导师的职业素养，另一方面体现归因技能的掌握。同时，也避免给被督导者增加不必要的心理负担。

2．多方面、多层次、多维度分析职业发展问题

职业发展问题现象与症状，多数情况下是多因素叠加的结果。因此，需要理解因素的交互影响作用，避免分析、督导简单化。

3．社会适应能力的不断提高

职业发展问题的现象和症状，可以有多方面、多维度的表现，在处理职业发展的督导中需要始终把握一个重点原则，即："通过建立被督导者的良好适应模式，提高被督导者的社会适应能力。"

第二单元　职业规划的心理督导

Ⅰ．学习目标

会进行职业需求多维度的分析。能帮助被督导者制定职业促进规划。

对被督导者，在目前的层面，主要是针对心理相关专业的人员，在其所从事职业、欲选职业，进行多方面、多维度的分析，针对职业需求的单项因素及组合因素，制定有效、可行的职业促进规划。

Ⅱ．操作步骤

一、职业的概念

职业是社会的基础性结构之一，是国家经济基础结构的重要组成部分，具有社会分工的属性。职业从社会、国家、个人以及经济、政治等不同角度、属性有不同的定义。但无论从哪个相关角度看，职业的基础性、重要性是客观存在的现实。

二、职业需求分析

从需求类型方面(正在从事的职业，欲选择职业)，分析主、客观需求合理性、适应性及相互匹配度。

职业需求一般来说有两种情况，一是对正在从事的职业的需求，二是对欲选择职业的需求。而职业需求分析，从督导的角度看，主要是分析职业的客观需求性以及被督导者对职业的理性需求和情感需求。

职业的客观需求是社会分工的自然要求，它体现在岗位职责以及对从业者基本素质的要求上。

理性需求分析，主要是从意识层面进行的。由于现实中人的欲望驱使，会使需求来自多方面，因此要理性分析其核心，以及呈现出的主、客观需求的合理性及不合适的部分；而情感需求分析主要是从心理层面进行的，其本质内涵是分析人格适应与否问题。

1. 对所从事职业的需求分析

分析主、客观需求特征及主观的不适应方面。

在现实的从业工作中人们会对职业有许多期望，而这些期望即对职业的需求。当这些需求未被满足时，从业者往往会表现为焦虑或"不满"，严重时即为职业枯竭。但客观上讲，职业及职业角色本身对从业者是有需求（要求）的，这些需求（要求）在督导的过程中是需要首先澄清的。

在对从业者进行理性职业需求分析时，应在对现从事职业及职业角色客观需求分析前提下，分析被督导者哪些需求是合理的，哪些是不合适的，从而便于制定职业规划促进。

案例一

"医院保安想获得外科医生的报酬。"这显然是不合适的，因为报酬是一定职业为社会所做的贡献的价值体现。保安的需求是其所从事职业无法满足的，从客观分析讲这个需求是不合适的。

情感需求分析，主要分析被督导者对所从事的现有职业的心理状态，通过潜意识投射，呈现与被督导者人格特征的匹配性，制定人格适应性职业规划促进。

案例二

"我从小就梦想做化学分析师，行吗？"（一个文科毕业的研究生）。不考虑知识匹配问题，通过手、眼、心协调一致性测试，我们就可以看出人格适应性是否匹配。

在所从事职业的需求分析中，督导师重点是分析出被督导者理性需求的不合适部分和情感需求中的人格特征匹配性不足部分，从而为职业规划促进做好充分准备。

2. 对欲选择职业的需求

分析主、客观需求特点及最佳适应性匹配。

对欲选职业的需求分析，首先需分析欲选择职业及岗位对从业者的基本素质有何客观要求，其次分析被督导者自身所具有的资源优势，从而找到适合自身人格特征的职业及岗位。

理性需求分析方面可以从被督导者自身的知识结构、能力结构方面和已知的人格特征方面的优势，利用最大化出发寻找最佳匹配职业及岗位。

情感需求分析方面主要是明确被督导者自身人格特征未知部分的相对优势，从人格资源优势，利用最大化方面寻找最合适职业和岗位。（可以做一下 16PF 或九型人格的测试。）

总体来说，对现从事职业进行需求分析重点在找不足，对欲选职业需求分析的重点是（心理）资源利用最大化。

3. 职业特征分析

职业特征督导分析，主要是分析该职业属性的客观专有的独特性及特有的组合性。

职业从功能角度来讲是适应社会、社会经济发展某一层面的需要而产生的，且具有特定规范要求的隶属于社会专业分工的社会实践活动。其功能属性有社会适应性，经济利益性，专业规范性，专业技术、技能性，文化性和历史性等。

教师：传授知识为该职业的独特性，结合教师传授知识的技能方法和"诲人不倦"的基本态度以及为人师表应具备的其他基本技能和素质，就构成了教师行业的基本特征。

外科医生：胆大心细、心手协调是外科医生的显著特征，结合医生的基本知识、技能和职业道德规范要求就构成了外科医生的基本特征。

心理咨询师：解决健康人的不健康心理问题是心理咨询师职业最具特点的职业特征，咨询过程的非标准化、道德规范和人格匹配性是该职业的显著职业特征，结合专业知识和技能及特有的道德规范要求就构成了心理咨询师职业的基本特征。

职业特征督导分析目的是：通过对被督导者所从事职业或欲选择职业的特征分析，结合并对照被督导者自身的人格特征分析，明确两者的匹配程度以利对被督导者进行职业规划促进。

4．从业者适应性特征分析

主要分析从业者理性层面、心理层面的多维度特征。

从业者适应性特征分析：在督导工作中可以从理性层面、心理层面两方面进行。但更为重要的是心理层面的分析，因为在更多的时候起决定性影响和作用的是个人的心理特征。

(1)理性层面适应性分析，主要是从业者自身拥有的知识结构、能力结构是否适合所从事的职业和欲选职业的客观要求。

案例

一个学文科的研究生到化学研究所做实验分析。那么他的知识结构显然与职业不匹配，因而就会很难适应所从事的职业。化学实验分析对手眼协调、精准度量掌控能力的要求，通常情况下文科研究生也是难以具备的。

(2)心理层面适应性分析，主要是看从业者的思维类型，情绪、情感模式及行为模式是否与所从事职业和欲选职业相适应。

在上述案例中，实验分析对直线逻辑思维类型的人较合适，而对形象思维模式的人来讲相对不利；稳定的情绪、情感模式在面对无数次失败时心理承受能力较高且不易产生波动，可以保证实验分析在操作过程中的稳定性和持续性。反之，情感丰富、情绪善变易冲动的人，面对枯燥无味的反复试验是很难适应的；办事毛糙、不注重细节的行为模式，在指定操作中精准度会受到影响，影响化学反应的精确度、影响实验的正确结果，也不太适应此类职业。

5．职业促进核心因素分析

从核心因素的结构、层面、内容等维度进行分析。

在职业需求分析过程中涉及的因素较多，为使因素分析的工作简洁明了，这里提供一个督导操作过程中的参考表(表临5-2)。

表临 5-2　职业促进核心因素分析规划表

指标	项目			
	知识结构	能力结构	心理结构	其他
职业特征				
现有资源				
需求不足				
促进措施				
促进规划				
备注				

注：①需求不足主要有客观需求不足和主观内在需求不足。客观需求指职业岗位本身对从业者知识结构、能力结构和心理结构的要求，主观需求不足指从业者自身拥有的客观资源和心理资源与想要达到的愿望之间存在的差距。

②心理结构特征重要的是人格特征，而人格特征在督导中，可以理解为心理机能所具有的在意识、情绪、情感、行为等方面持续性、稳定性的"习惯"性呈现。

6．职业规划及促进

从理性层面、心理层面需求特征分析入手，制定有利于职业促进的，具有针对性的有效、适用的个人规划。

(1)规划是宏观管理的概念，一般来说1年的打算为短期计划，未来3～5年或更长时期内的打算称为中、长期规划。

计划除具有科学性、合理性和可行性外，还具有客观强制性和执行性。但是规划不同于计划，主要区别在于规划的时间节点间隔较长，内容相对较宽泛，同时还具有相对灵活的调整性。规划的主要是目的是确定未来规划期内的发展方向、目标及主要的措施和原则。

(2)职业规划，根据中国职业规划师协会的定义是：职业规划就是对职业生涯乃至人生进行持续的系统的计划的过程。一个完整的职业规划由职业定位、目标设定和通道设计三个要素构成。职业生涯规划(career planning)也叫"职业规划"。在学术界人们也喜欢叫"生涯规划"，在有些地区，也有一些人喜欢用"人生规划"来称呼，其实表达的都是同样的内容。

(3)职业促进规划：依据规划的原则框架和一般性要求，结合从业者现有资源和心理特征制作职业促进规划。

职业促进规划的重要意义在于通过心理环境质量整体提高和改善，实现个体在心理能力方面的正向提升，从而使职业促进得以落实。

它不同于管理角度的规划，其最大的不同点在于，首先，职业促进规划的最为凸显的特征是心理性特色。职业促进如果不从心理层面着眼，很难想象职业规划促进如何落实。其次，它套用规划的结构，但对完成规定内容的时间节点要求并不是很严格。另外，持续性和适时调整也是职业规划促进的显著特点。

(1)规划要求：一个规划最基本的要求是时间节点、内容、措施方案。

职业促进规划中时间节点一定要有，但不像制订计划那样有强制性，只是个参考性的框架概念；内容主要是方向性的要求，但目标是需要明确的，可以是理性层面的也可以是心理层面的；措施方案中主要是针对性的制定和轻重缓急的安排，也包括拟采用的技术准备。

案例

督导师："根据你的专业知识不足、性格较毛糙、不够细致的特点，近期两三个月(时间节点)，我们可以先做放松训练、再做注意力集中训练(措施方案)，先解决性格中的稳定性问题(心理目标)，同时看一到两本急需的相关专业书籍(理性目标)。"

(2)规划内容特点：职业促进规划与一般管理性规划相比，着眼点重在心理层面的调治与促进。无论在职业分析时还是在制定规划措施时，都需要特别关注。另外，在心理结构分析、调治时重在人格部分的分析和调治，因为从长远和宏观方面来看，人格在促进发展中所起的作用具有基础性和重要决定性。

(3)规划重点：人格不断完善，社会适应能力、适应性不断提高，心理环境质量保持良好。这些重点主要是通过规划要素和促进措施来体现。

另外督导师与被督导者双方都必须清楚，职业规划是对职业生涯乃至人生进行持续的系统的计划的过程，所谓持续性是说它是伴随着被督导者的不断进步、外部环境的不断变化等因素不断进行适时调整的动态性的规划，所谓系统性是指职业促进不是一个或两个单方面的问题，往往是多方面因素问题的叠加，制定促进措施时需特别注意。

在上述案例中，被督导者如能较好地实现商定的短期规划内容，则双方就需要商议下一步的具体规划。如此递进，直至完成一个大的总体职业促进规划。

Ⅲ．相关知识

（一）职业分类

一般可做以下的分类。

1．外国职业划分

（1）按脑力劳动和体力劳动的性质、层次进行分类。这种分类方法把工作人员划分为白领工作人员和蓝领工作人员两大类。

（2）按心理的个别差异进行分类。这种分类方法是根据美国著名的职业指导专家霍兰德创立的"人格—职业"类型匹配理论，把人格类型划分为六种，即现实型、研究型、艺术型、社会型、企业型和常规型。与其相对应的是六种职业类型。

（3）依据各个职业的主要职责或"从事的工作"进行分类。其一是国际标准职业分类。国际标准职业分类把职业由粗至细分为 4 个层次，即 8 个大类、83 个小类、284 个细类、1506 个职业项目，总共列出职业 1881 个。其二是加拿大《职业岗位分类词典》的分类。它把分属于国民经济中主要行业的职业划分为 23 个主类，主类下分 81 个子类，489 个细类，7200 多个职业。

2．我国职业的划分

（1）根据国家统计局、国家标准总局、国务院人口普查办公室 1982 年 3 月公布，供第三次全国人口普查使用的《职业分类标准》。该标准依据在业人口所从事的工作性质的同一性进行分类，将全国范围内的职业划分为大类、中类、小类 3 层，即 8 大类、64 中类、301 小类。

（2）国家发展计划委员会、国家经济委员会、国家统计局、国家标准局批准，于1984 年发布，并于 1985 年实施的《国民经济行业分类和代码》。这项标准主要按企业、事业单位、机关团体和个体从业人员所从事的生产或其他社会经济活动的性质的同一性分类，即按其所属行业分类，将国民经济行业划分为门类、大类、中类、小类四级。

（二）职业意义及重要性

职业的意义及重要性从不同的角度来讲，可以体现在不同的方面，这里仅从从业者个人的角度给以参考性的描述。

职业是从业者生存的基础、发展的平台、个人价值实现的重要空间。同时也对从业者的家庭关系、经济状况及家庭生存、发展产生着重要的影响。（人本的意识，见本单元职业适应性、匹配性分析。）

理解职业的意义和重要性对从业者的职业促进及规划具有积极的影响和作用。

Ⅳ．注意事项

1．需求、促进规划的客观性与主观性

分清主、客观因素及主客观因素所占比是特别需要注意的问题。首先，督导师需要客观地承认外部环境是会存在一些问题的，但这是客观存在的，这些问题对被督导者的影响在程度上是有所不同的，不能把所有的问题都归于被督导者。其次，也要使被督导者知道自身存在问题在哪里，这些自身的问题对被督导者的影响也存在着程度问题。只有这样，在督导分析及实施过程中才能有效防止过分的内归因和外归因。

2. 需求不足的处理

在职业及岗位不变情况下，客观需求不被满足时，职业促进规划的重点是如何调整、提高从业者的资源结构状态和心理适应性特征。

在择业者自身资源结构和心理特征不易改变的前提下，职业促进规划的重点是考虑如何选择与之相匹配的职业。

【李继凯】

第六章 二级心理督导师的督导研究

对于二级（中级）心理督导师来来讲，研究水平应更上一个台阶，不仅会使用心理测验，还应会编制心理测验。同时对督导工作本身的研究要做得更深入。

第一节 方式设计

第一单元 心理督导测验的编制

Ⅰ.学习目标

掌握如何进行心理督导问卷的编制。

Ⅱ.操作步骤

在心理督导过程中使用测验或量表的测量是一种比较严格的测量。因此,对测验或量表的编制是十分严格的。通常是由心理学家或精神病学专家来编制或修订完成的。作为督导师或心理工作从业人员,学习测验或量表的编制知识,主要是为了增强自己对心理测验或量表的了解,以及对量表的优劣有一定的鉴别能力。

在编制过程中,会遇到许多问题;对于量表的编制,需要注意的是量表的标准化。而且要按标准化的程序和要求去使用。这个测验才称得上标准测验,才具有实际使用价值和意义。

每次只能对一个人进行的心理测试,称为个人测验,如韦氏智力测验等;而团体测验是每次可以针对多人使用的心理测验,如艾森克人格问卷等。无论是个人或团体心理测验的编制均需要标准化的测验编制过程。

编制个别和团体心理测验必须满足的条件为以下几种:

(1)项目特征性:是按所要测验的性质,选定足能代表所要测验的心理特征或行为特征的问题。这样的问卷需要通过项目分析才能获得。

(2)常模:根据对被测集体的标准化样本的施测,可获得一个具有代表性的结果,即常模。它可以作为评价个别差异的依据和比较的标准。因标准化时所选取的样本不同,涉及不同种类的常模。

(3)信度、效度是决定一个测验是否有效的重要条件。

(4)要有标准化的实施方法:无论哪种测验都必须以标准的程序和方法实施。所以,每个测验都要有测验手册,并且注明指导语、施测时间、实施方法、注意事项等。

(5)明确计分标准:无论谁来对测试结果计分,都保持不变。另外,原始分数的计算及原始分数向其他分数的换算,以及如何使用常模来解释分数,都应在测验手册中加以详细说明。

Ⅲ.相关知识

为了获得一个标准化测验,应进行如下的程序。

1.选编测验项目

所有测验都是按照各自的目的去编制的,也是编制测验的出发点和基本依据;我们需要做两方面的工作,一是要解决"测谁",即测验对象的确定问题;二是要"做什么用",也就是测验用途的确定问题。在编制测验题目时,首先要明确测验的适用对象,如是测定企业的领导行为还是科研领导行为。接下来,就要分析这些测定目标所包含的心理过程或心理特征，如需要测定企业领导行为，就要分析作为企业领导应具备哪些心理品质和行为因素。为了测定这些因素及内容来设计和选择问卷题目，编制出测验的草案(预备测验)。编写题目的方式可以是自编，也可以请心理测评专家来编写。

在编写技术上应考虑以下几点。

(1)测验的长短，题目数和所需要的时间以多少为好。

(2)测验草案的试行应准备的问题项目数和备选问题的项目数。根据预备测验的结果，肯定会有些题目不适合，通常被选题目的数量是计划数量的 2～3 倍，应保证足够的题目供预试进行筛选。

(3)测定使用什么样的问题形式，如情境测验、多级评分法等。是使用单一形式？还是不同的形式混合使用？

(4)计分法。必须确定各分测验的原始分和总分的计分方法。

2. 预备测验

预备测是测验标准化的重要环节。原始测验编好后，需要在一定范围内进行试测，通常试测人数在 500～1000 人即可，一般是选择与适用对象相近的范围进行试测。按照统计学的标准要求，根据预测结果，计算题目的难度、等值、区分度，以检验所编制的测验结构是否理想，信度、效度是否达到心理测量学的要求等。

3. 原始测验的标准化研究与修订

据预备测验的结果，留下有效的题目，剔除或修订不适当的问题项目，对原始测验进行修订，再找出问题题目，进行新的一轮试测。这种预试、修订、再试测的过程会进行很多次，直到各测验题目指标都达到心理测量学要求为止。以控制和减少那些与测验无关的因素对测验结果的影响，从而获得所有的被试在完全相同的条件下的测验分数。标准化的处理过程包括同一内容、施测、指导语、施测时间、评分标准、分数解释等均在统一环境中进行，其工作结果应以规则的形式明确下来。

测验中好问题项目如何来判断。对于这个问题的解释只有一个，正确答案很明确，测验项目和提问方法，能使被试清楚地知道所要求的是什么，测验编制者能正确测定所要测验的项目，也就是测验项目的效度问题；它可通过项目分析来实现。要排除测定目标以外的不适合的因素，其方法就是考察内部一致性；如果一个项目所测定的内容与该测验的目标内容相同，说明该项目与测验全体的得分相关应该是很高的，根据两者相关值的大小，可以数量化地来表示各个项目的好坏，这也是信度和效度的检验方法。

另外还可用 G-P 分析法鉴别测验项目的优劣。同时此法还可鉴别各个项目是否具有辨别力；比较预备测验群中的优秀组(整个测验成绩的最上位 25％)和劣等组(最下位 25％)对各项目的正答率(通过率、合格率)。其中在两组中通过率和合格率显著不同的话，就说明辨别力大，就可定为是合适的项目。如果两组合格率之差不大，就作为不适合的项目排除。

好项目对所测对象群来说，具有适当的困难度。计算出预备测验的各个项目的合格率或正答率，这种比率为 0％和 100％的项目，应首先排除。因为谁也不能解答的问题项目，对个别差异的测定毫无意义；而所有的人都能正确回答的问题的项目，对该测试组来说没有辨别性。测验的项目，应由非常困难的问题(正答率 10％以下)到极容易的问题(正答率 90％以上)，即包括各种困难度的问题项目所构成。整个测验的平均合格率(正答率)应接近50％。困难的问题是为了辨别优秀者，容易的问题对于辨别劣等者是有价值的。

好的项目内容对所有的被测者都应是等值的，不应有差异。与教育和环境影响有关的内容，不应包括在问题项目中，应使用对所有被测者来说都一样的全新经验的问题，或者过去经验和环境的影响对任何被测者都是相等的材料。

然而，在心理督导的研究中认为合理的关系在实际生活中可能并不是这样。总之，没有哪个测验能包含所有最优特征。对于内部效度和外部效度而言，应力争将研究结果普遍化，使其适应更多的人群。当编制一个测验时，就需要同时了解设计的优点(如操纵和随机分配)和缺点(如实验的现实主义和实际的现实主义)是比较合适的，这样会有利于在以后的实验中可以选择合适的设计方法。随机实验和准实验应该被视为大难题中的一小部分。

4. 正式测验的实施

在预备测验项目完成之后，就要制定出实施这个测验所必需的指导手册。要有详细的包涵给被测者的指导语，时间限制、计分法、得分解释等。

从该测验所使用的母群体中选定代表性的样本(样本群体)，对其实施测验，然后以这些标准化样本的测验分数为依据，建立测验的常模。此常模即成为解释被测者的测验结果的参照标准，以判断此人在某种特质上所处的相对位置。在抽样施测时需要注意：①建立常模所使用的人数是否充分；②这个样本群是否代表了全体适用的对象。如果样本数过少，所得的常模可能不正确，人数过多又造成不必要的浪费。

5. 常模设立

要有足够样本正式测验的结果，按性别类别、年龄类别、地区类别、行业类别等进行整理，定出常模，这就是样本的平均分。个人的得分可以同这个常模进行比较，以判断他的成绩好坏。

但一个测验中个人所得原始分，本身几乎没有意义。虽然一个人在两个测验上都是50分，但两个测验总分不一样，也就无法直接比较。即便是两个测验总分一致，也不能直接比较，因为这个测验的平均分和得分的偏差是不一样的。为使各测验的原始得分的解释简易化，使不同测验的得分能直接比较，就得把原始分换算成相对的顺序指标。这种相对的指标，有年龄常模、年级常模、百分位数、标准分数(Z分数、T分数等)、指数等。

Ⅳ. 注意事项

要想完成好一个有效的测验，对测验的检验是非常关键的一个步骤。对心理测验应具备的必要条件加以检查，这种程序叫测验的检验，即用各种方法对测验的信度、效度、辨别度等进行检定斟酌。将其结果记载在测验手册中，据此可以作为评价测验的客观资料。

【李莉】

第二单元　叙事疗法

Ⅰ. 学习目标

掌握叙事疗法的基本理论和特色。

叙事疗法[①]的创始人为澳大利亚临床心理学家麦克·怀特(Michael White)及新西兰的大卫·爱普斯顿(David Epson)。他们于20世纪80年代提出此理论，20世纪90年代他们的书籍得以在北美发行，叙事心理治疗开始逐渐走向流行。怀特和爱普斯顿在其代表作《故事、知识、权力——叙事治疗的力量》一书中，系统阐述了他们有关叙事治疗的观点和方法。

---

① ［英］Martin Payne：《叙事疗法》，曾立芳译，北京，中国轻工业出版社，2012。

Ⅱ. 操作步骤

为什么要在中级心理督导师中，设立叙事疗法的技术呢？这是因为，该技术是后现代心理治疗技术，大有兴起之势。对于心理干预相关专业人员的督导来不得半点马虎，更需要严密的技术手段给予督导与促进。该方法的使用，非常适合这个人群，同时，也是为这个督导职业的人群，更好去做他们的督导工作，而且对于他们工作的咨询师对象，也是非常适合的一种工作方法。

一、叙事疗法的操作过程

(一)从问题之外开始了解来访者

1. 治疗师和当事人进入咨询室后，谈问题之外的事情

叙事世界观更关注人，想知道当事人问题以外的方面，对当事人这个人抱有兴趣，而不仅仅是他的问题。因此，叙事治疗师通常以询问当事人的身份、爱好、生活、交往等问题以外的方面开始，他们从更广的视角去看当事人，使当事人明白他比问题更充实更丰富。

2. "你有什么问题想问我"，显示治疗师和当事人是平等的人

这样做的目的是，让当事人觉得咨访之间是一种互动双向的关系，我可以问你一些问题，你也可以问我一些问题。然后治疗师继续向当事人表达，在访谈的过程中，你对我问的问题不能理解，你都可以提出来。

(二)进行双重聆听

在当事人诉说自己的故事和问题时，叙事治疗师进行双重聆听。

1. 聆听问题和问题故事

聆听问题和问题故事，以及当事人对这个问题的体验和理解是什么？这个问题对于这个人、对于这个家庭意味着什么？虽然我们要发展一些故事，发展一些偏好故事，但是，我们还是要花很多时间对他们的问题进行关注，这是为了更好地理解，他们的那个问题的经验和体验是什么？去感受他们在问题中的挣扎和斗争是什么感觉？

2. 聆听问题之外没有被问题掌控的故事

以聆听来了解他们那些没有被充满问题的故事所预料到的行动和想法。也就是说，以聆听来了解让人们觉得困扰的部分是什么，以及他们在问题之外所拥护的价值观，视他们所说的为故事，而不是"事实"或诊断病症的线索。经由聆听人们当前所组织的生活及让他们觉得困扰的事物，来欣赏他们的故事。从聆听开始理解和寻找支线故事的入口，可以解构的观念，了解此人所用的语言和偏好，创造更多的可能性。当我们解构故事的时候，要细致地贴近问题的经验，能找到另外替代故事的入口在哪里。通过聆听，我们了解到当事人所使用的语言是什么。同时也了解他们的价值观、偏好，他们想要对人生做什么。

(三)将人和问题分开

与当事人一起探讨：在他的生命叙事里，是文化中的什么规范和想法，支持了他们充满问题的理解？这有助于拆解和揭露问题所支持及来自的文化和社会论述之下的故事。这样的过程是解构中的一个很重要的部分，其中最主要的两个方法就是命名和外化。

1. 命名问题

用贴合当事人经验的词语，而不是心理学术语来命名，用当事人日常经验的方式来命名，如"你的多动症的色彩是什么"，而不是给一个专业的名称，因为要抓住他的主观体验，

然后开始用这样的语境来工作。一个人的主观体验比标签多很多，并不是反对这些标签，只是反对这些标签把人整个生命都囊括进去，好像所有这些身份认同都变成了标签。

2. 外化问题

把问题客体化，作为与人无关的一种现实，把问题物化在人的外面。问题如何在人身上运作，如何卷入，人为什么注意这些问题，造成了什么困难使人无法逃脱，外界的什么使问题一直存在？问题对当事人的生活及其家庭有什么影响？当事人及其家庭对问题的生命有什么影响？

(四)重塑生命故事

治疗师在问题和偏好的故事之间搭建桥梁，以问问题的方式，来邀请当事人详细地叙说以及重新叙说生命的经历，如此他们便可开启丰富和丰厚的叙事，而这样的叙事正能反映他们所偏好的个人和生命叙事。可以通过询问转折点和人生的方向来重塑故事。

叙事治疗的隐喻是希望人们的生活有多重故事，要体验式地投入多重故事或可能性之中，而这些故事是问题故事所难以预料的，而问题故事线在其他的多元故事线里，也会显得不一样。在治疗中，要让当事人清晰地看到问题故事与偏好、多元故事之间的桥梁是什么，让人们体验式地体会自己所拥有的能力和技巧。所以，我们要帮助他们去看到偏好故事中所蕴含的一些知识，可能是他们之前无法看到的，有些人容易做到，而另一些可能不会。

(五)见证和记录

治疗师和当事人一起进行"局外见证"、文件制作，如用信件和摘要记录等，来加强治疗和巩固治疗效果。

(六)结束治疗前的询问

每次访谈结束时，叙事治疗师会习惯地询问：你觉得这次谈话对你有帮助吗？如果有，是怎样的帮助？你还愿意再来谈吗？什么时候愿意再来谈？叙事治疗不大强调当事人要一周来一次，而是请当事人思考：你想一想今天的访谈把你带到了哪个地方？这样的问题使他不会忘掉治疗中所谈到的内容。治疗的频率以当事人自己的感觉和决定为主，可以一周一次，也可以两三周或者一个月一次。

Ⅲ. 相关知识

1. 叙事的概念

拉丁语"叙事(narrative)"的本义是指行为和具有连续性的体验，比较清晰的一种表述是：叙事是为了告诉某人发生了什么事的一系列口头、符号或行为的序列。

2. 叙事疗法的概念

叙事疗法(narrative psychotherapy)是以故事叙说的方式，将生活中人与人之间发生的故事置于治疗过程的中心，通过治疗师的引导性提问，通过外化对话、改写对话、重塑对话以及支撑性对话等过程，鼓励当事人探索内心，从自己的故事中重新诠释生命的意义，从而构建自己渴望的生活，并获得身心的改变。

叙事治疗以故事的叙说为主线，每个故事都是一个叙事，但叙事并非都是传统意义上的故事，相比之下，它具有表达内容和方法上的多样性和复杂性。叙事是人们为自己的经验寻找意义的实现方式。叙事的功能在于了解生命的意义，并且在日常生活中，通过点点滴滴的行动来实践。它给人们提供了解过去生命事件以及计划未来行动蓝图的架构，其重要性在于彰显人类存在的意义。

3. 生命故事的内涵

麦克·怀特对于叙事治疗的核心概念"生命故事"的解释是："人类是诠释的动物——在诠释生命经验这方面，我们扮演着主动的角色。这意味着对经验的诠释必然涉及认知架构，此架构提供经验背景，而人要从中归纳意义。故事通过认知构架形成。在诠释的过程中，所创造的意义影响了我们的生活、行为和在生活中采取的行动。生命故事或自我叙说的过程传达出我们决定撷取及对外表达的生命经验片段；故事或自我叙说决定我们如何塑造生命故事。我们并非通过生命故事存活，而是故事塑造、组成并'拥抱'着我们的生活。"

在这个对于生命故事的解释中，麦克·怀特运用了后现代主义对于诠释的解读，即诠释意味着人们并非依据生活的本来面貌理解世界，而是通过先入为主的概念理解世界。这些先入为主的概念来自过去的主观经验，并构成了人们的想法，而且受到生活情境中的道德规范的强烈影响。好的故事不仅可以治疗心理疾病和精神创伤，而且可以从中寻找自信和认同，透过令人愉悦、感动的隐喻故事，我们可以重新找到面对烦恼的现实状况的方法，正视我们的过去，并且找到一个继续努力、正向发展未来的深层动机和强大动力。

Ⅳ. 注意事项

在叙事疗法中，有些问题与概念值得关注。

（一）叙事隐喻（narrative metaphor）

麦克·怀特非常重视叙事的隐喻，认为叙事隐喻是贯穿在叙事治疗过程中的主线和灵魂，也是叙事治疗最核心的理念。在由叙事隐喻指导的治疗中，通过体验、讲述和再讲述当事人人生中尚未被故事化的因素所构成的故事，治疗师同他们一起工作，来为其人生找到新的意义。

运用叙事隐喻，不但可以理解人的生命，同时可以开启当事人的新体验，说故事的人可以是当事人，也可以是治疗师。治疗师听了当事人的故事，因为有感，会再回应一个故事，这样故事往返，在听与说间产生妙用，于是故事被重写了。

1. 问题故事（problem story）

想象下图中的每一个点代表着一份人生经历，如图临 6-1 所示。当人们寻求咨询时，他们常常被困在一个非常单薄的人生故事中，在叙事治疗中，把这个单薄的问题故事叫作主线故事（dominant story）。这个问题故事通常只是聚焦于当事人众多人生经历中的一小部分。

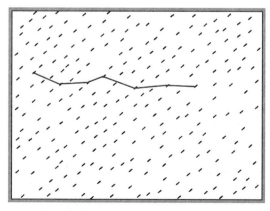

图临 6-1　主线故事图示

2. 支线故事(alternative story)

治疗师的首要工作是倾听这个故事,把它视作许多可能的故事中的一个。带着这样的态度去倾听当事人,可以帮助我们去觉察他们或明或暗提及的,却不被问题故事的情节所决定的好的事件,这些事件在叙事治疗中,被称作支线故事。我们随后便能提问,邀请人们走进那些事件,同我们(也是同他们自己)讲述这些事件及其意义,并把他们发展成难忘而生动的故事。

3. 多重故事

随着时间的流逝,这一过程促成了多重故事线的发展,这些故事线有着丰富而复杂的意义,讲述了人们生命的多重可能性。这一过程并不能带走问题故事。但当问题故事只是多元故事中的一个时,它们常常具有了不同的意义。

作为治疗师,可以做的最重要的事情是倾听故事,尤其是问题以外的支线故事。跟进这些支线故事,不断问问题,一条新的生命故事被挖掘,我们会发现它不是独立的,它与其他线连在一起。人生有各种故事,我们的目的不是去掉问题故事,而是发展多元故事,当一个人发展了多元故事线,问题故事就只是多元故事中的一个而已。

(二)社会建构论

后现代主义把焦点放在语言如何构成我们的信念和世界,认为社会是在语言中建构出来的现实。语言并不是中性或被动的。我们的每一次说话都提示一个现实。对心理治疗师而言,工作的重点在于,不管是信念、关系、感受或自我概念的改变,都涉及语言的改变。语言本身具有澄清、扭曲和过度简化的特征,在注解的过程中,语言扮演着间接而举足轻重的角色。通过语言和内在独白,我们界定、组织个人的思考和感受。语言是文化的产物,承载着假设,通过既定的意义影响着我们如何诠释经验。因而,可以把有问题的信念、感受和行为转化并协调出新的意义,以新的语言描述自己的生活,借此产生更多新的可能性。

依照社会建构论,意义是由人与人之间的互动与对话产生的,这些意义并不局限于大脑,也不存在于一般认为的个体心灵之中,而是存在于不断变化的故事中。因此,用诠释性对话会带出一个"意义",一段"故事"。治疗师从中发现当事人如何建构其意义,然后进入语言分析

(三)人与问题的关系

问题产生于人与主流论述的关系中,以及主流论述情境性和随着时间的推移变化上。叙事治疗最大的贡献就是把人与问题分开。"问题"只是问题,人不等于问题,这是叙事治疗最重要的核心理念之一。

人的问题本身有其生命,虽然问题运作时会影响此人,但此问题不是此人。当我们看到问题时,这只是一个故事,但可能还有另一个故事,问题的出现有其世界观的影响。每个人都是专家,是自己问题的专家,应该由其来评断其生活或问题是好还是不好。许多问题都是种族、阶级、性取向、性别等文化环境所营造出来的,因此,寻求传统的内在病理观念的帮助会造成低估自己的能力,会限制他们自我资源的应用。人们应该相信问题不会绝对和完全掌控人,在人的一生中,总有几回不被问题影响的经验,问题是不会百分之百操纵人的。如果我们再度对生命取得主权,就会重新取得自我的资源。

当我们以人际观点来看问题时,就把人和问题分开了,即问题是在人际中产生的,而不是在人身上。有一些很常见的例子,如果一个人,或一对儿人,一些人,当他或他们出现问题时,总是把问题归结在人身上:"是你的内在出了问题。"我们会看到是什么样的主流论述在支持着这个观点的存在,"为什么你会认为他的问题是他的内在呢"。我们并不反对生理性解读,但这并不是叙事对心理问题的解释。

【赵静波】

第二节 综合研究

第一单元 心理督导评估的研究方法

Ⅰ. 学习目标

掌握进行心理评估研究的过程与方法。

Ⅱ. 操作步骤

心理评估（psychological assessment）是依据心理学的理论方法，应用多种方法所获得的信息，对个体某一心理现象作全面、系统和深入地客观描述的过程。心理评估是科学的手段。人类关于自然、社会和思维的各种体系就是"科学"。决定自然、社会和心理行为发展进程的不是偶然的东西，而是客观规律。科学方法的本质是坚持所有的思想或建议，都用客观和实验的方法检验。对知识的这种经验手段有两个基本内容：一是思想必须在被支持或被否决的情境下被研究；二是研究可以被观察、被评价和被其他人重复的方式完成。

科学定义中的"思维"知识体系，是指人的心理与行为的科学。现代科学将科学分为三大类，即自然科学、社会科学和行为科学；而行为科学的主体就是研究人们的心理与行为的一般规律。

现代社会，人们需要关于行为科学的讨论和研究方法的知识。作为行为科学分支的心理学、组织行为学、人力资源管理学、心理咨询、消费与广告心理学等学科领域的作用，日益被社会所认识；许多职业需要运用心理学与行为科学的研究结果。比如，企业和商业界的人士，通常依据对消费的心理与行为研究，做出关于市场策略的评估决定；在人力资源管理部门也需要理论和方法去激励员工生产积极性和工作动机，用科学评估的方法选拔和培训新员工。教育工作者需要了解与特殊学生问题有关的不同教育策略和程序研究成果。在处理有关人的心理与行为问题时，无不涉及研究方法问题；可以说，心理督导效果评估没有使用科学方法，得出的决策方案、建议、政策、措施等，都是很难被社会接受的。

一、研究范围

心理督导评估的对象可以是有心理障碍的病人，也可以是健康人和从事心理工作的从业人员，故评估的范围既涉及躯体疾病和心理障碍，也可以帮助正常人了解自己的心理特点，以便取长补短，发挥优势，还能帮助人们发现心理问题，及时调整和矫治。因此，心理评估广泛应用于心理学、医学、教育、人力资源、军事、司法等领域。其中，在医学领域应用于临床方面时，称为临床心理评估。应用于心理督导，则称为心理督导评估。

二、常用研究方法

心理与行为科学作为一门实证科学，它与社会科学的研究思路和研究方法截然不同，其更接近于自然科学，特别与医学和生命科学的研究方法类似。在管理科学（组织行为学），人力资源管理与开发这样的领域，很多研究是采用问卷法进行的，但要遵循实证科学的研究方法和原则。与其他学科相比，心理与行为是更加复杂的现象，故而对其研究的方法也

是多种多样的。常用的方法有:

1. 观察法(observational method)

观察法是通过对评估者的行为表现进行有目的、有计划的观察和记录之后,进行心理行为评估的一种技术,是心理评估常用的一种方法。观察的途径可以是直接观察或间接观察(如通过摄录像设备等)。心理评估所观察的内容包括仪表、体形、人际沟通风格、言语和动作、兴趣爱好以及在各种情景下的应对方式。依据观察情境,观察法分为以下两种。

(1)自然观察法(naturalistic observational):指在自然情境中(如家庭、学校、工作地点等环境)对人的行为作直接观察、记录和分析,从而揭示其行为变化的规律。在儿童心理学的研究中应用广泛。比如在生活中对幼儿的交往活动进行观察,可了解幼儿人际关系的社会化过程。这种方法的优点是被试在完全自然的状态下的心理与行为比较真实,不会受实验情境的影响。但它并不是一个严密的研究方法。这不仅是由于变量不能控制,而且观察者也难以绝对保持恒定的客观标准来作记录;所以观察所得的资料通常也不十分可靠。

要使观察做得好应注意:首先,观察行为每次最好一种,可以避免错误。其次,尽量使用仪器辅助,如录音机、摄像机或电视监控等。这样事后可进行整理。最后,研究者事先必须决定被观察者感兴趣的行为是什么,选择这些行为可以被观察的场景,对所观察的行为做出明确的界定,并且设计出一个易于使用的记录系统,即编码系统。要注意的是,编码系统应尽可能简单,让观察者能很容易地将行为归类。

(2)实验法(experimental method):指在控制的情景下,有系统地操纵自变量,观察和记录因变量的变化,从而验证预见性的假设过程。这种受到控制的研究方法,称为实验法,也叫控制观察法。实验法的主要优点是,能较好地控制额外的变量和一切偶然发生的因素,保持实验所需的常量,以便精确地观察,使获得的结果便于定量和比较。此法有三个明显的特点:

①研究者应掌握主动权,在实验前做好观察的各种准备,可以选择适合的地点、时间来进行试验。

②可任意控制某种心理与行为在同样条件下重复发生,反复进行观察记录,以验证观察结果;还可以让别人重复、核对其结果。

③研究者可系统地变化条件,观察这些条件的变化所引起的心理与行为的变化,从而推测条件的变化与观察的行为之间的因果关系。

一般此法都使用两组被试做比较。一组是实验组,是接受实验处理之下的被试群;另一组是控制组,也称对照组或比较组,是不施加实验处理的被试群。如果实验的结果表明两组在行为上有显著差异,则显示出实验所起的作用。

研究实验法的三个阶段:

第一阶段,寻求相等的两组,即实验组和控制组;这两组在各个方面的条件保持一致,实验结果的差异就不是其他额外因素造成的,是实验因素所引起的。为了保证两组各方面的条件大体一致,通常选用随机分配的原则,使两组有均等的机会获得相同比例的各种被试个体。只要满足样本的数量足够,两组可视为相等的两个组。

第二阶段,对实验组进行实验,而对控制组不进行实验,使其与平常一样。在此期间,研究者要保持除有无实验处理的区别外,两组所发生的事态应完全一致,以确保两组所出现的差异是实验造成的。

第三阶段,结果整理阶段。其目的是确定自变量是否引起因变量的变化,有何种程度变化,判断自变量与因变量之间存在的关系。假如实验组的变化在统计学上显著大于(或小于)控制组,则说明实验组的因变量的变化是由自变量所引起的。

两种类型的实验法，一种是在特设的实验室中，借助各种仪器设备，严格控制各种条件进行的实验研究，叫实验室实验（laboratory experimental）。此法多用于对心理过程和认知心理的研究，也用于生理心理研究及工程心理学的研究。在实验社会心理学的研究中也常用实验室实验。其优点是可以使用精密仪器设备，对各种条件进行严格控制，精确地记录心理行为反应，利于自变量与因变量之间的关系处理。另一种是自然实验法（naturalistic experimental method），指在实际生活中进行的心理与行为研究的实验方法，也叫现场研究法（field study method）。在此实验过程中，应保持人的活动的自然条件，研究者也可适当控制和改变某些条件，也可利用日常情境，探讨心理与行为的变化规律。此研究方法的优点，是把实验研究与日常活动紧密结合，比较自然，结果也较切合实际，研究结果具有较高的外在效度，可推论到实验以外的情境。其缺点是条件控制不如实验室实验严格，在某些情况下，额外变量和偶然因素不易排除。此方法常用于教育心理学、儿童心理学、劳动心理学、医学心理学、社会心理学及组织行为学。

2. 调查研究法

调查研究法是通过对具有一定范围的、有代表性样本进行问卷调查或访谈，收集分析关于某一问题的资料（态度、价值观、需求等），对样本母体作推论性解释的方法。调查方法也是研究态度和行为随时改变的变量间和方法间关系的方法。

有许多心理行为问题不能在实验室中进行研究，也不能做现场观察，用调查法可有效地收集资料。如研究家庭消费行为、生活习惯、家庭纠纷、夫妻关系等隐私行为，研究者不可能到家里去长期观察，也不能在实验室模拟实验，只有采用调查法，根据被研究者自己的叙述或对问卷的回答来获取资料。因此，调查法是心理行为研究的重要方法之一，特别是在临床心理学、社会心理学、消费心理学、管理心理学（组织行为学）等领域使用得更为广泛些。调查法的两种形式：一是问卷法，就是把收集的资料编成问题（项目），每个问题有几种回答反应，这些问题的设计是在经验和相关知识的基础上，经科学的程序和心理测量学的信度、效度检验而研制成的；对收集来的问卷资料进行统计分析方法处理，得出推论性的结果。这种问卷可以个别施测，也可以组织团体施测。调查者可根据抽样直接寄送给被调查者，也可委托专业调查机构去调查，也可电话调查。问卷法调查的优点是省时、省力、经济；不足是问卷回收率不能保证，以至于影响结果的代表性。另一种是访谈法（interviewing），又称会谈法、交谈法。是评估者通过与评估对象有目的地交谈来收集资料的一种方法。在心理评估中，通过访谈可达到如下目的：

（1）得到被试的"第一印象"；

（2）能够获得用其他方法难以得到的信息；

（3）与来访者建立良好的协调、和睦的关系；

（4）帮助来访者认识自己的问题行为，并对这些问题的解决给予指导和帮助。

根据评估者事先是否确定访谈的问题和程序，访谈方式有非结构化访谈和结构化访谈两种。通常调查者提前列好提纲，准备好问题进行提问，被访者给予回答，并记录下来，以后整理，叫结构化访谈（structured interview）。这种方式有时会限制被访者的回答，因此，有些调查只是拟定一个主题，让被测者自由回答。作为调查者可根据情境随时提问，此法叫非结构化访谈（un-structured interview）。这种访谈能收集到比较多的资料，但整理资料、编码比较困难，技术要求也高，而且不易数量化。访谈法比较费时、费力，不易做大规模调查，一般只在调查对象较少时才使用此法。

问卷法与访谈法各有所长，可将两者结合以取长补短。在进行大规模的调查时，需抽取 5%～10% 的调查样本进行访谈，以访谈获得的丰富内容来解释问卷调查结果，是一种很好的调查方法。

3. 心理测验法(psychological test)

心理测验法是依据心理学原理和技术，对人的心理现象或行为进行数量化的测量，从而确定心理现象在性质和程度上的差异。这种方法与实验法一起成为心理与行为研究中最重要的研究方法，而且这种方法与调查法广泛应用于其他社会科学的研究。测验法需研制量表作为工具，可进行个别测验，也可进行团体测试。心理测验具有诊断功能，又有预测功能，已成为心理与行为量化的主要工具，心理测验对于心理学的基本研究做出了重要贡献。目前常用的心理测验有百余种，按其测验的目的可分为以下几类。

(1)智力测验(intelligence test)：以测量个体的智力水平为目的。常用的是韦克斯勒智力量表、比奈-西蒙量表、斯坦福-比奈智力量表等。

(2)人格测验(personality test)：人格测验分为问卷法和投射法，问卷法也称为自陈量表。常用的人格量表有：艾森克人格问卷(EPQ)、明尼苏达多项人格测验(MMPI)、卡特尔16项人格因素问卷(16PF)等。常用的投射测验有：洛夏墨迹测验、主题统觉测验(TAT)。

(3)神经心理测验：是评估正常人和脑损伤病人脑功能状态的心理测验，在脑功能的诊断及脑损伤的定位、康复评估方面发挥重要作用。如 H-R 神经心理成套测验。

(4)评定量表(rating scale)：是健康心理评估和研究的常用工具，目前这类量表广泛应用于临床、心理咨询与治疗，心身疾病的调查及科研等领域。常用量表有 SCL-90、SAS、SDS、A 型行为等评定量表。

(5)职业咨询测验：常用的测验有职业兴趣问卷、性向测验和特殊能力测验等，智力包含了个体的各种能力，人格测验也与职业能力相关。

4. 个案研究法(case study method)

个案研究法是对案例的分析，全面揭示个案的心理与行为特点、规律或产生原因及发展过程等的方法。所谓个案，可以是一个人，也可以是一个群体、组织(学校、政府、家庭、社区、企业等)。比如，研究一个典型的班级，总结出"班集体意识形成的条件"。这种方法常用在儿童心理学、教育心理学、临床心理学、社会心理学，管理心理学中。其特点是以个别推论一般。个案法因缺乏量的研究，其代表性在很大程度上取决于调查者的能力和个案的典型性。要求个案研究者具有扎实的基本功，丰富的知识和经验，较高的归纳和演绎能力。将个案法与调查法结合起来或许能弥补个案法的不足。

个案法在人类文化学、经济学、社会学、管理学、法律学、医学、军事学等领域得到广泛的研究应用。

5. 作品分析法(product analysis method)

作品分析法是通过对活动产品或作品的分析，来解释人的心理与行为特点的研究方法。其作品或产品是一个人的心理品质或态度的反映；我们可以根据一个作品或产品来判断个人的技术水平、熟练程度及工作态度等；还可根据日记、绘画、文学作品来分析作者的内心活动和人格特点。有时不仅要研究活动产品，还要研究产品的制作过程，因在制作过程中，个人的心理品质和行为特征表现得更明显。作品分析法在人格心理、教育心理、临床心理、司法心理、工业心理等领域更具有研究应用价值。

6. 档案研究法(archival research method)

档案研究法是运用以前的相关信息，研究心理与行为问题的方法。不需要研究者去收集原始数据，而是分析现有的数据，如人口统计资料、申请文件等。档案研究一般分三种类型：统计记录、调查档案和书写记录。研究者可针对各部门的统计数据进行研究；一些大的民意调查数据，可以通过计算机系统调用；对日记和信件的记录，呈现的是历史。内容分析是对现有文件的系统分析，需要研究者去制定编码系统。

Ⅲ. 相关知识

如何撰写研究报告，是取得研究成果的一个最为关键的环节。

一项研究在完成实验和统计分析后，以研究报告或论文的形式呈现，是将研究的过程和结果整理记载下来，以书面形式作为该研究的总结，这项研究就算完成。

对于一些应用的研究，需要请专家和实际使用部门进行成果鉴定，获得通过研究成果才被认可；而对于基础性研究，要以研究论文的形式，投寄到有关专业学术期刊发表，刊物编辑部会将论文寄给有关专家进行审阅，决定该论文是否有发表价值。杂志的级别在某种程度上决定该论文的学术水平；好的研究论文应该送到等级水平高的杂志上发表，才能增加它的影响度。

研究报告和论文在写作上要求文字精练，结构清晰。由于刊物篇幅所限对稿件的字数和撰写形式都有严格要求。通常研究报告和论文包括以下几个部分，大概与研究过程类似。

1. 题目

是整个研究的概括。题目应该一目了然地抓住研究的内容，明白要研究讨论的是什么。

2. 摘要

简约、概括的总结研究报告；通常以 100～150 个字的长度为宜；在摘要中，要包括假设，简要的程序和研究方法及主要结果等信息。一般是从论文的总结部分摘要出来的，而且在摘要的下面给出 2～5 个关键词，以备编入文献库中作检索用。

3. 引言

是整篇论文的开头；在引言中，研究者须概述要研究的问题，与此问题有关的过去的研究和理论，本研究的目的与意义等。

4. 方法

研究方法有以下几个方面。

(1)研究对象，被试样本的人口特征，包括性别、年龄、职业、教育程度、婚姻状况、样本数、区域，以及如何获得等。

(2)使用的实验设备、仪器、测试材料或调查工具(问卷、量表)等。

(3)实验设计和程序说明。以便读者确切地知道研究是怎样进行的，同时也给另一些研究者重复这项研究的必要信息。

(4)处理数据的统计分析方法。要具体到本项研究内容，用什么统计方法进行处理和分析，都应该予以说明，以便读者判断这种方法是否适用。

还可利用计算机辅助研究，使得变量处理和行为测量变得越来越容易。计算机给出刺激或测验项目，可以用来记录反应，控制生理装置及其他设备，甚至还可以通过互联网开展研究。使用计算机统计软件，进行复杂的数据处理和统计分析。

5. 结果

这部分是将实验或调查所收集的数据进行整理，使用统计分析方法来处理数据，以此来检查和接受在研究中得到的结果。经统计分析，研究者可以知道自变量和因变量之间是否真有关系。

在结果部分，研究者常以三种方式展现其发现：

(1)以叙述的形式去描述结果；

(2)以统计数字的语言来描述结果；

(3)以图形和表格的方式来描述结果。

6. 讨论

在讨论部分，研究者以不同方式来总观本项研究；看结果是否支持假设，如果支持，作者应该给出对结果的所有可能的解释，并讨论这种解释比另一种解释要好；如果假设没有得到支持，作者应该提出它潜在的原因。研究者还要将得出的结果与过去的研究结果进行比较，给出本研究可能的实际应用建议。最后，要提出该课题进一步进行研究的问题。

Ⅳ. 注意事项

现在所有的学术杂志，都要求在论文中附英文摘要，包括题目、作者、摘要和关键词。通常是 200 字左右。但有的杂志，要求给出 1 页(约 1000 字)的详细摘要。具体根据杂志的要求去做。

心理督导评估的研究，有许多特殊的问题，也有许多未能解决的难题，需要去攻破。

【李莉】

第二单元　逻辑思维在心理督导中的应用

Ⅰ. 学习目标

学会并能够指导被督导者运用逻辑学相关基本方法降低学习与工作误差，提高学习与工作准确程度与效率。

Ⅱ. 操作步骤

如何在心理督导中运用逻辑思维？

(一)增强意识

在心理督导过程中，一个未能受到重视的问题是：切实增强逻辑学分析意识，为心理督导工作保驾护航。

逻辑学是一门研究推理的学问，是自然科学和人文社会科学的共同基础。要想做好心理督导工作，最好在学习阶段就要有意识地运用逻辑学分析做好知识积累。工作过程中各环节更需要运用逻辑学分析方法提高工作的严密性、准确性和时效性。否则作为心理工作者很可能面临工作中严重逻辑失误，甚至会导致不得不面对自己的学习与工作是否需要进行"流程再造"的尴尬境地。

不论心理咨询或督导工作的过程，还是结果的评估，可以通过标准化评定量表等工作，增强某种方法的科学性，但是其测评内容众多环节，甚至理论前提仍可能具有诸多归纳推理的烙印，有可能还是不能幸免于休谟难题的诘难。思维的对象在本质、范围、时空等因素上产生质的变化，有可能不再为我们所掌握的知识所"掌控"。所以要本着谦虚谨慎，与时俱进的态度开展学习与工作。

逻辑学与心理学都是既古老又年轻的科学。在现代科学的发展进程中，新科技革命为社会科学的研究提供了新的方法手段，社会科学与自然科学相互渗透，相互联系的趋势日益加强。但或是因为自然科学还未发展到足够高的阶段，或因为自然科学本身也是辩证发展变化的，或因为自然科学对社会科学的应用还不那么的便捷与经济，心理学规律距离自然科学中一些规律的稳定性还有很大差距。

作为社会科学一员的心理学，虽然是在更高的逻辑层次上来体现自然科学的客观内容，但现阶段，相对来说具有更大的偶然性和波动性、模糊性和混沌性。所以对其研究，一般具有更大的抽象性，并遵循更为复杂的逻辑法则，具有较强的思辨性而较弱的实证性，虽然诸多量表的应用提升了其精确性，但许多问题只能进行不精确的定性分析，具有较为强烈的主观意志性、情感倾向性等特征。

随着社会的不断发展，心理现象越来越复杂，越来越多变，这就要求其不断提高客观性、精确性和系统性。心理工作除了需要合理地更多地引入自然科学手段之外，也更需要逻辑学的合理应用。

另外，还要杜绝"假性"重视。要注意这种现象：一些心理工作者，认为逻辑学应用是很有必要的，但在学习工作中却还是没有足够重视，或是对逻辑学相关知识掌握得不够清晰与熟练，或是认为逻辑学过于抽象，有畏难情绪，不愿学习应用，或是还没有养成习惯，导致不能在需要进行逻辑学应用时及时进行。

（二）学会分析

在心理督导中，比较系统地学习和掌握逻辑学知识，并注意在实际学习与工作中对专业知识进行逻辑学角度分析，甚至进行创新性的规律总结，做好基础积累工作，至关重要。

心理工作者要比较系统地学习和掌握逻辑学的基本知识、基本理论和基本方法；通过自觉地进行分析、推理论证等逻辑思维能力的训练，提高思维的严谨性、准确性和效率，增强论证的建构和评估能力，为心理工作提供必要的逻辑分析工具。

要求能够识别和记忆逻辑学的基本内容，如概念、定义、术语、形式、规则、规律、方法、原理等，能正确地判断和选择，并能够较全面的领悟和理解逻辑学基本概念和基本原理，掌握和分析有关概念和原理的区别与联系。在掌握逻辑学基本知识的基础上，在心理学习、工作过程中，不断积累，夯实心理相关概念、定义、术语、规律、方法、原理等知识识记领会基础，能够对其区分与联系，从而对相关问题做出正确的判断、解释与说明。能够在心理工作中分析有关思维和论证中的问题，得出正确的判断或结论，并能正确地把分析、推理过程表达出来。在心理学习、工作中将专业知识不失时机地进行逻辑学角度分析，使得专业知识更加系统化、科学化，并为之后的学习工作打好基础。

（三）注意整理

在心理督导中，做好逻辑学分析素材的搜集、整理，很有必要。

传统逻辑研究的内容包括概念、判断、推理、论证等，现代逻辑通常研究推理的有效性问题。心理督导工作中运用基本逻辑学方法可以降低工作误差，提高工作准确程度与效率。而这些工作的前提中重要的一环就是要提前做好逻辑学分析素材的搜集、整理。

这里所说的信息采集，会有以下诸多因素的考虑。考虑到非形式逻辑，亦称"非形式的逻辑"，泛指能够用于分析、评估和改进出现于人际交流、广告、政治辩论、法庭辩论以及报纸、电视、因特网等大众媒体之中的非形式推理和论证的逻辑理论。也就是说，一些非形式推理和论证的日常讨论或风格化的推理、论证等也要面对这个问题。

精神分析治疗、认知行为治疗、家庭婚姻治疗等对对象信息的采集有共同之处，但也有不同侧重，为什么会有这样的不同呢？各流派都应以为对象更好地服务为最终目标。

诸多因素有的与我们的工作无关，有的有关。即使是相关因素，甚至是必要条件，但其中有的也不需要进行研究。换句话说，我们工作的开始不是要锁定相关因素，而是要去找到相关因素中需要收集的因素信息。这也是我们逻辑学应用的重要前提。

有些因素是相关因素，但不需要我们考虑。比如，超级细菌按道理可能威胁到每一个普通人，为什么许多人并不十分担心呢？这些不仅值得思考，而且就工作对象而言，很多问题也出在这个环节。再比如亲朋好友要做手术，人们更多的要考虑找个好医院、好医生，等等。在具备"手术需要照明""本地区有时停电"两个常识的情况下，很少有人能够完成模态推理，从而担心停电影响手术。也许许多人知晓医院有备用电源，但又有多少人曾进行过这样的考虑，才得以放心的呢？的确一般不必考虑，也不必因思考过有备用电源而放心。

而另一方面，有些因素考虑不到，就会给我们的工作带来困难。自古以来就有"杞人忧天"的笑谈，但天文学家或航天专家们在特定的时间、特定的情况下就很有必要考虑，甚至普通人也要考虑，以应对庞贝之祸、陨石之灾。再如，已具备前提，"天可能会下雨"，"花巨资筹办的室外大型娱乐活动能正常进行的话，就会赚钱"。但事实是，不只是普通人，即使是项目负责人也很可能不能将天气、电力等特殊情况考虑在内，乃至不能完成推理，从而引起警觉，备好应急方案。

人类生存发展过程中，许许多多的知识都是通过试错的方法得到的，如输血血型要求、放射性物质的危害、工业化导致空气污染的考虑等。试错得到的知识是人类漫长历史的经验积累，虽然人类并不这样主观苛求。当然也有许多是通过比较严谨的方法得到，比如概率实验，甚至完全归纳得到。还有许多是两者结合，其中混合着多种途径。所以我们既接受人类经验的沉淀，同时也可能面临逻辑与实践的挑战。作为心理领域，我们还要大胆借鉴其他科学知识，运用逻辑充分严谨地迁移应用，这样会对心理工作起到事半功倍的效果。在做好逻辑学分析素材的搜集、整理问题上采取的态度同样如此，既严谨又开放。

还有一种现象值得引起足够重视。许多心理工作者在工作过程中会运用掌握的诸如移情、晕轮效应、语义分析、自动化思维、极端思维等知识对他人的情况进行分析，但自己可能由于所具有的多重社会角色或所具有的丰富工作经验导致更多地用或然性代替了必然性。这里可能不仅是因为逻辑推理不严谨问题，还有就是不易将自己纳入分析对象，可能存在逻辑分析素材不全面的问题。

心理工作搜集、整理信息，包括信息互动过程中，要注意必须遵守概念、命题、推理、论证等最基本的逻辑规律。概念的内涵与外延对于心理工作者与工作对象不是不言自明、自然统一的。概念内涵与外延是否正确，直接影响命题的真假。对命题的各项组成成分的分析与综合、推理与论证遵守相应的规则的理解与沟通，都会直接影响心理工作者与对象的互动与工作的效果。这一切，都是正确认识问题，同时也是解决问题的基础，还是解决问题中一直要实时应用的内容。否则，人们的思维就会出现错误。常见的逻辑错误有偷换概念、偷换论题、自相矛盾、模棱两可、循环定义、同语反复、概念不当并列、因果倒置、循环论证、推不出等。

(四)明确方向

这个方向在搜集素材之前就应确定，甚至更早，这里指的是更加具体的方向的确定。我们通过专业知识、逻辑学知识、相关素材信息等的积累，便可以更加明晰工作的方向，从而使心理工作的逻辑分析具备了灵魂。

这个目标其实可以是通过已有的经验(自己思考过、经历过，或他人经验)来确定的，或者自己通过理性分析来确定。

(五)匹配应用

在心理督导中，将搜集的素材结合自己具备的专业与逻辑知识进行匹配应用，非常关键。

通过综合式、分析式、综合分析式并用等逻辑分析基本方法，将现实形成的各个环节或链条分析综合，形成完整系统，可以形成多种方案，然后方案选优。这一过程，有时已具备优选方案或方案枝可供参考。若不具备，但有同类案例的结果可以参照，那么可以通过综合式、分析式、综合分析式并用等逻辑分析基本方法进行思考。其中常用逆向推演，因为思路比较聚合。若同类案例的结果信息也无从得到，可以拟定高中低目标进行推演思考，找到可行目标与可行方案枝并选优。多数问题的解决条件不是充要条件，所以有必要进行选优。

这里可能涉及不同流派的工作思路，不应存在流派预设，都应高度统一于服务对象的目标之中。这个目标应该是一个目标体系，且是可持续性的，并要求它尽可能的低成本、高效果。还要考虑到自己与团队专长特点，甚至不适合的可以考虑转介。

（六）动态调整

在心理督导中，要以逻辑分析的严谨态度，践行逻辑分析的思维成果，及时进行动态调整。

当我们有了优选的方案，一方面要严谨地践行，另一方面考虑到社会科学的特点，原有系统考虑的因素的范围或因素之间关系可能发生变化，我们要审时度势，与时俱进，及时搜集信息，学习知识，调整目标，改进方案。

Ⅲ. 相关知识

逻辑思维具有的作用：

（一）作为社会科学中的一员，承认自身本质同自然科学的一致性

研究与工作要尽可能地"自然科学化"。同时，还要运用逻辑学分析并充分合理地利用人类现有认知成果解决问题，同时兼顾工作成本。两者应该是能够统一的，虽然这种统一一直在路上。

社会规律在更高的逻辑层次上体现自然规律的客观内容，社会规律不是简单地并列于自然规律，恰恰相反，是对自然规律在更高层次上的体现。社会科学的总体趋势是客观化、精确化和系统化，在本质上就是"自然科学化"。自然科学与社会科学将无限地趋近，从而尽可能消除当前社会科学中普遍存在的主观性、模糊性和不精确性。现代科学的发展，产生了具有高度抽象性和广泛综合性的系统论、控制论和信息论，这些理论大大提高了社会科学的自然科学化速度。心理工作中许多心理技术与现代科技结合的方法大量应用就是具体表现。

目前，许多问题不能用自然科学的方法来描述和分析，或是因为自然科学还未发展到足够高的阶段（一些问题从自然科学角度仍然是变量太多、过于复杂），或是社会规律的适用性强还没有倒逼这个统一的进程，或因为自然科学对社会科学的应用还不那么的便捷与经济等。将心理科学完全以自然科学的基本公理为假设前提，所有推理论证与运算严格遵循规定的逻辑程序，所得结论经得起严格的实践或实验的检验，将永远在路上。我们还要着眼现实，以现在的认识进行运筹，运用逻辑学分析并充分合理地利用人类现有认知成果解决问题。

（二）提高工作效率，促进人工智能在心理工作中应用的开发

人工智能可以辅助，很目前很难马上代替心理咨询师、心理督导师工作。

逻辑思维的应用可以提高工作的严密性、准确性和时效性是显而易见的。而且与数学基础、不确定性知识表示理论、搜索策略、专家系统、神经网络、模式识别、机器学习、自然语言理解等内容结合对促进人工智能的开发起到重要的作用。有些企业与大学也纷纷开发相关系统，对心理工作起到了有益的辅助与补充。但由于社会科学的复杂性、变量多变性以及工作对象的个性化等因素，人工智能、专家系统很难代替心理咨询师、心理督导师。心理咨询师、心理督导师也不在当今科学家预言的将要被人工智能取代的职业之列。

(三)语言分析中的逻辑分析

工作对象的语言逻辑的特殊性可能成为信息收集的重要来源。比如其逻辑前提具有主观虚拟性，描述注意整体性质的绝对化，模态逻辑专一角度特点等的捕捉与逻辑分析都可能是打开服务对象心扉的突破口。

Ⅳ. 注意事项

(一)应尽可能注意避免逻辑错误

心理工作整个过程中，都要科学合理地遵守概念、命题、推理、论证等最基本的逻辑规律。否则，思维就可能出现错误。常见的逻辑错误有偷换概念、偷换论题、自相矛盾、模棱两可、循环定义、同语反复、概念不当并列、因果倒置、循环论证、推不出等。

比如，业内不乏具备多年工作经验的工作者，"下车伊始"，不做调查，就想当然出方案。不论是什么流派，不论是什么风格，不论是不是权威，不论具备什么其他社会角色，都不能主观臆断，以偏概全。

有些心理工作者角色混淆，或具有不恰当的反移情、投射等，这些都可能具有以偏概全成分。有时这种现象在一些有较多工作经验的从业人员身上表现得更为突出。可以看出，由于逻辑问题一些可用资源可能反而增加了其工作的难度。

再比如，一些心理工作者运用语义分析等纠正工作对象以偏概全逻辑错误时，自己却犯着同性质的错误。原因可能是除了没有领会逻辑原理本质外，还可能因自然地不易将自己作为分析对象，只局限地将研究对象当作逻辑分析的对象了。这可能是一个推理与逻辑素材范围的综合错误。

(二)洞察心理规律中的内在联系

学好逻辑学，使我们在学习方面融会贯通、应用方面得心应手。

许多心理界新发现、新方法可能就是逻辑学应用的产品，或是人类社会已有其他知识符合逻辑的迁移而已(当然可能会在术语上有所变形)。而且这种低难度、高成效、易接受、便应用的创新，今后还会在心理界大行其道、造福人类，如晕轮效应、过度概括、极端思维、移情反移情、投射等现象，都可能是相似的逻辑特点起到了助力的作用。认识到这一点，就很容易理解与识记，甚至无师自通，减轻学习负担。在逻辑素材的确定工作上也存在着这样的捷径。在心理工作者的策略上，也更容易有的放矢、得心应手。基于这方面的启示，关于逻辑学在心理学习与工作中的应用，本单元不需对专业学习与工作内容进行一一对比。掌握逻辑学基本知识，学习与工作时实时注意应用即可。

另一方面，心理工作者学习逻辑学时同样可以运用上述逻辑，许多心理知识、生活常识、工作经验等，同样可以迁移，让我们更加快捷地学习逻辑学知识，这样的互动，将形成良性循环。

(三)在学习工作中做好逻辑学应用积累

心理工作者在学习阶段就应勤于应用逻辑学分析，对相关概念、判断、推理、论证更加准确把握，为工作打好基础，工作中注意在具体案例中严谨地应用准确的知识，进一步增加心理工作的科学性。

(四)注意保持逻辑学分析的纯洁性、创新性、艺术性

在学习工作中对一些概念的内涵与外延进行分析，对一些方法进行概括分类等，都是为了更好地服务工作对象，应该根据具体情况，打破流派界限，各取所长，灵活运用。善于通过"执果索因"等逻辑基本方法，注意综合，敢于探索，勇于创新。比如，大胆探索"互

联网＋"、虚拟现实（VR）、专家系统等技术手段，更好地提供心理服务产品。还需强调，以对象的综合、可持续效果为导向，深入了解对象的共性与个性化信息，不拘一格，打破古板的逻辑框框，当好心理工作的导演，做逻辑的主人，科学利用"非逻辑""非理性"的资源，充分考虑逻辑学语用与实践特点，艺术性地展开工作。

更多的是提升心理工作者逻辑学应用意识，从心理工作与逻辑学的结合处着眼，助力二者连接的最后一公里。希望能够为心理与逻辑学学习与融合，提供方向借鉴。

【韩栋】

技术加强四 机器人技术在心理督导中的应用

JIQIREN JISHU ZAI XINLI DUDAO
ZHONG DE YINGYONG

在计算机技术、网络技术、智能微系统(MEMS)技术等新技术不断发展的推动下，机器人技术正从传统的工业制造领域向医疗服务、教育娱乐、生物工程、救援救灾、外星探索以及军用等领域迅速扩展，适应不同领域需求的机器人系统被深入研究和开发。

关键一　机器人技术

一、机器人技术概述

机器人技术综合了计算机科学、机械学、电子学、自动控制工程、人工智能、信息和传感技术、仿生学等多个学科的最新研究成果，是多种学科综合发展的结果。

20 世纪 60 年代，机器人产品正式问世，机器人技术开始形成。

20 世纪 70 年代，机器人技术发展成专门学科，机器人产业得到蓬勃发展。

20 世纪 80 年代，随着传感技术和智能技术的发展，开始进入智能机器人研究阶段。

20 世纪 90 年代，小型轻型机器人开始出现，这类机器人能在特殊的环境中完成给定的任务。

经历了 40 多年的发展，机器人技术逐步形成了一门新的综合性学科——机器人学（Robotics），又称为机器人工程学。

21 世纪以来，国内外对机器人技术的发展越来越重视，其他领域的新需求，极大促进了机器人理论与技术的进一步发展，欧盟在第七框架计划中，规划了"认知系统与机器人技术"研究，美国启动了"美国国家机器人计划"，日本和韩国在服务型机器人方面也制订了相应的研究计划，我国制订了高技术研究发展计划（"863 计划"），国家自然科学基金、国家科技重大专项等规划，对机器人技术研究给予极大的重视，机器人技术应用不断扩大。

二、机器人发展三阶段

简单来说，机器人是自动执行工作的机器装置。它既可以接受人类指挥，又可以运行预先编排的程序，也可以根据以人工智能技术制定的原则纲领行动。自 20 世纪 60 年代初，研制出尤尼梅特和沃莎特兰这两种机器人以来，机器人的发展已经从低级到高级经历了三代。

第一代程序控制机器人：第一代机器人是程序控制机器人，具有完备的内部传感器，它完全按照事先装入机器人存储器中的程序安排的步骤进行工作。

第二代自适应机器人：在 20 世纪 70 年代后期，人们开始研究第二代机器人，第二代机器人拥有外部传感器，如视觉传感器、触觉传感器、听觉传感器等，并用计算机对其进行控制。这种机器人通过传感器获取作业环境、操作对象的简单信息，然后由计算机对获得的信息进行分析、处理、控制机器人的动作。由于它能随着环境的变化而改变自己的行为，故称为自适应机器人。

第三代智能机器人：第三代机器人拥有高级传感器，是具有类似于人的智能的机器人，它不但有第二代机器人的感觉功能和简单的自适应能力，而且能充分识别工作对象和工作环境，能从外部环境中获取有关信息，具有思维能力，并能对感知到的信息进行处理。

智能机器人可以有记忆和学习功能、语言功能，具有逻辑思维判断，能自身进化，完整意义的这种智能机器人会随着我们科学技术的不断进步而逐步发展完善。

三、机器人应用前景

2010 年清华大学设计出来图书馆的机器人小图，以其搞笑、无厘头的回答走红网络。设计者们将图书馆经常遇到的、学生或网友经常咨询的万余条问题，植入了小图的汉语语料库，目的是让其更好地服务于图书馆。"图书馆职工下班期间，学生及网友可以通过与小图网上交流，咨询在图书馆遇到的问题。"

2015 年举办的第 19 届 Robocup 机器人世界杯赛中，"小柔""小智"服务机器人，成为此次赛事活动中的明星级参赛选手。小柔不仅拥有灵活多样的肢体运动能力，还能进行智能对话及情感表达。小智所拥有的感知能力与认知能力，能让其完成人脸识别、肢体动作识别、智能对话等。此外，它还具有简单的自主学习能力，未来能为人们的家居生活带来良好的体验。

2016 年，美国佐治亚理工学院计算机学院的教授 Ashok Goel，借助 IBM 的 Watson 人工智能系统创建了一个在线机器人 Jill Watson，并将其作为课程教学助理。其目的是帮助教师回答学生通过在线论坛提出的大量课程问题。通过几个月的反复调试，Jill Watson 的回答已经能够达到 97% 的正确率。现在，机器人助教已经可以直接与学生沟通，不需要真人助教的帮助。这项人工智能在教育中的使用，解决了 Ashok Goel 教授的助教人数不够，难以及时回答学生提问的困境。

再从"深蓝"战胜国际象棋世界冠军卡斯帕罗夫到 AlphaGo 战胜围棋世界冠军李世石，智能机器人总能出乎意料地在智力上战胜人类，其智力发展水平早已在不经意之间超乎了人类的想象。

2019 年世界机器人大会，180 余家机器人领域知名企业携带 700 多款新锐产品亮相，全面展示机器人领域的新技术、新产品、新应用。

随着机器人技术功能的不断强大，越来越多的领域出现了智能机器人的身影。市场需求是技术创新的重要驱动力，经过云计算、大数据等信息技术的发展，以机器人的研发、制造和应用为代表的智能制造业已成为未来全球发展的主要方向。

作为全球最大的机器人市场，我国对机器人的需求不仅数量庞大，而且日益多样化，这都将促进我国机器人产业的良性发展和机器人技术在现实中的应用。

关键二　心理督导智能系统的探索

随着机器人技术的发展，人工智能的不断进步，网络大数据的不断完善与融合，未来的新一代智能机器人能够应用到更多的中小企业和服务领域中，而且还将实现人机共融，变得更加灵活、更为智能。

一、技术的选择

心理督导的特殊性及专业性决定了我们要选择的智能系统必须以稳定性和可靠性为前提。专家系统的自成体系，可以不受外界干扰，保证了系统的专业性、正确性和先进性，符合心理督导智能系统的要求。面对我国目前心理督导严重缺乏以及机器人技术发展现状，我们选择以专家系统为核心建立心理督导的专家系统。

二、专家系统概述

专家系统是一个具有智能特点的计算机程序，能够在特定领域内模仿人类专家思维来求解复杂问题。

专家系统与传统的计算机程序系统有着完全不同的体系结构，它由知识库、推理机、综合数据库、解释器和人机交互界面等几个基本的、独立的部分所组成，其中尤以知识库与推理机相互分离而别具特色。

可以这样来定义专家系统：专家系统是一种具有特定领域内大量知识与经验的程序系统，它应用人工智能技术，根据某个领域内一个或多个人类专家提供的知识和经验进行推理和判断，模拟人类专家求解问题的思维过程，以解决该领域内的各种问题。

专家系统在不断发展和进步，它已经历了三代，现在正向第四代过渡和发展。

三、专家系统功能及特点

（一）功能

1. 大数据存储能力

一个功能完善的专家系统，需要具备该领域内的大量知识与经验数据作为依托，同时，需要存储具体问题求解的初始数据和推理过程中涉及的各种信息，如中间结果、中间目标及假设等，因此系统需要具备对大数据的存储管理能力。

2. 机器学习能力

机器学习使专家系统能够模拟人的学习行为，自动地通过学习来获取知识和技能，根据当前输入的数据，利用已有的知识，按照一定的推理策略去解决当前的问题，把解决的问题再重新存入系统，不断改善性能，实现自我完善。

3. 解释能力

能够对推理过程、结论或系统自身行为做出必要的解释，将发现的模式进行可视化，或者把结果转换为用户易懂的另一种表示。

4. 人机交互能力

提供知识获取、机器学习以及知识库的修改、扩充和完善等维护手段；提供一些用户接口，既便于用户使用，又便于分析和理解用户的各种要求和请求。除了基于传统的硬件设备进行人机交互，还应具备基于语音识别的人机交互能力。

（二）特点

1. 具有启发性

专家系统能运用专家的知识与经验进行推理、判断和决策。世界上的大部分工作和知识都是非数学性质的，即使是化学和物理学科，大部分也是靠推理进行思考，因此专家知识、经验知识以及由问题及领域本身所蕴含的启发式知识对问题求解显得尤为重要。

2. 具有透明性

所谓计算机程序系统的透明性是指系统自身及其行为能被用户所理解，人们在应用专家系统求解问题时，不仅需要得到正确的答案，而且还希望知道得出该答案的依据，也就是希望系统说明为什么是这样，是怎么得出来的。而专家系统正具有这样的解释功能，专家系统能够解释本身的推理过程和回答用户提出的问题，以便让用户能够了解推理过程，也增加了用户对系统的可信度。

3. 具有独立性

传统程序是将关于问题求解的知识隐含于程序中，而专家系统将知识单独组成知识库，与推理机分离。这样做的好处是，既可在系统运行时根据具体问题的不同需求，选取合适的知识构成不同的求解序列，实现对问题的求解，又能在一方进行修改时不致影响到另外一方。

对于知识库，随着系统的不断完善，可能要经常对它进行增、删、改操作，由于它与推理机分离，这就不会因知识库的变化而要求修改推理机程序。专家系统能不断地增长知识、修改原有知识、不断更新。

同时，这种独立性可以使专家系统模块化，当需要建立一个功能类似的专家系统时，只需要对知识库模块进行修改，这样可以大大节省开发的时间。

4. 具有交互性

专家系统的交互性主要体现在两方面，一方面它需要与领域专家或知识工程师进行交互，获取知识，不断完善知识库，并根据交互结果对推理策略进行修改和优化。另一方面它需要与用户对话以索取求解问题时所需要的已知事实并对用户进行反馈。

5. 具有有效性和实用性

专家系统的根本任务是求解领域内的现实问题。问题的求解过程是一个思维过程。这要求专家系统必须具有相应的推理机构，能根据用户提供的已知事实，通过运用掌握的知识进行有效的推理，以实现对问题的求解。由于不同的专家系统所面向的领域有所不同，要求解的问题也有很大差别，所以不同专家系统的推理机制也不尽相同。有的要求进行精确推理，有的要求进行不精确推理、不完全推理以及试探性推理等，这需要根据问题领域的特点分别进行设计，以确保问题求解的有效性和实用性。

四、新一代专家系统

基于对专家系统发展的需求和技术的需求，新一代的专家系统基于传统专家系统的开发与研究，做了进一步的改进和提升。

（一）新一代专家系统的特点

1. 高级语言和知识语言描述

只需用一种高级描述语言对系统进行功能、性能以及接口描述，并用知识表示语言描述领域知识，就能自动或半自动地生成所要的专家系统来。这包括自动或半自动地选择或综合出一种合适的知识表示模式，并随之形成相应的推理执行机构、辩解机构、用户接口以及学习模块等。

2. 并行技术与分布处理

基于并行算法，专家系统采用并行推理和执行技术，能在多处理器的硬件环境中工作，即具有分布处理功能，是新一代专家系统的一个特征。系统中的多处理器能同步地并行工作，但更重要的是它还应能做异步并行处理，可以按数据驱动或请求驱动的方式实现分布在各处理器上的专家系统的各部分间的通信和同步。

3. 多专家系统协同工作

为了拓宽专家系统解决问题的领域，使一些互相关联的领域能用一个系统来解题，提出了所谓协同式（synergetic）专家系统的概念。在这种系统中，有多个专家系统协同合作。各子专家系统间可以互相通信，一个（或多个）子专家系统的输出，可以就是另一子专家系统的输入，从而使得专家系统求解问题的能力大大提升。

4. 引入新的推理机制

目前的大部分专家系统只能作演绎推理，在新一代专家系统中，除演绎推理外，还有归纳推理（包括联想、类比等推理）、非标准推理（如非单调推理），以及基于不完全知识与模糊知识的推理。

5. 具有自动纠错和自我完善能力

自动纠错和自我完善功能是新一代专家系统的又一个追求的目标。为了纠错，必须首先有识别错误的能力；为了完善，必须首先有鉴别优劣的标准。有了这种功能和上述的学习功能后，专家系统就会随着时间的推移，通过反复的运行不断地修正错误，不断完善自身，使知识越来越丰富。

（二）专家系统的优点

（1）能够高效率、准确、及时和不知疲倦地工作。

（2）为专业领域的问题提供快速有效的解决方案。

（3）为重复性问题提供一致的答案。

（4）使人类专家的经验不受时空的限制，以便推广和交流。

（5）解决实际问题时不受周围环境的影响，也不可能遗漏忘记。

（6）能够解决复杂和具有挑战性的问题。

（7）对决策的正确解释。

（8）其研制和应用具有巨大的社会效益和经济效益。

（9）能促进各个领域科学技术的发展。

五、心理督导专家系统设计思路

心理督导专家系统主要由六个部分组成（图技 4-1）：

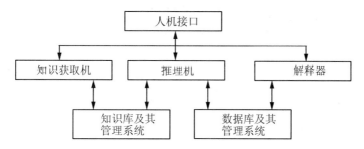

图技 4-1　心理督导专家系统结构示意图

1. 知识库

知识库作为整个心理督导专家系统的核心，类似于人的大脑，是以某种特定的形式存储于计算机中的知识的集合。它用来存放心理家们提供的知识。这些知识可以包括心理学基础知识、各个学派心理治疗理论、各种事实、可行操作与规则等。专家系统的问题求解过程是通过知识库中的知识来模拟专家的思维方式实现的。

因此，可以说知识库是衡量专家系统质量是否优越的关键。或者说，知识库中知识的质量和数量决定着专家系统的质量水平。

2. 推理机

推理机，简单地说，就是完成推理过程的程序。推理机通常是由一组用来控制、协调整个专家系统方法和策略的程序组成的，它能针对当前问题的条件或已知信息（事实），利用知识库中的知识反复匹配知识库中的规则，而后按一定的推理方法和策略进行推理（例如正向推理、逆向推理、混合推理等），求得问题的答案或证明某个假设的正确性。

3. 综合数据库

综合数据库又称全局数据库或者总数据库。它用于存储心理学领域问题的事实、数据、初始状态、推理过程、各种中间状态及求解目标等。事实上，它的功能有点类似于计算机中的存储器，数据库中的内容不是一成不变的，在求解问题的起初，它存放着用户提供的初始事实，而在推理过程中，它又存放着每一步推理机得出的结果和各类有关信息，这也便于解释器回答用户提出的相关咨询。

4.解释器

一个完整的专家系统必然离不开解释器。解释器的主要作用是解释心理督导专家系统的行为和结论，即对整个推理的过程、推理的方法和策略、推理用到的知识和知识库进行解释和说明，使用户在与心理督导专家系统进行交互操作时，不仅知道要做什么，而且还知道怎么做和为什么这么做。

专家系统的工作流程，就如同患者去医院就诊，在导医的初步判断下（经验）挂了某个特定的科室去医生那里就诊，医生根据以往的经验并结合病理特征（知识库）来判断患者得了什么病以及根据得病的情况拟定针对患者的治疗方案（推理机），而患者想得知为何患了这个病（病由）时，医生便会将自己的判断过程告知患者，这就如同解释器。

5.人机交互界面

人机交互界面是心理督导专家系统与领域专家及一般用户间的交互工具，由一组程序及相应的硬件组成，用于实现系统与用户之间的信息交换。心理专家通过它输入知识，更新和完善知识，而一般的用户可以通过它输入想要求解的问题或求解过程进行提问，系统回答用户的询问或者向用户索取进一步的事实。

现在智能语音系统的技术已经很成熟，可以用很短时间、很准确地实现从语音转文字，再从文字转语音的切换，智能语音技术更加方便心理督导专家系统进行人机交互，提高感受性和快捷方便性。

随着科技的进步，其他智能辅助系统的各种小型智能化设备将被更快、更全面地研制出来，比如语音识别、表情识别、体温生理曲线的运用等，都可以配合使用，使我们的心理督导系统越来越完善和智能化。

六、心理督导专家系统建立的意义

（1）可用于心理督导教学中的辅助系统。

（2）可用于心理咨询治疗师学习工作的辅助系统，尤其在自我反思，及时进行自我体验上，就如同有个专家随时在身边。

（3）可以适当缓解我国目前心理督导严重缺乏的问题。

（4）心理督导专家系统的建立，将是我国心理学界的福音，所有的理论知识与实践经验都具有专家级的水平，逐渐使我国的心理咨询和心理治疗的整体水平上一个新台阶。

七、未来展望

机器人技术带给世界的变化日新月异，各国的智能机器人都处于一个快速发展阶段。虽然智能机器人的智能水平还远远达不到人类智能的要求，但随着机器人技术的进步，智能机器人的发展前景将更加乐观。

天才发明家、21世纪最伟大的未来学家与思想家库兹韦尔（Ray Kurzweil），他七八岁时便创立了一个机器人木偶剧院，而且还开办了机器人比赛。12岁时，库兹韦尔开始花费大量精力做计算机和相关设备的发明工作，14岁便写出了一篇详细论述大脑皮质的论文。他在1990年对2009年做了147项预言，结果，86%的预言（127项）得到证实。

在技术发展呈现出了指数级增长的背景下，库兹韦尔相信，人脑可以复制，机器能够模拟大脑的新皮质，理解自然语言。他预测，不出20年，人类将攻克癌症；2029年计算机智能将能够与人类匹敌，新一代智能机将通过图灵测试，非生物意义上的人将在这一年出现。大脑将通过纳米机器人连接，这种微型机器人是由 DNA 链组成的，而我们的思维将成为生物与非生物思维的"混血儿"。现在要做的就是，不断提高我国的心理督导水平，未来心理督导的专家系统会通过纳米计算机与人脑融合，那时候最有价值的，想必就是人才吧，我们拭目以待！

【孙瑛】

技术加强五　文学在心理督导中的应用

WENXUE ZAI XINLI DUDAO
ZHONG DE YINGYONG

心理督导师是一个综合多学科的职业。岗位胜任力上要求八大能力：健康的心理状态、敏锐的观察能力、深刻的思维能力、良好的人际沟通能力、精准的语言分析能力、熟悉相关伦理与法律、通达的人文与社科理念、广博的文化知识。由此让我们认识到心理督导师职业与心理咨询师的要求相通，又有着不同的外延要求。

心理督导是维护和促进人的心理更持久且完善的过程。本单元从将从文学的角度，特别是文学与心理学的观察、心理督导报告的写作等方面，更好促进心理督导师职业的发展。

关键一　文学与心理学

提高文学修养，对于促使心理工作者特别是督导师的专业能力具有重要意义。

一、文学的含义

文学是对人类共有的情怀、情操、思想、行为艺术化的表现，是文化的重要表现形式。文学是以语言文字为工具，形象化地反映客观现实的艺术，包括戏剧、诗歌、小说、散文等形式。每个人都需要文学的滋养与熏陶，对心理工作者，更有必要强化文学修养，以便在新时代与形势下，更好地服务社会。

文学与人的心理健康有着某种天然的联系。例如先秦时期，孔子评论诗说："诗可以兴、可以观、可以群、可以怨……"其中"怨"字，足以向我们道出文学欣赏与心理情绪的紧密联系。

二、文学作品与心理宣泄

因时代地域不同，价值观念不同，心理健康的标准也有所不同。但是适度宣泻是心理健康共同的标准。通过文学寻求心理宣泄与心理平衡的过程，是心理健康的重要手段，具有通识性。我国古时，有仕途道路上遭受挫折的文人士大夫，如陶渊明，从其山水诗中，宣泄内心深处的抑郁之情，淡泊名利，重新投入生活，获得心身健康。

西汉初期文学作品"要言妙道"《七发》，文中的吴客，用七种虚拟的情境来疏导楚太子的心理障碍。太子随着叙述的展开，而驰骋其被压抑的幻想力，出了一身透汗之后，病症全然消失。通过"要言妙道"的阐述使楚太子在聆听与欣赏之中获得美感，最终达到治疗的效果。

鲁迅先生的《狂人日记》，把治疗人的精神疾病提上现代文学史的章程。鲁迅以其清醒的睿智，敏锐地感悟到，不但日记主人公的精神患病了，而整部历史、整个社会的精神都患病了。他站在时代的高峰，肩负起历史与民族的责任，弃医从文，用笔代替手术刀去剖析中国人的灵魂，治疗中国人几千年的精神疾病，唤醒麻醉状态下的中国人。鲁迅堪称是开启中国文学治疗的文学家。

三、心理与文学艺术表达

社会心理现象通过文学创作的艺术化表达，广为民众接受、喜爱甚至模仿。许多作品世代流传、影响至深。

我国十大古典文学名著、世界十大文学名著等文学作品是经过个人艺术对现实生活的提炼，变为文字记载而广为流传，其内在的东西，更是表达要与人为善，即提倡人要追求心理与精神上的向善、向上。

能千古流传的文学作品，离不开心理学内在之手与文学外扬之手相握的聚力能量，两者分别从不同的侧重面对人进行生命关怀，人与自然的和谐统一平衡的达观，带给并激发人类对美好生活的追求和向往。

情感在文学创作中发挥着重要作用。主要表现在：其一，情感推动、引导着想象的展开；其二，情感影响着对生活材料的感受和理解；其三，情感还会对作家理解人生、判断价值形成深刻的影响。

心理督导工作离不开对人的情感工作。督导师与来访者的初次访谈中,情感方面共情、移情的把握,是二者建立关系的基础。

关键二　文学写作在心理督导中的应用

心理督导面临许多写作与创作的工作。结合文学与写作的技巧训练,让心理督导师能处在较高的修养层次,较自觉的意识层次。关键是写出有意义的报告、记录、作品。在这个过程中,如采用拟人化的修辞法来认识愤怒;用文学读懂愤怒情绪的转化,从而起到使人更好地调节掌控情绪的作用;让被督导者听到心理督导师的讲话,感到接受起来更为亲切;让被督导者理解心理督导师督导的速度也加快,而且印象深刻等,都需要心理督导师大为提高文学与写作的能力。

语言是人类独具的能力,是区别其他动物的本质特性。人类的多种智能都与语言有着密切的关系。人类的逻辑思维以语言为形式,人类的绝大部分知识也是以语言文字的形式记载和流传下来的。因此写作是用文字表达语言。心理督导师不但会口头表达语言,也要会用文字表达语言。有哪些写作技巧在心理督导中应给予关注与使用呢?

一、沿着"物—情—辞"的写作过程

心理督导师处在较高的修养层次,较自觉的意识层次上,也体现在能写作、能有创作上,彰显心理督导师八大岗位胜任力中就包括精准的语言分析能力、通达的人文社科理念。

心理督导师写作应沿着特—情—辞的写作过程,即充分重视景物、情感和修辞。督导师的创作工作离不开语言学的知识。自美国著名哲学家查·莫里斯(Ch. W. Morris)为语言学划分出语形学(syntactics)、语义学(semantics)、语用学(pragmatics)三个分支以来,句法、语义、语用三者之间的关系便一直是语言学家们关注的焦点。心理督导师不是语言学的研究者,但写作却是该职业发展不可缺少的本领,是职业发展的必需品。

写作技能包含的知识内容很多,基础的有文章主题与题材、文章组织结构、用词造句和辞格以及文章类型等维度。这些基本维度的技能知识都与心理督导面临许多写作与创作的工作不可分割,相辅相成。

1. 用词、造句和辞格是写作的基础

建筑房屋需要建筑材料。语言就像建筑物一样,也需要构成它的材料。词就是语言的建筑材料。词是语言里最小的能够自由运用的单位。例如,"语言是人类最重要的交际工具"这句话,是由"语言""是""人类""最""重要""的""交际""工具"八个词组成的。这八个词是语言里可以自由运用的单位,不可再加划分,因而又是最小的单位。"字"是记录语言的符号,它的单位就是一个个的文字形体。把"词"和"字"分清楚。我们用的方块汉字,因为不是拼音文字,所以一个字只代表语言中的一个音节,一般不代表语言中的词。如果词是单音节的,一个方块汉字就恰好代表一个词。例如,人最基本的物质需求"粮""水"等。但是汉语中多音节词占大多数,因此一个词往往要用两个以上的方块字来表示。例如,"健康""督导""咨询""共情""伦理""个案""概念化"等。心理督导师的写作需要把字与词用好,用得确切、精炼、生动。

心理督导师需要写报告、案例分析、举行心理科普讲座等,必须使用许多言词。因此,在表达心理学知识、婚姻家庭人际交往等心理现象变化规律的时候,就有词用得恰当不恰当、好与不好的问题。一般地应从以下三个方面要求:确切、简练、生动。

（1）确切：各个词有不同意义，恰当地选择，才能使表达的意思确切。写作时，每用一个词要细细推敲。用词的确切与体现文章的主题思想相关联。认知符合客观现实，观察仔细入微，尽可能做到确切用词。心理督导写作与创作的表达，需要从心理的外延与内涵层面加以理解，用时才能表达确切。比如：普通心理学的"注意"一词，是心理活动或意识活动对一定对象的指向和集中，具有真实感但又有点抽象。"注意"一词概括了感觉的活动的目标和范围，隶属心理活动的内涵层面。内涵不是表面上的东西，而是内在的，隐藏在事物深处的东西，故需要探索、挖掘才可以看到。当心理督导师研究学生学习注意力时，由于对"注意"的内涵理解，也会催化督导师更加理解学生，强化以人为中心的育人意识，从而提升督导质量。

心理督导师从感觉认知、逻辑学和语义学视角就能较全面地理解"注意"。在督导师研究学生学习注意力心理工作时，这将会带来如何以人为中心的育人意识的强化，从而提升督导质量。运用和使用"注意"一词，又会让心理工作者联想到发展心理学的"关键期"、社会心理学的"图式"、变态心理学的"幻觉"等，对心理督导师而言都有弄清楚其内涵和外延的必要性。在描述表达心理"正常"与"异常"时，如何区分清楚呢？可运用以下三原则：①主观世界和客观世界的统一性原则；②心理活动的内在协调性原则；③人格的相对稳定性原则。从这三原则出发，就可做到用词的确切性，也才有利于督导师对来访者心理问题诊断趋向贴切。而不是照本宣科用心理学的词汇，贴标签式地咨询。心理督导工作从用词的确切性上给予关注，是心理督导师写作技能的基本保障。写作会用词，会促进心理督导师宽泛的思考，从而多方查阅资料，促进督导工作。

（2）简练：强调用词简练，是指写作中剔除闲词冗语。但是简练不是简单化或粗疏，应该用的词不能省。要保障文稿意义的明确性，避免给读者带来误会。诚然，有时需适应逻辑上的要求，或者为了加重语气、表意的突出，也有反复使用词语的。例如，《鲁迅全集》4卷353～354页里写的一段话："我们的读者大众，在朦胧中，早知道这伟大肥沃的'黑土'里，要生长出什么东西来，而这'黑土'却也确实生长了东西，给我们亲见了：忍受，呻吟，挣扎，反抗，战斗，变革，战斗，建设，战斗，成功。"这里，反复使用了"黑土""战斗"，并不显得重复、啰唆；同时使用了"忍受""呻吟""挣扎""反抗""变革""建设""成功"这些词，也不显得冗长、臃肿。这句话是简洁的，而含义又极其丰富、深刻。它不仅指出了苏联人民革命成功的道路，而且喊出了作者的革命精神。再如，德国著名作家弗里德里希·席勒曾说的一番话，"如果你想认识自己，那么看别人是怎么做的，如果您想理解他人，那么看自己的心"。这段话中的每个词用得既简练又都是必需的，既有语气的加重，又使人明确地懂了是对"自我觉察"和"理解"两个词简练的诠释。

（3）生动：写作文章是要给别人看的，要使别人容易懂，容易接受，若是别人看了感到亲切、活泼岂不更好。这需要做到用词生动。用词生动跟我们的思想感情、生活经验、词语丰富度、修辞能力以及文风均有关系。做到用词生动但要质朴，不要华而不实；用词要明白易懂，不要晦涩；用词要具体形象，避免空泛。这里摘取一篇关于人际关系的心理科普讲座为例，看用词的生动。讲座从"和朋友之间，保持一杯水"的距离谈起。有人说："人生如尺，必须有度。感情如面，最忌越界。亲人之间，保持距离是尊重；爱人之间，保持距离是美丽；朋友之间，保持距离是爱护；陌生人之间，保持距离是礼貌。活得通透的人，都会带着合适的距离感，尊重对方，同时也是尊重自己。余生，愿我们都能学会交往的至高境界——亲而有间，密而有疏；和而不同，美美与共。"表面看有点儿貌似"心灵鸡汤"，可又怎能不说这是对心理学"边界"一词的概念，做了生活气息浓郁而生动的宣传，使人印象深刻。又如，美国心理学会29分会国际事务部主任，长期致力于资源优势取向的心理咨询与督导的段昌明教授。她在国内一次以家长给娃报补习班、生二胎、陪做作业为题材的家庭教育中的三个疑问,做访谈对话节目。文稿给出的主题名曰《热锅上的冷思考》。题目的用词带给人的感受是生动。又如北师大王建平教授写的叩问心理咨询文章,用源于社会生活里生动形象的词,拟定题目叫作《心在江湖,哪个流派的咨询师最能"打"》。借用江湖武功修炼"内力"之说,阐述了心理咨询流派不同,理论和技术虽不同,但咨询有着起效的共同因素,即言语流畅性、温暖和共情、情绪表达、说服力、希望感、建立治疗联盟的能力、专业的自我觉察等,这些因素通过三条路径达成咨询效果:①帮助来访者和咨询师建立真实的人际关系;②帮助来访者相信你对他问题的解释并让他形成期待;③帮助来访者愿意去做一些有利于健康的行动(action)。这里"内力"对应了共同因素。用词恰当和生动的题目,使文章一现网络平台,马上就有许多读者发表了点评。

2. 增强思考动笔写

心理督导师有以文字为主的写作和创作的能力,从文章信息有"长留性"的角度看,许多心理督导报告、案例分析、讲座文稿的字里行间,都留给被督导者、来访者、各行各业、心理学爱好者受益的滋养。撷取一位心理督导师写作记录中留下的受督导师的感受语:"我发现写出来的东西,与只是想是不一样的。写,使我反思。在咨询过程中,我的助人情结符合伦理吗?督导发现我的价值中立有偏离;咨询的不确定感,是移情与反移情,依赖与抗拒,共创的结果;我在工作中偏重技术、方法,让其改变的行为,导致来访者的主动性缺失了;澄清技术使用不当,为技术而技术;通过督导,对于移情和反移情有了新认识,也会在将来的工作中带着新的觉察。"

从这段记录里,心理咨询师觉察了对心理工作理论的思考,在心理咨询伦理框架下,要对来访者的健康负责,也是对咨询师的职业生涯的保驾。保障来访者的权益,增强心理咨询师的职业操守,也就提升了心理治疗专业服务的水平。

二、写作催化思维能力

1. 把写作看作一种回放

利用写作自我觉察,促使人最终呈现出自己内心的答案,这是心理督导师八大能力修养的途径之一。从上段督导师对被督导者的写作记录看出,写作能把意识层面的东西内化,对心理督导师的功力和定力有提升意义。被督导者的感受道出了督导师对自己的督导陪伴发生了潜意识的转化效益。

2. 写作离不开从事物现象着手

心理督导师应具备灵巧的写作技能,牵手文学与哲学,创作出各种题材的文章,进行探究事物本质及规律的精神劳动;为人与自然,人与社会,国家与小家,人与人间和谐健康的创建,提供具有"常留"性能的精神食粮。

若以时间为轴线,把完成的督导咨询写成报告,看成督导的过往,用俗语表达这个过往为"旧事",把这个"旧事"(过往)用笔记载跃然纸上或敲打呈现在屏幕上的过程,会时不时地推敲、琢磨、使用得当的字词、分析被督导者的点点滴滴,会出现有所不同的分析思考联想,哪怕是点滴的闪现。新思考,新分析,这些"新",撬开了思维的再考察,让有关督导的项目内容在新启动背景中的思索,增添了广阔性、宽泛性、视角的多元性。旧事新看,于是心理督导师可以身处更广阔的背景中考察思索,会发现有关心理督导个案众多的属性和联系,从而加深感受、丰富认识,写作文章会有广博与深邃的提升。若是缺乏这一品质,思维的作用与潜能的发挥就会阻断,对未知领域的探索就会受到抑制和阻碍,作为创建和谐与健康精神食粮的载体文章也就不可能"仰之弥高,钻之弥深"。

3．从逻辑思维能力的增强中受益

"任何科学都是应用逻辑"，写作技巧运用的基本思维也是逻辑思维。写作过程大体都是针对思考对象进行比较鉴别、分析归纳、判断推理，从而形成正确的思想、观点、意见、方法、结论，用于指导实际。在增强逻辑思维能力的同时，还应掌握一些语法、修辞知识，这样认识与表达才会愈加深刻。理性思维的高级形态是术语思维，它能使概念、观点、学说高度精练概括、深刻集中。如此系统化地看来，关注和使用写作技巧，是为心理督导师八大胜任力修养的质量层面，起到做加法的重要意义。在书写心理督导报告与写作记叙文注意事项的技巧对比中，不难发现一般写作的注意事项中的各条及体现的逻辑思维，与心理督导报告写作规则思维的相似之处。一般的写作注意事项中，都会强调下面的要求：①选定题目和事件，对这件事进行认真的回忆、仔细琢磨，反复思考，挖掘出这件事中含有的生活道理，或找出它闪光的地方。②交代清楚时间、地点、人物、事件，让读者明白文章表现的是什么人，什么时候，什么地方发生了怎样的事。③写清事情发生的环境。因为任何事情的发生、发展与环境有关。环境写好了，写出特点来，还能渲染气氛，表达感情，使文章更生动。④按事情的起因、经过、结果等的发展顺序写，防止颠三倒四，通常还需要写清楚事情的前因后果，来龙去脉。⑤围绕中心写记事，重点部分（一般指事情发展高潮处）要详写，写具体，写详尽，给读者以深刻的印象，不要面面俱到。⑥写事情过程，能把人物的语言、神态、动作、心理活动等写细致，写真，能表达出人物的思想品质，这一件事所包含的意义，体现文章的中心思想。

心理督导报告写作要求中收集信息的内容：①一般资料、②个人成长史、③主诉与个人陈述、④观察和他人反应等与上面记叙的写作注意事项①、②、③、④对应。不难看出写作技巧非常需要用在督导报告中。督导报告的项目，如评估与诊断、病因分析、咨询目标与咨询方向、咨询过程、咨询效果的评估各内容，与写作注意事项的④、⑤、⑥对应。这充分体现出写作技巧在督导工作中大有用武之地。

从心理督导整理资料上看——历史性资料（个人成长史）、当前性资料（目前的精神、身体和社会工作及社会交往状态）、稳定性资料（自我描述与评价、内在特质表现）都离不开写作。

所以提升心理督导的写作质量，与关注、借鉴写作技巧之间有密切联系。写作技巧运用在心理督导写作中发挥着重要指导意义。心理督导师会使用相关的写作技巧，那么督导写作过程中，就会促进心理督导师的感知觉、思维能力、表达能力、意志、情绪反应等素养的提升。

4．语言知识的必要

任何对语言有洞察力的分析必须基于已知或心理上可能的认知能力。这些认知能力包括范畴化、图形—背景的组织、心理意象、识解（construal）、隐喻、转喻、参照点、力互动（force dynamics）、推理和自动化等。认知语言学的目标是运用这些基本认知能力对语言的知识、习得和使用做出统一解释。

写作需要的支撑：感觉是基础，思考是桥梁，表达是实现。没有感觉就没有思考，思考是感觉的深化，相当于对开掘内心世界情感印象的深入。是由物理境深入心理场的心理活动规律。落笔生花，通过写作表达使之实现。

心理督导师的职业要求其写出较多的案例督导报告、讲座稿、科普文章及著作。这些离不开写作技巧关联的感觉力、思考力、表达力。重视写作技巧，有助于提升心理督导师自动化的观察力。

例如，父母提出的"孩子做事很磨蹭，怎么办？"这个需要督导的课题，如何分析与完成报告呢？从思维推理走向的层面上看，首先明确心理督导的问题属性——消极行为矫正。报告写作的内容，应涉及解析问题的需要：①人口学方面年龄特征；②分析视角从孩子与家长两方面入手；③运用共情从"怎么办"中看出父母的无奈的感受。

督导要为共情做语言示范："我能感受到您希望孩子克服磨蹭的急迫心情，但又不知道如何做才好。"这里运用表达心理咨询技术的术语——倾听与共情。报告也应写出澄清的要点，例如，①举出 2~3 个事例让我们共同看看孩子做事需要多长时间，再跟其他年龄一般大的小朋友比较一下差别。②您心目中孩子需要达到什么样的速度？③孩子有没有不磨蹭的时候？④做这些事情为什么会不磨蹭？其中有无您经验性方法的尝试。⑤从人有不同气质层面聊孩子的气质类型。这一切自然链接到儿童时间观念的发展特点、气质类型心理学知识，规则制定与强化的方式的释义等。

督导报告应围绕访谈内容、参照点、原则、观察的疑点等多个层面与视角进行书写，督导师应清楚什么词语描述是求实的，价值中立的中性词如何具体应用，结束语的使用等写作方式。

写作是逻辑思维"物—情—辞"的心理过程。心理督导师的写作习性的形成，能够给心理督导胜任力的持续精进带来维护意义。让写作技巧辅助我们去完成心理督导师执业要求的多项任务，完成广大群众需要的多种类的心理健康文章的写作。

【刘淑芳】

技术加强六 绘画投射测验

HUIHUA TOUSHE CEYAN

　　绘画投射测验是一项重要的宝观心理测验。该项技术的掌握，对于心理督导师来说，是必不可少的。

关键一　绘画投射测验概述

绘画投射测验是主观心理测验方法的一种。相对于客观心理量表测验来说，绘画投射测验最大的优点是能够绕开被试的心理防卫，消除和减少虚假回答，呈现被试真实心理。但绘画投射测验的最大不足是评估依据个人经验，缺乏客观性。近几年，我国在绘画投射测验研究方面发展较快，并取得了很多突破，已广泛应用在诸多领域，特别在心理干预与督导工作之中。[①]

作为心理督导师，能够掌握这一特殊的心理测验技术非常不容易，但是能大幅提升心理督导的效能。

一、绘画投射测验概念

1. 绘画投射测验定义

绘画投射测验是指在分析师指导下，让被试进入冥想状态创作一幅画，并根据心理学和全息原理，对绘画作品进行分析与解读，帮助被试了解自己认知、行为、情绪和人格等特征的过程。

这个定义与传统的绘画投射定义区别在于：

第一，强调了绘画投射测验的信息采集状态，即绘画投射测验信息采集要求进入潜意识状态，而不是普通的意识状态。

第二，强调了绘画投射测验的分析依据的理论，不仅有心理学理论，还有自然科学的全息理论。

2. 绘画投射测验历史与起源

绘画投射测验是 20 世纪 90 年代初从西方引进中国。因此，大部分中国人都认为绘画投射测验源自西方。其实，这是一个错误的认知。绘画投射测验起源于中国，而不是西方。公元 200 多年前，西汉文学家扬雄在《法言·问神卷第五》中曾写道："言，心声也；书，心画也。声画形，君子小人见矣。"这段话的意思是：一个人的语言，反映其内心境界；一个人的字迹，反映其德行品性。按这两点，就可以判断此人是君子还是小人。扬雄所说的"书，心画也"就是当今的"笔迹分析"。象形字起源于绘画，中国也是至今唯一一保留象形字的国家。中国古代就有"书画同源""字如其人"的说法。从这个角度来看，"笔迹分析"与"绘画分析"同根同源。西方绘画投射起源于 20 世纪 20 年代，至今不到 100 年，而中国的笔迹分析已经有 2000 多年。因此，中国是绘画投射测验的发源地。

二、传统绘画投射测验的优点与不足

1. 优点

(1)目的隐蔽，较少防卫。这是绘画投射测验最主要的优点，也是与心理量表测验的重要区别。由于绘画投射测验没有语言，刺激模糊因此测验目的不清晰，可以避免被试心理防御，减少伪装和虚假回答，将被试深层的真实心理特征呈现。

(2)反应自由，呈现全面。绘画投射测验没有固定的问题，也不是针对某个具体的方面

[①]　张艳飞、刘果瑞、李子洋等：《抑郁症患者树木绘画投射测验特征指标定量研究》，载《中国全科医学》，2018(A1)。

进行测验。因此，被试在反应时内容不受约束、反应比较自由，这样可以保证反应内容的丰富性和全面性，为人格综合、完整、深层次的评估提供基础。

（3）操作有趣，容易实施。绘画是人类天然表达自己思想和情感最古老的形式。2～3岁的儿童不需要学习，拿到笔就可以随手绘画、涂鸦，每个人都有绘画的天赋。用绘画作为一种心理测验方法，符合人的天性，比较容易被人们接纳，愿意试着参与。此外，绘画投射测验成本低廉，操作也方便，不需要其他设施和设备，只需要一支笔、一张白纸就可以开展。

（4）评估治疗，双重功效。绘画投射测验不仅有评估功能，还有咨询与治疗功能。更重要的是绘画可以成为咨询师和来访者之间联结的桥梁，快速建立彼此信任关系，使咨询师准确地找到问题的关键和咨询方向，提高了心理咨询与治疗的效果。

2．不足

（1）缺乏科学理论，分析比较主观：传统的绘画投射测验理论主要依据弗洛伊德精神分析和荣格分析心理学理论。事实上，心理学作为绘画投射测验的理论存在天然的局限性，这也是绘画投射测验至今没有发展的重要原因。我们知道，心理评估要求结果相对确定，或者说趋向统一，而心理学的理论是多元的，即对于同一个心理问题的分析，不同的心理学理论会得出完全不同的结果。如果用心理学理论分析绘画投射其结果就是"说法多样""结果不一"。由于心理学是绘画投射的唯一理论，这就造成在分析解读同一张画时，不同的咨询师依据不同的心理学理论会得出完全不同的结果。其次，绘画投射测验中，可能会出现自然界中各种现象，如各种动物、各种植物、各种天象、各种交通工具、各种建筑等。当画面中出现以上这些物质或景物时，用心理学理论解释难以建立"一对一"的精准对应分析。心理学只能解释"为什么"，难以解释"是什么"。

（2）缺乏评估常模：标准常模是指一定人群在测验所测特性上的普遍水平或水平分布状况，是一种提供比较的标准量数，由标准化样本测试结果计算而来，即某一标准化样本的平均数和标准差。如果没有常模，任何心理测验都没有意义。绘画投射测验至今没有构建评估常模，因此也就没有比较的标准，评估就难以得出科学的结论。如在树木画投射测验中，至今没有关于树的长宽高、树冠的长宽高和树根的长宽高数据常模。

三、现代绘画投射测验研究进展

经过十多年的研究，我们在绘画投射测验研究方面进展速度较快，取得了很多突破，主要包括以下几方面。其一，构建了绘画投射测验科学理论体系。传统的绘画投射测验的理论主要是心理学，我们引入物理学全息理论。全息理论的引入从根本上改变了心理学作为绘画投射测验理论"多元性、不确定"的不足。其二，采用定量的方法开展绘画投射测验研究。传统的绘画投射测验主要采用裸眼定性研究方法开展研究。这种定性的研究方法无法对绘画投射测验进行数据化信息采集，主观性太大、客观性太低。我们在研究中，除了采用传统的定性研究方法外，还研发了计算机识别与分析软件，对绘画投射测验中的相关特征进行了数据提取与计算，如自动提取和计算树冠、树干和树根的长宽高，自动提取和计算树冠、树干和树根这些不规则图形的面积等。其三，初步构建树木画投射测验评估常模。科学定量研究方法为绘画投射测验的常模构建提供了基础。绘画投射测验常模构建可以为分析和评估提供比较的标准。最后，通过心理标准委员会评审成为标准。2018年6月，我们创立的绘画投射测验理论和技术通过中国心理学会心理标准委员会的评审，成为中国绘画投射测验的行业标准。

四、绘画投射测验应用

由于绘画投射测验的理论、研究方法等一系列的改革和创新，使得绘画投射测验的精准性大大提高，绘画投射测验的应用领域也逐渐扩大。目前主要应用在以下几个方面。

1. 人才测评

人才选拔是人才管理的核心问题，人才选拔的关键是人才测评。人才测评维度很多，既有能力维度，也有气质、性格、兴趣、动机等人格维度，还有动机、态度、忠诚等维度。美国心理学家麦克利兰将人才素质分为表面的"冰山以上部分"和深藏的"冰山以下部分"。"冰山以上部分"的知识、技能等外在表现，比较容易测评；而"冰山以下部分"的价值观、态度、个性品质、动机等，是整个素质冰山的基础，决定着一个人的外在行为和表现，不易进行评估。目前，人才测评的方法主要包括履历分析、纸笔考试、心理测验、面试、情景模拟、公文筐测验、无领导小组讨论、管理游戏等。这些测验对于知识、技能和业绩等"冰山以上"的特质预测有一定效果，但对于动机、价值观等"冰山以下"的特质预测容易有虚假，而这正是绘画投射测验的优势。因此，在人才测评中将客观量表测验与绘画投射测验结合，可以提高测验的信效度。

2. 问题筛查

心理问题有很大的隐藏性，尤其中国人对于患心理问题有较重的"病耻感"。很多人即使自己患上心理疾病，但也不愿意就诊或告诉周围的人。从北京市综合医院开展的流行病学调查数据中看：近10%的患者有抑郁，其中只有不到10%的人接受过专科诊治。统计显示，我国每年自杀死亡的人数至少是13万，而其中40%的自杀死亡者患有抑郁症，但他们并不想让其他人知道。绘画投射测验是一种潜意识测验，尤其对抑郁、自杀和攻击等严重心理问题的筛查效度较高。此外，绘画投射还可以发现一些难以发现，甚至自己都没能觉察的心理障碍问题。

3. 婚恋匹配

婚姻是一场精确的匹配游戏，恋爱则是匹配的过程。幸福的婚姻的关键并不是长相、职业、经济等外在条件的匹配，而是性格、价值观、婚姻观等内在条件的匹配。性格、价值观、婚姻观等更多是通过你的原生家庭、受教育的程度、从业经历和情感经历形成的。家庭背景、成长环境和生活经历相似的男女双方，更容易走进彼此的内心世界。虽然不可能找到完全符合标准的伴侣，但是尽量找一个价值观、个性和自己匹配的人是婚姻幸福的关键。问题是性格、价值观、婚姻观等的特质难以被发现或难以评价。目前，国内一些婚恋网站编制了一些恋爱方面的客观心理量表，帮助双方相互了解，提高匹配度。但由于客观心理量表中的条目结构清晰、目的明确，容易有虚假回答，其结果不真实。另外，人格的大部分深藏在潜意识中，而客观量表属于意识层面的测验，这样导致人格的深层次特征难以被发现。绘画投射在婚姻匹配测验方面有独特的优势，尤其在家庭掌控欲、精神和物质的重视程度、原生家庭的幸福感、对未来家庭的态度、情绪问题等方面有较高信效度。

4. 家庭教育

人的一生中接受的教育主要包括家庭教育、学校教育和社会教育三方面。学校教育主要承担知识和技能的教育；家庭教育作为人生接受最早的教育，影响时间也最长，心理健康和完善人格的形成主要由家庭教育承担。家庭教育在人的成长过程中起着十分重要的作用，是学校教育不可替代的。在家庭教育中，家长是教育的主体，家长的心理健康水平以及教育方法的科学性对孩子的心理健康成长有重要的作用。绘画投射测验不仅可以帮助家长了解自己，不断完善自己的个性，为孩子做好榜样；而且可以帮助家长了解自己的孩子，寻找更有针对性的教育方法。

5. 监狱使用

在我国心理矫治已成为罪犯改造工作的一种重要方法。人的行为是受心理支配的，所有犯人都或多或少存在一定程度的心理问题。心理不健康与人格障碍是诱发犯罪的重要动因之一。高墙能管住犯人的身体，但难以改变犯人的心灵。解铃还须系铃人、心病还需心来医。犯人改造必须有针对性地采用各种专业心理治疗技术去调整罪犯的认知，改变其行为，促使其能更理智地认识和对待他人与社会，最终使其增强行为自控能力，不再违法犯罪。绘画投射测验在评估和分析罪犯的犯罪动机和人格缺陷上有独特的优势，这样大大提高了心理矫治的针对性和有效性。

6. 心理咨询

心理咨询是指依据心理学原理、运用一定的方法，对有心理问题的求助者提供心理援助的过程。心理咨询包括建立关系、评估诊断、确定计划、方案实施、回顾总结几个阶段。一般心理咨询的诊断和评估主要通过摄入性谈话完成。由于受到咨询师的理论导向、咨询经验以及来访者阻抗等因素的影响，咨询师通过与来访者摄入性谈话获得的信息往往不全面、不真实，甚至是虚假的。这就给咨询师的准确诊断与评估造成了很大的困难，随后的咨询也难以有效。绘画投射测验在建立关系、评估诊断、确定计划三方面有独特的优势。首先，绘画投射测验可以使咨询师快速与来访者之间建立信任关系，"画"则成为咨询师和来访者之间连接的纽带和桥梁；其次，绘画投射测验可以准确发现来访者的问题以及产生问题的相关原因；最后，绘画投射测验可以在发现问题的基础上，找到咨询的方向和选择相应的咨询方法，避免了咨询中的主观性和盲目性，从而提高咨询的效果。

关键二　绘画投射测验理论

绘画投射测验分析理论是影响评估精准性的关键。长期以来，绘画投射测验一直采用精神分析理论作为绘画投射测验的主要理论。在绘画投射测验研究中，我们除了采用传统的心理学理论以外，还把物理学中的"全息"理论引入绘画投射测验。

一、绘画投射测验跨越心理学的必然性

在绘画投射测验出现的早期，就有很多心理学家对精神分析理论作为绘画投射测验理论提出质疑。心理学理论与物理学、化学和数学等自然科学理论最大的区别在于：心理学理论的多元性，即同一个心理问题，不同的心理学理论会给出完全不同的解释，如精神分析学派、行为学派、认知学派等。心理学理论是多元的，而绘画投射测验要求唯一的、精准的，这给心理分析和评估带来很多麻烦。因为诸多的心理学理论解释似乎都是对的，但我们不知道运用哪个心理学理论来解释是正确的。

心理咨询包含两个基本环节，心理评估与心理干预。评估与诊断是发现问题，干预是解决问题。评估与诊断必须是唯一的或者确定的；治疗和干预却可以多元。心理学多元化理论可以用于咨询和干预，但用于评估和诊断就存在问题。这也如同医院躯体疾病的诊断和治疗，诊断必须是唯一的，治疗却可以多元化。

此外，绘画投射测验中，画面中出现景物非常复杂，可能是自然界的万物。如各种动物、各种植物、各种天象、各种交通工具、各种建筑等。当画面中出现以上这些物质或景物时，咨询师就需要运用理论对这些景物进行分析和解释。如果运用心理学理论，麻烦就

出现了。因为不同的心理学理论对这些景物的意义解释是完全不一样的，即评估不是唯一的，评估不是唯一的，也就无法做到精准。如果绘画投射测验评估与分析的结果是唯一的，就必须要引入一门更高层次的科学、处于哲学层面的科学。这门科学一定是唯一的。因此，研究与发展绘画投射测验，必须跨越心理学。

二、绘画投射测验传统的理论

（一）弗洛伊德精神分析理论

精神分析理论是由奥地利心理学家弗洛伊德（S. Freud）创立的。精神分析理论内容较多，在绘画投射测验中应用较多的主要有以下三个理论。

1. 三个重要理论

（1）精神层次理论。弗洛伊德认为：人的意识可分为三个不同的层次，即意识，前意识和潜意识。意识是指能够被自己意识到的心理活动。潜意识是指一些本能冲动、被压抑的欲望，由于不符合社会道德和本人的理智，无法进入意识被个体所觉察。前意识是介于意识与潜意识的层次中间，一些不愉快或痛苦的感觉、知觉、意念、回忆常被压存在前意识这个层次，一般不会被个体所觉察。但当个体的控制能力松懈时，比如醉酒、催眠状态或梦境中，偶尔会暂时出现在意识层次里，让个体觉察到。

（2）人格结构理论。弗洛伊德认为：人格结构由本我、自我、超我三部分组成。本我即原我，包含生存所需的基本欲望、冲动和生命力。本我是无意识的，不被个体所觉察。本我按快乐原则行事，它不理会社会道德、外在的行为规范，本我的目标乃是求得个体的舒适，生存及繁殖。自我是自己可意识到的执行思考、感觉、判断或记忆的部分，自我的机能是寻求"本我"冲动得以满足，而同时保护整个机体不受伤害，它遵循的是"现实原则"，为本我服务。超我是人格结构中代表理想的部分，它是个体在成长过程中通过内化道德规范、内化社会及文化环境的价值观念而形成，其机能主要在监督、批判及管束自己的行为，超我的特点是追求完美，所以它与本我一样是非现实的，超我大部分也是无意识的，超我要求自我按社会可接受的方式去满足本我，它所遵循的是"道德原则"。从人格的结构来看，人格的大部分处于潜意识中，个人无法凭借其意识说明自己。而个人面对一种不明确的刺激情境时，却常常可以使隐藏在潜意识中的欲望、需求、动机冲突等"泄漏"出来。

（3）心理防御机制理论。心理防御机制是指个体面临挫折或冲突的紧张情境时，在其内部心理活动中具有的自觉或不自觉地解脱烦恼，减轻内心不安，以恢复心理平衡与稳定的一种适应性倾向。防御机制的积极意义是能够使个体减轻或免除精神压力，恢复心理平衡，甚至激发主体的主观能动性，激励主体以顽强的毅力克服困难，战胜挫折。防御机制的消极意义是能使个体可能因压力的缓解而自足，或出现退缩甚至恐惧而导致心理疾病。

虽然心理防御机制主要由自我来实施，是从意识层面消除不愉快情感成分的一种心理操作，但自我的大部分是在潜意识中。

心理防御机制包括压抑、否认、投射，退化、隔离、抵消转化、合理化、补偿、升华、幽默、反向形成等多种形式。

2. 精神分析理论在绘画投射测验分析中的应用

（1）人格测验需要采用投射测验。根据精神分析理论，人格的大部分处于潜意识层次，传统的人格测验量表是在意识层面的测验。因此，客观人格量表呈现人格的特征是有限的，也是不深刻、不全面的。

（2）绘画投射测验中不仅有投射机制，还有否认、补偿、反向等其他防御机制。投射是指个体将自己身上所存在的、超我不能接受的心理行为特征推测成在他人身上也同样存在。

日常生活中"投射"的情形很普遍。例如，有些不良少年，别人无意中看他一眼，他就动手打人，认为别人瞧不起他。还如，患有妄想迫害症的病人，内心憎恨别人，却疑神疑鬼，无中生有地说别人要杀害他。投射机制可以保护个人内心得以安宁，但会影响个体对事情的正确观察和判断能力，并易造成人际关系上的问题，对个人缺乏建设性的功能。

（3）投射不仅包括超我不能接受的消极特质，也包含其他积极特质。弗洛伊德认为：投射是个体将自己超我不能接受的某种罪恶念头或某种恶习，反向指责别人有这种念头或恶习；或者把自己所不能接受的性格、特征、态度、意念和欲望转移到别人身上，指责别人这种性格的恶劣及批评别人这种态度和意念的不当。投射能让我们利用别人作为自己的"代罪羔羊"，使我们逃避本该面对的责任。然而，事实并非如此。投射不仅包括超我不能接受的品格，也包括超我能够接受的品格。投射测验概念中的"投射"一词已经远远超出弗洛伊德定义的概念。

（二）荣格分析心理学理论

1. 主要理论

（1）个体潜意识：个人潜意识是由曾被意识了但又被压抑或忘却的、或最初不能引起有意识印象的内容构成的。这些被压抑的幼时记忆和冲动、被遗忘事件等的内容叫作情结。情结是一种具情绪色彩的关联意念的聚集，大部分是个人的，也有部分是来自人类集体的经验。

（2）集体无意识：集体无意识是指在漫长的历史演化过程中世代积累的人类祖先的经验，是人类必须对某些事件做出特定反应的先天遗传倾向。它在每一个世纪只增加极少的变异，是个体始终意识不到的心理内容。在人类心灵最深处，拥有一个超越所有文化和意识的共同基底，这个基底就是集体无意识，所有意识和潜意识现象都从集体无意识中生发出来。集体无意识内容不像个体无意识那样由本人曾经感受的经验构成，在个体的整个生命过程中它们从未被感知。

（3）原型：集体无意识由原始意象，即原型构成，原型也是集体无意识的主要内容。原型是心理显现的本能，是一种形式而非内容。原型深深地埋在心灵之中，因此当它们不能在意识中表现出来时，就会在梦、幻想、幻觉和神经症中以原型和象征的形式表现出来。荣格曾确定和描述过几十种不同的原型，但主要的原型是人格面具、阿尼玛和阿尼姆斯、阴影和自性。每一个人都潜存着无数的原型，且当我们的经验与原始的潜在意象接近时，原型就会被激发，影响个人的生活。

2. 荣格分析心理学在绘画投射测验分析中的应用

（1）绘画投射测验中，有很多是集体无意识呈现。集体无意识不像个体无意识那样依赖个体经验而存在，而是反映人类在以往历史进化过程中的集体经验，如在绘画投射测验中，被试长期生活在山区，从未外出，当问及是否见过沙漠，被试说从未见过，但在其绘画中会出现沙漠。这种现象用个体无意识是无法解释的，只能用集体无意识理论解释。被试虽然未见过沙漠，但是他的祖辈见过沙漠。个体无意识主要由那些曾经被意识到，但又因遗忘或压抑而从意识中消失的内容所构成，但集体无意识的内容却从不在意识中，因此从来不曾为个人所独有，它是经过基因遗传的。

（2）人格测验主要采用投射测验，而不是量表测验。人格面具是集体无意识的四种原型中的一种。人格面具只是代表了向公众展示的部分人格，人格中最为重要的东西隐藏在面具后面。人格面具是社会情境下的自我，而非自己的真实面目，只是适应社会的手段。也就是说，人格面具是心灵的外貌，公布于众的自我。人格面具在某种意义上具有欺骗性，它是一个人在与别人交往时可以将真我掩饰起来而扮演某种人物的面孔，以便于群体和社会对他的接纳。人格面具对于我们适应社会是有益的，是个人修养的一种体现。如果一个人不能在不同的场合和不同的对象面前灵活地调整自己，而一味地表现自己的本性，就难以得到他人和社会的认可及肯定，难以与人和睦相处，也难以取得声誉、地位和利益，甚至会给自己带来麻烦或危险，受到人们的歧视、攻击以及社会的否定，导致情绪的痛苦、心灵的创伤和其他适应不良的反应。当然，一个人沉迷于"人格面具"，沉迷于自己所扮演的角色，那就不是益处，而是一种可悲了。由于人格具有面具特性，且人格面具处于集体无意识层面，很难被觉察，因此用意识层面的心理量表进行人格测验难免不够准确，而采用绘画投射测验却能绕开意识防卫，对潜意识内容进行挖掘和呈现。

三、绘画投射测验的全息理论

（一）全息理论

1. 物理全息

伽博（Gabor）在 1948 年为改善电子显微镜的分辨率而提出了全息照相的理论。1971 年，伽博的全息照相研究获得了诺贝尔物理学奖。

（1）激光全息照片的特点：第一，全息照片的影像是立体的。第二，全息照相记录光波振幅外，还记录了光波的相位。这样就把空间物体光波场的全部信息都贮存记录了下来。全息照片有个重要的特性：如果将底片打碎，利用底片的任何一个碎片都能还原出该物品的整体影像。第三，全息照相通过记录照射物体的物光波与相应的参考光波的干涉条纹，从而记录下包括物体振幅（光强）和相位在内的全部光场信息，故称"全息"。

（2）全息照片给人类的启示：全息相片的这种"整体包含于部分中"的特性不仅改变我们的哲学观，也改变我们的思维方式。它给予我们一个启示：要用全息的方式来了解组织与秩序。过去我们总认为要了解任何事物和现象，不论是一个动物或一个苹果，最好的方式就是把它们分解开，从而研究它们的每个组成部分。但全息理论告诉我们，如果把某个由全息相片式结构组成的事物"解剖"开来，我们不会得到部分，而会得到较小的整体。

2. 宇宙全息

"宇宙全息论"概念是由当代著名量子物理学家戴维·玻姆（David Joseph Bohm）在《整体性与隐缠序——卷展中的宇宙与意识》一书中提及。1993 年，诺贝尔奖得主、荷兰乌得勒支大学的霍夫特正式提出，并对宇宙全息进一步阐述。

宇宙全息论的核心思想是，宇宙是一个不可分割的、各部分之间紧密关联的整体，任何一个部分都包含整体的信息。宇宙整体中各子系与系统、系统与宇宙之间全息对应。宇宙各个部分既包含于整体之中，而整体亦包含于个体之中。

3. 生物全息

生物全息是我国著名生物学家张颖清教授 1972 年创立的。张颖清借鉴了"全息"的概念，并从胚胎学角度对生物全息现象进行了研究，提出了生物全息律。生物全息学说认为，每一个机体包括成体都是由若干全息胚组成的。任何一个全息胚都是机体的一个独立的功能和结构单位。或者说，机体的一个相对完整而独立的部分，就是一个全息胚。在每个全息胚内部镶嵌着机体各种器官或部位的对应点，或者全息胚上可以勾画出机体各器官或部位的定位图谱。全息胚犹如整体的缩影。这些对应点分别代表着相应的器官或部位，甚至可以把它们看作是处于滞育状态的器官或部位。在全息胚内，各个对应点有不同的生物学特性，但是每一个对应点的特性都与其对应器官或部位的生物学特性相似，也可以把全息胚看作是处于某种滞育阶段的胚胎，这样就可以用在足疗、耳针、面诊、掌纹和手诊等。

生物全息原理本质上是在受精卵通过有丝分裂分化为体细胞的过程中，DNA 经历了半保留复制过程，所以体细胞也获得了与受精卵相同的一套基因，它也有发育成一个新机体的潜能。

4. 绘画投射测验全息

绘画投射测验全息分析理论是由笔者 2010 年提出，2013 年申请了国家知识产权保护。绘画投射测验全息理论认为：人的心理想象也是全息的，绘画是人的精神领域的一部分，通过绘画可以分析人的心理。在绘画投射测验中出现的自然界各种景物或现象，可以用这种景物或现象在自然界中的作用或规律来解释。

（二）全息理论在绘画投射测验中的应用

在绘画投射测验理论体系中，虽然心理学理论能对部分现象做出一些解释，但心理学不能对绘画投射测验复杂的现象做全面彻底的解释。全息理论是解释宇宙间一切事物相互反应、相互影响、相互关联的最基本理论，也是解释绘画投射测验的基本理论。全息理论可以应用在绘画投射测验中的任何一个地方，由于篇幅有限，此处以画"河流"代表"钱财"为例分析。

为什么在绘画投射中，画"河流"寓意或代表"钱财"呢？如果用心理学就无法解释，但用全息理论就很容易理解。人类社会文明源起于河流文化，人类社会发展积淀河流文化，河流文化生命推动社会发展。人们把其称为"大河文明"，如尼罗河文明、幼发拉底河和底格里斯河流域的两河文明、印度河文明、黄河文明。有河流的地方，就有水；有了水，人类就能饮水生存；有河流的地方，土地相对肥沃，气候温和，适宜人类生存；同时，河流水源充足便于灌溉，利于农作物培植和生长，能够满足人类生存的基本需要；有河流就能开展运输，有运输就促进商品流通，商品流通就能促进经济发展。因此，绘画投射中画"河流"就表示潜意识中在"钱财"或"经济"方面有所考虑。

关键三　绘画投射测验指标分类及分析步骤

绘画投射测验中，可能出现自然界中各种景物，种类繁多、非常复杂。对这些诸多复杂景物的特征进行信息提取和分类，是科学分析与评估的基础。在信息提取和分类的基础上，通过整体信息分析、局部信息分析和信息再整合分析三个步骤对绘画投射测验开展系统分析。本节以树木画投射测验为例。

一、绘画投射测验指标分类

1. 按意识层次分

（1）意识信息：是指被试在绘画过程中完全意识到的信息，即完全受绘画者意识控制的信息，如树木画中，是否画了树叶、果实，是否画了动物等。

（2）潜意识信息：是指被试在绘画过程中意识不到的信息，即完全不受绘画者意识控制的信息。潜意识信息又可以分为三种。

①纯潜意识信息：是指被试在绘画过程中完全意识不到的信息，如位置、大小、对称、方向、连续性、流畅度等，以上这些潜意识信息是可以通过裸眼识别的。随着计算机扫描和绘画分析软件的发展，绘画投射中很多潜意识信息被发现和挖掘，如树冠、树干和树根面积，以及三部分面积之比，这些也是潜意识信息。

②半潜意识信息：是指被试在绘画过程中虽然能意识到此信息，如果实、落叶、河流、

公交车站、斑马线等，但被试并不知晓这些信息背后的文化全息含义。对于这些信息的解读，完全需要依据全息理论来分析与判断。

③"像就是"信息：这类信息是根据中国传统医学"以形补形"的理论延伸出来的。"以形补形"的理论是中医乃至中国文化中重要的"取象比类"思维的延展，它是一种取于形象归于抽象再用于形象并辅以生活经验矫正的方法论。当然，必须强调"以形补形"并不是完全可以全套照搬，而是要辩证使用。

在绘画投射测验中，被试无意中画了某种标记物"像"人体某种器官，如生殖器等，这些标记物无论画在哪里，不管原来画的是什么物体，只要外形"像"，那么潜意识中就是想要那个标记物。

2. 按主题属性分

(1)主题信息：是指被试绘画中与绘画主题直接关联的信息，如树木画中与树木直接关联的有树冠、树枝、树叶、果实、树干、树根。树枝上的小鸟与树木没有直接关联，因此，小鸟就是非主题信息。

(2)非主题信息：是指被试绘画中与绘画主题没有直接关联的信息，如树木画中出现月亮、太阳、动物、房屋、河流、草地等。

二、绘画投射测验工具和指导语

1. 工具

传统的绘画投射测验一般要求使用 2B 铅笔作为绘画工具。在绘画投射测验研究中，我们发现：在用高清扫描仪对绘画进行扫描提取信息时，2B 铅笔画的一些断续线条、轻淡线条画面清晰度较低，影响精准分析。因此，我们对绘画投射测验使用的 2B 铅笔进行改革，改用黑色签字笔。签字笔一般是水性的，颜色在白纸上很容易被吸收，不会脱落，涂改会留下痕迹。绘画投射测验使用的纸张为 A4 白纸。

2. 指导语

绘画投射测验的指导语是保证信息采集准确性的前提。绘画投射测验与一般心理量表测验最大的区别是：绘画投射测验是潜意识测验。潜意识测验要求被试排除意识的干扰，进入潜意识状态提取信息。

(1)主题：画"一棵树"。

(2)工具：A4 纸、黑色或蓝色中性笔，不要用铅笔或是水彩笔。

(3)要求：

①绘画投射测验不需要任何绘画技巧，不要求画得美观，但要求认真地画。

②绘画投射测验所画的景物不需要与自然界中的景物匹配或相似。

③你想画某种动物或景物如果不会画，可以用汉字代替。如你想画一只鸟，但你不会画，可以在画鸟的位置画一个圈，然后在圈里写一个"鸟"字。

④绘画前请闭上眼睛冥想一分钟，冥想大脑中出现一棵树，此时大脑会出现树的"意象"，也可能浮现其他景物的"意象"。当大脑中出现树的"意象"后，睁开眼睛，把大脑出现的"意象"画出来。如果闭眼冥想时大脑中没有浮现任何树的"意象"，此时不要睁开眼睛，问自己此时最想画的树是什么样子，想好以后睁开眼睛把它画出来。

⑤绘画没有时间限制。

⑥完成自己的绘画后，要在画纸上写下自己的年龄、性别和职业。

3. 提问

对于在绘画投射测验中出现的某些景物意义不确定时，不要主观猜测，需要对被试进行一些提问，对不确定的景物进行确认。如，画中出现一个动物，有点像猫，但又不太像猫，还有点像狗。此时，我们可以询问被试："你画中的动物是猫还是狗?"

三、绘画投射测验分析步骤与基本内容

1. 分析步骤

绘画投射测验分析总体分为三个步骤：

第一步，整体信息分析；

第二步，局部信息分析；

第三步，信息再整合分析。

2. 基本内容

绘画投射测验的主题较多，不同主题的绘画投射分析的内容差异很大。此处以"树木画投射测验"为例。

(1)整体信息分析的概念及基本内容。

①概念：整体信息分析是对绘画作品的整体进行观察，以获得关于绘画作品"质量"的第一印象。整体信息分析的原则是大致浏览，先不拘泥于细节。

②主要内容：以树木画投射测验为例，整体信息分析内容主要包括画面的基调、位置、大小、均衡、类型、开放与封闭、倾斜和树的多少八个方面内容。

(2)局部信息分析的概念及基本内容。

①概念：局部信息分析是指对绘画投射作品指标体系中所有指标进行详细分析。绘画投射测验分析是一种非常精细的评估，需要对画面上任何一个微小的特征进行仔细观察，提取出相关的指标信息。任何一点疏忽或马虎都会造成信息的遗漏和丢失。

②主要内容：局部信息分析主要包括以下五个方面内容：树冠、树干、树根、地面、非主题信息的详细提取和分析。

(3)信息再整合分析的概念及基本内容。

①概念：信息再整合分析是指以全息理论和心理学理论为依据，在整体信息、局部信息提取和分析基础上，从绘画投射作品的诸多特征指标中寻找内在联系，分析与推断某种特定的心理特征，以提高绘画投射测验分析的精准性。从绘画投射测验分析本质来看，再整合分析实际上就是内在指标关系分析。

从心理学角度来看，各种心理现象产生原因非常复杂，受到童年经历、创伤事件、成长环境和教育背景等诸多因素的影响。同样是一件事，对于某个人来说可能会造成心灵创伤，但对于另一个人来说可能就不会造成心灵创伤。因此，在树木画投射测验分析中，具有某种相同心理特征的人，在投射画中表现的指标信息是不一样的；同样，有相同指标特征的绘画，反映被试的心理特征也是多样的。这就如同疾病的诊断，同一种疾病在不同的病人身上会出现不同的症状。

②体征：具有相同症状和体征的不同病人，可能患的疾病完全不同。因此，在绘画投射测验分析中，我们很难根据某一个特征指标信息去推断被试具有某种心理特征。多种指标特征，并寻找这些指标信息的内在关系，综合判断与分析是绘画投射测验的一种全新的思维模式。

③主要内容：信息再整合分析的主要内容比较复杂，不能具体确定，要根据绘画投射画面实际情况分析。

四、绘画投射测验指标信息寓意

(一)整体信息

1. 基调

基调包括画面美感、线条流畅性、线条连续性、用笔力度和灰度。

画面美感是指绘画作品能否给人带来美好愉悦的观感。画面的美感与绘画者的心理健康程度密切相关。心理健康程度高，画出的画往往具备较好的画面美感，如画面整洁，布局合理，线条连贯、流畅。反之，心理健康程度低，画出的画呈现的美感就差，如画面凌乱，布局混乱。树的美感评价的另一个标准是：该树与自然界中的树吻合程度或相似程度。

线条的流畅性是指线条平滑度与起伏程度。线条的流畅性也是判断被试心理健康水平的重要指标。绘画时线条的流畅性与肌肉运动的稳定性和连贯性有关。心理不稳定的人，肌肉运动的稳定性和连贯性就会下降，在绘画时表现为线条的起伏、不流畅。

线条的连续性是指画面中的线条连续、没有间断。绘画时线条的连续性也与肌肉运动的稳定性和连贯性有关。心理不稳定的人，肌肉运动时就会颤抖，在绘画时表现为线条的断续、不连接。

线条的力度是指被试在绘画时用笔有力的程度。心理健康的人绘画时用笔力度正常，不会太轻，也不会太重。心理脆弱的人，绘画时用笔力度小，画面颜色淡；反之，心情烦躁的人，绘画时用笔力度大，画面颜色深。

灰度是指绘画时涂黑的程度，即绘画线条的密度。绘画时涂得多，线条密度就高，画面就会显得比较黑；绘画时涂得少，线条密度低，画面就会显得白。

2. 位置(图技 6-1)

树木画在纸上端，注重精神追求；画在纸下端，注重本能、金钱追求；画在纸左侧：受母亲、女性或过去影响大；画在纸右侧：受父亲、男性或未来影响大。

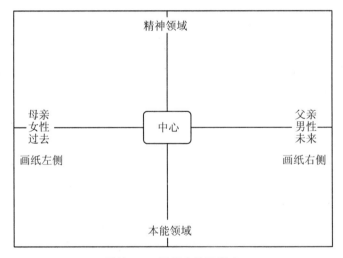

图技 6-1　画纸方位及意义

3. 大小

树木画在画纸上的大小主要反映被试的自我效能大小，或自信心的强弱。树在画纸上过小，反映被试内心自卑；树在画纸上太大，说明被试过度自信、自我。

4. 树冠、树干和树根平衡（图技 6-2）

在树木画投射测验中，树冠代表精神和超我；树干代表情绪和自我；树根代表本能和本我。根据弗洛伊德的理论，本我、自我和超我三者要平衡。在树木画投射测验中，树冠、树干和树根三部分要均衡，不能偏差太大。如树根偏大，表示过于关注本能；树干过长、过细，表示情绪不稳定；树冠过小，表示不注重精神或智力发展水平不高。

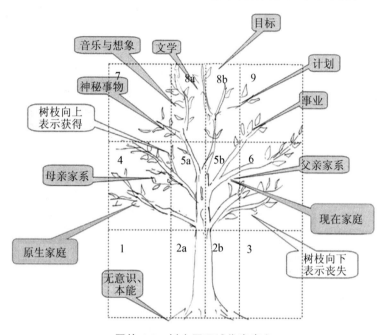

图技 6-2　树木画区域代表意义

5. 树的类型

树木与人类之间全息对应程度很高，树与人有着共生关系。此外，树的生物学特性与人的心理品格非常接近。如树老根先竭，人老脚先衰；三木成林，三人成群；人成长年龄增大，树长大年轮增加。绘画投射中，画不同的树，就具有与该树生物学特性相近的品格。如画柳树，代表悲伤、抑郁、多愁善感；画白杨树，代表理智、目标感强；画竹子，代表谦虚、清高、百折不挠；画椰子树，代表喜欢冒险刺激、情绪易激动。

6. 树的开放和封闭

开放性树冠是指树冠完全开放，与外界交流通畅。画开放性树冠的人，容易接受外界信息，内心容易受到环境的影响。封闭性树冠是指树冠完全封闭，完全不与外界交流。画封闭树冠的人，不接受外界信息，比较固执、守旧。半封闭树冠是指树冠周围没有完全封闭，留有间隙。从树木画投射角度来看，半封闭树冠是比较理想的，因为这种特征代表内心不封闭，但也不是完全开放。既能适度接受外界的信息、与时俱进，又能对外部信息有一些过滤，以保持内心的相对恒定。

7. 树和树冠的倾斜

树冠倾斜是指树冠向左侧或右侧偏移。根据全息原理，树木的树冠各部分是平衡的。如果树冠倾斜，可能造成树冠重心偏移；如果偏移严重，树会发生倒塌。树干倾斜是指树干角度偏离垂直 90 度，如果偏移超过 5 度，就有意义。根据全息原理，自然界中，如果树干向右倾斜，一般是受到来自左面的大风推力；在树木画投射测验规则中，左侧代表母亲、女性和过去。因此，如果树干向右偏斜，代表可能受到来自母亲或女性的压力或暴力影响。

8．树木数量的多少

树木画投射测验的主题虽然是"一棵树"，但我们采集的是潜意识中树的"意象"，这个树的"意象"可能是一棵，也可能是两棵、三棵或更多。潜意识中呈现树"意象"的多少，代表的意义不一样。如果是两棵外形相同的树，代表自我有矛盾或冲突；如果是两棵外形不一样的树，需要仔细考察左右两棵树的情况。如果右侧的树比左侧的树茂盛，代表被试有自我发展或自我重塑的意愿；如果左侧的树比右侧的树茂盛，代表被试自我发展动力不足，对未来缺乏信心。如果是多棵树，代表被试具有集体主义精神，喜欢集体活动。但如果多棵树中没有一棵树是自己，则说明被试容易在集体中迷失自我。

（二）局部信息

树木画局部信息主要是对树冠、树干、树根、地面线和非主题指标的全息寓意进行详细解读与分析。

1．树冠

树冠主要反映人的精神领域活动，如思维、想象、认知、人际交往、对事业和家庭的态度、目标原生家庭等状况。树冠也是超我的主要区域。对于成年人来说，树冠的指标信息分析尤为重要。树冠的局部信息分析，主要包括树冠外形、状态、树枝、树叶、果实和花等。根据"像就是"指标特点，树冠不同的外形有不同的寓意。如树冠外形像"锤子"，代表有攻击性；树冠外形像"红酒杯"，代表注重物质生活；树冠的外形呈"心状"，代表有情感困惑。树冠轮廓线的形状，代表人际交往的能力和现状。如果树冠外廓线平坦、起伏较少，代表人际交往缺乏灵活性。树的状态包括死树、枯树、正在落叶的树、枝繁叶茂的树。根据全息规律，被试画了死树，代表对未来看不到希望，心死了。一般生活中受到毁灭性打击的人会画这种树，如犯罪被判刑。树枝是树冠与外界交互的边界。因此，树枝末端形状反映被试人际交往能力和状况。从全息的角度来看，树叶的功能除了光合作用，同时还对整个树冠起到过滤和保护作用。如果树有树叶，反映被试者有生命活力，与外界交互能迂回；反之，如果树没有树叶，反映被试没有生命活力或感受不到生活的快乐，与外界交互缺乏迂回，容易伤及周围人。从全息的角度来看，果实代表收获，同时果实也是种子，能繁育后代。在绘画投射测验中，出现果实代表两个寓意，第一，获得人生成果。如果树上果实画得太多，反映被试要的太多、欲望太大。第二，喜欢孩子。

2．树干

树干主要反映人的情绪状况。从全息角度来看，树干如果比较细长，树木就容易摇晃、不稳定。因此，在树木画投射测验中，树干画得细长的被试，一般情绪不稳定。反之，树干如果画得太粗大，代表情绪丰富，容易激动或感情用事。树干如果画得太短，代表情绪表达有问题。此外，树木在幼苗时遭受的伤害会在树皮上留下痕迹。因此，在树木画投射测验中，树干能够记录成长过程中曾经遭受过的创伤。另外，树干进入树冠之前如果有分杈，代表父母的分居或者离世；树干靠近树根部分杈，代表本能有冲突。

3．树根

树根主要反映人的本能和性的需求。中国人受传统文化的影响，在性的表达方面比较压抑。因此，在树木画投射测验中，很多人不画树根或画得比较小，尤其女性画树根的人偏少。对于中国人来说，不画树根属于正常现象，但树根画得较大就不太正常，代表对性的过度关注。

4．地面线

地面线主要反映环境中自我角色定位。如果树木画根部画了地面线，代表环境中自我角色定位较清晰；反之，代表环境中自我角色定位不清晰。此外，地面线的角度代表人生发展的趋势和方向。如果地面线左侧底、右侧高，代表有向上发展的愿望，人生可能会向上发展；如果地面线左侧高、右侧底，代表上进心不足，缺乏内在发展愿望和动力，人生可能不发展或倒退。

5.非主题信息

非主题信息是指除了树木（树枝、树叶、树根、果实、花朵等）以外的信息，这类信息量比较大，包括的种类繁多，自然界所有的景物或物体都有可能在画中出现。由于篇幅有限，我们列举一些常见的非主题指标信息。

(1)天空中出现的景物。主要有太阳、月亮、风筝、雨、彩虹等。太阳代表温暖和支持。如果被试画了一个整圆的太阳，代表希望得到或已经得到温暖和支持；如果画了半个或四分之一个太阳，代表没有得到温暖和支持。如果太阳画在树木的左侧，代表希望得到或已经得到女性的温暖和支持；如果太阳画在树木的右侧，代表希望得到或已经得到男性的温暖和支持。画中有月亮，代表寂寞和孤独、思恋亲人、神秘事物。画中有风筝，代表休闲、浪漫、利用资源以及婚姻关系出现问题。画中有彩虹，代表压力即逝、雨过天晴。

(2)路、车站和路灯。画中有路，代表人生发展有比较明确的方向。如果路的左侧低、右侧高，代表对未来有信心，希望自己人生不断发展；如果路的左侧高、右侧低，代表对未来缺乏信心，内心不想再努力和付出。画中出现路灯，代表生活和工作中出现迷茫和困惑，希望得到他人的指点。画中出现车站，代表工作不顺心，希望换工作。

(3)河流和池塘。画中出现河流，代表被试近期在经济方面所有考虑，可能是花钱，也可能是投资。如果河流中画有鱼，代表可能已经赚到了钱。画中有池塘，代表被试追求内心的宁静和纯洁。

(4)鸟巢、鸟箱和小鸟。画中树冠上出现鸟巢，代表被试想谈恋爱；如果鸟巢被涂黑，代表恋爱失败；如果鸟巢里有鸟蛋，不仅代表希望恋爱成功，而且希望生孩子；如果鸟巢里有小鸟，不仅希望生孩子，而且希望孩子长大成才。画中出现小鸟，代表被试预感有好的事情发生，但小鸟涂黑，代表预感有不好的事情发生。画中有鸟箱，代表被试有善意。如果鸟箱中有小鸟，代表善意被人接受和理解，反之，代表善意没有被人接受和理解。

(5)秋千。画中出现秋千，代表浪漫、休闲、牺牲他人的利益满足自己。如果秋千画在树冠的左下方，代表牺牲原生家庭的利益满足自己；如果秋千画在树冠的右下方，代表牺牲现在家庭或未来家庭的利益满足自己。

(6)椅子。画中出现椅子，代表等待心上人。如果画中是双人椅，代表等待心上人可能等到；如果画中是单人椅，代表等待的心上人可能等不到，或者即使等到也不能见面。

(7)蝴蝶。画中出现蝴蝶，代表不确定的爱，或琢磨不定的爱。这种爱一般与恋爱、不确定的情感和婚外情有关。

(8)栅栏。画中出现栅栏，代表被试内心有不安全感。如果栅栏画在树木的前面，代表阻挡来自前面的攻击，即防范的对象是可知的、明确的；栅栏画在树木的后面，代表阻挡来自背后不确定的攻击，即防范的对象是不可知的、暗中的。栅栏中如果有门，代表虽内心有不安全感、有防范，但对于可靠的人还是可以接纳的。栅栏中如果没有门，代表内心有不安全感、有防范，对于任何人都难以接纳。

(9)动物。画中出现某种动物，代表被试内心倾向具有这种动物的特性的人陪伴。如果画中出现小狗，代表被试内心孤独，希望有一个忠诚的人陪伴；如果画中出现一只猫，代表被试内心孤独，希望有一个温柔可爱的人陪伴。

(10)人体器官。在绘画投射测验中，常常见到类似人体器官的图形。这些类似人体器官的图形绝大多数是被试无意识画的，或者说是笔误画成的。只有极少的人体器官是被试有意识画的。如果画中出现精子，代表被试工作没有得到相关的认可，自感工作白做了；画中出现男性生殖器，如果被试是男性，主要代表有阳痿，但也可能是曾经遭受过性伤害，或可能是对性非常感兴趣。如果被试是女性，则代表对性比较感兴趣。

（三）信息再整合

绘画投射测验信息再整合分析是最后一个环节，也是最重要的一步。传统的绘画投射测验分析，把人的各种特质看成是单独特质，相互之间没有联系。我们把这种分析模式称之为"查字典式"或"线形思维"。信息再整合分析的意义在于：突破了传统绘画投射测验"线形思维"模式，建立绘画投射测验"立体思维"模式，把各种指标的内在关系整合考虑，提高了分析的精准性。传统的绘画投射测验只对单一指标特征进行分析，我们把这种分析称为"绘画投射病理解剖学"分析模式；目前绘画投射测验是把各种指标内在关系整合在一起思考，我们把这种分析称为"绘画投射测验病理生理学"分析模式。下面我们通过一个案例的分析，来说明绘画投射测验各种指标内在关系分析的具体方法。

1. 被试基本信息

女，24岁，印度来华留学生，已婚。

2. 树木画投射测验信息采集（见图技6-3）

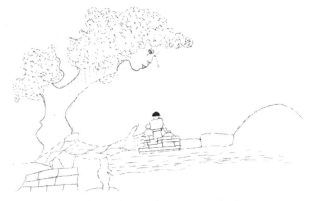

图技 6-3 树木画投射测验

3. 树木画投射测验分析

（1）整体信息分析：画面整体线条流畅性不好，断续较多，但画面有较好的美感，用笔力度适中，没有涂黑，说明被试当下总体心理状况是健康的。树画在纸张左侧，投射童年成长过程中受母亲影响较大。树的大小适中，投射对自己有较好自信心。树冠、树干和树根三部分基本均衡，投射超我、自我和本我发展平衡。树冠半开放，投射能够接受他人的意见和建议。树冠的平衡性不好，明显偏向事业和家庭。树干也有轻微的倾斜，显示童年成长中受到母亲的干预较多，也投射母亲比较强势，教育方法比较粗暴。

（2）局部信息分析：树冠外形不均衡，偏向事业和家庭区域，投射对事业和家庭的重视，但树冠区域有涂灰，投射当下认知和思维有些不清晰。更重要的是：树冠家庭区域画了一个人头，五官端正、头向下俯视、流着眼泪、情绪低落，投射当下情绪不好以及对家庭和亲人的思念与关注。

树干较短，投射不善于情绪表达。树干外形线条流畅性较差，投射童年成长中受到过打击或创伤。

树根部线条较多，且呈断续状，投射本能比较虚弱或压抑。根部有两个特殊的指标：一个是手，虚线描绘，伸向右侧两个人，推测一个是自己的丈夫，另一个是自己的孩子。

丈夫与孩子都是背影，投射这两个人不愿意面对她。虚线的手，投射被试想去触及或拥抱自己的丈夫和孩子，但触及不到或者拥抱不了（距离太远）。第二个是"男性生殖器"，也是由虚线构成，投射被试有性压抑，但由于丈夫不在身边，所以无法得到满足。画面中还有河流，投射在经济方面有所考虑，可能是由于自己出国留学，家庭经济由丈夫一个承担，经济压力较大。

（3）信息再整合分析（指标内在关系分析）：综上所述，我们对这位印度 24 岁留学生有这样的印象，这位被试童年成长过程中，母亲比较强势，对她教育比较严格。因此童年生活得不太快乐。长大成年后，按照印度的习俗和母亲的要求，早早嫁人结婚，并有了自己的孩子。但母亲对她仍然有较多的要求，被试本人对自己的事业发展也有意愿。因此，被试婚后又继续参加考试，出国留学。但由于自己已经结婚成家，且有自己的孩子，因此一个人离开家庭、远离亲人，到异国他乡学习，难免经常思念自己的丈夫和孩子。但由于距离遥远，回家不方便，经济上也不允许，因此只能是经常哭泣，压抑自己性的需求。

【刘伟】

第三部分　一级心理督导师的临床技能

表临 0-3 一级（高级）心理督导师的职业标准

职业功能	工作内容	技能要求	相关知识
能力提升	对被督导者心理问题处理专业技能的提升	EAP员工辅助督导技术 心身疾病的处理技术 眼动治疗技术	职工心理健康学 临床心理学 危机干预
潜能开发	重点在对被督导者进行"未来观"角度的促进	人脑功能开发技术 哲学思维 文学与写作技术	人学 哲学 文学
督导拓展	心理督导师的视野与水平的拓展	创新思维 大数据运用技术 神经心理测验技术	新思维 现代科技 神经科学

注：一级（高级）心理督导师工作的主要对象为：心理素质要求高的职业人群，如医务人员、公安、军人、企业家、公务员等；初、中级心理督导师。

第七章　一级心理督导师的能力提升

YIJI XINLI DUDAOSHI DE NENGLI TISHENG

一级心理督导师是高级心理督导专业人员。本章中呈现的能力提升是对心理素质要求较高的职业人群的重要督导内容。

第一节 职业健康和安全

第一单元 职业平衡

Ⅰ. 学习目标

学习在激烈竞争的时代，把握各种关系的平衡，从而保持心身健康。

Ⅱ. 操作步骤

1. 职业平衡的时代要求

在激烈竞争的当代，各行各业的人群都面临压力与挑战，心理督导师要帮助人们走出困境，走向成功，走向光明。学会调整工作与家庭，事业与健康，实践与思考等诸多关系，从而保持心理健康。

高级心理督导师要面临如此庞大的职业人群。当代社会，特别是全球竞争，人们压力非常大，出现诸多忙得"不可开交"的职业，其心理素质要求之高，已是不争的事实。对于这些心理素质要求非常高的职业人群，要能够帮到他们，并非一件简单的工作，需要高级心理督导们认真思考与准备。

其中，许多职业人群感到工作与生活之间存在一个大的问题，即跷跷板问题——方方面面的不能平衡。

生活中人们对于工作角色和家庭角色关系的兴趣已越为强烈，这方面的研究历史至少可追溯到 20 世纪 30 年代。当今，人们因对个人价值的追求驱使，给予了工作更大的热情，从旧时为满足生存衣食需求而工作的观念中剥离出来。再者，人口结构和家庭结构的巨大变迁，大量女性加入劳动力队伍，个体生活期望提高，更多的双职工家庭和单收入家庭，以及肩负着养育孩子和照顾老人双重责任的家庭也在增多。站在人的时间和精力是有限的层面看，一个人承担工作与家庭的双重性角色，不可避免有心理应激冲突的突增，而使生活支点不平衡。很多人在事业上也许很成功，但对事业的投入却影响了他们的个人以及家庭的生活，形成不健全的家庭，对自己、对家庭成员，都造成程度不同、无法弥补的缺憾。有的会演变为工作的最大阻力。虽然人们对工作与家庭，在收获上有着"鱼与熊掌不可兼得"的看法，但是从人性和"以人为本"的现代管理理念，看待无法弥补的缺憾，给人势必造成生理心理不良的应激反应，是工作和家庭平衡的不安全因素。如何在工作与家庭话题上，能有顾"此"而不失"彼"的应对，就成为员工个人和工作组织共同关心的问题，也是心理督导关注的目标。

2. 工作与家庭平衡的现实需要

工作—家庭平衡意味着工作和家庭之间相互融合或者相互协调。青岛医学院的毕希名教授推出了"平衡心理学"的概念及一系列研究。

如果对以往的实证研究进行仔细查阅，会发现工作家庭平衡有两个较为清晰的含义。应用最广的观点认为，工作—家庭平衡是指工作和家庭两个角色之间少有冲突及相互干扰（也称为工作家庭干扰、工作—家庭紧张以及工作—家庭的消极溢出）。通过对其发生率、前因以及后果进行的大量研究，关于工作—家庭冲突被最广泛引用的一个定义：工作—家庭冲突是一种角色间冲突。在这种冲突中，来自工作和家庭领域的角色压力，在某些方面是不相容的。也就是说对人们的工作角色（家庭角色）的参与会阻碍其家庭角色（工作角色）期望的实现。

研究者还指出这一定义意味着工作—家庭冲突是双向的。换句话说，工作能够干扰家庭（工作→家庭冲突），家庭也能干扰工作（家庭→工作冲突）。

然而，工作—家庭平衡是不是仅仅就意味着少有角色间冲突或干扰呢？最近研究表明，工作—家庭促进作用（work-family facilitation）（也称为工作—家庭增益，或者工作—家庭的积极溢出）可能是工作家庭平衡的另一个组成部分。工作—家庭促进作用是指在家庭（工作）中获得和发展起来的经验、技巧和机会，使参与工作（家庭）角色变得更容易。和工作—家庭冲突一样，工作—家庭促进作用也是双向性的：工作可以促进家庭（工作→家庭促进），家庭也可以促进工作（家庭→工作促进）。

Ⅲ. 相关知识

1. 工作家庭冲突的应激因素

工作—家庭冲突的应激因素：①时间因素：由于把时间都投入工作领域（或家庭领域），而没时间参与家庭领域（或工作领域）的活动，时间难以调和而产生的工作—家庭冲突。如晚上有重要会议，而不能参加家庭成员的生日宴会就是这种情况。②负性情绪与情感心理因素：因为承担工作领域（或家庭领域）的角色过程中有压力，而产生的紧张、焦虑、疲劳、郁闷、易怒、冷漠等不良情感状态，使个体难有能力顺利履行家庭角色（或工作角色）的职责，因此产生工作　家庭冲突。③行为控制不适应：若工作角色（或家庭角色）要求的行为与家庭角色（或工作角色）要求的行为不一致，如工作要求比较客观、情绪化程度较低的行为与工作满意度相悖；而家庭需要的温柔、情感丰富的行为缺失，在工作领域（或家庭领域）的有效行为在家庭领域（或工作领域）就可能失效，而引发了由于行为原因导致的工作—家庭冲突。

2. 工作家庭冲突的认知偏差

工作—家庭冲突一旦产生，对个人在工作和家庭生活中产生认知偏差行为，就直接或间接地影响行为绩效，进而影响到组织的绩效和家庭的幸福。因此，如何减少工作—家庭冲突，已成为增强个人和家庭生活的幸福感，维持个人身心健康，改善个人与组织及家庭之间的关系，以及提高个人价值与组织绩效的重要因素。

Ⅳ. 注意事项

1. 职业工作与家庭遵循着并行发展的逻辑关系

职业生涯的每一阶段都与家庭因素息息相关，或协调，或冲突。

工作与家庭间有着相辅相成的影响机制，"作为子女、父母的角色是不可逆的。有时我们能放弃一项职业，却不能放弃这些角色，我们要设法完成这些角色"。现在，很多人更看重事业、金钱和享乐，而把家庭放其后。但在他们获取成功后，在家庭方面却背上了沉重的包袱，或是忙于离婚，或是穷于应付来自家庭内部的烦恼。可见，工作与家庭生活之间的影响是深刻而全面的。

一个经过一天糟糕工作的雇员，就可能在回家时带着坏心情而迁怒于家人。自身的情绪释放，使应当有温馨情景关系的家庭，充溢了糟糕情绪氛围。"补偿理论"是对"溢出理论"的补充，认为假定在工作和家庭之间存在相反的关系，在一个领域中有所丧失的，就会在另一领域中投入更多以企图弥补。例如，家庭生活不满意的人，就会追求工作上的满足，反之亦然。这些理论和研究证明了一个重要结论：工作和家庭生活相互影响。社会的变迁，提高了个体在家庭和工作中的责任，引起工作和家庭生活之间依赖性的进一步研究。

2. 用溢出理论与补偿理论思考工作与家庭冲突

工业革命以后，工作和家庭活动可能处于不同地点、不同时间，不同阶层的人可能以不同的方式生活。工作和家庭因此被分离。传统认为男主外，女主内，两个系统各自运转。研究人员认为工作和家庭行为相互影响，工作和家庭系统虽不同，但互相作用，感情充溢两个系统之间，一个人在一个系统中经受失望，就会在另一个系统中促进其全力的行为。

3. 工作—家庭边界理论定义下的工作与家庭平衡

美国学者克拉克（Sue Campbell Clark）于 2000 年提出了工作—家庭边界理论。该理论认为，人们每天在工作和家庭的边界中徘徊。边界跨越者的参与，影响工作/家庭边界跨越者和其他人之间的关系。工作与家庭系统之间的主要联系，不是感情，而是人。人们每天在工作和家庭两个范围内转移。人们塑造两个范围和他们之间的边界，影响边界跨越者与这个范围，以及与其中的成员之间的关系。虽然人们塑造环境，但同时也被环境塑造。工作—家庭边界理论试图解释边界跨越者和他们的工作与家庭生活之间复杂的作用，解释冲突出现的原因，给出保持平衡的结构。这里"平衡"被定义为对工作和家庭的满意和良好职能，角色冲突的最小化。

故事讨论：你看怎么办好？

来访者："老婆最近工作不顺，牢骚满腹，我该怎么办？"

咨询师："让老婆多说，自己多听，并关注到老婆的情绪。"

焦点问句："老婆，工作上这么不顺，让你很恼火很烦心，是吗？"

在老婆诉说的过程中，听到老婆需求什么，并和老婆进一步确认。

"老婆，你希望的结果是什么？目前的情况，你能做些什么？你希望我怎么支持你？"

讨论初步设置：男士听老婆说话时，注意别急着给建议，急着帮老婆解决问题。女士倾诉是拿你当听众，并不是要你给啥解决办法。好好听，不断地确认就可以啦！

重构工作与家庭故事视角：讨论女人扮演的工作与家庭角色的督导叙事。从不同家庭系统情景中长大而成家的人，带着不同原生家庭情景的浸养，在意识与潜意识中根植了原生家庭的感知、觉知、习惯、性格元素。

身为妻子、妈妈的已婚妇女，要兼顾家里琐事和工作任务，面临时间和精力的双重挑战。现今很多单身女性，甚至是男性，出于对这个问题的恐惧，迟迟不敢步入婚姻的殿堂。那么，究竟该怎么解决呢？对这个问题，和大家好好叙一叙。

看法和建议：

（1）每一个人的生平经历和思维角度都会有所不同。他们的解决方案也有各自的考虑和选择，希望能给处于不同情况但同样身处这个困境的你，提供一些有效帮助。如果无法逃离围城，那就在围城里把生活过得让自己满意。因为生活从来就没有解决不了的问题，就怕你不敢面对，不去尝试。首先，我们认为"平衡"是不存在的，因为"平衡"是静态的，而人生是动态的。就好比一个秤，若是一边放工作，一边放家庭，两边加减之下能否达到一种平衡？这是不可能的。工作和家庭所需要的投入，以及对你整体的要求和负担，都会每天根据情况而改变，而且界限也会越来越模糊。以前或许还能下班后就全给家庭，但现在有个手机，工作就能跟着你回家。看看从两方面进行怎样？

首先，管理好自己的体能。如果你由于工作的消耗，达到了累到无法陪家人程度，应寻找方法节省一点自己的体力。例如，少点应酬、早起早睡、固定运动，都是为自己增加体力的方法。每天下班时，与自己对话：我今天还剩多少精神给家人？如果所剩的不多，那你就应该调配工作量，要不然，你等于已经"失衡"。

其次，建立固定的相处时间。例如，早餐一定全家吃，或是周日下午全家一起整理房子。因为"固定"，所以比较容易进入状态，而既然"固定"，也就在那时候全心全意陪家人，不要处理工作。专心工作，专心顾家。

(2)平衡好自己的心态和他人(家人)的相处。婚姻很长，不要牺牲一个人的梦想去成全另一个人的梦想，而是应该努力去完成共同的梦想。当一个家庭有一个一年计划，三年计划，五年计划，两个人用最大的能力去实现它，在此过程中体验婚姻最有意思的地方。我爱你，你是我想要用心生活的动力。

一位忙碌的白领妈妈带娃的心态感言："至少在孩子 3 岁以前，不要跟全职妈妈拼带娃，也不要跟未婚同事拼事业。世界对女性要求已经够苛刻了，放自己一马，带娃、事业都做到 60 分就好。如果事业涨一点，带娃的要求就降一点，反之亦然。

自己稳定心态后，再解决人的问题。平衡事业与家庭，其实最需要平衡的是人际关系。在单位，学会跟领导和同事沟通自己的工作困境，取得他人的谅解和支持。这里要掌握一个尺度，一定要让大家看到你的努力，而不是你借着生孩子偷懒耍滑。孩子小的时候，一定要协调好夫妻关系。等孩子大一点，你喘口气再说。人生那么长，不必只争朝夕，这是为你自己好。想要做职业女性，就要明白处理家庭关系跟处理同事关系一样，挑剔和改造是关系的雷区，尊重和赞美是关系的润滑剂。"

平衡工作和家庭，这是一个系统。了解员工在职业生涯各阶段的特点以及家庭生命周期各阶段的需要、工作对家庭生活的影响，然后给予员工适当的帮助，制定有针对性的平衡措施，维护员工心身健康。目前，很多著名公司都推行了具体的工作家庭平衡方案和措施，以协调员工的工作与家庭的关系，达到提高员工工作生活质量的目的。

第二单元　心身疾病的心理督导

Ⅰ. 学习目标

掌握心身疾病的产生与处理预防的方法。

Ⅱ. 操作步骤

心身疾病(psychosomatic diseases)或称心理生理疾患，是介于躯体疾病与神经症之间的一类疾病。

目前，心身疾病有狭义和广义两种理解。狭义的心身疾病是指心理社会因素在发病、发展过程中起重要作用的躯体器质性疾病，例如原发性高血压、溃疡病。广义的心身疾病就是指心理社会因素在发病、发展过程中起重要作用的躯体器质性疾病和躯体功能性障碍。

一、心身疾病的范围

世界各国对心身疾病的分类方法不同，因此所包括的疾病种类很不一致。到目前为止，我国尚没有统一进行过深入研究讨论。根据美国精神医学会《精神疾病诊断与统计手册(第三版)》(DSM-Ⅲ)关于心身疾病的分类和日本池见酉次郎参考美国分类提出的日本心身疾病分类，结合我们的临床经验，有以下常见心身疾病。

原发性高血压、冠状动脉硬化性心脏病、胃溃疡、十二指肠溃疡、神经性呕吐、神经性厌食症、直肠刺激综合征、支气管哮喘、偏头痛、甲状腺功能亢进、糖尿病；类风湿性关节炎、痛经、月经不调、经前期紧张综合征、功能性子宫出血、异食癖、原发性青光眼、复发性慢性口腔溃疡、美尼尔综合征、耳鸣、晕车、口吃、神经性皮肤炎、皮肤瘙痒症、圆形脱发、多汗症、慢性荨麻疹、牛皮癣、湿疹、白癜风、癌症、肥胖症等。

二、心身疾病的处理途径

(一)心理动力学途径

这条途径以精神分析学说为基础，代表人物有亚历克山大和邓巴。

亚历克山大强调心理冲突在心身疾病中的作用。他认为，心身疾病的发病有三个要素：①未解决的心理冲突；②身体器官的脆弱易感倾向；③自主神经系统的过度活动性。心理冲突多出现于童年时代，常常被压抑到潜意识之中。在后来所遇到的许多生活变故或社会因素的激发下，这些冲突会重新出现，如果这些复现的心理冲突找不到恰当的出口借以疏泄，就会通过过度活动的自主神经系统而发放，从而引起自主神经系统的功能障碍和它所支配的脆弱器官的损伤。因此，只要根据一个人心理冲突的性质，就可以预言他将会患何种心身疾病(冲突特异理论)。

(二)心理生理学途径

采用这条研究途径的代表人物有沃尔夫、马森和英格尔等。这条途径以坎农的生理学(主要是躯体内稳态理论)、赛里的应激学说以及巴甫洛夫、贝柯夫与谢切诺夫的条件反射研究与"皮质—内脏相关学说"为基础，注重通过心理生理学的实验来探讨有意识的心理活动同身体的生理、生化变化间的关系，从而揭示心理因素导致心身疾病的心理生理机制。心理生理学派近代的代表人物之一、美国的沃尔夫通过胃瘘观察了情绪因素对胃的运动、张力、黏膜血管舒缩和胃液分泌的影响。他发现在情绪愉快时，黏膜血管充盈，分泌增加；在愤怒时，黏膜充血，运动大大增强；而在忧郁、自责时，黏膜苍白，分泌减少，运动也受到抑制。这些生理变化如持续下去就会发生病理变化，最后导致器质性改变。

(三)行为途径

这条途径的基础是条件反射学说或学习理论，主要代表人物有米勒(Miller N. E.)等心理学家，他提出了关于"内脏学习"的理论，并进行了一系列实验研究，结论是人类的某些生理功能性(如血压升高或降低、腺体分泌能力的增强或减弱、肌肉的收缩等)疾病可以通过学习而获得，从而对心身疾病的发生机制提供了一种新的解释，并且为这类疾病的治疗开创了一条新的途径。目前，基于米勒的理论而提出的生物反馈疗法和其他行为技术已被广泛地应用于心身疾病的治疗中，并且取得了较好的效果。

Ⅲ. 相关知识

现在多数人认为，心身疾病是由许多因素综合作用而引起的，并且可能造成器质性病变。

(一)情绪因素与心身疾病

情绪活动可分为两大类：一类是愉快或积极的情绪。这种情绪对人体的生命活动能起良好的作用，可充分发挥机体的潜在能力，提高体力和脑力劳动的效率，使人体保持健康。另一类是不愉快的、消极的情绪，如愤怒、恐惧、焦虑、忧愁、悲伤、痛苦等。这种情绪的产生，一方面是适应环境的必要反应，另一方面往往过分地刺激人体，促使人的心理活动失去平衡，导致神经活动的功能失调，因而有害于健康。

(二)人格特征与心身疾病

大量证据表明，什么人得病，什么时候得病，与人格因素有关。例如，重大的心理紧张刺激对某人可能是毁灭性的打击，而另一个人却可以泰然处之。

精神分析学家登贝(Dunbar)认为，至少8种疾病诸如冠状动脉梗死、高血压、心脏病、心绞痛、心律失常、糖尿病等和人格特征有关。她在一系列观察后在家族史、个人成长史、一般适应能力、行为方式、发病前生活环境以及个体对疾病的反应等的基础上，提出了关于特征性人格理论——不同人格特点的人会生不同的疾病。

1976年美国一些学者把182名被试按行为类型分为A、B、C三类，随访观察16年，研究了人格特征与患病率之间的关系。结果发现具有C类人格特征者患病率较高，而且患癌症者较多。

1959年美国心脏病学家弗里德曼(Friedman)和罗森曼(Rosenman)在对冠心病患者的前瞻性和回顾性研究的基础上提出了一种"A型行为类型(type A behavior pattern)"的人，认为这种行为类型与冠心病有密切联系，故又称为"冠心病易患模式"。具有这种特征的人具有如下表现：①争强好胜；②时间紧迫感；③办事急躁；④过度敌意；⑤对工作过度地提出保证。综上所述，病人的人格特点和行为方式与疾病有着密切的联系，它既可作为许多疾病的发病基础，又可改变疾病的过程。因此，病人对待某种疾病的态度及其与人格有关的反映方式，可影响疾病的转归。

(三)社会环境因素与心身疾病

1. 社会因素与心身疾病

人体疾病的发生发展，不仅和人与自然环境的关系是否协调有关，而且受到社会的制约，特别是与社会变故，与一定时期内社会生产的发展水平及社会文化环境密切有关。

卡塞尔(Cassel)总结了20个研究结果，发现生活在简单、安定的原始社会中的人们血压偏低，且不随年龄的增加而明显增高。

流行病学调查表明，紧张的社会事件如战争、空袭、社会动乱可引起人们罹患各种心身疾病。

工作情境诸如各种持久的强烈的物理化学刺激，重复、单调、刻板、毫无兴趣、枯燥无聊的工作，过长的劳动时间，人际关系的不协调等都会使人产生焦虑、烦躁、愤怒、失望等紧张情绪。詹森(Jansen)对1000多名钢铁工人的研究发现，处于噪声条件下的工人患高血压病者较多。也有研究发现，在噪声大的工业环境下，溃疡病的发病率比安静环境高5倍。约翰逊(Johansson)的研究发现，从事不到1分钟就重复工作一次的工人较隔3～30分钟重复工作一次的工人多患胃肠病。卢塞克(Russek)指出，91%的冠心病人都有工作负担太重，长期处于紧张状态的经历，而且许多人还从事两项工作。由此可见，心身疾病的发生发展，病种的流行、分布，都要结合社会文化的因素加以考察。

2. 生活事件与疾病的相关研究

生活事件或变化，是日常生活中经常遇到的问题。寻求变化是人的一种基本特性。生活变化可以避免单调、乏味，激励人们采取行动以适应新环境。由此可见，变化同休息一样重要。然而如果生活变化过大、过多、过快和持续过久，就会造成适应的困难，引起严重的心理应激，甚至损害健康。调查表明，生活事件是造成心理应激并进而损害健康的主要应激源。

福尔摩斯和拉厄在1966年根据对500多人的病史分析和实验所获资料，编制了SRRS。此量表中的"生活变化单位"(LCU)代表在一段时间内经历的生活变化所要求的适应程度做出的数量估计，同时利用"疾病量表"调查这段时间内和此后一段时间内所患疾病和病感；然后考查总的LCU与疾病分数间的关系。这就是关于生活事件同疾病关系的相关研究。

Ⅳ. 注意事项

如何预防与治疗心身疾病？心理督导师能做些什么工作？我们认为大有可为。中国的某些医院中已建立了心理中心，一大批心理干预工作者投入心身疾病的治疗中，而且获得了很好的口碑和很好的疗效。因此，心理督导师在这一方面应该有所作为，也应能够取得突破。

(一)心身疾病的预防

心身疾病是多种心理、社会和生物学因素相互作用的产物。因此，心身疾病的预防不能只着眼于生物学因素，而应从更广泛的方面设计预防方案和具体措施，才能收到好的效果。以冠心病为例，其危险因素可分为生物学和心理(行为)社会两大类。生物学因素主要有遗传倾向、高血压、糖尿病、血脂异常、肥胖、年龄和性别等；心理社会因素有生活改变、性格特点、行为类型、生活方式与习惯(如吸烟、缺乏体力活动、多食和喜食动物内脏等富含胆固醇的食物)等。传统的预防方法仅仅注重生物学因素和建议人们戒烟、注意饮食和运动，而没有顾及其他致病因素，特别是没有从心理社会的角度去预防。例如，一个人总是对自己或社会有过高的要求和期望值，而又无力完成时，则很容易经常发生心理应激；如果再不能有效地控制或消除，就会发生心身疾病。

一个人的情绪活动特征直接受到人的个性心理特征的影响。不健康的人格，是产生过度焦虑或抑郁等负性情绪的基础，所以培养健全的人格是预防心身疾病的重要内容之一。一个人吃或不吃什么食物，适度饮酒或是戒烟等行为中也有大量的心理社会因素发挥影响。

例如，人们通常在遇到挫折，心情不好的时候酗酒，或借烟消愁而大量吸烟。此时帮助人们学会应对挫折，改善情绪才是避免酗酒、劝其戒烟的根本手段。心理学中有许多理论和方法适用于预防医学。心理卫生应成为心身疾病预防的重要内容和措施。应激接种训练、行为的自我监测和自我控制、放松训练、示范法和认知疗法等，都可被用来促进病人遵从医生的劝告和减轻应激，使预防措施得以实施。

(二)心身疾病的处理原则

心身疾病的治疗要兼顾到病人的生物学和心理社会诸方面。一方面要采用有效的生物医学手段处理身体的病理过程，另一方面必须在心理和社会水平上加以干预或治疗。

心理和社会水平上的干预、治疗，主要围绕三个目标：①努力帮助患者从客观上消除致病的心理社会因素，消除应激源。②提高患者对应激的认识水平，增强患者的应对能力。③努力矫正由应激引起的生理反应，以减轻其对身体器官的冲击。具体方法如下：

适应环境：许多研究发现，只要让患者入院，即使不用药，病人的病情也会好转。其原因有三：①环境改变了，使患者暂时摆脱了引起或加重其疾病的生活和工作应激源；②身体得到休息，能规律地进食和睡眠；③安慰剂效应(由"将会从医疗中获益"的期望引起)。由于真实情况下不可能将所有的患者都收住院治疗，还有些患者可能并不适应医院环境，并且住院患者最终也必须离开医院，所以，应尽可能帮助患者适应生活和工作环境，减少或消除应激源。

药物治疗：当患者负性情绪水平很高或已维持很长时间，认知能力很差时，可以选用某些改善情绪的药物来控制过度的心理生理反应。用药的结果，会降低患者的负性情绪水平，使得由负性情绪引起的生理反应得到改善。当患者的情绪通过药物作用变得较为平稳后，他们接受医生所给予的正确的思维和应对方式、主动纠正自己原来的认知偏差的能力也会明显提高。由于这些药物多有副作用或容易引起药物依赖，故只能短期、慎重地使用，特别是当药物对某一脏器具有特殊的副作用，而该内脏恰又患有疾病时，要禁用该种药物。

心理治疗：心理治疗的方法很多，如精神分析法、认知疗法、行为疗法等。治疗的目的在于影响患者的人格、应对方式和情绪。这里要提到的是行为治疗，它包括自我调整技术和生物反馈技术，通过这些治疗可以帮助患者依靠自我意识，调整身体内部器官系统的功能活动，使过度紧张已达到异常水平的生理活动降低。行为治疗方法特别适用于原发性高血压、某些类型的心律失常、偏头痛和紧张性头痛。

【吴任钢、刘淑芳】

第二节　技术分析

第一单元　行业纠纷的心理分析

Ⅰ. 学习目标

掌握行业纠纷的常见原因与处理办法，促进职工的心理健康。

Ⅱ. 操作步骤

一、行业和产业的划分及社会功能

（一）行业的划分

1. 行业

行业是反映以生产要素组合为特征的各类经济活动。由该定义可以看出，行业是根据人类经济活动的技术特点划分的，即按反映生产力三要素（劳动者、劳动对象、劳动资料）不同排列组合的各类经济活动的特点划分的。例如，教师与医生，律师与检察官，铁匠与木匠。从他们各自的劳动对象、劳动资料就能看出他们各自的技术特征，区分行业。

2. 产业

产业是指对各类行业在社会生产力布局中发挥不同作用的称谓。行业划分的着眼点是生产力的技术特点这一微观领域。产业划分的着眼点是生产力布局的宏观领域。如上述铁匠、木匠、律师、医生四个行业，按它们在生产力发展总链条中所发挥的不同作用归类，就会发现：铁匠与木匠同属于加工制造业，律师与医生都属于服务业。加工制造业与服务业又分别被今人称为第二产业和第三产业。

目前国际普遍流行的是三产业划分思路，即按照人类生产发展的历史顺序：第一农业、第二加工制造业、第三服务业来划分，并用来反映国民经济中各类活动的不同的特征。

1985 年，我国国家统计局明确地把我国产业划分为三大产业。把农业（包括林业、牧业、渔业等）定为第一产业，把工业（包括采掘业、制造业、自来水、电力、蒸汽、煤气）和建筑业定为第二产业。把第一、二产业以外的各行业定为第三产业。这是我国政府关于经济结构改革的一项重大决策与举措。

（二）不同行业和产业在社会化大生产中的功能

第一产业农业，是整个社会化大生产的基础。人类吃、穿、住等基本生活资料都离不开农业。农业是人类生活资料的主要来源，是人类生存和进行其他生产的先决条件，是人类社会生存之本，是国民经济中其他产业部门独立的基础，更是进一步发展的基础。

第二产业主要是加工制造业(简称工业),它是社会化大生产的主导。工业是采掘自然物质资源和对各原材料进行再加工、深加工的物质生产领域。它所包含的行业和门类较多。按照劳动对象可分为采掘工业和加工制造业。工业在社会化大生产中的主导功能表现在为国民经济各部门提供先进的技术装备,它是各部门进行技术改造、实现现代化的物质技术先导。例如,传统农业主要靠人畜类肥来发展地力,靠精耕细作提高单位面积产量。而在工业化基础上的现代化农业,是用优良品种、化肥、农药、除草剂、农用机械等和产品提高产量和质量。总之,工业在国民经济中占有非常重要的地位,发挥着主导作用,即起着领导和决定方向的作用。所以产业含有行业,它们之间有联系。

第三产业主要是服务业,是指除第一、第二产业以外向全社会提供各种各样劳务的服务性行业。第三产业的内涵非常丰富,且是随着生产力的发展而变化的,它所包括的部门不断扩大、增多,因而第三产业是个发展性的概念。

第三产业可具体分为两大部门:一是流通部门;二是服务部门。再细分又可分为四个层次:第一层次,流通部门。包括交通运输行业、邮电通讯行业、物资供销和仓储行业。第二层次,为生产和生活服务的部门。包括金融业、商业饮食业、保险业、地质普查业、房地产业、公用事业、技术服务业和生活服务、修理业务。第三层次,为提高科学文化水平和居民素质服务的部门。包括教育文化、广播电视事业、科学研究事业、卫生、体育和社会福利事业。第四层次,为社会公共需要服务的部门。包括国家机关、党政机关、社会团体,以及军队和警察、司法机关等。

第三产业以第一、第二产业所创造的物质产品为基本条件,通过服务的形式,生产出非物质形态的产品,满足第一、第二产业及社会生活的多种需要。这种服务性的产业活动就像"润滑剂"和"增效剂",渗透到第一、第二产业,物化于各物质生产要素之中。

二、行业纠纷与职业道德

(一)行业、产业与职业之间的关系

行业是反映以生产要素组合特征的各类经济活动;职业是反映以社会分工为纽带的社会形式和社会关系;产业是各行业在社会生产力布局中发挥不同作用的称谓。职业、行业、产业三者之间既有区别又有密切的联系,在狭义的范围内可以互相代替。

(二)伦理道德与纠纷

现代社会各行业对职业道德的规范化十分注重,它是社会和谐和稳定、前进发展的资源之一。因为道德的偏离或沦丧,产生的行业、产业、职业相关联的纠纷不胜枚举,形式多样化。

以购销活动为例,在购销活动中,主要产生三方面的经济关系:一是与农业生产者农民的买卖关系;二是与消费者的买卖关系(这里包括与以农产品为原料的第二产业中的某些加工制造业);三是商业部门内部业务系统之间、产销地区批发企业之间,以及批发与零售部门之间的关系。这些关系如果处理不好,违背行业和产业所要求的职业道德(如,向农民敲诈勒索、打白条、营私舞弊,无端加价,哄抬物价),就会大大挫伤农民的生产积极性,严重破坏农业生产,动摇国民经济基础,危及各行各业。可见,职业、行业、产业具有不可分割的内在的必然联系。而且在现代社会中以经济活动为中心的时代,各种职业都带有并反映着各行业、产业的特点,又都通过人们的各种职业体现出来。在职业活动的过程中,由于背景、文化、习惯等造就的意识形态,认知行为的差异,不可避免有违背道德法律约束的现象,乃至我们在本单元中要阐述的行业纠纷的问题。行业纠纷必与职业道德相关。职业道德的滑坡与上行,都通过人类活动实现。活动离不开物质与精神两方面,必须联系

各职业应归属的行业和产业的道德规范。

三、行业纠纷与健康

1. 健康概念

健康是一个包括社会、个人资源以及生理功能的积极概念。它也被定义为确定和达到目标、满足个人需要、应对日常生活的能力。

2. 职业健康

职业健康离不开组织健康、员工健康。1965 年有人把存活并长时间良好运作、持续发展与扩张自己竞争力的组织定义为健康组织。1964 年又有人增加进了员工健康内容，扩充了该定义，即健康的组织能够一直保持健康宜人的工作环境，哪怕是在市场动荡变化的时候。它就要注重那些使个体处在受伤、疾病和压力危险之中的工作组织因素。这就需要对心理学内外的多交叉学科的角度层面进行研讨。

3. 纠纷生成

纠纷生成职业活动的动力重点之一，心理活动中的情感活动，在应激情景中产生的负面效应能量急剧膨胀，应运而生出的不健康现状，便是矛盾—行业纠纷生成。

Ⅲ. 相关知识

纠纷是人类活动中影响心理活动、情感的应激活动之一。作为心理督导师研究行业纠纷的心理督导的课题，自然要研究与法律学、心理学、教育学、社会学、伦理学、医学相关之伦理关系与伦理行为。作为研究维护人类心理健康的督导专业，心理督导师必然要了解学习应用法律、心理学应用化解纠纷的价值体现，技术与理论相伴而生，共同发展。让心理学在司法、教育、医学、企业、营销等诸多行业中发挥作用。从发展性的概念入手，本课题从第三产业的行业纠纷层面提出探究的督导技术课题。

下面以教育纠纷、司法调解离婚、医患纠纷为例，谈谈心理督导的作用。

督导可尝试从 ABC 模式入手：①从纠纷事件入手找出诱发事件 A；②分别询问对方对这一事件的感觉和对 A 的反应，即找出 C；③询问对方为什么会体验到恐惧、愤怒等情绪状况，即由不适当的情绪即行为反应入手，梳理筛出双方潜在的看法、信念；④分清来访者对事件 A 持有的信念合理的是什么，不合理的又是什么，将不合理的信念作为 B 列出。在这个过程中，采用各个击破的原则，一个个找，不能一锤定音，一了百了；⑤督导中做到积极提问，促使事件双方的主动思维。化解纠纷促进行业健康发展。

(一)教育纠纷

所谓教育纠纷，是指教育行政机关、学校、教师与学生基于教育与受教育活动而产生的各种纠纷。教育纠纷作为法律纠纷的一种，一般来说，是因为违反了教育法律规范而引起的。教育法律关系的主体，违反了教育法律义务规范而侵害了他人的合法权益，由此产生了以教育法上的权利义务为内容的争议。

从我国现行法律制度来看，教育领域内的法律关系，主要包括教育民事法律关系和教育行政法律关系。形形色色的教育纠纷也往往是因为这两种关系可能受到或已经受到破坏而产生的争议。

下面以律师罗某参与调解王某与某幼儿园侵权纠纷案为例，体察督导工作中调解角色的重要意义。

1. 基本案情

2012 年 5 月的一天，广东某律师事务所实习律师罗某在深圳某街道办法律援助室值班的时候，接待了一位老先生王某。据王某反映，他的孙子王某某(小名乐乐)在某幼儿园读中班。半个月前，乐乐在幼儿园课间休息期间与同班同学张某玩耍的时候，不小心从二楼楼梯处摔了下去，导致乐乐的右腿小腿腿骨断裂。事后乐乐的班主任谢某与学校校医，将乐乐送到了某人民医院进行救治，并由幼儿园先行垫付了医药费2000元。现在乐乐已经出院，但仍需敷上石膏。为了照顾好孙子，王某及其妻子(也就是乐乐的奶奶)特地从老家山东赶了过来，住在儿子家里照顾孙子乐乐。

王某认为，乐乐在幼儿园摔断了腿，学校负有不可推卸的责任。但是从乐乐摔断腿住院到现在在家休养大半个月过去了，幼儿园的领导、班主任、老师均没有到医院或者家里面来探望过乐乐，也没有主动提出赔偿方案，这让王某感到非常气愤和失望，他决定要为自己的孙子去跟某幼儿园讨一个说法，于是来到街道办法律援助室找律师咨询、请求协助。

2. 法律分析

(1)王某某(乐乐)在幼儿园摔断了腿，幼儿园是否必须承担责任？

民事责任的归责原则分为"过错责任原则""无过错责任原则"及"公平责任原则"三种。"过错责任原则"是侵权行为的一般归责原则，即加害人对损害结果的产生或扩大具有故意或者过失的，应当承担相应的民事责任。只有遇到法律规定的特殊情况时，才可能适用"无过错责任原则"及"公平责任原则"。

《中华人民共和国民法典》第一千一百九十九条规定："无民事行为能力人在幼儿园、学校或者其他教育机构学习、生活期间受到人身损害的，幼儿园、学校或者其他教育机构应当承担侵权责任，但是，能够证明尽到教育、管理职责的，不承担责任。"即若受害学生属于无民事行为能力人，学校(包括幼儿园)就应当承担责任，此为"无过错责任原则"。学校只有证明尽到了教育、管理职责的，才不承担责任。具体到本案，乐乐在幼儿园学习期间受到了人身损害，如果幼儿园不能够证明其尽到了教育、管理职责的话，就应当承担责任。但此时幼儿园方面一直未出面处理此事，基于王某单方面陈述尚无法确定幼儿园是否应当承担法律责任。

(2)乐乐在课间休息期间，与同班同学张某玩耍时摔断了腿，张某的家长是否应当承担责任？

《中华人民共和国民法典》第一千三百零一规定："无民事行为能力人或者限制民事行为能力人在幼儿园、学校或者其他教育机构学习、生活期间，受到幼儿园、学校或者其他教育机构以外的第三人人身损害的，由第三人承担侵权责任；幼儿园、学校或者其他教育机构未尽到管理职责的，承担相应的补充责任。"此规定的含义为：当存在第三人侵权的时候，学校(包括幼儿园)仅承担相应的补充责任。在本案中，如果乐乐与张某在幼儿园玩耍的时候，张某对乐乐的损害结果存在故意(比如故意推搡、脚拌乐乐导致其摔下楼梯受伤)或者过失(比如站在楼梯边引诱、挑逗乐乐，让乐乐冲过来抓他不慎摔下楼梯)，那么张某的监护人(家长)就应当对乐乐承担相应侵权赔偿责任(因为张某属于无民事行为能力人，由其监护人承担法律责任)。如果学校在事件中未尽到必要的管理职责，那么应承担不超过其过错程度相对应的补充赔偿责任。但据王先生反映，因为当时只有几个学生在教室外面玩耍，他们也没有注意到乐乐究竟是怎么摔下去的，乐乐本人也已经记不清当时的具体情况。所以，除非有充足的证据表明张某对乐乐的损害结果存在故意或者过失，否则张某的家长无须承担责任。但如果确实是因为张某故意或者过失导致乐乐受伤，却因为证据不充分而要幼儿园承担全部赔偿责任的话，对幼儿园也有失公平。

3. 处理过程

在了解了案件的基本情况后，罗某将该情况向某街道办司法科的彭科长做了汇报，彭科长马上联系了某社区工作站站长，要求工作站调解组的人员先去幼儿园了解事情经过并做好调解工作。在一个月的时间里，罗某与司法科工作人员林某先后三次到某社区工作站参与了案件的调解工作。

刚开始乐乐的爷爷王某并没有提出具体的诉求，只是一味地指责幼儿园领导、老师没有关心、问候过乐乐，导致第一次调解工作无法进行下去。事后罗某与王某私下多次交流后逐渐明白了王某的真实想法：王某认为其孙子乐乐受伤了，需要几个人专门照顾乐乐，由此产生的各种损失、花费均应由学校承担。他要求学校赔偿各项损失及支出共计人民币3万元，并要求幼儿园园长及班主任对乐乐进行赔礼道歉。幼儿园方面却认为王某的要求没有事实依据及法律依据，王某的行为属于趁机敲诈勒索，幼儿园对王某的诉求不予认可。看到双方之间的分歧很大，罗某及司法科工作人员林某主动到幼儿园与园长及乐乐班主任进行了沟通，罗某对本案涉及的法律问题做了详细的解释说明，司法科工作人员也通过晓之以理，动之以情的方式希望学校考虑乐乐所受伤害及其家里面的实际困难，能够作出适当的让步。经过罗某及林某的耐心劝导，幼儿园园长最终答应赔偿乐乐家长5000元，但拒绝赔礼道歉。

在第二次调解过程中，由于乐乐爷爷王某始终不肯让步，其要求幼儿园园长必须向乐乐赔礼道歉及支付赔偿金3万元，而幼儿园园长则坚决不同意，导致调解工作一度陷入了僵局。后来在社区工作人员的耐心劝导下，园长在调解室向王某口头道歉，但只愿意赔偿5000元。而王某经过劝说，同意将赔偿金降到2万元。第二次的调解工作虽然没能顺利解决问题，但使双方之间的分歧进一步缩小。

第三次调解工作由罗某主持，针对双方有关赔偿金额的争议，罗某以相关法律规定及司法实践入手，向王某阐明了其诉求中不合理的部分，让王某意识到他人主张权利也必须有理有据，合法合理，不能主观臆断任意要求。幼儿园方面也承认学校在安全管理方面的宣传、教育工作做得不是非常到位，幼儿园老师的安全意识不强，今后需加强安全方面的各项工作。

4. 处理效果

经过广东某律师事务所实习律师罗某、街道办司法科林某及某社区工作站工作人员耐心的调解工作，最终乐乐爷爷王某与幼儿园方面达成了一致意见：①幼儿园在调解协议书签署后三天内向乐乐支付人民币1.2万元的赔偿款，乐乐家长则不得再要求幼儿园承担责任；②如果日后乐乐的伤情需要进一步治疗，由双方协商解决后续治疗费的支付问题。

至此，幼儿园与乐乐家长王某之间的纠纷得到了较为圆满的解决。

5. 纠纷的心理分析

随着社会的不断发展，家长对孩子的期望值越来越高，尤其是在独生子女的家庭当中，大部分家长都有"望子成龙、望女成凤"这种深深的期盼，于是对学校的教育教学、安全管理方面提出了更高的要求，一旦学生在学校受到伤害，很多家长不分青红皂白，首先要求学校承担巨额的赔偿。加上媒体这几年所曝光的有关学校的敏感事件，都导致学校在营运中如履薄冰，稍有不慎就可能受到当事人的巨额赔偿要求甚至道德谴责。在此情况下，做好学校方面的法制宣传、教育工作以及心理的调解工作显得尤为重要。良好的法制宣传、教育工作不仅能够让学校正确地解决法律纠纷，更重要的是能够让学校领导、老师增强法律意识，将法律风险消除或降低在萌芽阶段。

由以上案例看出教育领域里的纠纷具有民事与行政法律属性，对此应尝试建立一种综合性的纠纷解决机制，心理学家也参与其中以期对保障教育法律关系主体的合法权益、实现教育法治化以及推动我国教育事业的发展有所助益。

高校中的、中学中的纠纷类型同是值得关注的方面，因篇幅关系这里暂不探究。

（二）家庭纠纷

调解在中华民族几千年的历史长河中不断发展、变迁着，逐渐成为我国的一项重要诉讼与心理调节机制，并被国际司法界誉为"东方经验"。诉讼调解则因其具有深厚的群众基础和丰富的实践经验而成为我国民事诉讼的表征，在解决民事纠纷，维护社会和谐秩序上发挥着独特的优势。

"人民法院审理离婚案件，应当进行调解。"这是法律针对离婚案件以调解为必经程序的特别规定，因为离婚案件有其区别于一般民事纠纷的特殊性，其是因身份关系所引起，基于两情相悦而结合，又基于两情不悦而分道扬镳，夫妻间包含了大量的家庭伦理、感情和社会道德等非法律因素，而作为司法手段之一的强制性判决往往只能更多地从法律层面定纷止争，不能真正彻底地化解诉讼双方的矛盾和冲突。因而，离婚案件应当尽量以调解方式结案，一方面通过调解排除当事人冲动、草率离婚，保护已有的婚姻关系。另一方面在当事人无法真正和好时，通过调解与心理帮助双方和平、妥善解决离婚涉及的方方面面的问题，不留后遗症。

（1）从诉讼离婚当事人的情绪上来看，但凡诉讼离婚的当事人都存在或多或少的情绪问题。此时，巧妙运用心理学知识帮助当事人控制情绪，防止矛盾扩大，避免严重后果的发生显得尤为重要。

（2）从诉讼离婚当事人的动机来看，对于当事人来说，诉讼离婚绝不仅仅是一个纯粹的法律问题，而是关系人生、未来的重大转折。通过调解掌握当事人真实的目的追求，并帮助双方消除对立、恢复感情、实现和解。

（3）从离婚调解特点上来看，只有掌握当事人的心理特点才能找到调解的切入点，准确把握调解时机，扮演好定纷止争的角色。督导调解时掌握以下环节——情绪的宣泄环节；脱敏消除压力环节；认知矫正环节。通过提问、澄清、讨论系列方式来纠正个体"歪曲的认知"，争取用更适宜的正确认知来取代它。

当事人回归稳定态历程里，这时的督导师扮演的是倾听者的角色，在倾听的过程中全神贯注，注意参与，用肢体语言点头等表示理解。

（三）医患纠纷

医疗纠纷处理中，医患矛盾特别突出，患方在投诉、交涉、谈判过程中均带着明显的消极情绪，而且患方的心理往往会被微小的因素激发，产生过激行为。所以，要高效地处理医疗纠纷，就必须考虑到患方的心理状态，运用心理学的原理及方法来应对。对待"医闹"需要软硬两手。在纠纷调处过程中，心理医生对患者心理变化进行科学、准确的分析，找出患者心理障碍或心理危机的关键问题，对患者开展系统的心理疏导及治疗，化解患者心结，有效配合医疗纠纷最终调处。据统计，心理干预机制起到了作用，医院当年就成功处理了遗留纠纷16例。一方面是法律的重锤，另一方面是充分的沟通和及时疏导，万事把握度，过度或失度的举措，若因名利牵制，或左或右，必将适得其反。防患于未然，胜过枕戈待旦。

另外在实际工作中，中—西、古—今的观点结合运用在医疗纠纷处理中，发挥独特的效果，降低了医疗纠纷处理的难度和成本。

Ⅳ．注意事项

心理督导能否运用各种策略确保积极情感的流动，转换群体纠纷不激化，弱化分解纠纷呢？

1. 如何弱化纠纷

（1）在群体性事件的处置中要注意降低情感落差，消除负面情感体验。

(2)在宣传中要注意对冲库存情感，逐渐改变认知原型。

(3)在实际生活中要注意促进情感资本在不同阶层的分配，增强正能量传递。

纠纷的化解，应联合法律、教育、心理、医学、社会等学科的专家，不断学习与研究，把当前我国社会群体性事件的治理思路整合在心理督导之中。

2. 督导化解纠纷的原则

(1)以社会治理作为化解群体性事件的战略思路。

(2)在合作治理的基础上建立利益协调、利益整合及利益均衡机制。

(3)把培育和践行社会主义核心价值观落实到基层社会治理。

(4)建立重大决策社会稳定评估机制。为最大限度地化解社会矛盾，降低群体性突发事件发生的可能性，从源头上将影响社会稳定的种种不和谐因素遏制在萌芽状态，达到依法有效地维护社会稳定的目标。

3. 通过心理督导，提升职业心理健康水平

行业纠纷的化解，从督导视角看出，一方面，督导师要理解被督导纠纷事件的背景(情感的负性隐忍积淀、场景的效应的催化)、原因，纠纷的各种可能的心理状态和可能的发展动向，这样才能很好地透过行为，发觉出后台的心理结构及其潜在的问题，才能找到合适的化解纠纷的方法。另一方面，督导师要能包容理解纠纷当事者的文化、学识、工作、信仰等背景。

行业纠纷督导技术应研究、设置纠纷可能化解的发展规划，也是铺设纠纷督导可持续发展的"轨道"，采用以积极心理健康发现、唤醒的途径为抓手，则抓住了纠纷督导可持续发展的"能量场"。从某个方面入手，找到纠纷督导技术持续发展的"发条"，并逐渐掌握如何拧紧这些"发条"的方法。例如，①建构多维度的专业胜任能力；②训练超越自己掌控的，全方位的角色认知能力；③处理督导关系的能力。

【刘淑芳】

第二单元 员工帮助计划督导

Ⅰ. 学习目标

通过本单元学习，了解员工帮助计划(EAP)，更好促进我国职工的心理健康水平。

Ⅱ. 操作步骤

世界卫生组织(WHO)认为，工作场所健康促进的框架和模式将会有助于为那些试图改善工作场所健康的人们提供一些指导性意见。该框架和模式不受企业的模式、国家的发展程度以及国家的政策和文化背景约束，可由雇主与员工通过协作应用。

2007年开始，在我国9个省(市)中开展的"健康促进企业"试点工作，对每家企业进行了基线调查、需求评估、优先计划的识别、年度计划制订和近期规划，按照每个企业的优先计划和需求进行了干预。目前已经有多家企业通过了阶段性评估，总结了机械制造业、电力行业、制药行业、化工制造业、电子制造业和饮料制造业工作场所健康促进的实践。

一、工作场所健康促进的概念

工作场所健康促进(workplace health promotion，WHP)或称职业健康促进(occupational health promotion)是指从企业管理政策、支持性环境、职工参与、健康教育与健康促进、卫生服务等方面，采取整合性干预措施，以期改善作业条件、改变不健康生活方式、控制职业病危害因素、降低病伤及缺勤率，从而达到促进职工健康、提高职业生命质量、推动社会和经济持续发展的目的。它是职业病防治工作的一项主要内容。

我国关于工作场所健康促进模式与 WHO 工作场所健康促进框架和模式在工作方法、内容、程序上基本一致。目前，这项工作试点取得的实效有可推广的现实性。

有关部门对普遍开展职业人群心理健康服务已提出要求：各机关、企事业和其他用人单位要把心理健康教育融入员工思想政治工作，制定实施员工心理援助计划，为员工提供健康宣传、心理评估、教育培训、咨询辅导等服务，传授情绪管理、压力管理等自我心理调适方法和抑郁、焦虑等常见心理行为问题的识别方法，为员工主动寻求心理健康服务创造条件。对处于特定时期、特定岗位、经历特殊突发事件的员工，及时进行心理疏导和援助。

自 20 世纪 90 年代初开始，得到西方经济发达国家公认并盛行的 EAP(企业员工帮助计划)进入中国，经过近 20 年的培育，目前我国一些有影响的企业和中小企业已开始实践 EAP 项目。

二、员工帮助计划的进展

EAP 是企业员工帮助计划(Employee Assistance Program)的英文缩写，最早起源于美国 20 世纪二三十年代。建立之初，主要是针对企业员工酗酒影响企业绩效问题，进行一些职业酒精依赖干预项目 OAP(Occupational Alcoholism Program)，这成为 EAP 的雏形。到了六七十年代，美国社会的酗酒、吸毒、药物滥用日益严重，除此之外家庭暴力、离婚、精神抑郁、法律纠纷等其他问题也越来越影响员工工作表现。由此，OAP 内容随之扩大，服务对象扩展到员工家属，服务的项目日益增多，其内涵彻底改变，发展成为 EAP 即企业员工帮助计划。简而言之，EAP 是企业用于管理和解决员工个人问题，从而提高员工与企业绩效的有效机制。总结 EAP 的具体好处有以下几点。

(一)对员工方面

(1)帮助员工缓解工作压力，改善工作情绪，克服不良嗜好，增强自信心。

(2)有效处理同事/客户关系，帮助员工迅速适应工作环境，提升工作间的合作关系。

(3)帮助员工增进身心健康，提高员工忠诚度，减少抱怨和投诉，降低缺勤及旷工率。

(二)对企业方面

(1)使企业降低事故发生率，减少医疗成本，节省招聘费用和培训开支，减少劳资纠纷。

(2)提高企业的公众形象，改善工作环境，提高员工积极性，增强凝聚力。

作为现代企业人力资源管理中的一种重要手段，员工帮助计划已经在众多西方发达国家的企业中广泛应用，逐渐成了组织帮助员工解决个人身心健康方面的问题、降低企业管理风险、改善员工关系的有效方法，而且近年来也越来越多地被国内研究人员所关注。

通过对国内外 EAP 的研究现状进行综述发现，目前我国研究者思路，就是从我国的实际情况出发，对样本企业员工的 EAP 需求进行调查分析，在此基础上为样本企业 EAP 的应用实施设计方案，使其更符合员工的需求与企业的实际情况。

Ⅲ. 相关知识

党的十九大报告指出，加强社会心理服务体系建设，培育自尊自信、理性平和、积极向上的社会心态。员工援助计划主要包括：核心内容；问题识别与诊断及案例；EAP 的咨询技能—谈心谈话技术、情绪管理；自我认知(我的沟通模式)；EAP 功能室建设、危机干预。

1. EAP 的核心内容

随着经济全球化步伐的不断加快,发达国家出现的"白领忧郁"也逐渐在一些经济高速增长的发展中国家,如中国、印度、俄罗斯、巴西等国的"金领""白领"甚至"蓝领"阶层员工中表现出来,成为整个经济与社会管理中不可忽视的问题。有证据表明,越来越多的员工心理问题和对组织的负面影响正伴随着城市化、信息化的进程及高强度的工作节奏而来。因此,如何积极有效地解决员工的心理问题,减少企业因此而蒙受的损失,进一步提高工作绩效,成为21世纪心理学和经济学研究的一个难点和热点问题。

EAP 是一种组织机制,是工作组织帮助员工解决与工作相关的心理及其他方面的问题,而设置的一套系统的服务项目,有别于一般的福利措施。通过专业人员对员工面临问题进行诊断,并提供专业的协助服务,使员工能以健康的身心投入工作。员工协助计划(EAP)的本质是通过对员工的深层关怀来提升他们的工作绩效,实现组织与员工共同、和谐地发展。

EAP 提供的可信赖的协助服务,根据员工的需求及内容属性,可划分为以下几种。

(1)个体咨询:包括工作、个人及家庭问题。

(2)团体咨询:以团体为对象,目的在于解决团体所面临的一系列问题。

(3)咨询服务:提供各种咨询、社会资源以及中介服务。

(4)教育培训:为员工提供有关援助服务的培训、再培训以及各种咨询培训。

(5)职业生涯规划:为个人或组织提供职业生涯规划发展方面的咨询服务。

(6)特别服务:主要包括酗酒计划、健康促进或员工福利计划。

(7)研究工作:为员工援助计划的研究及推广提供理论支持和实践论证。

(8)危机干预:为各种紧急、重大事项提供专门性的服务。

2. EAP 服务遵循的原则

(1)保密原则:由于 EAP 主要是为了解决员工心理问题,而这些问题基本都属于员工隐私,因此保密原则是 EAP 的重要原则之一。

(2)自愿原则:EAP 是组织为员工提供的一种产品,员工愿不愿意消费这种产品,完全员工自己说了算。

(3)免费原则:如果员工的需求超出了组织提供的 EAP 的范畴,一般情况下,员工是要自己支付相关费用的。

(4)员工知晓原则:组织提供的 EAP 应该让全体员工知晓(网站、宣传册等)。

(5)针对性原则:在设计 EAP 时,充分调研需求,真正发挥 EAP 的作用。

3.EAP 的咨询技能

EAP 常用的技术有:个体咨询室、团体辅导室、沙盘游戏室、音乐放松室、宣泄室等。

Ⅳ. 注意事项

对员工帮助计划要清楚,帮助哪些员工?一线职工还是管理者?正常员工还是问题员工?谁来帮助员工?组织者还是 EAP 专业工作者?如何帮助员工?EAP 服务计划还是EAP 运营计划?

学习了解企业需求分析的基本框架。

1. 访谈的一般步骤

①设计访谈提纲;②恰当进行提问;③准确捕捉信息,及时收集有关资料;④恰当地做出回应;⑤及时做好访谈记录,一般还要录音或录像。

2. 掌握企业需求分析方法

有的心理学研究者认为，EAP可作为现今发展时代的管理或服务工具之一。EAP服务的最大社会效益或最高境界，就是使人们不至于将工作当成一种负担（而真的成为人生的"第一乐趣"——快乐工作），即精神需要。快乐工作是指员工和员工之间、员工和管理层之间融洽相处，工作环境和谐、宽松。任何人长期在严格、压抑的环境下工作，都会逐渐丧失激情和创造力；因此管理者有必要尽量减轻每一个人的压力感，让他们心情愉悦。

企业内部创造一个平等相处的工作环境，设立人性化而非等级化的企业制度，要在员工面对决策层时可以自由地表达自己的思想。还能为员工设计良好的"职业规划"，使他们与企业一起成长，让"努力工作"成为他们自发自觉自愿的行为，把工作当作快乐人生的过程，从而上升为"快乐工作"。

员工帮助计划为促进工作健康和快乐服务。有研究者提出健康促进有倡导、赋权和协调三大策略。倡导是一种有组织的个体及社会的联合行动。要倡导政策支持和社会对各项健康举措的认同，激发社会对健康的关注以及群众的参与意识；要倡导健康相关部门提供全方位的支持，最大限度地满足群众对健康的愿望和需求。赋权是指发挥和增强内在能动性，有自主控制和决定的能力。对个人的赋权，是授予群众正确的观念、科学的知识和可行的技能，获得控制那些影响自己健康的有关决策和行动的能力；社区的赋权，是使社区人群能够采取集体行动以影响和控制决定社区健康与生活质量，在员工帮助计划改善和保护健康中，应重视使个体、社区及相关部门等利益相关者之间协调一致，组成强大的联盟和社会支持体系，共同协作实现职业健康目标。

叔本华（A. Schopenhauer）曾说过："近90％的幸福依赖于健康，而所有的事物都会由于健康而令人愉快，甚至伟大的心灵、快乐的人格，也会由于缺少健康而大为逊色……良好的健康状况是幸福的首要条件。古希腊哲学家赫拉克利特（Heraclitus）说过："如果没有健康，智慧就无法表露；如果没有健康，文化就无法施展；如果没有健康，力量就无法战斗；如果没有健康，知识就无法利用。"人们的健康如此重要，心理督导师应该为人类的健康而努力奋斗。

【刘淑芳】

第八章 一级心理督导师的潜能开发

YIJI XINLI DUDAOSHI DE QIANNENG KAIFA

一级（高级）心理督导师的潜能开发是心理督导的重要工作方向。促进人的发展比教会技术，尤为重要与关键。

第一节 潜能开发

第一单元 被督导者能力系统的分析

Ⅰ．学习目标

学会按心理督导原则对被督导者能力系统进行分析。

Ⅱ．操作步骤

一、分析和开发被督导者的自我潜能

(1)和被督导者一起分析他们所具有的能力。例如，"你认为自己有哪些方面的能力呢？""一个人的能力有多种，你认为自己最擅长的是什么方面的能力呢？"

(2)和被督导者一起分析他们的潜能。例如，"你认为你还有什么潜能没有被发掘呢？"

(3)善于关注被督导者的优点，增强他们的自信心，促进他们相信自己有能力解决问题。

(4)教给被督导者开发潜能的方法，如心理暗示、冥想、放松、简单的催眠技术等。

二、分析和提升被督导者问题解决的能力

(1)用"5W"描述问题。即发生了什么(What)？为什么(Why)？发生在什么地方(Where)？谁发生了问题(Who)？什么时候发生了(When)？向被督导者确认问题发生的具体情况，对问题进行澄清。

(2)向被督导者询问，问题没解决会产生什么影响？

(3)分析问题的紧急程度和重要性如何？即按照轻重缓急的程度分析问题。

(4)开动脑筋，提出解决问题新的方案。根据被督导者遇到的问题，可以寻求他们的意见，如"除了你说的这种解决方法，你是否尝试了其他的解决方法呢"。共同分析解决问题的其他方法，可以从多个角度、不同的方面寻求解决问题的方法。

(5)换一个角度看问题。可以问被督导者："如果换一个角度，你会怎样看待你遇到的问题呢？"

(6)关注焦点解决和积极解决问题的方法。可以问被督导者："你以往的经验中，遇到这样的问题，是否有好的、成功的解决方法呢？"

(7)制定解决问题的计划，可以从六个方面向被督导者明确解决问题的计划。即做什么(What)？为什么做(Why)？何时做(When)？何地做(Where)？谁去做(Who)？怎么做(How)？简称5W1H。其中5W属于事前规划计划，1H属于事中执行计划。

Ⅲ．相关知识

一、与潜能开发有关的概念

1. 能力

是完成一项目标或者任务所体现出来的素质。人们在完成活动中表现出来的能力有所

不同。能力是指顺利完成某一活动所必需的主观条件。能力是直接影响活动效率，并使活动顺利完成的个性心理特征。

能力总是和人完成一定的实践相联系在一起的。离开了具体实践既不能表现人的能力，也不能发展人的能力。

能力是生物对自然探索、认知、改造水平的度量，如人解决问题的能力，动物、植物的生殖能力等。

个人能力包括想象力、记忆力、观察能力、联想能力、组织能力、沟通能力、领导能力、创新能力、学习能力、号召能力，适应能力等。在知识经济时代，学习能力是最重要的，因为知识总是在更新，只有不断学习才能跟上时代的步伐。

潜能：潜能就是潜在的能量。个人的潜能是无限的，必须循序渐进才能不断挖掘潜能直至死亡。

2．开发潜能

开发潜能有三大要素，即高度的自信、坚定的意志、强烈的愿望。

3．潜能开发的六大特征

特征一：重复，通过多次重复来刺激潜意识记忆，这也是我们以往所说的形成长时记忆的手段。

特征二：不辨真假，潜意识没有能力辨别真假，所有指令照单全收。这也就产生了我们改变自己思维的方法。

特征三：喜欢有音律的东西，例如，听到别人唱或者播放一首歌时，自己也会不自觉地哼唱起来，这就是潜意识在起作用。

特征四：喜欢图画，有色彩的东西。

特征五：对有感情色彩的东西偏爱有加。

特征六：在放松的时候最容易进入潜意识。

4．潜能开发的核心技术

(1)催眠技术，即通过催眠把一个人从意识状态引导进入潜意识状态，可以通过放松、冥想等方式进行。

(2)自我暗示技术，在心理学上，自我暗示指通过主观想象某种特殊的人与事物的存在来进行自我刺激，达到改变行为和主观经验的目的。积极的自我暗示又称自我肯定，是对某种事物的有力、积极的叙述，这是一种使我们正在想象的事物坚定和持久的表达方式。

进行肯定的练习，能让我们开始用一些更积极的思想和概念，来替代我们过去陈旧的、否定性的思维模式。这是一种强有力的技巧，一种能在短时间内改变我们对生活的态度和期望的技巧。

消极的自我暗示，可误导个人的判断和自信，使人生活在幻觉当中不能自拔，并做出脱离实际的事情来。消极的自我暗示还可使人对外界事物的认知形成某种心理定式的作用，为人处事偏听误信，凭直觉办事。这是需要避免的。

5．潜能开发有几种技巧

(1)设立目标，并且使目标视觉化。

(2)自我正面暗示，排除负面暗示，用正面暗示激发自信心。

(3)光明思维，即思考问题要看到事物光明面，积极的心态很重要。

(4)综合情绪，情绪与智力正如鸟之两翼，可以帮人走向成功的彼岸。

(5)放松自己，使心灵松弛下来。

6. 潜能开发的误区

(1)没有认识到自己有潜能。

(2)只把着眼点放在某些具体技能上，没有注意到一个人需要均衡发展。

(3)潜能开发跟做事是两码事，不要每天只是潜能开发不做事。最好的方法是，做事情的时候不要忘记潜能开发。

二、解决问题的能力

1. 分析问题，提出对策

(1)提出问题，确定目标。

(2)分析原因、条件，提出方案。

(3)比较方案，选择最优。

2. 实施方案，解决问题

(1)制订具体可行的计划。

(2)利用支持、资源，实施计划。

(3)进度评估，根据情况调整计划。

3. 验证方案，改进计划

(1)利用经验，改进方法。

(2)评估个案，寻求改进。

三、解决问题的思维模式

1. 发散思维

发散思维指从不同角度，对解决问题的方案进行比较。以问题为中心，思维向四处发散，发散得越多，就越容易找到解决问题的有价值的答案。其中头脑风暴就是通过和被督导者共同讨论各种解决问题的方案，最后确定一个最佳方案。

2. 逻辑思维

逻辑思维即通常所说的归纳思维和演绎思维。

四、重塑人格

通过心理督导，着眼于未来，重塑人格系统，包括改变认知评价系统和应对方式等，以防止类似的问题再次发生。通过心理督导，了解引起被督导者心理困惑的原因，分析是认知评价系统的原因，还是个性和行为方式的原因。

在督导过程中，心理督导师的言语、举止行为都会影响被督导者的心理活动，如果因此改善被督导者的对人对事的态度和行为方式，就会对被督导者的人格重塑产生积极的影响。

Ⅳ. 注意事项

(1)避免直接给被督导者答案或建议。通常被督导者因为问题不知如何解决前来求助，这些人有些习惯优柔寡断，不能独立拿主意，常常希望督导师给他们建议。特别是抑郁症患者，这一特征十分明显。如果你的建议没有收到好的效果，他就会将责任推卸给你。所以，督导师需要让被督导者自己做出决定。例如，被督导者问"你认为我要离婚吗？""你觉得我想换工作，是否要送礼给领导？"等问题，督导师一定要有严格的界限，不能越界，替被督导者做决定。

（2）避免对被督导者的决定给予肯定或否定的评价。例如，被督导者问："你觉得我这样处理问题好吗？""你是否对我提出解决问题的方案感到满意？"这时，督导师需要警惕被督导者在诱导你对他们解决问题的方案给予肯定或否定。

（3）对被督导者保持耐心和注意倾听，能及时觉察督导过程中的移情或反移情。通常为了解决问题前来督导的人，往往做事很难及时做出决定。他们在考虑方案时，会沉默或花费时间较长，这时督导师需要有足够的耐心。

（4）要善于觉察或识别被督导者说谎等情况。有时被督导者为了自身的目的，存在故意说谎等情况，所以，督导师要善于识别，不要因为对方的说谎而轻易相信对方没有能力解决自己的问题。

【曾丽华】

第二单元　虚拟现实技术与心理督导

学习目的

通过本单元学习，了解虚拟现实技术与心理督导的应用。

Ⅱ．操作步骤

一、基本概念

虚拟现实技术（Virtual Reality，VR）①是指通过技术手段，构建一个虚拟环境，通过头戴式显示器（Head-mounted display，HMD）等外部设备让人感受自己仿佛身处这个虚拟环境中的技术。

HMD提供两个略有差异的计算机生成的图像（每个眼睛可以看到其中一个），来模拟三维环境的虚拟场景中每只眼睛所看到的场景。将两个小显示器放置在相应的眼睛前面，通过一些光学器件使人们看到图像，这样两个图像就可以同时呈现在我们不同的眼睛中。这两个小型的显示器通常安装在一个框架中，同时我们也通过这个框架去获得人们头部的位置与朝向的数据，并通过这些数据去计算呈现在显示器中的图像。

因此，随着人们头部不停移动，转身，或向上向下看，这些数据都会实时传输到计算机，然后重新计算过的图像将发送到两个显示器中。这样一来人们就好像真的处于一个真实大小的虚拟环境中，因为他们的视角可以随着他们的移动而移动，也就是说无论他们在哪里，无论朝哪个方向，都可以看到计算机生成的3D环境中的运动和运动视差。

二、VR技术常用领域

VR具体可应用的心理干预领域，可以考虑与心理督导相联系。

（1）视觉空间、认知领域，心理督导的脑科学实验。

（2）知觉、视觉与运动研究，心理督导的基础心理实验。

（3）心理干预研究，如孤独症、恐惧症等。

（4）虚拟现实环境社会心理研究的模型探索。

（5）心理评估学与心理认知教育。

---

① 黄杰：《浅谈虚拟现实技术在心理学研究方面应用的优缺点》，载《心理学进展》，2019(3)。

(6)梦境与潜意识生命科学探索。

(7)精神物理学与心理视觉交互的运用研究。

(8)心理督导效果的实验研究。

VR的使用者不仅是以视觉和思维介入虚拟环境,而且更是以完整的生物个体融入虚拟系统。在此过程中,个体的各种感知活动,如视觉、听觉和触觉,以及欢喜、悲伤、紧张与恐惧等情绪反应,都将得到充分表达。它与传统的模拟技术完全不同,是将模拟环境、仿真系统结合为一体,利用各种传感装置把使用者与计算机生成的虚拟现实连接在一起,让使用者完全沉浸在虚拟的多维世界中。

因此,在心理干预过程中,虚拟现实技术具有安全性。虚拟现实技术可以营造一个相对安全、可靠,有助于患者完全受保护的咨询室环境,有别于患者感到威胁的现实环境。它能模拟很危险、恐惧或挑战性很强的情景,提供一个安全的学习与改变环境。

在虚拟环境中,使用者可以通过体验错误来提高学习和自我觉察能力。可以不断变换场景,各种困难、失误、无法预测的事件和戏剧性的结果都可以反复练习,而"实际上"不会造成任何伤害。

患者在虚拟环境中感觉安全,再加上有心理咨询师的支持,可以毫无困难地面对自己的障碍。与传统疗法不同,虚拟现实提供的安全环境可以让患者大胆地去体验和探索。

Ⅲ.相关知识

在心理干预工作中,我们往往需要通过对患者的治疗过程进行数据跟踪收集,来判断一些治疗方法的有效性。虚拟现实技术可以广泛应用于心理干预与督导研究领域,成为判断多种治疗手段是否有效的辅助工具。例如对于恐高症患者治疗的暴露疗法的研究中,暴露疗法分为想象暴露疗法和现实暴露疗法。其中研究者在收集想象暴露疗法的相关数据时,需要患者具有一定的想象能力,并且患者可能会因为他的抵触而无法开展,因此研究者在收集数据过程中很难判断这一方法无效,是由于方法本身还是患者自身的原因导致的,现实暴露疗法则具有高危险性和高成本的缺点。随着虚拟现实技术的发展,可以将想象暴露法成本低、易开展的优点与现实暴露法效果好的优点结合起来,通过虚拟现实头盔给患者呈现相应的场景,进而诱发其恐惧情绪并收集相关数据,为科研工作提供了诸多便利。

1.呈现研究设备难以呈现的刺激

虚拟现实设备的应用所带来的最直观的好处,就是之前很多心理干预的相关研究需要在现实环境中很难呈现或者几乎无法呈现的刺激,可以以更加简单的方式呈现出来。例如在心理干预领域的研究中,如果要呈现一个高空中的独木桥,并让患有恐高症的被试站在这个独木桥上。显然在现实环境中是无法实现的,因为这一实验过程太过于危险。然而,如果引入了虚拟现实技术,我们可以通过头戴式显示器去给被试呈现这样的一个场景,于是在被试看来,他确确实实站在了高空中的独木桥上,并成功引发了他的恐惧心理。但是实际上,在现实环境中他仅仅是站在无比安全的实验室的地板上面。这样可以兼顾我们的实验需求和安全,这一方法不仅可以用于实验安排,对于一些恐惧症的治疗也有极大的效果,尤其是对于一些无法设身处地去重新体会的恐惧情绪,可以通过虚拟现实的方法来场景再现,从而实现暴露疗法的应用。

例如,某些航天员在经历一些特殊事情之后,可能会患有恐飞症,对于这样的人员不可能再让他去重新操纵飞行器上天进而使他战胜恐惧症,那么我们可以利用虚拟现实技术来设置一个航空航天的场景,让他通过手柄的操作来重新体会到飞行的状态,进而促进他战胜恐惧症。

在一些特殊领域的心理学研究，例如我们需要对航天员的心理状态进行研究时，我们无法真正在现实环境中呈现一个太空的景象，因此也无法去呈现航天员可能遇到的各种突发情况来研究他们的心理状态。但是虚拟现实技术的应用可以让这一切变得简单起来。我们可以利用虚拟现实技术去构建一个外太空的环境，这样一来当被试戴上头戴式显示器，他就可以表现出在太空中时会出现的心理状态，进而我们可以通过脑电仪，近红外技术等设备和技术来探测被试的一些心理变化以及脑认知方面的变化。

2. 控制难以控制的变量

VR 技术有较大的实验的优越性。虚拟现实技术的运用，可以有效地控制心理学研究中在现实环境中很难控制甚至于无法控制的变量。例如，当心理学工作者需要对被试的空间认知能力进行研究时，往往需要构建一个用于空间认知的房间。而我们很难在现实中找到四面墙完全一致没有任何线索的房间，因为现实的房间中，会有如接线板、电线、开关等物品，或者墙面在较长时间之后，会有正常的一些难以消除的痕迹。这时如果我们利用虚拟现实技术去在虚拟空间中构建一个房间，是可以轻易实现房间中，对所有无关变量严格控制的。

此外，心理学工作者有时需要对一些特定人群的认知加工过程与认知加工策略进行研究。有时心理学工作者需要研究被试的空间记忆能力，例如一些实验对被试的路径记忆能力进行研究，这种实验往往需要被试在所需记忆的路段，反复行走。但是如果让被试在现实环境中不断行走的话会遇到很多问题，首先，是每次行走甚至记忆阶段和测试阶段的路况很难完全一致，很有可能被试用于路径记忆的线索，在测试阶段消失。这样，实验得到的结果就不可靠。且一些针对特殊人群的心理研究可能也会遇到类似的困难。比如一些人因为身体条件限制很难完成整个实验。但是如果使用虚拟现实技术，去构建实验所需的整个实验环境，路径和路况信息都可以依照主试的意愿加以控制。

在特殊人群的研究方面，也可以通过手柄代替行走的方法，去更好地研究他们的行为特点。例如，研究行走障碍人群的空间认知与常人有何异同。如果利用现实场景进行实验的话，行走障碍人群很难去完成正常人群所需要完成的任务，而如果利用虚拟现实进行实验，可以极大地减轻行走障碍人群在心理学实验过程中所需要付出的体力和精力，也可以极大程度地保证实验的准确性。这在医学的康复研究中，有很大的发展空间。

3. 收集脑的认知数据

大脑科学的研究越来越深入。随着心理科学的不断发展，科学家们越来越关注脑与认知科学的实验研究。但是在一些类似上述情况下，我们需要利用虚拟现实技术去帮助我们呈现刺激、控制变量从而更好地完成实验。

要完成一个人在复杂环境中的路径记忆，或者一个人在驾驶过程中的注意力变化，如果在现实环境中完成，很明显我们无法在一个需要一直行走的人身上收集脑电数据，也无法在一个需要驾驶车辆的驾驶员身上收集脑电数据。

评估注意在特定认知过程中的作用的有效方法是分割注意力。一种常用的方法是双任务干扰范式，即被试必须响应两个同时的任务，例如在点击模式时重复单词。为了有效地这样做，他们必须在任务之间分配注意力。通过在两个或多个任务之间分配注意力，中断对感兴趣的任务的注意分配。如果缺乏注意导致任务表现变差，表明注意在任务中起重要作用。双任务方法已被用于解决各种应用研究问题，如手机使用对驾驶的影响，但是如果在现实环境中使用这一范式，在封闭道路进行实验将导致实验结果很难推广到现实中，而在开放道路实验又会严重威胁道路安全，此时，虚拟现实技术就可以在一种安全的环境下来完成这个实验并收集各种行为数据与脑认知数据。

一些特殊场景也是无法在现实环境中重现的。例如宇航员在返航归来之后脑电数据是否出现变化等。但是我们可以利用虚拟现实技术，通过头戴式显示器来呈现整个心理学实验场景，被试可以通过手柄或模拟驾驶器来行走或者控制车辆，可以在一个便于收集心理学研究所需的行为数据和脑认知数据的场所完成相关研究。这样一来被试只需要坐在一个地方就可以完成整个心理学实验，这也为心理学脑电数据的收集提供了可能，进一步促进了心理学研究中脑认知科学的发展。

Ⅳ. 注意事项

我们还应考虑下面的不利因素。

1. 与现实中可能存在差异

使用虚拟现实技术，完成心理学研究特别是认知加工方面的研究最重要的一点，就是在虚拟环境中得到的结论是与在现实环境中完成实验得到的结论是一致的。也就是说，被试在虚拟环境中接收到的刺激，与做出的反应需要与现实中一致，得到的实验结果是可以推论到现实中去的。但是事实上，有可能有偏差。

2. 显示器对实验数据的影响

有一些心理学实验可能会持续比较久的时间，例如一些需要长时间认知加工的实验，或者任务比较多的实验，都会使被试在长时间使用头戴式显示器之后出现不适的感觉，这些感觉主要是头部需要长时间支撑整个显示器的重量而导致的疲劳，以及眼睛需要长时间观看近距离的屏幕显示造成的视疲劳。因此，在一些需要长时间进行的虚拟环境中完成的实验，通常需要在实验中安排休息时间。

3. 给身体带来副作用

一些心理学研究报告，在实验中使用虚拟现实设备时可能会给被试的身体造成损害。有研究发现，我们的前庭器官和视觉系统，往往会同时收集我们自身的运动信息，在虚拟环境中，它们收集到的信息可能会出现不匹配的现象，也就是说从前庭器官得到的信息，与视觉系统得到的信息发生了冲突，进而会引发个体的眩晕，即晕动症。

虚拟现实技术的发展为心理督导研究提供了一定的便利，同时也解决了很多之前难以克服的困难，从而实现了许多之前无法完成的心理督导研究。同时，我们在利用虚拟现实设备进行科学研究的过程中，必须要考虑到这一技术的局限性，尤其是在某些方面虚拟现实中得到的结论不能简单地推论到现实环境中去。在这种情况下，我们必须通过实验设计等方式将这些差异抵消，从而让心理学研究可以在虚拟现实技术的帮助下得到更为准确的结果，也才能更好推进心理督导等一系列研究的发展。

【吴爱兰】

第二节　职业促进

第一单元　挫折应对督导

Ⅰ. 学习目标

(1)能认知和分析被督导者的挫折问题。

(2)能为被督导者的挫折问题提供心理支持方法。

挫折在心理干预与督导中，是最为常见的一个问题。许多来访者就是因面临各种挫折所带来的问题而寻求帮助。这是我们督导要研究的非常重要的方面，特别是面对心理素质要求高的职业人群，他们急需心理督导师能够帮到他们，战胜挫折，从而能轻装投入工作中。初中级的心理督导师也常常面临督导失败的挫折，如何给予督导，也是高级心理督导师需要考虑的问题。

Ⅱ. 操作步骤

一、挫折的原因和种类

1. 挫折的原因

挫折原因概括为两个方面，即客观原因和主观原因。

(1)客观原因，也叫外部原因，是指外界事物或情况阻碍个体达到目标而产生的挫折。外部原因可分为自然条件的原因和社会条件的原因。①自然因素是指个体无法克服和避免的自然条件等，如地震、疫情、火灾、噪声、恶劣的气候或因意外导致受伤致残，亲人生老病死等都属于自然因素。②社会因素是指个体在社会生活中受到政治、经济、道德、宗教、习惯势力等因素，如管理体制的弊端、人际关系不协调、旧的习惯势力的影响等。同自然因素相比，社会因素给人们带来的阻碍或困难更复杂、更普遍、更广泛。

(2)主观原因，也叫内部原因，是指个体主观上的原因，包括个体生理和心理两方面的原因。

①生理因素。个体生理原因的挫折，是指个体本身因生理素质、体力、外貌以及某些生理上的缺陷所带来的限制，导致活动的失败或无法实现目标。如女孩嫌自己长得不漂亮或者太胖，有些男生嫌自己不够高大；中老年人又为自己的疾病而担忧，残疾人的挫折感就更加严重。

②心理因素。个体心理原因引起的挫折是指个体因智力、能力、需要、动机、气质、性格等心理因素的不足或冲突，导致活动失败或目标无法实现。

2. 挫折的种类

关于挫折，没有统一的分类标准。按照不同的标准，可以有不同的划分。

(1)从挫折的程度分，可分为一般挫折和严重挫折。一般挫折带给个人的心理压力和消极情绪比严重挫折少，并且可以通过个体自我调节得到缓解。一般挫折对学习、工作、生活有影响，但这种影响不是很严重，如一次考试没有考好，提出的建议不被上司采纳，应聘失败等。严重挫折是指对个体的生活和学习等有重大影响的挫折。这种挫折甚至可能改变一个人的一生。它带给个体很大的精神痛苦和心理压力，使个体表现出较强烈的情绪反应、行为反应。遭受严重挫折，往往会导致心理障碍，而这种障碍仅通过自我调节可能无法全部消除，需要进行心理咨询甚至心理治疗，如父母病故、配偶死亡、受到严厉处分、身患绝症、重大考试失误等。如果几个挫折同时出现或相继而来，也往往造成严重挫折。所谓"屋漏偏逢连夜雨，船迟又遇打头风"。一般挫折和严重挫折是相对而言的，不是绝对的。同样的事，对某些人来说是一般挫折，而对另一些人来说则是严重挫折。

(2)从挫折的现实性来分，可分为真实挫折和想象挫折。真实挫折是挫折已经降临，挫折情境是真实的。想象挫折是挫折并未降临，是当事人对未来可能受挫折的预测，对未来受挫情境、后果的想象。伴随着对挫折情境的想象，当事人会表现出相应的情绪反应、行为反应和烦恼、沮丧、紧张、焦虑、逃避、攻击等。例如，有的中学生在高考前夕自杀，就是面对想象挫折采取的极端行为。当事人往往把挫折情境和后果想象得过于严重、过于可怕。

（3）从挫折的心理准备来分，可分为意料中挫折和意外挫折。意外挫折对个体影响更大，给予个体的心理压力更严重，如亲人车祸意外死亡，比久病而逝更让人觉得悲伤、痛苦和绝望。

二、挫折的理论

1. 挫折的基本含义

从定义可以看出，挫折包含挫折情境、挫折认知和挫折反应三个方面的含义：（1）一是挫折情境，是指阻碍目标实现的各种因素，即指对人们的有动机、目的的活动造成的内外障碍或干扰的情境状态或情境条件，构成刺激情境的可能是人或物，也可能是各种自然、社会环境。如考核不及格、比赛得不到名次、受到讽刺打击等。（2）二是挫折认知，即指对挫折情境的知觉、认识和评价。（3）三是挫折反应，是指伴随着挫折认知，对于自己的需要或目标得不到满足而产生的情绪和行为反应，即指个体在挫折情境下所产生的烦恼、困惑、焦虑、愤怒、紧张、躲避或攻击等负面情绪交织而成的心理感受，即挫折感。其中，挫折认知是核心因素。挫折反应的性质及程度，主要取决于挫折认知。

2. 挫折的情绪行为反应

当我们遇到挫折的时候，个体的情绪行为反应可能不同，但有一些是人们在遭遇挫折时产生的共同反应。这些反应为攻击、退行或退化（倒退）、畏缩、固执、冷漠、焦虑。

上述反应是面临挫折的比较常见的直接反应。这种反应往往是不由自主的。那么个体如何用更积极的方式，主动、自觉地去应付挫折呢？心理督导师如何帮助被督导者走出挫折的阴影？我们就需要研究挫折的应对。

Ⅲ. 相关知识

挫折应对的技能操作有如下的一些方法可采用。

（一）认知疗法

1. 树立正确的挫折观

挫折感作为一种心理感受，与人对挫折的认知密切相关。"塞翁失马焉知非福"，因此，应对挫折，战胜挫折，提高承受挫折的能力，首先要正确认识挫折，建立正确的挫折观。在现实生活中，挫折无处不在。有的人总认为生活中的挫折、困境、失败都是消极的、可怕的，受挫折后往往走悲观抑郁，甚至丧失了生活的勇气。事实上，一个人经受一些挫折并不完全是坏事，它可以成为自强不息、奋起拼搏、争取成功的动力和精神催化剂。生活中许多优秀人物就是在挫折磨炼中成熟，在困境中崛起。相反，一个人如果不经历困难和挫折，总是一帆风顺，就会如同温室里的花朵，经不住风霜雨雪的考验，很容易被一时的挫折所压垮。因此可以说，挫折也是一种机会，只要能保持积极乐观的人生态度坦然面对挫折，树立战胜挫折的勇气和信心，就一定能适应任何变化中的环境。

2. 改变不合理的信念

不合理信念的观点源于美国心理学家艾利斯的 ABC 理论。他认为，挫折是否引起人的挫折感，不在于事情本身，而在于对挫折的不合理认识。根据艾利斯的观点，人的大部分情绪困扰和心理问题都是来自不合理的信念。这种不合理信念会导致挫折感的产生。

（二）行为治疗

行为治疗是以减轻或改善患者的症状或不良行为为目标的一类心理治疗技术的总称。它的发展已有上百年的历史，具有针对性强、易操作、疗程短、见效快等特点。

例如，系统脱敏法和暴露疗法，设想最坏的结果，原来挫折并不是想象的那么可怕。

(三)改变不良人格特征

挫折承受力与人格特征有关。以下几种人格类型的人常常容易产生挫折感。一是性情急躁的人，这类人情绪变化大，易动怒，火暴脾气一点就着，常常因为一点芝麻绿豆的事而引起挫折感；二是心胸狭窄之人，这类人气量小、好猜疑，喜欢斤斤计较，容易体验消极的情感；三是意志薄弱之人，他们做事缺乏耐力和持久，患得患失，害怕困难，只看眼前利益，经不起打击和挫折；四是自我中心之人，他们缺乏自知之明，或者自高自大、目空一切，或者自卑自贱、畏首畏尾。

因此，提高被督导者的承受挫折的能力应从培养良好的人格品质入手，从细微小事中严格要求自己，努力在实践中锻炼，使自己的心理得到充分、有效的发展，心理健康达到高水平的状态。

(四)积极心理治疗

积极心理治疗(positive psychotherapy)：致力于人自身的积极力量，提倡用一种积极的心态来对个体的心理或行为问题做出新的解读，并在此基础上通过激发个体自身的内在积极潜力和优秀品质来使个体成为一个健康人。

积极心理治疗是指以积极心理学思想为理论指导的一种心理疗法。积极心理治疗是由诺斯拉特·佩塞施基安 1969 年在德国开设自己的心理诊所之后，逐渐形成的心理治疗思想。与从疾病出发、把患者看成是疾病载体的传统的心理治疗有所不同，积极心理治疗从人的发展的可能性和能力出发，强调每个人天赋的潜能在解决心理问题中的重要性。积极心理治疗中的积极这个概念，意思是说治疗并非首先以消除病人身上现有的紊乱为准，而是首先在于努力发动患者身上存在的种种能力和自助潜力。积极心理治疗拓展了积极心理健康的实践领域，丰富了积极心理健康的内涵，为确立积极心理健康教育奠定了实践基础。

(五)优势比较法

受挫后有时难以找到适合倾诉的对象，便需要自我调整设法平衡。优势比较法就是和那些比自己受挫更大、困难更多、处境更差的人比较。通过与他们相比，将自己的受挫情绪逐渐转向分析自己没有受挫的方面，即找出自己的优势点，强化优势感，从而提高自己挫折承受力。挫折蕴含着理论，挫折激发人的潜能，因而正确利用挫折的刺激，挖掘自身的潜能。有一句话说，当一个人因为没鞋穿而伤心时，却遇到了一个没有脚的人。他不再抱怨自己没钱买鞋穿。所以，当我们在遭遇挫折时，与比我们更不幸的人相比，我们会感到能活下来已是非常幸运的。

例如，曾有一位优秀的女人离婚后无法走出痛苦。此后的一天，她去一个地方学习，但不知路怎样走。她问了一个骑自行车的妇女。那女人非常热情，坚持要骑自行车带她去。她无法谢绝对方的好意，坐上了对方的自行车。一路上，她问那个骑自行车女人的一些情况。那个妇女告诉她，她离婚了，带着一个女儿生活，是纺织厂的女工，住在纺织厂的单人宿舍，前夫是赌鬼，现在还经常去她单位的宿舍骚扰她，问她要钱去赌博，还经常威胁和打她和女儿。听了这个陌生人的故事，那个优秀的女人释然了。她虽然离婚，但有三室一厅的房子，经济上也不愁，前夫不会骚扰她还时常关心她。这时，她不再为她的婚姻不幸而纠结和痛苦了。

Ⅳ.注意事项

1.区别
每个人经历的挫折反应不同，适应的督导方式也不一样，需要因人而异。也要关注到每个个体处理应激情况的能力各异，这些不同是因遗传基因、经验、发育情况、训练、社会支持和现在的心理身体健康状况不同而引起的。

2. 文化

督导过程中，要考虑到被督导者不同的文化信仰、宗教信仰等影响，需要督导师将有关的情况考虑进去。

3. 危机

要特别关注在挫折反应时，是否存在马上要危机干预的情况，如被督导者出现自残、自杀或伤人等情况。如果遇到这样的情况，需要启用危机干预的策略。同时如果遇到有自杀未遂的被督导者，对他们自杀的行为不要歧视或讥笑，对这些被督导者过激的情绪和行为要谅解和宽容，给予同情和安慰，并进行有针对性的治疗，建议家庭支持系统给予安慰和鼓励，如果是严重的抑郁症，可转介或进行住院治疗。

4. 转介

有些家庭有精神病史的，在挫折情况下可能出现幻觉等精神分裂症的症状，如出现被害妄想、幻觉等症状时，督导师要有基本的鉴别能力，及时将被督导者转介到医院的精神科。

【刘淑芳】

第二单元　眼动疗法

Ⅰ．学习目标

掌握眼动疗法的概念、基本程序和步骤。

本单元将介绍以治疗心理创伤症状为主的一种心理疗法——眼动脱敏再加工疗法（EM-DR Eye Movement Desensitization Reprocessing），简称眼动疗法。该疗法由美国心理学家弗朗辛·夏皮罗（Francine Shapiro）创立，运用双侧刺激、稳定化等技术，通过眼动、脱敏和再加工等过程，干预人的信息处理过程。其特点是疗程短、实效性强。

向高级心理督导师介绍这样一个方法，不仅因该方法本身过硬，得到了全世界同行的认可。更重要的是，高级心理督导师要面对初中级心理督导师，还要面对广大的职业大众，工作面广，问题复杂。特别是危机干预中，要广泛用到。可以说，眼动疗法是一个不可多得的好方法。

Ⅱ．操作步骤

眼动疗法的疗程可分为 8 个步骤，包括采集一般病史和制订计划、稳定和为加工创伤做准备、采集创伤病史、脱敏和修通、巩固植入、身体扫描、结束、反馈与再评估。

一、一般病史采集

此阶段的目标是建立治疗关系，收集病史，制订治疗规划和个案概念化。病史收集包括以下方面：

（1）目前问题（current problem），如"你为什么来做心理治疗？""你的问题什么时间开始的？""什么是最初事件？""你有什么症状？""症状什么时候开始的？""现在你有没有开心或烦恼的事情？""你的治疗目标是什么？"

（2）家庭历史（family history），如"你生长在什么家庭？""你的父母喜欢什么？"

（3）健康状况（health），如"你目前或过去是否在用药物治疗？""如果有，是什么？""你是否有任何疾病?""什么是你的自我管理方案?""你是否经历过意外或头部受伤?"

(4)优势(strengths),如"你有哪些积极记忆?""你怎样成功地应对你的问题和挑战?""你喜欢自己的什么?""你能想起来你什么时候感到安全、强壮和胜任?""你有没有导师、角色榜样或者你关心的或关心你的人?"

(5)目标(goals),如"你希望用眼动疗法获得什么?""你知道这个治疗什么时候完成吗?"

二、准备阶段

帮助当事人预备好进入重温创伤记忆的阶段,教导放松技巧,使患者在疗程之间可以获得足够的休息及平和的情绪。准备阶段中,治疗师需要向来访者介绍眼动疗法原理和治疗目标,并采用一系列稳定化技术帮助患者达到一个稳定状态,加强治疗关系。

给当事人解释眼动疗法的适应性信息加工原理可以用以下引导语:"一件让人难受的事情发生后,它原始的图像、声音、想法、感情和身体感觉会被锁在大脑里。眼动疗法看起来会刺激这些信息,让大脑加工这些体验。这就和快速眼动睡眠阶段或者睡觉做梦时候发生的情况是一样的,这是你自己的大脑在做治疗的工作,而且你是控制这一切的人。"

在这一阶段,发现来访者的内部和外部优势(或称内外资源),建立眼动疗法的基本技术,是成功进行 EMDR 治疗的关键。采取稳定化技术,如安全地带(safe place)、保险箱(containment)、放松(relaxation)、腹式呼吸(belly breathing)、接地(grounding)、正念(mindfulness)等,强化其积极的内在资源。

探索和选择最适合来访者的双侧刺激,刺激的形式等要与来访者匹配,以来访者感到最舒适为宜,包括坐姿、距离、眼动的范围、速度、方向、运用弹指或声响,约定停止手势。包括其他充分理解和同意治疗合同等。

三、评估阶段

评估阶段中,治疗师需要引导患者选择需要被再加工的靶标(如图像、情绪、躯体感觉和患者对创伤事件的负性认知及其应该持有的正性认知),并取得对靶标的基准测试参数,即主观不适度(subjective units of discomfort,SUD)和认知有效度(validity of cognition,VOC)分值;SUD 是指创伤事件后患者体验到的心理痛苦或困扰程度,分为 0～10 级(没有困扰为 0 分,最大困扰为 10 分)。用已发展出的 SUD 量表,评估患者的创伤影像、想法,和记忆为何,分辨出何者严重,何者较轻。VOC 是指创伤事件后患者对正性认知的评价,分为 1～7 级(完全不真实为 1 分,完全真实为 7 分)。

评估的目的:找到来访者和治疗师共同同意的、作为治疗计划的和创伤事件直接相关的记忆。要通过激发记忆的原始部分,进入眼动疗法需要加工的目标,即靶标,包括:图像、认知、情绪和感觉。

1. 图像

首先,治疗师要帮助来访者发现创伤事件图像、记忆或问题,然后帮助他去发现这个图像最坏的部分。代表性图像:哪一幅图像最能代表那个事件?最痛苦的图像:什么图像代表那个事件最糟糕的部分。如果没有图像:当你想到那件事情的时候,你脑海中出现了什么?

2. 负性认知

其次治疗师将帮助来访者发现其与这个图像伴随的消极信念。"你想到那幅图像的时候,什么话最能表达你现在对你自己的负性认知的看法?"负性认知的特点包括:负性的、非理性的、自我指向的信念("我"陈述);当前保持的信念(当聚焦于图像/事件时);准确的聚焦于来访者当前的事件；会泛化到其他相关的领域；和来访者的情绪相协调。

3. 正性认知

再一步要问来访者一个积极信念，或者在曾经克服创伤困扰时自己所持有的关于自己的信念。"当你想起那幅图像的时候，你现在希望对自己的看法是什么？"正性认知的特点：正性的自我指向的陈述（"我"陈述）；准确地聚焦于来访者渴望改变的方向；可接受的；往往指向一个有希望达到的目标；泛化到相关事件；是针对出现负性认知的同一个事件的。对正性认知或积极信念的效度打分，当你想到这件事情的时候，这个信念"我是……"对你来说的相信程度可以打几分？1分代表完全不相信，7分代表完全相信。

4. 情绪

下一步就是识别伴随图像的情绪和这个与创伤事件相关的消极信念。一旦来访者识别了自己的情绪，治疗师将用SUD量表评估这个创伤事件对自己当前情绪的干扰程度。"当你想起那件事情，和那些话……（负性认知），你现在的情绪是什么样的？""0分代表没有痛苦，10分代表你能想到的最痛苦的程度，你现在的痛苦可以打几分？"

5. 躯体感觉

最后一个问题是定位在身体上的困扰。"这种情绪体现在你身体上什么地方可以感觉到？"

四、脱敏阶段

实际操作眼动和敏感递减阶段，以逐步消除创伤记忆。脱敏阶段主要是通过眼动实现的，也被称为眼动阶段。由于眼动疗法的脱敏、资源植入和身体扫描3个阶段都涉及不同形式的双侧刺激操作，且与其他的程序性要素一起旨在提升患者对信息的加工，故将此3个阶段共同作为再加工组合；双侧刺激操作的形式包括双侧眼动、双侧音调和双侧手掌轻拍膝盖或肩膀等信号形式；此阶段的目标是使靶标体验再加工到一种适应性的解决方案，SUD降为0分。该阶段心理咨询师将引导来访者进行适应性信息加工。这包括一系列的组合。每一组将经历对包括图像、思想、情绪和身体感觉等在内所有通道的双侧刺激。每组处理一个记忆目标，对记忆网络充分加工。在目标记忆和更加适应性的网络发生联结后，出现信息加工（学习）过程。在每套双侧刺激后反馈加工的变化情况。最后回到目标，确保治疗进入了所有通道，所有通道的信息都得到了加工。为给来访者解释信息处理过程，心理咨询师可以用火车比喻（为了帮助来访者"只是注意"体验，来访者可以想象他坐在火车上，那些感觉、想法等，只是窗外走过的图像）或电影比喻。"这都是过去的信息了。""看着它们走远，别被它们带走。"

引导语："我们要做的事情就是检查一下你正在体验到的是什么。我需要从你那边尽可能得到清晰的回馈。有时候体验会改变有时候不会。我会问你你的感受，从0～10打分——有时候这个分数会改变，有时候不会。我可能会问是否有些新东西出现——有时候出现有时候不会出现。在整个加工过程中没有应该是什么样的这种说法。所以只要给我准确的反馈，告诉我正在发生什么就行了。而不要判断是否某件事情应该发生还是不应该发生。无论出现什么，就让它出现。我们会做眼动运动，然后我们再谈论。""我希望你想那些图像、那些负性认知，并且注意到它在你身体上的感觉，眼睛跟着我的手指运动（或者其他双侧刺激）。"每次双侧刺激后的反馈，"清空，深呼吸，现在有什么？你观察、注意到什么？"稍息，再重复进行这种暴露和眼动活动（双侧刺激）。直到SUDS水平降为0。当一组结束时回到原始目标（目标记忆）。回到原始目标可能会激发其他通道的联想，所以时间不够的时候，应该推迟到下一次治疗中。在一个通道处理的最后回到目标记忆（出现正性反应），检查患者的进步。另外要识别另外的通道，评估 SUDS 水平。如此往复依次处理相关记忆。

五、资源植入

把原有的灾难情况画面，和后来植入的正向自我陈述和积极想法，在脑中联结起来，取代负面、悲观的想法以扩展疗效，虚拟练习以新的力量面对旧有的创伤。资源植入阶段中，治疗师需要引导患者对靶标事件和适应性信念（即所希望的正性认知）保持觉察状态，同时提供几组独立的双侧刺激操作，然后评估 VOC 参数；此阶段的目标是继续对靶标进行再加工，把适应性信念整合进记忆网络，VOC 为 7 分或达到"生态性适宜状态"。目标：检查原始正性认知的效度值，完全整合正性情绪，和原始目标事件联结。适应性信息加工加强和正性认知网络的连接，加强联想网络的泛化效应。检查初始的正性认知，"当你想起原来那件事情，你原来的看法是……现在是否仍然适合，或者你有其他的想法"。植入认知直到它不再变化。

六、身体扫描

身体储存的材料经常通过躯体感觉体现出现。身体扫描是标准 EMDR 治疗流程中最后的再加工阶段，是通过几组双侧刺激操作让患者聚焦于对所有残留的躯体感觉的再加工；此阶段的目标是验证任何残留的与靶标相关的困扰是否都已被完全再加工，完成和目标事件相联系的残余的创伤和痛苦材料的加工，直至患者只体验到中性或正性的躯体感觉。这一阶段需要完成脱敏和植入阶段后进行。心理咨询师让来访者想起最初的目标事件同时伴随积极信念，然后像躺在 X 光机器下一样扫描自己的身体，感受自己的身体感觉："闭上眼睛，注意原来的那个记忆和你的看法（重复正性认知）。然后注意你身体的各个部位，从头到脚。如果有任何地方你发现有紧张、不寻常的感觉，就告诉我。"躯体扫描需要在有足够时间的情况下进行。如果有不适的感觉应该由心理咨询师用双侧刺激加工进行驱散；如果有新的联想出现，则需要在接下来的治疗中得到完全处理，直到躯体扫描时不再出现负性感受，加工才算完成。

七、结束阶段

准备结束治疗，若有未及完全处理的情形，以放松技巧、心像、催眠等法来弥补，并说明预后及如何后续保养。结束阶段中，心理咨询师需要与来访者对治疗效果进行简短讨论，并告知来访者在治疗间隔期应坚持写自我观察日志，必要时需要采用稳定化技术以保证来访者的稳定性和当前的适应状态；此阶段的目标是保证在每次 EMDR 会面结束时来访者的稳定性和适应状态。指导语："今天我们所做的加工可能在治疗后还会继续。你可能注意到一些新的想法，记忆和梦，也可能不会注意到。请力图关注你所体验到的东西（包括你看到的，感觉到的，想到的是什么），并且记录日志。下一次我们可以使用这个新的材料。同时请记住每天使用一次自我控制技术，在你完成了日志后也使用一次自我控制技术。"要注意由于时间所限等因素造成的不安全会面的关闭，可以与患者协商停止治疗，心理咨询师要准备好一些正性陈述鼓励患者。在会面间隔期要对不完整案例采用一些稳定化技术，如安全地带、放松练习和光流技术等。

八、再评估阶段

总评疗效和治疗目标达成与否，再确定下回治疗目标。再评估阶段中，心理咨询师需要复查所有靶标，检查患者的整体功能状态及 SUD 参数，必要时需要根据来访者的日志报告调整治疗规划。此阶段的目标是验证治疗规划的全部内容是否都已经过处理，以保证稳定的治疗效果。保证治疗目标精确有效。保证结案之前相关材料都已经得到完整加工。保证患者能够成功整合到更大的社会系统中。纳入正性的未来模板。

Ⅲ．相关知识

自从 EMDR 问世以来，研究者不仅对其临床疗效进行研究，也有许多对其治疗原理和神经心理机制的研究。EMDR 理论研究者把 EMDR 定义为一种整合疗法，充满了形形色色的理论解释，包括 PTSD 网络理论、解离(dissociation)、同化和调适(assimilation and accommodation)、并入矫正信息(incorporation of corrective information)以及对创伤信息处理初期分析的"完成趋势"(tendency of completion)。EMDR 理论研究者认为，EMDR 治疗方法结合了信息处理的动态观点，这与包括连接论者(connectionist)理论在内的新学习/认知模式是一致的。

夏皮罗提出了"加速信息处理"(accelerated information processing)模式，以说明创伤记忆的解析。该模式包括的主要论点如下：

(1)创伤化留下对心理和生理过程的干扰，而那些过程通常会提升对事件记忆的适应，创伤性记忆到时会从更广阔的语意情感网络中部分解离，并以"状态依存"(state-dependent)的形式呈现，而导致知觉、感受和反应的扭曲。

(2)当人们内在的自我疗愈机制被激发时，会重新将创伤记忆整合成常态形式。在 EMDR 程序情境中所从事的共轭眼球运动(或其他刺激如发声或轻敲)，会激发此自我疗愈机制，人们提出了一些假说，来说明这些刺激可能的贡献。

(3)有关自我—他人归因的资讯，以及认知、情感和生理反应元素都被编码，自我表征，在保存扭曲的创伤性记忆方面扮演了关键的角色。

(4)对于多重创伤，EMDR 治疗剂量取决于会触及和解决的创伤记忆数目。有时可将记忆按主题分类。

Ⅳ．注意事项

EMDR 是针对 PTSD 应用心理治疗的首创方法之一。EMDR 操作性强、起效快(一般只需要数次，不超过十次)、历时短，但疗效却十分显著。夏皮罗发现经过一次治疗后，患者即可获得多方面的改善，尤其焦虑症状，而且无反弹的趋势。较之其他的疗法 EMDR 似乎有神奇的疗效，故引起学术界的关注。

2000 年，国际创伤应激协会(international traumatic stress study)将 EMDR 列为治疗"创伤后应激综合征"的最有效方法。另外，因为临床中许多症状似乎基于或很大程度上受早年经历影响，根据信息处理模式，这些事件可能功能失调地以"隔离状态的形式"储存在大脑中，可分解为情感、认知、生理等片段性未处理的信息，通过 EMDR 适应性解决。因此，在临床实践中，EMDR 亦被用于对各种类型神经症、成瘾行为、人格障碍、分离障碍、躯体形式障碍等各种心理障碍治疗。

EMDR 与其他心理疗法的比较研究，主要集中在 PTSD 的治疗领域。荟萃各项比较研究发现，EMDR 疗法在治疗 PTSD 方面较其他心理疗法有明显的优势。不仅其效果优于放松和以生物反馈为基础的脱敏疗法、暴露疗法、精神分析、催眠、认知行为疗法，其治疗时程更是其最大优势，对 PTSD 的治疗，其他疗法均需要长达数十次治疗，16～45 小时的治疗时长，而 EMDR 平均仅需要 3～10 小时。

【张红静】

第九章 一级心理督导师的督导拓展

一级(高级)心理督导师应放在更高的角度、更亮的视野审视心理督导工作,大胆地进行创新的思维,把心理督导推向更高的水平,更新的阶段。

第一节　应用研究

第一单元　如何进行心理督导的创新研究

Ⅰ．学习目标

理解心理督导创新研究的内涵及外延，掌握创新研究原则、方式、方法。

从创新研究工作的系统结构、功能、内容角度出发，多维度、多方面开展创新研究工作，使创新研究工作始终沿着中国特色和科学的道路进行，以确保创新研究工作不出现原则性的偏离。

作为高级心理督导师创新研究是应有的社会责任，也是个人应具备的基本素质、能力之一。

Ⅱ．操作步骤

一、心理督导创新的研究方向与目标

1．心理督导创新的研究方向

通过对国内外督导业现状的研究，结合我国国情及需要，依据现实对未来的趋势进行判断，明确向哪里走的问题，主要解决的是前瞻性问题。（正确的方向是保证成功的基础，是努力不会被浪费的前提条件。）

这里给出三个参考性方向。

(1)"拿来主义"：全部照搬国外的经验模式，沿着国外的发展历程一步一步地走。

若沿着国外的模式走，就需要加强翻译、与国外同行的交流力度，及时引进、推广和实践，也就是俗话说的"拿来主义"。虽然在创新研究方面可以节约较大的人力物力，用较短的时间缩小与国外的差距，但很难形成中国特色的心理督导体系。

(2)被动等待：到了哪个阶段，说哪个阶段的话。

若被动消极等待，只需要将消化吸收方面作为重点，并在此基础上逐步本土化即可。沿此方向风险、压力小，但要形成我国的心理督导职业化体系，需等待的时间相对较长，且无法满足我国对心理督导服务快速增长的需求。

(3)主动创新：由于国外心理督导的历史也并不是很长，而且东西方文化差异很大，难以模仿。同时我国心理督导职业化概念与国外有很大不同。因此，宏观上采取全方位的结合中国文化特色的心理督导研究，应该可以成为我国心理督导创新研究的重要参考方向。

更应看到的是，我国广大群众在物质生活、经济基础上已有很大提高，对精神产品的需求将出现高速增长；中华民族具有较高的智慧，具备了借鉴学习、创新研究的能力。这些因素是我们进行心理督导创新研究的重要基础。

2．心理督导创新研究目标

目标是我们想要达到的境地或标准。在方向明确后，接下来的问题就是考虑在哪些方面开展研究，所要达到的目的、标准是什么。

这里主要针对督导概念、工具、模式、应用方向等方面进行目标研究。

督导概念的研究目标应有的标准是：使督导概念的创新研究达到定义准确，职责、任务明确，内涵清晰。

督导概念定义应满足唯一性、与心理咨询等相关行业的明确区分性、适合我国心理督导职业化的需求性。参考设想如下。

设想1

心理督导是根据心理学的理论，运用心理学的方法、技术维护和促进人的心理健康，保持个人对社会生活的良好适应，预防心理疾病，矫治和调适心理异常、解决心理问题，发展更大的心理效能。

设想2

心理督导是对被督导者心理环境进行维护、保养，调衡、矫治，并以心理环境质量提高来促进被督导者个人素质、能力提高为目的的职业化、专业化的工作过程。

设想1具有显著的学科特点，设想2则着重于职业化角度。从不同的维度看心理督导就可以得到不同的督导概念。但无论从哪个维度，定义心理督导概念均应满足唯一性、与相关行业的明确区分性等基本要求。特别需要指出的是，以上的设想，已经是我国"心理咨询"职业的概念。因此，我国的心理督导的职业应不同于已有的概念，而且必须找到我国特色的方向。下面的概念是我国临床心理工作者的一个创新：

心理督导师是运用心理学的方法，对心理干预专业人员、心理干预相关专业人员、心理素质要求较高的职业人员进行心理工作能力提高、个人素质提升以及心理问题解决的专业工作。

这就意味着，我国的心理督导师工作，既能对专业人员做督导，又能直接接个案，这是为其生存和发展的全面考虑。这一概念的出台，更是为在我国新的形势下，促进临床心理事业发展的一个崭新的尝试。

二、心理督导创新研究的"四新"

在督导创新研究方向、目标、指导思想的框架原则下，研究创新维度有哪些以及如何进行创新，是创新研究工作更加具体的目标内容。

这里主要就新思维、新方法、新工具、新模式进行讨论。

1. 开发新思维

研究如何能突破已熟知的传统逻辑思维，如何进行多元、多维度的思维创新研究。在这里我们进行一些尝试性的探讨。

如果我们把心理督导的对象视为人的"心理环境"，那么"心理环境则指的是心理结构和结构布局以及在此结构布局下形成的各种心理模式及功能。这些结构、结构布局和各种模式则形成了人们的心理环境状态。而对心理环境状态的评价则形成了一个人的心理环境质量。心理环境组成复杂但具有相当的可塑造性，心理环境是一个动态的平衡、稳定系统，心理环境需要的是和谐"。

这种把心理督导对象视为"心理环境"，就是在生态系统概念启发下产生的一种新的思维角度，是一种空间立体、动态综合的思维视角，不同于直线逻辑思维和平面思维。

所谓多元研究，这里指的是在心理环境中除已知的心理结构理论外，是否有新的结构、组织形态，即多元素研究问题。例如，是否存在着生理性结构、文化结构、管状结构等其他未知的结构。

"临床结构"的意思是说，神经网络系统，特别是大脑神经系统自身的发育和其构成的功能网络在心理环境中的基础性作用。

"文化结构"这里想要说的是，在人的心理环境内它能否作为一个独立的结构而存在，是否像人格结构那样，有自己的发育形成规律、独特的运作功能等。或者说"文化形态"在已知心理结构上的影响范围和程度究竟是什么。

"社会结构"的意思是，在人的心理环境内是否存在着由某种背景约束而形成的社会结构，但这种立体的心理结构始终无法突破社会约束等。

这里需要说明的是，本教程思考的出发点是整合式的思维。所谓整合式是从多维度——临床、文化、社会三个层次的整合，形成本土化的科学督导。

2. 创建新模式

模式：事物的标准样式。模式强调的是形式上的规律，而非实质上的规律。简单地说，就是从不断重复出现的事件中发现和抽象出的规律，是解决问题的经验的总结。模式，其实就是解决某一类问题的方法论。

目前我们所接触到的国外督导模式主要有三大类：其一，基于心理治疗理论的督导模型，包括几大流派的模型（精神分析、认知行为、人本主义、结构主义等）。这类模型的核心重点是"临床"症状和问题；其二，发展模型，这类模型的主线是针对督导对象的不同发展阶段、层次水平等内容进行督导的模型（有代表性的有三阶段、六阶段发展模型等）；其三，着眼于督导师角度的社会角色模型（如区别模型、霍洛韦德系统模型等），这类模型主要是以督导师的任务、角色、功能为出发点建立起来的督导模型。

上述模型有几个显著特点：具有较明显的"临床"特征；内容指向较明显，主要是针对"症状""问题"。

而我国的心理督导，由于职业化特点的要求，督导所指向的对象为所有的人的心理环境状况。因此，在对心理环境进行维护保养、调衡矫治的督导中，针对不同的督导对象（个体、群体、行业）、督导领域（结构性、系统性、单一性、综合性）、督导任务（维护、保养；调理、矫治）等方面创建了新的模式：

"六元模式"即"六模块整合模式"是本书创立的中国的心理督导模式，也就是"综合—方法—临床—技术—文化—社会"的六元模式。这是一个全新的构想，是一个全新的综合，考虑了多重因素的影响，更符合中国人全面、和谐、兼顾思考问题的思维模式。

3. 开拓新方法

方法：一般是指为获得某种东西，或达到某种目的而采取的手段与行为方式。其义可涵盖办法、做法、想法、技术、技巧、工艺、科技、程序、步骤、规则、规章、计划、规划、策划、计谋、谋略等等，小至生活琐事，大至人生路线，小至个人问题，广至人类宇宙，凡能提供解决问题之道的，都可称为"方法"。因为科学的方法本身也是在人类社会的漫长发展过程中，逐步被发现、确立的。随着人类自身探知能力的不断发展新的方法出现也不是没有可能。

比如，主、客观"程度性指标"（如轻、中、重；一般、较好、较差等）概念在督导中的尝试是否可以使用一种新的方法呢？数理统计分析的方法是精准量化研究的较好方法，但心理问题的现象、症状，很多情况下用程度指标可能效果会更好一些，西方国家对标准化、量化的概念较强，而我国很多情况下却喜欢程度性的概念。

本教程的方法为"三元督导"法，即设立了若干个三因素。①三级督导师：初级—中级—高级督导师；②三个方向：专业—素质—研究方向；③三种治疗法：眼动—叙事—漂浮法；④三种测验：罗夏—绘画—神经心理测验；⑤三种课程：主干—相关—辅助课程等。

4. 研发新工具

工具是一个概念，它广义是指所有帮助我们用来解决某一问题的事物。也就是说无论在解决某个问题时所用到的器具、原理、方法、行为、理念等都是工具。狭义的工具仅指具体的、专门用于帮助我们做某种事情所用到的器具。

工具，在某些方面还是我们做某些工作必不可缺少的载体。比如，望远镜是供平时望远用，电子显微镜研究物质的亚显微结构，大型射电望远镜让我们对外太空的观察研究进入到银河以外的宇宙空间。

本教程提出 36 项技术工具如下。

A. 基础 9 项基本技术

a. 综合

①心理专业督导（psychology major supervision，PMS）

b. 临床

②精神障碍辨认（identification of mental disorder，IMD）

③精神用药辨认（identification of psychoactive drugs，IPD）

c. 社会

④相关专业分析（relevant professional analysis，RPA）

⑤职业人群分析（occupational population analysis，OPA）

d. 方法

⑥综合观察（general observation，GO）

⑦机器人运用（robot application，RA）

e. 文化

⑧大文化视野（big culture vision，BCV）

⑨伦理法律视角（visual angle of ethics and law，VAEL）

B. 临床：27 项（3 级 9 类）技术

a. 初级：针对心理专业的职业人员的督导

（1）技术指导

⑩"金鱼缸"训练（videotape training，VT）

⑪案例分析（case analysis，CA）

⑫漂浮疗法（flotation therapy，FT）

（2）岗位胜任

⑬"自我觉察"（self awareness，SA）

⑭"心结"分析（analysis of knot in heart，AK）

⑮嗓音训练（throat training，TT）

（3）督导评估

⑯问卷操作（questionnaire operation，QO）

⑰语言分析（language analysis，LA）

⑱罗夏测验（Rorschach test，RT）

b. 中级：针对心理相关专业的职业人员的督导

（1）专业推进

⑲相关专业督导（relevant professional supervision，RPS）

⑳参与影响训练（participatory and impact training，PIT）

㉑表情分析（expression analysis，EA）

（2）素质提升

㉒情绪人格分析（analysis of emotion and personality，AEP）

㉓叙事疗法(narrat therapy，NT)

㉔国学思维(sinology thinking，ST)

(3)督导研究

㉕测验编制(test formation，TF)

㉖逻辑学思维(logic thinking，LT)

㉗绘画测验(drawing test，DT)

c.高级：针对心理素质要求高的职业人群的督导

(1)能力提升

㉘员工帮助(employee assistance program，EAP)

㉙心身疾病处理(treatment for psychosomatic disease，TPD)

㉚眼动疗法(eye movement desensitization and reprocessing，EMDR)

(2)潜能开发

㉛虚拟现实运用(virtual reality application，VRA)

㉜哲学思维(philosophy thinking，PT)

㉝文学运用(literature application，LA)

(3)督导拓展

㉞创新思维(innovation thinking，IT)

㉟大数据运用(big data application，BDA)

㊱神经心理测验(HR test，HT)

Ⅲ. 相关知识

关于创新的概念与特点有以下的观点。

创新是原本自然界没有的事物，通过人们的社会劳动制造或生产、产生出来的人类的实践活动。例如陶土器皿的产生，自然界原本是没有的，自然界里有陶土、水、火等原材料，但人类将陶土和成泥，捏成不同的器皿形状再放到火里熏烤，其结果就产生了自然界里并不存在的陶土器皿。整个过程从有想法到制作成型再到烧制成产品，人类就完成了一次伟大的创新。

人类的不断创新过程给我们带来了许多的启示，也就是说创新是可以多维度的。所谓多维度即可以是新思想观念、新工具、新方法、新体制、新机制和新模式等。

创新活动具有如下显著特点。

(1)创新的源泉：来源于对自然现象的解惑和自然界的启示，或是人们的社会生活、社会实践中的需求。

例如，"本土心理咨询"的提出，首先是一种新的思维，是许多咨询师在实践中照搬西方咨询设置、量表、技能、概念后遇到了许多瓶颈，经过相对长期思考后所提出的。

(2)创新的领域：是自然界原本并没有的事物，或在原有事物基础上的新发展。

例如，"六元模式"督导。在现有的模式中没有"六元督导"，但临床督导早已产生。文化督导、社会督导没有明确清晰的概念、体制、机制，但在人们的社会生活中却早已被广泛使用。

"中国文化下的精神分析"的提出，也可以说是对精神分析的发展创新。

(3)创新的重点：在于完成从"无"到"有"的过程。提出新概念是创新，但把概念落实则是更重要的创新。

(4)创新的目的：是为社会生活和社会实践需要服务。心理督导是为提高人的健康水平及能力的为社会服务的实践性工作，创新背离了这一根本目的将成为无本之木、空中楼阁。

（5）创新的本质：具有强烈的探索性。探索是一项长期艰苦且极具失败风险的工作，因此，探索既要付出大量的体能、智能消耗，还必须具有面对失败的心理承受能力。

Ⅳ．注意事项

创新应该坚持如下的原则：

1．坚持实事求是的理念

心理督导研究首先是对自然界的事物本质及规律的探索，或是来源于社会生活、社会活动的需要。研究的平台是以客观现实的存在为基础的。在创新研究过程中需防止主观臆断、凭空猜测。

对于一些"顿悟""感悟"，可以在督导中进行探索、尝试性的慎用，但更需要大量、翔实的研究依据做支撑。

2．勇于探索的进取精神

我国的心理督导是一项全新的事业，我们面对的是多方面、多层次、多维度的众多未知，"敢为天下先"，勇于探索进取，既是客观需要，也是心理督导师所应具备的素质和能力。

3．坚持适用原则

心理督导是一门实践性较强的科学，如果所研究成果无法应用于社会实践中，那就会成为"空中楼阁"。这样的研究成果，就现实意义上讲价值不大，是我们所不揭倡的。也就是说不赞成在追求"奇""偏""怪"等实用价值不高的方向上进行研究。

4．坚持辩证的观点看待研究成果

任何一项创新研究成果的适用范围和价值都是有限的。明确这一点可以有效防止创新研究成果效能、价值的无限夸大化。这既是一个是否具有科学的态度的问题，也更是督导师的个人素质、格局问题。

【李继凯】

第二单元　如何撰写心理督导研究的论文

Ⅰ．学习目标

理解督导论文的特点并能够按论文一般性要求进行撰写。

了解心理督导研究论文的特殊性，掌握心理督导研究论文的一般结构和写作程序及要求。

Ⅱ．操作步骤

心理督导研究论文的撰写应完成以下步骤：

（1）国内外有无此方面的研究，有无相关的研究，相关研究的长处和不足。

如：信息能量团的概念、信息能量团漂移、信息能量团在家族中漂移等方面相关研究问题。

（2）题目的理由（如我是家庭治疗师，在实际工作中常为此问题困惑。自身具有的知识结构、能力结构等资源优势。）

在现实工作中对精神疾病在家族的主系、旁系中的"有遗传无规律"现象的困惑。

自身在系统论、信息论、控制论、生物能量学及生理、生化方面的知识掌握情况。(简介)

(3)此问题的价值和意义；论文课题的功能及效果预测、展望。

(4)解释什么是信息能量团，科学依据、原理是什么？该方法是已知方法，还是一种创新的方法？如果为创新的方法，应该将此方法做一简单介绍。

(5)研究方案(问卷调查分析、案例统计分析、实验室方案等设置)。采用此方案，而不是其他方案的原因和理由(主要是说明此方法的适用性和科学性的理由)。

(6)研究方法的实施过程(如何进行的)。

过程、阶段相关操作过程的基础资料。

(7)论证(采用何种论证方法)。

例如，事实论证、理论论证、比较论证、因果论证等方法。

(8)结论(是、否或其他)。

是数据分析结果、理论推理结果还是实践验证结果等。

(9)结论评估情况。

自评、第三方评定、受试方评定。

(10)存在问题与不足、下步打算及想法。

拓展思路，从科学化、制度化、标准化的方面，不断完善撰写心理督导研究论文的程序及规范要求。

Ⅲ. 相关知识

从论文结构设置角度了解、理解心理督导研究论文的一般要求。

首先，心理督导研究论文同其他学科论文一样可分为应用研究和理论研究两大类。应用研究重点在针对性、实用性和可操作性，理论研究的重点在于规律性的普遍适应性。其次，心理督导研究论文的撰写程序也基本遵循"课题产生——研究过程及方法——研究结论及成果——结论及成果的评估——需要说明的事项"这一基本流程。

重要的是，无论是应用研究论文还是理论研究论文，都必须把握科学性这一最基本的要求。论文的科学性，主要体现在实事求是的态度和严谨的文风，即论点论据和结论在结构上是一个较完整的体系，逻辑关系是有根有据的。

心理督导研究在我国尚属起步阶段，亟待研究问题较多，且多属于开创性的问题研究，适合我国国情的国内外相关研究论文成果较少，因此心理督导研究论文探索性特点非常显著。基于我国文化背景和我国职业化要求特点，心理督导研究的对象是人们的心理环境，研究对象"非物质性"的特征非常突出，如何体现研究论文的科学性具有相当难度。

心理督导又是一种社会实践性极强的职业化、专业化工作，所以相关研究论文三服务的理念，"为人们的社会生活、精神生活需要服务，为社会经济发展服务，为我国心理学事业发展服务"要体现在论文指导思想之中。

Ⅳ. 注意事项

1. 科学的态度

无论是在选题、研究、实施、论述、评估的任何一个过程，科学的态度都是最基本的要求。我们提倡的是"不惧艰难，多维探索，谨慎操作"。

科学的态度体现在实事求是上，实事求是就是要讲真话、说实话。猜想、探索允许有疑惑，也允许暂无结果。研究方案、方法可能会不完善，但需要严谨、认真。结论及结果其价值有大有小，但反对在没有足够的证据情况下将尚不成熟的结果作为成功的结果进行夸大宣传和推广。

2. 勇于探索

中国特色的心理督导创新研究，从国际心理督导业界的角度说具有独一无二的特性。"等""靠""要"是不可能的。我们要有敢为天下先的勇气，不怕失败。但在探索研究的过程中学习和借鉴是不可少的，急功近利的冒进是不可取的。

3. 严谨的作风

主要是依据要真实、过程要真实、研究要踏实、面对现实要诚实。严禁资料造假、过程虚构，有意夸大有利、故意隐瞒不利等伪劣学风。

4. 务实研究

心理督导重在实践，重在实用性。选题应避免片面追求新、奇、特、惊、怪等题目。因此，"为人们的社会、精神生活需要服务，为社会经济发展服务，为我国心理学事业发展服务"的理念宜牢固树立。

【李继凯】

第二节　理论研究

第一单元　心理督导的科学化

Ⅰ. 学习目标

(1)探讨科学化理念，用科学的态度、理念、行为，全面指导、开展心理督导的科学化工作。

(2)研究构建心理督导职业化、学科理论体系、督导技能体系、工作机制等方面的主要内容有哪些及相关体系如何设置。

Ⅱ. 操作步骤

一、职业化

深入理解职业化内涵，研究职业化体制、机制、工作内容及程序等相关方面的内容。

心理督导要想成为一个职业，首先应该明确它的社会职能、工作范围。

1. 社会职能

确定心理督导职业的普遍有用性及社会价值。

心理督导的社会职能应该是为多个行业乃至人群提供"心理环境"质量改善、提高的专业性心理服务工作。"心理环境"的意思是指一个人的整体心理状态，是在个体生物性的基础上形成的相对稳定的个体反应、应对模式，同时也包含自我意识在内的主观能动功能。

心理督导的社会职能，也可以说是对上述"环境"内容进行的监测、评估、整顿、治理从而达到"心理环境"质量改善、提高的专业化的服务工作。心理督导的工作范围是人的"心理环境"质量问题。

2. 工作范围

明确心理督导职业的工作边界及原则界定。

心理治疗的工作范围主要是围绕着"病"或"症状"，心理咨询的工作范围主要是精神正常的人的亚健康心理"问题"。而心理督导的工作范围是"心理环境"的质量状况。当然从心理环境系统的质量角度来说，心理督导的工作范围也包含"病""症状"及"问题"的督导。

二、学科理论体系

研究心理督导学科的体系结构、内容结构、层次结构、程度结构的相关设置及建立。心理督导作为一个职业，必须有自己的学科知识理论体系。

从现有的实践工作来看，心理督导具有横跨自然科学和社会科学的特殊性。因此，心理督导这门新兴的学科专业，它既需要自然科学，也需要社会科学中大量的已知知识作为专业理论结构支撑，同时也需要很多的未知知识来不断地进行补充完善，包括如下几种。

(1)基础知识体系：需要哪些学科的相关知识，相关知识的广度、深度如何设置。

(2)辅助学科知识体系：需要哪些学科的相关知识，相关辅助知识的广度、深度设置。

(3)拓展类知识体系：所需要哪些相关知识及深度要求。

说明一点，生物学、医学、生物物理、生物化学、哲学、社会学、政治经济学、文学、音乐、信息论、系统论、场论、能量学等，都或多或少、直接或间接地对心理机能、心理现象产生着影响。如何从心理督导的角度设置督导学科体系，如何建立这个庞大、复杂的理论结构体系，也是心理督导科学化的重要任务。

三、督导技能体系

主要是研究督导技能体系构成的维度、方面、整体功能等相关问题。

(一)体系

体系主要是指系统内部结构的有机组合，包括结构及功能组成、层次关系、彼此相互作用关系等内容。

督导的技能体系主要是指：技能的多流派、多方面、多模式、多维度、多层次的有机结合所形成的整体态势。

心理督导是一个实践性特征非常突出的职业。被督导者在通常情况下，其心理环境问题是多方面、多维度的，仅凭一两个"神技"就进行心理督导技能体系构建是远远不够的。这就客观上要求督导技能要在多方面、多维度上与之相应。即督导技能也应该是多方面、多维度的。

督导技能多方面、多维度这里主要说的有两个意思：其一，需要有不同流派在自身理论框架下所形成的技能，如精分模式、认知模式、行为模式、人本模式下的心理督导等。其二，各种流派技能的有机融合。

尽管各流派技能有各自的特点，但是他们在产生时却同出一源，即人的"心理"，只是不同的流派从不同的角度和方面进行研究，产生了不同技能。理论上说这些技能客观上就构成了一个有机的整体。但这里需要说明的是，这个有机的整体不仅不够完善，同时也还会有许多新维度、新理论框架下产生的新技能。而且很多已有的和新产生的技能尚需实践和时间的验证，并且需要源源不断地加入到已有的技能中，从而逐步地建立起心理督导技能体系。

(二)参考督导技能

(1)概念性技术——"综合性治理"：心理环境是一个相对独立的有机体系，局部的变动会影响体系的调整，心理督导不能"有一说一"，更像一杯"鸡尾酒"，满足变动各方的需求。

(2)操作性技术——"温水泡胶泥"：需要督导的内容如同晒干的"胶泥"，不宜硬砸，而是将其浸泡在督导师所提供的"温水"环境中，长时间的浸润，"胶泥"的内核将逐渐软化，从而将问题消解。但是"温水"是含有多种技术成分的"营养液",且需要持续浸泡。

四、工作机制

研究心理督导工作的程序设置及分布,整体设置的科学性、合理性、适用性等相关问题。

机制是指系统工作时,结构功能发挥作用的程序,其实就是解决某一类问题的方法论。即把解决某类问题的方法总结归纳到理论高度,那就是模式。

心理督导目前还没有完全成熟的机制,现实工作中多采用的是医学方面训练经验的临床机制和心理学教育培训的机制。也有一些心理督导师比较灵活,他们在实际工作中会采用两种机制的混合。

另外有一些新的机制,但都处在初步探讨阶段。如"三元"督导机制,其认为人的心理环境质量可以从三方面进行判断、评估,即"临床""文化"和"社会"。那么在督导实施过程中三方督导是缺一不可的,要么一个被督导者需要三方面的督导师同期进行督导,要么一个督导师对被督导者同期进行三方面的督导。目前"三元"督导机制还处在探索尝试阶段。

是否存在六元督导呢?本书提出六元的模式:综合、方法、临床、技术、文化、社会六个方面,在这里也就要由业内同行进行实践并评价。

注:心理督导的科学化是一个有机的整体概念。它随着职业化、学科理论体系、督导技能体系、工作机制等方面的不断发展成熟而逐步建立、形成。

Ⅲ. 相关知识

理解科学内涵,运用科学理念为心理督导发展服务。

(一)对"科学"的理解

关于科学的定义和概念理论,尚没有公认的一致的标准答案。理论学术界从概念起源和发展的角度进行研究,主要的看法是:"科学"是由实践检验并无限趋近真理的方法。

1888年,达尔文曾给科学下过一个定义:"科学就是整理事实,从中发现规律,做出结论";另外还有一些看法如"科学是运用范畴、定理、定律等思维形式反映现实世界各种现象的本质和规律的知识体系"等,但核心意思差别不大。

在这里我们主要是围绕"分科体系""知识内涵"进行心理督导科学化或者说学科专业化的讨论。

需注意的问题是,"科学是随着人类的认识在逐步往前发展的,科学不一定是真理,但科学的追求目的是真理"。坚持这种观点对我们进行心理督导的科学研究和讨论是非常有意义的。

(二)心理督导的科学化内涵

心理督导在当今世界尚处起步阶段,无论是作为一个职业还是从学科角度来说,相当大一部分还处于空白状态。因此,心理督导科学化工作任重道远,所面临的工作内容庞大而复杂。从科学化角度来讲,心理督导科学化的内涵主要包括职业化、学科理论体系、技能体系、工作机制等内容。

(三)如何开展心理督导的科学化

在心理督导科学化建设的过程中,如何建设性地开展工作,以什么样的态度、坚守什么样的理念、采用什么样的方法,不仅对心理督导科学化建设,同时也会对心理督导工作者的实践活动产生至关重要的影响。

我们提倡开拓精神、实事求是的态度，坚持求真务实的理念、严谨求实的工作方法来开展心理督导科学化的建设工作。

1. 开拓精神

心理督导在世界处于起步阶段。我国心理督导在职业化、工作对象、内容范围方面与国外有较大的不同，尤其是文化差异更为突出。这就决定了我国心理督导科学化建设必然面临新情况、新问题，且工作较量大，面对这种局面我们必须有勇于探索、敢于开拓的精神。回避问题的心态是不可取的。

2. 实事求是的态度

由于我国心理督导科学化建设面临的新问题较多，在研究探索过程中可参考、借鉴的东西较少，更缺乏专业的评判标准。一些设想、猜想、技术、观点是提出还是探索，我们需要实事求是地坦诚面对，而不能把猜想作为理论，把正在尝试作为成熟。

3. 求真务实、严谨求证

对于新的发现或新的技术研究需要进行多角度的实验、验证，这既需要时间、实践的验证，也需要有科学的研究方法。

作为一名心理督导科学化建设的工作者，无论在探索研究还是在实践求证的过程中，耐得住寂寞、忍受孤独、不畏艰苦、持之以恒，这些都是在开展心理督导科学化的工作中所应具有的品质。

Ⅳ. 注意事项

1. 科学化

不能因为"科学不一定是真理"就把一些缺乏足够研究证据的个人"猜想""感悟"等结论纳入心理督导的科学中。但对于坚持以科学的态度勇于进行探索性的实践验证、研究应该是提倡和鼓励的。

2. 系统性

科学本身具有系统性的客观要求，但同时也受系统设计的人为因素的影响。这些影响主要体现在系统功能方面。而系统的整体功能与子系统功能以及它们之间的相互影响作用，无论是在心理督导科学的任何一个分系统的设计中都是不得不考虑的因素。

3. 综合性

心理督导属于边缘性的新兴科学，在进行探索研究中，既需要多学科已有的知识的综合运用，更需要新的科学成果的支持，只有这样我们才能在心理督导科学化的建设发展过程中，不断取得新的突破，从而加快心理督导科学化工作的建设过程。

4. 持续性

心理督导科学化是一个庞大的体系，不可能一蹴而就。研究者应有长期艰苦奋战的心理准备，更重要的是要把它付诸研究创建的实践中。

【李继凯】

第二单元 心理督导的本土化

Ⅰ. 学习目标

深入理解"本土化"的概念，开拓心理督导本土化理论研究的维度。

Ⅱ. 操作步骤

如何进行本土化？

在学习借鉴国外心理督导先进的理念、理论、技能，融合我国本土文化及国情的基础上，从结构、体系、方式、方法、操作程序等方面探索、研究、创建本土心理督导科学体系。

本土化是以地域性为显著特点的共有文化理念的认同，并形成集体意识、情感、行为模式的过程、现象及表现形式(如民风、民俗)。

对于如何开展相关工作，这里仅以一个正在探索尝试中的本土化课题供参考。

案例　本土心理咨询《心态调衡》

"一念动阴阳，度量明偏差，'生''克'得所需。"

(1)理念框架：理念源于《道德经》"天、地、人"整体系统观念及阴阳平衡理念。

①从心理咨询角度对个体来说："天"指的是社会外部环境；"地"指的是个体的支持系统；"人"指的是个体的心理环境系统。

②从《周易》的角度来看："天道"的特点在于运行变化；"地道"的特点在于形成相对稳定的状态；"人道"的特点在于适应于天、地环境；而适应的核心在于"趋中和"或者说"中庸""平衡"。适应的问题是阴阳不平衡，即"过犹不及"。

③"一念动阴阳"的意思是讲：外部环境系统、支持系统的任何变化，都会引起个体心理机能的反应(心起念动)。反应的性质有两类，一类是需要对外释放(阳)，另一类是需要向内吸收(阴)。

④从科学来讲阴阳，是能量的状态的表述，即向外发散、辐射能量为阳(如太阳、新星)，向内吸收能量为阴(如月亮、黑洞)。

从心理能量状态讲，呈现向外释放性的意识、言语、行为等为阳，呈现向内吸收性的为阴；从心理现象上讲，过度为阳，不足为阴。

(2)咨询理念：来源于《黄帝内经》"五脏""五气"运行平和、"七情六欲"无"过""不及"乃为正常。

从中医角度讲，心理咨询就是一个调理躯体、情绪、行为阴阳平衡的过程。应用中主要是调理个体的社会适应能力、支持系统资源的利用能力、自我心理系统的调适能力，使个体在心理相关方面达到平衡无冲突。

当然，对于"疾病"性的问题必要的医治、矫治还是不可少的，是可以相互配合使用的。

(3)咨询过程：

①"度量明偏差"，是说检查测量的目的只是为了了解问题的不平衡程度(偏差)。即"过"了，有多少，"不足"，差多少。(体现的是非病理念)

②"生""克"得所需，主要是"生""克"的运用，在认知、情绪、情感、行为方面，以正强化的理念和技术补不足的部分即为"生"，用负强化的理念和技术抑制，或宣泄过度的部分即为"克"。在这个过程中是完全可以结合药物和已知的各流派成熟的技能的。(双向思维理念)

(4)咨询目标：使来访者达到能够学会并掌握调衡心态的技能，以"尽力而为、适可而止、顺其自然(目标体系)"的心境状态，形成应对、适应日常生活、工作学习、人际交往的能力及模式。

总之，心理督导本土化是一个汲取传统文化营养，引进、利用国外先进的督导理念、技能等专业成果，建设并逐步形成适合我国国情和文化特点的心理督导系统的过程。

Ⅲ. 相关知识

1. 关于本土化概念

本土化从科学的角度来说没有统一明确的定义，因为从不同角度看本土化就有不同的解释，但是从本土化概念起源的角度来看是和地域有高度相关的。民间谚语有"十里不同俗""百里不同风"的说法，意在强调地域性的差异，而风俗习惯的形成首先与人们生活、居住的自然环境有关系。比如，在我国南方的许多地区的人们出门带伞是习惯，但在北方很少有人有此习惯。其次，不同地域环境产生不同的地域文化，如农耕文化、草原文化、海洋文化；道家文化、儒家文化、佛家文化、伊斯兰文化等。而不同文化下所形成的风俗习惯对人们的影响更大。因为这些不同的风俗习惯里面包含着认知、情感模式和行为、道德规范的认同。

需要注意的一点是，文化的认同有一个显著特点，那就是可以是跨地域的。从这些方面看，本土化是在一定的地域、文化理念认同范围内形成的认知、情感和行为、道德模式的内化。

2. 心理督导的本土化概念、任务及内容

心理督导起源于国外，由于地域文化的差异和群体生物性特质形成的人格差异，督导理论产生的基础、技能适应的人群以及督导职业发展的过程等方面与我国的实际情况和需求存在着许多差异性。因此，我国心理督导的建设与发展客观上就存在着需要"消化吸收、创新发展并逐步形成具有适合我国国情、文化特点的相对独立的心理督导体系的过程"。这个过程就是心理督导的本土化。

我国的心理督导本土化原则上是指：在古为今用、洋为中用的指导原则下，建设具有中国特色的适合中国国情的心理督导科学体系。或者说是心理督导职业化以及理论体系、技能体系、工作机制在我国和我国传统文化基础上建设形成的过程。

Ⅳ. 注意事项

关于"崇洋媚外"与"夜郎自大"。

现代心理督导科学化起源于国外，我们需要以谦虚、认真的态度去学习。

由于国情、文化差异性是客观存在的事实，因此学习、引进、消化、吸收是一个客观必然的过程。但是，一味地"崇洋媚外"、生搬硬套不仅会遇到瓶颈，从心态上讲，更是不可取的。

中华文明历史悠久，传统文化是一个巨大的、丰富的宝藏。我们可以从中汲取无穷无尽的营养，但是如果我们认为从我国古籍宝典中，能够找到我国心理督导建设中存在问题的所有答案，从而忽略国外的先进成果，在文化高度交流、相互融合的当今世界，几乎是不可能的，也是不可取的。

事实上，兼收并蓄本身，就是我国阴阳学说中太极文化的理念，而这个过程本身也就是本土化。所以，我们既反对"崇洋媚外"，也不赞成"夜郎自大"。在本土化的过程中，不自卑、不自傲，本身就是本土化精神，也是研究者应具备的素质。

【李继凯】

技术加强七 综合观察技术在心理督导中的运用

ZONGHE GUANCHA JISHU ZAI XINLI
DUDAO ZHONG DE YUNYONG

观察简而言之有观有察，既要有观的要求，又要有察的要求，观就是用眼睛看，怎么看、看什么，需要我们去训练和体会。察就是体会，包含思维活动和感觉活动。察什么、怎么察，也需要我们去训练和体会，没有观和察，相当于你是瞎子、聋子，没有信息和条件去进一步得出方案和信息，所以我们说，观察技术是对督导关系非常重要的一个环节和阶段，是我们必须掌握的一门技术。

督导和咨询不同，督导是关系中的关系，你必须具有咨询师对来访者的关系的观察，而且你又需要督导师对咨询师的观察，所以我们说是关系中的关系，这个和心理督导的设置是紧密相关的，能不能把心理督导做好，观察技术是第一步的要素。

大家都知道心理咨询师对来访者需要观察，咨询师和来访者有个契合度的问题，有些来访者不认可咨询师，不是咨询师专业程度不高，而是这个来访者不喜欢这个咨询师的方方面面。或者具体到哪个点，咨询师不能接受来访者？也许这个来访者碰触到了这个咨询师内心的某个创伤，或者想得而得不到的情景。在督导关系中，需要督导师不仅仅掌握好对来访者的观察，而且要掌握好咨询师和来访者共同关系的观察技术，这是更高级和更复杂的技术，因此，我们需要去熟练掌握。

关键一 观察技术的概念

一、概念

观察指的是通过个人对正在发生的人、事、物有意识、有目的的直接接触、体验和感受，得到相关信息的一种行为。而心理学中的观察技术不同于日常生活中的观察，它不仅仅需要观察者有一定的感受能力，同时也需要观察者有一定的专业观察技术能力，包括对人的把握以及对关系的把握。而观察技术在心理督导中的应用，需要掌握更多的信息，对观察的技术性要求更高。

二、分类

心理督导中的观察技术可分以下几种。

（一）对人的观察

主要针对现场的人物，包括来访者，来访者的朋友、同事、亲属等。心理督导师通过对他们个体的长相、形态、语言和行为观察，得到足够进行后期提问和判断的信息和资料。

（二）对物的观察

这个物包括除个人之外的一切和个人有关的有形物体的颜色，如当事人用的钱包、开的汽车、穿的衣服的颜色等；气味，如香水等因素。通过观察个人使用的，以及和个人有关联的物体，来推断个人的各方面信息。

（三）对关系的观察

关系主要是指来访者与督导师之间互动的关系，周边的人和来访者的互动关系，督导师和周边人之间互动的关系。通过观察这些互动行为来获取我们需要的信息和资料。

（四）对环境的观察

这个环境指督导师和来访者所处的环境，督导师安排的督导环境，通过观察环境的布置，来推断被督导的咨询师所需要的资料。

关键二 观察技术的介绍

平常我们看人看事，都需要用到我们每个人的观察能力和经验，不同的人得出不同的结论，就像计算机的原始输入一样。有了这些原始输入的条件，来帮助和辅助每个人做判断和决策。我们说观察能力和觉察能力，都是可以学习和训练的。当然学习和训练也需要一定的方法和手段，下面我们就说说具体的观察技术。

一、传统经验型观察技术

我国作为有着几千年文明的古国，从古到今有非常多的识人认人的方法和经验总结值得我们借鉴，如诸葛亮的识人七法："一曰，问之是非而观其志；二曰，穷之辞辨而观其变；三曰，咨之以计谋而观其识；四曰，告知以祸难而观其勇；五曰，醉之以酒而观其性；六曰，临之以利而观其廉；七曰，期之以事而观其信。"诸葛亮的识人观人，术属于"试探型"，就是问他人大是大非的问题，看他的志向、立场如何；用无懈可击的言辞，把人逼到理屈词穷的地步，看他的应变能力如何；向对方咨询谋略，看他的见识如何；给对方危险困难的事情，观察他是否具备勇气；和对方一起喝酒，观察对方酒后的言行和性情；把重要的岗位托付给他，看他是否清正廉明；和对方约好事情，看他是否讲信誉。诸葛亮通过识别一个人的七种品行——志、变、识、勇、性、廉、信，通过现象看本质，简单易行有效。此外还有庄子的"九征观人法"，《吕氏春秋•论人》中所说"八观六验"——"喜之以验其守，乐之以验其僻，怒之以验其节，惧之以验其持，哀之以验其人，苦之以验其志"。让他高兴，以检验他的操守；使他快乐，以检验其有无邪念；激他发怒，看他是否自我控制情绪；使之恐惧，看他是否意志坚定，信念不变；引他悲哀，以检验他仁爱之心；使之劳苦，看他的意志力是否坚强。这就是通过喜怒哀乐惧等情绪表现，去观察一个人的人格，看是否浮躁，稳重，内向，开朗，刚毅，脆弱，仁慈或者残暴等。

另外曾国藩的三千就识人的典故也很出名：第一种人总低头，不敢和人对视，属于忠厚老实型；第二种人当面很恭敬，背后就左顾右盼，属于圆滑型；第三种人始终可以和人双目对视，不卑不亢，性格刚毅，是个帅才。

以上介绍可以作为我们的一些历史经验的参考，让我们通过观察来得到一些信息，进行综合研判。

二、九型人格在观察技术中的应用

1 号性格特点：完美型

自我评估：

我做事有原则，正直有效率，理性，规矩，并且坚持自我的目标，凡事求最好，完美而完整是我的追求。

口头禅："我认为……应该""不应该……""绝对是这样……""是……""不是……""按规矩……"

性格特质：

严谨、认真，正式正经，节制而有效率。

不善言笑、严肃、理性、威严、指责、训斥。

挑剔、不讲人情、整齐干净、守时守约、完美。

有准备计划有目标，要求很高，原则性强，界限分明，原则强。

没有灰色地带，要么对要么错，公平公正。

现实实用主义，想做得更好，不满足现状。

负责任的人，对自己和他人都严，会记仇。

高度自律他律，喜欢去改变别人。

价值观：细节决定成败。

卓越，高品质，高要求。

2 号性格特点：大爱活雷锋精神，热情助人

自我评估：

我看不得别人受苦受难，我就喜欢帮助别人，以帮助别人为乐趣。

口头禅："有什么困难找我""没问题""让我来"。

性格特质：

主动助人，人缘好，心肠更好，毫不利己，专门利人。

取悦人，不懂得拒绝别人，眼睛里只有别人。

感性强,天生的倾听者。

容易被别人依赖而自己可以获得满足感。

经常觉得自己付出得不够,相信别人胜过,相信自己的家人。

对家人不关心,强调别人的要求。

做自己的事痛苦,为别人家干活很勤快也开心。

自己甘于牺牲对爱有极度的需求需吸引注意。

语速较慢,语气柔和,喜欢和人有身体接触。

价值观:想要得到必先付出,财散人聚,财聚人散。

3 号性格特点:成功型

自我评估:

我对成功有强烈的渴望,只要努力想办法,我就肯定能做到,获得我想要的东西。

口头禅:"最好""超级棒""没问题""绝对可行""保证完成"。

性格特质:

控制欲强,执着,要赢,自信,做事灵活。目标跟结果比过程更重要。

做事为达到目标不择手段,竞争心强,可以随时改变外在。

能量高,能言善道,现实,注重名利,行动力强,喜欢走捷径。

虚荣心强,喜欢和别人比,经常卖弄自己,爱表现自己,炫耀自己。

重视自我形象,喜欢被人称赞夸奖,在别人面前表现好的一面。

凡事喜欢出风头,是镁光灯的焦点,非常在意在别人面前的表现。

价值观:不断提升自我,也需要超越他人,复杂的事情简单化,简单的事情重复做。

4 号性格特点:自我型

自我评估:我喜欢待在我自己的世界里,不要逼我做任何事,我喜欢自由。

口头禅:"多数时候是沉默而拒绝被人看见"。

性格特质:

比较自我,独特,个性化明显,容易情绪化。

有深度,讲品质,艺术才华突出。

敏感爱幻想,创造力强,嫉妒,容易情绪化。

浪漫,感性,不现实,容易沉浸在自我世界。

占有欲强,喜欢美感且用其表达自己的内心世界。

恐惧平淡,怕被约束被遗弃,和别人的关系若即若离。

寻求灵魂伴侣,事业上需要一个了解他们并且支持他们梦想的人。

价值观:自由飞翔、灵感、独特、品味超群。

5 号性格特点:思想家型

自我评估:

我渴望知道的比别人更多,我不断学习,喜欢思考,追求知识。

口头禅:"我的立场是""我认为""我分析""我的结论是……"

性格特质:

情绪稳定,工作忘我,思想的巨人,行动的矮子。

喜欢安静,独处,不喜欢群体运作,不喜欢喧闹。

和现实生活工作严重脱节,抽离。

逻辑和分析能力特别强大,希望了解事情的全部,而不是部分。

典型的动脑者,理性,被动,容易把复杂的事情分解。

重视精神享受，做事情不喜欢被别人打扰。

分析事物及探讨抽象的观念，喜欢谈理论。

不注意外表，比较注重内涵，刻意表现深度，保护隐私。

生活技能较弱。

价值观：科学是社会的基础、学无止境。

6 号性格：忠诚型

自我评估：

我忠心耿耿，时常感到没有安全，所以多疑焦虑。

口头禅："我怕""确定吗""再看看"。

性格特质：

过分谨慎，多疑，始终和别人保持一定的距离。

总有很多担心，恐惧害怕犯错。

小心翼翼，防卫心强，永远缺安全，凡事做最坏的打算。

疑心重而非明显的恐惧。

勤奋，做事有周密的计划，相信权威，需要团队。

可靠，有责任感，重承诺，有信誉。

不喜欢当老大被关注，喜欢做副手。

智商高，是打不死的"小强"。

价值观：凡事要计划周详，多想想坏处没错。

7 号性格特点：快乐型

自我评估：

我最喜欢开心快乐，轻松，新鲜好玩、自由的生活。讨厌重复而无趣沉闷的事情。

口头禅："管它呢，先做再说。"

性格特质：

聪明，乐观，多才多艺，兴趣多而广泛。

花心，精力充沛，懒惰，当觉察压力时，逃避，不愿面对。

情商低，注重过程的快乐享受，坦率自信，朋友众多。

理想主义者，喜欢探索新鲜事物，深知自我娱乐之道。

天生热爱自由，怕束缚，讨厌固定的规则，没有什么等级观念。

缺少耐心，容易放弃，所以经常变换工作和事业。

很少顾及他人感受，反叛，不知足，及时行乐，自我为中心。

拍脑袋，说大话，目标不清晰，无承诺。

价值观：快乐工作，快乐生活。

8 号性格：领袖型

自我评估：

我对人喜欢直接，有什么说什么，讲义气，朋友多。

口头禅："告诉你……""为什么不能……""必须这么干……""喂"。

性格特质：

控制大局，霸道，脾气暴躁，对爱人温柔。

喜欢立即解决问题，行动力很强，喜欢别人追随左右。

自由主义者，热心，支配性强，勇敢，固执。

是带头人，企业掌舵人，创业者。

刚愎自用，遇强则强，遇弱则弱。

感觉上很迟钝，忽视他人的感受。

防卫心强，很难有人能真正接近，喜欢激励别人，做事绝不拖泥带水。

防御机制很强，防止受伤。

价值观：唯我独尊，我必引领潮流。

9 号性格：和平型

自我评估：

我是生活中的润滑剂，一个平和的人，忍一时会风平浪静，退一步会海阔天空。

口头禅："随便""随缘""那么认真干吗"。

性格特质：

不爱得罪人，不爱做决定，别人说什么他都说好，也不轻易给别人建议。

不思进取，甘于现状，生活的润滑剂，聆听者。

被动，自我意识弱，常将专注力放在别人身上，对生命表现得不甚热衷。

依附于他人的习惯，一切听天由命，不善于改变，顺其自然。

强调别人处境的优势，自己找一大堆不做的理由，注意力不集中。

遇到问题喜欢逃避，面对问题以及面对自己，过度适应。

价值观：平衡平稳，不要出事。

在现实生活中，每个人都有着自己的一种性格，只是这种表现出来的性格，可能不是某种单独的性格，可能由其中某两种或三种性格组成，就看主要表现出来的更多倾向于哪种。所以凡事不能一概而论。而最理想的状态是求其平衡：平者稳；衡者远！这也是追求信仰的人们修行的方向……

三、微表情和微行为在观察技术中的应用

身体语言和动作能显示每个人当下的状态和个性，性格，日本管理顾问武田哲男对此做了总结，发现一些习惯动作能揭示人的特定个性与行为模式。

(1)提高声音说话：这样的人比较自我，有自信，如果你觉得自己不适合阿谀拍马屁，最好远离这样的人。

(2)说话的时候摸下巴：这样的人性格谨慎，警惕心比较强，时刻在怀疑别人，很难在短时间取得他的信任。

(3)喜欢眨眼：这种人不太值得信任，他心胸狭隘，睚眦必报。和这种人进行谈判或有事请托时，最好直接说明。

(4)盯着别人看的人：警戒心强，会隐藏自己的内心情感和想法，面对他们的时候，防止过度热情或使用开玩笑的言语。

(5)穿戴不拘小节：代表个性和蔼可亲，随和，面对关系情感压力时容易屈服，不会反对，配合性比较好，所以有事情找他们时，最好是先讲感情关系，远比公事公办要来得有效。

(6)坐着跷脚：这种人行动力强，自信而且有野心，一旦决定后就会立刻行动。

(7)面对你时将两手环抱在胸前：这样的人疑心比较重，防御也很强，做事非常谨慎，行动力强，坚持己见。

当然，外表只是线索之一，我们还可以从其他的信息来源发掘出关于对方的重要信息。《冷读术》的作者石井裕之，也提供了一些关于能摸清对方个性的技巧。

请对方在一张白纸上写下你想要的信息，如让他写他的电话和地址。

　　如果他的字迹潦草，写的速度很快，可以推断工作速度也很快，如果写得比较马虎粗糙，那这个人做事要么就是不注重细节要么就是粗线条思维模式。

　　如果这个人写字谨慎而慢，工作时会一步步边做边确定、非常仔细，如果你催促他，他有可能就不能正常发挥水平。

　　此外，手机以及包包、衣服等物件的吊饰也是信息线索。使用复杂吊饰，通常朋友多，是怕寂寞、喜欢热闹的类型。没有吊饰，是想法和生活简单的人，不大喜欢群体活动，也不大重视表面文章，交友宁缺毋滥，朋友少而精。

　　以上只是简单说明几种重要的观察方法，重要的是要靠平时经验的累积，只要日常多观察、与人多互动，你一定会拥有惊人的阅人能力。

四、其他观察技术介绍

　　1. 服饰在观察技术中的应用

　　根据一个人的服装和所佩戴的首饰去获取资料的观察方法和技能。

　　2. 内感觉模式在观察技术中的应用

　　通过观察他人使用接收信息的模式（视听感）来判断此人交流和沟通的方式。

　　3. 互动交流（语言，行为）和反馈在观察中的应用

　　在督导师和来访者互动交流过程中，观察彼此的行为来得到相关信息。比如，督导师提出一个问题："我想知道你为什么要这么做呢？"来访者瞬间不悦，由此去把握督导师本身的提问技巧以及来访者的防御机制和当下状态。

关键三　观察技术提高的训练

　　第一次和陌生人见面，如何让对方愿意和你说话？如何和对方拉近关系？如何找到对方喜欢的话题？

　　依靠细心而入微的观察力而声名大噪的乔·纳瓦罗（Joe Navarro），曾经担任美国联邦调查局探员 25 年，是反间谍情报小组的身体语言行为分析专家，他借在担任探员期间所练就的观察力，教导训练大家如何透过眼神、肢体动作的观察，看透对方的心思。

一、观察力可以靠后天练习

　　首先最重要的，就是通过回想练习你的观察力，这是练习观察力最有效的方法之一，你可以在任何时间、任何地方练习。例如，当你走进一个公园之后，闭上眼睛，尽可能回想走进公园前你看到了什么，越详细越好，回忆的越精确越好。

　　这样训练的时间久了，你也可以走到任何地方，就已经把周遭环境看清楚了：公园门前街道上停了哪些厂牌的车、隔壁房屋外哪位男主人在修理工具、另一间房子的门前坐着两只小狗……

　　更进一步的练习方法是，当你观察完周遭环境之后，还要再问自己，这些代表什么意义？例如，修工具的人应该就住在那间房子里，因为门前的街道没有任何其他车辆。

　　答案正确也许不是最重要的，真正重要的是你必须训练，从观察到的线索中做出合理的推论。

　　当你和对方面对面接触时，得随时保持觉觉察醒状态，不能放过任何细节。纳瓦罗每次第一件事就是观察对手脸部表情、穿着打扮、双手放的位置、坐姿、出现什么样的脸部

表情或动作。

更重要的是整个过程中，要特别注意对方的行为是否异常。如放在桌上的双手突然环抱在胸前或放在大腿上，可能代表这人突然紧张或者焦虑。

我们在观察时，习惯第一眼就看对方的表情，但是纳瓦罗却先观察对手的双脚动作，脸部表情可以装，但是很少人知道如何伪装双脚的动作。

比如其中一个线索就是双脚朝向的方向。在法庭上，如果法官不喜欢某个证人，通常会将双脚朝向证人走进法庭时的大门。

同样地，当你和某个人说话时，如果对方的双脚朝向其他方向，而不是正对着你，就代表他想要结束这场对话。

如果对方突然双脚（在脚踝之处）交叉，就代表他有些紧张或是觉得受到威胁。

如果对方将身体往后移，跷脚而坐，这是表现自信，代表形势他很看好。

二、观察不寻常的动作

观察除了刚碰面的几分钟，越到后面，越能看到对方真正的行为动机。除非接受非常专业的训练，否则过了一段时间，便会自我暴露。

因此，在整个过程中你要特别注意突然出现的异常行为。比如，当人在有压力或者是紧张的时候，经常会不自觉做出连自己都不知道能揭示自己信息的某些动作。

（1）手突然放在大腿上：当对方把双手放在大腿上来回摩擦，是试图平缓自己紧张焦虑的情绪，因此这个动作是一个重要的线索。

（2）按摩或者触摸颈部地区：颈部有许多神经末梢，稍加按摩，会有效降低心跳以及血压，消除焦虑紧张。此外，摸额头或是用手接触耳垂，也都是很多人焦虑紧张时会出现的动作。而如果女生玩弄颈上的项链，男生拉着领带，也是可以代表同样的意思。

（3）话多或是突然深呼吸：对方整个过程不太爱说话，却突然话多了起来，代表他的情绪开始变得不稳定。深呼吸是平缓情绪的最简单方法，当你看到对方突然深呼吸，就代表他想要释放压抑的情绪。

此外，当你发现对方突然动作速度加快，决定很果断，是为了掩饰自己的没信心。有自信的人会深思熟虑，很少不假思索就做出决定，所以要特别注意，他可能只是为了急着展现自己的信心而已。

当你观察到以上的这些行为时，就可以说些话让对方放松，以利接下来的谈判，或者依据情况决定自己该怎么做，是要乘胜追击，或是结束所有发展。

三、观察技术的误区

很多人认为，自己看到的就是事实，也是真理，其实不然，人所看到的只是一个现象，具体的意义那就需要解释或者诠释，大多数人很多时候的解释和诠释都和真相相差十万八千里，因为每个人只能代表自己，自己局限于自身的各种情况，还是受到很大限制的。孔子学生颜回的故事相信大多数朋友都听说过，孔子在陈国和蔡国之间的地方受困缺粮，饭菜全无，七天粒米未进，体力不支，白天也只能躺着休息。颜回不知道从哪里讨来一些米，回来后就煮起了饭，快要熟了。孔子却看见颜回用手抓锅里的饭吃。一会儿，饭熟了，颜回请孔子吃饭。孔子假装没有看见他刚才抓饭吃的事情，起身说："我刚才梦见了先父，这饭很干净，我用它先祭过父亲再吃吧。"（用过的饭是不能祭奠的，否则就是对先人不尊重）颜回回答道："使不得！刚才煮饭的时候，有点炭灰掉进了锅里，脏了米饭，丢掉可惜，我就抓起来吃掉了。"孔子因此叹息："人通常都相信自己眼睛看到的，但即使是眼睛看到的仍不一定可信。人依靠的是心，可是自己的心有时也依靠不住。学生们记住，了解一个人是多么不容易啊!"由此可见，我们上面所写的技术，更多的是辅助我们，进行多方验证，得出更高概率接近事实真相的资料，这就需要我们有更多的经验和实践了。

任何的技术仁者见仁，智者见智，最终万法归一，都是需要用来实践和使用，实践出真知。在督导的过程中，我们使用这些技术去了解我们的来访者、督导师，督导师和来访者之间的关系，从而理解督访关系以及督导方案的有效性，得到第一手的资料，为了我们做好督导提供必要的武器。回到自身，注重实践，才有更好的结果。

【孙晖】

技术加强八　大数据在心理督导中的应用

DASHUJU ZAI XINLI DUDAO
ZHONG DE YINGYONG

大数据是当代科学技术的新理论、新方法。心理督导工作太需要与当代最新科技方法的融合，从而不断创新，推动督导专业的不断向前。

关键一　大数据概论

一、传统心理研究方法

1879 年，冯特在德国莱比锡大学创建了世界上第一个心理学实验室，把实验法引进心理学，科学心理学由此诞生。在此基础上建立的科学心理学，把研究建立在客观数据的基础之上。研究方法包括自然观察法、实验法、调查法、测验法、个案法等，所以 140 年以来，心理科学的研究一般多采用抽样的方式，再把局部样本的研究结果推广到总体上，由于样本的有限性，这就使研究结论的有效性，不可避免地受到样本代表性的影响。

1. 大数据时代带来的变化

大数据①又称海量数据，是一种无法在一定时间内，用常规机器和软硬件工具，对其进行感知获取管理处理和服务的数据的集合。大数据并不仅仅指数据的量大（Volume），还应该包含数据的种类多（Variety）以及数据处理的速度快（Velocity），这也就是我们常说的 3V 特点。

随着近几十年互联网产业的迅猛发展，大数据理论与技术的出现，特别是互联网、智能手机、物联网的大量普及，极大地拓展了数据采集的广度和深度，使研究人员有可能针对极大规模用户开展研究，甚至进行全时、全程的跟踪记录，使心理学研究的数据基础更全面和相对完整。利用大数据信息采集与处理技术，可以实现对个体和群体外部表现数据的实时采集，弥补传统研究方法样本总量受限不足的缺点。

2. 互联网技术在心理学研究的探索

2014 年研究者在美国开展了一项通过网络关于情绪传染的研究。

该研究对近七十万某社交网站的用户的动态信息做了设置，让一组用户接收到以反映积极情感为主的信息；让另一组接收到反映消极情感为主的信息。结果显示，用户的情绪会受到这些动态信息所包含的情感的影响，使得主要接受积极情感信息的用户的情绪变得更加积极；而主要接受消极情绪信息的用户的情绪变得更加消极。

在传统的心理学的研究中，收集处理近七十万份被试样本，将耗费巨大的人力与时间资源，传统的问卷方式根本无法短时间内进行，而利用网络大数据就可以轻松地解决这个问题，在大数据时代，为心理学研究带来了极大的机遇，对心理学的研究逻辑、研究方法以及研究工具现在和将来都将产生深远的影响。

二、心理科学研究的数据来源

随着大数据概念的提出与信息技术的发展，大数据背景下的心理科学研究工具也发生革命性的变化，现在我们可以全时程地跟踪、记录个体和群体的海量行为数据。在现实生活中，或是虚拟的游戏世界中，我们都可以由此获取全时程的、无缝衔接的、多维度的各类大量数据。

在 20 世纪 80 年代世界著名未来学家阿尔文·托夫勒曾在《第三次浪潮》一书中预言，大数据极有可能是继农业革命和工业革命后的"第三次浪潮"。20 世纪 90 年代，随着美国信

---

① 喻丰，彭凯平，郑先隽：《大数据背景下的心理学：中国心理学的学科体系重构及特征》，载《科学通报》，2015，60(5-6)。

息高速公路计划的推行，IT 技术对人类生活的发展至关重要。而大数据信息价值在全世界经济、科技甚至日常活动中日益显现出来，大数据成为互联网信息技术的热词。

网络是大数据的主要载体，互联网上的数据每年按 50％增长，是在最近几年被人们逐渐认识和产生。

大数据的意义，在于可以通过人类日益普及的网络而附带生成，并被相关的机构、企业所采集，蕴含着数据生产者的真实意图、取舍。所以在不同的领域当中，大数据的应用模式，商业模式的研究和探索，是大数据产业发展的关键所在。

从 20 世纪 60 年代，互联网经济慢慢开始发展，经过了数十年的发展，在 30 多年前，通信行业的数据，大部分还是结构化的数据，可到了今天多媒体技术的普及，非结构化的数据、音乐和视频等的数量爆炸式的增长。根据目前的统计，超过 90％以上的数字信息，都是非结构化的数据。

在心理学的研究应用当中非结构化的数据也占据非常大的比例，这其中包括网络，各种的 App、电子邮件、手机数码成像、各种交易等多种方式的数据。我们完全已经被数字化所包围。数字化在过去的 5 年当中，已经膨胀了超过 10 倍。与心理科学相关的数据来源有：

1. 可穿戴设备

可穿戴设备泛指智能手表，全身可穿戴的血压、脑波、身体姿态探测等的电子设备。它们以传感器作为收集数据的源装置，不仅可以采集使用者的行为、生理与生化指标(如脑波、心率、血压等)，还具有全面的环境数据，包括所在地点、海拔、温度等。为开展心理学研究提供丰富而全面的数据来源。

2. 智能移动终端

包括电脑、平板电脑、智能手机等具备开放的操作系统平台、个人电脑级别的处理能力、高速接入能力和丰富的人机交互界面的移动终端。同时用户各类 App、浏览器、社交软件等保留下来的大量数据，以及使用智能终端内嵌的多种传感器，记录用户在使用中的环境数据，这些都为我们开展心理学研究(合法合规使用)提供了更具生态效度的翔实数据。

3. 网络行为记录

网络上的所有内容和使用行为都在被跟踪和记录。包括历史浏览记录、消费习惯等各类个性化特征，这种无时不在的跟踪记录，能够为心理学研究提供最真实、最全面的行为数据源。

4. 社会活动行为记录

遍布全国各地的摄像头；在全国的交通乘具所保留的行动记录；在各个酒店入住、消费的各项记录，完整地记载着人们几乎所有的行动轨迹。

5. 数据挖掘(data mining)

数据挖掘又称数据库中的知识发现，是从大量的数据中挖掘规律模式和知识的过程，包括多模态数据分析和融合、数据清理、特征提取和选取、数据建模、模式评估以及知识应用等步骤，其中的核心环节数据建模是利用统计分析以及机器学习等方法对数据进行分析建模。数据挖掘经过多年的发展，目前主要的挖掘建模算法比较成熟，并且在不同领域得到了很好的应用。

关键二　大数据的技术过程

一、大数据的技术处理过程和方式

与传统的数据相比，现在的大数据技术呈现出其特异性的特点，包括可以主动生成设计、可以利用大数据的平台、可对需要分析的事件数据进行密度采样、精确地获取事件的全局数据，可以利用大数据的技术，通过分布式的技术，分布式的文件系统，分布式的数据库等技术，对多个数据源获取的数据进行整合处理。面对较大的数据源响应时间要求低的应用，可以采取批处理方式集中计算，响应时间要求高的实施数据，采用流处理的方式进行，并通过对历史数据的分析进行预测，所以已经远远地超过了传统数据的产生方式、采集的密度、数据源和具体数据的处理方式。

大数据的处理过程一般包括：

(1)数据的抽取合成；

(2)大数据的分析；

(3)大数据的可视化。

二、数据时代的心理督导的应用

1. 改善用户的体验

我们可以利用用户在产品使用过程当中所产生的大量行为数据，利用大数据的方法对使用行为进行深入分析，将大大提高研究者和设计者对用户主观感受的洞察能力，并据此开发满足用户主观需求的设计。

2. 社会事态的预测

通过大数据的分析，能够对公众态度与情绪的影响因素进行观测，预测社会实践发展过程中的社会态势变化，从而实现群体性事件的有效预警。

3. 在线心理干预

不需要专业的服务人员的指导和介入，缓解了专业心理服务。资源不足的问题，利用大数据技术将心理干预的信息的获取干预实施，反馈手机等流程自动化、规模化，也提升了心理干预服务的效率覆盖率。

三、智能移动设备带来的机遇

智能手机、平板电脑、智能手环等的迅速普及，为心理学的研究带来了新的历史机遇。

仅在 2018 年整体智能手机市场，智能手机共计出货 14.049 亿台，全球活跃智能手机数量达到 33 亿台，这已经成为贡献庞大的巨大数据库。

现在在统计数据记录的智能设备上的传感器的总数，已经接近 20 种，普通的智能手机上可以集成达到 11 种，包括了加速度传感器、磁力传感器、方向传感器、陀螺仪传感器、光线传感器、压力传感器、温度传感器、距离传感器、重力传感器、线性加速度传感器、旋转矢量传感器等。智能手环内置了多样的传感器，记录用户的多种生理及活动指标。苹果公司在 2018 年推出的智能手表，已经能够为临床医学贡献心率的辅助检测。而佳明运动手表，已经能对睡眠、运动姿态等进行相应的检测，为用户的健康运动提供了大量的参考数据。

智能手机的应用方面，国外已经有了相关的研究，探讨了抑郁、焦虑、孤独感、压力等心理状态与手机使用的相关性。利用智能移动设备，尤其是智能手机使用行为进行用户心理特征的预测是可行的，甚至计算机科学与社会科学的结合，将会在这一研究领域上表现得越来越突出。

四、心理大数据的伦理

网络产生的海量用户行为数据，虽然是隐私泄露的重大隐患，但也是科学研究的资源宝库。合理分析利用这些数据，能够获得大量关于人类行为与心理的新知，不仅能有力地促进心理学、社会学等基础学科和人工智能技术的发展，更能为解决诸如社交问题、心理健康问题、学习效率问题、自杀问题等实际挑战带来新的曙光。社交网络行为数据由大众自发产生，也应当被用于旨在增进大众福利的探索与实践。

目前，学术界经过一段时间的讨论和实践，达成了基本共识：基于网络行为心理的研究，同样应当遵守人类被试研究的一般伦理原则，使用需要用户授权的数据，必须征得用户的知情同意，并严格按照经由伦理委员会审核批准的程序进行。尤其不能将研究数据用于伦理委员会批准范围之外的目的(如转卖给第三方)。对那些开放的无须用户授权的网络数据，在用于科研时也应同时满足以下标准：

(1)用户对数据公开是知情的；

(2)数据收集后应匿名处理；

(3)研究中不存在与用户的互动和沟通；

(4)在公开发表物中，不得出现能够识别用户个人身份的信息。

技术发展为人们的生活带来极大的便利，人工智能的发展和应用，更是人类技术与产业进步的希望所在。我们不可能也不应该因噎废食，因存在个人隐私泄露的风险，而废止相关网络数据的分析和利用。我们真正需要做的，是用制度和规则来规范对网络平台用户数据的使用，使之在法律和道德的框架之内有序运行。这样才能避免不良事件的发生，保证网络行为数据这一由大众产生出的宝藏，最终服务于增进大众的福祉、促进人类进步。

【陈钢】

技术加强九 神经心理学测验

SHENJING XINLIXUE CEYAN

　　神经心理学测验是一个传统的心理评估测验，历史悠久，效能突出。作为心理督导师，应该学习并掌握其应用，更好推动心理督导工作的发展。

关键一　简　介

一、神经心理学测验的重要性

作为一种可以综合评估患者整体功能的手段，神经心理学评估是非常重要的。特别是可用于患有闭合性颅脑损伤（CHD）、脑部感染、癫痫、创伤性脑损伤（TBI）、痴呆、酗酒、脑肿瘤、儿童发育障碍等的患者的评估，以及用于脑外科手术前后的评估等。

神经心理学测验实际上测量了与人类大脑结构的特定部分相关的各个方面，包括心理、行为能力和功能。因此，从这些评估中获得的信息将为患者带来巨大的益处，特别是在他们的神经和神经心理康复中的认知、记忆、注意力等方面。

二、神经心理学测验的必要性

在多年研究心理学和心理咨询学的过程中，有时我不得不面对这样一个令人沮丧的事实：心理治疗师总会希望能迅速地帮助他们的病人解决问题，但由于心理治疗是一个缓慢进展的过程，患者症状得到改善需要相当长的时间。自从我开始学习心理学以来，我就一直相信心理治疗师需要为他的客户提供综合的、整体的治疗，以加速治疗和康复效果。因此，我决定扩展我的治疗方式，开始研究各种形式的心理治疗方法，包括认知行为疗法（CBT）、完形治疗、精神分析、行为治疗、应用行为分析（ABA）、合理情绪疗法（RET）、家庭和婚姻治疗、性治疗等等。

我这样做的目的是开发一个治疗程序的清单，使每个患者其独特的问题和个性都可以在这个清单中找到对应的一种或几种方法。根据我的经验，我坚信治疗师不能只使用一种治疗方法来应对所有的患者，或者一个患者的所有问题。我相信更有效的方法是在为患者提供治疗方案时要不拘一格、兼收并蓄，使用自己清单中的多种治疗方式的组合，这将更快速有效地帮助到患者。

在之后的几年里，为了扩展我的清单并加快治疗速度，我决定为我的客户添加其他方法，为他们提供更多选择。出于这个原因，我从事催眠、艺术疗法、生物反馈训练、各种心理测试、各种神经心理测试、注意力训练等研究。利用不断更新的技术、治疗性应用软件和神经反馈训练，辅助治疗儿童注意力缺陷障碍、注意力缺陷多动障碍、自闭症谱系疾病、读写障碍、学习障碍、抽动秽语综合征等疾病。

现如今，我们生活在一个激动人心的时代。随着IT、人工智能、干细胞等技术的发展，及许多革命性的新工具的层出不穷，我们每个人的生活都更加轻松。这其中的一些技术就可以极大地帮助到我们的患者。我强烈鼓励心理健康领域的学者们在接受了必要的培训和资格认证后，继续学习，通过使用新技术不断扩大你们的清单，使患者更有兴趣接受治疗，也给客户提供更多选择。学习永远不怕太晚！事实上，我本人就在尝试将虚拟现实技术与脱敏技术相结合，添加进我的清单中，用于治疗患有恐惧症、惊恐发作等疾病的患者。

从高中开始，我就对遗传学及人类的大脑感到非常有兴趣和惊讶。后来在大学期间，我开始学习心理学，这是理解人类个性、行为、动机和价值观的科学，而这些都源于我们的大脑深处。

关键二　神经心理学测验的简介

我在美国研究生院攻读博士及博士后学位期间，很幸运地在神经心理学和神经心理学评估方面得到了很多很好的机会，使其成为我的专业之一。我最大的机遇来自接受了世界知名的神经心理学家的直接训练，他们即是神经心理学领域的先驱——拉尔夫·M. 瑞坦博士（Dr. Ralph M. Reitan）以及他的同事黛博拉·威尔逊博士（Dr. Deborah Wilson）。

一、神经心理学测验的起源

瑞坦博士开发了世界上最广泛应用的神经心理学测试，名为霍尔斯泰德-瑞坦神经心理成套测验（Halstead-Reitan Neuropsychological Test Battery），用于成人、儿童和青少年的评估。瑞坦博士在其职业生涯的后期也为患有脑部疾病的患者开发了多种神经心理学治疗和康复方法。

脑是我们最重要的器官之一，它其中包含了许多隐藏的信息，直至今天科学家们仍在试图了解它的奥秘。研究和观察患有不同类型脑损伤的患者，以及他们在特定脑组织、脑通路的损伤下的不同表现，构成了如今神经心理学和神经心理学评估的发展。神经心理学与神经学相关，实际上是评估大脑如何作用于我们的行为、认知、记忆、执行功能等的科学。当大脑被诸如意外、肿瘤、出血或其他类型的因素所损害时，人可能会表现出由大脑结构变化引起的某些独特的和/或异常的行为。此外，还可能会导致一些极小或极大的人格变化，这些都需要得到心理和精神方面的护理。这些变化主要取决于病变的大小、位置以及由此导致的大脑化学功能异常。大脑是一个紧凑的器官，每个部分控制着不同的身心功能。因此，如果其结构发生任何变化，都可能会影响其功能。

自20世纪初以来，先驱者们对神经心理学进行了大量研究，包括对脑病、脑损伤、闭合性颅脑损伤、儿童脑损伤和其他类型的脑障碍对神经心理的影响。通过观察接受神经外科手术的患者，神经心理学变得更加先进并得以持续进展。此外，各种心理测试的开发，特别是测量人类智力的技术，也成为神经心理学进步的一个重要促成因素。心理测试如智力测试，有助于评估人的各方面能力，揭示其如何作用于人们的日常功能，以及识别人的不同智力和能力。

关于脑损伤尤其是在儿童时期会如何影响人的智力，目前学术界仍存在争议。心理学家传统上使用标准化的心理测试来评估智力，例如儿童和成人的社会智力水平测验（Slosson Intelligence Test）、斯坦福-比内智力量表（Stanford-Binet Intelligence Scale）、韦氏成人智力量表（WAIS）、韦氏儿童智力量表（WISC）和其他几种更简化版本的同类测试。

关于每个脑叶的功能，脑左叶更多地与人的言语和理性方面相关；脑右叶则更多与人的表现、音乐性、艺术性和空间能力相关。如果一个人两个脑叶的能力差异变得异常显著，那么表明这个人其中的一个脑叶可能存在某种缺陷。智力测试所测量的能力，包括短期记忆、运动速度、注意力、一般知识、手眼协调能力、算数、词汇、社会判断力和其他许多能力。

如果一个人遭受了脑损伤，他将可能面临很多问题，包括注意力无法集中、记忆力差、性格发生变化、脾气暴躁、冲动程度增加、认知能力下降、被社会隔离、抑郁、对环境变化过度敏感、精神错乱、难以应对日常活动，甚至患上各种精神疾病，包括幻觉、妄想及其他。

神经心理学不仅对神经病学有很大贡献，而且对各种脑部疾病患者的康复也起到巨大的作用。在患者接受神经心理学测试和评估其特定缺陷后，可据此为其日后的康复训练制订计划。神经心理学评估结合心理测试，可以评估上述疾病的程度，有助于为每个独特的患者制订适当的康复治疗方案。这些评估可以帮助患者了解如何调整他的能力以适应新的机遇，比如做出新的职业选择，继续成为有用的人才，保持他的社会地位。

这些患者可以通过神经心理学康复来克服其中一些缺陷。然而，改善效果与脑损伤的程度密切相关。当然，某些缺陷也可能同时需要医疗、心理学和精神科的合作治疗。神经心理学康复包括注意力训练、认知再训练、记忆训练、执行功能康复、视觉感知康复等。

二、神经心理成套测验

神经心理学测试一次仅对一名患者进行。它包含一系列的问题和活动。测试可能需要患者执行某些任务：例如，蒙住双眼在限定时间内将一些形状的立方体填充进一块白板上的空缺位置；尽快用笔将纸上的一些数字按顺序连接起来。神经心理学家还可以执行基本的神经学检查：例如触碰患者脸的不同部位，问其被触碰的是哪里；用手或笔在病人的手指上写下数字让他猜；画钟实验；照样画图等。某些神经心理学测试可能需要 2～3 小时才能完成。如果患者表现出疲劳，则测试可以分成几个部分分别完成，以保证不会对患者的表现产生负面影响。但是，每种测试都应该在一次会面中完成。

多年来人们开发了许多类型的神经心理学测试。一些神经心理学测试无法单独评估患者的所有能力和缺陷。因此，需要将几种神经心理学测试结合使用。如何使用，还取决于临床治疗师的目的，看他具体在患者身上需要寻找什么证据。大多数情况下，神经心理学测试还要求与人格和智力测验结合使用，以便更好地了解患者的能力和缺陷。这些信息都对患者的治疗、训练和康复具有重大的意义。

在国外，神经心理学测试以及心理测试（如人格测试、智力测试）都要求从业者参加专业的课程，学习如何进行测试、评分和解释，并在专业督导的管理下完成至少一年的实习。这些是必要的过程，以便从业者能够熟练并独立地进行这些测试，并能正确地解释它们。

当我在学习这些测试时，那个年代还没有任何计算机检查和报告可用。我强烈建议治疗师们不要单纯依靠计算机得出的报告或解释。对于临床治疗师而言，你本人亲自熟悉这些测试的实施和解释是非常重要的，因为有时一些计算机自动生成的结果可能是不准确的。这就像给病人做的心电图一样。心电图机可能显示患者有异常的 QRS 波、T 或 P 波异常，表明有心脏问题。但经验丰富且知识渊博的医生可以从中找到可能导致这些错误波的伪阳性因素，或者判断出在患者胸部放置电极的方式有误，导致心电图结果不准确。医生实际上需要做出最终诊断，而不仅仅依赖于机器显示的结果。因此即使是您的助理实施了所有的测试，但最终也是您的责任做出正确的诊断。

为了获得神经心理学测试的资格，在参加上述实习之前，还需要学习诸如神经心理学基础、大脑解剖学等课程，了解大脑皮质下区域、大脑各部位的功能、与特定脑组织/脑叶/脑通路损伤相关的医学障碍、各种脑病等。

为了有资格进行心理测试，如人格测试或智力测试（大多数神经心理学测试需要同时测量患者的智力和个性），测试者需要参加许多心理学和心理测量学的课程，包括心理学史、心理学理论、遗传学、人格发展、变态心理学、自我界限、自我防御机制、学习理论、心理测量学基础、心理学理论和系统、个体差异理论、统计学，原型（archetypes）等。此外，还需要研究每种人格和智力测验的理论、应用、实施、评分和解释。

目前有许多人格测试和量表可供使用，包括成人和青少年的明尼苏达多项人格测验（MMPI）、罗夏墨迹测验（Rorschach）、主题统觉测试（TAT）、儿童统觉测试（CAT）、米隆临床多轴问卷（MCMI-Ⅲ）、贝克抑郁量表（BDI）、贝克焦虑量表（BAI）等。

以下所列是一些神经心理学测试：

本德尔视觉运动完形测验（Bender-Motor Gestalt test）、威斯康星卡片分类测验（Wisconsin Card Sorting Test，WCST）、韦氏记忆量表（Wechsler Memory Scale），霍尔斯泰德-瑞坦神经心理成套测验（Halstead-Reitan Neuropsychological Test Battery），连线测验A（Trail Making Test A），连线测验B（Trail Making Test B），手指敲击（摆动）测试［Finger Tapping(Oscillation) Test］，波士顿命名测验（Boston Naming Test），痴呆评定测试（Dementia Rating Test），图形流畅性测试（Figural Fluency Test），成人/儿童失语症与感觉缺失（Aphasia and Sensory-perceptual Deficit in Adult and Children），鲁利亚-内布拉斯加神经心理成套测验（Luria-Nebraska Neuropsychological Battery），画钟实验（Clock Test），可控性能测试（Controlled Performance Test，CPT），控制口语联想测验（Controlled Oral Word Association Test，COWAT），小册子类别测试（The Booklet Category Test），维也纳神经心理学成套测验（Neuropsychological Test Battery Vienna，NTBV），R-I失语症筛查测试（Reitan-Indiana Aphasia Screening Test），等等。

霍尔斯泰德-瑞坦神经心理成套测验是我经常使用的一项测试，特别是用于诊断有发育障碍、注意力缺陷障碍、注意力缺陷多动障碍、读写障碍、学习障碍、先天性疾病史、抽动秽语综合征的儿童，及有过癫痫小发作或癫痫病史的儿童等。我认为非常重要的是，在评估任何患有脑病或认知问题的患者时，不要错过任何事情。有时过度测试比进行过少的测试更好，因为这样你就不会草率地给出诊断和治疗计划了。

霍尔斯泰德-瑞坦神经心理成套测验要求同时进行人格和某些智力测试。这是由于人的个性和智力也是影响人日常生活活动的重要因素，以及作用于他如何处理周边的环境事物。我个人认为H-R神经心理学成套测验对于评估患者的行为神经状态非常有价值。它由许多子测试组成，可以用来评估儿童和成人的多种形式的神经问题。

我还联合使用一些其他更为简单的神经心理学测试，如本德尔视觉运动完形测验（Bender-Motor Gestalt test），它可以让你快速了解患者的手眼协调能力、短期记忆、冲动等问题。这些测试能提供相当有价值的信息，我将其用于制订患者的治疗计划，以及针对性地设计各种神经反馈训练和康复。

【Iraj Mehrvarz（麦丰华）】

拓展一　国际学术会议英语交流常用语言和策略

北京大学　乔玉玲

在国际交流中参与学术会议是一种重要的交流方式，对于学术观点的交换和知识的传递具有直接、即时的功能。学术报告既有传递信息的目的，还具有一定的评价、推荐报告者学术工作的目的，即介绍报告者对于学术团体的贡献。参与国际学术会议，包括做主旨报告（keynote speech）、做口头报告（Oral presentation）以及做海报（poster）展示，这些交流都会促进新知识和信息的快速分享传递，增加学者学术观点或科研工作的可见度。因而，做好学术报告、参与国际学术会议将是心理督导师的重要工作。

学术会议中最常见的交流方式就是做报告（presentation），报告者将自己最近的科研工作或宝贵的心理咨询经验口头陈述给参会者。评价口头报告成功与否的标准有五项：①报告内容是否新颖重要；②报告结构是否清晰合理；③视觉辅助工具（PPT）的制作和使用是否精良；④报告的结尾是否清楚有力；⑤报告者的陈述是否有效。

以下就口头英语学术报告的组织框架、语言特征、常见连接表达法、幻灯制作、问答环节等方面可能用到的策略和语言表达做一介绍，希望能帮助心理督导师更好地参与国际交流。

一、口头学术报告中的纲要式结构（schematic structure）

口头学术报告是学术英语中的一种语类（genre），语类涉及的是在一定社会文化范围内进行有目的的交往基础上形成的较固定的语篇模式，可以通过有阶段的、有步骤的"纲要式结构"来体现。

表拓 1-1　口头学术报告的纲要式结构

框架	内容
开始部分	问候语 发言者自我介绍报告主题及提纲介绍
中间部分	研究背景 　研究方法 　研究结果及解释
结尾部分	研究结论 　未来研究方向 　邀请提问

报告者一般按照表拓 1-1 的步骤和内容展开学术演讲，各个步骤之间有一定的顺序性。其中报告中间部分是主体，大约占用报告的 80% 的时间，而开篇和结语部分是为了引入或退出报告，占 20% 的报告时间。

二、口头学术报告中的语言特征

口头学术语言的基本特征可概括为：简单（simple）、清楚（clear）、连贯（coherent）。使用简单句型、短词、高频词可使内容表达简单明晰，减轻听者的认知负担，促进理解。而通过有效使用连词、话语标志词可增进语篇的连贯性和逻辑性。

与学术书面语相比，口头学术报告的主要语言特征有以下几点。

- 语法结构简单：较少用复杂从句，介词短语，分词短语，that/to 引导的补语结构。
- 用词简明：用简单且使用频率较高的词汇，如口头表达用 so，而不用 therefore；用 think，而不用 consider；用 look into，而不用 investigate；用 thing, stuff 等模糊指代词而不用特定代词。
- 多用动词结构，避免用复杂的名词结构。

e. g. 口头表达用 apply the technique，而不用 technique application；用 the statistics are misleading，而不用 misleading statistics。

- 多用主动语态和第一人称。
- 多用直接引语：如口头表达为 Most scientists believe…，而不是 It is believed…
- 多用不确定量词，如 lots of，plenty of，a large amount of 等。
- 多用口头无实际意义的填补词(sentence fillers)，如 and，but，let me see，you know 等。

表拓 1-2 列举了一些口语和书面语的不同语言表达方式，可帮助读者进一步理解英文口头表达的语言特征。

表拓 1-2　书面语与口语的不同语言表达方式

书面语	口语
Mary invited me to dinner，which was very kind of her.	Mary invited me to dinner. It was very kind of her to do so.
The use of this method of control unquestionably leads to safer and faster train running in the most adverse weather conditions.	If this method of control is used，trains will unquestionably(be able to)run more safely and faster(even)when the weather conditions are most adverse.

三、口语报告中话语标志词的使用(signposting language)

理解语篇或话语其实是一个不断展开的过程，话语标记语可以有效连接交流中的前述话语和后述话语，促使对方形成一种逻辑性强的、意义连贯的心理反应。口头报告中话语标志词的有效使用不仅可以使信息有条理、有逻辑地联系起来，做到口头语篇的连贯性(Coherence)，同时能给予听众一些信息的指引，有助于读者理解报告的逻辑思想，拉近报告者和听众之间的关系，具有一定的篇章人际功能。可以说，话语标记语具有"人际与语篇功能"和"指向功能"，熟练掌握这些学术报告标志语将极大提升英语作为外语的学术报告者思想表达的连贯性和逻辑性。

表拓 1-3　英文口头学术报告中常用话语标志语

功能	常用标志语
介绍报告主题	Today we're going to talk about … What I want to discuss today is … I'll give you an overview of … We'll be looking at …
介绍报告提纲	There are a few things we'll be covering today … We'll start with … and then look at … I'll be covering three areas in today's lecture … First，we'll look at …，then …，and finally we'll move on to …
表示新观点	Ok，let's move on to … Now let's talk about … Next，I'd like to discuss … Now that we've talked about …，let's go on to … What does this all mean，let's look at …
表示强调或澄清	In other words … Which is to say … What I mean is … So what I'm saying is … Let me say that another way … That is，…
表示定义	X，meaning … X refers to … What I mean by X is … What is X，X is … X is the term for …
表示举例	For example/instance，… Take X for example，… Here is a perfect example of what I mean … Let's look at a couple of example of … Let's say …
表示原因	What's the cause of this? Well，… Why is this? Well，… This comes from(the fact that …) This is due to … This came as a result of …

功能	常用标志语
表示结果	This leads to … As a result，… This results in … Consequently，… Because of … ，then …
表示比较	Similarly，… Likewise，… In the same way/fashion，… Both X and Y … On the other hand，… On the contrary，… Compared to X，Y is less/more … Unlike X，Y is …
表示做总结	This leads us to believe … I hope you can see … We can infer from this that … What can we conclude from this? … This shows … This demonstrates that … Let me back this up with a story.
表示补充修正	You know … What I am going to express is … ， I mean that …

四、口头学术报告中情态动词、人称代词、模糊语等细微表达的使用

口头学术报告需要听众的积极参与，为了此目的，报告者需要在语篇中建立与听者之间的连接。实现的语言手段包括模糊语的使用，情态动词使用，自我指代，听者指代，指示词的使用等。可以来表达作者的声音，代表他的立场，并关照听众的存在。

（一）学术报告中情态动词的使用

在口头学术报告中，would、can 和 will 这三个情态动词的出现率最高。Would 的使用体现了发言者的谦虚和礼貌。而 can 在大部分情况下表示一种能力，表达主语进行某种动作的能力。Will 出现在报告结尾的情况比较多，表示意愿和将来的研究方向。

（二）学术报告中人称代词的使用

基本贯穿口头报告全文的代词为主位结构 I 或 we。I 的频繁出现体现了发言者对所要涉及的内容的主体感受；而主位 we 不仅可以用来所指发言者的同伴，还能拉近发言者与听众的距离，更容易让听众接受自己的观点。有时学术报告中也会出现 you 的第二人称代词，表明发言者和听众处于同一时空，人际交流距离不是那么遥远；而报告中较少出现 he/she 的他位指称。

（三）学术报告中模糊语的使用

模糊语（Hedges）指降低观点或论断肯定性和绝对性的语言手段。学术报告中使用模糊语，一方面是当确切数据不可能或不必要提供时，使用模糊语可降低表达的确切水平，而更重要的一方面是为了避免作者在陈述自己观点时过于绝对化或偏激，而引起学术团体中其他成员的批评和争议。英语中模糊语可分为：①半助动词（appear to，tend to）；②情态助动词（may，could）；③认知性动词（suggest，indicate，estimate）；④表可能的形容词和副词（possible，likely，approximately）。恰当使用模糊语可以使听众更容易赞同报告者的观点论断。

对于英语为外语的学术交流者来说，做口头报告遇到的最大问题是他们不善于运用语言的细微表达，诸如连接词、情态词、模糊词等。而这些细微表达对于成功的专业交际又具有重要意义，使用不当或不使用将可能造成在学术交流上的语用失败。

五、报告的开始与结束

（一）如何为报告做开场白

俗话说"万事开头难"，学术报告的开头是为了建立报告者与听者之间的关系，为整个报告内容建立框架，也是为了树立报告的重要性。下面是常用学术报告所有的开篇策略和语言举例。

1. 与听众建立关系

这个策略是报告开始采取的第一步策略，目的是和听众打招呼，感谢会议主办方并拉近报告者与听众的关系，如以下英文表述：

Good morning/afternoon/evening，ladies and gentlemen. I would like to thank Dr. Hansen for giving me this opportunity to talk. It is an honor to speak in such a renowned institution. Montreal is a great city and it's great to be here. I did a fellowship here in Dr. Wong's lab back in the 90s. Today in this presentation，I'll talk about …

2. 介绍报告内容框架

这个策略在于对整个报告内容搭建一个整体的提纲框架，就像是为听者提供了一幅"地图"，为听众接受报告内容做好准备，如以下框架介绍语言：

We'll firstly be looking at a new way of doing community screening on the single hospital level，and then move on to discuss the effects of this approach. Finally we'll see how this new approach can be promoted nationwide.

（二）如何结束口头报告

学术报告的有力结尾对于整个报告的完整性具有重要影响。我们往往看到报告者花了过多时间介绍内容细节，而没有时间为报告做结束语，使得报告有"虎头蛇尾"的感觉。为口头报告做结语通常也分两步走。

（1）总结报告主要结论，如：

I'd like to take a minute to go over these three take-home points.

If you forget everything else I have discussed here today，remember these three points.

（2）邀请听众提问讨论，如：

I hope you have enjoyed my talk. Now I'd like to answer any questions，if you have any.

Thank you for your attention. I would be happy to try to answer any questions you might have.

六、口头学术报告中的问答环节

学术报告的问答环节是报告中的重要一环，会对报告内容的细节展开进一步澄清和讨论，也是对于报告者最具有挑战性的一个环节，因为所有提问都是即时没有准备的。需要报告者丰厚的专业知识及一定的问答技巧完成好此环节。

（一）学术报告问答环节如何提问

提问者提出问题时应遵从一定的学术交流礼貌策略，提问时首先应对报告给予正面的评价或对报告者表示感谢，然后再抛出自己的问题。并且所提问题最多不应超过两个。下面给出几个较常用的英文提问的例子。

①Dr. Wang，I'd like to raise one question. First，may I say how much I enjoyed talk. But，may I ask，do you have experience with the new method?

②Congratulations，Dr. Li. I can't help but admire your achievement. But I want to know what is your attitude toward abuse of antibiotics?

③First，I'd like to say your research is very interesting. May I ask two questions? Do you see any relation between cigarette smoking and peptic ulcers? And what advantage do you expect by using this approach?

（二）学术报告问答环节如何回答

在回答提问时，报告者也应使用一定的礼貌交流策略，首先对提问者表示感谢，如下列表示感谢的英语表达法。

①I appreciate that question. This is a hard question.

②Thank you for that question. This is an interesting question.

③Thank you! I'd be delighted to answer your question.

然后，报告者开始对问题做出回答。有时，报告者会遇到一些令自己"尴尬"的问题，对于如何应对这些问题，下面给出了一些回答技巧。

1. 如若提问者指出研究中的问题

一个报告的内容有些缺憾、缺陷、瑕疵是正常的。有的缺憾、缺陷、瑕疵，实际上您自己是知道的。如果您事先知道，您要预先准备好"可能被提问"的答案。如果提问者问到了，您可以这样作答：

I did notice this problem and plan to resolve it by doing …

如果确实是您的报告中的错误被指出来了，也不要太慌。首先，要好好想想，您是不是真正地犯了这个错误。如果是，您就可以这样作答：

Sorry，it seems that you are right. Thanks for pointing that out and I will try my best to amend it in my later work.

2. 如若提问者提出你现场没有答案的问题

如果提出的问题是出乎您预料的，您现场一时想不出答案，那也不要紧。首先要完全听懂问题，再给自己片刻思考。如果仍然没有答案，可以采用以下方式作答：

I'm sorry. I don't happen to know the answer to that question，but I'll be happy to check into it for you.

It is a good question and I have no answer at this moment. Can I have your email so that I can email you my possible new findings later?

3. 如若提出的问题具有挑战性

如果提出的问题具有一定的挑战性，您难以给出一个确切的答案，或者给出的答案会有争议性，这时，可以用如下方式来作答：

Thank you for that question. This is a challenging question and I'm afraid I can only provide a partial answer to it. Anyway，I'll try my best to answer it.

Thank you for this difficult question. I'll have to think about it and be happy to discuss with you afterwards.

拓展二　浅谈书法创作的心理认知

中国书法家协会会员　蒋　蓓

心理督导师需要学习书法吗？书法作为一种艺术形式，常被看成是凝固的音乐与跃动的舞蹈。书法在现代的健康促进中，已作为一个重要的方法。

书法创作常被称之为挥毫泼墨。尽管它描述的是一种形式，但在我看来，除必要的书写技法之外，更多的则是一种情感，或者说是一种情绪。挥的是情怀，泼的是底蕴。情怀与心理有关，底蕴和文化相连。书法创作是在寻找传统文化与自我认知之间情绪上的契合。让传统成为自我认识、自我存在肯定的对应。写字与书法的不同，在于写字别人认得即可。而书法无论是在视觉上，还是在内容上使人有着一种欣赏、一份仰慕，进而渴求学习的心理过程。究其原因，除了书法自身所具备笔法、墨法、字法、章法等的艺术语言特征之外，还在于书写出的字所具有的感染力、渗透力和生命力。

中国五千多年的人文、历史，汉字始终就是一种载体。记录着沿革，传承着文明，让民族文化代代相传。从结绳记事、仓颉造字到甲骨文、钟鼎文；从帛书、汉简、大篆、小篆到隶书、魏碑、楷书、行书、草书等，这些不同时期的汉字，在形式上的演变过程，从一个侧面展现的是我们民族的文明与伟大。

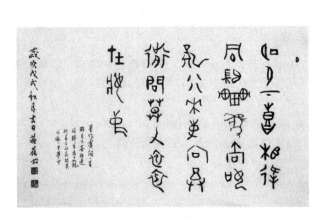

图拓 2-1　古体字

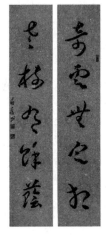

图拓 2-2　对联

书法应在继承中去学习，通过摹帖、临帖这样的基础训练，用古人的经典取代自己书写的不良习惯，使自己的书写风格更趋纯粹，逐步培养在理性把控下的感性书写。并在这一过程当中，去感受汉字的造型艺术，去体验书法的艺术魅力，进而去感悟生命的真谛。

书法作为艺术，不仅仅注重视觉，也注重抒情表意。是在通过字的节奏、韵律，去抒发和宣泄书者的性情，这也是情感、情绪和情怀等这些心理特征的集中反映。像千年前，晋人书圣王羲之，在他的天下第一行书《兰亭序》中就表现出了内心的愉悦和欢畅，是心情的一个真实写照。典雅之势，用书法语言的形式呈现出的惟妙惟肖，成了千古绝唱。唐代的大书法家颜真卿的天下第二行书《祭侄文稿》则是他极度悲愤的内心写照。既反映了当时所处社会环境的一种心态，也是自身情绪的一种宣泄。再如大诗人、书法家苏轼的天下第三行书《寒食诗帖》，同样在内容上、书法技能上的双重契合，才给后人留下了深刻的印象。众所周知，王羲之的第七子王献之书写的《乞假帖》，在用笔上与其父有很大的不同，王羲之用笔多数是内擫的方式，而王献之则是外拓用笔居多，呈飞扬之势。例如，在《中秋帖》中所展现出的连绵不断之势，被称其为一笔书。他在继承其父的书风外，有着自己的创新之处，也有心理使然。表现在除具体的"四法"运用之外，还会根据书写给予的不同接受对象而改用不同的书体形式。如呈给皇上的请假条，无论如何也不会写成行书或草书体，而是规规矩矩的小楷书，作者的敬畏之心可见一斑。

图拓 2-3 小楷书

古人的书法更多地讲究实用性，在造"字"上空前，而在成"式"上则留有空间，使得今天的人们能够将其扩展到艺术领域，进而发扬光大。我相信，书法与时代同行，在继承中去创新，在创新中去求得发展，才能够创作出无愧于时代的艺术佳作。

拓展三 国球乒乓——健身处方

北京市乒乓球运动协会原副秘书长 高 巍

心理督导师需要学习乒乓球吗？乒乓球是一项集力量、速度、柔韧、灵敏和耐力素质为一体的球类运动，同时又是技术和战术完美结合的典型。从健身的角度而言，乒乓球运动对场地和器材的要求不高，且简单易学。对健身者身体条件的要求相对较为宽松，无论男女老幼均可以收到良好的健身效果。作为一个帮助人们启迪心灵的工作者，有必要强健自己的身体。推荐大家学习乒乓球，大有益处！

一、乒乓球的好处多多

1. 预防、治疗近视

打乒乓球能使眼球内部不断运动，血液循环增强，眼神经机能提高，因而能使眼睛疲劳消除或减轻，起到预防、治疗近视的作用。

2. 健脑益智

乒乓球的球体小，速度快，攻防转换迅速，技术打法丰富多样，既要考虑技术的发挥，又要考虑战术的运用。乒乓球运动中要求大脑快速紧张地思考，这样可以促进大脑的血液循环，供给大脑充分的能量，具有很好的健脑功能。

3. 提高协调性

乒乓球运动中既要有一定的爆发力，又要有动作的高度精确，要做到眼到、手到和步伐到，提高了身体的协调和平衡能力。

4. 提供了一个减压的途径

不管学习还是工作，每天都或多或少有点压抑，打球能使大脑的兴奋与抑制过程合理交替，避免神经系统过度紧张。

5. 让运动者具有良好的心理素质

由于乒乓球运动以上所示的特点和锻炼价值，使得乒乓球运动员和该项运动的爱好者们逐渐形成了良好的心理品质并在其他某些方面超出常人。心理学人士运用心理测验法对我国部分省市优秀少年儿童乒乓球运动员心理品质的研究结果表明：他们普遍表现出智力水平较高，操作能力优于普通学生，情绪稳定，自信心、自制力、独立性、思维敏捷性均较强，智力因素与个性因素发展协调。在日常生活中，这些人常常显得机敏过人，动作灵活、协调。

二、乒乓球与心理规律

1. 注意观察

在乒乓球的运动中，一方面自己的内心要强大，另一方面也要注意观察对方的情绪状态。因为，人的表情投射人的心理，你可以通过对方的表情来揣摩对方在想什么。

乒乓球是锻炼大脑的运动，它是从网球演化来的，英文叫 table tennis，意为桌上的网球。

2. 善于判断

在打乒乓球的过程当中，我们的大脑会在不断地进行运算。具体来说，在打球的时候，可能计算球的移动速度有多快，进而确定自己下一步应该如何出球。在球过来的时候，人应该有一个预判，就是球的落点到底在哪里。

3."软硬兼施"

在赛场上，我们会看到有些选手会出现连续丢分的情况。越丢分，焦急的情绪就会写在脸上。在这种时候，心急是无用的，因为你没有办法把对手一口吃掉。乒乓球讲求快慢结合，什么时候该利剑出鞘，什么时候应该打"太极"，这个问题在整个比赛中，都是要不断地去思考的。

4. 练好基本功

任何一项体育运动都离不开意识这个东西。当人们在练乒乓球，高手给我们灌输什么，什么就成了我们的意识。比如，高手叫我这个时候应该侧身去扣球，我就应该侧身完成这个动作。这就是说，我们在学习乒乓球的过程中，应该尽可能地记住基本的动作要领，在实践中不断提高。打球的经验与意识是要不断地去培养的，而且应该尽早培养。

5. 善于思考

打球的时候应该学会思考，每打完一个球以后，要思考怎样处理球更合适，这个过程很重要，如果不会思考，就没有办法打好球。

乒乓球能让你领会永不放弃的精神，不管遇上什么样的对手，相信自己能够打好球。如果对手比自己强很多，不妨把自己看作一个"搅局者"。可以这样认为，强弱是相对的，有时觉得自己是一个弱者，我能给强者制造麻烦。在乒乓球台上，形势是瞬息万变的，只要心理上出现一丝丝的波动，就有可能改变比赛的结果。不管对手有多么强，你始终认为应该亮剑。你要相信你的坚韧，可以让对手很难战胜你，让对手知道战胜你需要付出很大的代价，这就是一种成功。

6. 好的"武德"

打乒乓球最重要的就是态度。一般我们准备接球的时候都会做出扎马步的动作来迎接对手的发球，这样是尊重对手。

乒乓球很重要的一点是培养一个人的"武德"，尊重对手，善待对手，胜不骄，败不馁，对手打得好，应该称赞对手，这样对手才会愿意和你"华山论剑"。

打乒乓球应该不止于打球，更应该研究心理的规律，从而用自己凌厉的攻势，去击垮对手。

附录 《心理督导师》国家职业标准设计方案(试行)

《XINLI DUDAOSHI》GUOJIA ZHIYE BIAOZHUN
SHEJI FANG'AN(SHIXING)

1. 职业概况

1.1　职业名称：心理督导师。

1.2　职业定义：心理督导师是运用心理学的方法，对心理干预专业人员、心理干预相关专业人员、心理素质要求较高的职业人员进行心理干预能力提高、个人素质提升以及心理问题解决的专业工作者。

注：心理督导师工作的对象包括：(1)心理干预人员指：心理咨询师、心理咨询师、心理治疗师、心理保健师等专业人员；(2)心理干预相关专业人员指：家庭婚姻咨询师、社会工作者、生殖健康咨询师、健康管理师等专业人员；(3)心理素质要求较高的职业人员涉及医务、公安、新闻、部队、企业家、公务员等多种职业人员。

心理督导师是一个综合多学科的职业，岗位胜任力上侧重于对心理健康相关工作人员的培训、指导与监督，对本职业的文化与心理素质的要求是较高的。

1.3　职业等级：本职业适宜设三个等级，分别为：初级(国家职业资格三级)、中级(国家职业资格二级)、高级(国家职业资格一级)。高一级心理督导师有对下级心理督导师进行督导的权利。

1.4　职业环境：室内、常温。

1.5　职业能力特征：健康的心理状态、敏锐的观察能力、清晰的思维能力、良好的人际沟通能力、精准的语言分析能力、通晓相关的伦理法律、通达的人文社科理念、广博的文化知识等八大岗位胜任力。

1.6　基本文化程度：大学本科毕业。

1.7　职业教育要求

1.7.1　职业集中培训：

1.7.1.1　理论采取全日制职业培训。

理论培训：目标：应掌握心理督导的基本理论与技术。

　　　　　期限：初级不少于　112　标准学时；

　　　　　　　　中级不少于　96　标准学时；

　　　　　　　　高级不少于　80　标准学时。

1.7.1.2　心理督导的见习与实习培训：目标：熟悉与掌握心理督导的基本方向、思路与内容。

1.7.1.2.1　初级心理督导师实践不少于 6 个月(一个学期)；总数达 400 小时。

其中：①见习 240 学时。到医院(精神病院或综合医院心理科)或心理中心等单位进行督导见习。见习病种应包括：A. 常见精神障碍识别(重型含精神分裂症；双相情感障碍；轻型精神障碍——抑郁症、焦虑症、恐惧症、强迫症；人格障碍含性心理障碍，如易性症等；常用心理评估工具使用的督导)；B. 常见心理问题的识别(婚姻、家庭、青少年、应激等问题)。要求做到对于以上病种与问题的诊断要点明确。

②金鱼缸训练 68 学时(见习与实习)。自己完成作为参与者(1个自己做咨询师，一个自己做来访者)的视频 2 个，并要求参加共 10 个金鱼缸(对心理干预过程的录像进行分析的一种形式)视频的讨论与督导过程。该过程不仅是对自身心理督导技术的学习督导纠错(切身感受，印象极其深刻)；更重要的是能参与一系列通过金鱼缸的心理干预技术督导的见习与实习。

③案例讨论 68 学时(见习与实习)。参与 10 个案例讨论的督导训练(自己的 1 个病例报

告及其他9个咨询案例过程的督导报告);这本身也是个心理督导见习与实习的过程。

④督导实习24学时。到心理中心(如大学或中学的心理咨询中心)进行督导实习工作,即观察心理咨询过程后给予督导意见。

1.7.1.2.2　中级心理督导师实践不少于2个月;总数达300小时。

目标:心理相关专业的心理督导实践训练。

(1)精神卫生中心(或综合医院)的社会工作(者)部(或康复科):150学时。

也可在家庭婚姻咨询(师)中心进行。

任务:与医疗社会工作者一起工作,参与到团体治疗、认知行为治疗、生物反馈治疗等工作中,见习与实习督导。

时间:一个半月,每周5次,每次5学时,共25学时,六周共150学时。

(2)医院的健康管理中心(或体检中心):150学时。

也可在生殖健康咨询中心进行。

任务:参与到心理健康管理工作,协助完成测验、咨询、督导任务。

时间:一个半月,每周5次,每次5学时,共25学时,六周共150学时。

★300学时也可在一地完成。

(3)听小课:充实与加强视野与思维训练(5次)。

任务:尽可能参加在医院与大学举办的各种讲座与会议,参与到学会或协会之中,尽可能在各种会议与讨论中发言、提问,增加与各种专业工作者的接触、聆听与思考。

成果:完成一篇研究文章。

1.7.1.2.3　高级心理督导师实践不少于200学时。

目标:为各种问题的来访者进行心理督导。

①进入大中型企业参与到EAP项目中。

任务:与EAP项目中的成员合作,共同完成其工作任务,并参与到其研讨、计划、实施工作中。

时间:两个月,每周25学时,八周共计200学时。

②进入医疗单位(从三甲医院到社区医院)参与心身疾病的心理督导工作中。

时间:两个月,每周25学时,八周共计200学时。

③研究工作:在实习与见习期间,完成一篇科研文章。字数:5000字以上。

1.7.1.3　个人体验与成长。

目标:自我体验深刻感触与改变。

①三级心理督导师培训期间应有三次与督导老师的个别督导。

②三级心理督导师期间完成一篇个人成长报告,重点对自身的"历史观"进行分析;二级心理督导师期间完成自我成长报告,重点对自身的"现实观"进行分析;一级心理督导师期间完成自我成长报告,重点对自身的"未来观"进行分析。以自传体叙事的形式呈现,每篇字数不少于1万字。

1.7.2　职业远程继续教育:半年。

在完成每一级考试并合格后,还需进行半年的远程继续教育。具体内容:三级心理督导师后:国际交流英语;语音训练高阶班;二级心理督导师后:文学写作训练、乒乓球技术训练;一级心理督导师后:书法技术训练。

更多课程可与时俱进。采取网络方式,必要时面授。

1.7.3　终身教育：为学员不断提供中心信息、联络、答疑、反馈、聚会与服务。

目标：六次国内会议发声；五个学术团体兼职；四次国际会议发声；三本专业书主编或主要参与者；两个专业奖的参与者；一本科普书主编或主要参与者。

1.8　培训教师：

培训三级心理督导师的教师应具有心理学、教育学、精神医学等专业副高3年及以上，专业技术职务任职资格经师资培训或取得二级心理督导师职业资格证书；

培训二级心理督导师的教师应具有心理学、教育学、精神医学等专业副高5年及以上，专业技术职务任职资格经师资培训或取得一级心理督导师职业资格证书；

培训一级心理督导师的教师应具有心理学、教育学、精神医学等专业副高以上7年或正高级2年及以上，专业技术职务任职资格经师资培训或取得一级心理督导师职业资格证书满3年。

1.9　培训场地设备：

理论培训场地应有可容纳30名学员的标准教室，并配备投影仪、电脑及播放设备。

见习与实习培训场所应有心理干预的接待室、单向玻璃或录像设备及有经验的心理督导师。

1.10　鉴定要求。

1.10.1　适用对象：从事或准备从事本职业的人员。

1.10.2　申报培训及考试资格条件如下。

(1)初级(参加初级心理督导师培训且需具备以下条件之一者)。

①具有心理学、医学、教育学本科及以上学位、学历者(或同等学力)，且经过毕业后3年(硕士及以上为1年)参与心理干预工作完成300小时以上工作者；

②在专业心理干预机构从事心理督导工作3年(完成心理督导工作300小时以上并提供6个临床督导案例的分析报告)以上者；

③具备心理咨询师、社会工作者、健康教育工作者、家庭婚姻咨询师、生殖健康咨询师、心理治疗师职称并从事相应工作3年(300小时工作)以上者。

(2)中级(参加中级心理督导师培训且需具备以下条件之一者)。

①具有初级心理督导师资格证书3年以上；

②在专业心理干预机构从事心理督导工作5年(提供10个督导案例)以上；

③具有心理学、医学、教育学博士(或同等学力)证书及以上学历者。

(3)高级(参加高级心理督导师培训且需具备以下条件之一者)。

①具有中级心理督导师资格证书3年以上；

②在专业心理干预机构从事心理督导工作7年(提供14个督导案例)以上；

③具有心理学、医学、教育学专业的副高以上职称者。

1.10.3　鉴定方式。

(1)各级心理督导师均要进行的考试为：①理论知识考试采用开卷笔试方式，给予合格与不合格的成绩；②技能操作考核采用现场实际操作方式，给予合格与不合格的成绩。③综合职业技能考试，含基础知识、专业知识和实践操作考核。方式为全国机考，成绩达60分以上者为合格成绩。考试合格成绩有效期为5年。

(2)见习与实习任务的完成情况及个人成长总结的完成情况。

各级心理督导师均需按以上要求进行综合评审，以上均合格者给予相应资格证书。

1.10.4 考评人员与考生配比。

理论知识考试考评人员与考生配比为1∶20，每个标准教室不少于2名考评人员；技能操作考核考评师应为副高以上职称的教员。全国机考时应有监考人员，考评人员与考生配比为1∶20。

1.10.5 监管：

心理督导师的考核及水平的监管，应有相应机构与人员负责，保证水平，杜绝降低要求及一切不正之风。

2. 基本要求

2.1 职业道德。

2.1.1 职业道德基本要求

心理督导师要给予被督导者知情同意的机会；避免督导师与被督导者形成双重关系，即除去督导关系以外的任何人际关系；保护被督导者的健康利益，促进其心理健康。

2.1.2 职业道德守则：

(1)真诚原则；(2)保密原则；(3)耐心原则；(4)回避原则；(5)客观原则；(6)成长原则。

2.2 心理督导师教育的基本要求。

2.2.1 三级心理督导师的课程。

(1)专业教育。

三级(初级)心理督导师的专业课程(16门课)

①主干课程：

目的：全面提升三级心理督导师的知识水平。

内容：主要为学习心理治疗学派的精华与纠错。

名称：心理督导总论、人本治疗督导、精神分析治疗督导、行为治疗督导、家庭治疗督导、催眠治疗督导、团体治疗督导、漂浮治疗技术。

②相关课程：

目的：全面提升三级心理督导师的素质水平。

内容：适应未来的发展趋势(如：享有处方权)，全面提高其自身素质。

名称：个人成长(历史观)训练、精神障碍督导、精神障碍用药督导、心理督导中的伦理与法律等。

③辅助课程：

目的：全面提升三级心理督导师的能力水平。

内容：提升三级心理督导师的各种实用技术能力。

名称：心理评估量表技术、语言分析技术、语音训练技术、罗夏墨迹测验

(2)继续教育。

①国际交流英语；②语音训练。

(3)终身教育。

在三级心理督导师期间应能完成以下目标：

①参加国内会议1次；②参加国际会议1次；③学术团体兼职1个；④专业著作主要参与者1本。

2.2.2 二级心理督导师的课程。

(1)专业教育。

二级(中级)心理督导师的专业课程(12门课)。

①主干课程:

目的:全面提升二级心理督导师的知识水平。

内容:对心理相关职业人员进行心理督导与素质提升。

名称:社会工作心理督导、健康管理心理督导、家庭婚姻心理督导、生殖健康心理督导、叙事疗法。

②相关课程:

目的:全面提升二级心理督导师的素质水平。

内容:提升二级心理督导师视野与思维力。

名称:个人成长的"现实观"、心理督导中的逻辑学、心理督导中的国学、综合观察技术。

③辅助课程:

目的:全面提升二级心理督导师的能力水平。

内容:提升二级心理督导师的研究能力与减压技术。

名称:表情分析技术、机器人在心理督导中的应用、绘画投射测验、文学在心理督导中的应用。

(2)继续教育。

①文学写作训练;②乒乓球技术训练。

(3)终身教育:在二级心理督导师期间应能完成以下任务。

①参加国内会议2次;②参加国际会议1次;③学术团体兼职2个;④专业奖项参与者1项;⑤专业著作主要参与者1本。

2.2.3 一级心理督导师的课程。

(1)专业教育。

一级(高级)心理督导师的专业课程(10门课)。

①主干课程:

目的:全面提升一级心理督导师的知识水平。

内容:全面理解各种职业心理困惑、枯竭与发展。

名称:心身疾病治疗的心理督导、职工健康心理学、眼动疗法、EAP辅助治疗技术。

②相关课程:

目的:全面提升一级心理督导师的素质水平。

内容:拓展一级心理督导师文化、创新素质。

名称:个人成长的"未来观"、心理督导中的创新与批判思维、心理督导中的哲学。

③辅助课程:

目的:全面提升一级心理督导师的能力水平。

内容:掌握实用的心理督导与交流的技术。

名称:神经心理测验技术、大数据在心理督导中的应用、心理督导师的大文化视野。

(2)继续教育。

书法技术训练。

(3)终身教育:在一级心理督导师期间应能完成以下任务。

参加国内会议3次;参加国际会议2次;学术团体兼职2个;专业奖项参与者1次;专业著作参与者1本;科普著作参与者1本。

3. 工作要求

3.1 三级(初级)心理督导师的职业标准

职业功能	工作内容	技能要求	相关知识
技术指导	针对心理干预职业人员专业技术的提升与指导	金鱼缸分析督导的技术 案例分析督导的技术 漂浮治疗技术	心理督导理论 精神病学 心理治疗
岗位胜任	重点对被督导者个人成长从"历史观"的角度分析与提升	"自我觉察"的分析技术 "心结"分析的技术 语音训练技术	人本治疗督导 精神分析督导 精神医学
督导评估	心理督导效果的评估与促进	心理督导问卷的操作技术 语言分析技术 罗夏墨迹测验技术	心理评估督导 语言学督导 投射测验

注：三级心理督导师工作的对象为：心理咨询师、心理治疗师、心理保健师等心理专业工作者。

3.2 二级(中级)心理督导师的职业标准

职业功能	工作内容	技能要求	相关知识
专业推进	针对心理相关专业的职业人员的专业提升与推进	心理相关职业分析 参与性与影响性训练技术 表情分析技术	心理相关职业督导 心理咨询理论 心理学基础
素质提升	重点对被督导者个人成长从"现实观"分析与促进	情绪与人格分析技术 叙事疗法 国学思维	情绪人格理论 后现代心理学 国学
督导研究	心理督导评估工具的研制、引进与提升	心理督导测验编制技术 逻辑学思维 绘画测验技术	心理督导研究 逻辑学 投射理论

注：二级心理督导师的工作对象为：与心理干预相关的专业人员，包括健康管理师、社会工作者、婚姻家庭咨询师、生殖健康咨询师等；初级心理督导师。

3.3 一级(高级)心理督导师的职业标准

职业功能	工作内容	技能要求	相关知识
能力提升	对被督导者心理问题处理专业技能的提升	EAP员工辅助督导技术 心身疾病的处理技术 眼动治疗技术	职工心理健康学 临床心理学 危机干预
潜能开发	重点在对被督导者进行"未来观"角度的促进	人脑功能开发技术 哲学思维 文学与写作技术	人学 哲学 文学

续表

职业功能	工作内容	技能要求	相关知识
督导拓展	心理督导师的视野与水平的拓展	创新思维 大数据运用技术 神经心理测验技术	新思维 现代科技 神经科学

注：一级心理督导师的工作对象为：心理素质要求较高的职业人群：医务人员、公安、军人、企业家、公务员等；初、中级心理督导师。

4. 比重表

项目		初级	中级	高级
基本要求	职业道德	5	5	5
	基础知识	30	15	15
相关知识与能力要求	技术指导	20		
	岗位胜任	20		
	督导评估	25		
	专业推进		30	
	素质提升		30	
	督导研究		20	
	能力提升			30
	潜能开发			30
	督导拓展			20

参考文献

1. 车文博：《心理治疗手册》，广州，广东教育出版社，2009。

2. 陈君石、黄建始：《健康管理师》，北京，中国协和医科大学出版社，2007。

3. 陈国鹏：《心理测验与常用量表》，上海，上海科学普及出版社，2005。

4. 陈涛涛、王利利：《心理学与微表情微反应》，成都，天地出版社，2018。

5. 戴晓阳：《常用心理评估量表手册》，北京，人民军医出版社，2010。

6. 杜文东：《心理学基础》，北京，人民卫生出版社，2018。

7. 郭丽：《心理治疗学习指导与习题集》第 2 版，北京，人民卫生出版社，2018。

8. 郭清、王大辉：《健康管理学案例与实训教程》，杭州，浙江大学出版社，2016。

9. 郝伟：《精神病学》第 8 版，北京，人民卫生出版社，2018。

10. 韩雨：《99 种最讨人喜欢的说话方式》，哈尔滨，北方文艺出版社，2019。

11. 胡佩诚、赵旭东：《心理治疗》（第 3 版），北京，人民卫生出版社，2018。

12. 蒋春雷、王云霞：《应激与疾病》，上海，第二军医大学出版社，2015。

13. 孔维民：《心理咨询与治疗新论》，北京，人民军医出版社，2007。

14. 孔德生、李祎琼：《罗夏墨迹测验综合系统的临床应用研究》. 北京，国防工业出版社，2013。

15. 李惠玲、景秀琛：《生命周期健康管理》，上海，上海科学技术出版社，2016。

16. 李中莹：《简快身心积极疗法》，北京，世界图书出版公司北京公司，2014。

17. 李学勤：《十三经注疏·周礼注疏》，北京，北京大学出版社，1999。

18. 凌文辁、方俐洛：《心理与行为测量》，北京，机械工业出版社，2003。

19. 季建林：《心理咨询和心理治疗的伦理学问题》，上海，复旦大学出版社，2006。

20. 刘毅：《变态心理学》，广州，暨南大学出版社，2005。

21. 刘永芳：《归因理论与人力资源管理》，上海，上海教育出版社，2007。

22. 钱穆：《孔子传》，北京，生活·读书·新知三联书店，2012。

23. 汪向东、王希林、马弘等：《心理卫生评定量表手册（增订版）》，北京，中国心理卫生杂志社，1993。

24. 王伟：《人格心理学》第 3 版，北京，人民卫生出版社，2018。

25. 王弼：《老子道德经注》，北京，中华书局，2011。

26. 王思斌：《社会工作概论》，北京，高等教育出版社，2006。

27. 许燕：《心理咨询与治疗》，合肥，安徽人民出版社，2007。

28. 杨凤池：《咨询心理学》第 3 版，北京，人民卫生出版社，2018。

29. 叶蜚声、徐通锵：《语言学纲要》，北京，北京大学出版社，2010。

30. 余秋雨：《何谓文化》，武汉，长江文艺出版社，2012。

31. 曾文星：《夫妻的关系与婚姻治疗》，北京，北京医科大学、中国协会医科大学联合出版社，2001。

32. 周正猷：《婚姻分析学》，南京，东南大学出版社，2010。

33. 中国就业培训技术指导中心：《婚姻家庭咨询师》，北京，中国劳动社会保障出版社，2009。

34. 朱廷劭：《大数据时代的心理学研究及应用》，北京，科学出版社，2016。

35. 张颖清：《生物全息诊疗法》，济南，山东大学出版社，1987。

36. ［美］伯纳德、古德伊尔：《临床心理督导纲要》，王择青等译，北京，中国轻工业出版社，2005。

37. ［美］克兰：《避开思维陷阱：跟心理学大师克兰学习正向思维》，佘卓桓译，北京，中国人民大学出版社，2016。

38. 路易斯·科佐林诺：《心理咨询师的 14 堂必修课》，黄志强、张朝阳译，上海，华东师范大学出版社，2012。

39. Paul Ekman，*Darwin and facial expression：A century of research in review*. New York，Academic Press. 1972.

40. ［奥］弗洛伊德：《精神分析引论》，高觉敷译，北京，商务印书馆，1986。

41. ［美］约翰·海尔：《当代心灵哲学导论》，高新民、殷筱、徐弢译，北京，中国人民大学出版社，2006。

42. ［美］Raymond G. Miltenberger：《行为矫正的原理与方法》，胡佩诚等译，北京，中国轻工业出版社，2000。

43. ［美］Scott T. Meier，Susan R. Davis：《心理咨询的要素：第 5 版》，王瑾译，北京，高等教育出版社，2009。

44. ［澳］怀特：《叙事疗法实践地图》，李明、党静雯、曹杏娥译，重庆，重庆大学出版社，2011。

45. ［德］诺斯拉特·佩塞施基安：《积极心理治疗——一种新方法的理论和实践》，白锡堃译，北京，社会科学文献出版社，2004。

46. ［英］佩恩：《叙事疗法》，曾立芳译，北京，中国轻工业出版社，2012。

47. ［美］帕特森：《家庭治疗技术：第二版》，王雨吟译，北京，中国轻工业出版社，2012。

48. ［美］库兹韦尔：《人工智能的未来》，盛杨燕译，杭州，浙江人民出版社，2016。

49. ［美］奎克、蒂特里克：《职业健康心理学手册》，蒋奖、许燕译，北京，高等教育出版社，2010。

50. ［美］罗杰斯：《当事人中心疗法的实践、运用与理论》，李孟潮、李迎潮译，北京，中国人民大学出版社，2004。

51. ［美］斯科特·帕尔默、宝芬妮·帕尔默：《谈钱不伤感情：影响夫妻关系的 5 种金钱人格》，林秀兰译，北京，中国人民大学出版社，2014。

52. ［美］夏皮罗：《让往事随风而逝》，吴礼敬译，北京，机械工业出版社，2014。

53. ［美］雅普科：《临床催眠实用教程：第 4 版》，高隽译，北京，中国轻工业出版社，2015。